Klinik der Frauenheilkunde und Geburtshilfe
Band 6

KLINIK DER FRAUENHEILKUNDE UND GEBURTSHILFE

Begründet von Horst SCHWALM und Gustav DÖDERLEIN
Fortgeführt von Karl-Heinrich WULF und Heinrich SCHMIDT-MATTHIESEN
Herausgegeben von Hans Georg BENDER, Klaus DIEDRICH und Wolfgang KÜNZEL

Bände und Themenbereiche:

Band 1: **Endokrinologie und Reproduktionsmedizin I.**
Grundlagen der gynäkologischen Endokrinologie – Klinik der endokrinen Störungen

Band 2: **Endokrinologie und Reproduktionsmedizin II.**
Sexualmedizin und Bevölkerungsentwicklung/Familienplanung – Kontrazeption – Schwangerschaftsabbruch – Juristische und ethische Aspekte in der Frauenheilkunde.

Band 3: **Endokrinologie und Reproduktionsmedizin III.**
Grundlagen der Reproduktion – Infertilität und Sterilität – Soziale und ethische Aspekte der Infertilität und Sterilität – Früher Schwangerschaftsverlust

Band 4: **Schwangerschaft I.**
Morphologie und Physiologie der Schwangerschaft – Beratungen und Untersuchungen in der Schwangerschaft – Pränatale Diagnostik – Überwachung der Schwangerschaft

Band 5: **Schwangerschaft II.**
Adaptation maternaler Organsysteme und deren Erkrankungen

Band 6: **Geburt I.**
Die geburtshilfliche Situation in der Bundesrepublik Deutschland – Anatomische und physiologische Grundlagen der Geburt – Geburtsleitung – Maßnahmen zur Geburtserleichterung – Nachgeburtsperiode und Wochenbett – Das Neugeborene – Intrauteriner Fruchttod

Band 7: **Geburt II.**
Peripartale Komplikationen und Notsituationen – Frühgeburt – Mehrlingsschwangerschaft und -geburt – Forensische Probleme in der Geburtshilfe

Band 8: **Gutartige gynäkologische Erkrankungen I.**
Gutartige Erkrankungen der Vulva, Vagina, Cervix und Corpus uteri, der Adnexe – Entzündliche Erkrankungen der Adnexe – Sexually transmitted diseases – Endometriose – Gynäkologische Balneotherapie – Gutartige Erkrankungen der Mamma

Band 9: **Gutartige gynäkologische Erkrankungen II.**
Gynäkologische Urologie, Deszensus und Harninkontinenz – Allgemeine Aspekte der operativen Gynäkologie – Proktologie – Kinder- und Jugendgynäkologie – Forensische Aspekte der operativen Frauenheilkunde

Band 10: **Allgemeine gynäkologische Onkologie.**
Grundlagen des Tumorwachstums – Grundlagen der speziellen Tumordiagnostik – Methodenauswahl und Einsatz bei bestimmten Fragestellungen – Grundlagen der onkologischen Therapie – Psychologische Aspekte, Nachsorge und Rehabilitation

Band 11: **Spezielle gynäkologische Onkologie I.**
Vorsorge und Früherkennung – Malignome der Vulva, der Vagina, der Cervix uteri und des Endometriums – Sarkome – Trophoblasttumoren

Band 12: **Spezielle gynäkologische Onkologie II.**
Malignome des Ovars, der Tube, der Mamma – Mammakarzinom und Radiotherapie – Mammarekonstruktion nach ablativer Therapie – Besondere Probleme bei Tumorprogredienz und im Terminalstadium – Therapie des Tumorschmerzes

4. Auflage

KLINIK DER
FRAUENHEILKUNDE
UND GEBURTSHILFE

BAND 6

Geburt I

Herausgegeben von W. Künzel

unter Mitarbeit von
C. Anthuber, S. Börgens, C. Dannecker, C. Egarter, A. Feige,
G. Hempelmann, M. Hermsteiner, W. Heyl, P. Husslein,
D. Kranzfelder, U. Lang, G. Link, H. Petersheim, W. Rath,
A. Römer, F. Salomon, S. Schmidt, M. Stauber,
H. B. von Stockhausen, P. Stosius, K.-H. Wulf, W. Zieger

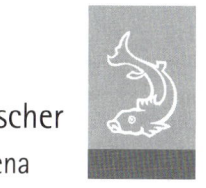

Urban & Fischer
München · Jena

Zuschriften und Kritik an:
Urban & Fischer, Lektorat Medizin, Karlstraße 45, 80333 München

Anschrift des Herausgebers:
Prof. Dr. med. W. Künzel, ehem. Direktor des Zentrums für Frauenheikunde und Geburtshilfe, Klinikstraße 28, 35392 Gießen

Wichtiger Hinweis für den Benutzer
Die Erkenntnisse in der Medizin unterliegen laufendem Wandel durch Forschung und klinische Erfahrungen. Herausgeber und Autoren dieses Werkes haben große Sorgfalt darauf verwendet, daß die in diesem Werk gemachten therapeutischen Angaben (insbesondere hinsichtlich Indikation, Dosierung und unerwünschten Wirkungen) dem derzeitigen Wissensstand entsprechen. Das entbindet den Nutzer dieses Werkes aber nicht von der Verpflichtung, anhand der Beipackzettel zu verschreibender Präparate zu überprüfen, ob die dort gemachten Angaben von denen in diesem Buch abweichen, und seine Verordnung in eigener Verantwortung zu treffen.

Bibliografische Information der Deutschen Bibliothek.
Die deutsche Bibliothek verzeichnet diese Publikation in der Deutschen Nationalbibliografie: detaillierte bibliografische Daten sind im Internet über http://dnb.de abrufbar.

Alle Rechte vorbehalten
4. Auflage 2003
© 2003 Urban & Fischer Verlag · München · Jena
ISBN: 3-437-22360-7

03 04 05 06 07   5 4 3 2 1

Das Werk einschließlich aller seiner Teile ist urheberrechtlich geschützt. Jede Verwertung außerhalb der engen Grenzen des Urheberrechtsgesetzes ist ohne Zustimmung des Verlages unzulässig und strafbar. Das gilt insbesondere für Vervielfältigungen, Übersetzungen, Mikroverfilmungen und die Einspeicherung und Verarbeitung in elektronischen Systemen.

Planung: Dr. med. Felicitas Claaß
Projektmanagement: Dr. med. Aleksandra Klevinghaus, München
Lektorat: Dr. med. Maximiliane Fronhöfer, München
Zeichnungen: Henriette Rintelen, Velbert
Einbandgestaltung: Parzhuber & Partner, München; SPIESZDESIGN, Neu-Ulm
Satz: MEDIEN PROFIS, Leipzig
Gesetzt in der 9,5 Punkt Rotis Serif in QuarkXpress auf Macintosh
Druck und Bindung: Bawa Print, München

PermaNova®

Aktuelle Informationen finden Sie im Internet unter der Adresse:
Urban & Fischer: http://www.urbanfischer.de/KFG

Geleitwort zur vierten Auflage

Die Klinik der Frauenheilkunde und Geburtshilfe ist seit der ersten Ausgabe ein unter Gynäkologen und Geburtshelfern geschätztes Nachschlagewerk. Begründet wurde die „KFG" 1964 von H. Schwalm, Würzburg, und G. Döderlein, München, und später mit K.-H. Wulf, Würzburg, gemeinsam herausgegeben. Zunächst wurde diese Fachbibliothek im Loseblatt-System mit Ergänzungslieferungen publiziert. Ab 1985 erschien die zweite, ab 1991 die dritte Auflage, editiert von K.-H. Wulf, Würzburg, und H. Schmidt-Matthiesen, Frankfurt, als Reihenwerk in 12 festen Einzelbänden. Seitdem werden nach dem PermaNova-Prinzip zwei vollständig überarbeitete Bände pro Jahr ausgeliefert.

Präsentiert wird die gesamte Gynäkologie und Geburtshilfe in 12 Bänden:

Für die Bände 1 bis 3, **Endokrinologie und Reproduktionsmedizin,** zeichnen K. Diedrich, Lübeck, und für die Bände 4 bis 7, **Schwangerschaft und Geburt,** W. Künzel, Gießen, als Herausgeber verantwortlich.
Für die Bände 8 und 9, **Gutartige gynäkologische Erkrankungen,** sind H. G. Bender, Düsseldorf, und K. Diedrich, Lübeck, gemeinsam als Bandherausgeber zuständig.
Die Bände 10 bis 12, **Gynäkologische Onkologie,** verantwortet H. G. Bender, Düsseldorf, als Herausgeber.

Die Klinik der Frauenheilkunde und Geburtshilfe ist die fundierte und praxisorientierte Gesamtdarstellung des Fachgebietes in 12 Bänden. Jeder Band kann dabei als eigenständige Monographie mit definierten Schwerpunkten für sich stehen.

Die „KFG" ist zum systematischen Studium geeignet und als Nachschlagewerk für besondere Situationen angelegt. Sie vermittelt theoretischen Hintergrund an Interessierte und macht dem Leser alle praxisnahen Inhalte in übersichtlicher Form zugänglich.

Wissenschaftliche Aspekte und Diskussionen werden berücksichtigt, wenn sie zum Verständnis klinischer Stoffgebiete und einschlägiger Entscheidungs- und Handlungskonsequenzen notwendig sind oder in Gang befindliche bzw. zukünftige Entwicklungstendenzen beeinflussen können.

Die Klinik der Frauenheilkunde und Geburtshilfe will auch in Zukunft ein Ratgeber in der ärztlichen Berufsausübung sein, dem in Weiterbildung befindlichen Arzt Hilfestellung bieten und dem wissenschaftlich interessierten Kollegen den Einstieg in Spezialgebiete eröffnen. Wenn die vierte Auflage diese Zielsetzungen erfüllt, dient sie dem steigenden Anspruch an den Wissenserwerb. Wir danken an dieser Stelle daher allen Autoren, die durch ihre Mitarbeit der kontinuierlichen Weiterentwicklung in Gynäkologie und Geburtshilfe Rechnung tragen.

Die Herausgeber

H. G. Bender
K. Diedrich
W. Künzel

Vorwort zur vierten Auflage

Mit der 4. Auflage des 6. Bandes Geburt I der Klinik der Frauenheilkunde und Geburtshilfe liegt ein in weiten Teilen überarbeiteter und im Layout neu gestalteter Band vor. Die einzelnen Kapitel geben den neuesten Stand der medizinischen Wissenschaft wieder und dienen somit als wichtige Informationsquelle und als Nachschlagewerk zugleich. Die übersichtliche Gestaltung des Textes, ergänzt durch einprägsame Merksätze, gut lesbare Tabellen und anschauliche Graphiken erleichtern die schnelle Orientierung.

Geburtshilfe in Deutschland wurde durch einen Beitrag der Geburtshilfe im europäischen Vergleich und durch eine Analyse der geburtshilflichen Versorgung ergänzt. Eine interessante Erweiterung hat das Kapitel Anatomie durch die Beschreibung von Veränderungen des Beckenbodens als Folge der Geburt erfahren, denn immer mehr wird die vaginale Entbindung als besonders traumatisierendes Ereignis für den Beckenboden gesehen.

Auch in der Physiologie der Wehentätigkeit haben Forschungen unseren Erkenntnishorizont erweitert. Dies hat bereits in den letzten Jahren die Produktpalette zur Stimulation der Uterusmuskulatur wesentlich erweitert. Diese Maßnahmen werden durch Kenntnisse der materno-fetalen Physiologie ergänzt.

Geburtsvorbereitung und vorbereitende Maßnahmen sowie die Einleitung der Geburt nehmen auch in diesem Band einen wichtigen Raum ein. Das gilt auch für die Überwachung des Feten und die Leitung der Geburt und die daraus abzuleitenden therapeutischen Konsequenzen. Viele Überwachungsverfahren befinden sich noch im experimentellen Stadium, sind für die Anwendung in der Praxis noch nicht reif. Noch immer sind die Kardiotokographie und die Analyse des pH-Wertes während der Geburt die einzigen zuverlässigen diagnostischen Verfahren, möglicherweise zukünftig ergänzt durch die Bestimmung des Lactats. Durch einen speziell für die Geburt entwickelten Herzfrequenz-Score und ein Partogramm wird versucht, die Veränderungen der Herzfrequenz zu quantifizieren und sie im Verlauf durch Eintragung in das Partogramm sichtbar zu machen. Somit wird eine Hilfestellung für Entscheidungen gegeben, ob eine Geburt auf vaginalem Weg durch Zuwarten vertretbar ist oder der abdominale Weg beschritten werden muss. Einzelheiten dazu werden in den Kapiteln 13 und 14 wiedergegeben. Heute mehr denn früher werden Störungen der postnatalen Entwicklung des Kindes auf Fehler der Geburtsleitung zurückgeführt. Deshalb sind klare Indikationen für operative Eingriffe notwendig.

Ein spezielles Kapitel ist den Lageanomalien gewidmet. Das Vorgehen bei Querlagen und Schräglagen ist definiert, uneinheitlich jedoch die Wahl des Entbindungsweges bei Vorliegen einer Beckenendlage. Bei sachgerechter Therapie sind die Morbidität und Mortalität gegenüber der Geburt aus Schädellage nicht erhöht. Jedoch fehlt es aufgrund der hohen Sectiorate an genügender Erfahrung in einzelnen Kliniken in der Leitung einer vaginalen Beckenendlagengeburt. Damit diese Erfahrung nicht vollständig verloren geht, wäre eine Konzentration der Beckenendlagen an den Zentren der Maximalversorgung notwendig.

Das Kapitel über Anästhesieverfahren ist ergänzt und erweitert worden. Insbesondere ist ein Kapitel über Akupunktur und Entspannungstherapie hinzugefügt worden. Damit ist auch in diesem Band der notwendigen engen Zusammenarbeit zwischen Geburtshelfern und Anästhesisten Ausdruck und Bedeutung beigemessen worden, denn ohne eine sachgerechte Anästhesie ist moderne Geburtshilfe heute nicht mehr denkbar.

Besonderer Wert wurde auf die Gestaltung der Abschnitte Nachgeburtsperiode und Wochenbett sowie auf die Beiträge gelegt, die das Neugeborene zum Inhalt haben. Durch Verkürzung des Krankenhausaufenthaltes bestehen nicht nur latente Gefahren für die Mutter, sondern auch für das Kind. Dies gilt es bewusst zu machen. Der Band endet mit Beiträgen, die sich mit dem intrauterinen Fruchttod und mit dem Umgang in diesen Situationen auseinander setzen. Obgleich der intrauterine Fruchttod, der Tod während der Geburt und die Sterblichkeit in der Neugeborenenperiode sehr selten sind, stellt jedes Ereignis eine besondere Herausforderung an den Einzelnen dar. In den letzten Jahren konnten wesentliche Verbesserungen im Gespräch mit den betroffenen Frauen erreicht werden.

Den Mitarbeitern des Verlags Urban & Fischer, insbesondere Frau Dr. med. Aleksandra Klevinghaus und Frau Dr. med. Maximiliane Fronhöfer möchte ich für die große Hilfe bei der Herstellung des Buches danken. Mit Energie und nicht zu ermüdender Ausdauer haben sie den Kontakt mit den Autoren gepflegt, um die Herstellung des Buches in dem vorgegebenen Zeitrahmen zu realisieren. Auch den Autoren der einzelnen Kapitel gilt mein Dank, denn sie sind es, die dieses Werk zu einem Erfolg machen. Den Lesern danke ich für das Interesse an diesem Werk und wünsche mir, dass es die benötigte Information liefert.

Prof. Dr. Wolfgang Künzel
Bandherausgeber

Inhalt

1 Geburtshilfe in Deutschland – Bevölkerungsentwicklung, Struktur, Leistungsstandards und Weiterbildung 2
W. Künzel, K.-H. Wulf

Grundlagen der Geburtsvorgänge

2 Anatomische Grundlagen der Geburt 22
C. Anthuber, P. Stosius, C. Dannecker, W. Künzel

3 Physiologische Grundlagen der Wehentätigkeit 44
C. Egarter, P. Husslein

4 Maternale Anpassungsvorgänge während der Geburt 66
W. Künzel, U. Lang

Geburtsleitung und Maßnahmen zur Geburtserleichterung

5 Psychosomatische Geburtsvorbereitung 72
M. Stauber

6 Der Beginn der Geburt: Aufgaben von Hebamme und Arzt
und vorbereitende Maßnahmen zur Geburt 82
H. Petersheim, W. Künzel

7 Schwangerschaft am Geburtstermin und Geburtseinleitung 90
C. Egarter, P. Husslein

8 Überwachung, Diagnostik und Therapie des Feten während der Geburt 104
W. Künzel

9 Überwachung und Leitung der Geburt aus Schädellage 154
G. Link, W. Künzel

10 Beckenendlage, Quer- und Schräglage 180
M. Hermsteiner, W. Künzel

11 Anästhesie und Analgesie in der Geburtshilfe mittels Akupunktur 202
A. Römer, W. Zieger

12 Allgemeinanästhesie, Spinalanästhesie und Priduralanästhesie sub partu . . . 212
G. Hempelmann, F. Salomon

Operative Entbindungsverfahren, Episiotomie und Verletzungen unter der Geburt/ Nachgeburtsperiode und Wochenbett

13 Operative vaginale Entbindungsverfahren:
   Indikationen, Vorbedingungen und Durchführung 226
   W. Künzel

14 Abdominale Entbindung durch Kaiserschnitt 244
   W. Künzel, K.-H. Wulf

15 Episiotomie und Rißverletzungen der Geburtswege 262
   M. Hermsteiner

16 Nachgeburtsperiode 276
   D. Kranzfelder

17 Wochenbett 290
   D. Kranzfelder

Das Neugeborene

18 Versorgung des Neugeborenen aus Sicht des Geburtshelfers 314
   A. Feige

19 Das gesunde und kranke Neugeborene 316
   H. B. von Stockhausen

Intrauteriner Kindstod

20 Diagnose und Therapie des intrauterinen Fruchttods 341
   S. Schmidt, W. Heyl, W. Rath

21 Umgang mit dem intrauterinen und perinatalen Kindstod 356
   S. Börgens

22 Literatur 364

23 Sachverzeichnis 391

Autorenverzeichnis

Priv.-Doz. Dr. med. Dr. med. habil. C. Anthuber
Chefarzt der Frauenklinik
Kreiskrankenhaus Starnberg GmbH
Oßwaldstraße 1
82319 Starnberg

Dr. med. S. Börgens
Waldstraße 57
61200 Wölfersheim

Dr. med. C. Dannecker
Klinikum der Universität München
Klinik und Poliklinik für Frauenheilkunde
und Geburtshilfe-Großhadern
Machioninistraße 15
81377 München

Prof. Dr. med. C. Egarter
Universitätsklinik für Frauenheilkunde
Währinger Gürtel 18-20
A-1090 Wien

Prof. Dr. med. A. Feige
Leitender Arzt der Frauenklinik II
Klinikum Nürnberg-Süd
Breslauer Straße 201
90471 Nürnberg

Prof. Dr. med. Dr. med h.c. G. Hempelmann
Direktor der Abt. Anaesthesiologie
und Operative Intensivmedizin
Universitäts-Klinikum
Rudolf-Buchheim-Straße 7
35385 Gießen

Dr. med. M. Hermsteiner
Universitäts-Frauenklinik
Klinikstraße 32
35385 Gießen

Priv.-Doz. Dr. med. W. Heyl
Ärztlicher Direktor Frauenklinik Ludwigsburg
Posilipostraße 4
71640 Ludwigsburg

o. Univ. Prof. Dr. med. P. Husslein
Vorstand der Universitätsklinik
für Frauenheilkunde
Abt. für Geburtshilfe und Gynäkologie
Währinger Gürtel 18-20
A-1090 Wien

Prof. Dr. med. D. Kranzfelder
Chefarzt der Frauenklinik
des Missionsärztlichen Instituts
Salvatorstraße 7
97074 Würzburg

Prof. Dr. med. W. Künzel
Ehem. Direktor des Zentrums
für Frauenheilkunde und Geburtshilfe
Klinikstraße 28
35392 Gießen

Prof. Dr. med. U. Lang
Universitäts-Frauenklinik
Klinikstraße 32
35393 Gießen

Priv.-Doz. Dr. med. G. Link
Ltd. OA der Klinik für Gynäkologie
und Geburtshilfe
Krankenhaus Düren gem. GmbH
Roonstraße 30
52351 Düren

Dr. med. H. Petersheim
Caritas Krankenhaus gem. GmbH
Uhlandstraße 7
97980 Bad Mergentheim

Prof. Dr. med. W. Rath
Direktor der Frauenklinik
Med. Einrichtungen d. RWTH
Pauwelsstraße 30
52057 Aachen

A. Römer
Universitätsfrauenklinik Mannheim
Theodor-Kutzer Ufer 1-3
68167 Mannheim

Priv.-Doz. Dr. med. F. Salomon
Klinik für Anästhesiologie
und operative Intensivmedizin
am Klinikum Lippe-Lemgo
Rintelner Straße 85
32657 Lemgo

Prof. Dr. med. S. Schmidt
Direktor der Klinik für Geburtshilfe
und Perinatalmedizin
Pilgrimstein 3
35033 Marburg

Prof. Dr. med. M. Stauber
I. Frauenklinik - Klinikum Innenstadt
Psychosomatische Gynäkologie
Maistraße 11
80337 München

Prof. Dr. med. H. B. von Stockhausen
Universitäts-Kinderklinik
Josef-Schneider-Straße 1
97080 Würzburg

Dr. med. P. Stosius
Kreiskrankenhaus Starnberg GmbH
Oßwaldstraße 1
82319 Starnberg

Prof. em. Dr. med. K.-H. Wulf
Ehem. Direktor der Universitäts-Frauenklinik
und Hebammenlehranstalt
Josef-Schneider-Straße 4
Würzburg

Prof. Dr. med. W. Zieger
Ltd. OA der Frauenklinik
Universitätsfrauenklinik Mannheim
Theodor-Kutzer Ufer 1-3
68167 Mannheim

Inhalt*

	■ **Bevölkerungsentwicklung und Geburtenfrequenz**	3
1	Einwohnerzahlen und Bevölkerungsentwicklung	3
2	Geburtenfrequenz	5
3	Geburtenüberschuß bzw. -defizit	6
4	Auswirkungen auf die medizinische Versorgung	6
	■ **Struktur der geburtshilflichen Versorgung**	6
1	Zentralisierung und Regionalisierung der Geburtshilfe	6
2	Geburtsort	11
2.1	Klinikgeburt	11
2.2	Hausgeburt	12
2.3	Praxisgeburt und ambulante Entbindung	13

	■ **Leistungsstandard der Geburtshilfe**	13
1	Qualitätsparameter	13
1.1	Müttersterblichkeit	13
1.2	Perinatale Sterblichkeit	15
1.3	Säuglingssterblichkeit	16
2	Qualitätskontrolle	17
	■ **Aus- und Weiterbildung des Frauenarztes in der Geburtshilfe**	17
1	Voraussetzung für die Aubildung zum Arzt	17
2	Weiterbildung	18
3	Weiterbildungstätten	19
4	Weiterbildung in Schwerpunkten	19
5	Karriereplanung	20

*Das Literaturverzeichnis findet sich in Kapitel 22, S. 365.

1 Geburtshilfe in Deutschland – Bevölkerungsentwicklung, Struktur, Leistungsstandards und Weiterbildung

W. Künzel, K.-H. Wulf

Mit der Wiedervereinigung von West- und Ostdeutschland im Jahr 1989 haben sich zwangsläufig Veränderungen in der Bevölkerungsentwicklung und in der geburtshilflichen Situation ergeben. Dabei hat sich erfreulicherweise der Trend zu einer weiteren Verbesserung der Leistungsziffern bezüglich Mortalität und Morbidität von Mutter und Kind fortgesetzt.

Bevölkerungsentwicklung und Geburtenfrequenz

1 Einwohnerzahlen und Bevölkerungsentwicklung

Die **Gesamteinwohnerzahl** im wiedervereinigten Deutschland hat seit 1988 ständig zugenommen, sie betrug 1999 ca. 82 Mio. Einwohner (Tab. 1-1). Damit ist die Bevölkerungsdichte von 219 auf 230 Einwohner pro km^2 angestiegen. Schon hier ergeben sich deutliche Unterschiede zwischen West- und Ostdeutschland. Während im Westen die Einwohnerzahl in den letzten zehn Jahren um ca. 5 Mio. zugenommen hat, ist sie im Osten um ca. 1 Mio. zurückgegangen. Dabei war die ehemalige DDR mit 154 gegenüber 247 Einwohner pro km^2

Tabelle 1–1
Einwohnerzahlen und Bevölkerungsdichte in Deutschland (Statistisches Bundesamt [20])

Jahr	Einwohner Gesamt-Deutschland n (Mio.)	n je km^2	Einwohner Deutschland-West n (Mio.)	n je km^2	Einwohner Deutschland-Ost n (Mio.)	n je km^2
1988	78,116	219	61,450	247	16,800	154
1989	78,677	220	62,063	250	16,614	153
1990	79,365	222	63,254	254	16,111	149
1991	79,984	224	64,074	258	15,910	147
1992	80,594	226	64,865	261	15,730	145
1993	81,338	228	65,739	263	15,598	144
1994	81,539	229	66,007	264	15,531	144
1995	81,661	229	66,156	266	15,505	143
1996	81,896	229	66,444	267	15,451	143
1997	82,052	230	66,647	268	15,405	143
1998	82,029	230	66,697	268	15,332	141
1999	82,087	230	66,834	268	15,293	141

Tabelle 1-2:
Bevölkerungsstand und -bewegungen in Deutschland, 1990 bis 1994 (Statistisches Bundesamt [20])

Jahr	Einwohnerzahl (Mio.) Jahresanfang	Überschuß Geburten	Wanderungen	Einwohnerzahl (Mio.) am Jahresende	Zunahme/ 1000 Einwohner
1990	79,112	− 12400	+ 652800	79,753	+8
1991	79,753	− 81200	+ 602500	80,274	+7
1992	80,274	− 76300	+ 782100	80,974	+9
1993	80,974	− 14200	+ 471000	81,431	+6
1994	81,431	− 25300	+ 350000	81,756	+4
1995	81,538	−119400	+ 397900	81,817	+3
1996	81,817	− 86800	+ 282200	82,012	+2
1997	82,012	− 48200	+ 93700	82,057	+1
1998	82,057	− 67300	+ 47100	82,037	±0
1999	82,037	− 75600	+ 202000	82,163	+2

¹Die Zunahme der Gesamtbevölkerung in den letzten zehn Jahren um gut 3 Mio. Einwohner ist ausschließlich durch Zuwanderung bedingt und nicht durch einen Geburtenüberschuß!

Abb. 1-1
Altersaufbau der Bevölkerung Deutschlands am 31. 12. 2000 (Statistische Bundesamt [20]).

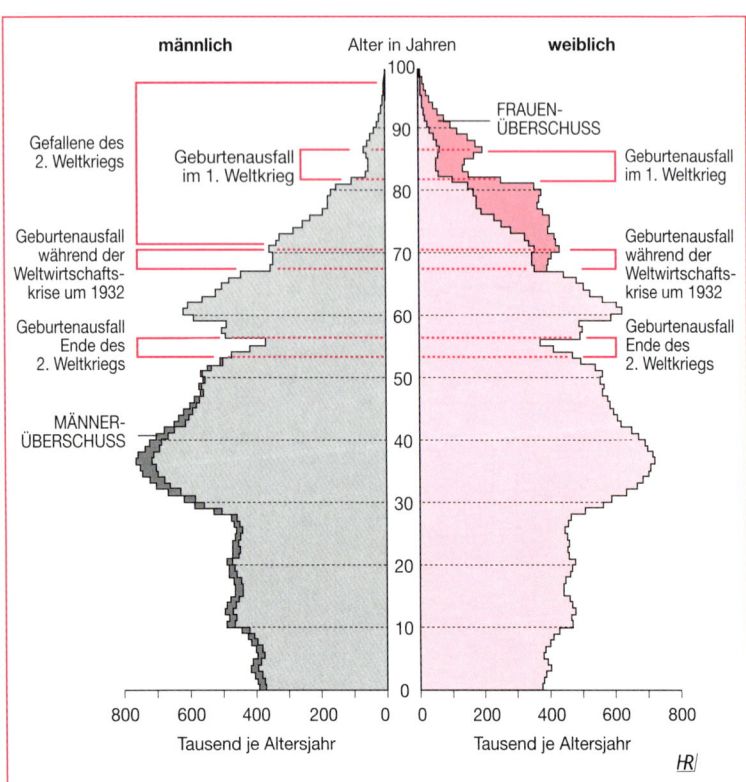

Tabelle 1-3:
Geburtenzahlen in Deutschland, 1988 bis 2000 (Statistisches Bundesamt [20]).

Jahr	Gesamt-Deutschland	Deutschland-West	Deutschland-Ost
1988	892 993	677 259	215 734
1989	880 459	681 537	198 922
1990	905 675	727 199	178 476
1991	830 019	722 250	107 769
1992	809 114	720 794	99 320
1993	794 950	714 418	80 532
1994	769 603	690 905	78 698
1995	765 221	681 374	83 847
1996	796 013	702 688	93 325
1997	812 173	711 915	100 258
1998	785 034	682 172	102 862
1999	770 744	664 018	106 726
2000	766 999	655 732	111 267

schon immer dünner besiedelt. Heute beträgt die Bevölkerungsdichte im Westen 268 und im Osten 141 Personen pro km^2 [10].

Veränderungen der Einwohnerzahl ergeben sich grundsätzlich aus dem Geburtenüberschuß, d.h. dem Verhältnis zwischen Lebendgeborenen und Verstorbenen, und aus den Wanderungsbewegungen (Zu- und Abwanderungen). Die Zunahme der Gesamtbevölkerung in den letzten zehn Jahren um gut 3 Mio. Einwohner ist ausschließlich durch Zuwanderung bedingt und nicht durch einen Geburtenüberschuß.[1] (Tab. 1-2). Die Zahl der Gestorbenen lag höher als die der Geborenen, das Geburtendefizit bewegte sich zwischen 12000 und 119000 und der Überschuß der Zuwanderungen zwischen 47000 und 782000. Insgesamt hat die Bevölkerung zwischen null und neun auf Tausend Einwohner pro Jahr zugenommen. Wiederum zeigen sich deutliche Unterschiede zwischen Ost und West. Einer Bevölkerungszunahme und einem Geburtenüberschuß im Westen steht eine Bevölkerungsabnahme und ein Geburtendefizit im Osten gegenüber (Tab. 1-3). Der Anstieg der Bevölkerungsdichte im Westen ist auch zu erklären durch stärkere Zuwanderungen aus dem Osten, vor allem in den Jahren 1990/91. Abgewandert sind vor allem jüngere Leute, auch dadurch erklärt sich das Geburtendefizit in den neuen Bundesländern (siehe auch Bd. 2, Kap. 4).

2 Geburtenfrequenz

Die zur **Bestandserhaltung** der Bevölkerung notwendigen Geburtenzahlen bringen wir schon seit 1970 nicht mehr auf, weder im Osten noch im Westen. Das ist übersichtlich auch am Altersaufbau zu erkennen, er zeigt längst nicht mehr im Häufigkeitspolygon die klassische Pyramidenform als Ausdruck einer wachsenden Bevölkerung, sondern Baumform mit schrumpfender Basis als Hinweis für einen Stagnationsprozeß (Abb. 1-1).

Die Kurve der retro- und prospektiven Geburtsentwicklung in Gesamtdeutschland von 1960 bis zum Jahre 2000 zeigt einen wellenförmigen Verlauf. Der Gipfel liegt um 1965, in den 60er Jahren wurde auch die Millionengrenze überschritten. Danach erfolgt ein ständiger Abfall bis Mitte der 70er Jahre. Von 1975 bis 1985 ergab sich ein Plateau mit 800 000 bis 850 000 Geburten pro Jahr. Mit der Wiedervereinigung zeigt sich ein kurzer Anstieg in den Jahren 1989/90 auf über 900 000 Geburten pro Jahr. Danach erfolgt ein ständiger Rückgang um mehr als 15% auf ca. 750 000 Geburten pro Jahr. Die Prognose für die Jahrhundertwende lag bei ca. 650 000 Geburten pro Jahr. Die Zahl der Geburten betrug 2000 jedoch 766 999, also 18% mehr als prognostiziert. Dabei zeigen sich deutliche Unterschiede zwischen West und Ost. Während in den neuen Bundesländern seit 1994 wieder eine Zunahme der Geburtenzahl von ca. 78 000 auf 111 000 zu verzeichnen ist (siehe auch Tab. 1-3), fiel sie in den alten Bundesländern weiter ab (Tabelle 1-3). Die anteilmäßige Verteilung auf die einzelnen Bundesländer für das Jahr 1994 zeigt die Tabelle 1-4. Der Ausländeranteil bei den Geburten für das Jahr 1993 betrug insgesamt 11,4% (West 14%, Ost 8%).

Auch die vielseitigen Ursachen für die unterschiedlichen **Geburtenentwicklungen** differieren. Die Zunahme der Geburten im Westen ist im wesentlichen zurückzuführen auf Wanderungsbewegungen und eine veränderte Altersstruktur, d. h. dem Anteil der jeweils zur Mutterschaft anstehenden Jahrgänge. Im Osten dagegen zeigt sich ein generell verändertes generatives Verhalten. Das wird sehr deutlich am Vergleich der allgemeinen Fruchtbarkeitsziffern, d. h. der Zahl der Lebendgeborenen auf Tausend Frauen im Alter von 15 bis 45 Jahren (Tab. 1-5). Diese Ziffer ist im Osten seit der Wiedervereinigung von 60 auf 25, etwa um die Hälfte abgesunken, während sie im Westen mit ca. 50 Lebendgeborenen auf 1000 Frauen konstantgeblieben ist. Dabei zeigen sich auch deutliche Unterschiede im Gebäralter. Die höchste Fruchtbarkeitsziffer 1999 mit ca. 99,3 zeigt sich im Westen bei einem Alter von 27 bis 29 Jahren und im Osten mit ca. 100 bei einem Gebäralter von 29 bis 30 Jahren.

Tabelle 1-4
Geburtenfrequenz in den Bundesländern Deutschlands 1999, ohne Hausgeburten (Statistisches Bundesamt [19]).

	Lebendgeborene	Lebendgeborene je 1000 Einwohner	Überschuß der Geborenen je 1000 Einwohner
1999 gesamt	770 744		
davon (1999)			
Baden-Württemberg	107 973	10,3	+ 1,1
Bayern	123 244	10,2	+ 0,3
Berlin	29 856	8,8	– 1,5
Brandenburg	17 928	6,9	– 3,1
Bremen	6 096	9,2	– 2,4
Hamburg	16 034	9,4	– 1,5
Hessen	58 996	9,8	– 0,3
Mecklenburg-Vorpommern	12 589	7,0	– 2,7
Niedersachsen	80 483	10,2	– 0,3
Nordrhein-Westfalen	176 578	9,8	– 0,7
Rheinland-Pfalz	38 190	9,5	– 1,1
Saarland	8 941	8,3	– 3,6
Sachsen	31 383	7,0	– 4,3
Sachsen-Anhalt	18 176	6,8	– 4,5
Schleswig-Holstein	27 351	9,9	– 1,0
Thüringen	16 926	6,9	– 3,9

Tabelle 1-5
Fruchtbarkeitsziffern in Deutschland (Statistisches Bundesamt [20])

Jahr	Lebendgeborene/1000 Frauen zwischen 15 und 45 Jahren	
	Deutschland-West	Deutschland-Ost
1970	67,2	70,1
1975	47,6	52,3
1980	46,7	67,4
1989	51,6	58,2
1990	53,9	54,3
1991	52,9	33,1
1992	52,1	32,1
1993	51,8	25,0
1994	49,0	24,3
1995	49,2	26,0
1996	50,6	29,0
1997	51,5	31,4
1998	49,6	32,5
1999	48,5	34,0

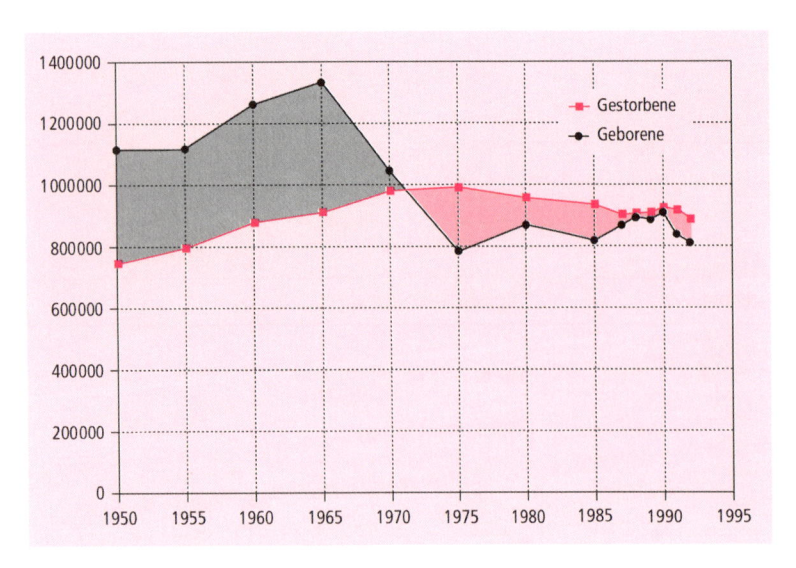

Abb. 1-2
Geburtenüberschuß in den Jahren 1950 bis 1993 (nach Daten des Statistischen Bundesamtes [20]).

Tabelle 1-6
Geburtenüberschuß in Gesamtdeutschland (Statistisches Bundesamt [20])

Jahr	Lebendgeborene n absolut	n/1000 EW	Gestorbene n absolut	n/1000 EW	Überschuß n absolut	n/1000 EW
1990	905 675	11,4	921 445	11,6	− 15 770	− 0,2
1991	830 019	10,4	911 245	11,4	− 81 226	− 1,0
1992	809 114	10,4	885 443	11,3	− 76 329	− 0,9
1993	794 950	9,8	893 950	11,0	− 99 000	− 1,2
1994	769 603	9,4	864 661	10,8	− 111 058	− 1,4
1995	765 221	9,4	884 588	10,8	− 119 367	− 1,5
1996	796 013	9,7	882 843	10,8	− 86 830	− 1,1
1997	812 173	9,9	860 389	10,5	− 48 216	− 0,6
1998	785 034	9,6	852 382	10,4	− 67 384	− 0,8
1999	770 744	9,4	846 330	10,3	− 75 586	− 0,9

3 Geburtenüberschuß bzw. Geburtendefizit

In Gesamtdeutschland überwiegt der Geburtenrückgang!

Der allgemeine Geburtenrückgang hat auch dazu geführt, daß Deutschland (Ost und West) in den 70er Jahren keinen Geburtenüberschuß mehr hatte, sondern ein Geburtendefizit, d.h., die Zahl der Verstorbenen war größer als die der Geborenen (Abb. 1-2). Unterschiede zwischen Ost und West sind im Vergleich zu 1992 heute unerheblich. In den alten wie in den neuen Bundesländern besteht seit 1990 wieder ein zunehmendes Geburtendefizit. Unterschiede ergeben sich nur in einzelnen Bundesländern. Den höchsten Geburtenüberschuß haben die Länder Baden-Württemberg (+1,1) und Bayern (+0,3) und das höchste Geburtendefizit die Länder Sachsen, Sachsen-Anhalt und Saarland (−4,3, −4,5 bzw. −3,6).

In Gesamtdeutschland überwiegt der Geburtenrückgang.[1] Die sog. Geburtenziffer (Lebendgeborene/1000 Einwohner) ist von 11,4 auf 9,4 zurückgegangen, während die Sterbeziffer geringfügig von 11 auf 10,3 pro 1000 Einwohner zurückgegangen ist. Die „Überschußziffer" ist von 1990 bis 1994 von −0,2 auf −1,4 angestiegen und bis 1999 wieder auf 0,9 abgefallen (Tab. 1-6).

4 Auswirkungen auf die medizinische Versorgung

Der Arzt und Geburtshelfer wird Problemen der Bevölkerungsentwicklung eher ambivalent gegenüberstehen, seine Einflußmöglichkeiten sind ohnehin gering. Als umweltbewußter und zukunftsorientierter Weltbürger wird er den Rückgang der Bevölkerungszahlen begrüßen, wohl wissend, daß die wesentlichen Entscheidungen nicht auf unserem Kontinent fallen werden. Als Mitverantwortlicher für eine vernünftige Familienpolitik wird man den anhaltenden Trend zur Einkindfamilie beklagen. Der Geburtshelfer wird auch mit dem höheren Anteil Erstgebärender und ihrem größeren Risikopotential konfrontiert. Heute ist von ca. 50% Erstgebärenden auszugehen, gegenüber nur 35% zu Zeiten der höchsten Geburtenziffern. In jedem Fall sollte die zukünftige Entwicklung der Geburtenzahlen mehr als bisher bei der Planung der geburtshilflichen Versorgung in Krankenhäusern berücksichtigt werden.

Struktur der geburtshilflichen Versorgung

1 Zentralisierung und Regionalisierung der Geburtshilfe

Die Anzahl der registrierten Krankenhäuser und die Bettenkapazität in Deutschland sind nach wie vor auch im europäischen Vergleich immer noch unverhältnismäßig hoch. 1992 bestanden 2381 Krankenhäuser mit 646 996 Planbetten; das entspricht etwa 800 Betten auf 1000 Einwohner. Dieses Verhältnis ist in den letzten Jahren durch Schließung von Krankenhäusern auf 6,8 zurückgegangen. In den ca. 1400 Fachabteilungen für Gynäkologie und Geburtshilfe waren 12 737 Betten für die Geburtshilfe ausgewiesen (Tab. 1-7). Bei einer Patientenfallzahl von 574 769 und einer mittleren Verweildauer von 5,9 Tagen ergeben sich fast 3,4 Mio. Pflegetage, das entspricht einem Nutzungsgrad von ca. 73% [20].

Zu einer wesentlichen Konzentration der klinischen Geburtshilfe ist es in den letzten Jahren nicht gekommen. Zwar hat die Anzahl der Entbindungsstätten von ca. 1400 auf 1150 abgenommen, noch stärker rückläufig war jedoch die Geburtenzahl. Für 1993 errechnet sich eine mittlere Geburtenrate von 682 pro Entbindungsanstalt bei insgesamt 1149 Kliniken. Somit befindet sich Deutschland im europäischen Vergleich im unteren Drittel der Rangfolge (Tab. 1-8). Die vorläufigen Ergebnisse für 1994 lauten 666 Geburten pro Jahr und Klinik mit deutlichen Unterschieden zwischen West (729 Geburten) und Ost (384 Geburten). Vergleichsweise liegt die jährliche Geburtenzahl pro Krankenhaus in Schweden bei 1527, in den übrigen skandinavischen Ländern und in Großbritannien bei ca. 1800, nur in der Schweiz ist die Geburtshilfe mit 450 Geburten pro Jahr und Klinik noch stärker dezentralisiert als bei uns.

Detaillierte Angaben über die Struktur der Geburtshilfe in Deutschland liegen für das Jahr 1993 vor. Die Geburtenzahlen pro Jahr und Klinik variieren von weniger als 10 bis zu mehr als 3000. Ca. 80% der geburtshilflichen Abteilungen hatten weniger als 1000, ca. 40% weniger als 500 und ca. 25% weniger als 367 Geburten pro Jahr, d. h., nicht einmal im Durchschnitt eine Geburt pro Tag. Wieder bestehen deutliche Unterschiede zwischen Ost und West (Abb. 1-3). Dabei zeigt sich, daß die prozentuale Häufigkeit von Kliniken mit relativ niedrigen Geburtenzahlen in den neuen Bundesländern deutlich höher liegt. In den alten Bundesländern haben 9% aller geburtshilflichen Abteilungen zwischen 200 und 300 Geburten pro Jahr, in den neuen Bundesländern dagegen 37,8%. Diese Klinikgruppe ist dort auch die größte, während im Westen die Geburtenzahlen gleichmäßiger verteilt sind mit einem Gipfel zwischen 400 und 600 Geburten pro Jahr in 11,2 bzw. 11,4% aller Abteilungen (Abb. 1-3). Kliniken mit mehr als 1400 Geburten gibt es im Osten nicht. Die größte Klinikgruppe mit 37,8% in den neuen Bundesländern ist für 24,7% aller Geburten verantwortlich gegenüber 8,5% aller Geburten im Westen mit einem Anteil von 11,4% aller dortigen Kliniken.

Einen interessanten Aufschluß über die Organisation der Geburtshilfe in Europa gibt die Tabelle

	1992	1999
Krankenhäuser	2 381	2 252
Planbetten gesamt	646 996	559 054
Fachabteilungen Gyn./Geb.		
– Planbetten	63 959	50 089
– Geburtshilfe	17 755	12 737
Pflegetage Gyn./Geb.	17 903 929	12 955 296
– davon Geburtshilfe	4 927 093	3 365 600
Fallzahl	2 364 213	2 097 830
– davon Geburtshilfe	681 539	574 764
Verweildauer	7,6 Tage	6,2 Tage
– davon Geburtshilfe	7,2 Tage	5,9 Tage

Tabelle 1-7
Krankenhäuser, Fachabteilungen und Betten in Deutschland 1992 (Statistisches Bundesamt [20])

Land	Mittlere Geburtenzahl pro Krankenhaus
Portugal	2016
Großbritannien	1834
Irland	1708
Schweden	1527
Finnland	1394
Slowenien	1354
Dänemark	1157
Frankreich	1051
Niederlande	884
Belgien	834
Spanien	810
Polen	795
Deutschland (7,8)	666
Tschechien	676
Italien	637
Schweiz	435

Tabelle 1-8
Struktur der klinischen Geburtshilfe im internationalen Vergleich (nach Papiernik et al. [12])

Abb. 1-3
Geburten pro Klinik und Jahr in den alten und neuen Bundesländern, 1993 (nach Roemer [15]).

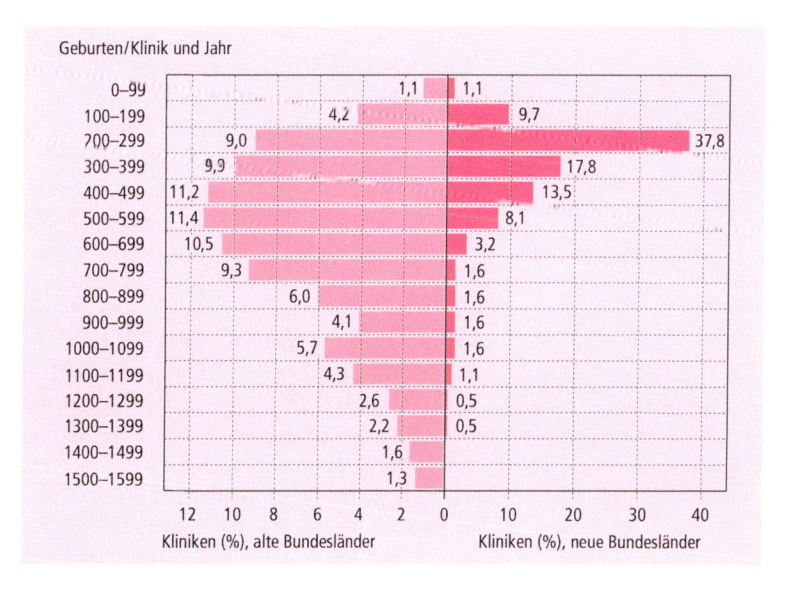

Geburten/Klinik und Jahr	Kliniken (%), alte Bundesländer	Kliniken (%), neue Bundesländer
0–99	1,1	1,1
100–199	4,2	9,7
200–299	9,0	37,8
300–399	9,9	17,8
400–499	11,2	13,5
500–599	11,4	8,1
600–699	10,5	3,2
700–799	9,3	1,6
800–899	6,0	1,6
900–999	4,1	1,6
1000–1099	5,7	1,6
1100–1199	4,3	1,1
1200–1299	2,6	0,5
1300–1399	2,2	0,5
1400–1499	1,6	
1500–1599	1,3	

Tabelle 1-9 a

Die Verteilung der Geburten pro Jahr in Beziehung zur Größe der geburtshilflichen Abteilung in einigen Ländern Europas (9a) und die Angabe der geburtshilflichen Abteilungen bezogen auf die Verteilung der Geburten pro Jahr (9b).

Land/Region	Geburtenzahl	% an Geburten in einer geburtshilflichen Abteilung bezogen auf die Geburten pro Jahr*					
		< 500	500–999	1000–1499	1500–1999	2000–3999	≥ 4000
Belgien (1997)	116 840	9,8	47,2	19,3	13,4	10,3	0
Tschechien (1997)	91 269	20,3	42,4	21,4	11,5	5,3	0
Dänemark (1995)	68 298	6,4	5,6	21,7	17,1	49,3	0
Finnland (1995)	62 750	7,3	11,4	13,8	11,2	31,3	23,8
Frankreich: Elsaß	21 812	6,3	19,0	22,6	14,7	37,3	0
Frankreich: Ile-de-France	162 341	3,3	25,0	23,2	23,1	25,2	0
Frankreich: Rhone Alpes	72 452	9,0	31,5	23,2	18,7	17,4	0
Deutschland: Hessen (1998)	58 618	14,3	40,9	28,5	8,2	8,1	0
Irland (1993)	47 829	2,5	2,8	21,7	17,5	17,6	37,8
Italien: Latium	47 805	25,3	27,1	19,8	6,5	21,3	0
Niederlande (1995)	100 887†	4,3	49,6	35,2	10,0	0	0
Polen: Wielkopolski	34 709	10,0	39,1	12,0	19,3	6,1	13,4
Polen: Dolnoslaski	36 879	26,0	32,0	20,0	8,9	12,8	0
Portugal (1997)	100 819	0,8	6,7	13,8	17,8	35,5	25,3
Slowenien	18 959	4,7	18,5	24,3	9,7	11,9	30,9
Spanien: Catalan	53 961	13,3	25,5	23,1	15,0	23,1	0
Spanien: Valencia	36 842	9,1	11,8	11,6	22,3	28,0	17,1
Schweden	94 688	3,2	12,1	17,8	16,3	40,9	9,7
Schweiz (1997)	81 034	40,0	33,6	16,2	6,6	3,6	0
UK: Trent**	66 600	0,8	0	3,8	5,4	45,0	45,0
UK: Nordirland**	24 000	0	5,4	24,2	15,4	55,0	0
UK: Norden	33 912	1,1	4,9	8,0	35,8	23,6	26,6
UK: Schottland	57 143	3,0	1,5	12,3	8,9	50,2	24,2

*Daten von 1996, bzw. entsprechend den Jahreszahlen in Klammern. †Niederlande: Daten beziehen sich nur auf Geburten unter der Aufsicht eines Geburtshelfers (nicht berücksichtigt wurden 66 182 Geburten im Krankenhaus oder zuhause unter der Aufsicht von Hebammen). **Geburten auf 100 auf- bzw. abgerundet

1-9 und die Abb. 1-4. Neuere Daten liegen über Deutschland nur regional vor. Sie zeigen eindrucksvoll, daß Deutschland im internationalen Vergleich am Beispiel von Hessen über zu viele gynäkologisch-geburtshilfliche Abteilungen verfügt.

Auch bei uns ist eine maßvolle Konzentration der klinischen Geburtshilfe dringend erforderlich. Dabei geht es nicht um die Errichtung möglichst vieler Großkliniken, sondern um die Aufgabe der Geburtshilfe in den Kleinstabteilungen. Bei Geburtenzahlen unter 400 jährlich ist schon aus Kostengründen weder eine ausreichend kompetente personelle Präsenz zu garantieren noch ein geeignetes räumliches und apparatives Umfeld vorzuhalten. Nur durch eine weitere Konzentration der Geburtshilfe wird es uns gelingen, den mühsam erreichten Standard zu sichern, wenn möglich noch zu verbessern, und eine dem jeweiligen Leistungsniveau der Medizin angepaßte Betreuung zu gewährleisten. Eine schwerpunktmäßige Zentralisierung ist auch zur Sicherung eines ausreichenden Erfahrungsschatzes gerade bei Problemfällen und seltenen Risikosituationen erforderlich. Hinzu kommen noch die immer stärker werdenden forensischen Zwänge, gerade auch in der Geburtshilfe. Eine weitere Zentralisierung ist daher sowohl aus medizinischen als auch aus wirtschaftlichen und juristischen Gründen dringend geboten [19].

Eng verknüpft mit der allgemeinen Konzentration der Geburtshilfe ist das Problem der **flächendeckenden Versorgung,** d. h. der Regionalisierung [7]. Maximalleistungen können nicht überall angeboten werden. Erforderlich ist ein gegliedertes, aufeinander abgestimmtes System von Krankenhäusern unterschiedlicher Versorgungsstufen mit differenzierter Zweckbestimmung [26].! Die Deutsche Gesellschaft für Perinatale Medizin hat 1975 in Anlehnung an die Leitsätze zur Struktur der Krankenhäuser und ihres Dienstes, wie sie anläßlich des damaligen Deutschen Ärztetags formuliert

!Erforderlich ist ein gegliedertes, aufeinander abgestimmtes System von Krankenhäusern unterschiedlicher Versorgungsstufen mit differenzierter Zweckbestimmung!

Tabelle 1-9 b

Land/Region	Anzahl der geburtshilflichen Abteilungen	Verteilung der geburtshilflichen Abteilungen bezogen auf die Geburten pro Jahr* in %					
		< 500	500–999	1000–1499	1500–1999	2000–3999	≥ 4000
Belgien (1997)	140	21,6	55,0	13,6	6,4	3,6	0
Tschechien (1997)	135	43,0	39,3	11,9	4,4	1,5	0
Dänemark (1995)	59	40,6	8,4	20,3	11,9	18,6	0
Finnland (1995)	45	31,1	22,2	15,6	8,9	15,6	6,7
Frankreich: Rhone Alpes	78	25,6	39,7	17,9	10,3	6,4	0
Frankreich: Ile-de-France	146	11,6	39,7	22,0	14,9	12,1	0
Frankreich: Elsaß	20	20,0	35,0	20,0	10,0	15,0	0
Deutschland: Hessen (1998)	83	34,9	42,2	16,9	3,6	2,4	0
Irland (1993)	28	21,4	7,1	32,1	17,9	10,7	10,7
Italien: Latinum	75	57,3	24,0	10,7	2,7	5,3	0
Niederlande (1995)	114	10,5	56,1	28,9	4,5	0	0
Polen: Wielkopolski	37	24,3	51,4	8,1	10,8	2,7	2,7
Polen: Dolnoslaski	53	49,1	32,1	11,3	3,8	3,8	0
Portugal	50	4,0	20,0	22,0	20,0	24,0	10,0
Slowenien	14	14,3	35,7	28,6	7,1	7,1	7,1
Spanien: Catalan	79	49,4	25,3	12,7	6,3	6,3	0
Spanien: Valencia	33	42,4	15,2	12,1	15,2	12,1	3,0
Schweden	62	14,5	24,2	21,0	14,5	22,6	3,2
Schweiz (1997)	186	71,0	21,0	5,9	1,6	0,5	0
UK: Trent	19	5,3	0	10,5	10,5	42,1	31,6
UK: Nordirland (1998)	14	0	14,3	35,7	14,3	35,7	0
UK: Norden	19	15,8	10,5	10,5	36,8	15,8	10,5
UK: Schottland	47	1,1	2,1	12,8	6,4	21,3	56,4

*Daten von 1996, bzw. entsprechend den Jahreszahlen in Klammern.

wurden, ein Modell entwickelt, das als Zielvorstellung für die stationäre Versorgung im Bereich der Geburtshilfe gelten kann. Das Konzept geht von geburtshilflich-gynäkologischen Abteilungen in drei **Krankenhaustypen** aus:
- Grund- und Regelversorgung
- Schwerpunktversorgung
- Zentral- oder Maximalversorgung.

Die **Einstufung** vorhandener oder zu erstellender Abteilungen in dieses System richtete sich allein nach dem Leistungsangebot, d. h.:
- der personellen, insbesondere der ärztlichen Besetzung (Personalstandard)
- der interdisziplinären Versorgung
- der räumlichen und apparativen Ausstattung, einschließlich der Laborkapazitäten (Raum- und Technikstandard).

Die drei Krankenhaustypen sollten ihrer funktionellen Kapazität entsprechend unterschiedliche Aufgaben in der geburtshilflichen Versorgung übernehmen. Die Abteilungen sollten koordiniert in einem bestimmten Verhältnis zueinander stehen und flächendeckend angeordnet sein. Prinzipiell sind auch im Rahmen dieser Modellvorstellungen verschiedene Organisationsformen und Krankenhausträger denkbar. Neben Hauptabteilungen in kommunalen, freigemeinnützigen und privaten Häusern können zumindest auf der Stufe der Grund- und Regelversorgung auch Belegabteilungen stehen. Die Heterogenität der stationären Betreuung wird auch als Wettbewerbsfaktor ausdrücklich betont [6, 7].

Grundsätzlich wurde in der Folgezeit auch nach diesen Vorstellungen verfahren, das Dreistufenmodell wurde in die Krankenhaus-Bedarfspläne der meisten Länder übernommen. Doch bleiben erhebliche Wünsche offen; das betrifft auch die Nahtstelle der **Zusammenarbeit zwischen Geburtshelfern und Pädiatern**. Selbst Krankenhäuser der Maximalversorgung verfügen bei uns nur in ca. 75% über pädiatrische Hauptabteilungen.! Die zuständigen Neugeborenen-Intensiveinheiten sind nur bei einem Viertel der Zentralkrankenhäuser, wie erstrebenswert, in gleichem Hause quasi unter einem Dach untergebracht. Bei fast einem Drittel der Zentren befindet sich die Neonatologie nicht

!*Selbst Krankenhäuser der Maximalversorgung verfügen bei uns in ca. 75% über pädiatrische Hauptabteilungen!*

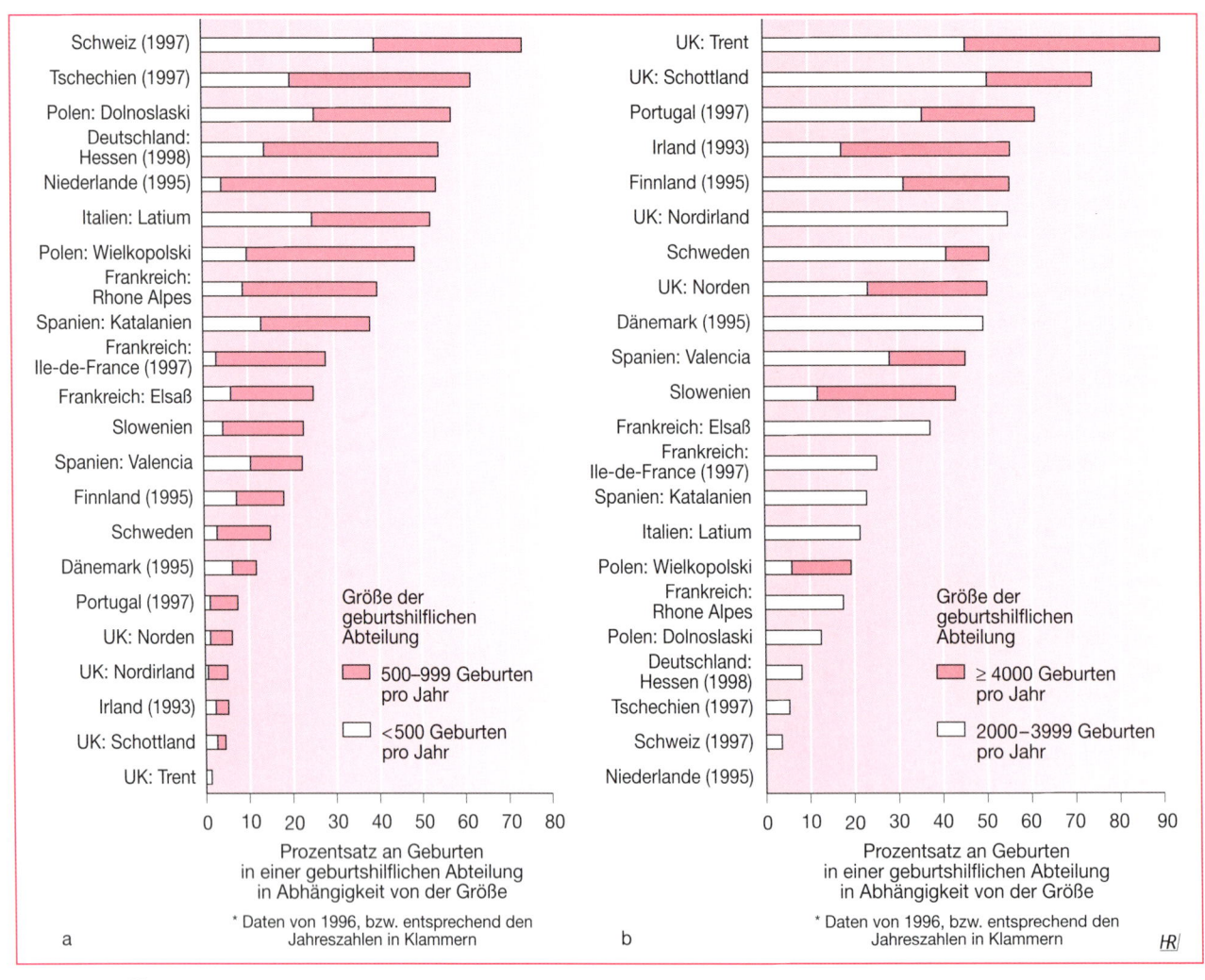

Abb. 1-4 a und b
*Prozentsatz an Geburten in einer geburtshilflichen Abteilung in Abhängigkeit von der Größe (*Daten von 1996, bzw. entsprechend den Jahreszahlen in Klammern).*

einmal im gleichen Gebäudekomplex, sondern kilometerweit entfernt. Vielfach vertraut man dann auf ein wohlfunktionierendes Transportsystem, wohlwissend, daß die Nachteile der räumlichen Trennung hierdurch nicht voll kompensiert werden können. Die internationale Erfahrung hat auch gezeigt, daß von der allgemeinen Kinderheilkunde getrennte, isolierte Neugeborenenstationen in den Frauenkliniken nicht die optimale Lösung darstellen. Die Neonatologie benötigt, wie andere Teilgebiete auch, zur Erfüllung ihrer vielseitigen Aufgaben den Hintergrund der gesamten Pädiatrie.

Ein Krankenhaussystem mit verschiedenen Versorgungsstufen kann auch in der Geburtshilfe nur dann erfolgreich sein, wenn im Vorfeld der Einweisungen ein sinnvoller **Selektionsprozeß** vorgenommen wird.[1] Geburtshilfe in den weniger leistungsfähigen Abteilungen ist überhaupt nur dann vertretbar, wenn Risikoschwangerschaften und Risikogeburten konsequent rechtzeitig an die Schwerpunkt- und Zentralkrankenhäuser weitergeleitet werden. Dieser Selektionsprozeß scheint bei uns nicht ausreichend zu funktionieren. Dafür spricht das immer noch zu hohe Risikopotential in den unteren Versorgungsstufen und ihre ungünstigeren Leistungsziffern. Problematisch bleiben vielfach die sekundären Einweisungen von Risikofällen.

Auch den Frauenkliniken stehen weitere **Kürzungen** der insgesamt wohl erhöhten **Bettenkontingente** bevor. Die Geburtshilfe ist verständlicherweise gemeinsam mit der Pädiatrie zuerst und vorrangig von Fluktuationen der Geburtenzahlen und Veränderungen der Bevölkerungsgröße betroffen. Ein Bettenabbau in unserem Fach ist aber nur dann zu vertreten, wenn er alle Versorgungsstufen umfaßt und gleichzeitig mit einer weiteren Kon-

[1] Ein Krankenhaussystem mit verschiedenen Versorgungsstufen kann auch in der Geburtshilfe nur dann erfolgreich sein, wenn im Vorfeld der Einweisungen ein sinnvoller Selektionsprozeß vorgenommen wird!

zentration verbunden wird. In der Vergangenheit war das nicht so. Man ist meistens den Weg des geringsten Widerstands gegangen, d. h., man hat vorrangig die Bettenzahlen der größeren Kliniken reduziert, was gelegentlich sogar zu einer willkommenen Aufstockung der Kontingente in der Peripherie geführt hat. Es ist primär sicher verlockend, dort Betten zu streichen, wo sie am kostspieligsten sind. Auf lange Sicht gesehen zahlt sich jedoch eine solche Politik nicht aus. Man muß bedenken, daß die geburtshilflichen Kliniken der Maximalversorgung unabhängig von Bettenzahlen und Geburtenfrequenzen auftragsgemäß ein volles Leistungsangebot erbringen müssen. Ein Rückgang der Patientenzahlen führt zunehmend zur Unrentabilität. Schon jetzt könnten die meisten Geburtskliniken der höheren Vorsorgungsstufen ohne wesentliche Etaterhöhung (Personal, Apparate, Räume) weit mehr Schwangere und Gebärende betreuen als bisher. Man fragt sich, wie lange die Solidargemeinschaft der Zahlenden im Gesundheitswesen sich diesen Luxus noch leisten kann bzw. leisten will.

Den unbestrittenen Vorteilen einer Konzentration der Geburtshilfe, vor allem im medizinisch organisatorischen Bereich, stehen auch mögliche Nachteile gegenüber, vorrangig psychosoziale Faktoren. Zu nennen wären die zunehmende Wohnort- und Familienferne der Entbindungsabteilung sowie die personelle und räumliche Anonymität der großen Klinik.

Interessant ist in diesem Zusammenhang auch eine retrospektive Frageaktion unter 416 Wöchnerinnen im Raum Lippe-Detmold: „Sind Sie für oder gegen eine Zentralisierung der Geburtshilfe?" Die Ergebnisse sind überraschend: 90,4% der Befragten waren gegen eine allgemeine Zentralisierung der Geburtshilfe, 43% auch gegen eine Regionalisierung. Beanstandet wurde das Fehlen der Familie, die mögliche Anwesenheit von Studenten und Auszubildenden, das Nichtvertrautsein mit Personal und Räumen sowie die Angst vor allgemeiner Anonymität. Die Mehrzahl der befragten Frauen (84,1%) wünscht die geburtshilfliche Abteilung nicht mehr als 20 km vom Wohnort entfernt, aus Angst vor einer Taxi-Geburt, aus Sorge, daß der Ehemann zu spät zur Entbindung kommen könnte und wegen besserer Familienkontakte [16].

Die Ergebnisse mögen nicht repräsentativ sein, sie zeigen dennoch, daß ein erhebliches Defizit an Informationen und Aufklärungsarbeit besteht. Das allgemeine Risikobewußtsein ist unter den Schwangeren offenbar nur gering ausgeprägt, auch das Sicherheitsbestreben. Es ist vornehmlich unsere Aufgabe als Geburtshelfer hier zu vermitteln und einen Kompromiß zu finden zwischen subjektiven Bedürfnissen und den objektiven Erfordernissen einer modernen Geburtshilfe.

2 Geburtsort

2.1 Klinikgeburt

Der Geburtsort wurde auch bei uns eindeutig in die Klinik verlagert. Hier hat sich in diesem Jahrhundert ein kompletter Wandel vollzogen. Um 1900 waren Klinikgeburten Ausnahmen, heute ist ihr Anteil auf über 99% gestiegen.

Der Wendepunkt war 1954/55 mit gleichvielen Klinik- und Hausgeburten. In allen Bundesländern, mit vorübergehenden Ausnahmen der Großstädte – insbesondere Berlin – beträgt die Quote der Hausgeburten heute weniger als 1% (Berlin 1980: 1,7%, 1990: 3,3% außerklinische Geburten).

Insbesondere bei den Hausgeburten muß man zwischen geplanten und nichtgeplanten, d. h. überraschenden Hausgeburten unterscheiden. Ein Grund für die höhere Frequenz nichtgeplanter Hausgeburten gerade in Großstädten liegt darin, daß die Schwangeren im Vertrauen auf die besseren Verkehrsverhältnisse zu Hause länger warten und dann gelegentlich von den Geburtswehen überrascht werden. Hinzu kommt die Aktivität von organisierten Ärzte- und Hebammengruppen im außerklinischen Bereich und auch ein zunehmender Konkurrenzdruck.

Die Verlegung des Geburtsorts in die Klinik hat vielerlei **Gründe**, medizinische und andere. Sie ist auch nicht zwangsläufig verknüpft mit der technischen Revolution in unserem Fach. In Schweden und Finnland z. B. lag die Frequenz der Klinikentbindungen schon 1950 bei mehr als 95%, zu einem Zeitpunkt also, zu dem die moderne Geburtshilfe und Perinatologie noch in den Anfängen steckte. Bei uns allerdings verliefen beide Entwicklungen parallel. In den Niederlanden, dem europäischen Land mit dem bis heute größten Anteil an Hausgeburten (ca. 30%) kam der entsprechende Anstoß zum Wechsel erst später.

Die **medizinischen Gründe** für den Trend zur Klinikentbindung sind vorrangig in den Fortschritten der geburtshilflichen Überwachungstechniken im Zusammenhang mit der drastischen Senkung der Kaiserschnittletalität zu suchen. Hinzu kamen die beachtlichen Erfolge in der Intensivbetreuung von Neugeborenen, insbesondere Frühgeborenen (Stichwort: Perinatalzentrum).

Die **nichtmedizinischen Gründe** für die Bevorzugung der Klinikentbindung ergeben sich aus den veränderten sozialen Bedingungen. Es fehlt vielfach der Rahmen, die Geborgenheit der in der Gemeinschaft lebenden Großfamilien für die häusliche Betreuung.

2.2 Hausgeburt

Das stärkste Argument gegen die Hausgeburt sind die bekannt hohen, weitgehend unvorhersehbaren Risiken selbst nach komplikationslosem Schwangerschaftsverlauf.[1] Das Risikopotential liegt in der Größenordnung um 10 bis 12%. Dabei handelt es sich sowohl um sog. Folgerisiken nach Schwangerschaftskomplikation als auch um Verlaufsrisiken unter der Geburt. Gerade bei letzteren ist mit über 50% operativen Entbindungen zu rechnen bei deutlich erhöhter perinataler Mortalität und Morbidität. Sicherlich wird es möglich sein, das Risikopotential durch einen umfassenden Selektionsprozeß noch weiter zu senken, dennoch wird ein Restrisiko der außerklinischen Geburtshilfe verbleiben.

Das genuine Risiko der Hausgeburtshilfe ist statistisch exakt kaum zu ermitteln, auch fehlt es an wirklich vergleichbaren Kollektiven. Wir sind auf Anhaltszahlen angewiesen. In einer retrospektiven internationalen Literaturstudie wurden ca. 85 000 Hausgeburten in der Zeit von 1969 bis 1992 erfaßt. Dabei wurde nicht zwischen geplanten und überraschenden Hausgeburten unterschieden. Bei 10 bis 15% der Gebärenden erfolgte eine sekundäre Klinikeinweisung sub partu. Zu ähnlichen Ergebnissen kam auch eine Studie zur Qualitätssicherung in der außerklinischen Geburtshilfe im Rahmen einer bundesweiten Erhebung 1997–1998. Das liegt etwa in der Größenordnung der bekannten unvorhergesehenen Komplikationen. Die Indikationen zur Aufgabe der Hausgeburt und Verlegung in die Klinik waren bevorzugt Zeichen des Fetal distress (Mekoniumabgang, „schlechte Herztöne", Lageanomalien, protrahierte Geburtsverläufe). Die mittlere perinatale Mortalität in der Sammelstudie lag für vollendete Hausgeburten bei 1,86‰, für sekundäre Klinikgeburten bei 5,76‰ und für beide Gruppen zusammen bei 2,39‰. Ohne Frage müssen für einen Vergleich der Gefährdung zwischen Klinik- und Hausgeburten die sekundären Klinikeinweisungen der Hausgeburtshilfe mit angelastet werden [2].

Aus den Zahlen der Bayerischen Perinatalerhebung wurde der Versuch unternommen, ein Vergleichskollektiv der Jahre 1987 bis 1989 zu ermitteln. Erfaßt wurden alle Geburten von Kindern über 2500 g Geburtsgewicht ohne anamnestische und befundete Schwangerschaftsrisiken, aber einschließlich aller unvorhersehbaren Verlaufsrisiken unter der Geburt. Dieses Kollektiv ist mit dem der Hausgeburtshilfe statistisch annähernd vergleichbar. Die intrapartale und neonatale Mortalität dieser Kinder lag insgesamt zwischen 0,5 und 0,7%. Das intrinsische Risiko der Hausgeburt liegt demnach um den Faktor 3 bis 5 höher als bei Klinikgeburten [22].

Ob es in Zukunft wirklich vergleichbare Daten geben wird, bleibt offen. Auch die zu begrüßende Aufnahme der Hausgeburten in die Perinatalstudien auf freiwilliger Basis in den Ländern Niedersachsen, Bayern und Berlin seit 1989 wird daran kaum etwas ändern können. Derzeit jedenfalls ist die Hausgeburtshilfe von dem Nachweis der Gleichwertigkeit gegenüber der Klinikgeburtshilfe selbst bei Vorselektion der Schwangeren noch weit entfernt [1].

Unter dem Aspekt der größtmöglichsten Sicherheit für Mutter und Kind kann weder die Hebamme noch der Arzt eine Entbindung unter den Bedingungen der Hausgeburtshilfe ohne apparative Überwachungsmöglichkeiten, ohne Operationsbereitschaft, ohne Neugeborenen-Intensivbetreuung übernehmen. Die geburtshilfliche Situation in Holland ist hierfür kein Gegenbeweis. Auch dort besteht in den einzelnen Regionen ein deutlicher Zusammenhang zwischen den geburtshilflichen Leistungsziffern und dem Anteil an primären und sekundären Klinikentbindungen. Auch dort liegt die perinatale Mortalität fast um den Faktor 5 höher, was auch mit zu einer relativ hohen Gesamtmortalität in den Niederlanden beiträgt.

Die wenigen Befürworter der Hausgeburtshilfe sind über diese Zusammenhänge offenbar nicht ausreichend informiert, oder sie lassen es an der erforderlichen Risikoaufklärung ihrer Schwangeren fehlen. In der vorgenannten Umfrageaktion in Lippe-Detmold lehnten über 50% der Schwangeren eine Hausgeburt kategorisch ab und über 60% halten das geburtshilfliche Risiko für Mutter und Kind bei Hausentbindungen für zumindest überdurchschnittlich hoch.

Ingesamt glauben wir nicht, daß die Hausgeburt wieder eine echte Alternative zur Klinikgeburt werden kann. Das um so weniger, als es uns Geburtshelfern gelingen sollte, wesentliche Elemente der Geburt im Kreise der Familie in die Entbindungsabteilung zu übernehmen und die Aufklärungsarbeit zu intensivieren. Die Begeisterung für die Hausgeburt wird spätestens dann verflogen sein, wenn die ersten Zwischenfälle bekannt werden; sie sind, wie erwähnt, vorprogrammiert. Auch forensische Konsequenzen sind vorhersehbar; sie werden die Berufshaftpflicht-Situation geburtshilflich tätiger, niedergelassener Ärzte und auch Hebammen drastisch verändern.

---

[1] *Das stärkste Argument gegen die Hausgeburt sind die bekannt hohen, weitgehend unvorhersehbaren Risiken selbst nach komplikationslosem Schwangerschaftsverlauf!*

2.3 Praxisgeburt und ambulante Entbindung

Zwischen Haus- und Klinikgeburt gibt es neuerlich Übergangsformen: die Praxisgeburt und die sog. ambulante Entbindung in der Klinik.

Das Beste an der **Praxisgeburt** ist sicherlich die Vermeidung der Hausgeburt. In der Sprechstunde besteht zwar die Möglichkeit zur apparativen Überwachung, nicht aber die erforderliche Operationsbereitschaft und die interdisziplinäre, insbesondere neonatologische Betreuung.

Über die **ambulante Geburt** sollte man weitere Erfahrungen abwarten. Grundsätzlich wird man über die Dauer des Wochenbettaufenthalts in der Klinik nach Spontangeburten diskutieren müssen, schon im Zusammenhang mit der Kostenfrage und auch der Psychoprophylaxe. Die Verkürzung der von den Kassen im Normalfall gewährten Wochenbettzeit von neun auf sechs Tage vor einigen Jahren hat bei sorgfältiger Handhabung keine medizinisch faßbaren Nachteile erbracht. Das gleiche gilt auch für die ambulante Geburt. Voraussetzungen sind eine Selektion von Risikofällen, geeignete häusliche Familienverhältnisse und die Garantie für eine lückenlose Nachsorge. Hier wird sich ein neues, sehr dankbares Aufgabengebiet für die niedergelassenen Hebammen ergeben.

Leistungsstandard der Geburtshilfe

Das stärkste Argument für eine moderne Geburtshilfe und Perinatologie ist die überzeugende kontinuierliche Verbesserung der geburtshilflichen Leistungsziffern. Schwangerschaft, Geburt und Wochenbett sind heute bei uns für Mutter und Kind so sicher wie nie zuvor.[1] Eine weitere Senkung vor allem der Mortalitätsziffern erscheint möglich.

1 Qualitätsparameter

1.1 Müttersterblichkeit

Die Müttersterblichkeit (definiert als Todesfälle während der Schwangerschaft und innerhalb von 42 Tagen nach Beendigung derselben, bezogen auf 100 000 Lebendgeborene) ist in den letzten Jahrzehnten drastisch zurückgegangen. Im Jahr 1950 lag sie bei ca. 200, 1960 bei 100, 1970 bei ca. 50, 1980 bei ca. 20, 1985 bei ca. 10 und heute bei ca. 5 auf 100 000 Lebendgeborenen. Die anfänglich größeren Unterschiede zwischen Ost und West – wohl auch das Ergebnis einer vollständigeren Erfassung in der ehemaligen DDR – sind in den letzten Jahren fast ausgeglichen. Auch im internationalen Vergleich haben wir deutlich aufholen können (Tab. 1-10 und 1-11). Dabei zeigt sich, daß offenbar nicht immer in gleicher Weise zwischen mittelbaren und unmittelbaren Müttersterbefällen unterschieden wird, auch bestehen deutliche Diffe-

Tabelle 1-10

Müttersterblichkeit in Deutschland Ost und West (Statistisches Bundesamt [20] und Welsch [25])

a) Jahr	Bundesrepublik Deutschland n (absolut)	n pro 100000 Lebendgeburten	Deutsche Demokratische Republik n (absolut)	n pro 100000 Lebendgeburten
1983	68	11,4	36	15,4
1984	63	10,8	38	16,7
1985	63	10,7	34	14,9
1986	50	8,0	26	11,7
1987	56	8,7	27	11,9
1988	60	8,9	32	14,8
1989	36	5,3	24	12,1

b) Jahr	alte Bundesländer n (absolut)	n pro 100000 Lebendgeburten	neue Bundesländer n (absolut)	n pro 100000 Lebendgeburten
1990	53	7,4	29	16,2
1991	62	8,6	10	9,3
1992	45	6,3	9	10,2
1993	38	5,2	6	7,5
1994	36	5,2	4	5,7

c) Jahr	Gesamtdeutschland n (absolut)	n pro 100000 Lebendgeburten
1990	82	9,1
1991	71	8,6
1992	54	6,7
1993	44	5,2
1994	40	5,2
1995	41	5,4
1996	51	6,4
1997	49	6,0
1998	44	5,6
1999	37	4,8

[1] Schwangerschaft, Geburt und Wochenbett sind heute bei uns für Mutter und Kind so sicher wie nie zuvor!

Tabelle 1-11
Veröffentlichte mütterliche Mortalitätsraten in europäischen Ländern mit korrigierten Werten (1992–1995) (nach Salanave et al. [17]).

pro 100 000 Lebendgeborene	veröffentlichte Raten	korrigierte Raten	p-Werte
Österreich	5,7	9,4	0,002
Bayern (D)	8,6	7,6	0,157
Dänemark	7,4	9,8	0,083
Finnland	6,9	9,9	0,083
Flandern (BE)	4,7	4,7	–
Frankreich	11,7	11,3	0,157
Ungarn	7,5*	11,9	0,004
Niederlande	7,7	7,4	0,655
Norwegen	1,7	3,3	0,317
Portugal	7,6	9,0	0,157
Großbritannien	5,6	6,9	0,021
Alle Länder	7,7	8,7	< 0,001

* Die offizielle Rate in Ungarn berechnete sich aus der Anzahl der mütterlichen Todesfälle, die auf dem Totenschein nach Kapitel XI des ICD-9 kodiert wurden.

renzen in der Datenerfassung und hinsichtlich der Definitionen und Bezugsgrößen [1] (Gissler et al. 1977). Es ist zu hoffen, daß die Empfehlungen der WHO zur Standardisierung von Perinatalstatistiken und die Revision der Todesursachensystematik, wie sie jetzt innerhalb der Europäischen Union unterstützt wird, die Inhomogenitäten in Zukunft weitgehend vermeiden helfen. In den europäischen Länderstatistiken finden sich in unterschiedlicher Reihenfolge als die vier häufigsten Todesursachen der Müttersterblichkeit: Infektion/Sepsis, Hämorrhagie, hypertensive Erkrankung und Thromboembolie. Hinzu kommen mittelbare Müttertodesfälle durch präexistente Grund- oder Begleitleiden.

Bei uns werden die Müttersterbefälle ausschließlich durch die amtlichen Todesbescheinigungen erfaßt, nicht aber durch eine zusätzliche generelle Meldepflicht. Auch gibt es bisher keine landesweiten Einzelfallanalysen. Nur in Bayern läuft seit 1983 im Auftrag der Bayerischen Gesellschaft für Geburtshilfe und Frauenheilkunde auf freiwilliger Basis bei strikter Wahrung des Datenschutzes eine Einzelfallstudie [24, 25]. Dabei zeigt sich auch hier die unvollständige Erfassung der Müttersterbefälle. Die amtliche Statistik der Jahre 1983 bis 1994 enthält für Bayern 165 Müttersterbefälle. Durch die Aktivitäten der Kommission zur Einzelfallanalyse wurden weitere neun Todesfälle bekannt. Die Müttersterblichkeit beträgt demnach für den Zeitraum 1983 bis 1994 in Bayern 11,7 auf 100000 Lebendgeborene (Tab. 1-12).

Interessant ist die Aufschlüsselung nach dem **Todeszeitpunkt.** Knapp zwei Drittel der Sterbefälle ereignen sich im Wochenbett, das verbleibende Drittel während der Schwangerschaft und sub partu.! (Tab. 1-13); die Wochenbettmortalität steht in fast 60 % im Zusammenhang mit Schnittentbindungen. Die Aussagen zu den Todesursachen sind durch die nach wie vor niedrige Obduktionsrate von nur 50 bis 60 % erschwert. Die Haupttodesursachen sind unverändert: Thromboembolien, Septikämien, Hämorrhagien und Gestosekomplikationen. Zu 80 % handelt es sich um direkte Sterbefälle und zu 20 %

!Knapp zwei Drittel der Sterbefälle ereignen sich im Wochenbett, das verbleibende Drittel während der Schwangerschaft und sub partu !

Tabelle 1-12
Amtliche und später bekannt gewordene Müttersterblichkeit in Bayern, 1983 bis 1994 (nach Welsch [25])

Jahr	Anzahl der Lebendgeborenen	amtliche Mortalität		Bayerische Gesellschaft für Geburtshilfe und Frauenheilkunde	
	n	n	n pro 100 000 Lebendgeborenen	n	n pro 100 000 Lebendgeborenen
1983	112 644	11	9,8	12	10,6
1984	111 183	20	18,0	20	18,0
1985	111 365	20	18,0	20	18,0
1986	118 439	14	11,8	14	11,8
1987	119 623	15	12,5	17	14,2
1988	126 409	17	13,4	18	14,2
1989	127 029	13	10,2	13	10,2
1990	136 122	13	9,6	17	12,5
1991	134 400	8	5,9	8	5,9
1992	133 946	12	9,0	12	9,0
1993	133 897	11	8,2	12	9,0
1994	127 828	11	8,6	11	8,6
n	1 482 885	165		174	
Durchschnitt			11,1		11,7

1 Leistungsstandard der Geburtshilfe

Tabelle 1-13
Müttersterbefälle in Bayern, 1983 bis 1993 (nach Welsch [25])

	Anzahl (n)	Exitushäufigkeit
Schwangerschaft	47	28,9 %
Geburt	11	6,7 %
Wochenbett	105	64,4 %
Gesamt	163	100,0 %

um indirekte (Tab. 1-14). Unter den 36 indirekten Müttersterbefällen waren allein 14 Suizide.

Insgesamt hat die Müttersterblichkeit als Maßstab für die geburtshilfliche Leistung auch im internationalen Vergleich an Bedeutung verloren, vor allem wegen der kleinen Zahl. Aufschlußreicher sind Daten zur fetalen Mortalität und Morbidität.

1.2 Perinatale Sterblichkeit

Unter perinataler Mortalität verstehen wir heute die Zahl der Todesfälle von der vollendeten 22. Schwangerschaftswoche bis zum 7. Tag der Neugeborenenzeit, bezogen auf 100 000 Lebend- und Totgeborene. Fehlen Angaben zum Gestationsalter, so kann ersatzweise als Grenzwert das Geburtsgewicht von 500 g und darüber oder die Scheitel-Fersen-Länge von 25 cm und mehr herangezogen werden. Diese Definition ergibt sich zwangsmäßig aus der neuen Personenstands-Gesetzgebung, wonach unter Berücksichtigung der verbesserten Überlebenschancen die Gewichtsgrenze von 1000 g auf

Tabelle 1-14
Müttersterblichkeit in Bayern: direkte Todesursachen, 1983 bis 1994 (nach Welsch [25])

direkte Todesursache	n
Lungenembolie	27
Infektion/Sepsis	21
Hämorrhagie	19
Gestose	18
Fruchtwasserembolie	11
Interruptio	8
Narkosezwischenfälle	8
Ruptur bzw. Verletzungen	5
Extrauteringravidität	5
sonstige Ursachen	16
direkte Todesfälle	138 = 80 %
indirekte Todesfälle	36 = 20 %
darunter Suizide	14

Tabelle 1-15
Die perinatale Sterblichkeit im internationalen Vergleich, 1991 und 1992 (Statistisches Bundesamt [20] und Welsch [24])

Land	perinatale Sterblichkeit/100 000 Lebend- und Totgeborene	
	1991	1992
Dänemark	7,9	8,1
Deutschland	5,8	5,8
Frankreich	8,3	8,2
Großbritannien	8,1	8,1
Italien	10,4	7,8
Luxemburg	9,6	7,7
Niederlande	9,1	9,1
Österreich	6,5	6,8
Portugal	13,7	11,9
Schweden	5,2	5,0
Schweiz	7,1	7,0

Tabelle 1-16
Entwicklung der perinatalen Sterblichkeit in Deutschland, 1985 bis 1999 (Statistisches Bundesamt [20] und Welsch [24])

Jahr	perinatale Sterblichkeit 1000 Lebend- und Totgeborene		
	Gesamt-Deutschland	Deutschland-West	Deutschland-Ost
1985	8,4	7,9	10,0
1988	7,1	6,5	8,4
1989	6,8	6,8	6,9
1990	6,2	6,2	7,3
1991	5,8	5,8	6,5
1992	5,8	5,8	7,1
1993	5,4	5,4	5,9
1994	6,4	6,3	7,3
1995	6,8	–	–
1996	6,8	–	–
1997	6,5	–	–
1998	6,1	–	–
1999	6,2	–	–

500 g herabgesetzt wurde [3, 21]. Die neue Verordnung erschwert den internationalen Vergleich.

Die perinatale Mortalität konnte, wie die Säuglingssterblichkeit auch, im Verlaufe der 2. Hälfte dieses Jahrhunderts in Europa schrittweise immer weiter gesenkt werden, sie liegt heute deutlich unter 10‰.

In der Bundesrepublik Deutschland ging die perinatale Mortalität in den letzten 40 Jahren fast auf ein Zehntel zurück.[1] (von 50 auf 5,4‰). Auch im internationalen Vergleich haben wir deutlich aufholen können; 1991 lagen wir zusammen mit Schweden in der Spitzenposition (Tab. 1-15). Der Trend zu einer weiteren Verbesserung der Mortalitätsziffern hat auch nach der Wiedervereinigung angehalten, im Osten wie im Westen (Tab. 1-16). In Gesamtdeutschland betrug die perinatale Mortalität 1993 5,4‰. Die Änderung der Personenstands-

[1] *In der Bundesrepublik Deutschland ging die perinatale Mortalität in den letzten 40 Jahren fast auf ein Zehntel zurück!*

1 Geburtshilfe in Deutschland

W. Künzel, K.-H. Wulf

¡Die perinatale Sterblichkeit ist vorrangig durch die Frühgeburtlichkeit belastet!

Gesetzgebung mit der zusätzlichen Aufnahme von Totgeborenen mit einem Körpergewicht zwischen 500 und 999 g in die amtliche Statistik hat schon für 1994 zu einer Erhöhung der Sterblichkeitsrate auf 6,4 ‰ geführt. Seit dieser Zeit ist keine wesentliche Verbesserung der Mortalität erfolgt. Sie beträgt in den letzten Jahren ca. 6,2 ‰. Diese Zunahme der Sterblichkeitsrate ist nur durch eine konsequente Regionalisierung der Risikoschwangerschaften und Geburten wieder auszugleichen.

Die perinatale Sterblichkeit ist vorrangig durch die **Frühgeburtlichkeit** belastet.[1] Die ca. 6 % aller Frühgeborenen sind für mehr als 60 % der perinatalen Sterberate verantwortlich. Weitere Haupttodesursachen sind Fehlbildungen, Folgen einer nutritiven und respiratorischen Plazentainsuffizienz, Infektionen sowie postpartale respiratorische Störungen.

Insgesamt zeigt sich eine vielfältige Abhängigkeit der Sterberate. Während seit 1985 trotz Änderung des Personenstandsgesetzes die Neonatale Mortalität ständig zurückgegangen ist, ist die Sterblichkeit während der Schwangerschaft nahezu unverändert geblieben (ca. 0,3 %). Zu den wichtigsten Faktoren der höheren Sterblichkeit gehören die soziale Struktur, die Qualität der ärztlichen Schwangerenvorsorge, die Aufklärung und Motivierung der Schwangeren zur Teilnahme an den Vorsorgeuntersuchungen, das Ausmaß der Regionalisierung und Zentralisierung der Hochrisiko-Schwangerschaften sowie der allgemeine Standard der geburtshilflichen und neonatologischen Versorgung.

1.3 Säuglingssterblichkeit

Die Entwicklung der Säuglingssterblichkeit muß differenzierter gesehen werden. Insgesamt ist auch hier ein erfreulicher Rückgang zu verzeichnen (Tab. 1-17), die Sterberate ist in den letzten Jahrzehnten stark zurückgegangen (von 55,3/1000 im Jahre 1950 auf 5,6/1000 in 1994 und 4,5/1000 in 1999). Im europäischen Vergleich nehmen wir eine Spitzenposition neben den skandinavischen Ländern ein. Auch nach der Wiedervereinigung hat sich der Trend zur Verbesserung der Säuglingssterblichkeit in Ost und West fortgesetzt. Das gesetzte Ziel, die Sterblichkeit zur Jahrhundertwende auf 5 ‰ herabzusetzen, ist gelungen.

Der Rückgang der Säuglingssterblichkeit in den letzten Jahrzehnten ist vor allem auf eine signifikante Abnahme der sog. Frühsterblichkeit (1. bis 7. Lebenstag) zurückzuführen (Abb. 1-5). Demgegenüber hat die Spätsterblichkeit (8. bis 28. Lebenstag) und Nachsterblichkeit (29. Tag bis Ende des 1. Lebensjahrs) sich seit 1965 nicht im gleichen Maße mehr verändert. Sucht man die Haupttodesursachen für die Spät- und Nachsterblichkeit, so findet man vor allem infektiöse Krankheiten, kongenitale Anomalien und Affektionen aus der Perinatalzeit. Diese Analyse läßt vermuten, daß bei uns Risikoneugeborene, insbesondere Frühgeborene, wohl lebend geboren werden, vielfach auch die Neugeborenenzeit über-

Tabelle 1-17
Die Säuglingssterblichkeit in Deutschland, 1985 bis 1999 (Statistisches Bundesamt [20] und Welsch [24])

Jahr	Säuglingssterblichkeit pro 1000 Geburten		
	Gesamt-Deutschland	Deutschland-West	Deutschland-Ost
1985	9,1	9,0	8,1
1988	7,7	7,6	8,1
1989	7,5	7,5	7,6
1990	7,0	7,0	7,4
1991	6,8	6,8	7,9
1992	6,1	6,0	7,2
1993	5,9	5,8	6,3
1994	5,6	5,5	6,2
1995	5,3	5,3	5,5
1996	5,0	5,0	5,5
1997	4,8	4,8	4,9
1998	4,7	4,6	4,8
1999	4,5	4,6	4,3

Abb. 1-5
Entwicklung der Neonatal- und Säuglingssterblichkeit in Europa, 1960 bis 1990 (Statistisches Bundesamt [20]).

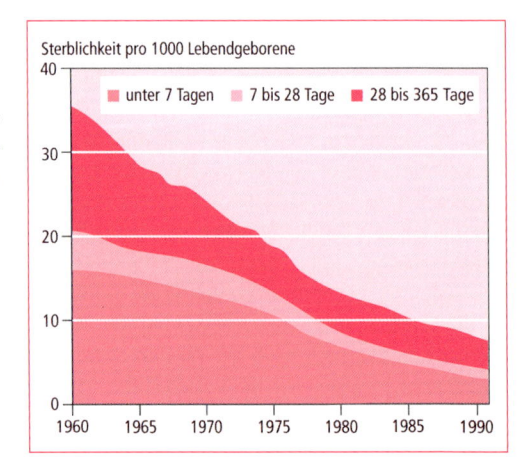

stehen, dann aber doch als Säuglinge versterben, möglicherweise durch insuffiziente Primärversorgung. Auch eine weitere Abnahme der Säuglingssterblichkeit wird nur über eine stärkere Konzentration zumindest der Hochrisikogeburten in Perinatalzentren zu erreichen sein.

2 Qualitätskontrolle

Nicht zu unterschätzen ist der Einfluß von Qualitätskontrollstudien auf den Leistungsstandard in der Geburtshilfe. Hier hat sich in den letzten 20 Jahren bundesweit ein beachtliches System etabliert, beginnend 1975 mit der Münchener Perinatalstudie. Heute verfügen alle Bundesländer über Perinatalerhebungen, staatlich unabhängig, auf freiwilliger Basis der beteiligten Ärzte und der ärztlichen Selbstverwaltung. Insgesamt werden ca. 80% aller Geburten statistisch erfaßt. Entsprechendes gilt jetzt auch für die Neonatalerhebungen. Die regionalen Ergebnisse sollen zukünftig von einer übergeordneten bundesweiten Kommission koordiniert werden.

Aus- und Weiterbildung des Frauenarztes in der Geburtshilfe

Die Verlegung des Geburtsorts in die Klinik und der damit verbundene Übergang von der sog. Hebammengeburtshilfe zur Geburtshilfe des Arztes hat nachhaltige Rückwirkungen sowohl auf die Berufsbilder als auch auf die Ausbildungswege aller in der Geburtshilfe Tätigen.

Der praktische Arzt und Geburtshelfer gehört der Vergangenheit an, ebenso ist die freipraktizierende und alleinverantwortliche Geburtshilfe betreibende Hebamme zur Ausnahme geworden. Schwangerenbetreuung und Geburtshilfe sind vornehmlich in der Hand der Frauenärzte. Die Beteiligung der praktischen Ärzte an den Vorsorgemaßnahmen im Rahmen der Mutterschaftsrichtlinien liegt nur um 5%, mit fallender Tendenz. Bei fast allen Klinikgeburten sind Ärzte anwesend (99,2% nach der Bayerischen Perinatalerhebung 1994), die Quote der Hausgeburten liegt unter 1%. Dabei ist die praktische Geburtshilfe im wesentlichen eine Aufgabe der Klinikärzte geworden. Von den ca. 9800 in freier Praxis tätigen Frauenärzten hatten 1999 nur etwa 10% belegärztliche Genehmigung (Tab. 1-18). Insgesamt ist bei uns die Zahl der Frauenärzte mit 16 auf 1000 Einwohner unverhältnismäßig hoch (England und USA: 4–5, Niederlande: 2 Fachärzte auf 100000 Einwohner) [13].

Tabelle 1-18

Die Entwicklung der geburtshilflich-gynäkologischen Versorgung in der Bundesrepublik vor und nach der Wiedervereinigung

	1978 BRD	1989/90 BRD (früher) und DDR	1999/2000 BRD
Mio. Einwohner	61,327	79,112	82,163
berufstätige Ärzte	130 033	229 065	291 171
Ärzte/100000 Einwohner	212	290	354
Einwohner/Arzt	472	345	282
Medizinstudenten	60 807	85 091	80 609
Frauenärzte	7296	10 567	14 815
Krankenhausärzte	2302	5 862	4736
Hebammen im Krankenhaus	4967	8430	9282
Betten Geb./Gyn.	60 191	69 507	50 089
Fallzahl Gyn./Geb. (Mio.)	–	2,36	2,10
Frauen (Mio.)	32,107	41,002	42,072
Geborene	576 468	880 459	770 744
Geburten pro Hebamme	116	104	83
Frauen pro Gynäkologe	4400	3880	2839

1 Voraussetzungen für die Ausbildung zum Arzt*

In Deutschland ist es Aufgabe staatlicher Gesetzgeber und der Administration, die Ausbildung zum Arzt inhaltlich und formal zu regeln, d. h. die Rahmenbedingungen hierfür vorzugeben sowie die Berufserlaubnis (Approbation) zu erteilen [1]. Die gesetzliche Mindestausbildungsdauer zum Arzt ist seit 1970 auf 6 Jahre einschließlich des Praktischen Jahres festgelegt. Dazu trat seit 1988 eine 18monatige Phase als Arzt im Praktikum (AiP). Die Mindestdauer von 5500 Stunden kann nach EU-Recht nicht unterschritten werden. Diese wissenschaftliche Ausbildung darf nicht von einer Promotion zum Doktor der Medizin abhängig gemacht werden.

Die vom Staat geregelte und verantwortete Ausbildung beinhaltet nicht die Weiterbildung zum

---

* Aus: W. Künzel: Gynäkologie und Geburtshilfe in Deutschland. Gynäkologe 35 (2002) 744–748.

Spezialisten und nicht die Fortbildung. Diese liegt in der Verantwortung der Ärzteschaft.

Das Abitur (Reifezeugnis) oder ein entsprechender Abschluß ist die Voraussetzung für die Zulassung zum Medizinstudium. Die Zulassung wird über eine Kapazitätsverordnung aufgrund begrenzter Ausbildungskapazitäten durch einen Numerus clausus geregelt. Die Zulassung im System des Numerus clausus ist gesondert geregelt.

Seit 1978 werden ca. 11 500 bis 12 000 Studenten zum Medizinstudium zugelassen. Im Wintersemester 1999/2000 studierten an 36 Universitäten und Medizinischen Hochschulen der Bundesrepublik 80 609 Studenten Humanmedizin oder Zahnmedizin. Der Anteil der Frauen beträgt im ersten Fachsemester 61,9 %.

Das erarbeitete Wissen wird in 4 Prüfungen abgefragt: Es beginnt mit einer Ärztlichen Vorprüfung (Physikum). Das Staatsexamen, die „Ärztliche Prüfung", wurde in 3 Abschnitte aufgeteilt. Die erste Ärztliche Prüfung erfolgt nach dem ersten klinischen Jahr, die zweite nach dem dritten klinischen Jahr und die dritte Prüfung findet nach dem vierten klinischen Jahr statt (Praktisches Jahr). Die Prüfungen erfolgen mit dem Multiple-choice-Verfahren und mündlich. In der Bundesrepublik Deutschland haben 1999 9318 Kandidaten der Medizin, davon 4350 Frauen (46,6 %) das Studium mit einer Abschlußprüfung beendet.

Dieser Ausbildungsphase zum Arzt schließt sich eine Tätigkeit von 18 Monaten an: der Arzt im Praktikum (AiP). Es handelt sich um eine Pflichtweiterbildung, die es dem approbierten Arzt nicht erlaubt, sich nach seiner Approbation niederzulassen. Da für die Kassenzulassung seit 1996 obligatorisch eine Weiterbildung verlangt wird, fordert die verfaßte Ärzteschaft, den AiP wieder zu streichen. Dieses Ziel scheint demnächst realisiert zu werden.

2 Weiterbildung

Die Weiterbildung ist in den Weiterbildungsordnungen der Landesärztekammer geregelt [8]. Der Rahmen der Weiterbildung wird in Deutschland von der Bundesärztekammer vorgegeben und durch die Landesärztekammern nach Beschlüssen der Delegiertenversammlung durch Definition von Richtlinien umgesetzt. Vor Anwendung müssen die Richtlinien von den aufsichtsführenden Landesministerien genehmigt werden. Die Landesärztekammern beaufsichtigen die Weiterbildung, erteilen vollständige oder eingeschränkte Ermächtigungen für Weiterbildung und halten am Ende der Weiterbildung Prüfungen ab. Bezüglich dieser Maßnahmen gibt es zwischen den einzelnen Bundesländern nur geringfügige Unterschiede, so daß die Qualifikation für die Weiterbildung zum Arzt für Frauenheilkunde und Geburtshilfe in der Bundesrepublik Deutschland einheitlich und gleichwertig ist.

Für die folgenden Ausführungen ist die „Weiterbildungsordnung für Ärztinnen und Ärzte in Hessen" vom 1. 8. 1999 zugrunde gelegt. Danach beschreibt ein „Allgemeiner Teil" die Bedingungen für die Weiterbildung. In einem speziellen Teil werden die Art, Inhalte, Dauer und der zeitliche Ablauf der Weiterbildung in Gebieten, Schwerpunkten und Bereichen geregelt sowie die fakultative Weiterbildung im Gebiet Frauenheilkunde und Geburtshilfe: Gynäkologische Endokrinologie und Reproduktionsmedizin, Spezielle Geburtshilfe und Perinatalmedizin, Spezielle operative Gynäkologie. Diese 3 „Fakultativen Weiterbildungen" sollen auf Vorschlag der „Deutschen Gesellschaft für Gynäkologie und Geburtshilfe" (DGGG) und des „Berufsverbandes der Frauenärzte" (BVF) zukünftig durch Schwerpunkte ersetzt werden.

Die Weiterbildungszeit für Frauenheilkunde und Geburtshilfe beträgt 5 Jahre, davon mindestens 3 Jahre im Stationsdienst. Auf die Weiterbildungszeit kann eine Tätigkeit von 6 Monaten in Anatomie oder Humangenetik oder Pathologie oder Urologie angerechnet werden. Zwei Jahre Weiterbildung können bei einem niedergelassenen Arzt abgeleistet werden (Tab. 1-19).

Die Inhalte der Weiterbildung sind über Richtzahlen geregelt, d. h. Anzahl operativer Maßnahmen, Anzahl normaler Geburten und der Betreuung von Risikoschwangerschaften, Anzahl der Durchführung diagnostischer Techniken, Methoden und

Tabelle 1-19
Verteilung der zum Facharzt für Gynäkologie und Geburtshilfe weitergebildeten Kollegen in Klinik und Praxis. Die Prozentzahlen beziehen sich auf die entsprechende Arztgruppe

	Berufsverband der Frauenärzte (31.12.2000)		Bundesärztekammer 1999	
	n	%	n	%
Klinikärzte	3839	30,3	2494	24,1
Assistenten/AiP	2266			
Oberärzte	937			
Chefärzte	636			
Praxisärzte	7261	57,3	9908	55,6
Amb. Praxis	6142			
Belegärzte	1119			
In sonstigen Bereichen	228	1,8	432	2,4
Nicht berufstätig	1335	10,5	3187	17,9
Gesamt	12 633	100	17 801	100

Verfahren. Neben der allgemeinen Weiterbildung kann die Fachkunde in gynäkologischer Exfoliativzytologie, gynäkologischer Aspirations- und Punktionszytologie des Genitales und der Mamma und in Laboruntersuchungen in der Frauenheilkunde und Geburtshilfe erworben werden.

Die Weiterbildung wird mit einer mündlichen Prüfung, die durch 2 Weiterbilder in Gegenwart eines Beisitzers bei der Landesärztekammer vorgenommen wird, beendet. Der Arzt mit abgeschlossener Weiterbildung erhält eine Bestätigung durch eine Urkunde der Landesärztekammer [23].

3 Weiterbildungsstätten

In § 8 der Weiterbildungsordnung Hessen ist die Ermächtigung zur Weiterbildung geregelt. Zu Abs. 1 heißt es: „Die Weiterbildung in den Gebieten ... wird unter verantwortlicher Leitung der von der Landesärztekammer ermächtigten Ärzte in einem Universitätszentrum, einer Universitätsklinik oder in einer hierzu von den zuständigen Behörden oder Stellen zugelassenen Einrichtungen der ärztlichen Versorgung (Weiterbildungsstätten) durchgeführt". Die Ermächtigung zur Weiterbildung wird erteilt, wenn die Voraussetzungen dafür erfüllt sind: Anzahl geburtshilflicher und gynäkologischer Fälle, Verfügbarkeit ambulanter Versorgungseinrichtungen und die Möglichkeit interdisziplinärer Zusammenarbeit. Ein „Visiting-System" zur Beurteilung der Weiterbildungsstätten gibt es bisher nicht.

Eine Teilermächtigung wird dann erteilt, wenn die Inhalte der Weiterbildung nicht in vollem Umfang vermittelt werden können (Tabelle 1-20).

Deutschland verfügt an den Weiterbildungsstätten nicht über eine definierte Zahl von Weiterbildungsstellen in Gynäkologie und Geburtshilfe. Weiterbildungsplätze entstanden durch die Schaffung von Assistentenstellen an den Krankenhäusern und durch die bis 1995/96 nicht begrenzte Niederlassungsfreiheit, u.a. als „Arzt für Allgemeinmedizin" oder „Frauenarzt" in freier Praxis und durch Begrenzung der Tätigkeit an Krankenhäusern nach der Weiterbildung. Das führte zu einem kontinuierlichen Anstieg der Zahl der Frauenärzte in Deutschland von 9357 im Jahr 1990 auf 14 815 im Jahr 2000. Der Anteil der Frauen beträgt 40,9 %. Die Anzahl der Gynäkologen hat seit 1997 nur unwesentlich zugenommen (Abb. 1-6), verursacht durch die strengere Regelung der Niederlassungsfreiheit.

Deutschland verfügte in 2000 in den Fachabteilungen in Krankenhäusern über 50 089 Betten, davon 8355 Belegbetten und 462 Intensivbetten mit einer Auslastung von 70,9 % bzw. 46,6 % [5, 20]. Es

Tabelle 1-20
Anzahl der Weiterbildungsermächtigungen in Hessen für die Basiserweiterung Gynäkologie und Geburtshilfe und für die fakultative Weiterbildung in einem Schwerpunkt

Weiterbildungsermächtigung Hessen 2001	Dauer (Jahre)	Anzahl der Kliniken
Ermächtigung für Gynäkologie und Geburtshilfe	5	29
	4	4
	3	7
	2	16
	1	33
	0,5	2
Schwerpunktermächtigung Gynäkologische Onkologie	2	8
Endokrinologie	2	2
	1	1
Geburtshilfe	2	12

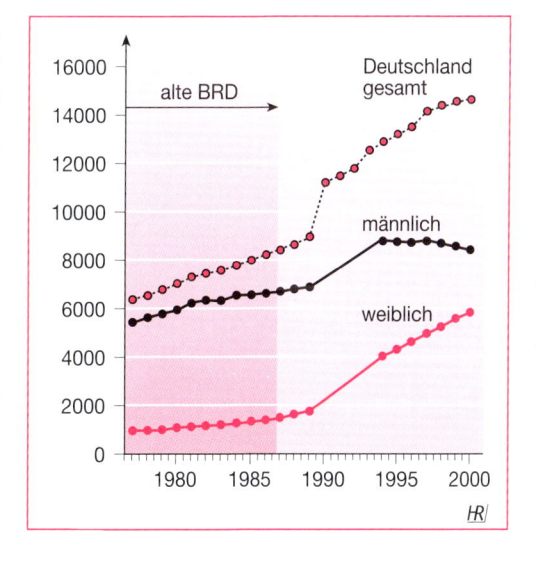

Abb. 1-6
Anzahl der Fachärzte für Gynäkologie und Geburtshilfe in Deutschland seit 1974. Beachte die Zunahme durch die Wiedervereinigung Deutschlands 1989, aber auch die Stagnation der Anzahl männlicher Ärzte und die Zunahme der Anzahl von Ärztinnen.

wurden im Jahre 2000 insgesamt 906 191 gynäkologische und 581 753 geburtshilfliche Patientinnen stationär versorgt.

4 Weiterbildung in Schwerpunkten

Eine gezielte Weiterbildung in den Schwerpunkten des Fachs Gynäkologie und Geburtshilfe, wie sie in einer Strukturempfehlung der deutschen Gesellschaft für Gynäkologie und Geburtshilfe [9] 1995 definiert wurde, gibt es z. Zt. nicht. Jedoch hat die Weiterbildungskommission der DGGG und des BVF Empfehlungen zur Verabschiedung durch den Deutschen Ärztetag über die Bundesärztekammer vorgelegt [18]. Vereinzelt erfolgen unabhängig von der Beschlußlage bereits Strukturierungen durch entsprechende Berufungen an den Universitäten und großen Kliniken (Lehrkrankenhäuser), die eine

Weiterbildung in den 3 Schwerpunkten zukünftig sicherstellen. Einer Bedarfsplanung für Schwerpunkte in Geburtshilfe und Maternofetaler Medizin, in Gynäkologie und Gynäkologischer Onkologie und in Endokrinologie und Reproduktionsmedizin liegt bisher nicht vor. Sie muß zukünftig erstellt werden.

5 Karriereplanung

Die Planung der beruflichen Karriere (Abb. 1-7) beginnt gewöhnlich nach dem Medizinischen Staatsexamen und mit dem Abschluß einer Inauguraldissertation, häufig in dem Fach, das zukünftig als Spezialgebiet gewählt wird, oder in einem Wissenschaftsgebiet, das die Basis für eine wissenschaftliche Tätigkeit im gewählten Spezialfach bildet. In der Regel wird jedoch erst während der Weiterbildung der Weg für speziellere Interessengebiete gefunden.

Die berufliche Laufbahn wird einerseits von persönlichen Interessen und Fähigkeiten während der Basisweiterbildung beeinflußt, wird aber auch durch Motivation vonseiten der Lehrer ganz wesentlich gesteuert. Nach fünfjähriger Weiterbildungszeit und erfolgreichem Abschluß durch eine Prüfung entscheidet sich der überwiegende Teil der zum „Facharzt für Frauenheilkunde und Geburtshilfe" weitergebildeten Kollegen, insbesondere an den nicht einer Universität zugehörigen Weiterbildungsstätten, zu einer Niederlassung in freier Praxis. Die Aufgabe besteht in der Basisversorgung von Frauen in Gynäkologie und Geburtshilfe ohne operative Tätigkeit. Nur ein kleiner Teil, ca. 10 %, wird als Belegarzt in einem kleineren Krankenhaus der Grund- und Regelversorgung tätig (Tab. 1-21).

Der verbleibende Anteil übernimmt eine Tätigkeit als Oberarzt und beginnt nach Interessenlage und Bedarf der Klinik eine spezialisierte Weiterbildung in Gynäkologischer Onkologie, Pränataler Diagnostik, Reproduktionsmedizin oder anderen Gebieten des Fachs. An den Universitäten ist für die weitere Karriereplanung die wissenschaftliche Tätigkeit auf einem Spezialgebiet mit dem Ziel der Habilitation Voraussetzung. Nur habilitierte Bewerber haben eine Chance auf Positionen als Abteilungsleiter einer Schwerpunktabteilung oder Direktor einer Klinik an einer Universität oder einem größeren akademischen Lehrkrankenhaus.

Die Strukturierung deutscher Schwerpunktkliniken ist noch nicht durchgehend gelöst. Die weitere Entwicklung und Spezialisierung im Fach Gynäkologie und Geburtshilfe wird aber den Prozeß der übersichtlichen Strukturierung und Definition von Schwerpunktabteilungen nicht aufhalten können und somit die Karriereplanung für viele Kollegen, die sich entschlossen haben, einen Teil ihres Lebens der Frauenheilkunde zu widmen, erleichtern.

Abb. 1-7
Karrierediagramm im Fach Gynäkologie und Geburtshilfe in schematischer Form. (Die persönlichen Entwicklungen können vom skizzierten Diagramm durch Aktivitäten in der Forschung, durch Spezialausbildung oder durch Wechsel an andere Weiterbildungsstätten beträchtlich abweichen. Die universitäre Laufbahn ist nur möglich, wenn gleichzeitig die Aufgabe der Lehre und Forschung mit dem Ziel der Habilitation und Venia legendi wahrgenommen wird. Die Besetzung von Positionen an Hochschulen (Klinikdirektor, Abteilungsleiter) oder an großen kommunalen Kliniken (Chefarzt) erfolgt gewöhnlich zwischen dem 40. und 45. Lebensjahr).

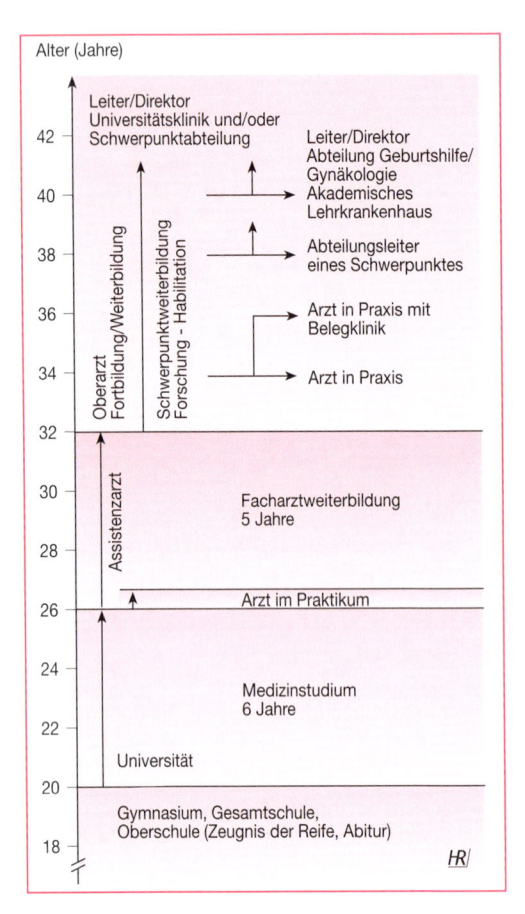

Tabelle 1-21
Anzahl der Fachärzte/Fachärztinnen und deren Tätigkeitsbereiche 2001 in Hessen (LÄK Hessen 1. 10. 2001)

Fachärzte/innen in Hessen	n	%
Niedergelassene Praxis	760	56,8
Belegabteilung	(72)	(9,5)
Krankenhaus	264	19,7
Sonstige Tätigkeiten	58	4,3
Staatsdienst	7	0,5
Nicht berufstätig	244	18,2
Ausland	6	0,4
Gesamt	1399	100

Grundlagen der Geburtsvorgänge

Inhalt*

- **Das Becken als Geburtsweg** 23
1 Entwicklung des Beckens 23
2 Das knöcherne Becken 23
3 Beckenmaße 24
3.1 Das große Becken 24
3.2 Das kleine Becken 24
3.3 Praktische Hinweise zur Beckendiagnostik . . . 27
4 Beckenformen 27
4.1 Physiologische Beckenformen 28
4.2 Beckeneingang bei pathologischen Beckenformen 28
4.3 Beckenformänderungen durch Wirbelsäulendeformierung 29
4.4 Beckenveränderungen durch Erkrankungen und Frakturen 30

- **Anatomie der Weichteile des Beckens** 30

- **Anatomische Besonderheiten des urethralen und analen Sphinkterapparats der Frau im Vergleich zum Mann** 31

- **Grundsätzliche Überlegungen zur Belastung des Beckenbodens sub partu** 33
1 Geburtsbedingte Einflüsse auf den Nervus pudendus 33
2 Deszensus/Prolaps genitalis nach vaginaler Geburt 34
3 Streßharninkontinenz nach vaginaler Geburt . . 34
3.1 Geburtshilfliche Risikofaktoren 34
4 Anorektale Inkontinenz nach vaginaler Geburt . 35
4.1 Vaginale Spontangeburt mit Episiotomie 35
4.2 Vaginale Geburt mit Dammriß III. oder IV. Grades 36
4.3 Vaginal-operative Entbindungen und Dammriß III. Grades 36
4.4 Okkulte Sphinkterdefekte 37

- **Das Kind als Geburtsobjekt** 37
1 Die Lage der Frucht in utero 37
2 Der fetale Schädel 38
3 Fetale Körpermaße 41
4 Anpassung des Geburtsobjekts an den Geburtskanal 41

---

*Das Literaturverzeichnis findet sich in Kapitel 22, S. 365.

2 Anatomische Grundlagen der Geburt

C. Anthuber, P. Stosius, C. Dannecker, W. Künzel

Das Becken als Geburtsweg

Vor etwa 250 Jahren hat Deventer [27] eine präzise Beschreibung der Anatomie des Beckens gegeben, um auf die Probleme von Beckenanomalien aufmerksam zu machen und gleichzeitig damit eine Einteilung der Formen des Beckeneingangs bzw. -ausgangs vorzuschlagen. Der Veröffentlichung folgten weitere von Smellie [102], Baudeloque [6] und anderen.

1 Entwicklung des Beckens

Die Ausformung des weiblichen Beckens erfolgt unter dem Einfluß der Östrogene. Beim **Neugeborenen** besteht das Becken aus Knorpel und Knochen: Os ileum, Os ischium und Os pubis sind knorpelig miteinander verbunden. Die Crista iliaca, das Azetabulum und der Ramus ossis ischii bestehen zum überwiegenden Teil aus Knorpel. Die endgültige Verknöcherung der Verbindungen zwischen den Beckenknochen erfolgt im Laufe der **Wachstumsperiode**. Der Ramus ossis pubis vereinigt sich mit dem Ramus ossis ischii im Alter von acht Jahren, während die Verknöcherung des Azetabulums erst im Alter von 15-20 Jahren eintritt. Die genannten Zeitpunkte sind einer breiten biologischen Variation unterworfen.

Durch den aufrechten Gang bleiben charakteristische Veränderungen als Folge von Druck und Belastung des Beckens nicht aus. Zweifellos haben auch die am Becken ansetzenden Muskeln für diesen Umwandlungsprozeß eine Bedeutung. Durch Sitzen und Stehen des Kindes wird das Promontorium vermehrt belastet. Dadurch entsteht eine Bewegung in den Iliosakralgelenken und zu deren transversal verlaufender Achse. Der obere Teil des Os sacrum wird in das Becken vorgeschoben und nähert sich der Symphyse, während der untere Teil – durch die starken Ligamente, die die Sakrumspitze mit den Spinae ischiadicae verbinden – an der Verschiebung nach hinten gehindert wird. Dadurch erhält das Os sacrum eine konkave Form. Die größte Tiefe liegt im Bereich des 3. Sakralwirbels. Diese Umwandlung ist im Alter von acht bis neun Jahren vollendet [61].

Während der **Pubertät** erfolgt bei der Mehrzahl der Mädchen eine Veränderung des längsovalen Beckeneingangs zu einer querovalen Form. Das Azetabulum schiebt sich weiter in die Beckenhöhle vor, und der Schambeinwinkel verbreitert sich. Dieser Umwandlungsprozeß erfolgt in einem Zeitraum von etwa eineinhalb Jahren [43]. Die Beckenveränderungen in der Pubertät beginnen mit der Thelarche und Pubarche vor Auftreten der Menarche. Offenbar geschieht die Verwandlung des Beckens als Folge der hormonellen Veränderungen, die zu diesem Zeitpunkt stattfinden.

2 Das knöcherne Becken

Das Becken des Erwachsenen besteht aus den beiden Ossa coxae (Hüftbein), dem Os sacrum (Kreuzbein) und Os coccygis (Steißbein). Die beiden Ossa coxae (Hüftbeine) bestehen noch zur Zeit der beginnenden Geschlechtsreife aus dem nach oben gelegenen Os ilium, dem nach hinten und unten gerichteten Os ischii und dem vorn und oben den Abschluß des Beckens bildenden Os pubis (Abb. 2-1). Die Knochen sind knorpelig miteinander verbunden, wobei im Laufe der Reifungsprozesse diese knorpeligen Grenzen verschwinden und durch knöcherne Verschmelzung ersetzt werden.

Das **Kreuzbein** setzt sich aus fünf (zuweilen sechs) ursprünglich knorpelig miteinander vereinigten Wirbeln und den dazugehörigen Rippenäquivalenten, den Kreuzbeinflügeln, zusammen. Es hat nach unten hin eine dreieckige Gestalt. Nach erfolgter knöcherner Verschmelzung der einzelnen Wirbel und ihrer Anhänge stellt es beim Erwachse-

Abb. 2–1
Das weibliche Becken. Beachte die große Beckeneingangsebene und den flachen Symphysenwinkel (> 90 Grad).

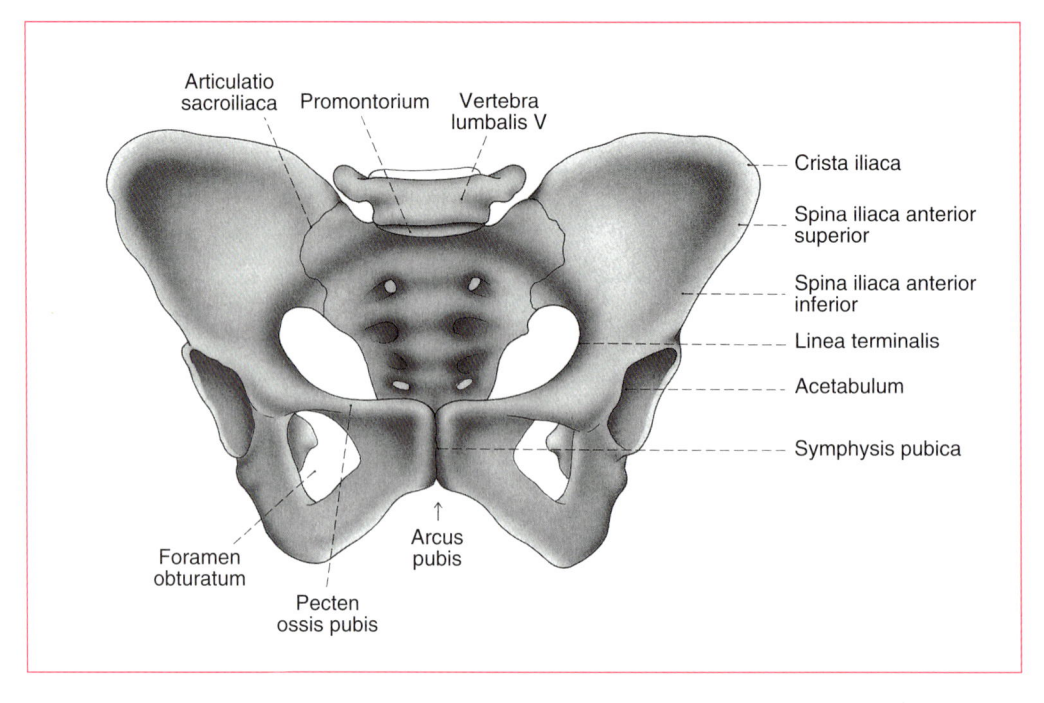

nen einen einheitlichen Knochen dar, der eine konkave Aushöhlung der Vorderfläche in senkrechter und horizontaler Richtung aufweist. Er steht an seiner Basis mit dem letzten Lendenwirbel durch eine Zwischenwirbelbandscheibe in Verbindung. Der Übergang der Lendenwirbelsäule zum Kreuzbein ist durch das nach vorn vorspringende **Promontorium** markiert. Nach unten setzt sich das Kreuzbein in das aus einer wechselnden Zahl von Knöchelchen (drei bis fünf) bestehende **Steißbein** fort, das bei der Frau durch die Articulatio sacrococcygea mit dem Kreuzbein beweglich verbunden ist. Die Verbindung der Seitenteile des Kreuzbeins mit dem Hüftbein stellt auf beiden Seiten die Articulatio sacroiliaca her, eine Gelenkfuge, die eine gewisse Bewegung der Knochen gegeneinander zuläßt. In ähnlicher Weise wie Kreuzbein und Hüftbein durch die Kreuzdarmbeinfuge verbunden sind, stehen auch die **Schambeine** mittels der Schamfuge (Symphyse) knorpelhaft miteinander in einer festen, fast unbeweglichen Verbindung.

Während der Schwangerschaft wird diese minimale physiologische Beweglichkeit der Beckengelenke durch Gewebsauflockerung in geringem Maße gesteigert.[1] Mit Beginn der Geschlechtsreife wird der Unterschied in den knöchernen Beckenformen zwischen dem männlichen Becken und dem weiblichen Becken offensichtlich. Das weibliche Becken ist dünnknochiger, breiter, niedriger und geräumiger. Die Darmbeinschaufeln sind flacher, die Beckenwände konvergieren nach unten viel weniger als beim Mann. Die Azetabula und die Tubera ischiadica liegen weit auseinander, und der Arcus pubis entspricht einem Winkel von etwa 110 Grad.

3 Beckenmaße

3.1 Das große Becken

Das große Becken wird von der vorderen Bauchwand, den Darmbeinschaufeln und der Lendenwirbelsäule begrenzt (Abb. 2-2). Aufgrund seiner sichtbaren Form ist es von geburtshilflicher Bedeutung, da Formveränderungen leicht erkannt werden können (Abb. 2-3). Die Maße des großen Beckens gehen aus Tabelle 2-1 hervor.

3.2 Das kleine Becken

Das kleine Becken bildet den knöchernen Geburtskanal, dessen obere Grenze durch den geburtshilflich besonders wichtigen Beckeneingang definiert ist (Abb. 2-4). Es stellt im oberen Abschnitt auf einer Strecke von etwa 2 cm einen vollkommen in sich geschlossenen Knochenring dar. Unterhalb dieses Knochenrings sind die Beckenwände durch das Foramen obturatorium, rechts und links hinten von der Incisura ischiadica unterbrochen. Sie wird durch die Spina ischiadica in die obere Incisura ischiadica major und in die untere Incisura ischiadica minor getrennt. Durch das Lig. sacrospinale wird die Incisura ischiadica major zum Foramen

---

[1] Während der Schwangerschaft wird die minimale physiologische Beweglichkeit der Beckengelenke durch Gewebsauflockerung in geringem Maße gesteigert!

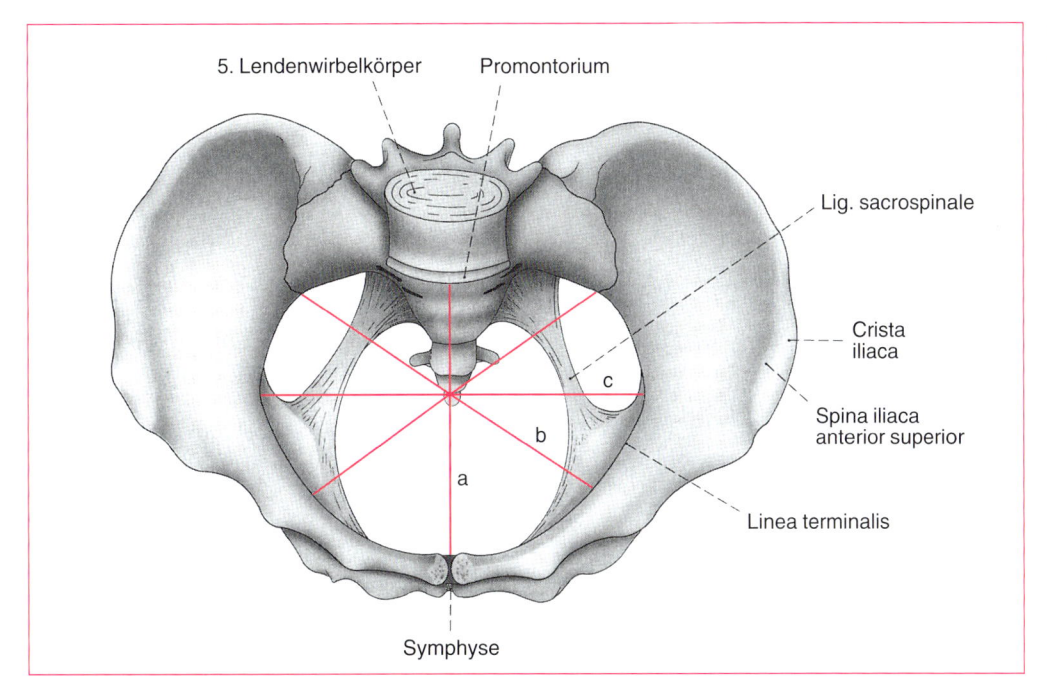

Abb. 2-2
Die Beckeneingangsebene von oben gesehen mit dem geraden (a), schrägen (b) und queren (c) Durchmesser. Der Beckeneingang ist ein Queroval.

ischiadica majus abgeschlossen. Durch das Lig. sacrospinale und das Lig. sacrotuberale wird die Incisura ischiadica minor zum Foramen ischiadicum minus.

Aus geburtshilflicher Sicht ist es wichtig zu wissen, daß die knöchernen Wände des kleinen Beckens dorsal bedeutend länger sind als ventral.[1] Aus Gründen der besseren Orientierung für das Zusammenwirken von Geburtsobjekt und Geburtskanal wird das Becken durch vier divergente Ebenen beschrieben: die Beckeneingangsebene, die Beckenmitte, die Beckenenge und den Beckenausgang (Abb. 2-4a). Die Beschreibung des Beckens mit divergenten Ebenen nach Stoeckel berücksichtigt die physiologischen Verhältnisse des Beckens, während die Konstruktion von Parallelebenen nach Hodge nur die Höhe des dorsalen, nicht aber des ventralen Beckens berücksichtigt (Abb. 2-4b); Übersicht bei [62]. Es wird sich deshalb nachfolgend auf die divergenten Ebenen bezogen, da sie in der Praxis leichter vorstellbar sind und einen besseren Bezug zum Ablauf der Geburt haben. Der Raum zwischen dem Beckeneingang und dem Beckenausgang ist die **Beckenhöhle**.

[1]*Aus geburtshilflicher Sicht ist es wichtig zu wissen, daß die knöchernen Wände des kleinen Beckens dorsal bedeutend länger sind als ventral!*

Beckenmaß	Definition	cm
Distantia spinarum	Abstand zwischen der Spinae iliacae anteriores superiores	25–26
Distantia cristarum	Maximalabstand des Cristae iliacae	28–29
Distantia trochanterica	Abstand der Trochanteres majores	30–32
Conjugata externa	Oberer Rand der Symphyse und Dornfortsatz des 5. Lumbalwirbels	20
Conjugata diagonalis	Abstand von Promontorium und unterem Symphysenrand	13
Conjugata vera	Abstand zwischen den vorspringenden Punkten der Symphyse und des Promontoriums	11,15
	Conjugata externa – Conjugata vera	8–8,5
	Conjugata diagonalis – Conjugata vera	1,5–2
Distantia spinae ischiadicae	Abstand zwischen Spinae ischiadicae	10,5–11
Arcus pubis	Winkel von 110–120°	
Michaelis-Raute	Seitliche Grübchen:	
	1–2 cm oberhalb der Spina iliaca posterior superior	
	Obere Grube: Dornfortsatz des 3. bis 4. Lumbalwirbels	
	Untere Grube: oberer Punkt der Rima ani	

Tabelle 2-1
Mit konventionellen Verfahren gemessene äußere und innere Beckenmaße

2 Anatomische Grundlagen der Geburt

C. Anthuber, P. Stosius, C. Dannecker, W. Künzel

Abb. 2-3
Die Michaelis-Raute (nach Kirchhoff und Schmidt-Matthiesen [62]).

a) äußere Ansicht bei normaler Ausprägung

b) Topographie der Rauteneckpunkte: Der obere Rautenpunkt liegt meist über dem 3. oder 4. Lumbalwirbeldorn, nicht über dem 5. (III. bzw. IV. entspricht dem 3. bzw. 4. Lumbalwirbel). Das untere Dreieck wird in seiner Form durch die Lage des seitlichen Grübchens (Position 1 bis 3) sowie durch Ansatz und Modellierung der Glutealmuskulatur beeinflußt. Asymmetrie und Schrägstellung der Raute lassen mit großer Sicherheit auf eine asymmetrische Deformierung des Beckens schließen.

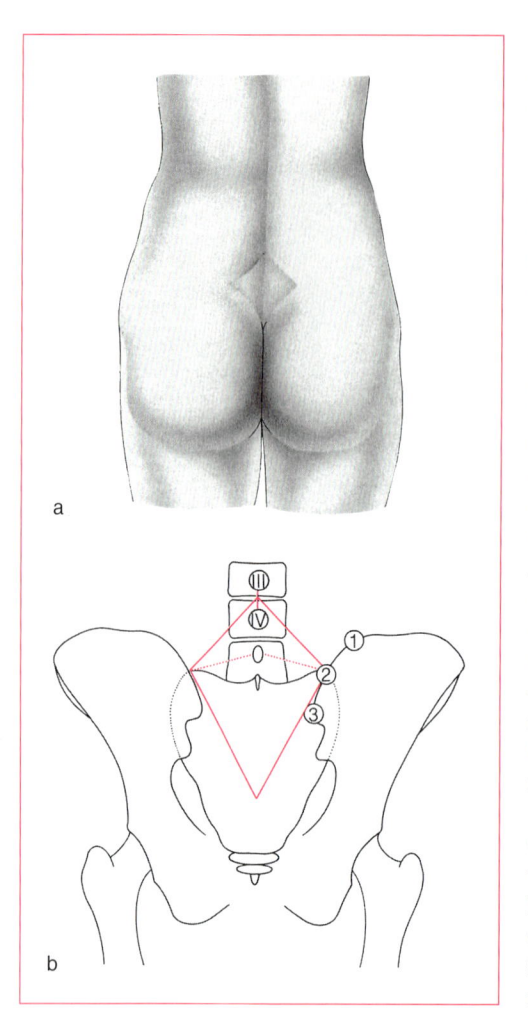

Beckeneingang: Der Beckeneingang wird vom Promontorium und seitlich von der Linea terminalis und vorn vom oberen Rand der Schambeine bzw. der Symphyse begrenzt. Der gerade Durchmesser dieser Ebene, die Conjugata vera, reicht von der Mitte des Promontoriums bis zur Mitte des oberen inneren Randes der Symphyse (Conjugata anatomica).

Die **Conjugata vera obstetrica** ist die Verbindungslinie der Mitte des Promontoriums und des dem Promontorium am nächsten gelegenen Punktes an der Hinterfläche der Symphyse. Dieser Punkt liegt aufgrund der Rundung des oberen Symphysenendes nicht in der Mitte des oberen Randes, sondern ca. 5 mm tiefer an der Hinterfläche der Symphyse. Die Länge dieses geburtshilflich wichtigen Maßes im knöchernen Geburtskanal beträgt 11 cm. Der **quere Durchmesser** des Beckeneingangs gibt den weitesten Abstand der beiden Lineae terminales an (13,5 cm). Der **schräge Durchmesser** des Beckeneingangs ist die Verbindungslinie von der Articulatio sacroiliaca zum Tuberculum iliopubicum der anderen Seite. Die Verbindungslinie von der rechten Articulatio sacroiliaca zur linken Eminentia iliopectinea ist der **I. schräge Durchmesser**, die Verbindungslinie von der linken Articula zur rechten Eminentia iliopectinea der **II. schräge Durchmesser**. Die schrägen Durchmesser betragen im Beckeneingang 12,5 cm.

Beckenmitte (Beckenweite): Die Beckenmitte (Beckenweite; Abb. 2-4 und 2-5) läuft von der Mitte des 3. Kreuzbeinwirbels als tiefste Stelle der Kreuzbeinkonkavität seitlich über die Innenfläche der Azetabula und vorn zur Mitte der hinteren Symphysenfläche. Der gerade und quere Durchmesser sind gleich lang (12 cm).

Beckenenge: Die Beckenenge (Abb. 2-4) wird hinten durch die Spitze des Kreuzbeins bzw. durch die Articulatio sacrococcygea, seitlich durch die Spinae ischiadicae und vorn durch den unteren Rand der Symphyse gebildet. Der gerade Durchmesser in dieser Beckenebene beträgt 11 cm und der quere Durchmesser als Verbindungslinie der beiden Spinae iliacae 10,5 cm.

Beckenausgang: Der Beckenausgang (Abb. 2-6) ähnelt in seiner längsovalen Form zwei Dreiecken, deren Spitzen vorn durch den Winkel der Symphyse und hinten durch die Steißbeinspitze und deren gemeinsame Basis durch die Verbindungslinie der beiden Tubera ischiadica gebildet werden. Der **gerade Durchmesser**, die Entfernung der Steißbeinspitze zum Scheitel des Schambogens, beträgt 9–11 cm. Durch die Beweglichkeit des Steißbeins gegenüber dem Kreuzbein ist diese Distanz auf 11–12 cm zu verlängern. Der **quere Durchmesser**, die Verbindungslinie der beiden Tubera ischiadica, beträgt 11 cm.

Durch die Verbindung der Mittelpunkte aller geraden Durchmesser der verschiedenen Becken-

Tabelle 2-2
Magnetresonanztomographisch an 53 Frauen gemessene innere Beckenmaße (nach Pfammatter et al. [79])

	Durchmesser (in cm ± SD)	95% Vertrauensintervall	Angaben in der Literatur
Conjugata vera anatomica	12,0 ± 0,86	11,8–12,3	11,0–11,5
Conjugata vera obstetrica	11,9 ± 0,84	11,7–12,1	10,6–11,0
Conjugata diagonalis	13,5 ± 1,05	13,2–13,7	12,5–13,0
Diameter transversa	13,3 ± 0,86	13,1–13,6	13,0–13,5
Sagittale Beckenweite	13,4 ± 0,98	13,1–13,7	12,0–12,5
Interspinaler Durchmesser	11,6 ± 0,89	11,3–11,8	10,0–11,0
Sagittaler Beckenausgang	9,6 ± 1,0	9,3–9,8	9,0–11,5

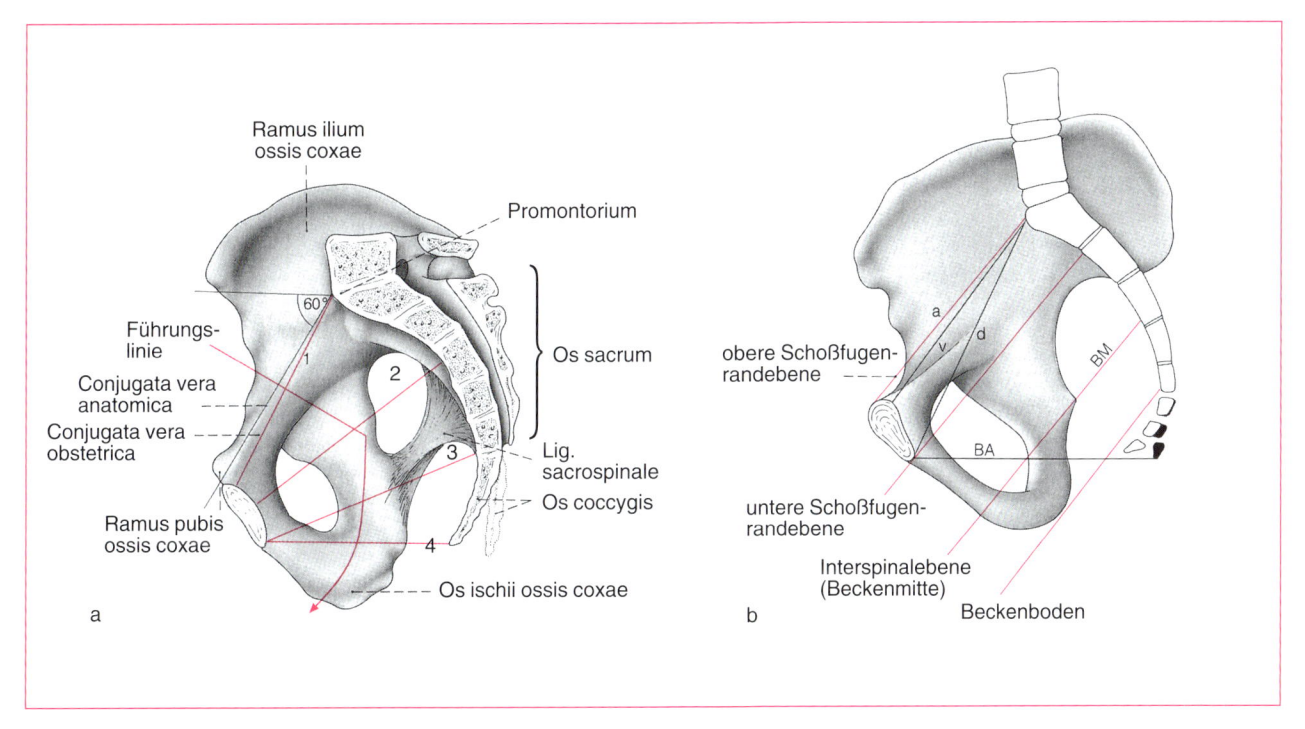

Abb. 2-4
Die Beckenebenen (zitiert nach Kirchhoff und Schmidt-Matthiesen [62]).
a) medianer Sagittalschnitt durch das Becken mit den divergenten Beckenebenen nach Stoeckel: 1 = im Beckeneingang, 2 = in der Beckenweite, 3 = in der Beckenenge und 4 = im Beckenausgang. Der Winkel des Beckeneingangs (Beckenneigung) beträgt ungefähr 60 Grad. Die Führungslinie (Beckenachse) ist durch den Mittelpunkt der Beckenebene definiert.
b) medianer Sagittalschnitt durch das Becken mit Konstruktion der Parallelebenen nach Hodgen: a - Conjugata vera anatomica (zugleich obere Schoßfugenrandebene), v - Conjugata vera obstetrica, d - Conjugata diagonalis, BA = Beckenausgangskonjugata, BM = Beckenmitteebene.

ebenen wird die **Beckenachse (Führungslinie)** ermittelt, die in Verlängerung der senkrecht auf dem Beckeneingang treffenden Beckeneingangsachse parabolförmig durch die Beckenhöhle zieht und den Geburtsweg für das Kind darstellt. Da das Promontorium erheblich höher steht als der obere Rand der Symphyse, ist der Beckeneingang bei einer stehenden Frau eine nach vorn und unten geneigte Ebene, die mit der horizontalen Ebene einen Winkel von etwa 60 Grad bildet (Beckenneigung).

3.3 Praktische Hinweise zur Beckendiagnostik

Die Beckenmessung dient der Abschätzung von Komplikationen während des Geburtsverlaufs.[1] So weisen die in der Tabelle 2-1 aufgeführten Beckenmaße in ihrer Abweichung von der Norm auf Beckenformen hin, die zu protrahierten Geburtsverläufen führen können. Die Bedeutung der Beckenmessung wird angezweifelt. Unabhängig von der Aussage der einzelnen Meßwerte gibt sie jedoch in einigen Fällen zusätzliche Information über den zu erwartenden Geburtsverlauf.

Die konventionellen Maßnahmen der Beckendiagnostik, d. h., die Bestimmung der Beckenmaße mit einem **Zirkel** und die **Röntgenverfahren** des Beckens, sind von der Computertomographie und der Magnetresonanztomographie vollständig abgelöst worden. Auch die Sonographie findet in der Beckendiagnostik aufgrund der geringeren Eindringtiefe bislang keine Anwendung, da sich nur die Conjugata vera obstetrica, und diese mit unzureichender Genauigkeit, messen läßt [94].

Die Beckenmessung mit **Magnetresonanztomographie** ist eine zuverlässige und exakte Methode [7, 66]. Die Meßgenauigkeit ist der mit konventionellen Röntgenverfahren und Computertomographie identisch und in der Beurteilung von Beckenform und Geburtskanal überlegen. Die mit der Magnetresonanztomographie erhobenen Normwerte (Tab. 2-2) zeigen geringe Abweichungen zu den mit konventionellen Methoden erhobenen Messungen (Tab. 2-1).

[1]Die Beckenmessung dient der Abschätzung von Komplikationen während des Geburtsverlaufs!

2 Anatomische Grundlagen der Geburt

C. Anthuber, P. Stosius, C. Dannecker, W. Künzel

Tabelle 2-3 *Physiologische Beckenformvarianten (zusammengestellt nach Angaben von Borell und Fernström [9])*

Beckenform	Häufigkeit*	Besonderheiten			
		Beckeneingang	Kreuzbein	Schambogen	Seitenwände
Gynäkoider Typ (weibliche Becken)	13,5–57,4 %	rund oder queroval	konkav	weit	parallel mit Divergenz nach distal
Androider Typ (männliche Becken)	9,0–23,9 %	keilförmig	häufig gerade	spitz	Konvergenz distal
Anthropoider Typ (längsovales Becken)	6,4–73 %	längsoval „affenähnlich"	lang, schmal konkav	spitz	parallel
Platypelloider Typ	0,9–56 %	queroval kurzes Sagittalmaß	normal	breit	parallel

* Die Häufigkeit der vier Haupttypen wird in den verschiedenen Zusammenstellungen sehr unterschiedlich angegeben. Offenbar ist die Variabilität in der Frequenz auf die Verschiedenheit von Rasse, Ernährungsgewohnheiten und geographischen Einflüssen zurückzuführen.

Abb. 2-5 *Beckenmitte im Horizontalschnitt in Höhe des 3. Sakralwirbels. Die Beckenmitte (Beckenweite) ist annähernd kreisrund (nach Stoeckel [111]).*

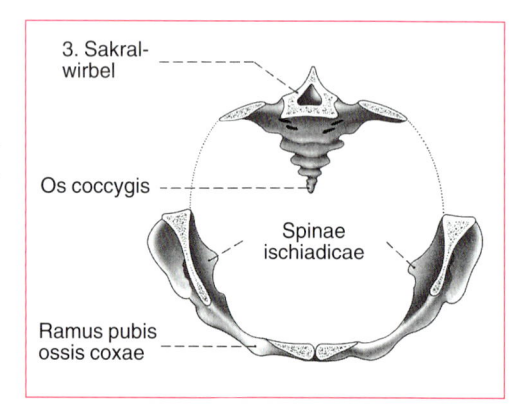

Abb. 2-6 *Das Becken von unten gesehen. Der quere Durchmesser im Beckenausgang ist durch den Abstand der beiden Tubera ischiadica, der Längsdurchmesser durch den Abstand vom Unterrand der Symphyse und der Steißbeinspitze gegeben.*

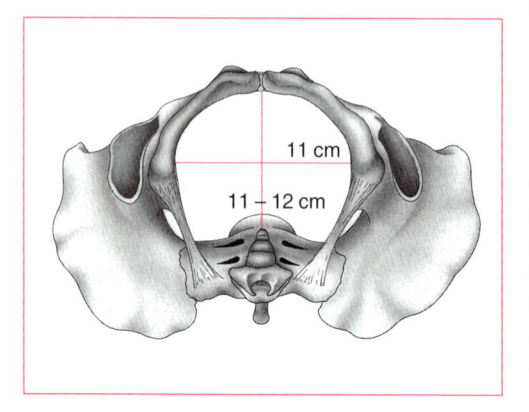

Obgleich die Strahlenbelastung mit der **Computertomographie** sehr gering ist [7], geben wir der Magnetresonanztomographie den Vorzug, insbesondere um die Übereinstimmung zwischen fetalen Parametern und der Beckenweite bei der Beckenendlage zu prüfen (siehe auch Kap. 10). Diese diagnostische Methode ist auch bei der Frage nach Beckenanomalien (siehe auch Abschnitt 4 „Beckenformen") für die Leitung der Geburt hilfreich.

4 Beckenformen

4.1 Physiologische Beckenformen

Nach der Einteilung von Caldwell und Moloy [13, 14] werden aufgrund einer Untersuchung an 8000 röntgenologischen Parametern vier Beckenformen unterschieden: der gynäkoide Typ, der androide Typ, der anthropoide Typ und der platypelloide Typ. Die Unterschiede dieser Beckenformen beruhen auf der variierenden Gestalt des Beckeneingangs, der Form des Os sacrum, der Form des Schambogens und dem Verlauf der Seitenwände (Tab. 2-3, Abb. 2-7).

4.2 Beckeneingang bei pathologischen Beckenformen

Das **platte Becken** tritt als einfach plattes Becken oder rachitisch plattes Becken auf. Der sagittale Durchmesser ist im Beckeneingang verkleinert, das Os sacrum ist breit und groß und weist nicht die konkave Gestalt normaler Beckenformen auf. Beim Trichterbecken findet sich eine allgemeine Verengung nach kaudal hin, wobei das Os sacrum gegen die Beckenhöhle verschoben ist. Die **allgemein verengten Becken (Pelvis justominores)** existieren als kleine gynäkologische Becken, infantile bzw. juvenile Becken oder Zwerginnenbecken. Bei diesen Beckenformen ist der Beckeneingang längsoval, das Os sacrum schmal und der Schambogen hochstehend (Tab. 2-4).

Beckenform	Besonderheiten			Tabelle 2-4
	Beckeneingang	Kreuzbein	Seitenwände	Pathologische Beckenformen (zusammengestellt nach Angaben von Borell und Fernström [9])
Plattes Becken				
▪ einfaches plattes Becken	sagittale Durchmesser verkleinert	– breit und kurz		
▪ rachitisches plattes Becken		– nicht konkav		
Trichterbecken	normal verschoben	gegen Beckenhöhle verschoben	konvergieren nach distal	
Allgemein verengtes Becken (Pelvis justominoris)				
▪ „kleines" gynäkoides Becken	klein; normale Form	normale Form, klein	parallel	
▪ infantiles bzw. juveniles Becken	längsoval	schmal, weit, dorsal	schmal, hochstehend	
▪ Zwerginnenbecken	enge Beckenform			

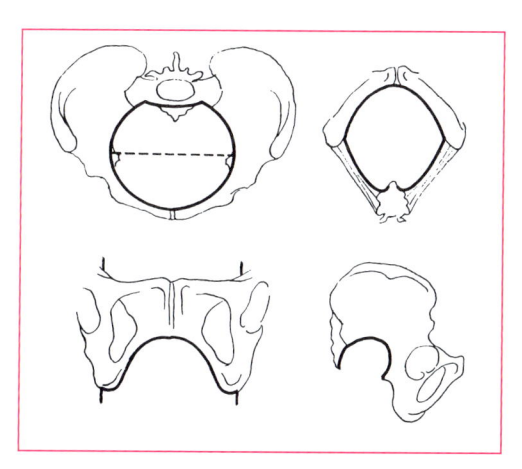

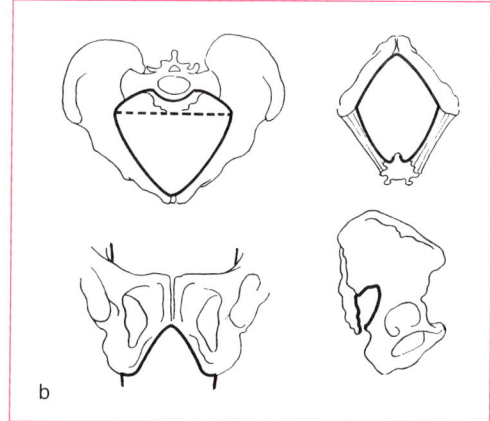

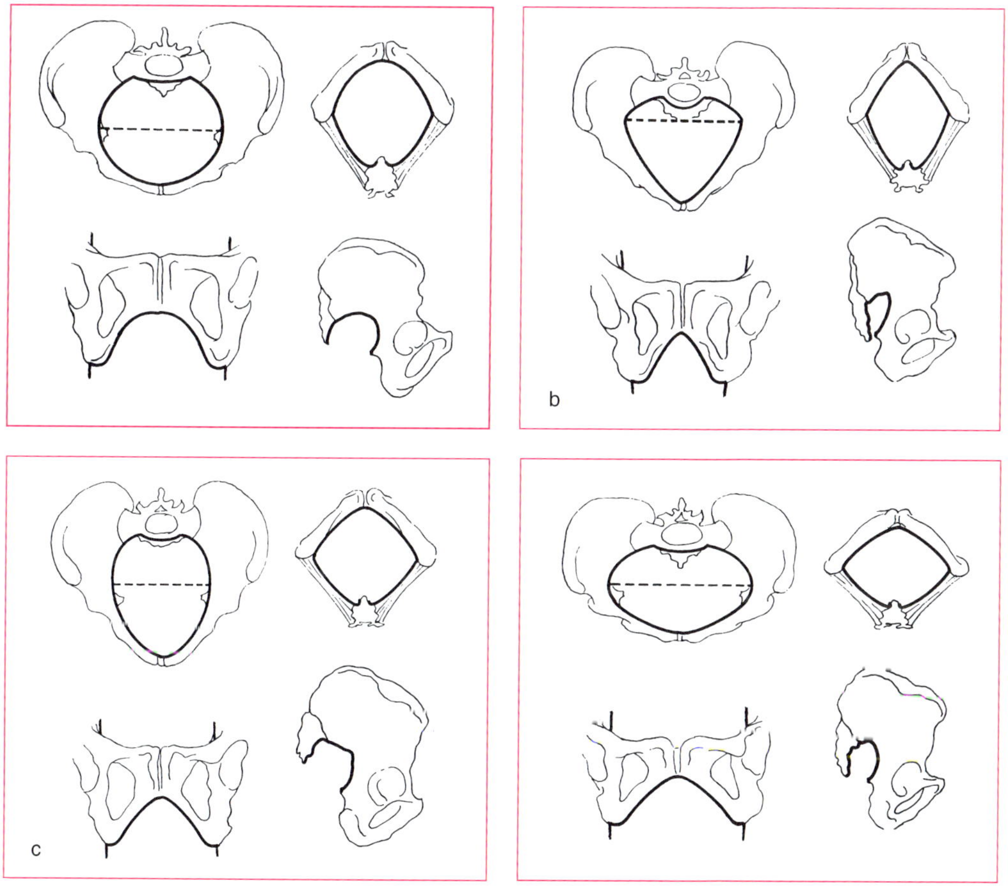

Abb. 2-7
Physiologische Beckenformvarianten nach Caldwell und Moloy (aus Kirchhoff und Schmidt-Matthiesen [62]). Hinweise auf Besonderheiten enthält Tabelle 2-3.

a) Formkennzeichen des typisch-weiblichen Beckens (gynäkoider Typ)

b) Formkennzeichen der androiden Beckenvariante (androider Typ)

c) Formkennzeichen der anthropoiden Beckenvariante (anthropoider Typ)

d) platte Beckenvariante (platypelloider Typ).

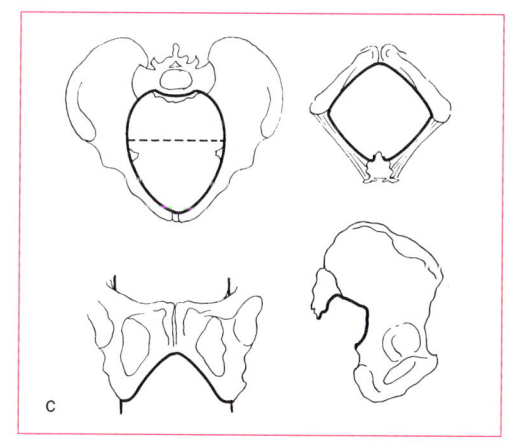

4.3 Beckenformänderungen durch Wirbelsäulendeformierung

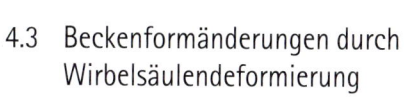

Durch Deformierungen der Wirbelsäule entstehen in Abhängigkeit von der Veränderung der Wirbelsäule Einflüsse auf die Beckenform (Tab. 2-5). So unterscheidet man das **kyphotische Becken**, bei dem eine lumbale Kyphose zu einer Rotation des Os sacrum nach dorsal im oberen ventralen unteren Anteil des Beckeneingangs führt. Als besondere Ausprägung erscheint das Pelvis obtecta, wobei die nach ventral verlagerte Wirbelsäule den Beckeneingang überdeckt. Das **skoliotische Becken** ist

Tabelle 2-5 *Beckenformänderungen durch Wirbelsäulendeformierung (zusammengestellt nach Angaben von Borell und Fernström [9])*

Beckenform	Besonderheiten
Kyphotisches Becken	Lumbale Kyphose, Rotation des Os sacrum nach dorsal im oberen und ventral im unteren Anteil, Becken längsoval. Sonderform: Pelvis obtecta – Wirbelsäule überdeckt den Beckeneingang
Skoliotisches Becken	Schräge Beckenverengung
Spondylolisthetisches Becken	Isoliertes ventrales Abgleiten des 5. Lumbalwirbels nach ventral, evtl. einschließlich 4. Lumbalwirbel. Gelegentlich Entwicklung eines Pelvis obtecta
Assimilationsbecken ■ obere Assimilation ■ untere Assimilation ■ Lumbalisation ■ langes Becken (Kirchhoff)	 ■ 5. Lendenwirbel mit Os sacrum verwachsen ■ Os coccygis mit dem Kreuzbein verwachsen ■ 1. Sakralwirbel ohne knöcherne Verbindung mit dem Kreuzbein ■ Häufigkeit 28 %: Längsachse des 5. LWK fällt mit der des Os sacrum zusammen
Schräg verengtes Becken (Naegele-Becken)	Pars lateralis des Os sacrum nur einseitig entwickelt. Kongenitale Ossifikationsstörung
Quer verengtes Becken (Robert-Becken)	Ossifikationszentren in der Pars lateralis des Os sacrum fehlen. Ankylose in den Iliosakralgelenken

durch eine schräge Beckenverengung gekennzeichnet, während beim **spondylolisthetischen Becken** das isolierte Abgleiten des 5. Lumbalwirbels nach ventral, eventuell unter Einfluß des 4. Lumbalwirbels, zur Beckenverengung und gelegentlich auch zur Entwicklung eines Pelvis obtecta führen kann.

Die verschiedenen Formen der **Assimilationsbecken** sind durch Assimilation des Lendenwirbels mit dem Os sacrum bzw. durch Assimilation des Os coccygis mit dem Os sacrum gekennzeichnet. Hierzu gehört auch die Lumbalisation und das lange Becken von Kirchhoff.

Beim **schräg verengten Becken** (Naegele-Becken) ist die Pars lateralis des Os sacrum nur einseitig aufgrund einer kongenitalen Ossifikationsstörung entwickelt [73]. Beim quer verengten Becken (Robert-Becken) fehlen die Ossifikationszentren der Pars lateralis des Os sacrum vollständig [84]. Zudem besteht eine Ankylose der iliosakralen Gelenke.

4.4 Beckenveränderungen durch Erkrankungen und Frakturen

Beckenveränderungen können durch eine Osteomalazie, Entzündungen, Tumoren wie Enchondrome, Osteosarkome und durch eine Osteogenesis imperfecta hervorgerufen werden. Auch Beckenverformungen durch Beckenfrakturen, Hüftgelenkluxationen und durch eine Ankylose zwischen dem Os sacrum und dem Os coccygis sind für die Geburtshilfe von Bedeutung (Tab. 2-6).

Tabelle 2-6 *Beckenveränderungen durch Erkrankungen des Hüftgelenks, der unteren Extremitäten, durch Tumoren und Frakturen (zusammengestellt nach Angaben von Borell und Fernström [9])*

Erkrankung	Besonderheiten
Osteomalazie	
Entzündungen	
Tumoren	Enchondrome, Osteome, Osteosarkome
Osteogenesis imperfecta	Ossifikation der Skelettknochen in der Wachstumszeit führt zu Asymmetrie des Beckens
Beckenfraktur	
Hüftgelenksluxation	
Ankylose zwischen Os sacrum und Os coccygis	

Anatomie der Weichteile des Beckens

Die Tatsache, daß Frauen von Inkontinenzbeschwerden sechs- bis achtmal häufiger betroffen sind, weist auf die Bedeutung von Schwangerschaft und vaginaler Geburt hin (Tab. 2-7) [58, 64, 74].

Diese Erkenntnis hat eine heftige Diskussion darüber ausgelöst, ob zur Vermeidung von Geburtsschäden ein elektiver Kaiserschnitt gerechtfertigt ist. Die zunehmende Wahrnehmung geburtstraumatischer Folgen für die Weichteile des mütterlichen Beckens hat darüber hinaus zu wesentlichen Veränderungen im geburtshilflichen Handeln geführt. Ein Beispiel hierfür ist die heute weltweite Forderung nach einer möglichst niedrigen Dammschnittrate. Auch die Indikation zur Zangengeburt wird derzeit zum Schutz des mütterlichen Beckenbodens deutlich restrikter gestellt als früher. Ein wichtiges Ziel der gegenwärtigen Forschung in der Geburtshilfe ist die Definition von Risikofaktoren für eine erschwerte und möglicherweise traumatische Geburt für Mutter und Kind. So wird derzeit geprüft, ob zum Beispiel neben der ultrasonographischen Bestimmung des kindlichen Gewichts auch die exakte Erfassung der knöchernen Beckenmaße der Mutter durch Kernspin-Pelvimetrie eine Rolle spielen könnte. Der Abgleich von mütterlicher Anatomie und kindlichen Meßwerten würde dann eine Voraussage des wahrscheinlichen Geburtsverlaufs zulassen [128]. Daher wurde das Kapitel „Anatomische Grundlagen der Geburt" um die Beschreibung der morphologischen und funktionellen Veränderungen nach vaginaler Geburt und der wichtigsten Maßnahmen zur Vermeidung von Geburtsschäden erweitert [3, 30, 52, 75, 76].

Tabelle 2-7
Prävalenz von Harn- und Stuhlinkontinenz bei Erstgebärenden [15]. Angaben in %.

Symptom	Vor Gravidität N = 549	Während Gravidität N = 549	Nach Gravidität N = 549 *
Harninkontinenz	3,6	43,7	14,6
Streßharninkontinenz	3,1	35,7	12,4
Dranginkontinenz	0,5	8,0	2,2
Stuhlinkontinenz	0,7	6,0	5,5
Stuhldrang	1,1	8,7	6,2
Stuhlschmieren	0,4	0,5	0,9
Inkontinenz für Winde	0,5	6,0	4,9
Inkontinenz für flüssigen Stuhl	0,2	0,9	0,5
Inkontinenz für festen Stuhl	0,2	0,2	0,4
Stuhldrang und Inkontinenz	1,6	12,7	8,6

*Mehrfachnennungen möglich

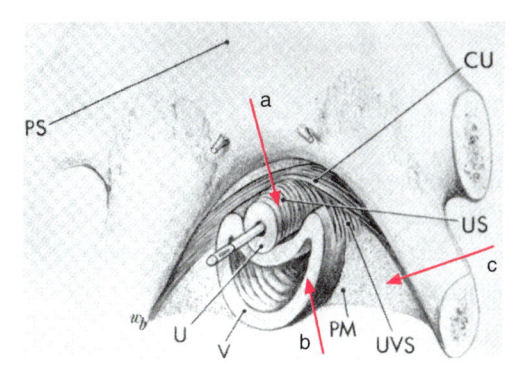

Abb. 2-8
Durchtritt der Harnröhre (Pfeil a) und der Scheide (Pfeil b) durch das kleine Becken (von innen gesehen). Diaphragma urogenitale (Pfeil c) [25].

Anatomische Besonderheiten des urethralen und analen Sphinkterapparats der Frau im Vergleich zum Mann

Die Verschlußsysteme von Blase und Darm weisen bei der Frau im Vergleich zum Mann anatomische Schwachstellen auf.[I] Sie sind beim Durchtritt des kindlichen Köpfchens durch den engen Hiatus genitalis einer besonderen Belastung ausgesetzt. Die funktionelle Harnröhrenlänge der Frau beträgt nur ca. 25–30 mm. Die Harnröhre wird bei erhöhtem intraabdominellen Druck (z. B. Hustenstoß) gegen die vordere Vaginalwand und die endopelvine Faszie gepreßt, die nach DeLancey wie ein Amboß wirken [22, 23]. Zur seitlichen Beckenwand ist die endopelvine Faszie mit dem Arcus tendineus des M. levator ani und dem Arcus tendineus fasciae pelvis verankert [24].

Gerade diese muskulotendinösen Verbindungen der Harnröhre zur Beckenwand und die periurethrale Muskulatur des Beckenbodens sind es, die unter Streßsituationen neben den Komponenten des Ruheverschlusses als zusätzliche Verschlußmechanismen wirksam werden müssen, um Kontinenz zu bewahren.

Die Harnröhre ist im Diaphragma urogenitale verankert, einer membranartigen Faszie, die sub partu besonders belastet wird (Abb. 2-8) [25]. Nach den Untersuchungen von Peschers et al., Meyer et al. und Demirci et al. ist die Harnröhre postpartal signifikant mobiler als präpartal [26, 69, 77]. Es gilt heute als erwiesen, daß mit der Hypermobilität der Harnröhre auch postpartale Inkontinenzprobleme zunehmen.[II] Die Arbeitsgruppen um Meyer et al. und Zmral et al. konnten zeigen, daß 9 Wochen postpartal mit der Zunahme der Beweglichkeit der Urethra die funktionell wirksame Harnröhrenlänge signifikant abnahm [69]. Auch die ventralen (harnröhrennahen) Partien des muskulären Beckenbodens werden intrapartal geschädigt. Hier finden sich nach den histomorphologi-

[I] *Die Verschlußsysteme von Blase und Darm weisen bei der Frau im Vergleich zum Mann anatomische Schwachstellen auf!*

[II] *Mit der Hypermobilität der Harnröhre nehmen auch die postpartalen Inkontinenzprobleme zu!*

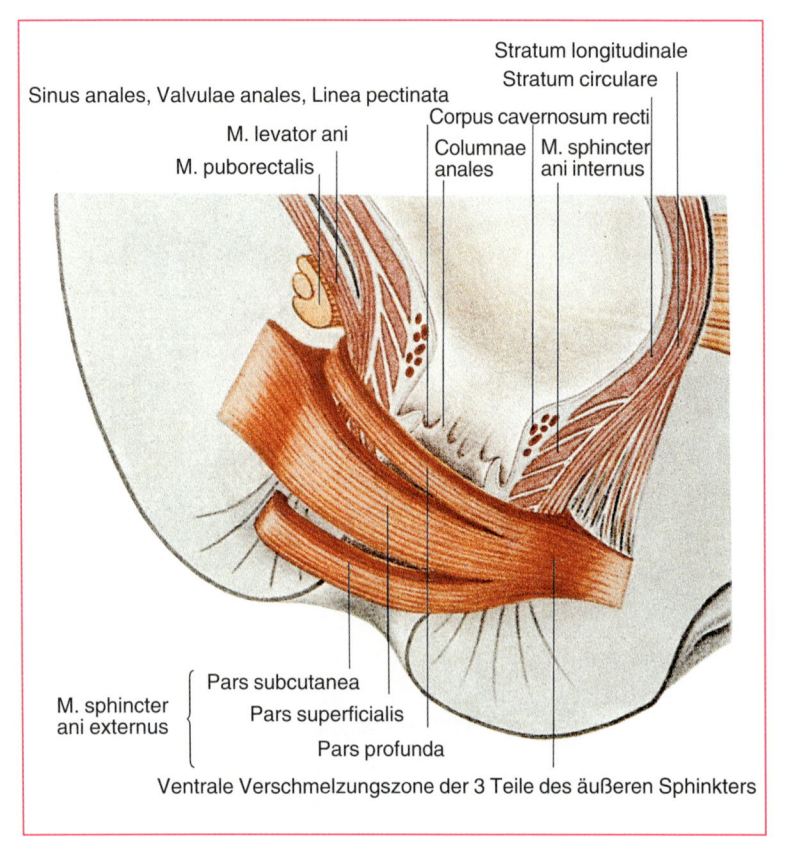

Abb. 2-9
Ventraler Anteil des Analsphinkters deutlich niedriger als dorsal (aus: Stelzner [109]).

Abb. 2-10
Aufbau des Analsphinkters nach Shafik: drei in unterschiedlicher Zugrichtung wirkende Muskelschlingen (aus Shafik [96]).

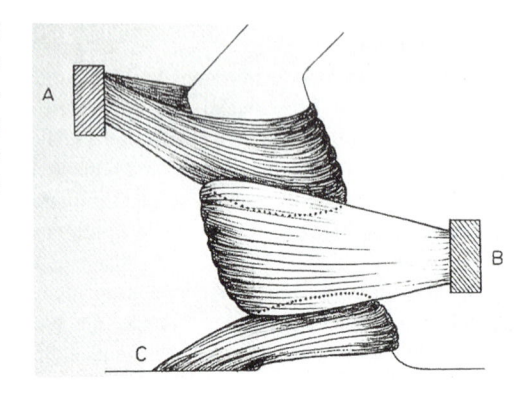

Abb. 2-11
Myopathische Veränderungen der quergestreiften Muskulatur des M. sphincter ani externus (vermehrte Bindegewebseinlagerung zwischen den Muskelfasern [rot], zentralständige Zellkerne). Van-Gieson-Färbung.

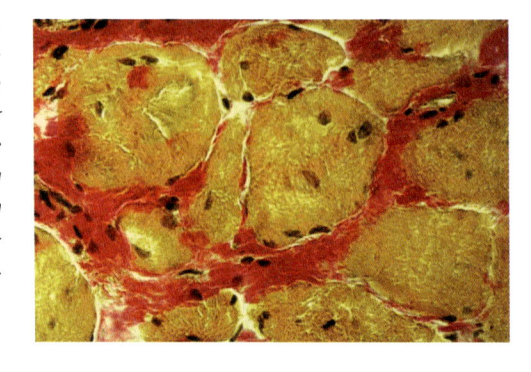

schen Studien von Dimpfl et al. ausgeprägte myopathische Veränderungen wie endomysiale Fibrose, Kaliberschwankungen der Muskelfasern und zentralständige Zellkerne.

Neuropathische Veränderungen als Hinweis für eine Denervierung und Reinnervierung sind hingegen nach Gilpin et al. bei Streßinkontinenz und Genitalprolaps vor allem im hinteren Anteil des M. pubococcygeus zu finden [41].

Der weibliche Analsphinkter ist nach Stelzner im Vergleich zum Mann ventral nur ein Drittel so hoch wie dorsal (Abb. 2-9) [110]. Geburtsbedingte Sphinkterläsionen (z. B. ein Dammriß III. Grades) sind fast immer in der ventralen Sphinkterhälfte lokalisiert.

Allerdings gibt es hinsichtlich der Anatomie des Analsphinkters noch erhebliche Uneinigkeit in der Literatur. So gehen Fritsch et al. von einem symmetrisch aufgebauten Sphinkterorgan aus, während Shafik ein System aus drei Muskelschlingen mit ventraler und dorsaler Zugrichtung beschreibt (Abb. 2-10) [36, 37, 96]. Unbestritten ist jedoch, daß das anale Verschlußsystem beim Durchtritt des kindlichen Köpfchens oft auf ca. 3-4 cm aufgedehnt wird. Dabei komt es vermutlich zu zahlreichen muskulären Mikroläsionen. Die betroffenen Muskelfasern werden im Zuge der Reparatur durch funktionell minderwertigeres Bindegewebe ersetzt. Dies haben eigene Untersuchungen sehr deutlich zeigen können (Abb. 2-11) [4].

Nach Stelzner entsteht allerdings Kontinenz nicht nur durch den unwillkürlichen Tonus des M. sphincter ani internus und den willkürlichen Tonus der Mm. sphincter ani externus und puborectalis. Weitere wichtige kontinenzfördernde Komponenten des anorektalen Kontinenzorgans sind das Corpus cavernosum recti, die anale Sensibilität und die Speicherfunktion des Rektums. Erst das feine Zusammenspiel all dieser Bestandteile sichert Kontinenz. Der Nachweis von Östrogenrezeptoren in der Analhaut weist darüberhinaus auch auf eine Hormonabhängigkeit der Sphinkterfunktion hin [48]. Dies mag erklären, warum ein bereits postpartal geschwächter Sphinkterapparat gelegentlich erst nach dem Versiegen der Ovarialfunktion durch manifeste Kontinenzeinbuße deutlich werden kann. Natürlich können sich bis dahin auch weitere Geburten, der Alterungsprozeß und die Belastungen des körperlichen Lebens negativ auswirken.

Grundsätzliche Überlegungen zur Belastung des Beckenbodens sub partu

Der muskuläre Beckenboden wird sub partu nach kaudal ausgewalzt, um sich optimal an das kindliche Köpfchen anzupassen. Dadurch entstehen Druck- und Dehnungskräfte auf den N. pudendus, die Beckenbodenmuskulatur, die analen und urethralen Verschlußstrukturen und das Bindegewebe des Beckenbodens.

Die angeborene mütterliche Gewebekonstitution, die Größe und Einstellung des kindlichen Köpfchens, präexistente Gewebsschäden durch vorangegangene Geburten (z. B. Dammrisse III./IV. Grades) und das aktuelle Trauma am Damm (Dammschnitt und/oder Dammriß) bestimmen das Ausmaß der intrapartalen Weichteilschädigung und damit das individuelle Risiko für eine Störung der Beckenbodenfunktion. Sie kann sich als Descensus genitalis und/oder als Deszensus perinei mit oder ohne Funktionseinbuße der Verschlußsysteme von Blase und Darm manifestieren.

1 Geburtsbedingte Einflüsse auf den Nervus pudendus

Der Verlauf des N. pudendus macht ihn unter der Geburt besonders anfällig für Druck- und Dehnungsbelastungen.[1] Der Nerv entspringt aus den Sakralsegmenten S2–S4 und verläuft zunächst geschützt in einem derben Faszienkanal, dem sog. Alkock'schen Kanal. Seine Äste verlaufen dann über weite Strecken frei an der Außenfläche des M. levator ani. Ein größerer Ast ist auf der Innenseite der Beckenbodenmuskulatur zu finden [57]. Ob überwiegend Nervenstamm, Nervenäste oder die neuromuskulären Verbindungen intrapartal geschädigt werden, ist noch nicht geklärt.

Ein Nervenschaden wird erkennbar an einer Verzögerung der Nervenleitgeschwindigkeit, qualitativ und quantitativ veränderten Mustern von Aktionspotentialen im konzentrischen single-fibre Nadel-EMG der Beckenboden- und Analmuskulatur und durch die Abnahme der Kontraktionskraft des Beckenbodens [2, 103, 104].

Irreversible Läsionen sind bei einer Nervenüberdehnung um mehr als 10 % seiner Länge zu erwarten [53]. Es ist leicht vorstellbar, daß der N. pudendus intrapartal überdehnt wird. Bei 16 % der Frauen ist postpartal eine passager verlängerte Leitgeschwindigkeit am N. pudendus nachweisbar, bei einem Drittel ist sie nach Sultan persistierend. Als Risikofaktoren fand er eine protrahierte Austreibungsphase und ein Kindsgewicht > 4000 g [114]. Andere Autoren sehen in der Forzepsentbindung und in langen Austreibungsphasen die größte Gefahr für einen Nervenschaden [2, 104, 105]. Dies kann sich auch an signifikant verlängerten motorischen Aktionspotentialen (MAP) zeigen lassen, die jedoch nur selten mit Inkontinenzbeschwerden verbunden sind [2]. Sato et al. konnten eine verlängerte Nervenleitgeschwindigkeit vor allem in den oberen Anteilen des Analsphinkters auch noch 5 Monate nach vaginaler Geburt zeigen, während die Analdrücke zu diesem Zeitpunkt bereits wieder normal waren [93]. Ob ein Nervenschaden durch weitere Geburten, zunehmendes Alter und chronische Beckenbodenbelastung fortschreitet, ist noch nicht hinreichend geklärt.

Man nimmt heute an, daß die idiopathische anorektale Inkontinenz bei ca. 10 % der Patientinnen nur auf einem Nervenschaden ohne strukturellen Muskeldefekt beruht [17]. Noch ungeklärt ist die Frage, ob die akute Überdehnung sub partu oder die chronische Überdehnung (z. B. durch vermehrtes Pressen bei Stuhlentleerungsstörung) das längerfristige bzw. höhergradige Nerventrauma bewirkt.

Da eine suffiziente Inkontinenzdiagnostik oft erst Jahre nach der Geburt erfolgt, ist es oft unmöglich, den geburtsspezifischen Schaden festzulegen. Die Muskulatur kann dann durch altersbedingte, „physiologische Involution" der Innervationsdichte und myogene Atrophie zusätzlich verändert sein. Dies wurde in einer Studie von Zetterström besonders deutlich: das Risiko für die Entwicklung einer postpartalen anorektalen Inkontinenz war bei einer 30jährigen Primipara im Vergleich zu einer 20jährigen Primipara dreifach höher [130]. Nach Kaiserschnitt sind Denervierungszeichen nur in den durch die Schwangerschaft überdehnten Bauchwandmuskeln, nicht jedoch am Beckenboden nachweisbar [115]. Denkbar ist allerdings, daß der Tonus einer so geschädigten Bauchwandmuskulatur abnimmt, die Belastung des Beckenbodens jedoch zunimmt.

[1] *Der Verlauf des N. pudendus macht ihn unter der Geburt besonders anfällig für Druck- und Dehnungsbelastungen!*

2 Descensus/Prolaps genitalis nach vaginaler Geburt

Descensus vaginalis, Descensus uteri und Descensus perinei entstehen durch Schädigungen der endopelvinen Faszie und der Beckenbodenmuskulatur (Abb. 2-12). Noch nicht endgültig geklärt ist allerdings die Frage, ob mit der Anzahl der vaginal geborenen Kinder auch das Risiko für einen Deszensus steigt. In einer Studie von Mant et al. war dies der Fall: Frauen mit mehr als 3 vaginalen Geburten hatten ein 11fach höheres Risiko [68]. Eine mit der Parität einhergehende, lineare Zunahme von Harninkontinenz ist jedoch bislang nicht sicher belegt [127]. Einigkeit herrscht lediglich darüber, daß die erste vaginale Geburt einen entscheidenden Einfluß hat.

Entgegen früherer Lehrmeinung wird auch zunehmend deutlich, daß die Episiotomie einen Deszensus nicht verhindern kann [99, 101, 120, 124].

Weitere unabhängige Risikofaktoren für die Entstehung eines Prolaps genitalis sind nach einer epidemiologischen Studie von Samuelsson Alter, Parität, die Beckenbodenmuskelkraft und das höchste Kindsgewicht [90].

Abb. 2-12
Senkung der Gebärmutter bis in den Scheideneingang nach der Spontangeburt des ersten Kindes.

!!*Die Episiotomie ist eindeutig als Risikofaktor für die Entstehung einer postpartalen Streßinkontinenz identifiziert!*

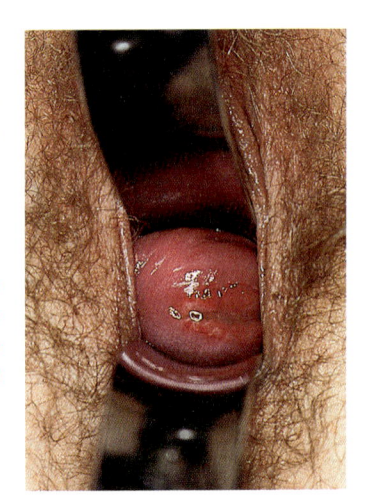

3 Streßharninkontinenz nach vaginaler Geburt

!*Die Streßharninkontinenz beruht auf einer Schädigung des muskulären Sphinkterapparats, der bindegewebigen Aufhängestrukturen und der nervalen Elemente!*

Die Inzidenz von Streßharninkontinenz nach vaginaler Geburt liegt nach Literaturangaben zwischen 1–40 % [18, 28, 72, 82, 100, 108, 124, 126, 127]. Sie beruht auf einer Schädigung des muskulären Sphinkterapparats, der bindegewebigen Aufhängestrukturen und der nervalen Elemente.[1]

Dies macht sich an folgenden Befunden bemerkbar:
- Hypermobilität der Harnröhre [70, 122]
- erniedrigter urethraler Verschlußdruck
- niedrigere Ruheposition des Blasenhalses [60]
- verkürzte funktionelle Harnröhrenlänge
- reduzierte Beckenbodenmuskelkraft [77, 78].

3.1 Geburtshilfliche Risikofaktoren

Elektrophysiologische, urodynamische und epidemiologische Studien haben gezeigt, daß eine postpartale Inkontinenz am ehesten durch eine elektive Sectio caesarea vermieden werden kann [114, 122, 124, 127]. Bemerkenswert ist jedoch, daß Viktrup keinen Unterschied mehr in der Prävalenz von Streßinkontinenz bei Frauen 5 Jahre nach vaginaler Geburt und nach Sectio zeigen konnte. Allerdings war die Gruppe der Kaiserschnitt-Patientinnen relativ klein (n = 56) gegenüber der Gruppe nach vaginaler Geburt (n = 249). Darüber hinaus wurde auch nicht zwischen primärer und sekundärer Sectio unterschieden [126].

Über die Bedeutung der Länge der Austreibungsphase, des kindlichen Kopfumfangs und Gewichts und die epidurale Anästhesie für die Entstehung der postpartalen Streßinkontinenz gibt es zur Zeit kontroverse Literaturdaten [28, 55, 65, 91, 124, 125].

Die Episiotomie ist hingegen eindeutig als Risikofaktor für die Entstehung einer postpartalen Streßinkontinenz identifiziert [99, 101, 120, 124].[!!] Mit der Episiotomie steigt darüber hinaus das Risiko für höhergradige Dammläsionen (z. B. Dammriß III. Grades) und eine verminderte Muskelkraft des Beckenbodens [88, 89]. Daher wird heute empfohlen, die Indikation zur Episiotomie auf fetale Gefahrenzustände zu beschränken (z. B. drohende kindliche Asphyxie, Schulterdystokie).

Auch vaginal-operative Entbindungen steigern das Risiko für eine postpartale Kontinenzeinbuße. Nach Forzeps und nach Vakuumextraktion wurde eine verlängerte Leitgeschwindigkeit des N. pudendus und ein erhöhtes Risiko für Läsionen des Analsphinkters gezeigt [104, 106, 114, 119]. Die Bedeutung der Vakuumextraktion für die Entstehung einer postpartalen Streßinkontinenz ist allerdings noch umstritten. Groutz et al. konnten nach vaginal-operativer Entbindung keine erhöhte Rate an Streßinkontinenz zeigen. Multiparität (> 5 Entbindungen) und ein hoher Body-mass-Index waren hingegen mit einer Risikosteigerung verbunden [45]. Die genetisch bedingte Kollagenqualität, indirekt bestimmt durch Messung der Gelenkbeweglichkeit und der Nachweis von Varikosis, Striae und Hernien war in einer Studie von Chaliha überaschenderweise nicht geeignet, eine postpartale Streßinkontinenz zuverlässig vorherzusagen [15]. Die Frage nach dem Geburtsmodus bei präexistenter Streßharninkontinenz wurde von Dainer et al. untersucht: 40 % der 304 befragten Mitglieder der American Urogynecology Society würden eine primäre Sectio caesarea bevorzugen [19, 20].

4 Anorektale Inkontinenz nach vaginaler Geburt

Typische Symptome anorektaler Inkontinenz werden nur durch eine gezielte Anamnese erfaßt. Da diese Beschwerden gerne verschwiegen werden, sind genügend Zeit und ein vetrauenswürdiger Rahmen eine wichtige Voraussetzung für das Gespräch mit der Patientin. Am häufigsten werden genannt: Inkontinenz für Winde oder dünnen Stuhl, eine verkürzte „Warnzeit", eine mangelnde Diskrimination zwischen Winden und Stuhlanteilen und gelegentliches Stuhlschmieren. Nach eigenen Untersuchungen klagen 10 % der Erstgebärenden noch 2 Jahre nach vaginaler Geburt ohne Dammriß III. Grades (DR III) über solche Symptome. Mit DR III waren es 20 %. In einer Studie von Zetterström gaben 26 % der Primiparae 9 Monate nach vaginaler Geburt Zeichen von Windinkontinenz an, 1 % litten unter Abgang von Stuhlanteilen [130]. Die wichtigsten Risikofaktoren waren ein mütterliches Alter über 30 Jahre, eine verlängerte Austreibungsphase, vaginal-operative Entbindung und eine bereits klinisch diagnostizierte Sphinkterverletzung. In der Literatur schwankt die Angabe von anorektaler Inkontinenz nach DR III zwischen 20 und 60 % [59, 107, 118]. Die Prävalenz von Analinkontinenz liegt bei Frauen nach vaginaler Geburt auch ohne früheren Dammriß III. oder IV. Grades zwischen 3 und 16 % [35, 91, 116].[1] Die Häufigkeit übersehener Sphinkterverletzungen ist nicht bekannt. Mangelnde Erfahrung in der Einschätzung von Dammverletzungen, verstärkte Blutungen und fehlende Assistenz sind die wichtigsten Gründe für nicht erkannte Läsionen. Nach Fynes et al. tragen Primiparae mit postpartal passageren Symptomen anorektaler Inkontinenz ein hohes Risiko für erneute Beschwerden nach einer weiteren vaginalen Geburt. Bei postpartal persistierenden Symptomen ist das Risiko für eine weitere Beschwerdezunahme deutlich erhöht [39].

Mit dem bloßen Auge nicht erkennbare, nur durch anale Endosonographie nachweisbare Muskelverletzungen werden als okkulte Sphinkterdefekte bezeichnet. Sie wurden erstmals von Sultan et al. bei 35 % der Primiparae und 43 % der Multiparae nachgewiesen [112, 113]. Weitere Untersucher konnten die Ergebnisse von Sultan im wesentlichen bestätigen, allerdings war die Prävalenz „okkulter" Läsionen nicht so hoch [34, 92, 129]. Die Existenz „okkulter" Läsionen und die in einer eigenen histomorphologischen Studie nachgewiesene Myopathie (endomysiale Fibrose, zentralständige Muskelzellkerne) im quergestreiften M. sphincter ani externus weisen auf die Überdehnung des analen Sphinkterapparates beim Durchtritt des kindlichen Köpfchens hin (Abb. 2-15) [5]. Denervierungszeichen in Form von gruppierten quergestreiften Muskelfasern vom Typ I (slow twitch) oder Typ II (fast twitch) fanden sich nicht. Typ-I-Fasern sorgen für einen langdauernden Tonus, Typ-II-Fasern bewirken die kurzfristige Willkürkontraktion [29]. Zu gleichen Resultaten kamen Dimpfl et al. bei der Untersuchung der ventralen Anteile des M. levator ani [29].

4.1 Vaginale Spontangeburt mit Episiotomie

Nach Episiotomie kann die Inzidenz von Dammrissen III. und IV. Grades und damit die Zahl von Patientinnen mit Inkontinenzsymptomen steigen [16, 42, 49, 63, 87, 88, 89, 97]. Eine Reduktion dieser Dammverletzungen durch eine großzügige Episiotomie-Indikation konnte bisher noch durch keine Untersuchung gefunden werden. Die weltweit größte, prospektiv randomisierte Studie zu dieser Frage (Argentine Episiotomy Trial Collaborative Group, n = 2606, 98 % Spontangeburten) fand bei routinemäßiger (82 %) und streng „selektiv indizierter" Episiotomie (30 %) eine identische Rate an höhergradigen Dammverletzungen. Auch die Rate an Scheidenrissen, Wundschmerzen, Hämatomen und Wundheilungsstörungen war in beiden Gruppen gleich. Eine Episiotomie-Rate über 20–30 % erscheint daher derzeit wissenschaftlich nicht begründet zu sein (Tab. 2-8) [10, 44, 50].

Primiparae	DR III partiell	DR III	DR IV	Gesamt
Ohne Epi N = 4273	57 (1,3 %)	22 (0,5 %)	8 (0,2 %)	87 (2,0 %)*
Mit Epi N = 302	8 (2,6 %)	8 (2,6 %)	3 (1,0 %)	19 (6,3 %)*

* = p < 0,01

[1]Die Prävalenz von Analinkontinenz liegt bei Frauen nach vaginaler Geburt auch ohne früheren Dammriß III. oder IV. Grades zwischen 3 und 16 %!

Tabelle 2-8
Inzidenz von Dammrissen III. und IV.Grades bei Primiparae mit und ohne Episiotomie zwischen 1992 und 1994 (n = 4575) [87]

"Heute wird allgemein empfohlen, bei Frauen mit anorektaler Inkontinenz eine primäre Kaiserschnittentbindung vorzuziehen!

4.2 Vaginale Geburt mit Dammriß III. oder IV. Grades

Die Inzidenz von Dammrissen III. Grades liegt nach Literaturangaben zwischen 0,4 und 6 %, im eigenen Krankengut zwischen 1 und 4 % [4, 50, 107, 123]. Als wichtigste Risikofaktoren hat Bek in einer multiplen logistischen Regressionsanalyse von 41 200 Geburten Nulliparität, Forzepsentbindung, mediolaterale Episiotomie und Schulterdystokie beschrieben [71]. Das mütterliche Alter, die Einstellung des kindlichen Köpfchens und die Dauer der Austreibungsphase waren hingegen nicht mit einem höheren Dammriß-Risiko korreliert. In der bivariaten Analyse wurde auch Primiparität, das kindliche Geburtsgewicht, die hintere Hinterhaupts-, Stirn- und Gesichtslage und eine verlängerte Austreibungsphase als Risikofaktor eingestuft [47]. Eine mediane Episiotomie führt im Vergleich mit der mediolateralen Episiotomie zu einer noch höheren Rate an Sphinkterverletzungen [63, 98, 121].¹

Die Korrelation von Dammrissen III. und IV. Grades mit postpartaler Inkontinenz ist bekannt, die Literaturangaben schwanken zwischen 1 und 48 % (im Mittel etwa 20 %). Die Definition eines Dammrisses III. Grades umfaßt sehr oberflächliche und funktionell kaum wirksame Läsionen und ausgedehntere Verletzungen mit vollständiger Durchtrennung der Muskelzirkumferenz. Dies ist vermutlich die Erklärung für die große Schwankungsbreite. Zwischen dem Ausmaß der Sphinkterverletzung und der Funktionseinbuße besteht jedoch kein zweifelsfreier Zusammenhang. Bei einer 50%igen bzw. vollständigen Sphinkterdurchtrennung fand Sorensen in 40-47 % Inkontinenzsymptome, bei oberflächlicher Sphinkterverletzung nur in 25 %. Der Unterschied war jedoch statistisch nicht signifikant [107]. Haadem wies durchschnittlich 4,5 Jahre nach der Geburt mit DR III bei 48 % (mit DR IV 88 %) der Patientinnen Symptome partieller Inkontinenz nach [46]. Die Art der Inkontinenzsymptome erlaubt nach Engel einen Rückschluss auf die Lokalisation der Verletzung: Internusdefekte führen eher zu Inkontinenzsymptomen, Externusläsionen zu vermehrtem Stuhldrang [32].

Die Frage nach dem besten Geburtsmodus nach früherem Dammriß III. Grades wurde von Bek und Laurberg retrospektiv untersucht. Das Risiko für eine erneute Analinkontinenz war bei den Patientinnen mit persistierenden Inkontinenzbeschwerden nach der Geburt des ersten Kindes im Vergleich zu den Patientinnen mit nur passageren Beschwerden statistisch signifikant höher [8]. Daher wird heute allgemein empfohlen, bei Frauen mit anorektaler Inkontinenz eine primäre Kaiserschnittentbindung vorzuziehen.ᴵᴵ Die Mehrzahl der wissenschaftlichen Studien empfiehlt diesen Geburtsmodus nach früherem DR III ganz grundsätzlich und damit unabhängig vom aktuellen Beschwerdebild. Dies ist auch in Kenntnis der Tatsache verständlich, daß selbst nach Primärnaht eines DR III noch bei bis zu 85 % der Frauen analsonographisch Sphinkterdefekte nachweisbar sind [21, 81, 118].

Eine Analinkontinenz kann auch nach Sekundärheilung von perinealen Geburtsverletzungen und bei transsphinktären Rektum- oder Ano-Scheidenfisteln auftreten (Inzidenz ca. 1 %).

4.3 Vaginal-operative Entbindungen und Dammriß III. Grades

Höhergradige Dammverletzung und ein nervales Trauma am Beckenboden sind nach Forzepsentbindungen häufig [112, 113, 115, 117]. Der im Vergleich zur Vakuumglocke größere Platzbedarf der Zange führt zu einer stärkeren Überdehnung und Schädigung der Weichteile des Beckenbodens [56]. Robinson et al. wiesen nach unkomplizierter Spontangeburt eine DR-III-Rate von 8,7 %, nach Vakuumextraktion von 29 % und nach Forzepsgeburt von 53 % nach [85]. Eine verlängerte Pudendus-Latenzzeit korreliert allerdings nicht immer mit der Häufigkeit von Inkontinenzsymptomen [35, 80]. Combs et al. haben im Rahmen einer multiplen Regressionsanalyse von 2832 Forzeps- und Vakuumextraktionen folgende Risikofaktoren für einen DR III identifiziert:
- asiatische Rasse
- Nulliparität
- hintere Hinterhaupteinstellung
- Geburtsstillstand in der Austreibungsphase
- Entbindung aus Beckenmitte
- Forzepsentbindung
- Lokalanästhesie
- mediane Episiotomie [16].

Daher sollte zumindest bei erhöhtem Risiko für einen DR III und klarer Indikation die mediolaterale Episiotomie, die Vakuumextraktion und die Leitungsbetäubung bevorzugt werden. Die Bedeutung einer Peridural-Anästhesie (PDA) wird heute kontrovers beurteilt. Die Befürworter vermuten, daß die PDA-bedingte Relaxation der Beckenboden- und Perinealmuskulatur zu weniger Verletzungen führt, andere Untersucher konnten diese Vermutung nicht bestätigen [42, 67]. Ob präventive Maßnahmen bereits in der Schwangerschaft zu einer Senkung der DR-III- und -IV-Rate führen können, muß erst noch geprüft werden [31]. Ein vielversprechender Ansatz könnte das Epi-No-Gerät sein, ein Geburtstrainer, mit dem die Damm- und Beckenbodenmuskulatur bereits während der Schwangerschaft gedehnt und auf die Geburt vorbereitet wird. Nach vorläufigen Ergebnissen läßt sich hiermit die Zahl der Episiotomien und damit auch die Rate an DR III und IV verringern [53]. Auch Wassergeburten und die aufrechte Gebärposition sollen in diese Richtung wirken [40].

4.4 Okkulte Sphinkterdefekte

Okkulte Analsphinkterläsionen bleiben im Gegensatz zum DR III dem bloßen Auge verborgen, sie sind nur analsonographisch nachweisbar (Abb. 2-13). Sie treten nach Literaturangaben zwischen 6 und 40 % der Frauen nach vaginaler Geburt auf [15, 33, 34, 92, 113, 118]. Der M. sphincter ani internus war in einer Studie von Sultan in 29 %, der M. sphincter ani externus in 19 % betroffen, beide Muskeln gleichzeitig in 13 %. Okkulte Externusläsionen traten nur nach Dammriß oder Dammschnitt auf, Internusläsionen hingegen auch bei intaktem Damm. Ein protektiver Effekt durch die mediolaterale Episiotomie konnte auch hier nicht gezeigt werden, am häufigsten waren die okkulten Defekte nach Forzepsgeburt. Sechs Monate postpartal war manometrisch ein erniedrigter Ruhe- und Kontraktionsdruck der Sphinktermuskulatur zu finden. 20 % der Patientinnen hatten Inkontinenzbeschwerden, 36 % vermehrten Stuhldrang. Frudinger et al. fanden okkulte Externus-Läsionen meist links lokalisiert, bei vorbestehenden Episiotomie- und Dammrißnarben und häufiger nach Forzepsentbindung [38]. 42 % der Primiparae mit okkulten Sphinkterläsionen entwickeln nach Fynes nach der vaginalen Geburt des 2. Kindes Symptome anorektaler Inkontinenz [39].

Die langfristige Bedeutung okkulter Sphinkterdefekte wurde von Burnett et al. untersucht: bei anorektaler Inkontinenz wurden bei 90 % Externus-, bei 65 % Internusdefekte und bei 60 % kombinierte Defekte nachgewiesen. Alle Läsionen lagen zwischen 9 und 12 Uhr [11, 12]. Da jedoch keine genauen Daten zur lange zurückliegenden Geburt vorlagen, waren sichere Rückschlüsse auf die Zahl und Art früherer Dammverletzungen nicht möglich. Die Lokalisation der Muskelläsionen läßt jedoch vermuten, daß sie intrapartal entstanden. Die Elektromyographie zeigte bei 11 von 13 sonographischen Patientinnen keine elektrische Aktivität im Defekt. Auch dies läßt auf die funktionelle Bedeutung dieser Läsionen rückschließen. Derzeit wird nur beim Nachweis einer okkulten Sphinkterläsion mit Beschwerden eine operative Korrektur (Sphinkterrekonstruktion) empfohlen.[I] Bei fehlenden Symptomen wird sie derzeit nicht durchgeführt [83].

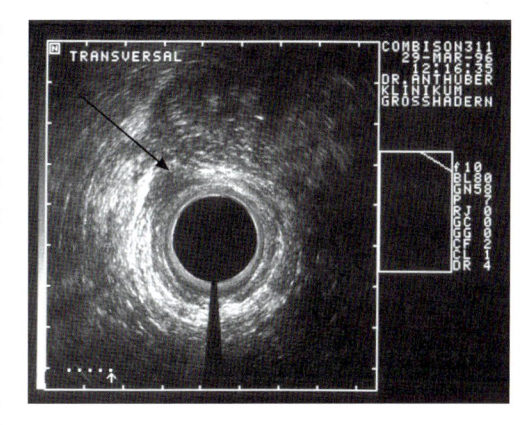

Abb. 2-13
Okkulter Analsphinkterdefekt bei 11 Uhr.

Das Kind als Geburtsobjekt

Für den normalen Ablauf einer Geburt ist die **Übereinstimmung zwischen dem Geburtsweg und dem Geburtsobjekt** eine wichtige Voraussetzung.[II] Formvarianten des Beckens können den Geburtsverlauf in gleicher Weise verzögern wie ein relativ zu großes Kind für das entsprechende Becken. Auch Haltungsanomalien des kindlichen Schädels oder die Einstellung des Steißes beeinflussen den Verlauf einer Geburt. Ferner ist der Geburtsverlauf vom **Reifegrad der Kinder** abhängig. Reife Kinder wiegen am Ende der Schwangerschaft in der 40. Woche im Mittel 3400 g und sind 51,5 cm lang (Tab. 2-9). Abhängig von mütterlichen Erkrankungen oder fetalen Störungen während der Schwangerschaft können diese Maße beträchtlichen Schwankungen unterworfen sein. Übergroße Kinder sind häufig das Ergebnis eines unzureichend eingestellten Diabetes mellitus während der Schwangerschaft, und kleine Kinder mit Geburtsgewichten weit unter der 10. Perzentile das Resultat von Infektionen, chromosomalen Störungen und unzureichender O_2-Versorgung (Abb. 2-14; siehe auch Kap. 19).

1 Die Lage der Frucht in utero

Bei der Beschreibung der Lage der Frucht in utero wird zwischen großen und kleinen Teilen unterschieden. Zu den großen Teilen gehören Kopf, Rücken und Steiß, zu den kleinen Teilen Beine und Arme. Die exakte Angabe der Lage des Kindes in utero ist bei Palpation des Uterus mitunter nur schwer möglich. Die Position des Kindes in utero

[II] *Für den normalen Ablauf einer Geburt ist die Übereinstimmung zwischen dem Geburtsweg und dem Geburtsobjekt eine wichtige Voraussetzung!*

[I] *Derzeit wird nur beim Nachweis einer okkulten Sphinkterläsion mit Beschwerden eine operative Korrektur (Sphinkterrekonstruktion) empfohlen!*

Tabelle 2-9
Die reife Frucht (40. Woche)

Gewicht	♂ 2970 – 3480 – 4030 g	(10. – 50. – 90. Perzentile)*		
	♀ 2800 – 3300 – 3820 g			
Länge	♂ 49 – 51–54 cm	(10. – 50. – 90. Perzentile)*		
	♀ 48 – 50 – 53 cm			
Schulter	Umfang	35,0 cm	Durchmesser	12,0 cm
Hüften		27,0–29,0 cm		9,5 cm
■ vollkommene Steißfußlage		32,0 cm		–
■ reine Steißlage		27,0 cm		–
■ unvollkommene Fußlage		25,5 cm		–
■ vollkommene Fußlage		24,0 cm		–
Kopf				
Circumferentia suboccipitobregmatica		32 cm		9,5 cm
Circumferentia mentooccipitalis		35,0 – 38,0 cm		13,5 cm
Circumferentia frontooccipitalis		♂ 34,0 – 35,5 – 37,0 cm	(10. – 50. – 90. Perzentile)*	12,0 cm
		♀ 33,0 – 35,0 – 36,0 cm		
Diameter bitemporalis		8,0 cm		
Diameter biparietalis		9,5 cm		

* nach L. Hohenauer [54]

wird durch die Begriffe Lage, Stellung, Haltung und Einstellung beschrieben:
- **Lage** bezeichnet die Beziehung der Längsachse des Kindes zur Längsachse des Fruchthalters (Uterus): Schädellage, Beckenendlage, Querlage, Schräglage.
- **Stellung** bezeichnet das Verhältnis des kindlichen Rückens zur Uterusinnenwand: Befindet sich der Rücken links vorn (dorsoanterior), dann liegt eine Ia-Stellung, bei hintenliegendem (dorsoposteriorem) Rücken eine Ib-Stellung vor. Bei rechtsliegendem Rücken besteht eine IIa- bzw. IIb-Stellung. Die Stellung des Rückens gibt keine Information über die Lage, Haltung und Einstellung des kindlichen Schädels. Der Begriff „Stellung" wird in der geburtshilflichen Praxis nicht gebraucht.
- **Haltung** ist die Beziehung der einzelnen Kindsteile zueinander, im wesentlichen die Haltung des Kopfes zum Rumpf: Die normale Haltung des Kopfes ist tief auf die Brust gebeugt. Der Begriff „Haltung" wird in der geburtshilflichen Praxis ebenfalls nicht gebraucht.
- **Einstellung** ist die Beziehung des vorangehenden Teils zum Geburtskanal. Sie ist das Ergebnis von Lage, Stellung und Haltung. Bei Schädellagen kann das Hinterhaupt (kleine Fontanelle), das Vorderhaupt (große Fontanelle) die Stirn oder das Gesicht eingestellt sein. Dabei kann der führende Teil vorn oder hinten stehen. Bei Beckenendlagen kann der Steiß allein, Steiß und Füße, Steiß und ein Fuß, beide Füße, ein Fuß, ein oder beide Knie eingestellt sein. Bei Querlagen kann die Schulter oder der Arm eingestellt sein.
- **Asynklitismus** liegt vor, wenn der biparietale Durchmesser nicht parallel zur Beckenebene liegt und die Pfeilnaht sich nicht in der Führungslinie bewegt, sondern nach vorn (Naegele-Obliquität) oder nach hinten (Litzmann-Obliquität) abgewichen ist.

Die Ultraschalldiagnostik bietet heute bessere Voraussetzungen, die Lage des Kindes festzustellen. Die Lage des Kindes ist vom Schwangerschaftsalter abhängig (Tab. 2-10).

2 Der fetale Schädel

Der fetale Schädel ist in etwa 96 % der Fälle während der Geburt der führende Teil, in etwa 3,5 % bestehen Beckenendlagen.[1]

Äußere Maße

Am Kopf lassen sich beim reifen Kind folgende Durchmesser und Umfänge feststellen (Abb. 2-15):
- Der **kleine schräge Durchmesser** (Diameter suboccipitobregmatica) wird vom Nacken (Subokzipitalgegend) bis zur Mitte der großen Fontanelle gemessen (9,5 cm).

[1] *Der fetale Schädel ist in etwa 96 % der Fälle während der Geburt der führende Teil, in etwa 3,5 % bestehen Beckenendlagen!*

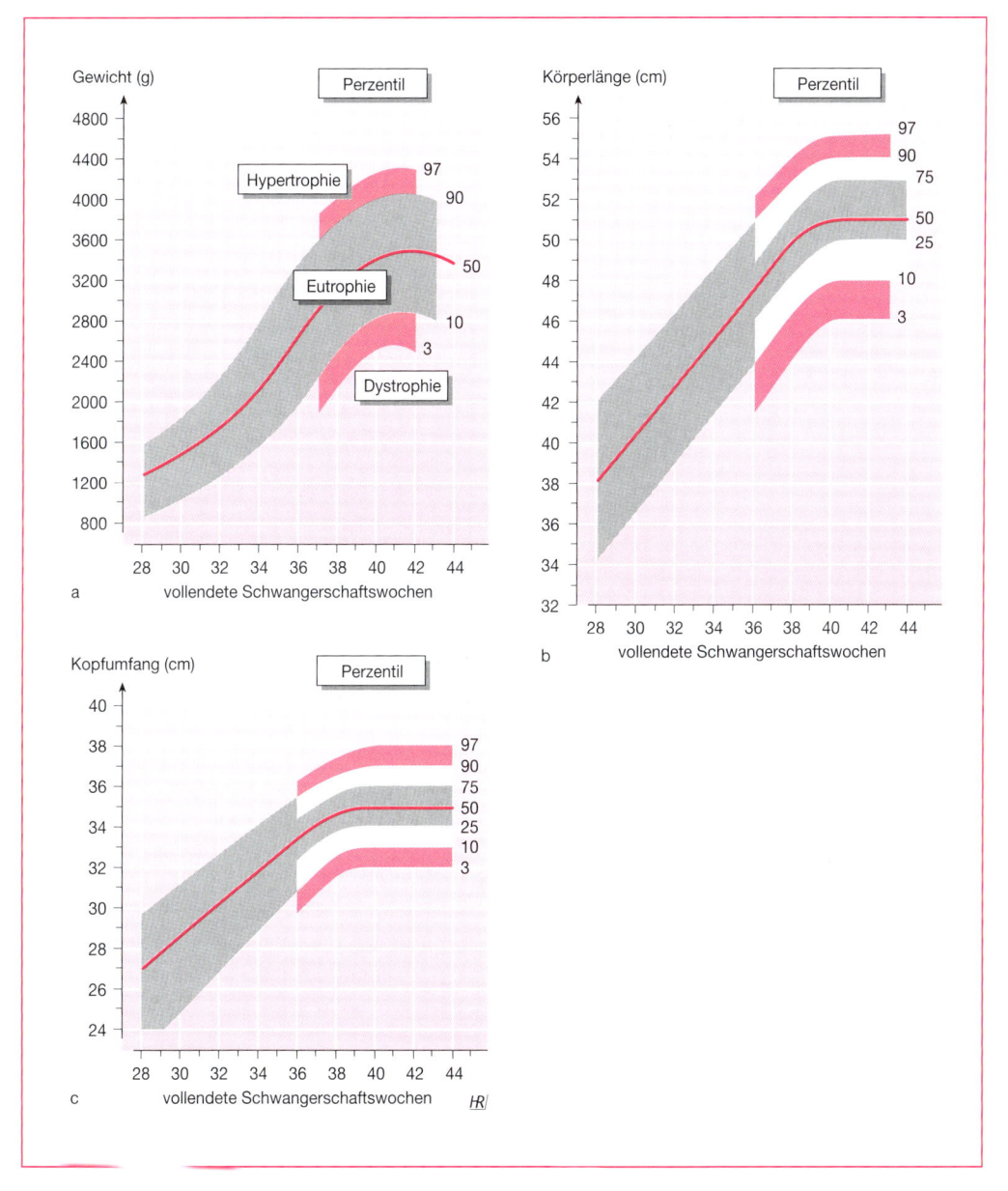

Abb. 2-14
Gewicht (a), Längenwachstum (b) und Kopfumfang (c) von Neugeborenen in Abhängigkeit vom Schwangerschaftsalter (für Knaben und Mädchen kombiniert; nach Hohenauer [54].

- Der dazugehörige Umfang ist für die Geburtshilfe besonders wichtig, da der **kleinste Umfang** (Circumferentia suboccipitobregmatica) 32 cm ist.
- Der **große schräge Durchmesser** (Diameter mentooccipitalis) wird vom Kinn bis zu dem am weitesten entfernten Punkt des Hinterhaupts gemessen (13,5 cm); die dazugehörige Circumferentia mentooccipitalis beträgt 35–38 cm.
- Der **gerade Durchmesser** (Diameter frontooccipitalis) wird von der Glabella bis zum hervorragendsten Punkt des Hinterhaupts gemessen (12 cm). Die Circumferentia frontooccipitalis mißt 34 cm.
- Der **kleine quere Durchmesser** (Diameter bitemporalis) wird von einer Schläfe zur anderen gemessen (8 cm). In diesem Bereich liegen auch die Kranznähte.

Schädelknochen

Die Schädelhöhle wird von neun Knochen umgeben: den beiden Stirnbeinen (Ossa frontalia), den beiden Scheitelbeinen (Ossa parietalia), den beiden Schläfenbeinen (Ossa temporalia), dem Hinterhauptsbein (Os occipitale), dem Keilbein mit seinen Flügeln und dem Siebbein (Abb. 2-15). Die Knochen des Schädeldachs sind noch nicht miteinander ver-

Tabelle 2-10

Normale und regelwidrige Lagen und Kopfeinstellungen von Einlingen in utero in Abhängigkeit vom Schwangerschaftsalter. Vor der 36. Schwangerschaftswoche finden sich vermehrt Querlagen, Schräglagen und Beckenendlagen. Die regelwidrigen Kopfeinstellungen nehmen mit dem Schwangerschaftsalter zu (unveröffentlichte Daten der Hessischen Perinatalstudie der Jahre 1995–2000, von vor der 24. bis nach der 44. Schwangerschaftswoche)

Schwangerschaftswoche	<= 24 n %	25-26 n %	27-28 n %	29-30 n %	31-32 n %	33-34 n %	35-36 n %	37-38 n %	39-40 n %	41-42 n %	43-44 n %
n (Gesamt) (%)	477 (0,14)	623 (0,18)	845 (0,25)	1306 (0,38)	2209 (0,64)	5241 (1,53)	18026 (5,25)	73354 (21,38)	180556 (52,62)	60030 (17,49)	470 (0,14)
vordere Hinterhauptslage	277 (58,07)	364 (58,43)	509 (60,24)	874 (66,92)	1595 (72,20)	4006 (76,44)	14707 (81,59)	61762 (84,20)	165686 (91,76)	55778 (92,92)	426 (90,64)
hintere Hinterhauptslage	2 (0,42)	4 (0,64)	5 (0,59)	7 (0,54)	22 (1,0)	98 (1,87)	325 (1,8)	1310 (1,79)	3845 (2,13)	1396 (2,33)	9 (1,91)
Vorderhauptslage	0 –	1 (0,16)	3 (0,36)	0 –	3 (0,14)	27 (0,52)	137 (0,76)	440 (0,60)	1310 (0,73)	468 (0,78)	1 (0,21)
Gesichts-/Stirnlage	0 –	0 –	1 (0,12)	2 (0,15)	1 (0,05)	14 (0,27)	27 (0,15)	104 (0,14)	343 (0,19)	158 (0,26)	1 (0,21)
tiefer Querstand	0 –	0 –	0 –	0 –	2 (0,09)	0 –	9 (0,05)	53 (0,07)	165 (0,09)	63 (0,1)	0 –
hoher Geradstand	2 (0,42)	0 –	1 (0,12)	0 –	1 (0,05)	6 (0,11)	69 (0,38)	521 (0,71)	2133 (1,18)	1135 (1,89)	13 (2,77)
Quer-/Schräglage	23 (4,82)	52 (8,35)	66 (7,81)	75 (5,74)	113 (5,12)	209 (3,99)	402 (2,23)	629 (0,86)	400 (0,22)	70 (0,12)	5 (1,06)
Beckenendlage	171 (35,85)	199 (31,94)	255 (30,18)	343 (26,26)	463 (20,96)	858 (16,37)	2246 (12,46)	8097 (11,04)	5293 (2,93)	420 (0,70)	9 (1,91)
Sonstige regelwidrige Lage	2 (0,42)	3 (0,48)	5 (0,59)	5 (0,38)	9 (0,41)	23 (0,44)	103 (0,57)	435 (0,59)	1371 (0,76)	543 (0,9)	6 (1,28)

Abb. 2-15

Die für die Geburtshilfe wichtigen Durchmesser (Diameter), Knochen (Ossae), Nähte (Suturae) und Fontanellen am Neugeborenenschädel (nach Stoeckel [111]).

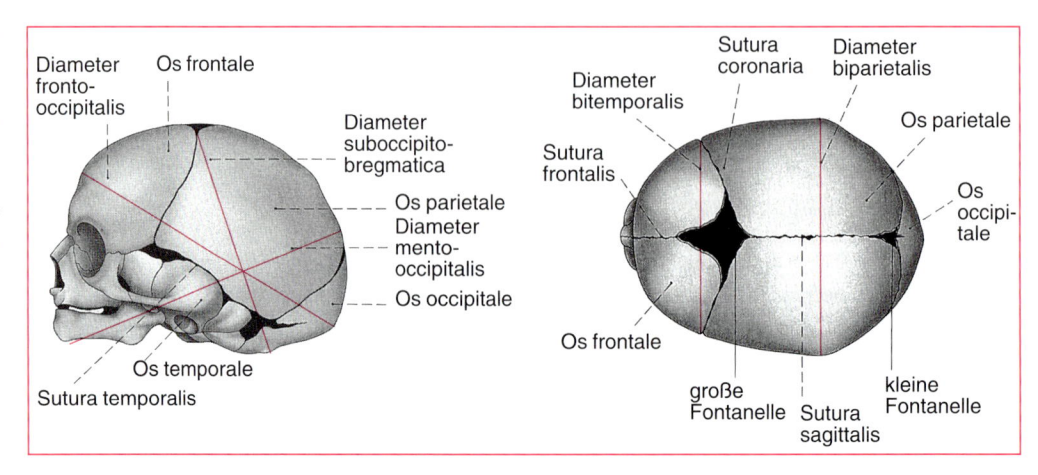

wachsen. Zwischen ihnen bestehen Spalten (Nähte = Suturae) und einzelne Lücken, die Fontanellen. Aufgrund der losen Verbindung der Schädelknochen zueinander ist eine Verschiebung während der Geburt, eine Konfigurabilität und eine Verkleinerung des Kopfdurchmessers und Anpassung an den knöchernen Geburtsweg möglich. Die Fontanellen und Nähte sind für die Diagnostik der Stellung des Kopfes im kleinen Becken von Bedeutung.[1] Die Sutura sagittalis (Pfeilnaht) verläuft zwischen den Scheitelbeinen, die Sutura frontalis (Stirnnaht) zwischen beiden Stirnbeinen, die Suturae coronariae (Kranz- oder Kronennähte) zwischen Stirn- und Scheitelbeinen. Die Sutura lambdoidea (Lambdanaht) verläuft zwischen Hinterhauptsschuppe und den Scheitelbeinen, und die Suturae temporales (Schläfennähte) zwischen der Schläfenbeinschuppe und dem Scheitelbein. Wo die Stirnnaht (Sutura frontalis), die Pfeilnaht und die beiden Kranznähte zusammentreffen, findet sich eine viereckige rautenförmige Knochenlücke, die große Fontanelle. Die kleine Fontanelle (Dreinahtfontanelle, Hinterhauptsfontanelle) ist dagegen durch eine dreieckige (lambdaförmige) Gestalt gekennzeichnet. In der kleinen Fontanelle laufen am Hinterhaupt die Pfeilnaht und die beiden Schenkel der Lambdanaht zusammen. Kleine und große Fontanelle unterscheiden sich bei der Untersuchung dadurch, daß im Verlauf der Sagittalnaht über die große Fontanelle, die Stirnnaht, der tastende Finger weiterwandern kann, während er nach hinten an der Hinterhauptsschuppe endet.

3 Fetale Körpermaße

Am Rumpf besteht der größte Durchmesser im Bereich der Schultern (12 cm), der Schulterumfang beträgt 35 cm. Der größte Querdurchmesser der Hüften, die Hüftbreite, mißt 9,5 cm, entsprechend einem Hüftumfang von 27–29 cm. Die Umfänge des Steißes sind bei der Beckenendlage von besonderer Bedeutung, da sie einen schicksalhaften Einfluß auf den Verlauf der Geburt haben können (siehe auch Kap. 10). So beträgt bei vollkommener Steißfußlage der Umfang des vorangehenden Teils 32 cm. Das entspricht dem Kopfumfang bei regelrechter vorderer Hinterhauptslage. Bei der reinen Steißlage beträgt der Hüftumfang 27 cm, bei der unvollkommenen Fußlage 25,5 cm und bei der vollkommenen Fußlage 24 cm. Diese anatomischen Gegebenheiten sind bei der Leitung einer Geburt aus Beckenendlage zu beachten.

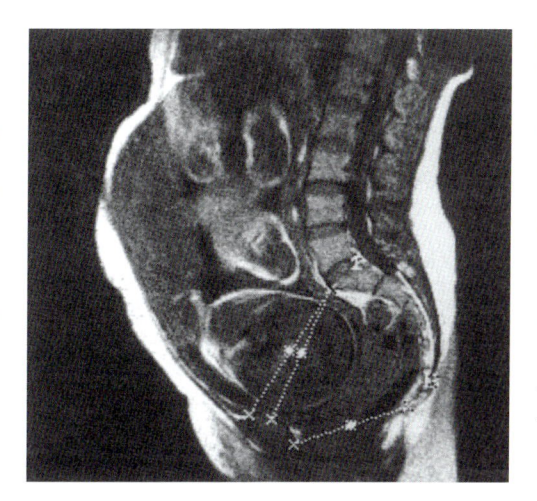

Abb. 2-16
Magnetresonanztomographische Schnittbilder in zwei Ebenen bei einer schwangeren Frau am Termin. Der Kopf ist tief im Beckeneingang. (Originale: Radiologische Gemeinschaftspraxis A. Kühnert, R. Sundermeyer, M. Frey, 63128 Dietzenbach)
a) Sagittalschnitt mit Conjugata vera und Beckenausgang (siehe auch Abb. 2-4a).

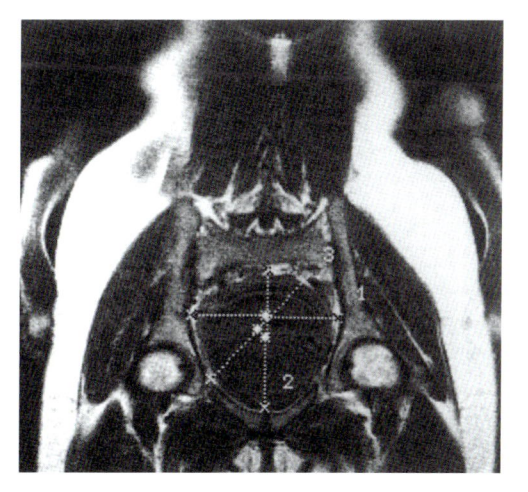

b) Querschnitt in der Höhe der Femurköpfe mit Schädeldurchmesser.

[1]*Die Fontanellen und Nähte sind für die Diagnostik der Stellung des Kopfes im kleinen Becken von Bedeutung!*

4 Anpassung des Geburtsobjekts an den Geburtskanal

Zu Beginn einer Geburt steht bei normaler Lage der Kopf in einer indifferenten Haltung über dem Beckeneingang (Abb. 2-16). Er erreicht seine erste Formanpassung an das knöcherne Becken durch eine Flexion des Kopfes, die dann beim Tiefertreten in einer Rotation besteht. Das Hinterhaupt bewegt sich gewöhnlich nach vorn. Bei guter Übereinstimmung zwischen kindlichem Kopf und knöchernem Becken vollzieht sich dieser Vorgang in kurzer Zeit. Mangelnde Übereinstimmung bewirkt jedoch eine Verzögerung des Geburtsverlaufs, wobei sich der kindliche Schädel an die Form des knöchernen Beckens anpassen muß. Diese Verformung geht im äußeren Teil des kindlichen Kopfes mit der Ausbildung einer **Geburtsgeschwulst** (Caput succedaneum) einher (Abb. 2-17). Aber auch der knöcherne Schädel zeigt Verformungen durch Anpassung an das knöcherne Becken. Sie bestehen in der Regel in

Abb. 2-17
Kopf auf dem Beckenboden, der noch nicht gedehnt ist; stark flektierte Kopfhaltung, große Kopfgeschwulst, die dem Hinterhaupt haubenartig aufsitzt. Infolge seiner Gelenkverbindung mit dem Kreuzbein ist das Steißbein etwas nach hinten gedrängt, wodurch der gerade Durchmesser des Beckenausgangs verlängert wird (nach DeLee, zitiert nach Stoeckel [111]).

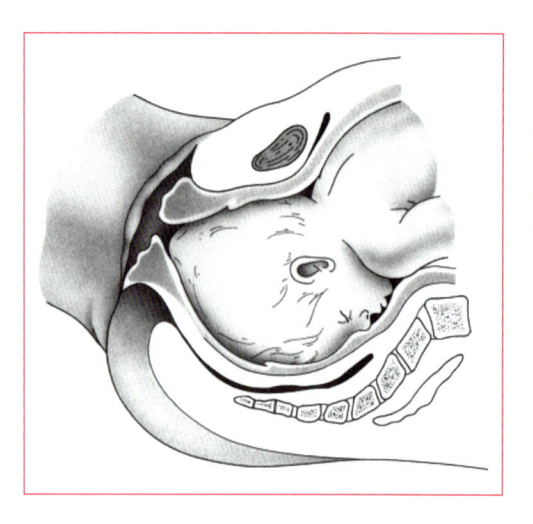

einer **Verschiebung der Knochen** dergestalt, daß die Circumferentia suboccipitobregmatica sich dem vorgegebenen Geburtsschlauch durch Verkleinerung des Umfangs anpaßt, während dadurch eine Verlängerung des Diameters mentooccipitalis erreicht wird. Sellheim hatte die Vorstellung, daß sich diese Veränderungen im Sinne eines elastischen Vorgangs abspielen, wobei das Gesetz vom kleinsten Zwang zur Anwendung kommt [95].

Inhalt*

- **Einleitung** 45
- **Struktur des Uterus** 45

1	Muskel- und Bindegewebe	46
1.1	Anatomischer Aufbau	46
1.2	Myometriale Kontraktilität	46
1.3	Elektrische Aktivität	48
1.3.1	Spannungsvermittelte Ca^{2+}- und K^+-Kanäle ...	49
1.3.2	Calcium	49
1.4	Pharmakomechanische Kopplung	50
1.4.1	Rezeptorvermittelte Öffnung der Ca^{2+}-Kanäle ..	50
1.4.2	Freisetzung von Ca^{2+} aus dem sarkoplasmatischen Retikulum	50
1.4.3	Modulation der Ca^{2+}-Sensitivität	51
1.5	Erregungsübertragung und Koordinierung der Muskelkontraktion	51
1.6	Zytokine	53
2	Endometrium bzw. Dezidua	54
3	Zervix	54
3.1	Aufbau und Funktion	54
3.2	Mechanismus der Zervixreifung	55
3.3	Muskulatur der Zervix	55
3.4	Hormonelle Beeinflussung der Reifungsvorgänge der Zervix	56

- **Regulation des Wehenmechanismus** 57

1	Kontraktionsauslösende Substanzen	57
1.1	Oxytocin	57
1.2	Prostaglandine	58
1.3	Östrogene	60
1.4	Antiprogesteron	60
1.5	CRH und ACTH	61
2	Kontraktionshemmende Substanzen (Tokolytika)	62
2.1	Calciumblocker	62
2.2	Calmodulininhibitoren	62
2.3	Substanzen, die die cAMP-Synthese stimulieren	63
2.4	Funktionelle Peptide	63
2.5	Progesteron	63
2.6	Nitritoxid	63
2.7	Substanzen, die die Synthese von uterinen Stimulanzien vermindern	63
2.7.1	Ethanol	63
2.7.2	Prostaglandinsynthesehemmer	64
2.8	Oxytocinanaloga	64
3	Geburtsmodell	64

---

*Das Literaturverzeichnis findet sich in Kapitel 22, S. 368.

3 Physiologische Grundlagen der Wehentätigkeit

C. Egarter, P. Husslein

Einleitung

Der Uterus ist ein kontraktiles Hohlorgan, das sich während der Schwangerschaft in einer eindrucksvollen Weise an die enorme Größenzunahme des heranwachsenden Feten anpaßt. Während der Schwangerschaft dient er als Fruchthalter, der das Kind schützen und ernähren soll. Dazu muß er zum Teil konträre Funktionen erfüllen; während der Schwangerschaft ist es von essentieller Bedeutung, daß die Muskulatur ruhiggestellt und erschlafft ist. Gleichzeitig ist es die Aufgabe des unteren Uterinsegments, einen festen, unüberwindbaren Verschlußapparat darzustellen. Während der Geburt muß die graduelle Zunahme der Muskelaktivität Hand in Hand mit einer Erweichung und Eröffnung der Zervix gehen, da dies sonst verheerende Folgen für Mutter und Kind haben könnte. Diese Funktionsumstellung darf weder zu früh erfolgen, da ansonsten der Fetus nicht die für das extrauterine Leben notwendige Reife aufweist, noch zu spät, da die Belastungsfähigkeit des mütterlichen Organismus durch das zunehmende Wachstum und auch die Versorgung des Kindes an eine Obergrenze stößt. Die Geburt selber muß weiter so schonend vor sich gehen, daß die Versorgung des Kindes mit Nährstoffen und vor allem mit Sauerstoff nicht unterbrochen und die mütterlichen Organe, vornehmlich die Weichteile, nicht gefährdet sind.

Diese diffizilen, nahezu perfekt erfüllten Funktionen und die daraus resultierende Geburt sind seit jeher Gegenstand von philosophischen und religiösen Betrachtungen, aber auch seit langem von wissenschaftlichem Interesse; bereits 600 v. Chr. hat sich Hippokrates dazu geäußert: „Wenn der Fetus groß geworden ist und ihn die Mutter nicht mehr genügend mit Nahrungsstoffen und Pneuma versorgen kann, wird er unruhig, bahnt sich den Weg durch seine Membranen und strebt unaufhaltsam hinaus in die äußere Welt, frei von allen Banden." Die Ursache des Geburtsbeginns stellt zweifelsohne eines der ältesten geburtshilflichen Rätsel dar, das mittlerweile, wenn auch nicht vollständig, so doch in wesentlichen Teilaspekten verstanden wird.

Struktur des Uterus

Anatomisch und funktionell gliedert sich der Uterus in Korpus und Zervix und ist im wesentlichen aus:
- Muskel- und Bindegewebe
- Endometrium bzw. Dezidua
- Serosa bzw. Vaginalepithel

aufgebaut. Entsprechend der unterschiedlichen Funktion besteht das Korpus zum Großteil aus glatter Muskulatur, während die Zervix mehr als 80 % Bindegewebe enthält.

Ein wesentlicher Faktor für die Funktion des Uterus ist seine **Fixierung im mütterlichen Becken**. Die Ligg. cardinalia und rotunda verhindern nicht nur eine unerwünschte Rotation um die eigene Achse, sondern dienen vor allem dazu, durch Fixierung des Uterus während der Wehe die Frucht nach unten zu drücken.

Die **Kräfte, die auf das Kind einwirken** und es letztlich durch den Geburtskanal pressen, sind die Kontraktionen des Myometriums sowie auch der intraabdominelle Druck, der durch Anspannung der Bauchwandmuskulatur und des Zwerchfells hervorgerufen wird.[1] Bezüglich der Kraftübertragung

Die Kräfte, die auf das Kind einwirken und es letztlich durch den Geburtskanal pressen, sind die Kontraktionen des Myometriums sowie auch der intraabdominelle Druck!

der Kontraktionen auf das Kind gab es verschiedene Hypothesen, die teilweise theoretisch, teilweise aber auch durch Modellversuche und mit Hilfe von Röntgenuntersuchungen aufgestellt wurden.

Nach Sellheim [74] kommt es zu einem hydrostatischen Druck auf den Fetus durch eine gleichmäßige Verteilung des Drucks in der Uterushöhle. Die sog. Axialdrucktheorie basiert auf der Annahme, daß die im Fundus ausgelösten Uteruskontraktionen zunächst einen Druck auf den im Fundusbereich liegenden Teil des Feten ausüben, dieser Druck auf die Wirbelsäule des Kindes übertragen wird und damit letztlich zur Ausstoßung durch den Geburtskanal führt. Dieser nicht unwesentliche Mechanismus wurde früher sehr intensiv diskutiert, ein eindeutiger Beweis für eine der beiden Hypothesen ist bisher allerdings nicht erbracht worden; möglicherweise können beide Drucktransmissionen bei der Geburt auch zusammenspielen.

1 Muskel- und Bindegewebe

1.1 Anatomischer Aufbau

Durch die Entstehung des Uterus aus der Verschmelzung der zunächst getrennten Müller-Gänge bilden die Muskelfasern des Myometriums nach Goerttler [28] ein Gitterwerk von sich teilweise kreuzenden bzw. spiralig verflochtenen, spiegelbildlichen Systemen (Abb. 3-1). Die Muskelfasern durchziehen nach diesem Schema die Wand des Uterus von außen nach innen, wobei jeweils zahlreiche kleinere Faserzüge ausscheren. Neben dieser sog. Primordialmuskulatur beschrieb Goerttler noch eine eher weniger bedeutende Sekundärmuskulatur, die von den Parametrien bzw. Ligamenten einstrahlt und auch Fasern in tiefere Schichten abgibt. Durch diesen scherengitterartigen Aufbau der Wandstruktur soll es angeblich leichter sein, eine Weiterstellung in der Schwangerschaft ohne unphysiologische Überdehnung zu erreichen. Neueren Vorstellungen zufolge [84] läßt sich hauptsächlich im Uteruskorpus eine allerdings nicht scharf voneinander abgegrenzte, dreifache Schichtung erkennen (siehe auch Bd. 4, Kap. 1, Abb. 1-2):

- das **Stratum subvasculare** mit hauptsächlich transversalen und teilweise zu den Tubenecken konvergierenden Muskelbündeln
- das **Stratum supravasculare**, eine ebenfalls schwach ausgeprägte, zum Teil längs, zum Teil transversal verlaufende Schicht
- das **Stratum vasculare**, die ausgeprägte mittlere Muskelschicht mit in allen Richtungen verlaufenden Muskelbündeln, die für die Austreibung der Frucht günstige Voraussetzungen schaffen.

Entsprechend dieser Modellvorstellung sind auch die Gefäßversorgung der Muskelzüge und die intramurale bindegewebige Verankerung besser gewährleistet. Nach physikalischen Berechnungen der Volumen- und Konturveränderungen des Uterus scheint dieses Modell eher plausibel zu sein als das herkömmliche nach Goerttler.

1.2 Myometriale Kontraktilität

Wesentliche Erkenntnisse zum Verständnis der Kontraktilität sind mit dem Fortschritt der allgemeinen Muskelphysiologie in den letzten Jahren gewonnen worden. Das Myometrium ist kein homogenes Muskelgewebe wie der Skelettmuskel, sondern besteht aus einzelnen Muskelzellen, die im Bindegewebe eingebettet sind.[!] Die subzelluläre Struktur einer solchen glatten Muskelzelle ist ebenfalls von einer gestreiften Skelettmuskelzelle verschieden. In der longitudinalen Achse einer kontraktilen Einheit der Skelettmuskelzelle, dem sog. Sarkomer, zeigen sich dichte und helle Bandenmuster zwischen den sog. Z-Linien, die die dicken und dünnen Filamente, Myosin und Aktin, begrenzen (Abb. 3-2a). Jedes dicke Myosinfilament ist von dünnen Aktinfilamenten umgeben; eine Kontraktion resultiert aus der gegenläufigen Bewegung dieser Filamente [38]. Die Organisation einer glatten Muskelzelle ist insofern unterschiedlich, als die dicken Myosin- und dünnen Aktinfilamente in lan-

Abb. 3-1
Modell der Muskelzüge in der Uteruswand mit spiegelbildlichen, teilweise kreuzenden Spiralsystemen (nach Goerttler [28]).

[!] *Das Myometrium ist kein homogenes Muskelgewebe wie der Skelettmuskel, sondern besteht aus einzelnen Muskelzellen, die im Bindegewebe eingebettet sind!*

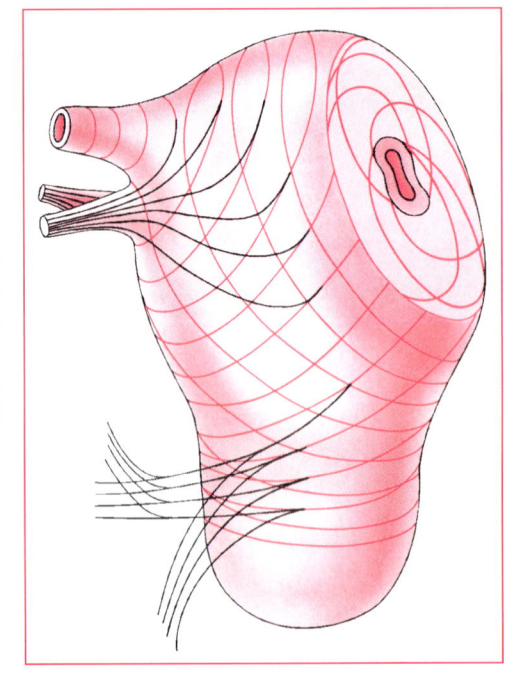

gen, eher zufälligen Bündeln in der Zelle auftreten und die Kontinuität dieser Filamente nicht durch Z-Linien unterbrochen ist.

Es gibt allerdings, in Analogie zur Funktion der Z-Linien, intermediäre Filamente, die ein Netzwerk bilden, das Proteinstrukturen verbindet (Abb. 3-2b). Diese intermediären Filamente spielen keine aktive Rolle im Kontraktionsprozeß, sondern sind mit der Zellmembran assoziiert und üblicherweise im Zytoplasma in Gruppen angeordnet, um in Form eines Netzwerks verschiedene Bereiche der Zelle zu verbinden. Sie führen also zu einer Verbindung der Fibrillen – bestehend aus Myosin und Aktin – und damit zu einer integrierten mechanischen Einheit. Im Gegensatz zum Skelettmuskel, in dem die Richtung der Kontraktion immer in der Achse der Muskelzelle ausgeübt wird, können glatte Muskelzellen entsprechend ihrer Organisation Kräfte in nahezu allen Richtungen ausüben. Dies ermöglicht es dem Uterus, sich praktisch jeder Form seines Inhalts anzupassen und entsprechenden Druck in verschiedenen Richtungen auszuüben [37].

Myosin stellt eine wichtige Komponente bei der muskulären Kontraktion dar. Es ist sowohl ein Enzym, das ATP während der Kontraktion und Relaxation hydrolisiert, als auch ein strukturelles Protein, das aus Filamenten von etwa 16 nm Dicke und 2,2 mm Länge aufgebaut ist und ein Molekulargewicht von rund 500 000 aufweist. Die Filamente bestehen aus einem Schwanz und einem Kopf, der wiederum aus je zwei schweren und zwei leichten Ketten zusammengesetzt ist (Abb. 3-3). Der Kopf des Myosinmoleküls stellt die Schlüsselstelle für die Kontraktion der glatten Muskelzelle dar. An seinen leichten Ketten findet die Ankopplung des Aktinmoleküls und die Bildung von Aktomyosin statt, die die Voraussetzung für eine Kontraktion darstellt. Ob es zu einem solchen Zusammenschluß kommt oder nicht, hängt vom Zustand der leichten Ketten des Myosins ab. Nur phosphorylierte Myosin-Leichtketten können sich mit Aktin zusammenschließen. Diese Phosphorylierung wird durch das Enzym Myosin-light-chain-Kinase (MLCKase) bewirkt, deren Aktivität calciumabhängig ist [8].

Intrazelluläres, freies **Calcium** in einer Konzentration von ca. 10-6 M ist eine Voraussetzung für die Aktivierung der MLCKase, die in Zusammenhang mit Calmodulin, einem calciumabhängigen Regulationsprotein, erfolgt (Abb. 3-4). Hingegen bewirkt cAMP eine Phosphorylierung der MLCKase, wodurch diese eine geringere Affinität zum Calmodulin-Calcium-Komplex erfährt. Dies führt letztlich zu einer Hemmung der Entstehung von Aktomyosin [1]. Darüber hinaus führt cAMP zu einer Stimulierung der Calciumpumpe des sarkoplasmatischen Retikulums, was wiederum zu einer Erniedrigung der freien Calciumspiegel im Zytoplasma führt und damit letztlich zu einer Verminderung der myometrialen Kontraktilität [16]. Der Myosinkopf stellt außerdem den Ort der Umwandlung von mittels ATP gespeicherter Energie in Kontraktionskraft dar.

Aktin ist ein kleineres Molekül, dessen Molekulargewicht ungefähr 42 000 beträgt. Es bildet dünne Filamente von ungefähr 4 nm Durchmesser, die aber länger als die dicken Filamente sind. Die Aktinstränge sind von dünnen Tropomyosinfäden durchzogen. Wie erwähnt, liegen sowohl die dicken als auch dünnen Filamente in zufällig angeordneten

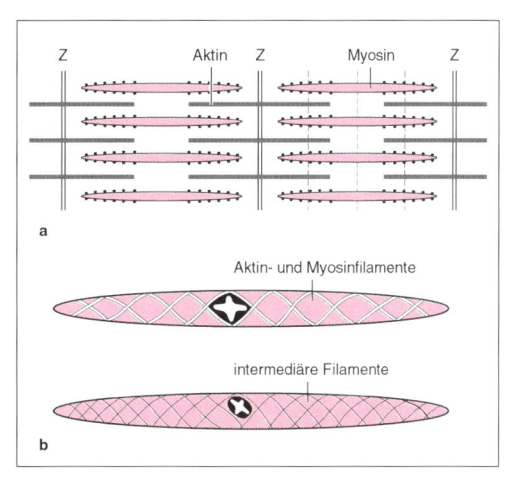

Abb. 3-2
Schematische Anordnung der Aktin- und Myosinfilamente (nach Egarter und Husslein [16]).
a) beim Skelettmuskel
b) in glatten Muskelzellen: intermediäre Filamente bilden ein dazwischenliegendes Netzwerk

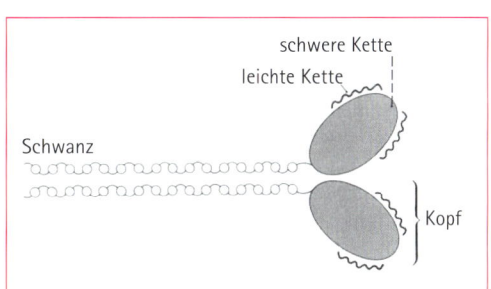

Abb. 3-3
Schematische Darstellung der Struktur des Myosinmoleküls.

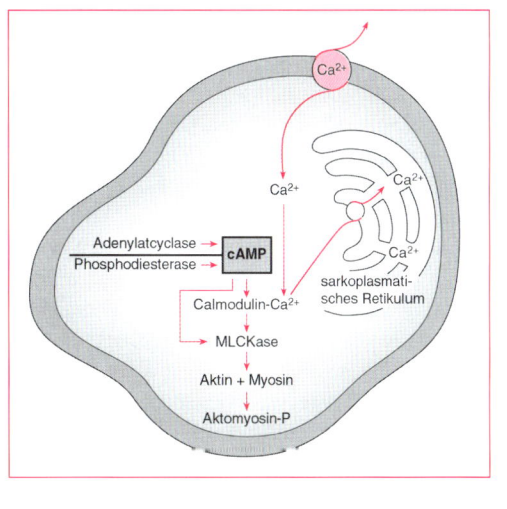

Abb. 3-4
Aktivierung der Myosin-light-chain-Kinase (MLCKase) durch intrazelluläres Calcium (Ca^{2+}); cAMP führt über die Beeinflussung der MLCKase und des Ca^{2+} zu einer Hemmung der Entstehung von Aktomyosin.

Abb. 3-5
Schematische Darstellung der zentralen Rolle von cAMP und Ca^{2+} für die Regulation der myometrialen Kontraktilität.

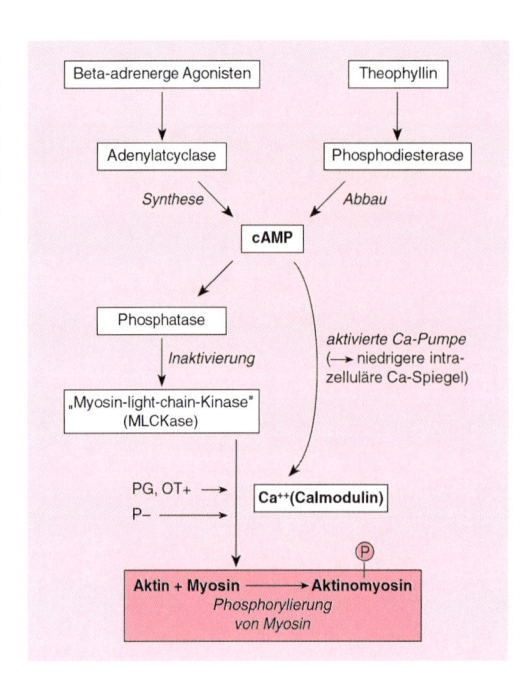

Abb. 3-6
Membranpotentiale (oben) und Kontraktionen (unten) beim Meerschweinchen (modifiziert nach Parkington und Coleman [63], mit Erlaubnis).

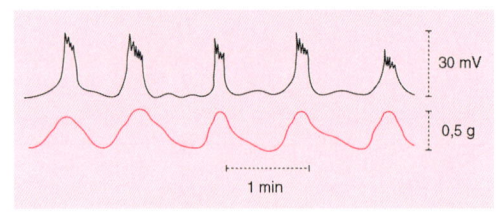

Bündeln innerhalb der glatten Muskelzelle, und es kann deshalb prinzipiell in jede Richtung eine Kontraktionskraft ausgeübt werden.

Damit ein **Zusammenschluß von Aktin und Myosin** und das nachfolgende Aneinandervorbeigleiten dieser Filamente auch tatsächlich zu einer Kontraktion der Muskelzelle führt, ist das Vorhandensein intermediärer Filamente, sog. Dense-bodies, notwendig. Diese sind zwar nicht aktiv am Kontraktionsprozeß beteiligt, agieren aber durch Fixation einerseits an Aktin und andererseits an der Innenseite der Zellmembran gleichsam als funktionelle Z-Linie des Skelettmuskels. Dadurch kann es bei Verschieben der Aktin-Myosin-Filamente tatsächlich zu einer Kontraktion der Muskelzelle kommen.

Freies, intrazelluläres Calcium und cAMP sind somit zentrale Regulatoren der Kontraktilität der glatten Muskelzelle. Die zytoplasmatische freie **Calciumkonzentration** hängt von zwei Faktoren ab:
- dem Ausmaß des Calciumeinstroms aus dem extrazellulären Bereich
- der Kapazität intrazellulärer Speicher, wie z. B. des sarkoplasmatischen Retikulums.

Diese Faktoren stehen unter komplexer, zum Teil hormoneller Kontrolle. So spielt z. B. auch das Membranpotential der einzelnen Muskelzelle und die dadurch bedingte unterschiedliche Permeabilität für Calcium bezüglich der Erregbarkeit eine zentrale Rolle. Zusätzlich führen z. B. beta-adrenerge Agonisten über eine Zunahme der cAMP-Konzentration unter anderem zu einer Erhöhung der Speicherfähigkeit des sarkoplasmatischen Retikulums [59].

Über diesen Mechanismus führt cAMP zu einem Absinken der intrazellulären Calciumkonzentration; ähnlich wie die Aktivierung der die MLCKase-phosphorylierenden Phosphatase verursacht sie eine Wirkung in Richtung Muskelrelaxation. Die Konzentration des wichtigen Regulators cAMP hängt von der Aktivität der Adenylatcyclase, die eine Synthese bewirkt, und der Phosphodiesterase, die einen Abbau verursacht, ab (Abb. 3-5).

1.3 Elektrische Aktivität

Die Muskelzellen des Uterus gehören zu jener Gruppe glatter Muskelzellen, die spontan aktiv sind, was bedeutet, daß auch ohne nervale oder hormonale Stimulation die Zelle reguläre spontane Kontraktionen zeigt. Elektromyographische Messungen beweisen, daß eine kontraktile Aktivität in vivo im Uterus besteht, die allerdings geringer ist als die in vitro gemessene; dies weist auf eine gewisse Inhibition hin [49].

Veränderungen im myometrialen Membranpotential sind als Basis für die Kontrolle der uterinen Aktivität zu sehen. Die spontane Kontraktion folgt dabei Aktionspotentialen, die, sowohl was die Frequenz als auch die Dauer betrifft, durch Agonisten verändert werden können.

Für die Muskelzellen des Uterus gelten grundsätzlich die gleichen elementaren Bedingungen **bioelektrischer Erregungsabläufe** wie an anderen erregbaren, kontraktilen Muskelzellen. Die Basis stellen dabei spontane Depolarisationen von Schrittmacherzellen im Myometrium dar (Abb. 3-6).

Im Gegensatz z. B. zum Herzmuskel sind die Schrittmacherzellen im Myometrium nicht anatomisch lokalisiert bzw. definiert, und es ist noch nicht geklärt, weshalb einige Zellen oder Zellgruppen zu Schrittmachern werden. Da es auch technisch schwierig ist, Mikroelektroden in sehr dünne und kontraktile Muskelzellen einzubringen, ist die Elektrolytverteilung in Schrittmacherzellen noch nicht ganz geklärt. Aufgrund der Untersuchungen mit anderen Techniken nimmt man an, daß eine Verminderung der Permeabilität der Membran für K$^+$ und eine erhöhte Permeabilität für Na$^+$ auftritt und damit eine langsamere Depolarisation, die dem eigentlichen Aktionspotential vorausgeht [63].

Obwohl prinzipiell diese Schrittmacherpotentiale an beliebigen Stellen des Uterus und in wechselnder Zahl anzutreffen sind – was auch die zahlreichen pathologischen Wehenformen teilweise erklärt – scheint ein gewisses Übergewicht der Erregungsbildung im Sinne eines **prävalenten Zentrums** im Bereich der linken Fundusecke des Uterus zu liegen, was auch mit den Beobachtungen von Caldeyro-Barcia [5] übereinstimmt. Die Größe und Form der jeweiligen Aktionspotentiale hängt sowohl von der Spezies als auch von der Schwangerschaftsdauer ab; es kann sich eine einfache Entladung zeigen, aber auch ein Plateau [44]. Generell ist der Ausschlag des Aktionspotentials hauptsächlich durch den Calciumeinstrom und die Repolarisation durch die Inaktivierung der Calciumkanäle und den Kaliumeinstrom bedingt.

1.3.1 Spannungsvermittelte Ca^{2+}- und K^+-Kanäle

Die spannungsvermittelten Ca^{2+}-Kanäle, die den Eintritt des Ca^{2+} während des Aktionspotentials erlauben, werden entweder durch spontane Schrittmacheraktivitäten oder durch hormonale und neuronale Stimulation geöffnet (Abb. 3-7). Sie spielen deshalb eine entscheidende Rolle bei der myometrialen Kontraktion. Die kontraktile Aktivität ist besonders von der extrazellulären Ca^{2+}-Konzentration abhängig; Substanzen, die den Ca^{2+}-Einstrom blockieren, wie z. B. Dihydropyridin, sind deshalb potente Inhibitoren spontaner Kontraktionen [32].

Studien am Myometrium im Rattenmodell zeigten auch, daß es möglicherweise einen Beitrag von Na^+ zum Aktionspotential gibt [62]. Na^+-Kanäle nehmen – ähnlich den K^+-Kanälen – im Laufe der Schwangerschaft an Dichte zu [40]. Sie könnten zu einer Erhöhung des intrazellulären Ca^{2+} durch ein reversibles Natrium-Kalium-Austauschsystem führen, und dies würde zu einer Potenzierung der myometrialen Kontraktion beitragen. Die genaue Rolle dieser schnellen Natriumkanäle muß allerdings noch weiter abgeklärt werden; der Beitrag ist möglicherweise insgesamt relativ gering, da der Anstieg des Aktionspotentials in der Muskelzelle relativ langsam erfolgt.

Die Repolarisation wird durch die Inaktivierung des Ca^{2+}-Einstroms und einen K^+-Ausstrom erreicht. Es gibt offenbar zwei oder drei verschiedene Kaliumkanäle in myometrialen Zellen [80], die einer hormonellen Steuerung unterliegen. Wie Untersuchungen von Hollingsworth [31] ergaben, dürften sich die uterinen Kaliumkanäle allerdings etwas von denen in anderen glatten Muskelzellen unterscheiden, da die Relaxation nur von einer sehr geringen Hyperpolarisation von etwa 5 mV begleitet wird.

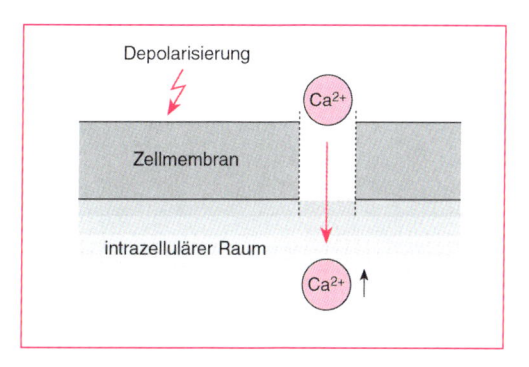

Abb. 3-7
Spannungsvermittelte Öffnung des Ca^{2+}-Kanals.

1.3.2 Calcium

Das Ca^{2+} in glatten Muskelzellen stammt sowohl aus dem intrazellulären als auch dem extrazellulären Raum. Das sarkoplasmatische Retikulum, das in glatten Muskelzellen entsprechend ausgeprägt ist, stellt intrazellulär das Hauptdepot für Calcium dar. Die Membran des sarkoplasmatischen Retikulums weist eine ATP-abhängige Ca^{2+}-Transportpumpe auf, die einen wichtigen Regulator des zytoplasmatischen Ca^{2+}-Spiegels und somit der Kontraktilität darstellt. Darüber hinaus konnte gezeigt werden, daß Inositol-1,4,5-Triphosphat an der Freisetzung von Ca^{2+} aus dem sarkoplasmatischen Retikulum beteiligt ist [54]. Ca^{2+} wird aber auch durch eine entsprechende Stimulation aus dem extrazellulären Raum eingebracht, und zwar auf zwei verschiedenen Wegen:

- durch die bereits genannten spannungsvermittelten Ca^{2+}-Kanäle
- durch rezeptorvermittelte Ca^{2+}-Kanäle [33] (siehe Abschnitt 1.4.1 „Rezeptorvermittelte Öffnung der Ca^{2+}-Kanäle")
- durch Eicosanoide, die darüber hinaus ebenfalls den Eintritt von Ca^{2+} in die Zelle erleichtern, wahrscheinlich durch einen spezifischen Ca^{2+}-Kanal, möglicherweise aber auch durch die Aktivierung des rezeptorvermittelten Kanals.

Der Durchtritt von Ca^{2+} durch die Zellmembran wird durch eine Reihe von membrangebundenen Glykoproteinen ermöglicht, wobei diese Kanäle sowohl offen oder aktiviert als auch geschlossen bzw. deaktiviert sein können. Wenn die Zellmembran ab einem gewissen Grad depolarisiert ist, öffnen sich die spannungsvermittelten Ca^{2+}-Kanäle, und es kommt zu einem substantiellen Ca^{2+}-Einstrom ins Zytoplasma. Die rezeptorvermittelten Ca^{2+}-Kanäle werden durch Hormone oder Neurotransmitter, die an spezifische Rezeptoren im Bereich der Kanäle binden, geöffnet. In der ruhenden Zelle beträgt der freie Ca^{2+}-Spiegel im Zytoplasma etwa 130 nM. Durch physiologische Stimuli, z. B. Membrandepolarisation oder kontraktile Substanzen wie Acetylcholin oder Noradrenalin, kommt es zu einer vorübergehenden Erhöhung des zellulären Ca^{2+}-Spiegels auf etwa 500-700 nM. Dies führt wiederum dazu, daß das Ca^{2+}-empfindliche Protein Calmodulin durch seine hohe Affinität das Ca^{2+} bindet [66]. Dadurch wird der im Abschnitt 1.2 „Myometriale Kontraktilität" beschriebene Mechanismus der Aktivierung von MLCKase ausgelöst, wodurch über die Phosphorylierung von Myosin und anschließenden Bindung an Aktin letztlich eine Kontraktion resultiert.

1.4 Pharmakomechanische Kopplung

Der Mechanismus, der durch Agonisten stimuliert zu einer Kontraktion führt, wird pharmakomechanische Kopplung genannt und besteht aus drei Komponenten: eine rezeptorvermittelte Öffnung der Ca^{2+}-Kanäle durch einen agonisteninduzierten Einstrom von Ca^{2+} oder anderen Ionen, die Freisetzung von Ca^{2+} aus dem sarkoplasmatischen Retikulum und die Modulation der Ca^{2+}-Sensitivität kontraktiler Proteine oder ihres Regulationsmechanismus.

1.4.1 Rezeptorvermittelte Öffnung der Ca^{2+}-Kanäle

Generell ist über diese Kanäle weniger bekannt als über die spannungsvermittelten Ca^{2+}-Kanäle. In der glatten Muskelzelle wurden zwei Kanäle identifiziert, die nur durch Agonisten (einerseits ATP [3], andererseits Acetylcholin [35]) aktiviert werden (Abb. 3-8). Beide Kanäle sind für Na^+-, Ca^{2+}- und K^+-Ionen durchgängig und werden durch Dihydropyridin geschlossen. Die Permeabilität für Ca^{2+} ist etwas geringer als für Na^+, was unter physiologischen Bedingungen, nämlich einem hohen extrazellulären Na^+-Spiegel, dazu führt, daß der Ca^{2+}-Einstrom geringer ist [3]. Jede Veränderung des Ionenmilieus, das durch diese rezeptorvermittelte Öffnung der Kanäle verursacht wird, wirkt sich auf das Membranpotential aus und kann deshalb die spannungsvermittelte Öffnung von Kanälen aktivieren oder verhindern. Es wird aber angenommen, daß neben diesen beiden Kanälen auch noch andere rezeptorvermittelte Möglichkeiten für den Ionentransport bestehen.

1.4.2 Freisetzung von Ca^{2+} aus dem sarkoplasmatischen Retikulum

Myometriumzellen haben ein sehr gut entwickeltes endoplasmatisches Retikulum, das hauptsächlich aus rauhem endoplasmatischem Retikulum mit entsprechender Proteinsynthese und weniger aus glattem endoplasmatischem Retikulum, dem sarkoplasmatischen Retikulum, das für die Ca^{2+}-Regulation wesentlich ist, besteht. Ca^{2+} aus dem sarkoplasmatischen Retikulum wird durch Inositol-1,4,5-Triphosphat (IP3) stimuliert [6]. Ein Agonist, der an einen Rezeptor der Zellmembran bindet, der seinerseits an ein sog. G-Protein gebunden ist (Abb. 3-9), aktiviert die Phosphoinosidase C, die ihrerseits Phosphatidylinositol-4,5-Biphosphat (PIP2) zu IP3 und Diazylglycerin hydrolisiert. IP3 kann nun Ca^{2+} aus dem sarkoplasmatischen Retikulum der glatten Muskelzelle freisetzen und so zu einer Erhöhung des intrazellulären Ca^{2+}-Spiegels führen. Diazylglycerin stimuliert seinerseits die Proteinkinase C und wird selbst zu Phosphatidylsäure und Arachidonsäure hydrolisiert. Diese Freisetzung der Arachidonsäure kann wiederum zu einer verstärkten Prostaglandinsynthese herangezogen werden.

Es gibt einige Hinweise, daß sich die funktionelle Aktivität des sog. G-Proteins während der Schwangerschaft ändert [77]. Trotzdem sind noch weitere Untersuchungen in bezug auf die Verbindung zwischen Rezeptor und G-Protein im Myometrium notwendig, um eine entsprechende Beeinflussung nachzuweisen.

In Herzmuskelzellen kann nach entsprechender Stimulierung eine minimale Erhöhung des Ca^{2+}-Transports durch die Zellmembran zu einer ausgedehnten Freisetzung von Ca^{2+} aus dem sarkoplasmatischen Retikulum führen. Dies wird als calciuminduzierte Ca^{2+}-Freisetzung bezeichnet. Ob dies auch für glatte Muskelzellen im Bereich des Uterus zutrifft, kann derzeit noch nicht beantwortet werden; erste Hinweise gibt es bereits [41].

Abb. 3-8
Rezeptorvermittelte Öffnung des Ca^{2+}-Kanals.

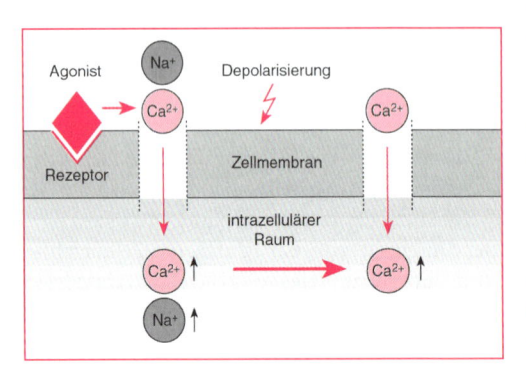

Abb. 3-9
Freisetzung von Ca^{2+} aus dem sarkoplasmatischen Retikulum.
IP_3 = Inositol-1,4,5-Triphosphat;
PIP_2 = Phosphatidylinositol-4,5-Biphosphonat;
DAG = Diazylglycerin

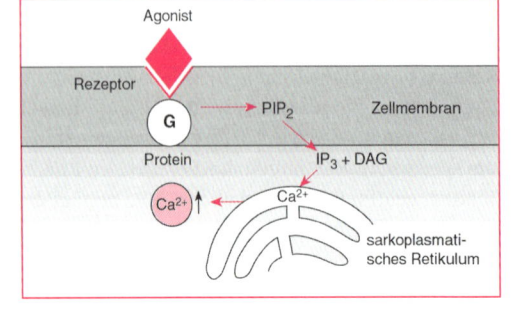

1.4.3 Modulation der Ca^{2+}-Sensitivität

Der Effekt entsprechender Agonisten in bezug auf eine Kontraktion muß nicht notwendigerweise nur mit Veränderungen der Ca^{2+}-Konzentration erklärt werden, sondern es könnten auch Änderungen in der Ca^{2+}-Sensitivität der beteiligten Proteine oder ihrer Regulationsmechanismen die Ursache sein. In einigen In-vitro-Untersuchungen konnte bereits gezeigt werden, daß Agonisten eine Kontraktion auch ohne eine Veränderung in der Ca^{2+}-Konzentration verursachen können, und zwar über die Aktivierung des G-Proteins [45]. Obwohl eine durch Agonisten induzierte myometriale Kontraktion ausgeprägter sein kann als jene, die durch elektrische Stimulation erreicht wird, ist letztlich bis heute nicht geklärt, ob dies durch eine erhöhte Ca^{2+}-Sensitivität oder aber durch die erhöhte Ca^{2+}-Konzentration verursacht wird.

1.5 Erregungsübertragung und Koordinierung der Muskelkontraktion

Die kontraktile Aktivität der glatten Muskelzellen des Uterus resultiert aus der zyklischen Depolarisation und Repolarisation der Membranen der einzelnen Muskelzellen. Die Frequenz, Dauer und Stärke der Kontraktionen sind von der Frequenz und Dauer der Aktionspotentiale innerhalb der einzelnen Zelle, aber auch von der Gesamtzahl der simultan bzw. synchron aktivierten Zellen abhängig. Aus diesem Grund ist auch die Fortleitung der Potentiale von den Schrittmacherregionen bzw. den Gebieten, die stimulierenden Einflüssen ausgesetzt sind, zu den benachbarten und auch weiter entfernten Zellen von enormer Bedeutung. Der Nachweis von Verbindungen zwischen den einzelnen myometrialen Zellen während des Beginns bzw. des Fortschreitens der Geburt, den sog. Gap-Junctions, war deshalb ein Durchbruch in dem Verständnis der Kontrolle der uterinen Aktivität. Gap-Junctions sind Engstellen zwischen zwei verschiedenen Zellen, die aus symmetrischen Anteilen der jeweiligen Zellmembran bestehen (Abb. 3-10). Elektronenmikroskopisch kann man nachweisen, daß die Distanz innerhalb einer solchen Gap-Junction ungefähr 2 nm beträgt und daß die Gap-Junctions eine periodische Struktur aufgrund von ausgestülpten, intramembranösen Proteinen aufweisen. Dadurch entstehen Kanäle vom Zytoplasma einer Zelle zur anderen, die ein elektrisches und metabolisches Ankoppeln ermöglichen [83]. Man nimmt heute an, daß diese Kanäle oder Poren nicht immer offen sind. Dabei könnte es sich um einen zusätzlichen Regulationsmechanismus handeln, der eine weitere Schutzfunktion vor verfrüht einsetzender Aktivitätskoordinierung darstellt [27].

Gap-Junctions sind zwischen verschiedenen Zellen nahezu aller Gewebe beschrieben worden, konnten allerdings erst in den letzten Jahren in größerem Ausmaß in der glatten Muskulatur des Myometriums nachgewiesen werden. Bei schwangeren Tieren findet man Gap-Junctions nur sub partu [68]. Beim Menschen hat man folgendes zeigen können:

- Myometriale Gap-Junctions sind während der Schwangerschaft nur in sehr geringer Konzentration vorhanden.
- Sie nehmen in Terminnähe an Häufigkeit und Ausdehnung zu.
- Während der Geburt weisen sie ein Konzentrationsmaximum auf.
- Innerhalb von 24 Stunden nach der Geburt werden sie nahezu vollständig abgebaut.

Die Konzentration von Gap-Junctions bei Frühgeburten verhält sich ähnlich wie in Terminnähe [23].

Die Bedeutung myometrialer Gap-Junctions liegt offenbar in der Erhöhung der elektrischen Kommunikation zwischen einzelnen Zellen. Dadurch kann es zu einer besseren Fortleitung und zu einer

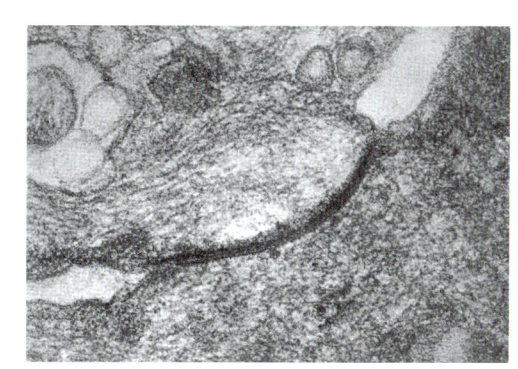

Abb. 3-10
Gap-Junctions (nach Garfield et al. [22]).

a) elektronenmikroskopische Darstellung (143 000fach)

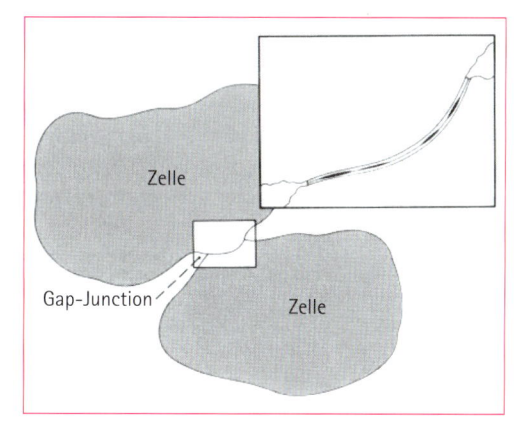

b) schematische Darstellung

Abb. 3-11
Elektronenmikroskopisch nachgewiesene Verbindungen zwischen den myometrialen Zellen, die sog. Gap-Junctions, und ihre Beeinflussungsmöglichkeiten. PG = Prostaglandine (PG E_2, $F_{2\alpha}$, I_2); P = Progesteron; P-R = Progesteron-Rezeptor-Bindung; Ö = Östrogen; Ö-R = Östrogen-Rezeptor-Bindung

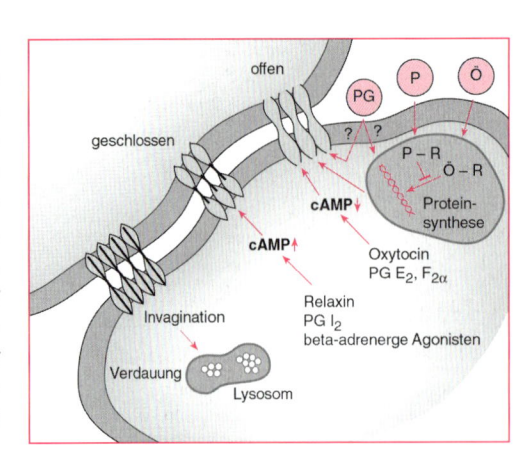

raschen, synchronisierten Ausbreitung von Aktionspotentialen kommen. Außerdem führt das Vorhandensein von Gap-Junctions zu einer einheitlichen Ausrichtung von Muskelkontraktionen: zwei Wirkungen, die offenbar die Basis gut koordinierter, zervixwirksamer Kontraktionen darstellen. Das Auftreten von Gap-Junctions am Ende der Schwangerschaft scheint eine zentrale Schaltstelle für die Umwandlung des Uterus von einem ruhenden zu einem kontrahierenden Organ zu sein.

Regulation der Gap-Junction-Bildung und -Aktivität

Ausgedehnte Studien zeigen, daß die Veränderungen der Steroidhormon- und der Prostaglandinkonzentrationen, die dem Einsetzen der Wehen vorausgehen und seit langem für die Kontrolle der Wehen verantwortlich gemacht werden, auch die Gap-Junctions zwischen den Muskelzellen regulieren (Abb. 3-11). Im Tiermodell kommt es bei bestimmten Arten vor Einsetzen der Wehen zu einem Progesteronabfall; wenn man aber die **Progesteronspiegel** durch exogene Zufuhr weiter hochhält, führt dies zur Verhinderung des Wehenbeginns, und es entwickeln sich auch keine Gap-Junctions. Andererseits führt eine Ovarektomie zu einem vorzeitigen Progesteronentzug und auch zum vorzeitigen Auftreten der Gap-Junctions, und damit letztlich der Kontraktionen. Die Applikation eines Antiprogesterons führt ebenfalls zum vorzeitigen Auftreten dieser Gap-Junctions und vorzeitigen Wehen [24].

Im Gegensatz zu der Unterdrückung von Gap-Junctions durch Progesteron führt **Östrogen**, wie man zeigen konnte, zu einer vermehrten Synthese der Gap-Junctions im Myometrium [50]. Ähnliche Untersuchungen im Tiermodell, inklusive der Applikation von Antiöstrogenen [51], konnten diesen gegenteiligen Effekt von Östrogenen untermauern.

Östrogen stimuliert wahrscheinlich die Synthese der Gap-Junctions durch eine Interaktion mit dem entsprechenden Rezeptor sowie durch eine Stimulation des spezifischen Genoms, das für die Kodierung von Gap-Junction-Proteinen verantwortlich ist [46].

Strukturell werden Gap-Junctions durch Proteineinheiten, sog. **Connexine**, gebildet, die innerhalb der Zellmembran von nebeneinander gelegenen Zellen liegen. Diese Proteine sind hexametrisch angeordnet und formen einen Kanal, durch den Ionen und kleine Moleküle passieren können. Innerhalb des Myometriums konnte das Protein Connexin 43 bereits identifiziert werden; dieses ist identisch mit dem Protein, das in Gap-Junctions des Herzmuskels nachgewiesen wurde. Die Bildung von Connexin 43 dürfte seinerseits wiederum durch Östrogene und Progesteron beeinflußbar sein [11].

Prostaglandinsynthesehemmer, wie z. B. Indometacin und Meclofenamat, verändern den Bereich der Gap-Junctions im Myometrium, so daß man annehmen muß, daß Prostaglandine und möglicherweise auch Leukotriene an der Regulierung der Gap-Junctions beteiligt sind. Allerdings dürfte die Beeinflussung durch diese Metaboliten der Arachidonsäure relativ komplex sein, da unter manchen Umständen Prostaglandinsynthesehemmer Gap-Junctions reduzieren [25, 26], manchmal aber auch stimulieren [50].

Veränderungen in der Permeabilität von Gap-Junctions können durch eine Veränderung der Verbindungen entstehen, wie z. B. ein Alles-oder-nichts-Verschluß bzw. eine Erweiterung der Kanäle, die zu einer verbesserten Kopplung führen. Moduliert wird die Permeabilität durch Hormone oder Neurotransmitter [64]. Eine verbesserte funktionelle Kopplung führt dabei zu einer verbesserten elektrischen und kontraktilen Synchronität des Myometriums und letztlich zu erhöhtem intrauterinem Druck und damit effektiver Wehentätigkeit.

Um den Einfluß verschiedenster Substanzen auf die Verbesserung bzw. Verminderung der Kopplung im Tiermodell zu untersuchen, sind verschiedene Studien durchgeführt worden [13]. Diese Untersuchungen zeigen, daß die Permeabilität der Gap-Junctions durch eine intrazelluläre cAMP-Erhöhung vermindert wird. Daß das cAMP eine Rolle in der Regulation der Funktion der Myometriumzelle spielt, zeigt sich auch dadurch, daß Substanzen wie Relaxin, Prostacyclin und Beta-2-Adrenozeptoragonisten einen inhibitorischen Effekt auf das Myometrium durch eine Erhöhung der intrazellulären cAMP-Spiegel ausüben (Abb. 3-12). Andererseits kann eine Verminderung dieser Hormone oder ihrer Rezeptoren bzw. ein Antagonismus durch

Oxytocin oder stimulatorische Prostaglandine wie PGE$_2$ und PGF$_{2\alpha}$ möglicherweise eine Vermehrung von funktionierenden Gap-Junctions bewirken. In jedem Fall sind noch zusätzliche Studien notwendig, um den Effekt verschiedenster Substanzen auf die Permeabilität der Gap-Junctions restlos zu klären.

1.6 Zytokine

Es gibt mehrere Hinweise, daß bei vorzeitigen Wehen mit und ohne Blasensprung, möglicherweise aber auch beim vorzeitigen Blasensprung am Termin, Infektionen eine nicht unwesentliche Rolle spielen.[!] Systemische Infektionen wie Pyelonephritiden oder Pneumonien sind sehr häufig mit einem Ingangkommen des Geburtsmechanismus verbunden [17]. Aber auch eine bestehende Zervizitis und intrauterine Infektionen (speziell mit Ureaplasma urealyticum, Mycoplasma hominis, Fusobakterien oder Chlamydia trachomatis [78]) konnten gehäuft bei vorzeitigen Wehen mit und ohne Blasensprung nachgewiesen werden (siehe auch Bd. 7, 4. Aufl., Kap. 5).

Eine traditionelle Erklärung für den Beginn von Kontraktionen bei einer Infektion war bisher [4], daß bakterielle Produkte direkt die Prostaglandinsynthese über die Phospholipase stimulieren (Abb. 3-13). In weiteren Studien konnte jedoch darüber hinaus gezeigt werden, daß eine Infektion auch die Ausschüttung von endogenen Produkten des Wirtsorganismus stimuliert, die auf verschiedenen Wegen den Geburtsmechanismus in Gang setzen können.

Makrophagen sind ubiquitäre Zellen, die im Bereich der Dezidua, aber auch im fetalen und plazentaren Kompartiment vorkommen. Diese Zellen werden durch bakterielle Produkte aktiviert, eine Vielzahl von Mediatoren, wie z. B. Interleukin (IL)-1, IL-6, IL-8, IL-10 sowie Tumornekrosefaktor (TNF) zu sezernieren. Diese **Zytokine** können einerseits in die Arachidonsäurekaskade eingreifen und zu einer verstärkten Prostaglandinproduktion führen, andererseits, wie z. B. IL-1 und IL-8, eine Aufweichung der Zervix auf direktem Wege bewirken (Abb. 3-14). IL-8 ist ein Zytokin, durch das eine selektive Neutrophilen-Chemotaxis induziert werden kann. Damit spielt es wahrscheinlich eine zentrale Rolle in der Regulation des Einwanderns inflammatorischer Zellen in das zervikale Stroma und weiter in bezug auf die Zervixerweichung. Für IL-8 konnte darüber hinaus gezeigt werden, daß seine Produktion im intrauterinen Gewebe durch Progesteron gehemmt und durch Antiprogesteron stimuliert werden kann [73].

Zytokine sind aber nicht nur bei Infektionen nachweisbar, sondern spielen möglicherweise auch eine Rolle beim physiologischen Beginn von Kontraktionen [73], da z. B. nachgewiesen werden konnte, daß während der Geburt die IL-6-Genexpression im Myometrium und in den fetalen Membranen auch ohne sonstige Infektionszeichen erhöht ist.

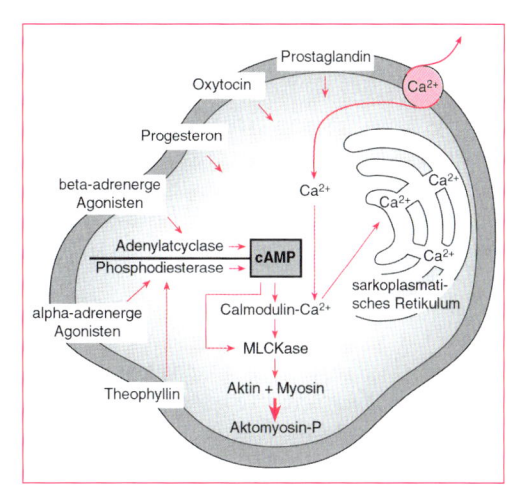

Abb. 3-12
Vielseitige Beeinflussungsmöglichkeiten der intrazellulären cAMP- und Ca^{2+}-Konzentration und damit letztlich der Kontraktion der Muskelzelle. Ein cAMP-Anstieg vermindert auch die Permeabilität von Gap-Junctions und damit die Ausbreitung einer Kontraktion.

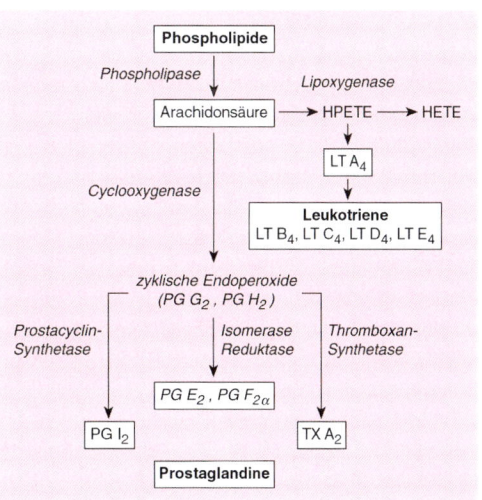

Abb. 3-13
Die Arachidonsäurekaskade. Über den Cyclooxygenaseweg kommt es zur Bildung der wehenfördernden Prostaglandine E$_2$ und F$_{2\alpha}$ und über den Lipoxygenaseweg zur Bildung von Leukotrienen, die dosisabhängig teilweise ebenfalls Wehen auslösen können.

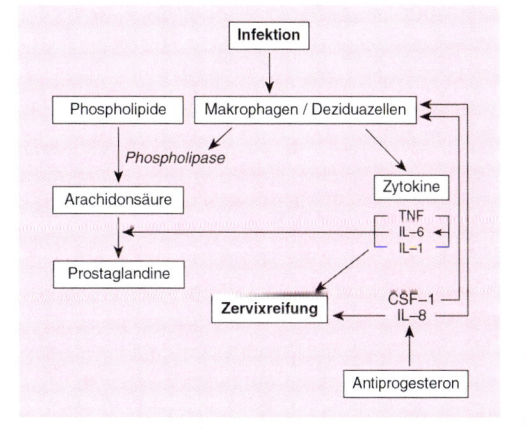

Abb. 3-14
Körpereigene Makrophagen können bei Infektion eine Vielzahl von Zytokinen freisetzen, die letztlich zur Auslösung von Wehen führen.

[!]*Infektionen spielen bei vorzeitigen Wehen mit und ohne Blasensprung, möglicherweise aber auch beim vorzeitigen Blasensprung am Termin, eine nicht unwesentliche Rolle!*

Eine in Zukunft sicherlich interessante Möglichkeit unser Verständnis der wehenauslösenden Momente zu verbessern, ist die Untersuchung genetischer Polymorphismen oder Mutationen, die zur Veränderung des Geburtsablaufes im Tiermodell führen. Beispielsweise konnte gezeigt werden, daß Mutationen des Promotors des TNFα-Gens, die dazu führen, daß die Transkription verstärkt wird, offenbar die Wehentätigkeit vorzeitig in Gang bringen können. Die daraus resultierende erhöhte TNFα-Konzentration kann darüber hinaus zu einer erhöhten Rate an vorzeitigen Blasensprüngen durch die Aktivierung der kollagenabbauenden Matrix Metalloproteinasen führen [72].

2 Endometrium bzw. Dezidua

Die Dezidua entsteht aus dem Endometrium des nichtschwangeren Uterus und unterliegt nach der Implantation charakteristischen strukturellen Veränderungen. Die Stromazellen vergrößern sich und nehmen an Zahl zu, woraus eine Verdickung der subepithelialen Schichten entsteht. Auch Drüsen und Blutgefäße proliferieren zur besseren Versorgung des Embryos.

Der Dezidua kommt während der Schwangerschaft und Geburt eine besondere Rolle zu, da sie, anatomisch gesehen, die Brücke zwischen Fetus (Eihäute) und mütterlichem Gewebe (Myometrium) darstellt. Sie ist sowohl für die Blutversorgung der gefäßlosen Eihäute als auch für Wasser- und Ionentransporte aus der Amnionflüssigkeit von Bedeutung. Auch zur Aufrechterhaltung des hormonellen Milieus während der Schwangerschaft leistet die Dezidua einen wichtigen Beitrag. Neben der Synthese von Relaxin und Prolactin, dem unter Umständen eine Bedeutung für die Regulation der Permeabilität der Einheit zukommt, stellt die Dezidua einen zentralen Ort der Prostaglandinsynthese dar [29].

Wie in den meisten Zellen enthält die Zellmembran auch in der Dezidua große Mengen an Arachidonsäure, die obligate Vorstufe von Prostaglandinen (PG). Nach Freisetzung durch das Enzym Phospholipase A2 kommt es über mehrere enzymatische Reaktionen zur Synthese zahlreicher Prostaglandine, in der Dezidua vornehmlich PGE_2 und $PGF_{2\alpha}$ (siehe Abb. 3-13).

Wahrscheinlich stimuliert eine Zunahme der dezidualen Prostaglandinsynthese das Ingangkommen des Geburtsvorgangs. Wieso Dezidua post partum eine stärkere Prostaglandinsynthesekapazität aufweist als während der Schwangerschaft, ist bis heute nicht vollständig geklärt. Ob es sich hier um eine Unterdrückung einer latenten Fähigkeit handelt, oder ein zusätzlicher Stimulus die Zunahme der Prostaglandinsynthese in Gang setzt, bleibt eine der derzeit noch ungelösten Fragen des Geburtsmechanismus. Fuchs und Husslein haben die Hypothese aufgestellt, daß Oxytocin – teilweise fetalen Ursprungs – ein solcher Stimulus ist, der die Dezidua über den Blutkreislauf, aber auch direkt durch Diffusion aus dem Fruchtwasser erreicht [21].

3 Zervix

3.1 Aufbau und Funktion

Die Aufgabe der Zervix ist um nichts weniger komplex als die des Myometriums. In der Schwangerschaft stellt sie einen schützenden Verschlußapparat dar; innerhalb weniger Tage bis Wochen vor dem Einsetzen von Wehen muß die Konsistenz zunehmend weicher werden, um sub partu in Koordination mit myometrialen Kontraktionen den gesamten restlichen Widerstand zu verlieren, so daß der Fetus innerhalb kurzer Zeit geboren werden kann.

Unsere Vorstellungen von der Funktion der Zervix haben sich in den letzten 50 Jahren grundlegend gewandelt. Der histologische Aufbau der Zervix unterscheidet sich wesentlich von dem des Myometriums. Die Zervix besteht nämlich nur zu rund 15 % aus glatter Muskulatur, jedoch zu über 80 % aus fibrösem Bindegewebe, hauptsächlich extrazellulärer Matrix. Neben den in dichten Reihen vorliegenden Kollagenfibrillen spielen vor allem Glykosaminoglykane wie Dermatansulfat, Chondroitinsulfat, Heparansulfat und Hyaluronsäure eine wichtige Rolle beim Aufbau und letztlich für die Funktion der Zervix. Solche Glykosaminoglykane enthalten bis zu 80 Polysaccharidketten, die über bestimmte Verbindungsteile an Proteine gebunden sind. Die Funktion dieser Proteoglykane dürfte in einer Festigung und somit koordinierten Anordnung der Kollagenfibrillen bestehen (Abb. 3-15) [61].

Hyaluronsäure ist zumeist nicht an Proteine gebunden; in hydrierter Form kann das Hyaluronsäuremolekül auf ein bis zu 1000fach vergrößertes Volumen gegenüber der nichthydrierten Form anschwellen. Somit hat die Hyaluronsäure eine wichtige Funktion für die Wasseraufnahme der Zervix und für die Verteilung anderer fibröser Elemente der extrazellulären Matrix. Daneben finden sich noch Elastin (ein kollagenähnliches Protein, das hauptsächlich im Bindegewebe von großen Blutgefäßen zu finden ist) und Glykoproteine, wie z. B. Fibronektin. Fibronektin ist ein extrazelluläres Matrixprotein, das die Zelladhäsion fördert und zur Diagnostik bei vorzeitigen Wehen [58] und beim Geburtsbeginn [2] herangezogen wird.[1]

Glaubte man früher, daß die Zervix ein passives, sich durch den Druck des vorangehenden Kindesteils dehnendes Organ darstellt, so ist man sich heute trotz unterschiedlicher Vorstellungen über den genauen Ablauf der Zervixveränderungen während der Schwangerschaft und sub partu einig, daß die Zervix aktiv in den Geburtsprozeß eingebunden ist und einen integrierten Teil des Geburtsmechanismus darstellt.

Die zwei Extreme der fehlerhaften Funktion der Zervix sind:
- die **Zervixinsuffizienz**, bei der die zervikalen Reifungsvorgänge weit vor der optimalen Zeit abgeschlossen sind, es somit zu einem Versagen der Verschlußfunktion in der Schwangerschaft kommt
- die **Zervixdystokie**, ein Zustand, bei dem der Widerstand der Zervix sub partu nicht ausreichend herabgesetzt ist, um durch ansonsten ausreichende uterine Aktivität überwunden zu werden.

Eine Zervixdystokie ist beim Menschen relativ selten, kann aber z. B. bei Schafen – möglicherweise wegen deren längerer Zervix und geringerer Uteruskraft – viel häufiger beobachtet werden. Aber auch beim Menschen ist es eine klinisch bekannte Tatsache, daß viel mehr uterine Kontraktionskraft notwendig ist, um die Geburt herbeizuführen, wenn Wehen bei noch hohem Zervixwiderstand entweder spontan eingesetzt haben oder im Rahmen einer Geburtseinleitung ausgelöst wurden.

3.2 Mechanismus der Zervixreifung

Obwohl der Mechanismus der Zervixreifung noch nicht exakt verstanden wird, scheinen zwei Faktoren dabei eine entscheidende Rolle zu spielen:
- ein Abbau des Kollagenmoleküls und vor allem
- eine Desintegration der Kollagenbündel

Eine Vielzahl von Untersuchungen – zumeist an der Ratte, aber auch am Menschen – haben gezeigt, daß die Konzentration von Kollagen in der Zervix sub partu abnimmt. Der Abbau von Kollagen vollzieht sich über eine Synthese und Aktivierung von kollagenolytischen Enzymen, durch eine Fragmentierung und Auflösung von Tropokollagen bzw. durch eine Eliminierung löslicher Kollagenfragmente von der Zervix [82].

Als hauptsächlicher Herkunftsort dieser Kollagenasen und Elastasen wurden neutrophile Granulozyten identifiziert, die mit zunehmender Muttermundseröffnung das zervikale Stroma invadieren und dort degranulieren. Voraussetzung für die Extravasation neutrophiler Granulozyten ist deren Adhärenz am Gefäßendothel, was durch Adhäsionsmoleküle vermittelt wird [85]. Die Expression dieser Adhäsionsmoleküle (v. a. ELAM-1 und VCAM-1) wird u.a. durch Zytokine (z.B. Interleukin-1β) reguliert. Damit hat der Prozeß der Zervixerweichung und Muttermundseröffnung Ähnlichkeiten mit dem Beginn einer akuten Entzündungsreaktion.[II] Zusätzlich setzte sich die Vorstellung durch, daß es sub partu zu einem deutlichen Absinken der Konzentration von Dermatan- und Chondroitinsulfat und zu einer Zunahme des Hyaluronsäure- und Wassergehalts kommt [82]. Durch die geringere Menge von Dermatan und Chondroitinsulfat scheint die Auflösung der Kollagenbündelstruktur gefördert zu werden (Abb. 3-15). Die Zunahme der Hyaluronsäurekonzentration und des Gehalts an Wasser liegt der ödematösen Auflockerung und Konsistenzänderung der Zervix während der letzten Tage vor Wehenbeginn zugrunde.

3.3 Muskulatur der Zervix

Die wenigen Untersuchungen, die die Bedeutung der Zervixmuskulatur beleuchten, deuten darauf hin, daß die Muskelfasern der Zervix eine andere Rolle spielen als die des Myometriums. Nachdem sie sich vornehmlich im äußeren vaginalen Anteil der

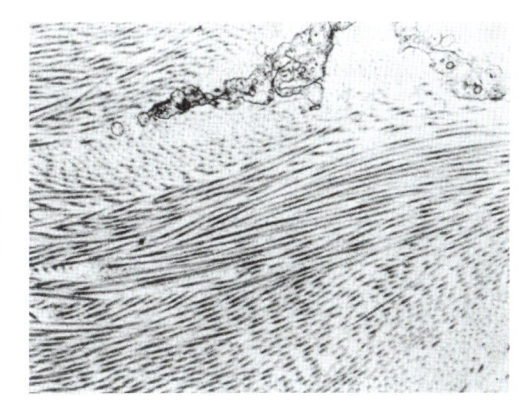

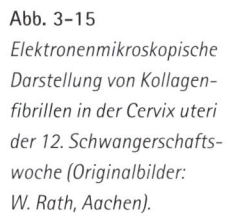

Abb. 3-15
Elektronenmikroskopische Darstellung von Kollagenfibrillen in der Cervix uteri der 12. Schwangerschaftswoche (Originalbilder: W. Rath, Aachen).

a) vor Prostaglandinbehandlung

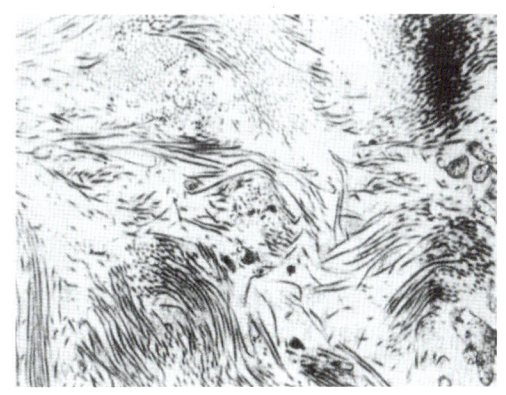

b) nach lokaler Prostaglandinbehandlung zum sog. Priming der Portio; der Verlust einer geordneten Struktur der Kollagenfibrillen scheint wesentlich zu sein

[1] *Fibronektin ist ein extrazelluläres Matrixprotein, das die Zelladhäsion fördert und zur Diagnostik bei vorzeitigen Wehen und beim Geburtsbeginn herangezogen wird!*

[II] *Der Prozeß der Zervixerweichung und Muttermundseröffnung hat Ähnlichkeiten mit dem Beginn einer akuten Entzündungsreaktion!*

Zervix befinden, ist es naheliegend anzunehmen, daß ihnen eine Bedeutung für die Verschlußfunktion während der Schwangerschaft zukommt, während es ihre Aufgabe ist, sub partu zu erschlaffen. Tatsächlich konnte gezeigt werden, daß PGE_2 auf Muskelstreifen des Korpus kontrahierend, auf jene der Zervix aber relaxierend wirkt [15]. Auch die Untersuchungen am Schaf, die eine hohe Kontraktilität der Zervixmuskulatur in der Schwangerschaft nachweisen, während die Muskelstreifen sub partu vollkommen ruhiggestellt sind, unterstützen diese Vorstellung.

3.4 Hormonelle Beeinflussung der Reifungsvorgänge der Zervix

Der komplexe Mechanismus der Zervixreifung steht unter anderem unter hormoneller Kontrolle. So sind die Hormone Östrogen (mit allen seinen Vorstufen), Progesteron, Relaxin, Androgene und die für die Steroidhormonsynthese verantwortlichen Enzyme, vor allem aber Prostaglandine und auch Interleukine an der Funktionsänderung der Zervix zwischen Schwangerschaft und Geburt beteiligt [70].

Zwar verhindern **Östrogene** in vitro den Kollagenabbau, klinisch führen sie aber zu einer Reifung der Zervix. So erhöht eine Östrogenapplikation bei trächtigen Schafen die Compliance der Zervix, ohne daß dabei Wehen ausgelöst werden.

Zahlreiche Autoren haben versucht, diesen Effekt zur Vorbehandlung einer unreifen Zervix vor Geburtseinleitung anzuwenden. Die Verabfolgung von Estradiol war allerdings weniger wirksam, als wenn PGE_2 verabreicht wurde. Auch Östrogenvorstufen wie Dehydroepiandrosteronsulfat (DHEA-S) führten zu einer deutlichen Erweichung der Zervix; allerdings dauerte die Behandlung zumeist etwas länger und konnte nicht von allen Arbeitsgruppen bestätigt werden.

Unter Umständen führt Östrogen indirekt über die Stimulation von Gap-Junctions oder der Prostaglandinsynthese zu einer Reifung der Zervix, was das Paradoxon der unterschiedlichen In-vitro- und In-vivo-Wirkungen erklären könnte.

Wie im Mausmodell gezeigt werden konnte spielen offenbar auch Androgene eine Rolle [52]. In diesem Modell wurde eine Mutation des 5α-Reduktase Gens erzeugt, das jenes Enzym kodiert, das Testosteron in den aktiven Metaboliten 5α-Dihydro-Testosteron umwandelt. Bei Mäusen mit einem 5α-Reduktase-Mangel kommt es zwar zu regelmäßigen Kontraktionen, aber zu keiner Zervixreifung. In Studien, die die mRNA für das 5α-Reduktase-Enzym durch in-situ Hybridisierung bei Mäusen untersucht haben, zeigte sich eine Erhöhung im Bereich der glandulären Zellen des Endometriums sowie der Epithelzellen im Bereich des endozervikalen Kanals. Dies zeigt, daß lokale Veränderungen im Steroidmetabolismus offenbar zur Kontrolle der Zervixreifung beitragen.

Die Wirkung von **Progesteron** auf die Zervixreifung ist ebenfalls noch nicht bis ins Detail geklärt. Obwohl es Hinweise dafür gibt, daß Progesteron sowohl die Leukozyteninfiltration der Zervix vermindert, die die Kollagenolyse begleitet, als auch die Freisetzung kollagenolytischer Enzyme wie Kollagenasen, Gelatinasen, usw. fast gänzlich unterdrückt [53], vermochte die exogene Gabe von Progesteron z.B. bei trächtigen Schafen die Zervixreifung nicht zu verhindern.

Darüber hinaus konnte die Rolle von Progesteron durch den Einsatz verschiedener Progesteronantagonisten, wie z. B. Mifepriston, indirekt evaluiert werden. Antiprogesterone führen während der gesamten Schwangerschaft zu einer biomechanisch und morphologisch nachweisbaren Zervixreifung [18]. Diese Wirkung könnte durch Zytokine, möglicherweise aber auch Leukotriene und Relaxin vermittelt sein. Die bisher gesammelten Daten von verschiedenen Antiprogesteronabkömmlingen bei verschiedenen Arten zeigten somit, daß Progesteron offenbar doch eine spezielle Rolle auch in bezug auf die Reifungsvorgänge der Zervix spielt.

Prostaglandine bewirken eine ausgeprägte polymorphonukleäre Infiltration bei der Schafzervix und eine Zunahme der Kollagenasesynthese beim Meerschweinchen. Die Wirkung von PGE_2 scheint dabei direkt, die von $PGF_{2\alpha}$ über eine modulierende Wirkung am Ovar ausgeübt zu werden. Das gehäufte Auftreten einer Zervixdystokie bei trächtigen Schafen, die vorher mit einem Prostaglandinsynthesehemmer behandelt wurden, spricht ebenfalls dafür, daß Prostaglandine die zentralen Hormone für den Reifungsprozeß der Zervix darstellen [34].

Die Bedeutung von **Relaxin** ist in diesem Zusammenhang weniger klar. Obwohl gezeigt werden konnte, daß die exogene Zufuhr von Relaxin eine zervixerweichende Wirkung aufweist, ist die physiologische Rolle dieses Peptids zum heutigen Zeitpunkt weiterhin umstritten. Aufgrund der schwierigen Herstellung dürfte es auch für die klinische Anwendung in näherer Zukunft keine Rolle spielen.

Aus dem Verständnis des komplexen Zusammenspiels zwischen Myometrium und Zervix wird klar, daß die **Faktoren, die eine veränderte Kontraktilität des Myometriums** am Übergang von Schwangerschaft und Geburt bewirken, auch auf die Zervixreifung Einfluß nehmen (Abb. 3-16). Nur durch koordinierte Veränderungen ist hier ein optimaler Übergang der zwei so unterschiedlich ausgerichteten Zustände – Schwangerschaft und Geburt – zu gewährleisten.

Dies ist auch durch klinische Erfahrung zu untermauern. In den meisten Fällen von Terminüberschreitung kommt es nicht nur verspätet zum Einsetzen einer Wehentätigkeit, sondern auch zur verzögerten Ausbildung der entsprechenden Zervixveränderungen. Auch die Korrelation zwischen günstigem Zervix-Score und Leichtigkeit einer Geburtseinleitung bzw. umgekehrt ist eine klinisch bekannte Tatsache.

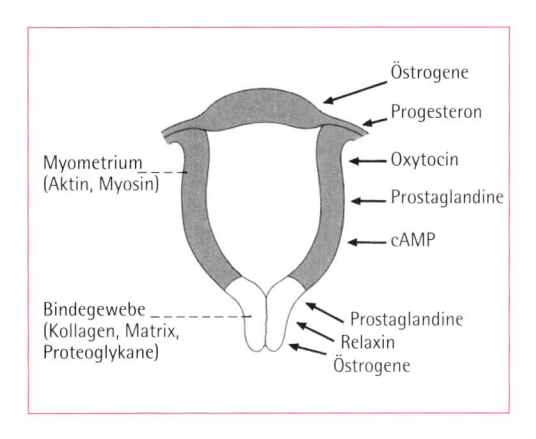

Abb. 3-16
Faktoren, die die Myometriumkontraktilität und die Reifungsvorgänge der Zervix beeinflussen.

Regulation des Wehenmechanismus

Die Kontrolle der Myometriumkontraktilität erfolgt einerseits auf der Ebene der einzelnen Muskelzelle mit Calcium als dem zentralen Ion, andererseits über die Verbindung verschiedener Muskelzellen durch Gap-Junctions als Koordinatoren oder Inhibitoren der Erregungsübertragung. Diese lokalen Regulationsmechanismen werden auf übergeordneter, vornehmlich hormoneller Ebene durch Steroidhormone, Corticotropin releasing Hormon (CRH), Oxytocin, Prostaglandine und über das Adrenalin-Noradrenalin-System reguliert. Auch nervöse und mechanische Komponenten wie z. B. die Uterusdehnung haben hier einen – allerdings eingeschränkten – Einfluß.

Zu einem Verständnis der Beeinflussung der Kontraktilität (Wehenauslösung bzw. Tokolyse) ist eine Besprechung der verschiedenen Ansatzpunkte zielführend.

1 Kontraktionsauslösende Substanzen

1.1 Oxytocin

Oxytocin stellt die stärkste bekannte kontraktionsauslösende Substanz dar.[1] Bei maximaler Oxytocinempfindlichkeit ist die Menge, die zur Auslösung einer Kontraktion notwendig ist, um Größenordnungen kleiner als z. B. für Prostaglandine. Der **Wirkungsmechanismus** von Oxytocin beinhaltet:
- eine Reduktion der Aufnahmefähigkeit der verschiedenen intrazellulären Calciumspeicher
- eine Hemmung der Enzymsysteme, die für den intra- und extrazellulären Calciumtransport verantwortlich sind
- eine Stimulation der Synthese von PGE_2 und $PGF_{2\alpha}$ in der Dezidua

Während der Schwangerschaft schwankt die Konzentration von Oxytocin im mütterlichen Plasma erheblich. Insgesamt kommt es zu einem geringen, aber nicht signifikanten Anstieg [20]. Da die Wirkung von Oxytocin durch membranständige Rezeptoren im Myometrium und in der Dezidua vermittelt wird [21], ist aber die Wirkung von Oxytocin als Summe seiner Sekretion und der Empfindlichkeit des jeweiligen Endorgans zu werten. In den letzten Tagen vor Einsetzen spontaner Wehen kommt es bei zahlreichen Tierspezies und beim Menschen zu einer Zunahme der Konzentration von Oxytocinrezeptoren im Myometrium und in der Dezidua [21]. Diese Zunahme der Rezeptorenkonzentration steht in enger Korrelation zum Anstieg der klinisch gemessenen Oxytocinempfindlichkeit. Durch die Zunahme der Oxytocinempfindlichkeit auf der Basis einer erhöhten Konzentration von Oxytocinrezeptoren kann Oxytocin am Ende der Schwangerschaft trotz nahezu gleichbleibender zirkulierender Plasmaspiegel die Geburt auslösen. Eine geringe Vermehrung der zirkulierenden Menge durch zusätzliche fetale Sekretion könnte einer der auslösenden Faktoren für den Wehenbeginn beim Menschen darstellen (Abb. 3-17). Allerdings zeigten Untersuchungen im Mäusemodell, daß bei einem kompletten Fehlen von maternalem und fetalem Oxytocin es trotzdem zum Wehenbeginn und zur Geburt kommt und die Jungen erst später am fehlenden Einsetzen der mütterlichen Laktation sterben [60].

Während der Geburt kommt es noch vor dem Anstieg der zirkulierenden Prostaglandinmetaboliten zu einer Erhöhung der Oxytocin-Plasmaspiegel. Die während der Eröffnungsperiode zirkulierenden Mengen nach spontanem Wehenbeginn entspre-

[1]Oxytocin stellt die stärkste bekannte kontraktionsauslösende Substanz dar!

Abb. 3-17
Ablauf der Ereignisse in der Theorie von Fuchs und Husslein, die Oxytocin als Auslöser des Geburtsgeschehens annahmen (nach Fuchs et al. [21]).

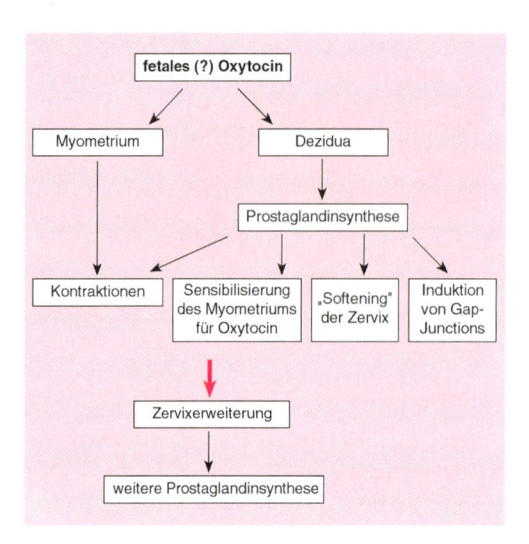

chen in etwa der Konzentration, die nach einer Geburtseinleitung mit intravenöser Verabreichung von 4–6 mIE/min gemessen werden.

1.2 Prostaglandine

Prostaglandine sind mehrfach ungesättigte Fettsäuren, deren obligate Vorstufe, Arachidonsäure, praktisch überall im Organismus vorhanden ist (siehe auch Bd. 1, Kap. 7). Über eine Kette von Vorstufen kommt es unter Einwirkung zahlreicher Enzyme, darunter der Cyclooxygenase, zur Bildung einer Vielzahl von Prostanoiden, von denen für Myometriumkontraktionen und die Zervixreifung vornehmlich PGE_2 und $PGF_{2\alpha}$ von Bedeutung sind (siehe auch Abb. 3-13).

Prostaglandine sind lokale Hormone, die unmittelbar nach erfolgter Wirkung lokal, spätestens aber nach ein oder zwei Lungenpassagen inaktiviert werden. Sie spielen in zahlreichen physiologischen Prozessen eine entscheidende Mediatorenrolle; auch für den Geburtsmechanismus dürften sie von zentraler Bedeutung sein. Sämtliche intrauterine Gewebe können Prostaglandine produzieren, wobei das Spektrum der produzierten Prostanoide sehr schwankt. So synthetisiert das Myometrium vornehmlich Prostacyclin, während menschliches Amnion und Chorion hauptsächlich PGE_2 und die Dezidua sowohl PGE_2 als auch $PGF_{2\alpha}$ produzieren. Das Amnion, das keine eigene Blutversorgung aufweist, erhält die Arachidonsäure über das Fruchtwasser, während das Chorion, das ebenfalls keine eigene Blutversorgung besitzt, die Vorstufe aus der Dezidua bezieht.

PGE_2 und $PGF_{2\alpha}$ sind bekannt für ihre starke Stimulation der myometrialen Kontraktilität, die sehr wahrscheinlich über eine Erhöhung des intrazellulären Calciumanteils bewirkt wird (siehe auch Abb. 3-12). Zur Zeit kann das am besten durch eine Modulation der Calciumströme erklärt werden, wobei die genaue Beeinflussung noch untersucht wird. Die Beziehung zwischen Calcium und Prostaglandinen scheint relativ komplex zu sein, und offensichtlich kommt es zu einer Erhöhung der Calciumpermeabilität der Zellmembran. Auch für die Synthese der Prostaglandine ist Calcium notwendig; es konnte gezeigt werden, daß Calciumantagonisten in vitro die Prostaglandinsynthese vermindern, während Calcium selbst die Produktion erhöht.

Darüber hinaus gibt es verschiedene Theorien über die Regulation der effektiven Synthese. Vor allem McDonald mit seiner Arbeitsgruppe hat immer wieder postuliert, daß das Vorhandensein freier Arachidonsäure einen entscheidenden Regulationspunkt darstellt [7]. Somit wäre die Aktivität des Enzyms Phospholipase A2, das die Arachidonsäure aus ihrer Verankerung in Zellmembranen löst, ein entscheidender Faktor für die Stimulation der Prostaglandinsynthese.

Eine andere Theorie sieht Oxytocin als zentralen Regulator. Fuchs und Mitarbeiter konnten zeigen, daß die Decidua parietalis am Termin über eine hohe Konzentration von Oxytocinrezeptoren verfügt [21]. Sie postulierten, daß der zentrale Stimulus für die Zunahme der Prostaglandinsynthese am Termin die Bindung von Oxytocin an seinen Rezeptor in der Dezidua darstellt. Dies konnte in vitro durch Inkubationsversuche und in vivo durch Untersuchungen bei Geburtseinleitungen mit Oxytocin untermauert werden.

Prostaglandine weisen spezifische Rezeptoren an den Plasmamembranen der Zielzellen auf, wobei diese Rezeptoren Mitglieder der transmembranen G-Protein assoziierten Rezeptor-Familie sind. Klassifiziert werden die verschiedenen Prostaglandin-Rezeptoren nach ihren spezifischen Liganden. Besonders interessant im Zusammenhang mit dem Wehenbeginn waren „Knock out"-Mäuse bezüglich des $PGF_{2\alpha}$-Rezeptors [76]. In diesem Modell kommt es zu keinem Wehenbeginn und die Embryos werden intrauterin resorbiert. Eine zusätzliche Ovariektomie provoziert einen Progesteron-Entzug und die Induktion von Oxytocin-Rezeptoren im Myometrium, was zu einem normalen Wehenbeginn und zur Geburt führte. Offenbar ist also insbesondere $PGF_{2\alpha}$ wesentlich in bezug auf die endokrinen Veränderungen, die dem Wehenbeginn vorangehen. Weitere Studien mit demselben Modell konnten zeigen, daß es auch zu keiner Induktion der PG GH-Synthetase kommt [81]. Die erhöhte kontraktile Aktivität während der Geburt ist somit eine direkte Folge der Erhöhung von PGE$_2$ und PGF$_{2\alpha}$ bzw. auch der Produktion von anderen Eicosanoiden durch die fetoplazentare Einheit. Die Beziehung zwischen den einzelnen Hauptwegen der Eicosanoidsynthese (siehe auch Abb. 3-13) ist dabei durchaus dynamisch, und das Auftreten verschiedener Prostaglandine, Thromboxane oder Leukotriene kann sich entsprechend der Phasen des Reproduktionszyklus ändern [57]. Es konnte darüber hinaus gezeigt werden, daß in speziellen Situationen ein einmal eingeschlagener Weg in der Prostaglandinkaskade in verschiedenen Organen durchaus verändert werden kann. Die lokale Konzentration der Enzyme kann entscheidend sein, ob Thromboxan, eine potente thrombozytenaggregierende und muskelkontrahierende Substanz oder z. B. Prostacyclin, das die Thrombozytenaggregation und die Muskelkontraktion hemmt, aus dem gemeinsamen Vorgänger entsteht.

Diese Beobachtungen und die Tatsache der enormen Erhöhung der Arachidonsäurekonzentration im Fruchtwasser während der Geburt weisen auf die spezielle Rolle der fetalen Membranen beim Beginn regulärer Muskelkontraktionen hin. Obwohl der exakte Ablauf der einzelnen Schritte noch immer nicht ganz geklärt ist, dürfte sich im wesentlichen folgendes abspielen [35]: Zunächst werden relativ große Mengen von Arachidonsäure aus den Glycerophospholipidspeichern des Amnions freigesetzt; ein kleinerer Anteil dieser Arachidonsäure dient dabei als Ausgangssubstanz für die PGE$_2$-Produktion der fetalen Membranen und ein anderer Teil für PGE$_2$ und PGF$_{2\alpha}$ in der Dezidua. Das vom Amnion produzierte PGE$_2$ dürfte dann seinerseits die Freisetzung der Arachidonsäure entweder im Chorion laeve oder in der Dezidua bewirken und damit die Produktion von PGE$_2$ im Chorion und PGE$_2$ und PGF$_{2\alpha}$ in der Dezidua verstärken. Der frühere Anstieg der PGE$_2$-Konzentration im Fruchtwasser unmittelbar vor Geburtsbeginn und die vor Auftreten der PGF$_{2\alpha}$-Metaboliten erhöhten PGE$_2$-Metaboliten in der maternalen Zirkulation unterstützen diese Annahme. Auch nach Verabreichung von PGE$_2$-Vaginalsuppositorien konnte gezeigt werden, daß es zu einem Anstieg der PGF$_{2\alpha}$-Metaboliten im Plasma kommt. Generell könnte jeder Stimulus, der die PGE$_2$-Synthese in den fetalen Membranen erhöht, wie z. B. Oxytocin, Arachidonsäure, Prostaglandine, aber auch andere Stimuli, wie Hypoxie, Infektion oder Reize noch unbekannter Art die Serie der einzelnen Schritte initiieren, die zu einer Formation von PGF$_{2\alpha}$ in der Dezidua und/oder im Myometrium führen. Faktum ist, daß bei jeder Form der Geburt, sei es nach spontanem Wehenbeginn oder nach Geburtseinleitung, die Zunahme der körpereigenen, uterinen Prostaglandinsynthese signifikant zunimmt (Abb. 3-18).!

Generell haben Prostaglandine mehrfache Wirkungen auf den schwangeren Uterus (Abb. 3-19):

!*Bei jeder Form der Geburt nimmt die körpereigene uterine Prostaglandinsynthese signifikant zu!*

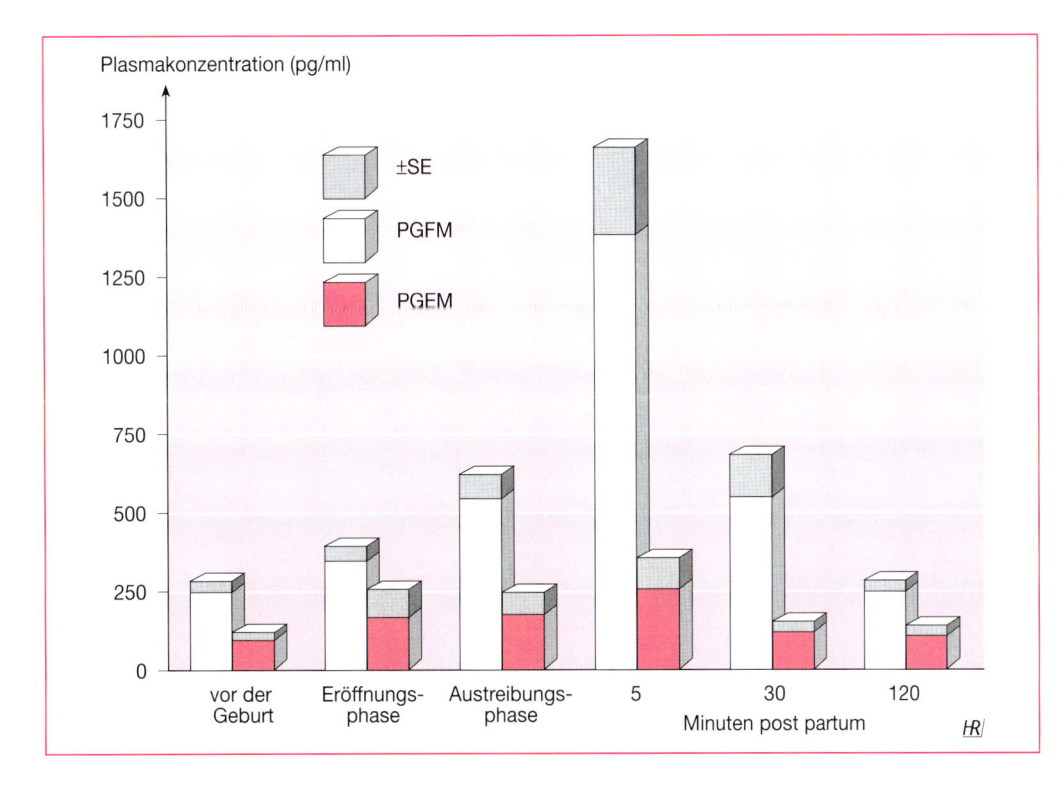

Abb. 3-18
Plasmakonzentrationen der stabilen Metaboliten 13,14-Dihydro-15-keto-Prostaglandin E$_2$ (PG EM) und F$_{2\alpha}$ (PG FM) vor und während Geburten nach spontanem Wehenbeginn.

Abb. 3-19
Wirkungen der Prostaglandine auf Myometrium und Zervix.

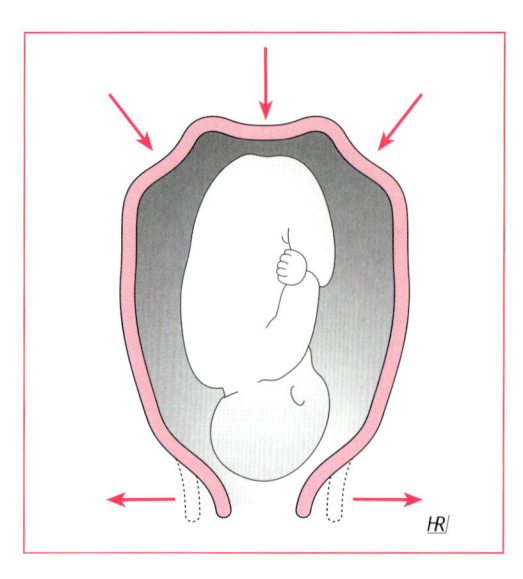

- Induktion von Myometriumkontraktionen über eine Beeinflussung der intrazellulären Calciumkonzentration
- aktive Beteiligung am Prozeß der Zervixreifung
- Induktion von Gap-Junctions

Unmittelbar post partum scheinen Prostaglandine, die in der Plazenta synthetisiert werden, für die Lösung und Ausstoßung der Plazenta verantwortlich zu sein. So stellte sich heraus, daß die maximalen Spiegel der zirkulierenden Prostaglandinmetaboliten im peripheren mütterlichen Blut zum Zeitpunkt der Plazentalösung zu beobachten waren (siehe Abb. 3-18). Gleichzeitig durchgeführte Serienbestimmungen verschiedener Prostanoide in der aus der Plazenta führenden Nabelvene untermauerten die Vorstellung, daß diese massive Prostaglandinsynthese in der Plazenta selbst stattfindet.

1.3 Östrogene

Östrogene wirken nicht direkt kontraktionsauslösend, sondern modulieren die Wirkung anderer Hormone in Richtung Zunahme der Erregbarkeit.[!] Während der Schwangerschaft kommt es zu einer stetigen Zunahme der Östrogenproduktion, und gebundene und freie Östrogene sind in der mütterlichen Zirkulation vor dem spontanen Geburtsbeginn erhöht.

Der Grund für diese Erhöhung des Östrogens ist noch nicht exakt eruiert, aber in Anlehnung an das Schafmodell ist es sehr unwahrscheinlich, daß es das fetale adrenokortikotrope Hormon (ACTH) ist, das über die Produktion von Vorstufen der Östrogene wie DHEA-S oder Androstendion die Ursache darstellt. Eine funktionierende fetale Nebennierenrinde ist sicherlich von gewissem Interesse in bezug auf den Geburtsbeginn, da gezeigt werden konnte, daß bei abgestorbenem Feten bzw. bei Feten mit selektiven Defekten, wie z. B. Nebennierenrindenaplasie oder Anenzephalie, es zu einer Verzögerung des Geburtsbeginns kommen kann. Im Rhesusaffenmodell konnte darüber hinaus gezeigt werden, daß, wenn man durch Dexamethason die fetale und maternale Nebennierenrindensekretion unterdrückt, es zu einer Reduktion der Östrogensynthese während der Schwangerschaft kommt, der präpartale Östrogenanstieg ausbleibt und die Schwangerschaft insgesamt verlängert wird. Durch eine kontinuierliche oder pulsatile Langzeitinfusion von ACTH im fetalen Tiermodell konnte allerdings umgekehrt kein vorzeitiger Geburtsbeginn induziert werden, und auch die systemische Verabreichung von Estradiol ist in dieser Hinsicht erfolglos geblieben. Östrogene dürften deshalb nur eine unterstützende Rolle bei der Geburt spielen, wobei gezeigt werden konnte, daß sie den zirkadianen Rhythmus, der bezüglich des Geburtstermins wesentlich erscheint, mitvollziehen.

Östrogene führen zu einer Größenzunahme des sarkoplasmatischen Retikulums, wodurch die intrazelluläre Calciumpumpe verstärkt wird und bei gegebenem Stimulus mehr Calcium aus dem Speicher entlassen werden kann. Klar scheint der Einfluß von Östrogenen an der Induktion von Gap-Junctions und Oxytocinrezeptoren zu sein. Zumindest bei der Ratte und beim Kaninchen steht die Synthese dieser beiden Strukturen vornehmlich unter östrogenem Einfluß.

Östrogene sind auch am Prozeß der Zervixreifung beteiligt und modulieren ferner die Antwort auf adrenerg-noradrenerge Stimuli [36]. Im Falle eines plazentaren Sulfatasemangels z. B., bei dem fetale Östrogenvorstufen wie DHEA-S nicht zu Östrogenen umgewandelt werden können, kommt es in rund 50 % der Fälle zu einer verminderten Zervixreifung und zu keinem spontanen Wehenbeginn. Die Wehenauslösung durch Oxytocin oder Prostaglandine scheint aber nur unwesentlich beeinflußt zu sein. Leider sind Nullmutanten im Mausmodell bezüglich des Östrogen-Rezeptors α und auch des Progesteron-Rezeptors, die bereits erzeugt werden konnten, infertil und weisen eine uterine Hypoplasie auf und können somit nicht für Studien des Geburtsbeginns herangezogen werden.

1.4 Antiprogesteron

Ausgehend von tierexperimentellen Untersuchungen war ein Progesteronabfall lange als Voraussetzung für das Einsetzen von Geburtswehen angesehen worden und als sog. Progesteronblock-Theorie bezeichnet worden. Als Progesteronbestimmungen im mütterlichen Plasma durchgeführt werden

Östrogene wirken nicht direkt kontraktionsauslösend, sondern modulieren die Wirkung anderer Hormone in Richtung Zunahme der Erregbarkeit!

konnten, zeigte sich, daß die Blutspiegel in den Tagen vor Wehenbeginn beim Menschen, aber auch bei anderen Primaten nicht abfielen, sondern eher noch zunahmen, so daß diese Theorie wieder in den Hintergrund trat. Erst die Entdeckung von spezifischen Progesteronrezeptor-Antagonisten (Abb. 3-20) wird in dieser Beziehung auch als wichtiges Ereignis in der Erforschung der reproduktiven Physiologie gesehen. Die in den letzten Jahren durchgeführten, extensiven experimentellen Studien [24] mit verschiedensten Progesteronantagonisten zeigten sowohl bei verschiedenen Tierarten als auch beim Menschen, daß während der gesamten Schwangerschaft eine entsprechende Wirkung von Progesteron zur Aufrechterhaltung der Schwangerschaft notwendig ist. Beim Menschen unterscheidet sich die Situation von der bei verschiedenen Tiermodellen insofern, als die Effizienz einer alleinigen Antiprogesteronapplikation im Hinblick auf die Kontraktionsauslösung bzw. den Abbruch der Schwangerschaft signifikant abnimmt, je länger die Schwangerschaft dauert. Aus diesem Grund wurden insbesondere in Terminnähe die Kombination von Antiprogesteron mit Prostaglandinen oder Oxytocin zur Wehenauslösung und Geburtseinleitung überprüft und ergaben höchst interessante Ergebnisse [19]: Frauen, die mit Antiprogesteron vorbehandelt wurden, benötigten in der Folge wesentlich weniger Uterotonika zur Geburtseinleitung als Frauen, die ein Plazebo erhielten.

Antiprogesteron kann also möglicherweise den Uterus bezüglich der Stimulation mit uterotonen Substanzen sensibilisieren, entweder durch eine Vermehrung der Rezeptoren für Oxytocin bzw. Prostaglandine oder aber auch durch eine Vermehrung der Gap-Junctions und zellulären Calciumkanäle. Darüber hinaus konnten zahlreiche Studien den bereits erwähnten zervixerweichenden Effekt, der bei Antiprogesteron wahrscheinlich auf einem anderen Prinzip beruht, nachweisen. Vom Einsatz verschiedener Antiprogesteronabkömmlinge erwartet man sich in Zukunft eine Verbesserung der Regulation des Wehenmechanismus.

1.5 CRH und ACTH

Die Plazenta und die fetalen Membranen produzieren neben den Hormonen Prolaktin, plazentares Lactogen (hPL), Choriongonadotropin (hCG), Growth Hormon (GH) auch Adrenocorticotropin (ACTH) und Corticotropin-Releasing Hormon (CRH).

Die fetale hypothalamisch-hypophysäre-adrenale Achse kann vermutlich durch Streßfaktoren wie beispielsweise eine Hypoxie aktiviert werden und die entstehenden Glukokortikoide üben einerseits einen negativen „Feedback"-Mechanismus auf die fetale hypothalamische CRH-Expression aus. Andererseits stimuliert dieses Cortisol in den meisten Arten die Reifung der Organsysteme, um letztlich ein extrauterines Überleben zu ermöglichen [48].

Man weiß seit vielen Jahren, daß es während der Schwangerschaft trotz einer ständigen Zunahme der maternalen Plasma-Cortisol-Konzentrationen zu einer ebenfalls progressiven Zunahme der Konzentration von ACTH im peripheren Plasma der Mutter kommt. Ein zunehmender Anteil dieses maternalen ACTH ist darüber hinaus durch Dexamethason Verabreichung nicht unterdrückbar. Dadurch lag der Verdacht nahe, daß es hier eine weitere Quelle geben muß und es konnte schließlich gezeigt werden, daß die Plazenta einerseits die Kapazität zur Synthese von ACTH-Vorläuferpeptiden aufweist und andererseits auch selbst ACTH in-vivo und in-vitro sezernieren kann [10]. Zudem kann plazentar gebildetes CRH ebenfalls die Produktion von plazentarem ACTH stimulieren und dies könnte die fetale adrenale Funktion direkt beeinflussen. Paradoxerweise wird die CRH-Expression in in-vitro Kulturen von humanem Plazentagewebe durch Glukokortikoide im Gegensatz zu dem negativen „Feedback"-Mechanismus im Bereich des Hypothalamus eher verstärkt [9].

Der erhöhte plazentare ACTH-Ausstoß ist also eine Folge der erhöhten CRH-Produktion innerhalb des plazentaren Gewebes und es zeigte sich, daß dadurch die maternalen Plasma CRH-Konzentrationen im Laufe der Schwangerschaft ebenfalls ansteigen. Die Konzentration von CRH in der fetalen Umbilikalvene ist signifikant höher als in der umbilikalen Arterie, so daß man auch eine plazentare Sekretion in das fetale Kompartiment annehmen kann. Die Konzentration von CRH im maternalen Plasma weist eine rapide Abnahme nach der Geburt auf, was ebenfalls auf die plazentare Biosynthese des CRHs hinweißt. Es konnte auch gezeigt werden,

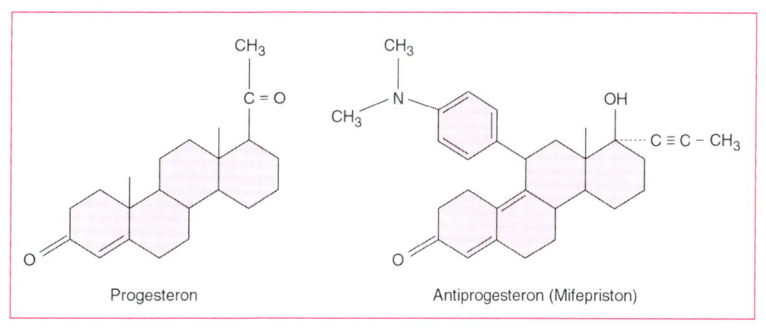

Abb. 3-20
Biochemisch dem Progesteron ähnliche Strukturen von einem Progesteronrezeptor-Antagonisten.

daß es zu einer progressiven Zunahme von plazentarer CRH-mRNA sowohl während der Schwangerschaft, als auch in den Tagen vor der Geburt kommt [65]. Durch immunhistochemische Untersuchungen konnte schließlich auch nachgewiesen werden, daß CRH sowohl im Amnion als auch in den trophoblastischen Zellen des Chorions und insbesondere in den invasiven trophoblastischen Zellen im Bereich der mütterlichen Blutgefäße sowie in dezidualen Zellen auftritt [71]. Die bekannte vasodilatorische Wirkung von CRH könnte dabei im Bereich der maternalen Arteriolen durchaus eine wichtige Rolle spielen.

Ein CRH-**bindendes** Protein war bereits aufgrund der Tatsache postuliert worden, daß es trotz hoher zirkulierender maternaler CRH-Konzentrationen zu keiner exzessiven Stimulierung von ACTH aus der Hypophyse während der zweiten Hälfte der Schwangerschaft kommt. Dieses CRH-bindende Protein konnte schließlich als 37 kDa-Glykoprotein beim Menschen isoliert werden [67]. Den Hauptort der Produktion dürfte die Leber darstellen, möglicherweise kann es aber auch in der Plazenta selbst synthetisiert werden. Die Konzentration des CRH-bindenden Proteins bleibt während der gesamten Schwangerschaft relativ unverändert, fällt aber etwa 4–6 Wochen vor Wehenbeginn ab bzw. kann wahrscheinlich auch bei vorzeitiger Wehentätigkeit vermindert sein. Es kommt also in den letzten Wochen vor Wehenbeginn im maternalen Plasma einerseits zu erhöhten Konzentrationen von CRH und andererseits zu einer Abnahme des CRH-bindenden Proteins. Dadurch kann letztlich eine relativ starke Erhöhung an freiem CRH resultieren.

Das in den intrauterinen Geweben gebildete CRH zeigt sowohl autokrine als auch parakrine Effekte innerhalb der Plazenta, Dezidua und des Myometriums und – wie erwähnt – maternale und fetale endokrine Effekte. Verschiedene Studien haben auf eine Rolle in der Regulation der plazentaren Perfusion und beim Wehenbeginn sowie auch bei der Frühgeburt hingewiesen [12].

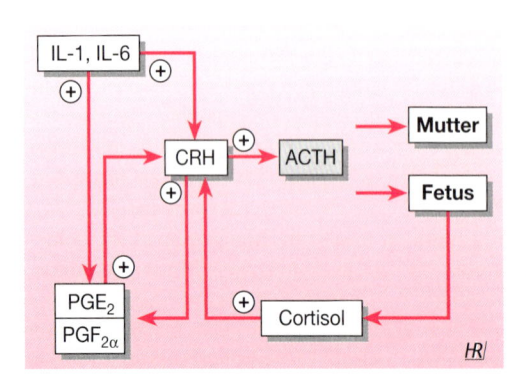

In physiologischen Konzentrationen kann Progesteron eine dosisabhängige Inhibierung der CRH-Produktion von Amnion-, Chorion- und Deziduazellen bewirken und es konnte auch gezeigt werden, daß die Spiegel an CRH-mRNA durch Progesteron im plazentaren Gewebe vermindert werden können [43].

Es bestehen somit zahlreiche Hinweise, daß plazentares CRH beim Wehenbeginn sowohl am Termin, als auch bei Frühgeburten eine Rolle spielt (Abb. 3-21). Die maternalen Plasmakonzentrationen von CRH sind erhöht und es konnte in in-vitro Studien gezeigt werden, daß CRH ganz wesentlich die Prostaglandinsynthese in Plazenta, Amnion, Chorion und Dezidua erhöht [42]. Auch entsprechende CRH-Rezeptoren konnten sowohl in der Plazenta als auch im Myometrium isoliert werden [69]. Obwohl exogen zugeführtes CRH die myometrane Kontraktilität nicht direkt stimuliert, konnte eine synergistische Wirkung von CRH mit Oxytocin und Prostaglandin $F_{2\alpha}$ nachgewiesen werden. Und schließlich ist es denkbar, daß die unmittelbar vor Wehenbeginn einsetzende Abnahme des CRH-bindenden Proteins im peripheren mütterlichen Plasma auch für die plazentaren Spiegel an CRH-bindendem Protein zutrifft, sodaß die Bioverfügbarkeit von CRH im Bereich der Plazenta ansteigen könnte.

2 Kontraktionshemmende Substanzen (Tokolytika)

2.1 Calciumblocker

Von Calciumblockern erwartet man sich eine Verminderung des extra- und intrazellulären Calciumtransports oder eine direkte calciumantagonistische Wirkung. Diese Substanzen sind vor allem im Tierexperiment untersucht worden. So wurde bei der Gabe von Nifedipin eine signifikante Verlängerung der Geburtszeit auf über das Doppelte im Vergleich zu einer unbehandelten Kontrollgruppe beobachtet. Klinisch gibt es eine eingeschränkte Erfahrung in der Anwendung von Nifedipin, vornehmlich zur Verminderung der Beschwerden bei Dysmenorrhö, aber auch als Tokolytikum, entweder allein oder in Kombination mit Beta-Sympathomimetika. Auch Magnesiumsulfat dürfte in diese Gruppe der Tokolytika fallen.

2.2 Calmodulininhibitoren

Eine Verhinderung der Interaktion zwischen Calmodulin und Myosin-light-chain-Kinase (MLCK-

Abb. 3-21 Mögliche Interaktionen zwischen CRH und Prostaglandin (PG) E_2 und $F_{2\alpha}$ Interleukin 1 und 6 sowie Cortisol (modifiziert nach Challis 1995).

ase) würde zu einer Reduktion deren Aktivität und dadurch zu einem verminderten Zusammenschluß von Aktin und Myosin führen. Phenothiazide wurden zu diesem Zweck in vitro untersucht. Zahlreiche Fragen sind aber noch offen, unter anderem die der Bedeutung des Calmodulins in anderen Organen, so daß eine klinische Anwendung noch in ferner Zukunft liegen dürfte.

2.3 Substanzen, die die cAMP-Synthese stimulieren

Hierzu gehören die in der klinischen Praxis zur Wehenhemmung etablierten Beta-Sympathomimetika. Betaadrenerge Substanzen, die an uterine Rezeptoren binden, führen zu einer Stimulation der cAMP-Synthese (siehe Abb. 3-12). Der Anstieg des intrazellulären cAMPs resultiert in:

- einer **vermehrten Calciumspeicherung,** insbesondere im sarkoplasmatischen Retikulum, wodurch es zu einer Reduktion der Konzentration intrazellulärer freier Calciumspiegel kommt
- einer **Aktivierung der Proteinkinase,** die die MLCKase phosphoryliert. Dadurch kommt es zu einer verminderten Bindung der MLCKase zum Calcium-Calmodulin-Komplex, wodurch eine Inaktivierung des Enzyms entsteht. Außerdem reduzieren Beta-Sympathomimetika die Syntheseleistung der uterinen Gewebe für kontraktile Prostaglandine (PGE_2, $PGF_{2\alpha}$) und stimulieren die Produktion von Prostacyclin, von dem man einen kontraktionshemmenden Einfluß annimmt.

2.4 Funktionelle Peptide

Verschiedene Peptidhormone sind aktiv im Regulationsprozeß der uterinen Kontraktilität eingebunden. Das bedeutendste – allerdings kontraktionsauslösende – dürfte Oxytocin sein. Aber auch Relaxin scheint zumindest im Tierexperiment einen gewissen Einfluß auf den Kontraktionsprozeß der glatten Muskelzelle zu haben. Offenbar kommt es zu einer Abschwächung der Aktivität der MLCKase. Auch das vasoaktive intestinale Peptid (VIP) greift unter dem Einfluß von Steroidhormonen modulierend in die uterine Kontraktilität ein. Die klinische Anwendbarkeit dieser Substanzen zur Wehenhemmung steht allerdings noch aus.

2.5 Progesteron

Progesteron greift in den Kontraktionsprozeß an verschiedenen Stellen ein. Einerseits reduziert es die Wirkung von Östrogen durch Hemmung der Östrogenrezeptorbildung, andererseits steigert es seine eigene Wirkung durch Induktion von Progesteronbindungsstellen. Außerdem führt Progesteron zu einer Erhöhung des Ruhemembranpotentials, reduziert die Konzentration freier Calciumspiegel und unterdrückt die Synthese von Gap-Junctions, wodurch eine verminderte Leitgeschwindigkeit bei der Erregungsübertragung verursacht wird. Bei der Ratte und beim Kaninchen verhindert Progesteron die Bildung von Oxytocinrezeptoren und senkt somit die Empfindlichkeit gegen dieses Hormon. Ein weiterer Faktor für die Progesteronwirkung stellt die Stimulation der Rezeptorsynthese für Beta-Sympathomimetika dar, wodurch der wehenhemmende Effekt von Beta-Agonisten verstärkt wird.

Die Kontraktionsfähigkeit der Myometriumzelle bleibt unter Progesteron erhalten. Entgegen den früheren Vorstellungen kommt es, wie im Abschnitt 1.4 „Antiprogesteron" erwähnt, beim Menschen nämlich nicht zu einem Abfall der zirkulierenden Menge dieses Hormons gegen Ende der Schwangerschaft.

2.6 Nitritoxid

Einige Studien der letzten Zeit zeigen auf, daß Nitritoxid (NO) in die Kontrolle der Relaxation von glatten Muskelzellen involviert ist [56], wobei der Effekt wahrscheinlich über eine Erhöhung von zyklischem Guanosinmonophosphat (cGMP) ausgeübt wird. Es konnte gezeigt werden, daß verschiedene NO-Donatoren, wie z. B. Glyceryltrinitrat [47], zu einer Hemmung von vorzeitigen Wehen führen. Andererseits kommt es durch die Applikation von NO-Synthaseinhibitoren zu keinem Auftreten von vorzeitigen Wehen. Trotzdem dürfte NO eine wesentliche Rolle bei der Ruhigstellung der Uterusmuskulatur spielen, aber offenbar vor einer Konversion der Muskelzelle in ein aktives Stadium (siehe Abschnitt 3 „Geburtsmodell").

2.7 Substanzen, die die Synthese von uterinen Stimulanzien vermindern

2.7.1 Ethanol

Im Tierexperiment, aber auch bei schwangeren Frauen führt die Verabfolgung großer Mengen von Alkohol zu einem deutlichen Abfall der zirkulierenden Oxytocinkonzentrationen, wodurch sich die klinischen Erfolge bei der Anwendung von Alkohol zur Wehenhemmung erklären lassen [22]. Aus Abbildung 3-22 ist ersichtlich, daß in allen Fällen von vorzeitiger Wehentätigkeit die intravenöse Applikation von Ethanol zu einem deutlichen Abfall der Oxytocinkonzentrationen im mütterlichen Plasma führte. Bei erfolgreicher Wehenhemmung blieb

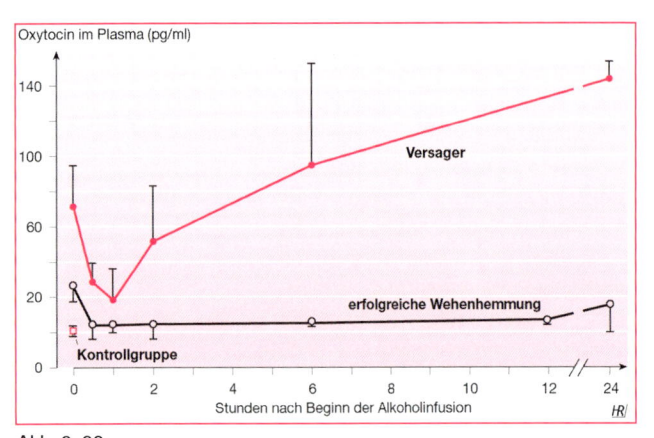

Abb. 3-22
Verlauf der Oxytocin-Plasmakonzentration vor und während Wehenhemmung mit Alkohol (nach Fuchs [22]).

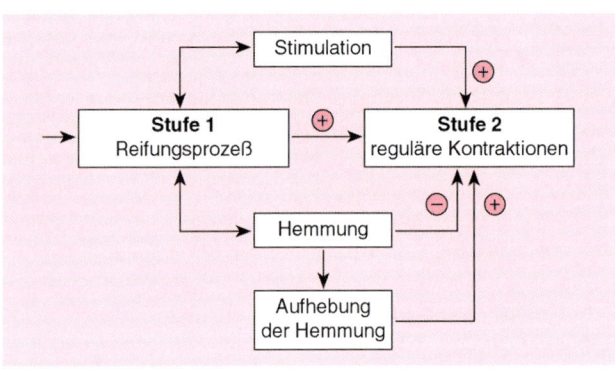

Abb. 3-23
Geburtsmodell mit schrittweiser Erreichung der effektiven Wehentätigkeit und mögliche Angriffspunkte.

[!] *Die perinatale Morbidität und Mortalität wird durch kontraktionshemmende Substanzen kaum beeinflußt!*

diese Suppression über längere Zeit erhalten, während bei den Frauen, bei denen es trotz anfänglich verminderter Uterusaktivität innerhalb von zwei bis drei Tagen zur Geburt kam, die Oxytocinsekretion nach einer kurzen Unterbrechung wieder zunahm.

2.7.2 Prostaglandinsynthesehemmer

Die Schwangerschaftsdauer bei Frauen, die in der Gravidität regelmäßig Acetylsalicylsäure eingenommen hatten, kann verlängert sein [14]. Die Hemmung der Synthese kontraktionsauslösender Prostanoide – vornehmlich über eine Hemmung der Cyclooxygenaseaktivität – wurde in der Folge dieser Beobachtung von einigen Autoren zur Wehenhemmung – allerdings in sehr hoher Dosierung – verwendet. Unklar bleibt dabei die Bedeutung einer unterdrückten Prostaglandinsynthese für die fetale Zirkulation. Wiederholt ist auf die Gefahr eines vorzeitigen Verschlusses des Ductus Botalli hingewiesen worden; faßt man aber die Ergebnisse aller kontrollierten Untersuchungen bei der Anwendung von Prostaglandinsynthesehemmern zur Behandlung vorzeitiger Wehen, Hypertonie oder intrauteriner Retardierung zusammen, so konnte diese Sorge in der Praxis keine Bestätigung finden. Auch andere, neonatale Komplikationen, wie z.B. Hämorrhagien, sind vereinzelt beschrieben worden; diese konnten jedoch in großen Kollektiven [75] nicht bestätigt werden. Da effektivere Substanzen zur Tokolyse zur Verfügung stehen, gibt es derzeit auch im Hinblick auf potentielle Risiken keine Indikation für Acetylsalicylsäure bei vorzeitigen Wehen. Sollte eine Hemmung der Cyclooxygenase erwünscht sein, scheint Indometacin wesentlich effektiver und nebenwirkungsärmer zu sein.

2.8 Oxytocin-Rezeptorblocker

In letzter Zeit werden klinisch vermehrt Oxytocinabkömmlinge eingesetzt, die zwar an den entsprechenden Rezeptor binden, aber keinerlei Oxytocinaktivität aufweisen. Dadurch kommt es zu einer Verdrängung des zirkulierenden Oxytocins von seiner Bindungsstelle und zu einer oxytocinantagonisierenden Wirkung.

Bezüglich der Wehenhemmung liegt derzeit die meiste klinische Erfahrung mit der Substanz Atosiban vor, das sowohl am Oxytocin- als auch am Vasopressin $V_{1\alpha}$-Rezeptor einen Effekt aufweist [55]. Ein Vorteil von Atosiban im Vergleich zum Einsatz von β-Sympathomimetika dürfte die geringere Rate an maternalen Nebenwirkungen sein, da es beispielsweise keine kardialen Effekte aufweist [79].

Ein Grundproblem mit allen kontraktionshemmenden Substanzen ist, daß dadurch zwar durchaus im einzelnen eine schwangerschaftsverlängernde Wirkung erreicht werden kann. Wie umfangreiche Analysen aber aufzeigten, wird die perinatale Morbidität und Mortalität kaum beeinflußt [30].[!]

3 Geburtsmodell

Alle bisherigen Modelle bezüglich des Beginns der Wehentätigkeit und der Geburt sind insofern unbefriedigend, als sie nicht exakt beschreiben können, welche Vorgänge reversible und welche irreversible Schritte in der Entwicklung der regelmäßigen uterinen Kontraktilität darstellen, was speziell für vorzeitige Wehen wichtig wäre. Es gibt jedenfalls keinen einfachen Weg von der inaktiven zur aktiven

Muskelzelle nur durch stimulatorische Substanzen oder den Entzug von inhibitorischen Substanzen. Reguläre intrauterine Kontraktionen werden offenbar schrittweise erreicht, wobei manche dieser Schritte irreversibel und manche von anderen abhängig sind (Abb. 3-23). Die erste Stufe oder der sog. Reifungsprozeß ist wahrscheinlich irreversibel und unabhängig von den weiteren Schritten. Es kommt hier zu einer Vermehrung von Gap-Junctions und von Rezeptoren für Oxytocin, Prostaglandin und anderen Substanzen.

Viele Untersuchungen im Tiermodell weisen darauf hin, daß der Entzug von Progesteron und eine Erhöhung der Östrogene die Bildung von neuen Proteinen induziert und von anderen unterdrückt. Beim Menschen könnte dieser wahrscheinlich langsamer verlaufende Reifungsprozeß, durch Dehnung, Oxytocin, Prostaglandine, Zytokine, eine fetale Ischämie oder andere Substanzen verursacht sein.

Ist einmal der Reifungsprozeß abgeschlossen, könnte es sein, daß ohne weitere Hilfe oder Aufhebung der inhibitorischen Momente die Stufe 2 mit regulären Kontraktionen erreicht wird. In jedem Fall ist diese Stufe abhängig vom Reifungsprozeß und wahrscheinlich auch reversibel. Zusätzlich könnten an diesen Punkt stimulatorische Substanzen, wie Oxytocin, Prostaglandine, Endothelin, oder andere eingreifen. Durch Entzug dieser Stimulation oder die Applikation von Antagonisten ist dieser Schritt zwar reversibel, aber nur bis zur Stufe des Reifungsprozesses und nicht zurück zu früheren Bedingungen. Nichtspezifische Substanzen, die das cAMP erhöhen, Gap-Junctions schließen, den Calciumtransport erhöhen oder Membranpotentiale verringern, können nach dem Reifungsprozeß eine inhibitorische Stufe darstellen. Diese wiederum kann durch Antagonisten, die zu einer Aufhebung der Inhibition führen, verändert werden.

Es handelt sich hierbei um ein relativ kompliziertes Modell, das allerdings viele Implikationen für einen stimulierenden oder inhibierenden pharmakologischen Eingriff bei der Geburt aufweist. Da stimulierende Substanzen üblicherweise erst nach dem Reifungsprozeß eingreifen, kann von ihnen nicht erwartet werden, daß, wenn sie vor diesem Schritt eingesetzt werden, regelmäßige Kontraktionen resultieren; dasselbe gilt für den Einsatz inhibitorischer Substanzen.

Zukünftige Behandlungsalternativen, die entweder den Reifungsprozeß verhindern oder stimulieren, könnten einen wesentlich besseren Effekt auf die Verhinderung bzw. Stimulation der Muskelkontraktionen aufweisen und so möglicherweise zu einer Verbesserung unserer therapeutischen Möglichkeiten beitragen.

Ein Aspekt der Tokolyseforschung für die Zukunft wäre es, wirksame Substanzen in entsprechend niedriger Dosierung zu entwickeln, von denen man sich eine hemmende Wirkung auf die Kontraktilität des Myometriums, aber nur eine eingeschränkte Beeinflussung anderer Organsysteme erhoffen könnte. Als Beispiel sei hier die Möglichkeit eines phenothiazinähnlichen Calmodulinblockers erwähnt. Aber auch verschiedenste Oxytocinanaloga und vor allem NO-Donatoren werden diesbezüglich weiter untersucht.

Der Bedeutung der Zervixreifung entsprechend könnte auch an eine lokale Therapie zur Verhinderung oder Umkehr der Reifungsvorgänge der Zervix gedacht werden.

Obwohl es z. T. durchaus gravierende Unterschiede zwischen dem Wehenbeginn verschiedener Tierarten und des Menschen gibt, haben uns die genetischen „Knock-out" Techniken insbesondere im Mausmodell in der Vergangenheit sehr geholfen, die Mechanismen der Geburtsauslösung zu evaluieren. In Zukunft werden verschiedene weitere Techniken wie beispielsweise „Fluoreszierende Proteine", aber auch die DNA „Microarray" Technologie, serielle Analysen der Genexpression, cDNA Klonen etc. helfen, die Genaktivierung und Repression beim Wehenbeginn zu untersuchen. In den nächsten Jahren erwarten wir deshalb eine weitere Verbesserung unseres Verständnisses des physiologischen Wehenbeginns und seiner pathologischen Aspekte.

Inhalt*

	■ **Herz-Kreislauf-System**	67
1	Herzminutenvolumen und Herzfrequenz	67
2	Peripherer Blutdruck und Gefäßwiderstand	68
3	Kardiovaskuläre Reaktionen bei Peridural- und Spinalanästhesie	69
	■ **Atemarbeit und Stoffwechsel**	69
	■ **Säure-Basen-Status und Gaspartialdrücke**	70
	■ **Hämoglobin und Hämatokrit**	70
	■ **Elektrolyte, Kreatinin und Eiweiß im Serum**	70

*Das Literaturverzeichnis findet sich in Kapitel 22, S. 369.

4 Maternale Anpassungsvorgänge während der Geburt

W. Künzel, U. Lang

Herz-Kreislauf-System

Während der Schwangerschaft vollziehen sich im maternalen Organismus Veränderungen mit dem Ziel, die Sauerstoff- und Substratversorgung der Frucht sicherzustellen.[1] Eine wesentliche Voraussetzung für ein adäquates Substratangebot an den Fetus, für die Ausscheidung von Stoffwechselprodukten und für einen normalen Gasaustausch in der Plazenta ist der Anstieg der uterinen Durchblutung [3a], der durch eine Zunahme des Herzminutenvolumens und Abnahme des uterinen Gefäßwiderstands sichergestellt wird (siehe auch Bd. 5, Kap. 1).

Alle Maßnahmen während der Geburt, die einen Einfluß auf das Herzminutenvolumen, den peripheren Gefäßwiderstand, den Blutdruck und die Hämoglobinkonzentration haben, beeinflussen auch die O_2-Transportkapazität am Uterus und somit das O_2-Angebot an den Fetus. Diese einzelnen Faktoren sollen nachfolgend analysiert werden.

1 Herzminutenvolumen und Herzfrequenz

Untersuchungen, die das Kreislaufsystem der Mutter während der Geburt betreffen, existieren nur wenige. In einer umfangreichen Studie wurden die Veränderungen des Herzminutenvolumens in einer Phase unregelmäßiger Wehentätigkeit, während der Eröffnungsperiode und während der Austreibungsperiode untersucht [3]. Vor dem Einsetzen regelmäßiger Wehentätigkeit und auch während der Phase der unregelmäßigen Wehentätigkeit betrug das Herzminutenvolumen etwa 7 l/min. Während der Eröffnungsperiode stieg das Herzminutenvolumen auf 8,2 l/min an. Es zeigte nur einen unwesentlichen Anstieg im wehenfreien Intervall der Austreibungsperiode (8,6 l/min). Der Anstieg des Herzminutenvolumens wurde nicht durch einen Anstieg der Herzfrequenz verursacht, sondern erfolgte aufgrund der Zunahme des Schlagvolumens von 84 auf 97 ml (Tab. 4-1). Es war dabei nicht von

[1]*Während der Schwangerschaft vollziehen sich im maternalen Organismus Veränderungen mit dem Ziel, die Sauerstoff- und Substratversorgung der Frucht sicherzustellen!*

Tabelle 4-1
Herzminutenvolumen, Herzfrequenz, Schlagvolumen, arterieller Mitteldruck, peripherer Widerstand und zentraler Venendruck vor Beginn der Wehentätigkeit, während unregelmäßiger Wehen, der Eröffnungsperiode, der Austreibungsperiode und eine Stunde nach der Geburt (nach Kjeldsen [2], $\bar{x}$ = Mittelwert, SD = Standardabweichung, n = Anzahl der Fälle)

		Vor Beginn der Wehentätigkeit	Unregelmäßige Wehen	Eröffnungs-periode	Austreibungs-periode	1 Stunde nach der Geburt
Herzminutenvolumen (l/min)	$\bar{x} \pm$ SD	6,6 (± 1,6)	7,1 (± 1,1)	8,2 (± 1,6)	8,6 (± 1,6)	8,1 (± 2,4)
	n	23	11	18	16	26
Herzfrequenz (Schläge/min)	$\bar{x} \pm$ SD	88 (± 11)	88 (± 16)	86 (± 14)	90 (± 17)	77
	n	39	30	40	16	
Schlagvolumen (ml)	$\bar{x} \pm$ SD	78	84 (±18,5)	94 (± 19)	97 (± 17)	106 (± 29)
	n	23	11	18	16	26
Arterieller Mitteldruck (mmHg)	$\bar{x} \pm$ SD	88 (± 11)	87 (±8)	96 (± 11)	101 (± 9)	90 (± 8)
	n	37	29	34	34	36
Peripherer Widerstand (berechnet) mmHg/l/min		13,3	12,4	11,7	11,7	11,2
Zentraler Venendruck (mmHg)	$\bar{x} \pm$ SD	5,4 (± 2,2)	5,7 (± 2,5)	5,8 (± 2,5)	–	7,3 (± 3,3)
		37	29	34	–	36

Abb. 4-1
Änderung des Herzminutenvolumens in der frühen und späten Austreibungsperiode in Ruhe und während der Kontraktionen. Dargestellt sind Einzelfallwertpaare: rote Linien = Mittelwerte (nach Kjeldsen [3]).

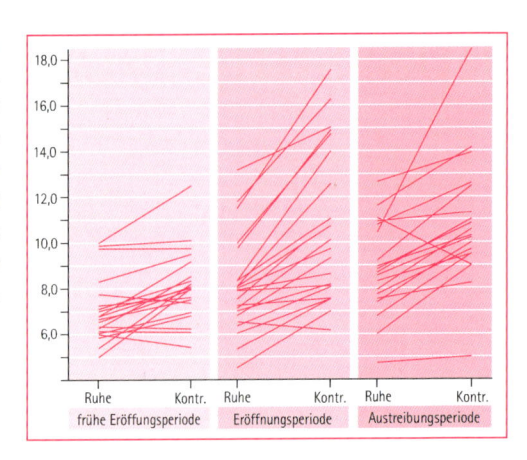

Bedeutung, ob eine spontane Wehentätigkeit vorlag oder die Wehentätigkeit durch Infusion von Oxytocin induziert wurde.

Offenbar kommt es auch nur in einem geringen Teil der untersuchten Fälle zu einem Anstieg des Herzminutenvolumens **während** der Wehe (Abb. 4-1). Bei Patientinnen mit spontaner Wehentätigkeit erfolgte eine Zunahme des Herzminutenvolumens von 7,3 auf 7,9 l/min und bei induzierter Wehentätigkeit von 8,1 auf 10,8 l/min [3]. In beiden Fällen blieben die Herzfrequenz und der systemische arterielle Blutdruck annähernd konstant. Wichtig ist zu unterscheiden, ob die Messungen während der Eröffnungsphase oder während der Austreibungsphase vorgenommen wurden. Während der Eröffnungsphase wurde bei einer Muttermundsweite von 4–6 cm ein Anstieg des Herzminutenvolumens von 8–12 % gefunden [9, 10, 11]. Während der Wehe wiederum stieg das Herzminutenvolumen um fast 100 % gegenüber den Vorwerten ohne Wehe an [5]. Dieser Anstieg wurde durch eine Erhöhung des Schlagvolumens und der Herzfrequenz verursacht und ging der Zunahme der O_2-Aufnahme parallel (147 ml/min x m^2 vor der Wehe und 353 ml/min x m^2 während der Wehe). Es scheint, daß einmal die Intensität der Wehe im Sinne einer verstärkten Arbeitsleistung einen Einfluß auf die kardiovaskulären Parameter hat, andererseits bedacht werden muß, daß unterschiedliche Meßmethoden auch die Divergenz der Ergebnisse bewirken können.

Die Herzfrequenz der Mutter zeigt beträchtliche Veränderungen während der Geburt. Vor Einsetzen der Wehentätigkeit betrug die Herzfrequenz 89 Schläge pro Minute. Diese Anzahl ist während der gesamten Geburt annähernd konstant. Während **der aktiven Phase der Austreibung** erfolgt jedoch ein Anstieg auf 118 Schläge pro Minute. So ist der Anstieg des Herzminutenvolumens während der Geburt im wesentlichen auf eine Zunahme des Schlagvolumens zurückzuführen. Schlagvolumen und enddiastolisches Volumen sind auch 6 und 12 Wochen post partum noch höher als vor der Schwangerschaft [13].

Ein interessanter Aspekt in diesem Zusammenhang ist die Frage, wie sich das Herzminutenvolumen **während der Kontraktion** in **Rückenlage** oder **Seitenlage** verändert. In Seitenlage betrug bei 30 Patientinnen der Anstieg des Herzminutenvolumens etwa 30 % [3]. Zu ähnlichen Ergebnissen gelangten Lee et al. [4], die Frauen während der Geburt in Seitenlage untersuchten. Sie haben die Funktion des linken Ventrikels mit gepulster Echokardiographie und M-mode-Technik vor und während der Kontraktion des Uterus in Epiduralanästhesie gemessen. Das Schlagvolumen stieg um 16 % von 75 auf 89 ml an, und das Herzminutenvolumen war um 11 % von 6,3 auf 7,1 l/min erhöht. Offenbar erfolgt während der Kontraktion des Uterus eine Freigabe der Kompression der V. cava, so daß sich daraus bei niederem Herzminutenvolumen in Rückenlage (wohl auch in Seitenlage) der stärkere Anstieg während der Kontraktion erklären läßt.

2 Peripherer Blutdruck und Gefäßwiderstand

Stärkere Veränderungen erfolgen im **Blutdruck** während der Preßperiode [3]. Während in der Eröffnungsphase der Blutdruck in der Wehe systolisch nur um etwa 4–6 mm Hg und diastolisch um 2–5 mm Hg ansteigt, erfolgt während der Preßphase ein systolischer Blutdruckanstieg von 46 mm Hg und ein diastolischer Blutdruckanstieg von 59 mm Hg. Auch der **zentrale Venendruck** zeigt während der Preßperiode die stärksten Veränderungen mit der größten Variabilität während der Kontraktion. In Ruhe betrug der zentrale Venendruck im Mittel etwa 6 mm Hg. Er stieg während der Kontraktion der frühen und späten Eröffnungsperiode nur geringfügig an. Während der Preßperiode war jedoch aufgrund der intrathorakalen Drucksteigerung durch das Pressen ein Anstieg auf etwa 70 mm Hg (Variationsbreite 15–105 mm Hg) zu verzeichnen [3].

Der **periphere Widerstand** zeigt in allen Phasen der Geburt einen geringfügigen Rückgang, keine Zunahme. Ob der Gefäßwiderstand auch beim protrahierten Geburtsverlauf unverändert bleibt, ist bisher nicht untersucht worden. Dazu bietet sich heute auch wenig Gelegenheit, da langdauernde Geburten, bei denen kardiovaskuläre Veränderungen zu erwarten wären, selten sind. Postpartal bleibt der periphere Gefäßwiderstand auch 12 Wochen nach der Geburt gegenüber der prägraviden Situation erniedrigt [1].

3 Kardiovaskuläre Reaktionen bei Peridural- und Spinalanästhesie

Leitungsanästhesien durch Injektion von Anästhetika in den Peridural- oder Spinalraum können über eine Weitstellung des Gefäßsystems zum Abfall des Blutdrucks und zur Reduktion der uterinen Perfusion führen (siehe auch Kap. 11 und 12).[!] Die Auffüllung des Kreislaufs mit Flüssigkeit vor der Anästhesie soll dies verhindern. Nach der Infusion von Ringer-Lactat-Lösung stieg die Herzfrequenz um 11 %, das Schlagvolumen um 10 % und das Herzminutenvolumen um 20 % an. Der periphere Widerstand fiel ab. Nach Injektion eines epiduralen Blocks fielen die genannten Parameter wieder auf die Ausgangswerte ab, ohne den Blutdruck zu beeinflussen [7].

Die Form der Anästhesie ist offenbar von Bedeutung. Es konnte an 32 Patientinnen, die zufällig einer Gruppe von Epidural- oder Spinalanästhesie zugeordnet wurden, geprüft werden, daß nach Bupivacain das Herzminutenvolumen bei der Epiduralanästhesie erhöht blieb, während es bei der Spinalanästhesie wieder abfiel. Die Veränderung im Herzminutenvolumen korrelierte mit dem pH-Wert der Umbilikalarterie [8].

Atemarbeit und Stoffwechsel

Die Lungenfunktion ist während der Schwangerschaft verändert. Das Residualvolumen, das exspiratorische Reservevolumen und das inspiratorische Reservevolumen nehmen während der Schwangerschaft ab, und das Atemzugvolumen steigt an. Diese Veränderungen der Ventilationsgrößen erfolgen möglicherweise im Gefolge einer Veränderung der Diffusionskapazität. Durch den Einfluß der Östrogene auf die Kapillar- und Alveolarwand sowie das Interstitium der Lunge nimmt die Diffusionskapazität offensichtlich ab. Die Vergrößerung der Diffusionsstrecke zwischen Alveole und Kapillare in der Lunge führt zu einer Hyperventilation und Absenkung des CO_2-Partialdrucks der

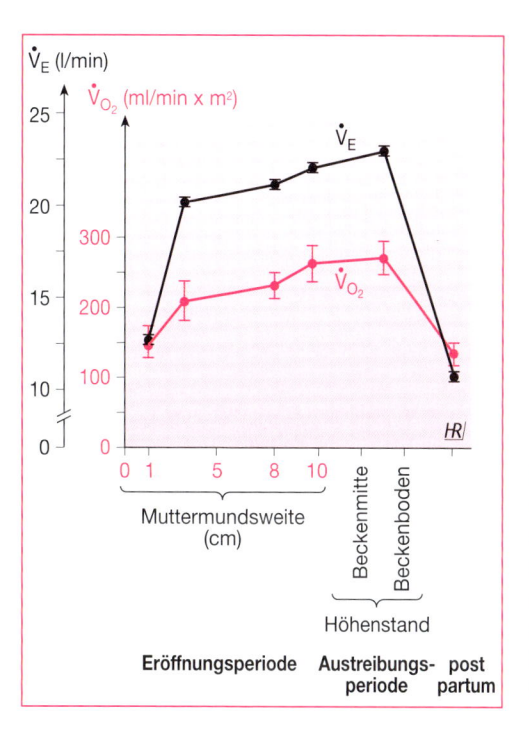

Abb. 4-2
O_2-Aufnahme ($\dot{V}O_2$) und Atemminutenvolumen ($\dot{V}_E$) der Kreißenden während der Eröffnungs- und Austreibungsperiode und unmittelbar nach der Geburt (Mittelwert ± SD) (nach Wulf et al. [12]).

!Leitungsanästhesien durch Injektion von Anästhetika in den Peridural- oder Spinalraum können über eine Weitstellung des Gefäßsystems zum Abfall des Blutdrucks und zur Reduktion der uterinen Perfusion führen!

Schwangeren (siehe auch Bd. 5, Kap. 5). Es ist denkbar, daß die Erniedrigung der Diffusionskapazität und Absenkung des CO_2-Partialdrucks im arteriellen Blut der Schwangeren dem verbesserten Gasaustausch in der Plazenta förderlich ist.

Der Beginn einer Geburt bedeutet für die Kreißende eine beträchtliche Steigerung ihrer körperlichen Arbeit. Das **Atemminutenvolumen** ($\dot{V}_E$) beträgt bereits zu Beginn der Geburt etwa 12 l/min, steigt dann im weiteren Verlauf auf 20 l/min an und erreicht den höchsten Wert am Ende der Austreibungsperiode (23 l/min) [12]. In einigen Fällen wurde ein Anstieg auf 40 l/min, insbesondere bei kräftiger Wehentätigkeit, beobachtet. Parallel mit der Zunahme des Atemminutenvolumens steigt auch die **O_2-Aufnahme** der Mutter ($\dot{V}O_2$) von 140 auf 270 ml/min x m² Körperoberfläche an, eine Steigerung um das Doppelte (Abb. 4-2). Der **Grundumsatz (Energieumsatz)** zeigt im Verlauf der Geburt ähnliche Veränderungen wie die O_2-Aufnahme: Am Anfang der Geburt betrug der Grundumsatz 0,7 kcal/m² x min und am Ende der Austreibungsperiode 1,3 kcal/m² x min [12]. In der ersten Phase der Geburt war der Grundumsatz bei den Erstgebärenden deutlich höher als bei den Mehrgebärenden. Im weiteren Verlauf bestanden jedoch keine Unterschiede mehr. Offenbar besteht bei der Erstgebärenden bereits in der frühen Phase der Geburt aufgrund einer stärkeren Anspannung während der Wehen ein höherer Energiebedarf, da er durch Gabe von Pethidin (100 mg) beträchtlich gesenkt werden kann. Wehenstärke, psychische und körperliche Anspannung sowie Weichteilwiderstände während der Geburt sind in ihrem Zusammenwirken individuell sehr verschieden und wohl auch Ursache des sehr variierenden Energieumsatzes und der O_2-Aufnahme.

Welchen Einfluß **schmerzlindernde Pharmaka oder Leitungsanästhesien** im Verlauf einer Geburt auf den Fetus haben oder welcher teleologische „Vorteil" im Wehenschmerz liegt, ist bisher nicht untersucht. Es wäre daran zu denken, daß z. B. die durch Schmerz ausgelöste Steigerung der körperlichen Arbeit mit dem parallel einhergehenden Anstieg von Blutdruck und Herzminutenvolumen der Reduktion der Uterusdurchblutung durch die Wehe entgegenwirkt. Der Einfluß von Leitungsanästhesien auf den Fetus kann jedoch nicht sehr ausgeprägt sein, da keine Unterschiede im Zustand des Kindes zwischen Geburten mit und ohne Periduralanästhesie bestehen.

Säure-Basen-Status und Gaspartialdrücke

Trotz körperlicher Anspannung während der Geburt erfolgen nur geringe Veränderungen im Säure-Basen-Status der Mutter. Der pH-Wert im maternalen Blut beträgt zu Beginn der Geburt 7,48 (SD 0,04). Es besteht eine respiratorische Alkalose: das Basenexzeß beträgt +1,6 mmol/l (SD 3,5), das Standard-Bicarbonat 25,7 mmol/l (SD 4,3) und der CO_2-Partialdruck 23,7 mm Hg (SD 6,3). Diese Parameter ändern sich während der Geburt nur wenig. Es erfolgt ein geringer Verlust von Bicarbonat (im Mittel um 5,5 mmol/l), der respiratorisch nicht kompensiert wird und sich in der Abnahme des pH-Werts um 0,05 pH-Einheiten ausdrückt [6]. Die Änderung des pH-Werts wird durch Anhäufung von Lactat durch anaerobe Glykolyse verursacht. Bisher ist jedoch nicht geklärt, ob das Lactat aus dem sich kontrahierenden Uterusmuskel stammt oder durch die Geburtsarbeit der Mutter entsteht. Es erfolgen auch kaum Änderungen im O_2-Partialdruck: zu Beginn der Geburt 96 mm Hg (SD 18) und zum Zeitpunkt der Geburt 99 mm Hg (SD 16). Diese Befunde variieren nicht wesentlich bei den verschiedenen Untersuchungen [2].

Hämoglobin und Hämatokrit

Die Hämoglobinkonzentration beträgt zu Beginn der Wehen 12,1 g/dl (SD 2,0; n = 18) und bei Geburt 13,1 g/dl (SD 1,7; n = 29). Der Hämatokrit verhält sich ähnlich: zu Beginn der Geburt 33,9 % (SD 5,0; n = 19) und bei Geburt 38,7 % (SD 5,8; n = 18) [3]. Diese geringen Veränderungen könnten ein Hinweis auf eine Hämokonzentration sein, die während der Geburt durch den Flüssigkeitsentzug erfolgt und von der Dauer der Geburt möglicherweise abhängig ist.

Elektrolyte, Kreatinin und Eiweiß im Serum

Während der Geburt erfolgen keine Verschiebungen im Elektrolythaushalt [3]. Die Natriumkonzentration im Serum beträgt etwa 140 mmol/l und liegt damit im unteren Normbereich. Die Kaliumkonzentration liegt mit 3,5 mmol/l am unteren Rand des Normbereichs [3]. Kreatinin und Eiweiß ändern sich während der Geburt nicht: Creatinin 0,65–0,79 mg/dl (SD 0,16), Eiweiß 5,70–6,30 g/dl (SD 0,70).

Geburtsleitung und Maßnahmen zur Geburtserleichterung

Inhalt*

- Einführung in die psychosomatische Geburtshilfe. 73

- Geburtsschmerz und Geburtsangst. 73

- Methoden der Geburtsvorbereitung 73
1 Die englische Geburtsvorbereitung. 74
2 Die russische bzw. französische Geburtsvorbereitung 75
3 Sonderformen der Geburtsvorbereitung 76
4 Suggestive Methoden der Geburtsvorbereitung . 76
5 Erweiterte psychosomatische Geburtsvorbereitung 78

- Ergebnisse zur psychosomatischen Geburtsvorbereitung 79

- Kontraindikationen der Geburtsvorbereitung . . . 79

- Rahmenbedingungen für den psychosomatischen Arbeitseinsatz bei der Geburtsvorbereitung 80

---

*Das Literaturverzeichnis findet sich in Kapitel 22, S. 370.

5 Psychosomatische Geburtsvorbereitung

M. Stauber

Einführung in die psychosomatische Geburtshilfe

Die Geburtsvorbereitung stellt ein positives Beispiel für eine gelungene integrierte Psychosomatik in die Geburtsmedizin dar. Sie wird fast in allen geburtshilflichen Kliniken im deutschsprachigen Bereich angewendet und hat sich als äußerst nützlich erwiesen.

Die ersten Impulse für die routinemäßig durchgeführten Geburtsvorbereitungskurse entstammen der psychosomatischen Denkweise. Diese wurde auf nationaler und internationaler Ebene für das Fach Geburtshilfe in Form von Übersichtsarbeiten in den letzten drei Jahrzehnten vermehrt dargestellt [1, 22, 24, 35, 37, 38, 43, 47].

Wichtig erscheint es den Vertretern der psychosomatischen Geburtshilfe zu betonen, daß die Geburt nicht lediglich als das physiologische Ende der Schwangerschaft dargestellt wird, sondern als ein psychosomatisches Ereignis, ein Erlebnis, das die Frau mit Leib und Seele erfaßt. Es ist weiterhin darauf hinzuweisen, daß es neben der Geburt kaum ein anderes Ereignis im menschlichen Leben gibt, das von so vielen Geheimnissen umgeben ist und mit einer solchen Vielfalt an Bedeutungsgehalten versehen wurde [12].

Geburtsschmerz und Geburtsangst

Dem Geburtsschmerz schenkte man unter allen Phänomenen, die mit der Geburt zusammenhängen, von jeher das größte Interesse. Zwischen folgenden beiden Extremen lagen die Ansichten:

- Der Schmerz gehöre wesensmäßig zur Geburt und solle medizinisch nicht behandelt werden, nachdem es bereits in der Genesis heißt: „Du sollst dein Kind unter Schmerzen gebären".
- Der Schmerz sei eine sinnlose und deshalb überflüssige Begleiterscheinung der Geburt und bedarf der ärztlichen Behandlung.

Der Geburtsschmerz setzt sich aus einem Kontraktions- und einem Dehnungsschmerz zusammen. Er ist in Dauer und Intensität bei den Schwangeren sehr unterschiedlich ausgeprägt.[I] Das hängt einmal damit zusammen, daß die Geburt – auch wenn sie spontan beendet wird – in ihrem Ablauf und somit in den verursachten Schmerzen sehr verschieden sein kann. Zum anderen wird die Schmerzreaktion von der emotionalen Verfassung der Gebärenden in starkem Maße mitbestimmt.[II] Vor allem der Angst wird als Begründung der psychologischen Vorbereitungsmethoden zur Geburt eine zentrale Rolle zuerkannt. So beschreibt Erbslöh [7] die zu den Wehen parallel verlaufende Angst in folgender Weise:

„Die Angst unter der Geburt ist im Einzelfall während des Geburtsverlaufs unterschiedlich stark, je nach der geburtshilflichen Situation. Sie steigt und fällt einmal wehensynchron, indem sie bei Einsetzen der Wehe ansteigt, auf dem Höhepunkt der Wehe einen Gipfel erreicht und danach wieder nachläßt. Unabhängig davon steigt sie im allgemeinen mit der Geburtsdauer an. Die Art der auftretenden Reaktion ist sowohl persönlichkeits- als auch situationsbedingt."

Methoden der Geburtsvorbereitung

Vor allem zwei Methoden der psychologischen Geburtsvorbereitung haben weltweite Anwendung gefunden:

[I] Der Geburtsschmerz setzt sich aus einem Kontraktions- und einem Dehnungsschmerz zusammen und ist in Dauer und Intensität bei den Schwangeren sehr unterschiedlich ausgeprägt!

[II] Die Schmerzreaktion wird von der emotionalen Verfassung der Gebärenden in starkem Maße mitbestimmt!

Abb. 5-1 *Gebärstörungen: Angst-Spannungs-Schmerz-Kreislauf.*

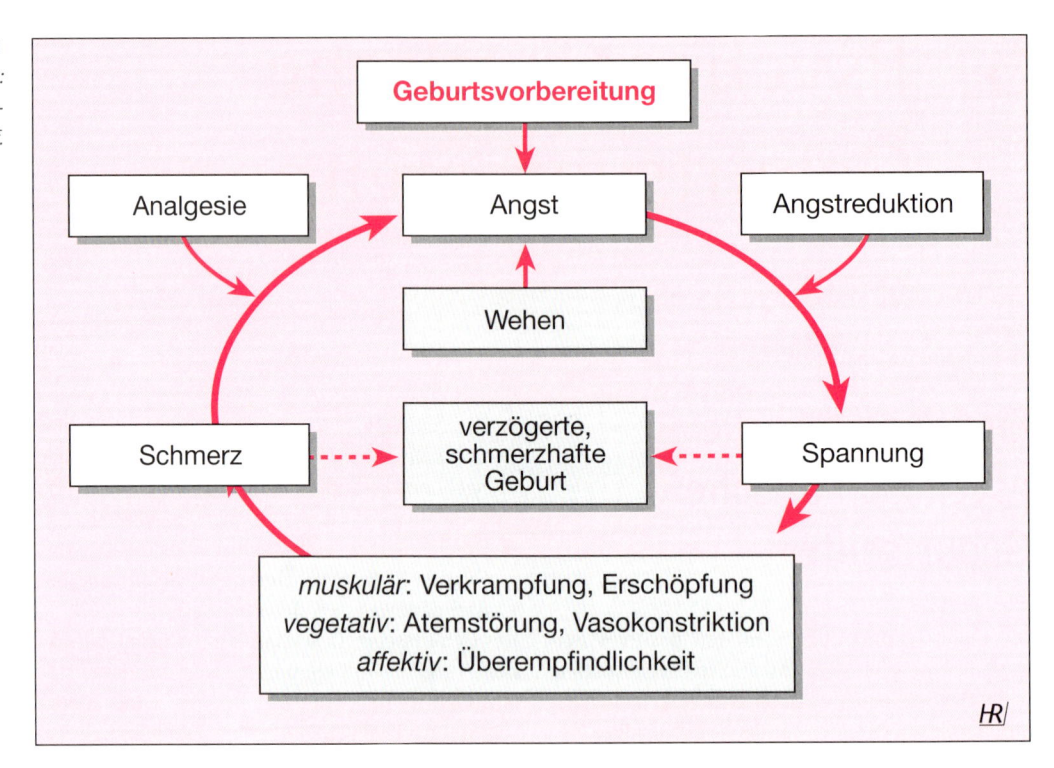

[Diagramm: Geburtsvorbereitung → Angst → Wehen → Spannung → verzögerte, schmerzhafte Geburt ← Schmerz ← Angst; Analgesie wirkt auf Angst/Schmerz; Angstreduktion wirkt auf Spannung. muskulär: Verkrampfung, Erschöpfung; vegetativ: Atemstörung, Vasokonstriktion; affektiv: Überempfindlichkeit]

- die englische Methode nach Dick-Read („natural childbirth"), die bereits 1933 beschrieben wurde
- das psychoprophylaktische Verfahren, das aus Rußland kommt [25], jedoch vor allem über Paris unter dem Namen Lamaze („l'accouchement sans douleur") bekannt wurde.

Beide Methoden stützen sich im weitesten Sinne auf die Überlegung, daß die Geburtsschmerzen auch eine Funktion der Angst darstellen. Beide Methoden beinhalten deshalb didaktische, physiotherapeutische Maßnahmen, wobei sich allerdings die psychotherapeutische Beeinflussung ganz im Rahmen der Aufklärungskurse und des Körpertrainings abspielt [3].

1 Die englische Geburtsvorbereitung

Der Kreislauf Angst – Spannung – Schmerz dient vor allem bei der Geburtsvorbereitung nach Dick-Read als brauchbare Arbeitshypothese. Es fehlen dieser Arbeitshypothese allerdings zugrunde liegende Differenzierungen, wie z. B. die Art der Angst (bewußte, unbewußte Ängste; reale oder neurotische Ängste). Durch deutsche Beiträge wurden hier Ergänzungen für einen tieferen Sinn der psychosomatischen Geburtsvorbereitung gebracht [8, 28–31, 20, 33, 34, 38, 40, 47].

Die ursprüngliche Grundannahme von Dick-Read, daß die Geburt von Natur aus schmerzfrei sei, ließ sich nicht bestätigen, seine Ausführungen über die Schmerzverstärkung wurden aber zu einem sehr brauchbaren pathogenetischen Konzept [5]. So lassen sich psychogene Gebärstörungen im Verlauf der Eröffnungsperiode mit dem Angst-Spannungs-Schmerz-Syndrom für den Geburtshelfer faßbarer verstehen und in den verschiedenen Phasen verschieden beeinflussen.

Die Wehen werden oft angstvoll erlebt, was dann mit Spannung verbunden ist. Diese Spannung führt:

- auf muskulärem Weg zu einer Verkrampfung
- auf vegetativem Weg zu Atmungsstörungen und Vasokonstriktion
- affektiv zu einer Überempfindlichkeit.

Der dadurch verstärkt auftretende Schmerz bedingt eine verzögerte und damit oft komplizierte Geburt.

Wie aus Abbildung 5-1 deutlich wird, gibt es drei Möglichkeiten des ärztlichen Eingreifens in diesen Angst-Spannungs-Schmerz-Kreislauf.

Die einfachste Methode ist der **Ansatz am Schmerz** direkt. Mit Analgetika oder Leitungsanästhesien lassen sich hier mehr oder weniger gute Erfolge erzielen. Es sind jedoch dabei Grenzen durch Nebenwirkungen für die Mutter und vor allem für das Kind gesetzt. Besonders problematisiert wurde in den letzten Jahren der noch in den siebziger Jahren häufig geübte „Durchtrittsrausch". Diese Allgemeinnarkose hat einen großen Nachteil für die Mutter, da sie die Geburt selbst nicht bewußt miterleben kann. Das Geburtserleben mit dem triumphalen Gefühl, es geschafft zu haben, wird dabei ohne wichtigen Grund unterbunden. Die ersten Momente der Mutterschaft, die auch eine sehr sensible Phase für die Anbahnung der Mutter-Kind-Beziehung darstellen, können nicht gespürt werden [4, 14–16].

Die zweite Möglichkeit des Eingreifens in den Angst-Spannungs-Schmerz-Kreislauf ist der **Ansatz vorwiegend an der Spannung**, z. B. durch Gabe von Psychopharmaka. Durch den Einsatz mäßiger Dosen von Diazepam (bis 20 mg) ist eine deutlich kürzere Eröffnungsperiode zu verzeichnen; auch mit Pethidin hat man einen ähnlichen, wenn auch geringeren Effekt erzielen können [9].[1] Die Nebenwirkungen dieser Präparate, wie z. B. lange Halbwertzeit und Atemdepression, setzen einer solchen „medikamentösen Psychoprophylaxe", wie Husslein sie nannte, eine frühe Grenze. Es hat sich aber gezeigt, daß diese Methode in der individuellen Situation doch sinnvoller erscheint als die ideologische Ablehnung jeglicher Schmerzerleichterung durch die Patientin. Bei einem rigiden Muttermund endet diese Ablehnung nicht selten in einem unkontrollierten, angstvollen und verkrampften Schreien.

Schließlich bleibt der bereits frühe Ansatz in einer Aufarbeitung der Angst durch eine geeignete psychologische Geburtsvorbereitungsmethode, wie Dick-Read sie beschrieben hat. In geeigneten Einzelfällen ist es für die Patientin von Vorteil, die individuellen Ängste aufzuarbeiten [5]. Es handelt sich hierbei besonders um Geburtsängste, die sich auf mögliche Komplikationen von Mutter und Kind beziehen. Die Angst der eigenen Verletzung bis hin zur Todesangst ist nicht selten zu finden. Auch die Angst vor einem körperlich oder geistig geschädigten Kind beherrscht die Phantasien der Frauen im letzten Schwangerschaftsdrittel [47] (Abb. 5-2).

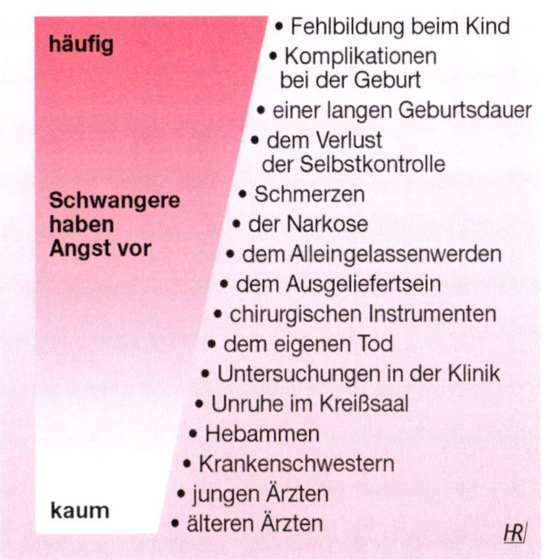

2 Die russische bzw. französische Geburtsvorbereitung

Die russische bzw. französische Methode, die vor allem unter dem Namen Lamaze [19] bekannt geworden ist, umfaßt im klassischen Sinne folgende Behandlungsschritte:

- Einführend werden allgemeine Gesichtspunkte der Psychoprophylaxe dargelegt, wie z. B. die Abhängigkeit des Erfolgs von der Ausbildung und dem Können der zu erlernenden Übungen einerseits und der menschlichen und pflegerischen Qualitäten des geburtshilflichen Personals andererseits.

Abb. 5-2
Angsthierarchie bei Schwangeren.

häufig
Schwangere haben Angst vor
- Fehlbildung beim Kind
- Komplikationen bei der Geburt
- einer langen Geburtsdauer
- dem Verlust der Selbstkontrolle
- Schmerzen
- der Narkose
- dem Alleingelassenwerden
- dem Ausgeliefertsein
- chirurgischen Instrumenten
- dem eigenen Tod
- Untersuchungen in der Klinik
- Unruhe im Kreißsaal
- Hebammen
- Krankenschwestern
- jungen Ärzten
- älteren Ärzten

kaum

[1]*Durch den Einsatz mäßiger Dosen von Diazepam ist eine deutlich kürzere Eröffnungsperiode zu verzeichnen!*

- Es folgt eine individuelle Anamnese über psychische Traumata, Geburtsängste und Einstellungen zu Schwangerschaft und Geburt. Die positiven Seiten von Schwangerschaft und Geburt werden dabei akzentuiert, um die Motivation zu einer glückvollen Geburt zu verstärken. Diese Gespräche werden dem Alter, dem Bildungsgrad und dem Beruf der jeweiligen Frau angepaßt.
- Dieser individuellen Vorbereitung folgen Gruppensitzungen. Dabei werden zuerst die Phasen der Geburt erörtert. Es wird auch als ein Vorurteil bezeichnet, von vornherein die Geburt als schmerzhaft erleben zu müssen. Parallel in den Sitzungen des letzten Schwangerschaftsmonats werden schmerzerleichternde Verfahren erlernt, so z. B. die rhythmische Atmung, die während der Wehen vertieft werden soll, weiterhin eine leichte Massage des Unterleibs im Rhythmus der Atmung und schließlich ein Druck auf die Spinae iliacae anteriores superiores und auf die Mm. rhomboides.
- In einer weiteren Sitzung wird die Austreibungsperiode geübt. Die Schwangeren werden darüber aufgeklärt, wie sie sich in dieser Phase hinlegen sollen und wie sie am besten aktiv mitarbeiten können.

Im klassischen Sinne werden diese Kurse in ca. sechs Sitzungen abgehalten. Es gibt auch sog. Notvorbereitungen für unvorbereitete Frauen. Sie stützen sich auf einen guten Kontakt mit dem Pflegepersonal, auf die Schaffung einer Vertrauensbasis und auf eine kurze Aufklärung über das Verhalten während der Geburt [3]. Um die Gebärende zu ermutigen, wird auch vorgeschlagen, sie in Kontakt mit Frauen zu bringen, die bereits erfolgreich nach der psychoprophylaktischen Methode geboren haben.

Im Rahmen dieser Methode wird auch auf eine Ausbildung des Personals – Ärzte, Hebammen, Schwestern – hingewiesen. Besonders betont wird dabei die Notwendigkeit einer ruhigen und freundlichen Atmosphäre in den Kreißsälen. Vom Moment ihrer Aufnahme an bis nach Beendigung der Geburt soll keine Frau sich selbst überlassen bleiben. Für die Eröffnungsperiode werden Atemübungen empfohlen, die kurz vor der Austreibungsperiode durch Streichmassage des Abdomens ergänzt werden sollen. Bei verzögerter Eröffnung des Muttermunds wird der Druck auf die Spinae iliacae anteriores superiores und auf die Lendenmuskulatur vorgenommen. Auch teilweise suggestive Maßnahmen, wie Glucoseinjektionen und Sauerstoffmaske, gehören in das Repertoire der psychoprophylaktischen Methode.

Bei einer Literaturrecherche fallen immer wieder frühere Arbeiten zur Geburtsvorbereitung auf, die kontroverse Diskussionen zwischen der englischen und russischen bzw. französischen Methode wiedergeben. So lautet ein Arbeitstitel [52]: „Lamaze contra Read" und ein anderer [23]: „Zur Kritik der sowjetrussischen Methode der psychoprophylaktischen Geburtsleitung". Im Inhalt werden die schwer nachweisbaren Wirkungsmechanismen dieser Methoden aufgegriffen. Es fehlt auch nicht an Kritik in bezug auf die Exaktheit und die fehlende gleichbleibende Vorgehensweise dieser Methoden. Dieser Streit scheint jedoch am Ziel dieser psychosomatischen Geburtsvorbereitungs-Programme vorbeizugehen. Es besteht kein Zweifel, daß wenigstens drei Viertel der Frauen, die sich einer psychosomatischen Geburtsvorbereitung unterziehen, eine mehr oder weniger gute Schmerzerleichterung unter der Geburt erzielen [6, 10]. Es ist auch dabei positiv anzumerken, dass es neben dem analgetischen Effekt vor allem das ausgeprägte Geburtserleben ist, das die sensible Phase in der Mutter-Kind-Beziehung günstig anbahnen kann.

3 Sonderformen der Geburtsvorbereitung

Im deutschsprachigen Raum wurde an der Universitätsfrauenklinik in Tübingen die englische Methode der Geburtsvorbereitung um das sog. „Tübinger Badegespräch" erweitert. Dies bedeutet eine Kurzschulung mit dem Ziel, eine ruhigere, angstfreiere und entspanntere Geburt zu erreichen.

Eine Reihe wertvoller Neuerungen im Bereich der gymnastischen Geburtsvorbereitungen, z. B. Schwimmübungen, ergänzte das Spektrum der „erweiterten Psychoprophylaxe". Eine Fülle von Literatur ist hierzu in den meist nichtmedizinischen Büchern über Schwangerschaft und Geburt zu finden. Es soll in diesem Rahmen nicht speziell darauf eingegangen werden.

4 Suggestive Methoden der Geburtsvorbereitung

Neuartig war die Einführung des autogenen Trainings nach I. H. Schultz in die Geburtshilfe im Jahre 1966 [30]. Diese Methode der konzentrativen Selbstentspannung wurde in ein schrittweise sich entwickelndes Geburtsvorbereitungs-Programm einbezogen.

Das autogene Training baut auf einer vegetativen Selbstumschaltung auf, deren schmerzerleichternde Wirkung gut nachweisbar ist.[1] Da es sich bei dieser Methode um eine Art Selbsthypnose handelt, erinnert man sich unwillkürlich an die schon vor ca. einem Jahrhundert eingesetzte hypnotische Schmerzausschaltung bei der Geburt.

Schon 1860 hat Liebault mit Erfolg die hypnotische Analgesie nach der Schule der Salpetriere vorgenommen [3]. Hier wurden die verschiedenartigsten Formen von Analgesie beschrieben, so z. B. ein bewußtes Erleben der Wehen ohne die geringste Schmerzempfindung oder eine Herabsetzung des Schmerzes oder ein Spüren des Wehenschmerzes ohne unruhig und verkrampft zu werden. Da dieses Verfahren der Fremdhypnose aufgrund schwer überwindbarer organisatorischer Probleme nicht dauerhaft in die Geburtsvorbereitung einging, erhoffte man sich durch die leichte Erlernbarkeit des autogenen Trainings mehr Effekt. Verschiedene Autoren [27, 30] weisen auch darauf hin, daß das autogene Training nicht isoliert, sondern in einem Übungsprogramm mit Gruppengesprächen, Atemübungen und Aufklärungen eingebettet sein sollte. Eine zusammenfassende Übersicht zur Geburtsvorbereitung unter Einbeziehung des autogenen Trainings ist bei Prill [32] zu finden und soll in der folgenden Tabelle (Tab. 5-1) aufgezeigt werden.

Wie bereits im Zusammenhang mit der englischen und russischen Methode der Geburtsvorbereitung angedeutet wurde, hat jede der aufgezeigten Methoden gute Erfolge, wenn sie richtig erlernt wird und wenn sich die Schwangere mit ihr identifizieren kann. Aus dieser Erfahrung kann man rückschließen, daß alle geburtsvorbereitenden Methoden – so auch die englische und russische Methode – suggestive Aspekte beinhalten. Der Streit um die richtige Methode ist

---

[1] *Das autogene Training baut auf einer vegetativen Selbstumschaltung auf, deren schmerzerleichternde Wirkung gut nachweisbar ist!*

Die Methoden der Geburtsvorbereitung 5

Tabelle 5-1 *Autogenes Training in der Geburtsvorbereitung (nach Prill [32])*

Stunde	Aufklärung Gruppengespräch	Gymnastik Atemübungen	Entspannungsübungen und autogenes Training
1	– Sinn und Zweck der psychosomatischen Geburtsvorbereitung – Anatomie und Physiologie der Schwangerschaft und Entwicklung des Feten	– Stoffwechselgymnastik – Lockerungsübungen	– Erleben muskulärer Entspannung – Konzentration auf sich selbst – Erfühlen des Armes
2	– Ergänzende Gespräche über Anatomie und Physiologie der Schwangerschaft – Möglichkeiten des Geburtsbeginns und Verhaltens zu Hause	– Geburtsvorbereitungsgymnastik – Lockerungsübungen der Rückenmuskulatur	– Konzentrationsübungen auf sich selbst – Schwereübungen des Armes – Besprechung
3	– Besprechung der Eröffnungsperiode – der Kreißsaal aus der Sicht der Gebärenden – die geburtsmedizinischen Einrichtungen	– Wiederholung der Geburtsvorbereitungsgymnastik – Erlebnis des Körpergefühls aus der Entspannung	– Wiederholung: Schwereübung ganzer Körper, Besprechung von Übungsschwierigkeiten im autogenen Training
4	– Aufklärung – Besprechung der Preßperiode – Geburts- und Nachgeburtsperiode	– Wiederholung der Haltungsübungen zur Preßperiode – Brust- und Bauchatmung	– Wiederholung mit Verkürzung der Umschaltphase, Wärmeübung (AT) – Besprechung von Übungsschwierigkeiten
5	– Physiologie und Psychologie der Atmung – Gruppengespräch über Ängste und Befürchtungen	– gymnastische Wiederholung der Std. 1–4 – willkürliche Brust- und Bauchatmung	– Intensivierung der Gesamtentspannung, innere Atmungseinstellung – „Verarbeitung" von Wehen durch Entspannung
6	– Zusammenfassung und Vertiefung der Aufklärung – „Merksätze" – Erkennen des positiven Geburtserlebnisses	– Wiederholende Einübung der Atmungsformen in Beziehung zum Geburtsfortschritt	– Wiederholung: innere Atmungseinstellung, Anleitung zu Vorsatzbildungen – das autogene Training in Beziehung zu den Geburtsphasen

Tabelle 5-2 *Geburtserleichternde Programme (Gegenüberstellung in Anlehnung an Krebs [1983])*

Methoden	„englische" „französische"	„russische"	Hypnose	autogenes Training
Entstehung	1933	1949/1952	1860	1966
Vertreter	Dick-Read (Römer, Lukas)	Nikolajew, Velvovski, Platonow Lamaze	Libault Hirsch	Prill, Poettgen
Stichwort	„natürliche Geburt"	„Psychoprophylaxe"	„Fremdsuggestion"	„konzentrative Selbstentspannung"
Aufklärung über Geburtsverlauf	ausgeprägt	vorhanden	nebensächlich	ausgeprägt
Verfahrensdidaktik	gering	stark	stark	stark
Gymnastik	nebensächlich	nebensächlich	nebensächlich	additiv
Atemschulung	ausgeprägt	ausgeprägt	nebensächlich	vorhanden
Entspannung	eher aktiv	nebensächlich	passiv	eher passiv
Suggestive Einwirkung	indirekt vorhanden	stark vorhanden	Fremdsuggestion	Eigensuggestion
Inhalt der Suggestion	Unterbrechung des Angst-Spannungs-Schmerz-Kreislaufs	Bildung eines „zerebralen Geburtszentrums"	positives Geburtserleben	positives Geburtserleben
Integration in eine erweiterte psychosomatische Geburtsvorbereitung für eine individuelle Geburt	günstig	günstig	nicht günstig	günstig

deshalb ohne große Hilfe für die Praxis in der Geburtshilfe. Man sollte hier vor allem berücksichtigen, daß jede Frau anders ist und somit eigentlich ihre individuelle Geburtsvorbereitung braucht. So hilft auch ein reines Methodendenken nicht weiter. Es wird deshalb im Abschnitt „Ergebnisse zur psychosomatischen Geburtsvorbereitung" auf eine individuelle Geburtsvorbereitung hingewiesen, die umfassender ist und in neueren Arbeiten anklingt [47]. Zuvor soll jedoch noch eine zusammenfassende Gegenüberstellung der bisher erwähnten geburtshilflichen Vorbereitungsverfahren in Tabelle 5-2 in Anlehnung an Krebs 1983 aufgezeigt werden.

5 Erweiterte psychosomatische Geburtsvorbereitung

Die bisher beschriebenen geburtsvorbereitenden Methoden haben ihren Ursprung vor der Einführung bahnbrechender technischer Neuerungen in die Geburtsmedizin. In den Jahren zwischen 1965 und 1975 wurde der Ausdruck „perinatale Medizin" zum Symbol für einen neuen Schwerpunkt in der Geburtshilfe. Die Mütter- und Säuglingssterblichkeit ließen sich durch die neuen Überwachungsmethoden (Mikroblutuntersuchung, Kardiotokographie, Ultraschall, Amnioskopie usw.) entscheidend senken.

Obwohl diese sicherer gewordene Geburtsmedizin für die Mutter auch einen positiven emotionalen Aspekt im Sinne einer Angstreduktion bedeuten konnte, waren doch viele Schwangere sehr unzufrieden über die weitgehende Zurückdrängung psychosomatischer Gesichtspunkte bei der Geburt. Verstärkt wurde dies auch noch durch die in den geburtshilflichen Kliniken bevorzugte Anwendung anästhesiologischer Methoden zur Geburtserleichterung.

Die erste Kritik einer fehlenden emotionalen Ausgewogenheit beim Geburtserleben kam von den Frauen selbst. Der an apparativen Techniken orientierten Geburtsmedizin wurde vorgeworfen, daß sie auf wesentliche emotionale Werte der werdenden Mutter und des Vaters keinen Wert lege, die Eltern ungenügend informiere, sie an medizinischen Entscheidungen nicht beteilige. Das eigene intime Geburtserlebnis als ein seltenes, sehr wichtiges Lebensereignis sollte nicht einer kühlen Klinikorganisation zum Opfer fallen. So läßt sich, von den Frauen selbst ausgehend und von der Richtung der psychosomatischen Geburtshilfe unterstützt, nach 1975 eine erneute Veränderung der Geburtshilfe beobachten.

Das Ziel einer psychosomatisch orientierten Geburtshilfe ist die Verbindung von Sicherheit und emotionaler Ausgewogenheit. Durch die geforderte Basis einer sicheren Geburt schließen sich auch einige Tendenzen aus, die im Rahmen so mancher Überpsychologisierungen auftraten, wie z. B. der erneute Ruf nach der Hausgeburt. Es geht aber auch hierdurch hervor, daß durch die sicherheitsgebenden Apparate die Geburtsvorbereitung umfassender geworden ist. Da der Einsatz einer sinnvollen Geburtsüberwachung unerläßlich ist, sollten diese neuen Verfahren auch angesprochen werden.

Die regelmäßig gewordene Schwangerenvorsorge leistet ebenfalls einen relevanten Beitrag in der individuellen Geburtsvorbereitung. Im Rahmen einer vertrauensvollen Arzt-Patientin-Beziehung lassen sich eine Reihe von psychischen Problemen auffangen, die im Laufe der Schwangerschaft auftreten und die Geburt negativ beeinflussen können. Gemeint sind hier z. B. die realen und neurotischen Ängste, die im Zusammenhang mit der Geburt phantasiert werden. Durch ein sog. „Holding", „tender, loving care", eine vermehrte Bereitschaft auf emotionelle Probleme in der Schwangerenvorsorge einzugehen, wird ein zentraler geburtsvorbereitender Effekt erzielt. Auch die Hilfe bei sozialen Problemen muß als eine wichtige „psychoprophylaktische" Maßnahme angesehen werden.

Der Frauenarzt selbst hat also bereits eine wichtige Funktion bei der Geburtsvorbereitung. Er wird neben der individuellen Beratung meist auch den Weg einer Informationsveranstaltung für schwangere Frauen wählen, um die vielen Fragen zur modernen Geburtshilfe systematischer beantworten zu können. Es lohnt sich hierbei, an der Geburt beteiligte Berufsgruppen, wie Hebammen, Krankengymnastinnen und Kinderärzte, zusätzliche Informationen vermitteln zu lassen.

Im angloamerikanischen Schrifttum sowie in Publikationen aus Frankreich und Holland wird im Zusammenhang mit der Geburtsvorbereitung auf die „Haptonomie" hingewiesen [17, 26, 49]. Es handelt sich dabei um eine subtile Kommunikation zwischen Mutter und Feten in der pränatalen Zeit. Diese Form der Geburtsvorbereitung durch „die Kunst des Betastens" ist wissenschaftlich noch wenig erforscht, so daß hier nicht näher darauf eingegangen werden soll.

In den geburtshilflichen Kliniken taucht gelegentlich die Frage auf, ob es sinnvoll ist, daß berufsfremde Personen Geburtsvorbereitungskurse leiten. Zeitungsanzeigen über Vorbereitungskurse zur Geburt weisen auf Gruppenleiter hin, die im Lehrberuf stehen oder ausgebildete Psychologen oder Soziologen sind. Obwohl das Interesse und der Einfluß berufsfremder Personen belebend sein kann, so ist doch eine solide praktische Erfahrung in der Geburtshilfe für die korrekte Beantwortung der zahlreichen Fachfragen der Schwangeren und ihrer Partner unverzichtbar. Die deutsche Gesellschaft für psychosomatische Geburtshilfe und Gynäkologie hat deshalb auf ihren Fortbildungskongressen wiederholt empfohlen, daß die Durchführung von Geburtsvorbereitungskursen bevorzugt von den Personen erfolgen soll, die auf diesem Gebiet auch tätig sind, also z. B. Frauenärzte/-innen, Hebammen, Physiotherapeuten, Pädiater.

In einer zusammenfassenden Darstellung sollen in der folgenden Tabelle (Tab. 5-3) die wichtigsten Punkte einer modernen psychosomatischen Geburtsvorbereitung aufzeigen werden.

Tabelle 5-3
Psychosomatische Geburtsvorbereitung

Psychosomatische Geburtsvorbereitung	
medizinische Grundlagen	Information über: ■ Physiologie der Geburt ■ Aufklärung über den natürlichen Geburtsablauf ■ Noxen (Nikotin, Medikamente, Streß)
psychologische Information	Psychologie der Geburt Psychologie des Geburtserlebens Mutter-Kind-Beziehung
Maßnahmen während der Geburt	Entspannungsübungen, Gymnastik, Körperpflege Information über: ■ apparativ-technische Überwachungsmethoden ■ Schmerzerleichterung ■ geburtshilfliche Operationen
Information über die Geburtsklinik	Besichtigung der ausgewählten Geburtsklinik Hinweis auf Flexibilität bei individuellen Wünschen Darstellung des roten Fadens der hauseigenen Geburtshilfe ambulante Geburt Partneranwesenheit
Wochenbett und Neugeborenes	Besonderheiten des Wochenbetts Stillen Ernährung des Säuglings und des Kleinkindes körperliche und seelische Entwicklung des Kindes Vorsorgeuntersuchung, Impfungen

Ergebnisse zur psychosomatischen Geburtsvorbereitung

Eine umfangreiche Studie zur psychosomatischen Geburtsvorbereitung wurde von Walcher [51] aus der Universitäts-Frauenklinik in Graz vorgelegt. Als wesentliches Ergebnis zeigte sich, daß Frauen mit psychosomatischer Geburtsvorbereitung eine signifikant niedrigere Kaiserschnittrate aufwiesen.! 4,5 % war dabei die Rate der sekundären Kaiserschnitte, während in der Kontrollgruppe ein Prozentsatz von 9,2 ermittelt wurde. Als weiteres wichtiges Ergebnis wird in dieser Arbeit dargelegt, daß die Frauen nach psychosomatischer Geburtsvorbereitung eine positivere Einschätzung des Geburtserlebens geben. Keine signifikanten Unterschiede ergaben sich in Untersuchungsgruppe und Kontrollgruppe in bezug auf Geburtsdauer und Schmerzangabe.

Eine multizentrische Studie von Klaus und Kennell [14, 16] erbrachte besonders eindrucksvolle Ergebnisse mit dem Einsatz einer Doula (Begleitmutter). Es handelt sich dabei um eine besondere Art der psychosomatischen Geburtsvorbereitung, die in einigen amerikanischen Universitäts-Frauenkliniken getestet wurde. Erstgebärende erhielten hier während Schwangerschaft, Geburt und Wochenbett eine Begleitperson, die in den wichtigen Phasen zur Verfügung stand. Viele Ängste ließen sich hierdurch bei der Erstgebärenden neutralisieren. Die Ergebnisse, die an über 1000 Fällen gewonnen wurden, zeigten, daß gegenüber einer Kontrollgruppe bei den Müttern mit Doula eine kürzere Eröffnungsperiode zu beobachten war.

Weiterhin wurden weniger Schmerzmittel unter der Geburt notwendig. Von den Autoren wird außerdem beschrieben, daß weniger operative Entbindungen und weniger Probleme im Wochenbett registriert wurden. Diese Ergebnisse wurden in Südafrika von Chalmers und Wolman [2] überprüft. Auch diese Autoren kamen zu dem signifikanten Ergebnis, daß Erstgebärende mit Begleitmüttern weniger Schmerzen bei der Geburt angeben. Darüber hinaus fiel in dieser Untersuchung auf, daß die frühe Mutter-Kind-Beziehung aktiver und positiver bei den unterstützten Müttern abläuft. Diese Zusammenhänge ergeben sich auch aus Arbeiten von Wunderle [53] und Kästner et al. [11].

!*Frauen mit psychosomatischer Geburtsvorbereitung weisen eine signifikant niedrigere Kaiserschnittrate auf!*

Kontraindikationen der Geburtsvorbereitung

Kontraindikationen der Geburtsvorbereitung gibt es nur für den Einzelaspekt der Schwangerengymnastik, und hier auch nur wieder für belastende

Übungen. Es sind die Risikoschwangerschaften, die im Zusammenhang mit der Geburtsvorbereitung hinterfragt werden müssen. Der Arzt, die Ärztin, die die Schwangerschaft betreuen, werden ihre Patientinnen gezielt darauf aufmerksam machen, wenn z. B. vorzeitige Wehen bestehen. Auch das Vorliegen einer Placenta praevia, einer schweren Gestose oder auch anamnestische Hinweise auf eine habituelle Abort- oder Frühgeburtsneigung verbieten ein schematisches physiotherapeutisches Vorgehen.

6 Rahmenbedingungen für den psychosomatischen Arbeitsansatz bei der Geburtsvorbereitung

Eine psychosomatische Geburtsvorbereitung wird in ihrer Wirkung wenig effektiv sein, wenn das **emotionale Klima im Kreißsaal** nicht für eine patientenorientierte Betreuung vorhanden ist. Eine Kreißsaalbegehung vor der Geburt erleichtert es mancher Mutter, die Distanz zu den fremden und oft angstvoll erlebten medizinischen Einrichtungen abzubauen. Wichtiger allerdings scheint noch die Kommunikation zwischen Ärzten und Hebammen zu sein. Unstimmigkeiten zwischen dem Kreißsaalpersonal wirken sich immer negativ auf die Mütter aus, ja sie werden oft sogar auf deren Rücken ausgetragen. Eine gemeinsame Linie, ein roter Faden, der sich durch die Anordnungen zieht, ist notwendig und hilft Unsicherheiten bei der Patientin zu vermeiden. Wichtig für ein psychosomatisches Vorgehen ist aber trotz des roten Fadens auch noch ein Spielraum für ein individuelles Entgegenkommen. Die psychosomatische Geburtshilfe empfiehlt so z. B. eine individuell angepaßte Schmerzerleichterung während der Eröffnungsperiode. Der Wunsch der Patientin sollte berücksichtigt werden, zumal viele Frauen sehr differenzierte Vorstellungen zu diesem Punkt haben.

Weiterhin hat sich gezeigt, daß die **Anwesenheit einer Vertrauensperson** bei der Geburt (meistens der Vater des Kindes) eine schmerzmittelsparende Funktion hat.[1] Als besonders wichtig erscheint auch eine vertrauensvolle Zuwendung während der Geburt durch die Hebamme und den Arzt bzw. die Ärztin. Der Hebamme kommt hier vor allem die Funktion des ständigen Ansprechpartners zu. Beim Arzt/Ärztin liegt der Hauptakzent auf dem Garanten für eine sichere Geburt.

Wenn es gelingt, der einzelnen Mutter zu ihrem sicheren und glückvollen Schwangerschafts- und Geburtserleben zu verhelfen, dann war die psychosomatische Betreuung effektiv. Je nach Patientin werden die Schritte der Vorbereitung (Arzt-Patientin-Beziehung, Informationsveranstaltung, Entspannungsübungen, Atemgymnastik, Geburtsleitung usw.) anders aussehen. Diese individuelle Geburtshilfe birgt einen weiteren Vorteil in sich. Er besteht in der gebahnten Bereitschaft der Mutter, mehr psychische Energie in die Mutter-Kind-Beziehung einzubringen. Und gerade durch eine gelungene frühe Mutter-Kind-Beziehung werden die Weichen für eine gesunde psychische und in vielerlei Hinsicht auch organische Entwicklung des Kindes gestellt.

---

[1] *Die Anwesenheit einer Vertrauensperson bei der Geburt hat eine schmerzmittelsparende Funktion!*

Inhalt*

- Einleitung 83
- Aufgaben von Hebamme und Arzt bei Klinikaufnahme 84
- Zeichen der bevorstehenden Geburt 85
- Zeichen des Geburtsbeginns 85
- Risikoselektion durch Eigen-, Familien- und Schwangerschaftsanamnese 86
- Untersuchung der Schwangeren 86
  1. Äußere Untersuchung 86
  2. Pelvimetrie 87
  3. Aufnahmekardiotokogramm 88
  4. Innere Untersuchung 88
- Geburtsvorbereitung 89

*Das Literaturverzeichnis findet sich in Kapitel 22, S. 371.

6 Der Beginn der Geburt: Aufgaben von Hebamme und Arzt und vorbereitende Maßnahmen zur Geburt

H. Petersheim, W. Künzel

Einleitung

In den letzten Jahrzehnten verlagerte sich die Geburtshilfe in zunehmendem Maße aus dem häuslichen Bereich in die Kliniken. Damit wurde die Verantwortung für Mutter und Kind in die Hände von Arzt und Hebamme gelegt. Während der Arzt in der Hausgeburtshilfe in der Regel nur bei schwierigen Geburten anwesend und tätig war, besteht die heutige Geburtshilfe in einer Teamarbeit von Arzt und Hebamme. Durch die Errungenschaften der modernen Medizin ist die Geburt so sicher wie nie zuvor; sie ist dabei jedoch nicht zu einem technokratisch-mechanistischen Vorgang geworden, sondern in diesem modernen, familienorientierten Betätigungsfeld haben Arzt und Hebamme sich ergänzende, wohldefinierte Aufgaben, die sich am technisch Notwendigen orientieren, ohne daß dabei die Zuwendung zur Kreißenden und deren psychischen Führung vergessen wird. Diese funktionelle Einheit – Sicherheit einerseits und menschliche Hinwendung andererseits – kann nur im harmonischen Zusammenwirken gedeihen. Das schafft Vertrauen in die Institution und beseitigt die Schranken steriler Klinikatmosphäre.

Die häufig durch Unsicherheit und Zweifel belastete Schwangere bedarf einer sicheren Führung durch den Arzt und die Hebamme. Das erste Gespräch, das in wohltuender ruhiger Umgebung mit der Schwangeren und deren Partner geführt werden sollte, ist in der Regel geeignet, viele Zweifel und Ängste abzubauen. Die Ausstrahlungskraft der Hebamme bei der ersten Begegnung ist von nicht zu unterschätzender Bedeutung. Fehler, die im ersten Gespräch gemacht worden sind, können – selbst bei fehlerfreier Betreuung – danach nur sehr langsam wieder ausgeglichen werden. Wichtig ist die sichere und erklärende Anleitung der Gebärenden, die sich in der für sie völlig neuen Umgebung nicht so zurechtfindet wie die Hebamme. Befehle und Anordnungen sollten vermieden werden. Unklarheiten und falsche Vorstellungen seitens der Schwangeren sind freundlich, jedoch bestimmt zu korrigieren.

Aufgaben von Hebamme und Arzt bei Klinikaufnahme

Das erste Gespräch führt die Schwangere in der Regel nicht mit dem Arzt, sondern mit der Hebamme. Diese übernimmt damit eine sehr wichtige verantwortungsvolle Funktion im Sinne einer „Weichenstellung" für den weiteren Ablauf des Klinikaufenthalts und den weiteren Verlauf der Geburt. Sie verschafft sich zunächst einen ersten Überblick über den Anlaß der Schwangeren, die Klinik aufzusuchen. Dabei erhebt sie den geburtshilflichen Befund und schätzt den Allgemeinzustand der Schwangeren ein, um anschließend den Arzt darüber zu informieren. Der jeweiligen Situation angepaßt, wird das weitere Vorgehen festgelegt. In der Regel erfolgt zur Beurteilung des kindlichen Befindens zunächst die Aufzeichnung eines Aufnahme-CTG. Während dieser Zeit von etwa 30 Minuten hat die Hebamme Gelegenheit, die für die Dokumentation erforderlichen Formalitäten zu erledigen und eine ausführliche Anamnese zu erheben. Neben den Angaben der Schwangeren und den erhobenen Befunden ist dabei der Mutterpaß die wichtigste Informationsquelle. Die anläßlich der meist vorausgegangenen präpartalen Vorstellung in der Entbindungsklinik getroffenen Festlegungen oder Vereinbarungen sollen der aufnehmenden Hebamme zugänglich sein und im weiteren Procedere berücksichtigt werden [2]. Die Hebamme muß in der Lage sein, in jedem konkreten Fall zu entscheiden, ob der Arzt unmittelbar zur Aufnahme hinzuzuziehen ist, oder die Vorstellung nach der Aufnahmeuntersuchung durch die Hebamme erfolgen kann. Dabei ist das Organisationsstatut der jeweiligen Entbindungsklinik zu berücksichtigen, in dem klare Festlegungen über den weiteren Ablauf nach dem Eintreffen der Schwangeren enthalten sein sollten [14]. Üblicherweise besteht die Regelung, daß der zuständige Arzt von der Aufnahme einer Schwangeren zur Entbindung unterrichtet wird und über das zeitliche Intervall entscheidet, nach dem er die Schwangere selbst sieht. Ein Überblick über die Art und die Reihenfolge der wichtigsten Aufgaben von Hebamme und Arzt bei der Kreißsaalaufnahme der Schwangeren wird in der Tabelle 6-1 gegeben.

Tabelle 6-1
Übersicht über die Reihenfolge der wichtigsten Aufgaben von Arzt und Hebamme bei der Kreißsaalaufnahme der Schwangeren

Aufgaben der Hebamme	Aufgaben des Arztes
1. Aufnahme der Schwangeren ■ Erste Kontaktaufnahme durch Aufnahmegespräch mit der Schwangeren über den Aufnahmegrund ■ Befundkontrolle durch äußere und rektale Untersuchung ■ Kontrolle des kindlichen Zustands durch Aufnahme-CTG ■ Beurteilung des mütterlichen Zustands: Kontrolle der Körpertemperatur, des Blutdrucks und der Pulsfrequenz	
	2. Ärztliche Aufnahmeuntersuchung ■ Allgemeinuntersuchung ■ Kontrolle des geburtshilflichen Befunds ■ falls erforderlich: Aufnahme-Amnioskopie, Sonographie oder spezielle Zusatzuntersuchungen wie Pelvimetrie oder Erhebung von Laborbefunden usw.
3. Vorbereitung der Kreißenden ■ Darmentleerung durch Einlauf, Entleerung der Harnblase ■ Vorbereitung der Kreißenden durch Dusche oder Bad, wenn von der Schwangeren gewünscht ■ Vorbereitung des äußeren Genitales, gegebenenfalls Kürzen der Schamhaare ■ Legen eines venösen Zugangs	■ Bewertung der mütterlichen und kindlichen Situation unter Einbeziehung der von der Hebamme erhobenen Befunde, der im Mutterpaß dokumentierten Angaben sowie des Aufnahme-CTG ■ Dokumentation der Befunde und ärztlichen Anordnungen ■ Festlegung des weiteren Vorgehens und der Überwachungsmaßnahmen
	5. Besprechung des geplanten weiteren Vorgehens einschließlich der Möglichkeit sich ergebender Indikationen zur operativen Geburtsbeendigung ■ Beratung über Möglichkeiten der Geburtsschmerzlinderung unter Einbeziehung des anwesenden Partners
4. Überwachung der Geburtsvorgänge ■ Bei gegebenen Vorbedingungen und Voraussetzungen (z.B. telemetrische Überwachungsmöglichkeit) kann sich die Gebärende auch außerhalb des Gebärbetts aufhalten und in Absprache mit Hebamme und Arzt zwischen mehreren Gebärpositionen wählen	**6. Anlegen der Überwachungseinheit zur Geburtsüberwachung** ■ geburtshilfliche Analgesie (Anästhesist), wenn von der Kreißenden gewünscht ■ falls erforderlich, medikamentöse Regulierung der Wehentätigkeit

Abweichungen vom angegebenen Vorgehen sind erforderlich, wenn eine mütterliche oder fetale Gefährdung aus unterschiedlicher Ursache dazu Anlaß gibt und sofortige therapeutische Maßnahmen notwendig sind. Dabei müssen die Aufgaben und Kompetenzen von Hebamme und Arzt klar definiert und bekannt sein.

Im Interesse der rechtzeitigen Erkennung fetaler und mütterlicher Gefahrenzustände sollte die Schwangere die Klinik unmittelbar bei Wehenbeginn, Fruchtwasserabgang oder Blutung aufsuchen, ohne daß eine bestimmte Muttermundsweite abgewartet werden muß.! Falls sich nach frühzeitigem Aufsuchen der Klinik bei nicht erkennbar erhöhtem kindlichem oder mütterlichem Risiko Geburtsvorgänge nicht bestätigen lassen, kann die Schwangere wieder in ambulante Kontrolle entlassen werden. Diese Entscheidung obliegt in jedem Fall dem Arzt; er bestimmt auch den Zeitpunkt der Wiedervorstellung der Schwangeren.

verzogene Portio vaginalis uteri nun der Führungslinie. Diese Vorgänge werden als „Reifung der Zervix" bezeichnet (siehe auch Kap. 3, Abschnitt 3 „Zervix").

Infolge der Veränderungen wird von vielen Schwangeren eine zunehmende Druckempfindung auf die Harnblase und das Rektum angegeben. Vegetative Symptome, z. B. Kopfschmerzen, Schlaflosigkeit, Neigung zu Diarrhö und vermehrte Urinausscheidung, kündigen einen baldigen Geburtsbeginn an.!! Weitere Hinweiszeichen für das Ende der Tragzeit sind bei komplikationslosem Schwangerschaftsverlauf Gewichtsstillstand oder -abnahme und das Nachlassen der Kindsbewegungen. Diese als physiologisch zu betrachtenden Symptome können aber auch Ausdruck von Störungen oder pathologischen Veränderungen sein und sollten daher zur sorgfältigen Zustandsdiagnostik und Überwachung Anlaß geben.

!!*Vegetative Symptome, z. B. Kopfschmerzen, Schlaflosigkeit, Neigung zu Diarrhö und vermehrte Urinausscheidung, kündigen einen baldigen Geburtsbeginn an!*

!*Bei Wehenbeginn, Fruchtwasserabgang oder Blutung sollte die Schwangere unmittelbar die Klinik aufsuchen!*

Zeichen der bevorstehenden Geburt

In den letzten drei bis vier Wochen vor dem Geburtsbeginn, der sog. Vorgeburtsperiode, kommt es infolge einer Reihe physiologischer Vorgänge zum Funktionswandel des Uterus vom Fruchthalter zum Austreibungsorgan (siehe auch Kap. 7).

Bei der Primipara tritt in der Regel in diesem Abschnitt der Schwangerschaft der kindliche Kopf mit einem großen Segment in den Beckeneingangsraum ein. Das kann zur Senkung des Leibes führen, die aber nicht von allen Schwangeren in typischer Weise wahrgenommen wird. Es können sich Beschwerden zurückbilden, die durch Hochdrängen der intraabdominellen Organe und des Zwerchfells ausgelöst wurden. Von vielen Schwangeren wird eine Erleichterung der Atmung angegeben. Bei der äußeren Untersuchung kann der Fundus uteri nach ausgetragener Schwangerschaft wie am Ende der 36. Schwangerschaftswoche zwei Querfinger breit unterhalb des Rippenbogens getastet werden. Unter dem Einfluß der zunehmenden Uterusaktivität und biochemischer Veränderungen der Zervix kommt es zur Auflockerung und Verkürzung der Zervix, verbunden mit der Öffnung des äußeren und inneren Muttermunds auf eine Weite von 1–2 cm. Gleichzeitig nähert sich die während der Schwangerschaft bisher nach sakral

Zeichen des Geburtsbeginns

Der Geburtsbeginn geht mit dem **Abgang des Zervixschleimpfropfs** einher. Für den Abgang des meistens blutigen Schleims im Zusammenhang mit dem Geburtsbeginn wird häufig die Bezeichnung „Zeichnen" benutzt. Eine exakte Abgrenzung des als physiologisch anzusehenden Zeichnens von pathologischen Blutungen ist nicht immer einfach.!!!

Auch der **Fruchtwasserabgang** nach vorausgegangenem Fruchtblasensprung wird definitionsgemäß dem Geburtsbeginn zugeordnet. Grundsätzlich sollte jede Schwangere mit vorzeitigem Blasensprung in Terminnähe möglichst bald entbunden werden.!!!! Die Auffassungen darüber, wie lange man abwarten kann, um eine Spontanreifung des Muttermunds und das spontane Einsetzen von Eröffnungswehen zu erhalten, sind nach wie vor kontrovers. Die Zeitangaben in der Literatur reichen für Schwangere in Terminnähe von sechs Stunden bis zu mehreren Tagen [7, 17, 18, 20]. Bei geburtsunreifer Zervix muß die Gefahr der Amnioninfektion und des zu erwartenden protrahierten Geburtsverlaufs mit erhöhter operativer Entbindungsfrequenz abgewogen werden. In diesem Fall wird der vorzeitige Blasensprung allein von den meisten Geburtshelfern nicht als zwingender Grund dafür angesehen, die Geburt innerhalb einer festgelegten Zeit einzuleiten. **Voraussetzung für**

!!!*Eine exakte Abgrenzung des als physiologisch anzusehenden Zeichnens von pathologischen Blutungen ist nicht immer einfach!*

!!!!*Grundsätzlich sollte jede Schwangere mit vorzeitigem Blasensprung in Terminnähe möglichst bald entbunden werden!*

ein abwartendes Vorgehen ist allerdings der Ausschluß einer fetalen oder mütterlichen Gefährdung, insbesondere einer pathologischen Keimbesiedlung im Genitalbereich, erhöhter Leukozytenzahlen im mütterlichen Blut sowie weiterer klinischer und laborchemischer Symptome eines beginnenden Amnioninfektionssyndroms [8, 12, 13].

Vom **unmittelbaren Geburtsbeginn** spricht man, wenn seit etwa zwei Stunden anhaltend regelmäßige Wehen in Abständen von fünf bis zehn Minuten bestehen.¹ Klinisch wird der Geburtsbeginn im allgemeinen bei einer Muttermundsweite von 2 cm angenommen, wenn diese als Ergebnis der bestehenden Wehentätigkeit zu werten ist.

Der Uterus zeigt physiologischerweise während der gesamten Schwangerschaft eine gewisse Motilität. Etwa ab der 18.–20. Schwangerschaftswoche treten in unregelmäßigen Abständen von mehreren Stunden sog. Braxton-Hicks-Kontraktionen auf. Am Ende der Schwangerschaft nehmen Frequenz und Amplitude der jetzt den ganzen Uterus erfassenden Kontraktionen zu. Diese Wehen werden von einigen Schwangeren bereits als schmerzhaft empfunden. Die Frequenz kann jetzt bis zu drei pro 30 Minuten betragen und mit kurzfristigen intrauterinen Druckerhöhungen auf 6,67–8 kPa (50–60 mmHg) einhergehen. Diese Kontraktionen werden als **Reifungswehen** bezeichnet. Daneben treten auch multilokulär entstehende, lokal begrenzte Kontraktionen auf, die ebenfalls zu kurzzeitigen intrauterinen Drucksteigerungen führen können. Diese umschriebenen Kontraktionen werden als **Alvarez-Wellen** bezeichnet und können in einer Frequenz von zeitweise bis zu vier bis fünf pro zehn Minuten auftreten [4, 5] (siehe auch Kap. 8).

Der Übergang zwischen Schwangerschafts- und Geburtswehen ist fließend, eine exakte zeitliche und quantitave Definition ist problematisch. **Eröffnungswehen** sind rhythmische, den ganzen Uterus erfassende Kontraktionen in Abständen von drei bis fünf pro zehn Minuten mit fundaler Dominanz, deren Dauer 30–60 Sekunden beträgt.

Die Bewertung der Uterusaktivität ist in Montevideo-Einheiten (ME) angegeben worden [4]; sie wird durch Multiplikation der mittleren Wehenamplitude mit der Anzahl der Wehen pro zehn Minuten errechnet. Normalerweise werden ab der 38. Schwangerschaftswoche Werte bis zu 50 ME und mit Beginn der Eröffnungsperiode eine Steigerung auf 100–200 ME angegeben. Derartige Messungen setzen eine intrauterine Ableitung des Wehendrucks voraus. In der frühen Phase der Geburt wird jedoch die Sprengung der Fruchtblase schon aus Gründen der Gefahr der Infektion [3] und anderer Nachteile nicht als sinnvoll angesehen.

Risikoselektion durch Eigen-, Familien- und Schwangerschaftsanamnese

Die Erhebung anamnestischer Daten ist für die Beurteilung der bestehenden Schwangerschaft und des Geburtsablaufs wichtig. Sie dient der Erfassung bzw. der Selektion von Risikomerkmalen und beeinflußt damit unser geburtshilfliches Handeln, d. h., sie hilft uns zu differenzieren, ob Eile geboten ist oder die Vorbereitung in Ruhe erfolgen kann (siehe auch Bd. 4, Kap. 8).

Der Mutterpaß ermöglicht dem Arzt und der Hebamme eine rasche Information über den Schwangerschaftsverlauf und über bestehende geburtshilfliche Risiken in Form schwangerschaftsabhängiger bzw. -unabhängiger Erkrankungen. Er dient als wichtige Informationsquelle bei der endgültigen Festlegung des voraussichtlichen Entbindungstermins. Alle im Verlauf der Schwangerschaft erhobenen ärztlichen Befunde, einschließlich serologischer Untersuchungsergebnisse, anamnestischer Angaben zu vorangegangenen Schwangerschaften sowie erhobener Ultraschallbefunde sind im Mutterpaß dokumentiert.

Die wichtigsten Gesichtspunkte der Anamneseerhebung sind in Tabelle 6-2 aufgeführt.

Untersuchung der Schwangeren

Die Aufnahmeuntersuchung der Schwangeren ermöglicht eine Beurteilung des mütterlichen und des kindlichen Zustands. Sie umfaßt die Allgemeinuntersuchung und die Erhebung des geburtshilflichen Befunds. Die Reihenfolge der wichtigsten Untersuchungen bei der Kreißsaalaufnahme ist aus Tabelle 6-3 ersichtlich.

1 Äußere Untersuchung

Für die Palpation des Abdomens werden die von Leopold angegebenen typischen Handgriffe benutzt. Mittels des 1. Handgriffs wird der Höhenstand des Fundus uteri bestimmt. Er wird heute durch die Messung des Symphysen-Fundus-Abstands ergänzt. Beide Parameter, die auch unter einfachsten Bedingungen erhoben werden können, geben wichtige Hinweise für die Diagnostik eines zeitgerechten fetalen Wachstums. Der 2. Leopold-Handgriff läßt erkennen, in welcher Lage sich der Fetus befindet und auf welcher Seite sich der kindliche Rücken bzw. die kleinen Kindsteile befinden. Der 3. Handgriff dient der Bestimmung des vorangehenden Teils, während der 4. Handgriff zur Höhenstandsdiagnostik des vorangehenden Teils im kleinen Becken herangezogen wird. Zur funktionellen Diagnostik eines Mißverhältnisses wird der 5. Leopold-Handgriff oder Zusatzhandgriff nach Zangemeister herangezogen. Unklare Befunde lassen sich durch eine sonographische Untersuchung leicht abklären, die heute in jedem Kreißsaal möglich sein soll.

2 Pelvimetrie

Auf die routinemäßige **anatomische Diagnostik** des Beckens durch Ermittlung der äußeren Beckenmaße mit dem Beckenzirkel (Conjugata externa, Distantia spinarum, Distantia cristarum, Distantia trochanterica) wird heute wegen des geringen Aussagewerts von den meisten Geburtshelfern verzichtet. Im Einzelfall kann diese einfache Untersuchung jedoch die Indikationsstellung zur bildgebenden Diagnostik erleichtern. Die generelle Pelvimetrie wird von uns sowie den meisten geburtshilflichen Schulen bei Schädellage für wenig aussagekräftig gehalten [10, 11], da eine prospektive Information über den Geburtsverlauf nicht sicher möglich ist.

Ein **funktionelles kephalopelvines Mißverhältnis** ist am Geburtsverlauf besser zu erkennen. Als Ursachen finden sich bei regelrechten fetometrischen Größen und unauffälligen anatomischen Verhältnissen des mütterlichen Beckens Regelwidrigkeiten der Einstellung und Haltung oder eine mangelnde Konfiguration des kindlichen Kopfes. Auch Weichteildystokien des Geburtskanals können zum Geburtsstillstand führen.

Bei Verdacht auf ein Mißverhältnis, der sich bereits bei der Erhebung der Anamnese (z. B. Frakturen, vorangegangene Geburten) und der Untersuchung ergeben kann, sowie bei geplanter vaginaler Entbindung aus Beckenendlage wird neben der Ultraschallfetometrie von einigen Geburtshelfern der **Ausschluß anatomischer Abweichungen** des mütterlichen Beckens gefordert. Dabei gibt die digitale Beckenaustastung eine bessere Information als die äußere Beckenmessung [9, 10, 16].[1] Sie erlaubt die Feststellung deutlicher Abweichungen von der Norm und läßt Aussagen über den Interspinalabstand sowie den geraden Beckenausgang zu. Als sinnvolle Ergänzung kann der durch äußere Untersuchung zu ermittelnde Intertuberalabstand mit einbezogen werden. Bei der klinischen Messung

1. **Eigenanamnese**
Frage nach:
- bestehenden und durchgemachten Allgemeinerkrankungen
- derzeit laufenden medikamentösen Behandlungen
- Disposition zu Unverträglichkeiten, Neigung zu Blutungen oder erhöhter Thrombosebereitschaft, Erfassung bestimmter serologischer Konstellationen

2. **Familienanamnese**
Frage nach:
- genetischen Belastungen
- familiär gehäuft auftretenden Erkrankungen des Zentralnervensystems
- familiär gehäuft auftretenden Erkrankungen bestimmter Organsysteme (Tuberkulose, Herz-Kreislauf-Erkrankungen, Stoffwechselerkrankungen, hämatologische Erkrankungen usw.)

3. **Schwangerschaftsanamnese**
Frage nach:
- vorangegangenen Schwangerschaften (Schwangerschaftsverlauf, Geburtsverlauf, Fehl- und Frühgeburten, Operationen am schwangeren oder nichtschwangeren Uterus)
- schwangerschaftsspezifischen Erkrankungen und deren Behandlung während der bestehenden Schwangerschaft

Neben den Angaben der Schwangeren dient der Mutterpaß als zusätzliche Informationsquelle für die Erhebung der Anamnese und die Bewertung erhobener Befunde

Tabelle 6-2
Schema zur Erhebung der Anamnese bei der Kreißsaalaufnahme der Schwangeren

1. **Allgemeinuntersuchung**
- Messung des Blutdrucks, mütterliche Pulsfrequenz, Körpertemperatur, Körpergewicht
- falls erforderlich, spezielle Untersuchungen wie Auskultation usw.
- Erhebung von Laborbefunden wie Hämoglobinwert, Urinstatus; falls erforderlich, zusätzliche Messung von Blutzuckerkonzentration u.a. oder biophysikalischer Parameter (z. B. EKG)

2. **geburtshilfliche Aufnahmeuntersuchung**
- Palpation des Abdomens (Leopold-Handgriffe)
- Kontrolle des kindlichen Zustands durch CTG, eventuell Ultraschall
- rektale Untersuchung; falls erforderlich, vaginale Untersuchung
- Zusatzuntersuchungen, falls indiziert: Aufnahmeamnioskopie, Beckenmessung

Tabelle 6-3
Reihenfolge der wichtigsten Untersuchungen bei der Kreißsaalaufnahme

[1] *Die digitale Beckenaustastung gibt eine bessere Information als die äußere Beckenmessung!*

dieser Abstände werden Normalwerte von jeweils 10–12 cm für die drei genannten Parameter angenommen. Gröbere Abweichungen des Arcus pubis lassen auf Veränderungen des Beckenausgangs schließen.

Wegen der Strahlenbelastung und der möglichen Fehlerbreite sollte die konventionelle **röntgenologische Bestimmung** der transversalen Beckendurchmesser im anterior-posterioren Strahlengang wie auch des geraden Beckenausgangs und der Conjugata vera durch seitliche Aufnahmen (Aufnahmetechnik nach Guthmann) heute nicht mehr angewendet werden. Mit der Einführung neuer bildgebender Verfahren, wie der digitalen Radiographie sowie der Computer- und Kernspintomographie, ist in den letzten Jahren die Diskussion über den Wert der Ermittlung geburtshilflich bedeutsamer Distanzen des knöchernen Beckens erneut belebt worden [11, 15, 16, 19]. Mit Hilfe dieser modernen diagnostischen Verfahren lassen sich die Maße des knöchernen Beckens zuverlässig messen. Praktische Bedeutung hat heute während der Schwangerschaft in erster Linie die Kernspintomographie, da hierbei keine Belastung durch Röntgenstrahlen auftritt. So wird von einigen Geburtshelfern, z.B. bei beabsichtigter vaginaler Entbindung aus Beckenendlage, eine vorherige kernspintomographische Pelvimetrie empfohlen. Die röntgenologische Pelvimetrie sollte heute grundsätzlich durch die Kernspintomographie ersetzt werden (siehe auch Kap. 2).!

Die in die sonographische Pelvimetrie gesetzten Erwartungen haben sich bislang nicht erfüllt. Auch die Versuche, eine zuverlässige Geburtsplanung durch Kombination bildgebender Verfahren mit einer präpartalen computergestützten Simulation des Geburtsvorganges [19] haben bislang keine größere Bedeutung in der Praxis erlangt.

3 Aufnahmekardiotokogramm

Eine Einschätzung des für das weitere Vorgehen entscheidenden fetalen Zustands wird anhand eines in der Regel mindestens 30minütigen Kardiotokogramms vorgenommen. Bei wehenlosem Uterus ist eine zuverlässige fetale Zustandsdiagnostik nach Weheninduktion in einer Frequenz von mindestens zwei pro zehn Minuten möglich. Da die Körperhaltung der Frau während der kardiotokographischen Ableitung einen Einfluß auf die fetale Herzfrequenz (V.-cava-Kompressionssyndrom) haben kann, soll die Ableitung in Seitenlage oder halbsitzender Position vorgenommen werden.

4 Innere Untersuchung

Bei bestimmten geburtshilflichen Risiken wie Verdacht auf Übertragung oder fetale Wachstumsretardierung ist in einigen Einrichtungen zusätzlich eine **amnioskopische Untersuchung** üblich.

Zur routinemäßigen geburtshilflichen Befundkontrolle gehört die **rektale Untersuchung**, die im Anschluß an die äußere Untersuchung mit dem Handschuh vorgenommen wird. Der Fingerling allein gewährleistet nicht die Freihaltung der übrigen Hand von Darm- und Hautkeimen. Die rektale Untersuchung ermöglicht eine bessere Aussage über den Höhenstand der Leitstelle im kleinen Becken als die vaginale Austastung.!! Indem eine Beziehung der getasteten Leitstelle zu definierten Knochenpunkten (Spinae ischiadicae) des kleinen Beckens hergestellt wird, läßt sich auf den Höhenstand des vorangehenden Teils schließen. Das setzt voraus, daß die von der Haltung des vorangehenden Teils abhängige Leitstelle in der Führungslinie unter Beachtung der Einstellung exakt ermittelt wird. Dabei ist auch die Bewertung der Geburtsreife, Stellung und Konsistenz der Portio und deren Eröffnungsgrad gut zu beurteilen.

Die **vaginale Untersuchung** soll dem Arzt vor beabsichtigten operativen vaginalen Eingriffen oder bei unklaren Befunden vorbehalten bleiben. Eine routinemäßige geburtshilfliche Befundkontrolle durch vaginale Untersuchungen wird von uns wie auch den meisten anderen Geburtshelfern aus Gründen der geburtshilflichen Asepsis nach wie vor abgelehnt. Aus den gleichen Gründen wird das äußere Genitale vor der beabsichtigen vaginalen Untersuchung mit einer Desinfektionslösung abgespült.

Bei der Abtastung der Portio bzw. des vorangehenden Teils soll nicht in den Muttermund eingegangen werden, um auch hier den mechanischen Keimtransport aus der Scheide in den Fruchtraum so gering wie möglich zu halten. Bei vorzeitigem Blasensprung und nicht unmittelbar abzusehender Entbindung sollte aus eben diesen Gründen auf die vaginale Untersuchung verzichtet werden. Desgleichen ist bei starken Blutungen wie auch sonographisch nachgewiesener Placenta praevia auf die vaginale Untersuchung zu verzichten.!!! Die Untersuchung beschränkt sich dann auf eine Spekulumeinstellung zur Inspektion der Scheide und des Muttermunds.

!!Die rektale Untersuchung ermöglicht eine bessere Aussage über den Höhenstand der Leitstelle im kleinen Becken als die vaginale Austastung!

!Die röntgenologische Pelvimetrie sollte heute grundsätzlich durch die Kernspintomographie ersetzt werden!

!!!Bei starken Blutungen wie auch sonographisch nachgewiesener Placenta praevia ist auf die vaginale Untersuchung zu verzichten!

Geburtsvorbereitung

Nach der Aufnahmeuntersuchung folgt die Geburtsvorbereitung, sofern die erhobenen Befunde nicht eine sofortige Lagerung im Kreißbett oder Operationssaal erforderlich machen.

In einer Reihe von geburtshilflichen Einrichtungen ist auch heute noch ein warmes Bad vor der Lagerung im Kreißbett üblich, welches nicht nur der Reinigung dient, sondern auch die beginnende Wehentätigkeit fördern soll. Darüber hinaus soll dabei eine Auflockerung von Vulva und Damm begünstigt werden. Während des Bades besteht die Gelegenheit, die psychische Geburtsvorbereitung zu vertiefen und noch ausstehende anamnestische Angaben zu vervollständigen. Die infolge des Bades auftretende Hyperämisierung der mütterlichen Haut kann jedoch zum Blutdruckabfall und damit zur Verminderung der Sauerstoffversorgung des Feten führen, was insbesondere bei Risikoschwangerschaften zu beachten ist. Zur unmittelbaren Geburtsvorbereitung gehört weiterhin die Entleerung des Enddarms durch einen Einlauf, auch wenn dieser gelegentlich als unästhetisch abgelehnt wird. Bei vorzeitigem Blasensprung und beweglich über dem Beckeneingang befindlichem vorangehendem Teil muß auf das Bad verzichtet und der Stuhl auf dem Schieber abgesetzt werden, da die Gefahr des Vorfalls kleiner Teile oder der Nabelschnur besteht. Die Schamhaare werden ggf. im Bereich der Vulva gekürzt (siehe auch Tab. 6-1).

Die Diskussion über die vorteilhafteste Gebärhaltung ist noch nicht abgeschlossen. Dabei sollten die Wünsche der Schwangeren möglichst Berücksichtigung finden. Von den meisten Kreißenden wird zumindest am Ende der Austreibungsperiode der Aufenthalt im Kreißbett bevorzugt.

Inhalt*

- Schwangerschaftsdauer und Geburtstermin 91
- Überschreiten des Geburtstermins 92
- Geburtseinleitung 95
  1. Indikationen 95
  2. Aufklärung 95
  3. Forensische Aspekte 95
- Methoden der Geburtseinleitung 96
  1. Geburtseinleitung bei reifer Zervix 96
  2. Geburtseinleitung bei unreifer Zervix 98
- Besonderheiten und Komplikationen einer Geburtseinleitung mit Prostaglandinen . . . 101
- Nachbeobachtung von Kindern nach Geburtseinleitung. 103

*Das Literaturverzeichnis findet sich in Kapitel 22, S. 371.

7 Schwangerschaft am Geburtstermin und Geburtseinleitung

C. Egarter, P. Husslein

Schwangerschaftsdauer und Geburtstermin

Bereits in der Antike ging man davon aus, daß ein Kind nach durchschnittlich 40wöchiger Tragzeit geboren wird. Ende des 19. und Anfang des 20. Jahrhunderts war die Schwangerschaftsdauer des Menschen Gegenstand intensiver wissenschaftlicher Untersuchungen. Da beim Menschen der Konzeptions- bzw. Ovulationstermin nur ausnahmsweise bekannt ist, kommt zur Berechnung der Schwangerschaftsdauer der letzten Menstruationsblutung eine größere Bedeutung zu, und man errechnete eine **durchschnittliche Tragzeit post menstruationem** von etwas mehr als 280 Tage. Wie die Erfahrung zeigt, enden Schwangerschaften zum Teil aber nach sehr unterschiedlicher Dauer; dabei entspricht die Häufigkeitsverteilung in etwa einer Gauß-Kurve, was bei einem multifaktoriell beeinflußten, biologischen Geschehen zu erwarten ist (Abb. 7-1). Die teilweise beträchtliche Streuung zwischen den Angaben einzelner Autoren ist einerseits durch die Stichprobenauswahl und statistische Bearbeitung verursacht und hängt andererseits von der Berechnung der Tragzeit post menstruationem bzw. post ovulationem ab.

Nach den Empfehlungen der WHO aus dem Jahre 1975 gilt eine Geburt nach einer Tragzeit von 259 bis 293 Tagen post menstruationem als Geburt am Termin, bei kürzerer Tragzeit als Frühgeburt und bei längerer Tragzeit als Geburt nach dem Termin bzw. Terminüberschreitung (sog. post-term pregnancy).

Die **Berechnung des Schwangerschaftsalters** post menstruationem mit der Naegele-Regel [32] setzt einen stabilen Zyklus voraus, wobei gleiche Abweichungen vom 28-Tage-Rhythmus korrigiert werden können:

Geburtstermin = 1. Tag der letzten Menstruation + 1 Jahr − 3 Monate +7 Tage ± x Tage

wobei x die Abweichung nach oben bzw. nach unten vom 28tägigen Zyklus bedeutet. Selbstverständlich kann auch ein bekannter Ovulations- bzw. Kohabitationstermin zur Berechnung der Schwangerschaftsdauer herangezogen werden.

Am einfachsten aber läßt sich das jeweils aktuelle Schwangerschaftsalter bzw. der Geburtstermin mit Hilfe einer geburtshilflichen Rechenscheibe durchführen.[1] Bei wechselnder Zykluslänge, aber auch bei fehlerhaften anamnestischen Angaben können allerdings durchaus Schwierigkeiten bei der Berechnung des Schwangerschaftsalters auftreten. Diese Schwierigkeiten und Fehlermöglichkeiten dürfen nicht dazu führen, auf die Berechnung des Schwangerschaftsalters bzw. des Geburtstermins überhaupt verzichten zu wollen, da die Kenntnis des Schwangerschaftsalters eine Grundvoraussetzung zur

[1] *Am einfachsten läßt sich das jeweils aktuelle Schwangerschaftsalter bzw. der Geburtstermin mit Hilfe einer geburtshilflichen Rechenscheibe durchführen!*

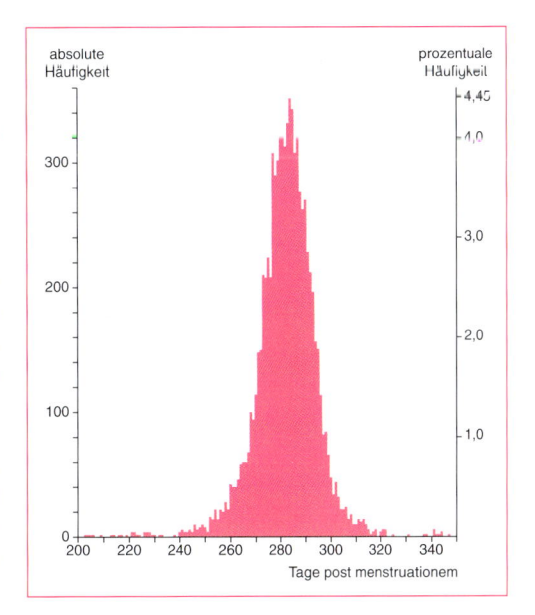

Abb. 7-1
Häufigkeitsverteilung der Tragzeitdauer (nach Hosemann [20]).

präzisen Beurteilung der fetalen Entwicklung und der Abschätzung möglicher perinataler Risiken darstellt.

Früher konnten als zusätzliche Parameter nur die palpatorische Bestimmung der Uterusgröße, der Zeitpunkt der erstmaligen Wahrnehmung von Kindsbewegungen durch die Mutter sowie verschiedene andere Parameter wie das Nobel-, das Pinard- oder das Piskacek-Zeichen herangezogen werden. Allen diesen Parametern ist gemeinsam, daß sie eine enorme Streuung und damit Fehlermöglichkeiten in der Berechnung aufweisen.

Die größte Bedeutung bei der Objektivierung des Schwangerschaftsalters und darüber hinaus bei der Beurteilung der fetalen Entwicklung kommt heute der **biometrischen Auswertung biophysikalischer Methoden** zu. Aus der Größe der mit Ultraschallverfahren dargestellten Fruchtblase läßt sich im I. Trimenon das Schwangerschaftsalter auf eine Genauigkeit von ± 1 Woche feststellen.[!] Noch genauer ist die Schätzung des Schwangerschaftsalters aus der fetalen Scheitel-Steiß-Länge.[!!] Die Präzision und Reproduzierbarkeit derartiger Ergebnisse setzt allerdings einen entsprechenden apparativen, zeitlichen und personellen Aufwand voraus. In der Spätschwangerschaft ist die Ultraschallbiometrie des Feten zur Tragzeitbestimmung weniger nützlich, da die Streuung der Kindsmaße mit deren zunehmender Länge stark zunimmt.

Nach Erreichen des errechneten und durch eine Ultraschalluntersuchung bzw. Biometrie in der Frühschwangerschaft abgesicherten Geburtstermins gibt es mehrere Möglichkeiten des weiteren Vorgehens:
- Zunächst ist die differentialdiagnostische Abklärung „Terminüberschreitung" oder „Terminirrtum" notwendig.
- Es kann eine intensivere Überwachung wegen beginnender Übertragung oder
- unter dem Gesichtspunkt, daß ein weiteres Zuwarten ungünstig erscheint, eine Geburtseinleitung angeschlossen werden.

Überschreiten des Geburtstermins

Mit dem Erreichen bzw. Überschreiten der mittleren Tragzeit kann es zu pathophysiologischen Veränderungen mit entsprechender Risikoerhöhung primär für den Fetus kommen.[!!!] Es ist dies vor allem die Entwicklung einer relativen Plazentainsuffizienz oder aber auch der weiteren fetalen Gewichtszunahme mit Entwicklung eines relativen Mißverhältnisses. Die Schwangere ist meist nur sekundär betroffen, einerseits durch die veranlaßten geburtshilflichen Maßnahmen, andererseits durch das Ausbleiben des erwarteten Geburtsbeginns. Diese Situation kann zur Verunsicherung führen und damit zu einer zusätzlichen, psychischen Belastung für die Schwangere werden.

Die **Inzidenz** der Terminüberschreitung wird mit etwa 4–12 % angegeben, wobei eine exakte Diagnostik, z. B. durch den routinemäßigen Ultraschall im II. Trimenon, die Anzahl der tatsächlichen Terminüberschreitungen reduziert [3, 25].

Zahlreiche Autoren konnten zeigen, daß die **perinatale Mortalität** bei einer Tragzeit von 40 Wochen post menstruationem ein Minimum hat und daß bei kürzeren und längeren Tragzeiten die perinatale Mortalität ansteigt (Abb. 7-2). Die diesbezüglichen Arbeiten sind jedoch älteren Datums; außerdem wird meist nicht darauf hingewiesen, daß der deutliche Anstieg der perinatalen Sterblichkeit erst nach etwa 300 Tagen post menstruationem beginnt [5, 16]. Aus dem Geburtenregister Schwedens kann anhand von über 77 000 Geburten die in Tabelle 7-1 dargestellte geringfügige Zunahme der perinatalen Mortalität jenseits des errechneten Geburtstermins entnommen werden. Zu ähnlichen Ergebnissen kommt man, wenn man die perinatale Mortalität aus Dublin in den Jahren 1979 bis 1986 bei mehr als 56 000 Geburten betrachtet, wo die perinatale Mortalität zwischen der 37. und 42. Schwangerschaftswoche 4,5 auf 1 000 und jenseits der 42. Schwangerschaftswoche 6,7 auf 1 000 beträgt. Daraus kann man entnehmen, daß die Zunahme der perinatalen Mortalität bei Terminüberschreitung zumindest nicht exorbitant ist. Nachdem aber, unter anderem auch wegen der sehr angespannten juristischen Situation, auch kleine Risiken von erheblicher Bedeutung sein können, ist es notwendig, auch dieser geringfügigen Zunahme der kindlichen Mortalität Aufmerksamkeit zuzuwenden. Es gibt allerdings wenige methodisch saubere Studien zu diesem Thema, und die Übersicht wird dadurch kompliziert, daß verschiedene Autoren sehr unterschiedliche Vorgehensweisen für ihre Studien gewählt haben. Manche untersuchten nur Risikoschwangerschaften, andere risikofreie Graviditäten; einige Autoren leiten am Termin, andere eine oder zwei oder gar drei Wochen nach dem errechneten Geburtstermin ein. Gelegentlich wird mit Oxytocin, manchmal mit Prostaglandinen, noch dazu in unterschiedlichen Applikationsformen eingeleitet. Die meisten Untersuchungen sind zudem retrospektiver Natur und somit in ihrer Aussage schwer beurteilbar [8, 23, 37].

Eine der wenigen methodisch einwandfreien, prospektiven, randomisierten Studien ist diejenige von Hannah et al. [18], die an 3 407 Geburten versucht, eine Geburtseinleitung bei Überschreiten der 41. Schwangerschaftswoche mit kontrolliertem Zuwarten, d. h., Einleitung erst nach vollendeter 43. Schwangerschaftswoche, zu vergleichen. In der Kontrollgruppe wurden regelmäßig Ultraschall-, CTG- und klinische Kontrollen vorgenommen. Die Geburtseinleitung wurde jeweils mit Prostaglandingel bzw. Oxytocin durchgeführt. Die Ergebnisse sind in Tabelle 7-2 zusammengefaßt, wobei erwähnenswert ist, daß bei der gewählten Vorgehensweise auch in der Kontrollgruppe 32 % der Geburten aus medizinischer Indikation eingeleitet werden mußten. Obwohl die Ergebnisse nur in wenigen Bereichen signifikant sind, läßt sich doch ein Trend zu günstigeren Verläufen bei einer Geburtseinleitung ablesen. Zu ähnlichen Ergebnissen kommt auch Herabutya [19], der ebenfalls aufzeigt, daß es keinen Vorteil darstellt, die Schwangerschaft über die vollendete 42. Schwangerschaftswoche weiter zu beobachten.

Interessant ist im Zusammenhang mit einer Geburtseinleitung am Termin auch der Wandel der **Einstellung der Schwangeren** in Abhängigkeit von der Schwangerschaftsdauer. Roberts [36] konnte in einer diesbezüglichen Untersuchung zeigen, daß die Bereitschaft für eine Geburtseinleitung mit der Dauer der Terminüberschreitung zunimmt. Um vor allem die psychische Belastung der betroffenen Schwangeren bei einer Terminüberschreitung möglichst geringzuhalten, sollte ihr bereits während der Schwangerschaft auseinandergesetzt werden, daß der Geburtstermin ein willkürlich festgelegtes Datum ist und viel besser durch eine Zeitspanne definiert ist. Natürlich sollte der errechnete Termin als Grundlage für die Schwangerenbetreuung und für die Berechnung der Schwangerschaftsdauer erhalten bleiben. Eine Kontrolle in Terminnähe ist zudem notwendig, um die Schwangerschaftsrisiken zu entdecken, die eventuell einer Intervention bedürfen. Außer Zweifel steht nämlich, daß eine Terminüberschreitung vor allem dann mit einer Gefährdung einhergeht, wenn bereits nachweisbare Zeichen einer Plazentainsuffizienz vorliegen.

Das Gesamtkollektiv der Schwangerschaften mit Überschreitung des errechneten Geburtstermins ist insgesamt heterogen.

In der Mehrzahl der Fälle liegt wahrscheinlich eine **unterdurchschnittliche Wachstums- bzw. Reifungsgeschwindigkeit** der fetoplazentaren Einheit vor; dieses Defizit wird durch eine Verlängerung der Tragzeit kompensiert. Üblicherweise besteht hier keine wesentlich erhöhte Gefährdung für den Fetus; das Risiko steigt lediglich bei Überschreiten des jeweils individuell optimalen Geburtstermins.

Bei einem weiteren, wahrscheinlich kleineren Teil ist die **Versorgungskapazität der Plazenta** bei Erreichen des Geburtstermins **noch nicht ausgeschöpft**, und es kann bei Tragzeitverlängerung zu einem zunehmenden fetalen Wachstum kommen

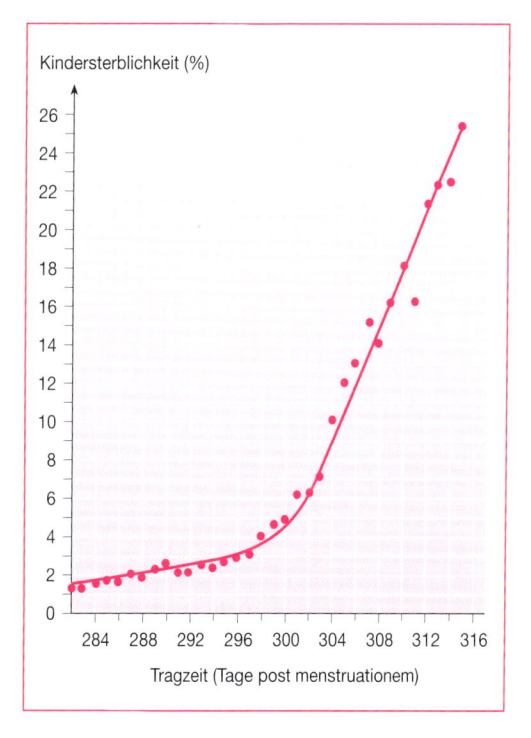

Abb. 7-2
Die perinatale Sterblichkeit in Abhängigkeit von der Tragzeitüberschreitung (nach Bickenbach [5]).

Tabelle 7-1
Perinatale Mortalität laut „Swedish Medical Birth Registry" (> 77 000 Geburten mit abgesicherter Tragzeit)

Schwangerschaftsdauer	perinatale Mortalität
40 Wochen	2,3/1000
41 Wochen	2,4/1000
42 Wochen	3,0/1000
> 43 Wochen	4,0/1000

Tabelle 7-2
Vergleichsstudie zur Vorgangsweise bei Überschreiten der 41. Schwangerschaftswoche in 3 407 Fällen. Risikoschwangerschaften waren ausgeschlossen. Beim kontrollierten Zuwarten wurden 32 % aus medizinischer Indikation eingeleitet, jedoch erst nach der 43. Schwangerschaftswoche

Situation	Geburtseinleitung (Prostaglandingel, Oxytocin)	kontrolliertes Zuwarten (Ultraschall, CTG, Kindsbewegungen)	Signifikanz
Totgeburt	0	2 (3175 g, 2600 g)	n.s.
Fetal Distreß	10,3 %	12,8 %	$p < 0,05$
Mekonium	25,0 %	28,7 %	$p < 0,05$
Sectiorate	21,2 %	24,5 %	$p < 0,05$

7 Schwangerschaft am Geburtstermin und Geburtseinleitung

C. Egarter, P. Husslein

Abb. 7-3
Darstellung der unterschiedlichen Wachtumsraten des Gesamtkörpers und einzelner Organe nach Gruenwald [16]).

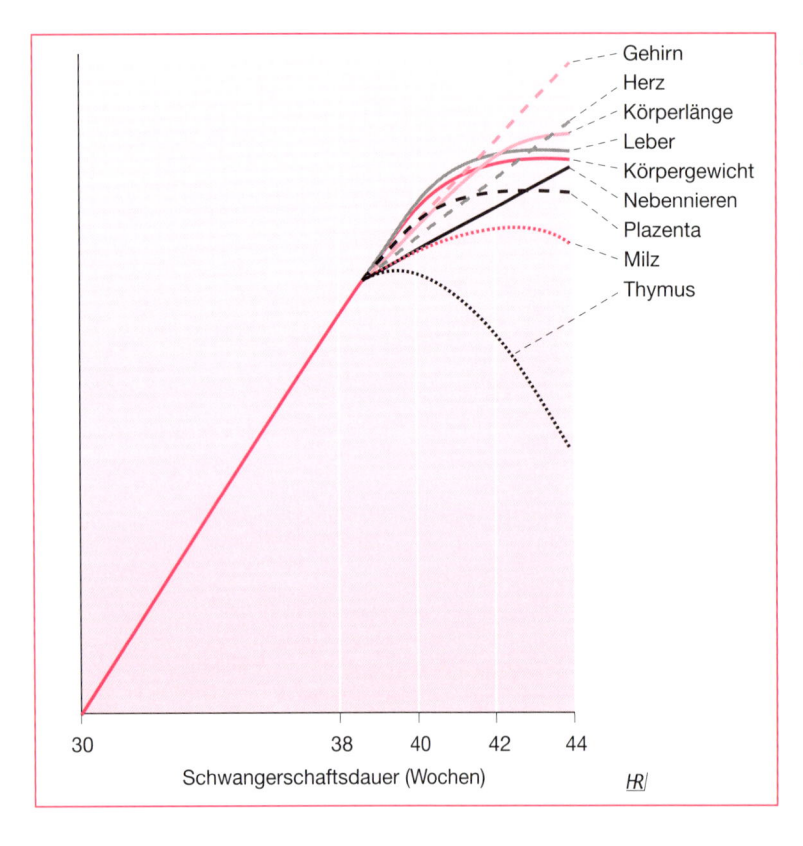

[Diagramm: Wachstumskurven für Gehirn, Herz, Körperlänge, Leber, Körpergewicht, Nebennieren, Plazenta, Milz, Thymus über Schwangerschaftsdauer (Wochen) 30–44]

> *Hauptursache für die fetale Gefährdung sind die sich entwickelnde Hypoxie und Azidose!*

> *Die postpartale Mortalität und die Frühmorbidität bei Tragzeitverlängerung bestimmen sich ganz wesentlich durch das Ausmaß der intrapartalen hypoxischen und mechanischen Schädigung!*

und bei der späteren Geburt ein hohes Geburtsgewicht resultieren. Üblicherweise kommt es am Ende des letzten Schwangerschaftsdrittels zu einer Wachstumsverlangsamung, von der allerdings nicht alle fetalen Organe in gleichem Maße betroffen sind (Abb. 7-3). Eine fetale Gefährdung kann entweder bei weiterem Wachstum durch ein relatives Mißverhältnis entstehen oder durch das Ausschöpfen der plazentaren Versorgungskapazität resultieren.

Bei einem weiteren Teilkollektiv ist bereits um den errechneten Geburtstermin die **plazentare Versorgungskapazität ausgeschöpft**. Bleibt der rechtzeitige Geburtsbeginn aus, dann entwickelt sich mit zunehmender Tragzeitverlängerung eine Plazentainsuffizienz. Dieses Teilkollektiv macht sicherlich den wesentlichen Teil der durch Tragzeitverlängerung gefährdeten Feten aus.

1954 veröffentlichte Clifford [7] eine Einteilung des von ihm Plazenta-Dysfunktionssyndrom genannten Bildes in drei Schweregrade:

- **Grad I:** Verlust der Vernix caseosa und Mazeration der Haut, die trocken, pergamentartig, faltig und abschilfernd, aber nicht verfärbt ist.
- **Grad II:** Neben den beschriebenen Veränderungen finden sich zusätzlich die Zeichen eines fetalen Distreß, frisches Mekonium sowie Mekoniumverfärbung von Haut, Eihäuten und Nabelschnur.
- **Grad III:** Länger zurückliegender Mekoniumabgang infolge des fetalen Distreß führt zu einer Gelbverfärbung von Fingernägeln, Haut und Nabelschnur; der überwiegende Teil der Kinder mit Grad III ist intrauterin bereits abgestorben.

Offensichtlich hat Clifford nicht am plazentaren Ursprung dieses Erscheinungsbilds gezweifelt; er assoziierte dabei das Plazenta-Dysfunktionssyndrom eindeutig mit der Tragzeitverlängerung. Dies hat dazu geführt, daß der Ausdruck **Übertragungszeichen** für die genannten Veränderungen geprägt wurde und daß lange Zeit die Begriffe Plazenta-Dysfunktionssyndrom und Übertragung synonym verwendet wurden. Daß das Plazenta-Dysfunktionssyndrom mit seinem typischen Erscheinungsbild beim Kind nicht streng an die Tragzeitverlängerung gebunden ist, sondern schon am Termin, seltener auch bereits vor dem Termin auftreten kann, ist inzwischen aber ausreichend nachgewiesen.

Hauptursache für die fetale Gefährdung sind die sich entwickelnde Hypoxie und Azidose, die sich je nach Ausmaß der Plazentadysfunktion und der zusätzlichen wehenbedingten Reduktion der Uterusdurchblutung ausbilden.[I] Darüber hinaus kann der Fetus bei ausgeprägter Plazentadysfunktion und reduzierter Fruchtwassermenge durch eine Nabelschnurkompression erheblich gefährdet sein. Die postpartale Mortalität und die Frühmorbidität bei Tragzeitverlängerung bestimmen sich ganz wesentlich durch das Ausmaß der intrapartalen hypoxischen und mechanischen Schädigung.[II] Über die Spätentwicklung von Kindern nach Tragzeitverlängerung liegen in der Literatur nur sehr spärliche Angaben vor.

Die **derzeitige Vorgehensweise** am errechneten und abgesicherten Geburtstermin bei unauffälligem Schwangerschaftsverlauf besteht in folgenden Maßnahmen:

- **Kontrolle am Geburtstermin** mit klinischer Untersuchung, CTG, Erheben des Zervixbefunds, eventuell Ultraschall und Beurteilung der Gesamtsituation
- **Aufklärung** der Schwangeren
- **kontrolliertes Zuwarten** (CTG, Ultraschall, Doppler-Ultraschall in mehrtägigen Abständen) bis etwa sieben bis zwölf Tage nach dem errechneten Geburtstermin
- **bei reifer Zervix:** Einbeziehung der Schwangeren in den Entscheidungsprozeß
- **bei unreifer Zervix:** eher Zuwarten

- **sieben bis vierzehn Tage nach dem errechneten Geburtstermin:** Einleitung oder zumindest stationäre Aufnahme und intensivere Überwachung der Schwangerschaft

Geburtseinleitung

Unter der Geburtseinleitung versteht man das Ingangsetzen des Vorgangs der Geburt, im wesentlichen durch Auslösen von Wehen.

Die Geburtseinleitung hat eine sehr lange Geschichte. Bereits im Altertum wurde bei Frauen mit engem Becken die Geburt vorzeitig in Gang gesetzt, um Schwierigkeiten bezüglich eines Schädel-Becken-Mißverhältnisses zu vermeiden.

1 Indikationen

Durch die verbesserte Diagnostik möglicher intrauteriner fetaler Gefährdung, aber auch durch die Entwicklung wirksamerer und ungefährlicherer Methoden der Geburtseinleitung, hat sich die Indikation zur vorzeitigen Beendigung einer Schwangerschaft in den letzten Jahren deutlich erweitert.

Tabelle 7-3 gibt einen nach **mütterlicher** und **kindlicher Indikation** getrennten Überblick über heute akzeptierte Gründe, vorzeitig eine Schwangerschaftsbeendigung herbeizuführen. Nachdem eine Geburtsauslösung zweifellos einen Eingriff in den natürlichen Ablauf der Ereignisse darstellt, ist eine solche Indikation für deren Durchführung unerläßlich.

Die Wirksamkeit einer Geburtseinleitung hängt vornehmlich von der **Dauer der Tragzeit** und dem **Reifezustand der Zervix** ab [6], die beide mit der Empfindlichkeit des Myometriums Wehenmitteln gegenüber korrelieren. Bei vorzeitiger Einleitung oder Wehenauslösung bei noch unreifer Zervix ist die Versagerquote und die Rate operativer Geburtsbeendigungen hoch; außerdem kommt es nicht selten zu protrahierten Geburten.[I] Deshalb ist in solchen Fällen die Indikation besonders streng zu stellen. Umgekehrt kann bei günstigen Einleitungskriterien erwartet werden, daß eine Wehenauslösung in hohem Maße erfolgreich sein wird, häufig zu kürzeren Geburtszeiten führt und kaum mit einer Belästigung der Schwangeren einhergeht. In solchen Fällen ist auf die Wünsche der Schwangeren und ihres Ehemanns unter Umständen auch bei Fehlen klarer medizinischer Gründe einzugehen. Dies wird als **elektive Geburtseinleitung** bezeichnet.

Mütterliche Indikationen
- EPH-Gestose
- Diabetes mellitus
- Pyelonephritis
- andere mütterliche Erkrankungen

Kindliche Indikationen
- vorzeitiger Blasensprung
- Chorioamnionitis
- chronische Plazentainsuffizienz
- fetale Wachstumsstörung
- Rhesus-Inkompatibilität
- Übertragung/Terminüberschreitung
- diabetogene Fetopathie
- Mehrlingsschwangerschaft

Möglicherweise kann auch der **Nachweis von fetalem Fibronektin** hier in Zukunft ein Entscheidungskriterium sein [1, 2]. Fetales Fibronektin wurde bisher versuchsweise bei vorzeitigen Wehen bzw. vorzeitigem Blasensprung im Zervixbereich untersucht. Lösliches Fibronektin findet sich im Blutplasma sowie in der Amnionflüssigkeit, und Gewebefibronektin ist im Bereich der Basalmembranen und im Bindegewebe zwischen endothelialen Zellen nachweisbar. Eine zunehmende Wehentätigkeit führt möglicherweise zur Nachweisbarkeit in entsprechenden Zervix- und Vaginalabstrichen und könnte damit auch ein prospektives Kriterium für den Erfolg einer Geburtseinleitung darstellen. Weitere Untersuchungen sowohl in bezug auf den vorzeitigen Geburtsbeginn als auch am Termin sind allerdings noch notwendig.

2 Aufklärung

Auf jeden Fall erfordert die Durchführung einer Geburtseinleitung eine entsprechende Aufklärung der betroffenen Familie sowie eine genaueste Evaluierung und Dokumentation der geburtshilflichen Ausgangssituation wie äußere klinische Untersuchung, Kardiotokogramm und Erhebung des Zervix-Scores. Bei unklarer Schwangerschaftsdauer sollte nur in kindlichen oder mütterlichen Notfällen eine Geburtseinleitung vorgenommen werden, um nicht Problemen bezüglich kindlicher Reife und hier besonders der Lungenreife zu begegnen.[II]

3 Forensische Aspekte

Grundsätzlich gibt es außer einer Kontraindikation gegen eine vaginale Geburt an sich keine spezielle Kontraindikation gegen eine Geburtseinleitung.

Tabelle 7-3
Indikationen zur Geburtseinleitung

[I]*Bei vorzeitiger Einleitung oder Wehenauslösung bei noch unreifer Zervix ist die Versagerquote und die Rate operativer Geburtsbeendigungen hoch!*

[II]*Bei unklarer Schwangerschaftsdauer sollte nur in kindlichen oder mütterlichen Notfällen eine Geburtseinleitung vorgenommen werden, um nicht Problemen bezüglich kindlicher Reife und hier besonders der Lungenreife zu begegnen!*

[I] Bei sehr hohem kindlichem Risiko und sehr ungünstigen Einleitungskriterien sollte jedoch zumeist eine primär-operative Geburtsbeendigung angestrebt werden!

Bei sehr hohem kindlichem Risiko und sehr ungünstigen Einleitungskriterien sollte jedoch zumeist eine primär-operative Geburtsbeendigung angestrebt werden.[I]

Schon aus forensischer Sicht wird jede eingeleitete Geburt zu einer Risikogeburt, die einer intensiveren Geburtsüberwachung bedarf. Das Ausmaß dieser Überwachung wird vom klinischen Einzelfall abhängen, jedenfalls ist eine Geburtseinleitung nur unter stationärer klinischer Beobachtung und Dokumentation des Verlaufs durchzuführen.

Aus dem Verständnis des komplexen Geburtsmechanismus (siehe auch Kap. 3) ergibt sich, daß eine Geburtsauslösung kurz vor dem Einsetzen von spontanen Wehen, also am Termin oder in Terminnähe bei geburtsbereiter Zervix, leichter, erfolgversprechender und mit weniger Komplikationen verbunden ist als eine frühzeitige Induktion lange vor dem Geburtstermin bei noch unreifer Zervix. Deshalb müssen diese zwei klinischen Situationen streng voneinander getrennt werden.

Methoden der Geburtseinleitung

Den historischen Maßnahmen zur Geburtseinleitung, wie z. B. Fasten, Durchführung von Scheidenspülungen oder heißen Bädern und Einlagen von Laminariastiften kommt nur mehr unterstützende Bedeutung zu. Heute stehen den Geburtshelfern neben den mechanischen Maßnahmen, wie z. B. Lösung des unteren Eipols im Rahmen einer vaginalen Untersuchung und der künstlichen Blasensprengung, der Amniotomie, vor allem die Gabe der wehenauslösenden Hormone Oxytocin und Prostaglandine zur Verfügung (Tab. 7-4).

Nachdem gezeigt werden konnte, daß alle Manipulationen an der Zervix und auch eine Blasensprengung [24] nur über eine Stimulation der körpereigenen Prostaglandinsynthese wirken und PGE_2 auch direkt appliziert werden kann, sollten diese mechanischen Maßnahmen auch nur mehr eine untergeordnete Rolle spielen, insbesondere weil z. B. eine frühzeitige Blasensprengung einen ungünstigen Zeitdruck auf den weiteren Ablauf der Geburt ausübt.

[II] Zur Geburtseinleitung mit Oxytocin kommt nur mehr die kontrollierte Infusion mittels Tropfenzähler oder Infusionspumpe in Frage!

1 Geburtseinleitung bei reifer Zervix

In dieser klinischen Situation kann man davon ausgehen, daß die Reifungsvorgänge der Natur vor ihrem Abschluß stehen und somit eine hohe Empfindlichkeit gegenüber Wehenmitteln besteht. Bis vor kurzem galt **Oxytocin** als klassisches wehenauslösendes Agens. Nach anfänglichen Versuchen, Oxytocin lokal, intranasal, bukkal bzw. intramuskulär zu verabreichen, kann heute festgehalten werden, daß zur Geburtseinleitung nur mehr die kontrollierte Oxytocininfusion mittels Tropfenzähler oder Infusionspumpe in Frage kommt.[II]

Zur intravenösen Infusion ist eine Lösung von 5 IE Oxytocin in 5–10 %iger Glucoselösung zu empfehlen. Bei reifer Zervix und korrelierend dazu einer hohen Oxytocinempfindlichkeit genügen Dosen zwischen 2 und 10 mIE/min, um eine erwünschte Wehentätigkeit zu induzieren und zu unterhalten. Initial sollte mit 1–2 mIE/min begonnen und etwa alle 30 Minuten bis zum Erreichen einer klinisch befriedigenden Wehentätigkeit gesteigert werden. Eine elektronische Steuerung auf der Basis intrauteriner Druckmessung hat keine Vorteile gegenüber einer manuellen Steuerung ergeben.

Aus dem Verständnis des Geburtsmechanismus ergibt sich die Konsequenz, **Oxytocin nur zur Geburtseinleitung am Termin** bei vorhandener Zervixreife zu applizieren, d. h. zu einem Zeitpunkt, wo man annehmen kann, daß ausreichend Oxytocinrezeptoren im Myometrium vorhanden sind. Die Nichtbeachtung dieser Regel führt meist zur Notwendigkeit, hohe Dosen von Oxytocin zu verabfolgen, mit der Möglichkeit, eine Hyperkontraktilität mit pathologischen Wehenformen, einem erhöhten Basaltonus und letztlich fetalen Distreß zu induzieren.

Aufgrund der – dem Wunsch der Schwangeren nach möglichst natürlichem Ablauf der Geburt oft widerstrebenden – äußeren Begleitumstände, wie etwa Infusion oder Bettlägerigkeit, ist eine Geburtseinleitung mit Oxytocin nur bei klarer medizini-

Tabelle 7-4
Übersicht der Reifungs- und Geburtseinleitungsmethoden, die in kontrollierten Studien nach 1950 geprüft wurden

Wirkstoff	Applikationsart
DHEA-S	intravenös
Östrogene	intramuskulär, vaginal, endozervikal, extraamnial
Relaxin	vaginal, endozervikal
Oxytocin	(bukkal), intravenös
Prostaglandin E_2, E_1, $F_{2\alpha}$	(oral), vaginal, endozervikal, extraamnial
Foley-Katheter	extraamnial
Laminariastifte	endozervikal
Brustwarzenstimulation	Brust

scher Indikation vorzunehmen. In diesen Fällen wird die Schwangere für den apparativen Aufwand aufgrund des besonderen medizinischen Risikos in der Regel Verständnis aufbringen.

In den 70er Jahren begann für die Geburtshilfe die Ära der Prostaglandine. **Prostaglandine** stellen zentrale Hormone des Geburtsmechanismus beim Menschen dar (siehe auch Kap. 3, Abschnitt 1.2 „Prostaglandine" und Bd. 1, Kap. 7). Sie wirken im Rahmen der physiologischen Prozesse als lokale Hormone, die unmittelbar nach ihrer Wirkung zu inaktiven Metaboliten abgebaut werden [17]. Bei exogener systemischer Zufuhr wirken sie daher nicht nur auf Myometrium und Zervix, sondern auch auf die glatte Muskulatur des Magen-Darm-Trakts und der Gefäße. Daraus erklärt sich, daß die zunächst eingeführte intravenöse bzw. orale Applikation [26] die in diese Substanzgruppe gesetzten Hoffnungen nicht erfüllen konnte; einerseits war die Wirkung auf die Zervix dabei ungenügend, andererseits kam es bei systemischer Applikation von Prostaglandinen zu einer hohen Rate von vornehmlich gastrointestinalen Nebenwirkungen wie Übelkeit und Erbrechen.

Erst die Einführung **lokaler Applikationsverfahren** hat der Anwendung von Prostaglandinen in der Geburtshilfe zum Durchbruch verholfen. Dabei sind systemische Nebenwirkungen eher selten zu beobachten. PGE-Metabolitbestimmungen im peripheren mütterlichen Blut konnten zeigen, daß die üblicherweise zur intravenösen Geburtseinleitung verwendete Dosis eine um Größenordnungen höhere Resorption bewirkt als die klinisch etablierten lokalen Verabreichungsformen [22].

In einer Metaanalyse aus dem Jahre 1993 hat sich auch in bezug auf die Applikationsart gezeigt, daß die orale PGE_2-Gabe im Vergleich zu Plazebo keine Verbesserung der Ergebnisse bringt [27]. Über die extraamniale PGE_2-Gabe liegen insgesamt nur zwei prospektiv randomisierte Studien mit geringer Fallzahl vor, so daß dazu derzeit keine endgültige Aussage gemacht werden kann. Die PGE_2-Applikation geht im Vergleich zu Plazebo bzw. keiner Therapie mit einer statistisch signifikanten Abnahme der vaginal-operativen Entbindungen einher, wobei der endozervikale Weg darüber hinaus auch zu einer signifikanten Reduktion der Sectiofrequenz führte (Abb. 7-4). Somit haben sich bisher nur zwei lokale Methoden, die vaginale und endozervikale PGE_2-Gabe, als wirksam erwiesen.[1]

Es muß allerdings hervorgehoben werden, daß die durch Prostaglandine verbesserte Zervixwirkung bzw. die bei der Geburtseinleitung im III. Trimenon praktisch vollständig fehlende Belastung des Gesamtorganismus durch einen **Mangel an**

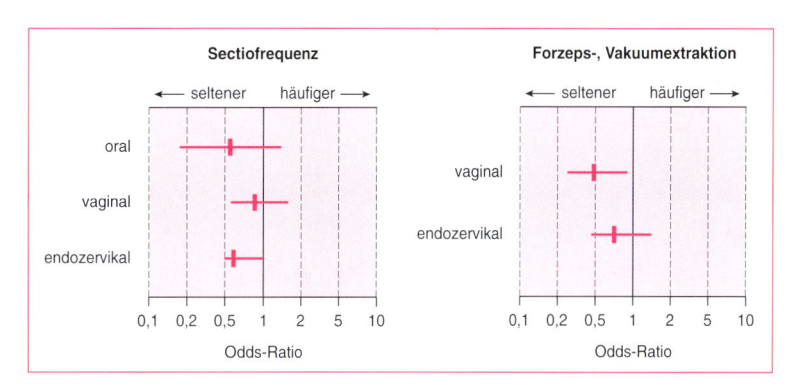

Abb. 7-4
Metaanalyse über die Wirkung verschiedener Prostaglandin-Applikationsarten auf die Sectiofrequenz und vaginaloperative Entbindungsfrequenz im Vergleich zu Plazebo oder keiner Behandlung. Ein Effekt der oralen Applikation auf die vaginal-operativen Entbindungen kann aufgrund zu geringer Fallzahlen nicht aufgezeigt werden (nach Keirse [27]).

Steuerbarkeit erkauft werden mußte. In diesem Zusammenhang sind die folgenden Überlegungen von Bedeutung:
- Nachdem von den synthetisch hergestellten Prostaglandinderivaten mit längerer Halbwertszeit befürchtet werden muß, daß dadurch die Steuerbarkeit einer Geburtseinleitung noch weiter herabgesetzt ist, und außerdem auf den Fetus übertretendes Prostaglandin unter Umständen zu Nebenwirkungen beim Kind führen könnte, sollten zur Geburtseinleitung bei lebendem Kind wahrscheinlich nur **natürliche Prostaglandine** eingesetzt werden.
- Nachdem PGE_2 über eine stärkere Wirkung auf den Bereich der Zervix verfügt, und diese Überlegenheit auch klinisch untermauert werden konnte, sollte **PGE_2 dem $PGF_{2\alpha}$ zur Geburtseinleitung vorgezogen werden**.
- Die deutliche **Zunahme der Prostaglandinempfindlichkeit während der Schwangerschaft** muß beachtet werden. Daraus ergibt sich, daß Einleitungsschemata für das III. Trimenon bzw. für den Termin nicht auf frühere Schwangerschaftsabschnitte übertragen werden können.
- Geburtseinleitungsschemata haben auf die **Galenik der Prostaglandinpräparate** Rücksicht zu nehmen. So kommt es z. B. aus PGE_2-haltigem Gel wesentlich rascher zu einer Resorption als aus Tabletten. Auch die Art des Gels scheint für die Resorption entscheidend zu sein, wobei wasserlösliche Gele einen nahezu sofortigen Übertritt der Wirksubstanz auf Scheide bzw. Zervix gestatten, während lipidhaltige Gele eine verzögerte Abgabe bewirken.
- Eine spezielle Resorption erfolgt bei einem vaginalen Insert (Propess®), bei dem über eine semipermeable Membran PGE_2 freigesetzt wird. Ein

[1] Bisher haben sich nur zwei lokale Methoden, die vaginale und endozervikale PGE_2-Gabe, als wirksam erwiesen!

Abb. 7-5
Schematische Darstellung der anatomisch korrekten Instillation des PGE$_2$-haltigen Gels ① und Applikation der PGE$_2$-Vaginaltablette ②.

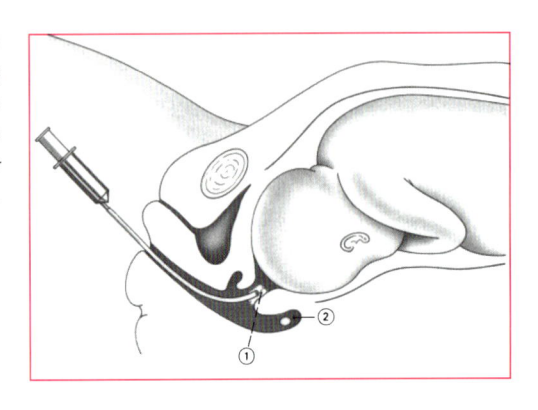

Tabelle 7-5
Geburtseinleitung am Termin bei reifer Zervix

Mittel	Effektivität	Steuerbarkeit	Akzeptanz
Oxytocin i.v.	+++	+	–
Prostaglandin E$_2$-Vaginaltablette	+++	–	++

[1] Ein besonderer Vorzug der Geburtseinleitung mittels vaginaler Tablettenapplikation liegt im kurzen Intervall zwischen Blasensprung und Geburt!

potentieller Vorteil dieses Systems ist die Möglichkeit, es beispielsweise bei Überstimulation anhand des Bändchens zu entfernen. Aufgrund der extrem kurzen Halbwertszeit der Prostaglandine sistiert die Wirkung nach Entfernung des stimulatorischen Agens relativ rasch [34]. Zur Geburtseinleitung bei reifer Zervix hat sich somit die intravaginale Verabfolgung einer PGE$_2$-haltigen Tablette oder eines PGE$_2$-haltigen Gels durchgesetzt [28, 30]. Das Vaginalinsert wurde ursprünglich zur Zervixreifung entwickelt und deshalb gibt es hauptsächlich Vergleiche mit Plazebo [35] bzw. endozervikalem Prostaglandin Gel. In einer eigenen Untersuchung [34] haben wir dieses System auch mit der Anwendung von PGE$_2$-Vaginaltabletten zur Geburtseinleitung bei reifer Zervix verglichen und klinisch eine ähnliche Effizienz wie bei den PGE$_2$-haltigen Tabletten festgestellt.

Bei einer Geburtseinleitung durch intravaginale Verabreichung einer PGE$_2$-Tablette, die 3 mg des Wirkstoffs enthält, wird diese im Rahmen einer vaginalen Untersuchung in den hinteren Scheidenfornix appliziert (Abb. 7-5). Die Schwangere ist im Anschluß daran sofort mobil. Aufgrund der verzögerten Resorption, die zur Folge hat, daß Wehen zumeist erst zwei bis drei Stunden danach auftreten, empfiehlt es sich, die erste kardiotokographische Kontrolle routinemäßig nach etwa zwei Stunden bzw. bei Auftreten von Kreuzschmerzen oder von der Patientin verspürter Wehen durchzuführen. Eine Wiederholung der Tablettenapplikation kann nach einem Intervall von sechs bis zwölf Stunden, je nach klinischer Situation, ins Auge gefaßt werden.

Vergleichsuntersuchungen von Geburtseinleitungen mit **PGE$_2$ gegenüber Oxytocin** bei reifer Zervix haben gezeigt, daß zwar das Intervall zwischen Einleitung und Entbindung bei Oxytocin kürzer ist, insgesamt aber beide Verfahren einander medizinisch gleichwertig sind. Wegen der Mobilität der Schwangeren ist die Akzeptanz der Prostaglandintablette allerdings wesentlich höher (Tab. 7-5). Ein besonderer Vorzug der Geburtseinleitung mittels vaginaler Tablettenapplikation liegt im kurzen Intervall zwischen Blasensprung und Geburt.[1] Davon kann man sich eine Reduktion der Rate an Infektionen erhoffen. In der durchgeführten Metaanalyse [27] wurde darüber hinaus gezeigt, daß die Rate operativer Geburtsbeendigungen durch die intravaginale Prostaglandinapplikation gesenkt werden kann. Das Vaginalinsert wird ebenfalls in den hinteren Scheidenfornix gelegt und – um ein unbeabsichtigtes Herausziehen zu vermeiden – das Bändchen ebenfalls intravaginal appliziert. Hier ist durch die bei Überstimulation mögliche Entfernung ein theoretischer Vorteil gegeben. Da die Überstimulation generell eher selten auftritt, sind hier allerdings noch größere kontrollierte Studien abzuwarten.

Nachdem es sich bei der Applikation von Prostaglandin bei reifer Portio um ein risikoarmes und sehr wirksames Verfahren zur Geburtseinleitung handelt – Überstimulationen sind zwar beschrieben, aber relativ selten – kann nach entsprechender Aufklärung der Schwangeren die Indikation zur Geburtseinleitung in solchen Fällen weiter gestellt werden. Dazu konnte z. B. gezeigt werden, daß am Termin bei Fehlen von Risiken und günstigem Zervix-Score eine Geburtseinleitung mit PGE$_2$-Vaginaltabletten dem kontrollierten Zuwarten auf den spontanen Wehenbeginn zumindest ebenbürtig ist, so daß es sich anbietet, bei dieser „elektiven" Geburtseinleitung auf die Vorstellungen der Schwangeren mehr einzugehen und sie stärker in den Entscheidungsprozeß einzubeziehen [18, 21].

Möglicherweise ist ein noch besseres, prädiktives Kriterium als ein günstiger Zervix-Score ein **positiver zervikaler Fibronektinabstrich** [2]. Dies könnte einerseits dazu führen, den tatsächlichen Geburtsbeginn besser eingrenzen zu können und andererseits eine zusätzliche Entscheidungshilfe in bezug auf eine Geburtseinleitung darstellen.

2 Geburtseinleitung bei unreifer Zervix

Eine Geburtseinleitung bei unreifer Zervix ist mit einer höheren Rate an Versagern, mit mehr Komplikationen und mit einer höheren Inzidenz protrahierter Geburten vergesellschaftet und stellt somit einen wesentlich stärkeren medizinischen Eingriff dar. Deshalb, und nachdem es sich zumeist um eine Einleitung vor Erreichen des Geburtstermins handelt, erfordert eine solche Vorgangsweise eine wesentlich klarere und härtere Indikation.

Würde man bei unreifer Zervix die Geburt durch reine Weheninduktion einleiten, wäre dies mit einer hohen Rate von Zervixdystokien, sehr langen Geburtszeiten, häufiger mütterlicher Erschöpfung und nicht selten fetalem Distreß verbunden. Deshalb ist zumindest theoretisch eine Zervixvorbehandlung – ein sog. **Priming** – sinnvoll, um zunächst den Widerstand der Portio zu vermindern bzw. um die Abläufe nachzuvollziehen, die die Natur vorsieht, bevor es zum Einsetzen spontaner Wehen kommt. Aus diesen Gründen und nachdem Oxytocin wegen der fehlenden Oxytocinrezeptoren oft gar nicht wirksam ist, hat es immer schon Versuche gegeben, zum Teil mit mechanischen Mitteln eine Zervixreifung zu erzielen (Übersicht bei [6]). Allerdings hat erst die Einführung der Prostaglandine zu einer wesentlichen Bereicherung des therapeutischen Vorgehens geführt.

Zunächst wurde der retroamniale Weg zur **lokalen Prostaglandinapplikation** gewählt. Dabei wurde die Vermischung von PGE_2 mit Tylosegel verwendet, um eine einmalige Applikation zu ermöglichen. Die Erfolge einer solchen Vorbehandlung der Zervix mit 0,5 mg PGE_2 gegenüber Plazebo mit nachfolgender Oxytocingabe in beiden Gruppen waren überwältigend: Die Sectiorate, die Häufigkeit mütterlicher Infektionen und die Inzidenz niedriger Apgar-Werte wurde gesenkt [6]. In der Folge wurden aber noch andere Methoden der lokalen Prostaglandinapplikation entwickelt. Dabei hat sich wegen der geringen Invasivität und des theoretisch gegenüber der retroamnialen Applikation verminderten Infektionsrisikos die endozervikale Instillation eines PGE_2-Gels als Methode der Wahl durchgesetzt (Abb. 7-5).

In der bereits erwähnten Metaanalyse [27] konnte in bisher 13 prospektiv randomisierten, plazebokontrollierten Studien gezeigt werden, daß ein schlechter Zervix-Score weniger häufig nach Behandlung mit Prostaglandinen auftritt (Abb. 7-6). Obwohl Daten von anderen Studien zum Teil wegen des unterschiedlichen Zervix-Score-Systems schwierig zu analysieren sind, unterstützen viele dieser Berichte ebenfalls diese eindeutige Verbesserung in bezug auf die Zervixreifung. Darüber hinaus kommt es signifikant häufiger zur Induktion von Wehen bzw. zur Geburt während des beabsichtigten Reifungsvorgangs mittels Prostaglandinen, und die Anzahl der nach 12 bzw. 24 Stunden Nichtentbundenen ist dementsprechend reduziert (Abb. 7-6).

Als optimale endozervikale Dosierung gilt auch hier 0,5 mg PGE_2; die im Vergleich zur Vaginaltablette scheinbar niedrigere Dosierung ergibt sich aus der verstärkten Resorption aus dem endozervikalen Raum. Eventuell ist auch bei dieser Indikation aus theoretischen Überlegungen die Applikation des Vaginalinserts mit seiner über die semipermeable Membran konstanten Freisetzung von PGE_2 vorzuziehen.

Zwölf, eventuell auch 24 Stunden nach der Prostaglandingabe kann eine nachfolgende intravenöse Infusion von Oxytocin zur Weheninduktion bei mittlerweile gereifter Zervix angeschlossen werden. In Abhängigkeit von der Schwangerschaftsdauer und dem Zervix-Score kommt es nach einmaliger PGE_2-Instillation gleichzeitig mit der Zervixreifung in rund 30–60 % aller Fälle zu regelmäßigen Wehen mit progressiver Zervixerweiterung [6, 27] (Abb. 7-6).[!] Dabei steht es außer Zweifel, daß die Zervixreifung biochemisch ohne Myometriumkontraktionen abläuft; z. B. führt die endozervikale Instillation von Prostaglandingel auch

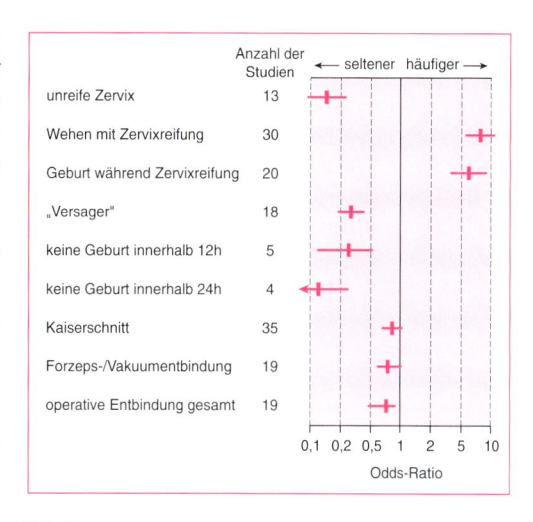

Abb. 7-6
Metaanalyse der verschiedenen Effekte von Prostaglandinen im Gegensatz zu Plazebo oder keiner Therapie (nach Keirse [27]).

	Anzahl der Studien
unreife Zervix	13
Wehen mit Zervixreifung	30
Geburt während Zervixreifung	20
„Versager"	18
keine Geburt innerhalb 12h	5
keine Geburt innerhalb 24h	4
Kaiserschnitt	35
Forzeps-/Vakuumentbindung	19
operative Entbindung gesamt	19

Tabelle 7-6
Geburtseinleitung am Termin bei unreifer Zervix

Mittel	Effektivität	Steuerbarkeit	Risikopotential	allgemeine Nebenwirkungen	Akzeptanz
Prostaglandingel intrazervikal	+++	–	+	–	+
Prostaglandin-Vaginaltablette	++	–	+++	(+)	++
Prostaglandin i.v.	+	++	+	+++	–
Oxytocin i.v.	(+)	+++	+	–	–

¹In Abhängigkeit von der Schwangerschaftsdauer und dem Zervix-Score kommt es nach einmaliger PGE_2-Instillation gleichzeitig mit der Zervixreifung in rund 30–60 % aller Fälle zu regelmäßigen Wehen mit progressiver Zervixerweiterung!

bei gleichzeitiger Wehenhemmung mit Beta-Sympathomimetika zu einer Verbesserung des Zervix-Scores. Klinisch scheinen die beiden Effekte (Zervixreifung und Wehenindukion) allerdings nicht deutlich voneinander zu trennen zu sein.

Die **Gabe von Prostaglandin und nachfolgend Oxytocin** bewirkt gegenüber einer alleinigen Oxytocininfusion folgendes (Tab. 7-6):
- eine erhöhte Rate erfolgreicher Geburtseinleitungen
- eine niedrigere Inzidenz operativer Geburtsbeendigungen
- kürzere Geburtszeiten.

Die **vaginale** Verabfolgung prostaglandinhaltiger Gele oder Vaginaltabletten ist bei ungünstigem Zervix-Score keine optimale Methode zum Priming, offenbar weil bei dieser Applikationsform die Zervixwirkung gegenüber der Wehenauslösung im Hintergrund steht.[1] Daraus erklären sich die erhöhte Inzidenz von Zervixdystokien und die schlechteren klinischen Ergebnisse beim Vergleich vaginaler und endozervikaler Applikation. So zeigte eine Gegenüberstellung annähernd äquivalenter Dosen (0,5 mg PGE_2 endozervikal und 4 mg PGE_2 intravaginal), daß bei ungünstigem Zervix-Score die endozervikale Applikation der intravaginalen signifikant überlegen war [12]. Ähnliches konnte auch bei Dosierungen der vaginalen Applikationsform von 2 mg PGE_2 in Form einer Tablette nachgewiesen werden.

Mit einer fraktionierten endozervikalen Verabreichung von z. B. 2 x 0,5 mg PGE_2 ist keine Verbesserung der Ergebnisse zu erzielen. Unter Umständen kann aber – vor allem in solchen Fällen, bei denen keine sofortige Beendigung der Schwangerschaft notwendig ist – eine tägliche Prostaglandininstillation bis zum Erweichen des Muttermunds zielführend sein [33], so daß immer erst unter optimalen Bedingungen die Geburt entweder mit intravenösem Oxytocin oder intravaginalem Prostaglandin eingeleitet wird. Dies würde im besonderen Maße auf die Notwendigkeit Rücksicht nehmen, gerade bei vorzeitiger Geburtseinleitung – z. B. wegen fetaler Wachstumsretardierung – die Geburt zwar langsam, aber möglichst schonend ablaufen zu lassen.

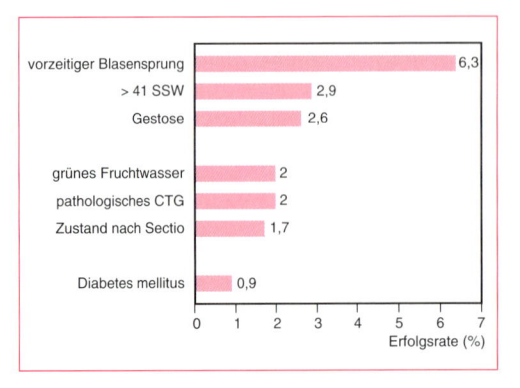

In letzter Zeit gibt es auch einige durchaus interessante Untersuchungen mit dem preiswerten, synthetischen PGE_1-Analogon Misoprostol. In initialen Studien wurde eine entsprechende Effizienz allerdings noch bei einer relativ hohen Rate an Nebenwirkungen gezeigt [41]. Durch eine Reduzierung der Dosis auf etwa 25 mcg alle 3 Stunden bis zu einer Gesamtdosis von maximal 200 mcg dürfte sich die Rate an Überstimulationen deutlich senken lassen. Ein wesentlicher Nachteil von Misoprostol ist derzeit allerdings noch, daß es nicht für die Indikation Geburtseinleitung zugelassen ist. Diesbezüglich sollten forensische Probleme bedacht werden, die sich im Haftungsfall ergeben könnten.

Es empfiehlt sich bei einem eventuellen Einsatz von Misoprostol in jedem Fall eine sehr gründliche Aufklärung der Patientin auch im Hinblick auf die fehlende Indikationsangabe des Herstellers. Dies ist insbesondere deshalb wichtig, weil bei Einsatz von Misoprostol zum Schwangerschaftsabbruch auch einige Kasuistiken eine einzigartige Malformation des frontalen und temporalen Schädelknochens bei weiterbestehenden Schwangerschaften beschrieben haben [14]. Unter Umständen sind diese Malformationen pathogenetisch ähnlich zu erklären, wie die bei sehr hoher Dosierung von Misoprostol auftretenden Ekchymosen [42]. Obwohl noch keine umfangreichen Untersuchungen bezüglich der Effekte dieses synthetischen Prostaglandins Misoprostol auf das Neugeborene vorliegen, dürften zumindest diese beschriebenen Nebenwirkungen bei der Geburtseinleitung nicht von Relevanz sein. Hier ist eher den noch nicht vollkommen optimierten Dosierungsfragen Aufmerksamkeit zu schenken. In einer rezenten Vergleichsstudie [39] zwischen 50 μg oralem oder vaginalem Misoprostol zeigte die in letzter Zeit zunehmend favorisierte vaginale Applikation eine höhere Überstimulationsrate. Wegen der enorm zunehmenden Haftungsfragen sollte man Misoprostol wahrscheinlich derzeit nur unter Studienbedingungen anwenden.

Abb. 7-7 Erfolgsrate Prostaglandinapplikation: Quotient aus Ansprechrate nach einmaligem Priming und Sectiofrequenz in Prozent; je niedriger der Wert, desto geringer die Ansprechrate und/oder desto höher die Sectiofrequenz (nach Goeschen [15]).

	Erfolgsrate (%)
vorzeitiger Blasensprung	6,3
> 41 SSW	2,9
Gestose	2,6
grünes Fruchtwasser	2
pathologisches CTG	2
Zustand nach Sectio	1,7
Diabetes mellitus	0,9

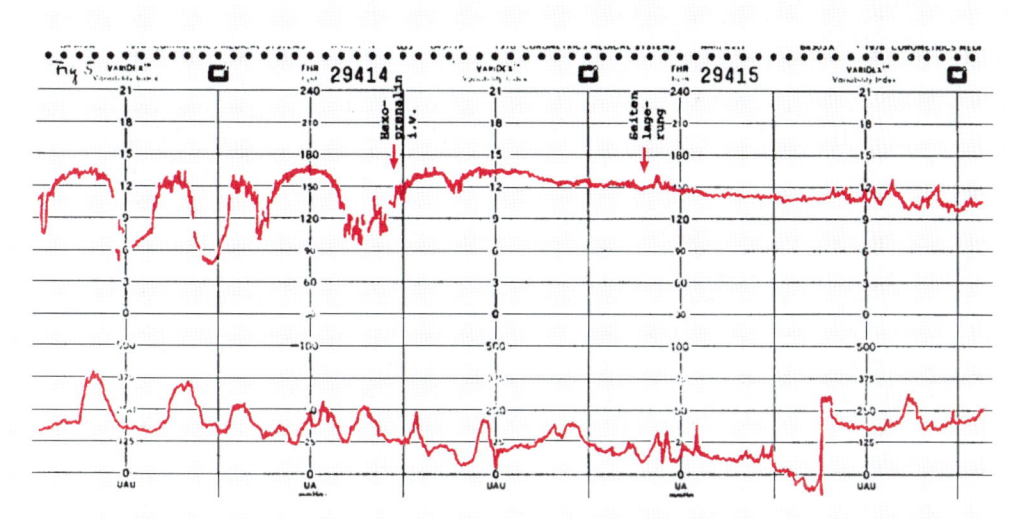

Abb. 7-8
Überstimulation nach lokaler PGE$_2$-Applikation; Verminderung der Wehentätigkeit und Besserung des Kardiotokogramms nach intravenöser Gabe von Hexoprenalin (nach Egarter und Husslein [11]).

Besonderheiten und Komplikationen einer Geburtseinleitung mit Prostaglandinen

In den bisher durchgeführten Methodenvergleichsstudien sind die behandelten Patientinnen zumeist nicht nach der jeweils vorliegenden Indikation, sondern als Gesamtrisikogruppe zusammengefaßt worden, obwohl die Verteilung der Risiken unterschiedlich war. Dieses Vorgehen würde generell gerechtfertigt sein, wenn die Erfolgsrate bei allen Indikationen gleich wäre; einige diesbezügliche Untersuchungen haben aber gezeigt, daß dies nicht der Fall ist. Beispielsweise liegt die Erfolgsrate, d. h. der Quotient aus Ansprechrate nach einmaligem Priming zu Sectiofrequenz, bei vorzeitigem Blasensprung um etwa das Siebenfache günstiger als bei Diabetes mellitus [15] (Abb. 7-7).

Ein **spontaner Blasensprung** stellt prinzipiell keine Kontraindikation für eine lokale PGE$_2$-Applikation dar.^I Gerade bei unreifer Portio kann die Erfolgsquote einer Geburtseinleitung durch endozervikale PGE$_2$-Gelinstillation deutlich erhöht werden. Das theoretische zusätzliche Infektionsrisiko dürfte hier keine Rolle spielen. Bei Anwendung der Vaginaltablette muß allerdings berücksichtigt werden, daß aufgrund einer Änderung des Scheidenmilieus durch vermehrten Fruchtwasserabgang eine verstärkte PGE$_2$-Resorption, aber auch eine Ausschwemmung der Wirksubstanz möglich ist. Bei reifer Portio und Blasensprung ist deshalb die Vaginaltablette der intravenösen Oxytocingabe klinisch unterlegen.

Ein **Zustand nach vorangegangener Sectio** stellt grundsätzlich ebenfalls keine Kontraindikation zu einer Geburtseinleitung mit Prostaglandinen dar; allerdings sollte eine solche Einleitung nur bei entsprechender Indikation und unter strenger Überwachung erfolgen. Für solche Fälle hat man zeigen können, daß durch lokale PGE$_2$-Gelapplikation die Rate neuerlicher Schnittentbindungen deutlich zu senken ist [31]. Die Rupturgefahr bei voroperiertem Uterus ist insbesondere bei Kombination mehrerer Wehenmittel zu beachten.^II

Generell führt die **gleichzeitige Gabe von Oxytocin und Prostaglandinen** durch eine prostaglandininduzierte Erhöhung der Oxytocinsensibilität gehäuft zur Überstimulation und ist daher unbedingt zu vermeiden. Deshalb sollte keine Oxytocingabe innerhalb von mindestens sechs Stunden nach der letzten Prostaglandinapplikation erfolgen.^III

Trotz Beachtung dieser Richtlinien kann es auch bei alleiniger Anwendung einer der beiden Wehenmittel zur Überstimulation kommen. Deshalb ist eine – zumindest diskontinuierliche – kardiotokographische Überwachung bei jeder Geburtseinleitung zwingend vorgeschrieben.^IIII Das Risiko für die Ausbildung einer Hyperstimulation besteht grundsätzlich bei jedem Wehenmittel. Die therapeutische Bandbreite von Oxytocin ist aber wesentlich größer als die der Prostaglandine. Aus diesem Grund darf z. B. bei intravenöser Prostaglandinapplikation die Dosis nicht wie bei Oxytocin verdoppelt, sondern lediglich langsam erhöht wer-

^I Ein spontaner Blasensprung stellt prinzipiell keine Kontraindikation für eine lokale PGE$_2$-Applikation dar!

^II Die Rupturgefahr bei voroperiertem Uterus ist insbesondere bei Kombination mehrerer Wehenmittel zu beachten!

^III Innerhalb von mindestens sechs Stunden nach der letzten Prostaglandinapplikation sollte keine Oxytocingabe erfolgen!

^IIII Eine kardiotokographische Überwachung ist bei jeder Geburtseinleitung zwingend vorgeschrieben!

den. Vor allem nach lokaler PGE$_2$-Applikation bei unreifer Zervix kann es zu hochfrequenten Wehen zumeist niedriger Amplitude kommen, die oft keinerlei Geburtsfortschritt bewirken. Die zu kurzen Intervalle zwischen den einzelnen Wehenspitzen können gelegentlich auch zu einer Erhöhung des Basaltonus und zu einer Verminderung der plazentaren und fetalen Durchblutung mit daraus resultierender fetaler Hypoxie führen (Abb. 7-8).

Aus umfangreichen retrospektiven Studien weiß man, daß die Rate an Hyperstimulation für intravaginale PGE$_2$-Tabletten etwa bei 7 % und für intravaginales PGE$_2$-Gel bei etwa 3 % liegt. Mit einer endozervikalen Applikation von 0,5 mg PGE$_2$-Gel werden entsprechende Hyperstimulationen mit 0,5 % sehr viel seltener beobachtet [10].

Aus dem physiologischen Verständnis der Uteruskontraktion lassen sich solche Überstimulationen am ehesten dadurch erklären, daß zu diesem Zeitpunkt noch kein einheitliches Erregungszentrum im Fundus uteri vorliegt, so daß Kontraktionen von verschiedenen Zentren des Corpus uteri ausgehen und unter anderem durch einen Mangel an Gap-Junctions zu unkoordinierten Kontraktionen führen (siehe auch Kap. 3, Abschnitt 1.5 „Erregungsübertragung und Koordination der Muskelkontraktion"). Auch der erhöhte Widerstand der Zervix dürfte hier eine gewisse Rolle spielen.

Das **therapeutische Vorgehen** richtet sich im wesentlichen nach dem fetalen Kardiogramm. Liegen keine Hypoxiezeichen vor, so sollte grundsätzlich zugewartet werden; zumeist schlägt diese Wehenform innerhalb kurzer Zeit in ein normofrequentes Wehenmuster mit hoher Amplitude und niedrigem Basaltonus um. Sind fetale Herzfrequenzalterationen zu beobachten, muß in Abhängigkeit von der fetalen Ausgangssituation eingeschritten werden.[!] Dabei kann eine Amniotomie eine Normalisierung des pathologischen Kardiotokogramms bewirken. Ist die Amniotomie aus klinischen Gesichtspunkten nicht erwünscht, führt die intravenöse Gabe eines Beta-Sympathomimetikums (z. B. 10 mg Hexoprenalin oder 20 mg Fenoterol langsam i. v.) zumindest kurzfristig in praktisch allen Fällen [10] zu einer Unterbrechung des hyperkinetischen Wehenmusters (Abb. 7-8). Häufig genügt eine einmalige intravenöse Gabe; gelegentlich ist es allerdings notwendig, eine intravenöse Dauerinfusion zu verabfolgen. Nur in seltensten Fällen ist auf der Basis einer solchen Hyperstimulation allein eine Indikation zur operative Geburtsbeendigung gegeben.

Es gibt vereinzelte Literaturberichte über **intrauterine Fruchttode** nach Prostaglandinapplikation [40]. Inwieweit dies dem Einleitungsverfahren oder der Ausgangssituation mit erheblich erhöhtem fetalem Risiko angelastet werden muß, bleibt vorläufig offen.

Ob oxytocin- bzw. prostaglandininduzierte **Wehen** denen nach spontanem Wehenbeginn ähneln oder sich davon unterscheiden, ist in der Literatur breit diskutiert worden. Ein Störfaktor bei der Durchführung solcher Vergleichsstudien besteht in der Tatsache, daß man bei einer Geburtseinleitung per definitionem nicht dieselben physiologischen Bedingungen vorfindet, was z. B. die Reife des Wehenmechanismus anbelangt, sonst hätten ja spontane Wehen bereits eingesetzt.

Die meisten Studien zeigen, daß vor allem die in der aktiven Geburtsphase induzierten Wehen von spontan aufgetretenen nicht zu unterscheiden sind. So konnte durch intrauterine Druckmessungen belegt werden, daß zwischen PGF$_{2\alpha}$-induzierten Wehen und Spontanwehen kein Unterschied bestand, außer daß die durch Oxytocin ausgelösten Wehen in ihrer Dauer etwas kürzer waren [38]. Auch durch intrauterine Druckmessung ging man der Frage nach, warum vor allem bei reifer Zervix die Geburtszeiten nach Geburtseinleitung mit der 3 mg-PGE$_2$-Vaginaltablette durchschnittlich etwas kürzer sind als nach spontanem Wehenbeginn. Die Wehenform prostaglandininduzierter Wehen war denen nach spontanem Wehenbeginn bzw. Oxytocineinleitung ähnlich, insgesamt wurden aber höhere Montevideo-Einheiten nach PGE$_2$-Einleitung erzielt [11].

Eine endgültige Aussage erscheint hier schwierig, weil zu viele Faktoren auf die Untersuchungsergebnisse einen Einfluß nehmen können, wie z. B. Zeitpunkt der Geburtseinleitung, Art der Medikamente, Dosis, Applikationsform, Zustand der Zervix oder Parität.

Uterusrupturen sind nach Prostaglandingabe selten.[!!] Nach endozervikaler PGE$_2$-Gelinstillation ist kein Fall von Uterusruptur bekannt. Bei intravaginaler Verabfolgung von Prostaglandinen sind einige diesbezügliche Fallberichte publiziert worden [13]. Bei genauer Betrachtung läßt sich allerdings feststellen, daß in den meisten Fällen exzessiv hohe Dosen (z. B. 20 mg PGE$_2$ in Suppositorienform) verabreicht wurden; zumeist handelte es sich auch um Frauen, die eine Uterusoperation (Sectio) in der Anamnese hatten.

Obwohl von PGE$_2$ bekannt ist, daß es zu einer Temperatursteigerung führen kann, sind dazu die zur Geburtseinleitung vor allem bei lokaler Applikation verwendeten Dosen hierzu nicht ausreichend. Beobachtet man somit nach lokaler PGE$_2$-Applikation eine Zunahme der Körpertemperatur, so darf dies nicht auf die zugeführte Medikation

---

[!] Sind fetale Herzfrequenzalterationen zu beobachten, muß in Abhängigkeit von der fetalen Ausgangssituation eingeschritten werden!

[!!] Uterusrupturen sind nach Prostaglandingabe selten!

zurückgeführt werden, sondern es muß an die Möglichkeit einer Infektion gedacht werden.

Wegen der geringen resorbierten Menge von Prostaglandinen bei lokaler Applikation zur Geburtseinleitung sind die **allgemeinen Kontraindikationen** gegen eine Prostaglandinapplikation (z. B. Asthma bronchiale) für eine Geburtseinleitung nicht relevant.

Nachbeobachtung von Kindern nach Geburtseinleitung

Ob eine Geburtseinleitung mit Prostaglandinen zu einer niedrigeren Rate an kindlichen Hyperbilirubinämien im Vergleich zu Geburtseinleitungen mit Oxytocin führt [4], ist zwar behauptet worden, die Inzidenz dieses Problems dürfte aber eher vom Ausmaß der fetalen Reife abhängen als von dem wehenauslösenden Agens.

In nahezu allen Studien wurde auch der Einfluß einer Geburtseinleitung und speziell der von Prostaglandinen auf die Lebensfunktionen der Neugeborenen untersucht. In keiner dieser Studien konnte ein negativer Einfluß nachgewiesen werden (Übersicht bei [29]). Es wurden sogar psychomotorische Nachuntersuchungen bis 30 Monate nach der Geburt durchgeführt, ohne daß Auffälligkeiten zu entdecken waren.

Inhalt*

- **Ziel der Überwachung** 105
- **Der Fetus während der Geburt** 106
1 Physiologie der fetalen Sauerstoffversorgung .. 106
2 Störungen der fetalen Homöostase 106
3 Säure-Basen-Status und Gaspartialdrücke 107

- **Fetalblutanalyse** 108
1 Indikationen zur fetalen Blutanalyse 108
2 Technik der Blutentnahme 109
3 Fehlermöglichkeiten bei der Blutentnahme und Genauigkeit der Analyseverfahren 110
4 Interpretation der Mikroblutbefunde 110

- **Analyse des Nabelschnurbluts** 113
1 Einfluß des Abnabelungsmodus auf die Blutgase und den Säure-Basen-Status im Nabelschnurblut 113
2 Kindesnahe und kindesferne Blutentnahme aus der Nabelschnur 114
3 Fehlermöglichkeiten bei der Entnahme von Blut aus der Nabelschnur 114

- **Überwachung der fetalen Herzfrequenz und der Uteruskontraktionen** 115
1 Registriermethoden 115
1.1 Fetale Herzfrequenz 115
1.2 Uteruskontraktionen (Wehen) 117
1.3 Risiken der internen Ableitung 118
2 Fetale Herzfrequenzreaktionen während der Geburt 118
2.1 Basale fetale Herzfrequenz 119
2.2 Oszillationen 121
2.3 Akzelerationen 122
2.4 Dezelerationen 124
2.4.1 Dezelerationsformen 124
2.4.2 Dezelerationsursachen 126
3 Die fetale Herzfrequenz in der Austreibungsperiode 129
4 Beziehung zwischen der fetalen Herzfrequenz und dem Säure-Basen-Status des Kindes während der Geburt 130
5 Intrauterine Hypoxämie und Azidose 131

6 Fetale Herzfrequenz und Säure-Basen-Status bei Entbindung aus Beckenendlage und Schädellage 132
7 CTG-Score während der Geburt 133
8 Computeranalyse der fetalen Herzfrequenz ... 134

- **Spezielle Überwachungsverfahren** 136
1 Meßverfahren zur Bestimmung der fetalen Sauerstoffversorgung 136
1.1 Transkutaner Sauerstoffpartialdruck 136
1.2 Fetale Pulsoxymetrie 137
1.3 Nahinfrarot-Spektroskopie 138
2 Metabolismus 139
2.1 Kontinuierliche Messung des pH-Werts während der Geburt 139
2.2 Transkutane Messung des Kohlensäurepartialdrucks 140
2.3 Lactat-Bestimmung im fetalen Blut 140
3 Hautdurchblutung 141
3.1 Zentralisation des fetalen Kreislaufs 141
3.2 Dopplerfluß 142
3.3 Das fetale EKG zur Diagnose der Myokardleistung 142
4 Stimulationsteste 143
4.1 Kopfhautreizung 143
4.2 Vibroakustische Stimulation 143

- **Kardiovaskuläre und metabolische Veränderungen beim Feten durch Therapie der Mutter** 144
1 Tokolyse in der Eröffnungsperiode und in der Austreibungsperiode 144
1.1 Dosis-Wirkungs-Beziehungen von Fenoterol .. 144
1.2 Regulierung pathologischer Wehentätigkeit ... 145
1.3 Einfluß der Tokolyse auf die Mutter und den Fetus in utero 146
2 Volumenersatzlösungen zur Verbesserung der uteroplazentaren Perfusion 147
3 Sauerstoffgabe an die Mutter bei fetaler Hypoxämie 149
4 Glucoseinfusion 150
5 Bicarbonatinfusion 151

- **Wärmetransfer zwischen Mutter und Fetus** .. 152

---
*Das Literaturverzeichnis findet sich in Kapitel 22, S. 372.

8 Überwachung, Diagnostik und Therapie des Feten während der Geburt

W. Künzel

Ziel der Überwachung

Die Geburt ist ein beträchtlicher Risikofaktor im Hinblick auf die neonatale Morbidität und die fetale Mortalität.[1] Abnormitäten in der Plazentalokalisation, Infektionen, Traumen, Dystokien, das Mißverhältnis zwischen Fetus und Becken und die Hypoxämie während der Geburt sind allgemein anerkannte Risikofaktoren, die den fetalen Zustand beeinträchtigen.

Die ersten grundlegenden Erkenntnisse in der Geburtsphysiologie wurden von Barcroft 1947, Barron 1952 und Apgar 1953 sowohl in tierexperimentellen Untersuchungen als auch durch Beobachtungen am Menschen gewonnen.

Mitte der 60er Jahre bis Anfang der 70er Jahre wurden physiologische und pathophysiologische Prinzipien der fetalen Respiration beschrieben. Die Arbeitsgruppen um Saling [62, 63], Hammacher [62, 63], Hon [75] und Caldeyro-Barcia entwickelten Techniken, die es dem Kliniker erlaubten, den fetalen Zustand während der Geburt besser zu kontrollieren. Der Einsatz dieser Methoden in den letzten 40 Jahren hat zu einer beträchtlichen Reduktion der kindlichen Sterblichkeit vor, während und nach der Geburt geführt. Aufgrund der konsequenten Anwendung von Überwachungsmethoden sterben heute nur noch 0,5–0,6 % der Kinder. Die Mortalität ist danach zu 60 % auf die antepartale Mortalität und zu 30 % auf die postpartale Mortalität verteilt. Während der Geburt sterben heute nur noch wenige Kinder: 7,5 %.

Bevor die Registrierung der fetalen Herzfrequenz und die Analyse des Säure-Basen-Status während der Geburt routinemäßig eingesetzt wurden, galt der Abgang von Mekonium als ein Indikator für die fetale Streßsituation während der Geburt. Eine sehr detaillierte Analyse erfolgte 1866 von B. S. Schultze in seinem Buch „Der Scheintod des Neugeborenen". 1889 wies von Winkel darauf hin, daß die fetale Herzfrequenz, die über 160 oder unter 100 Schläge pro Minute gemessen wird, Zeichen einer intrauterinen Asphyxie sei. Seit dieser Zeit war diese Feststellung bis in heutige Tage ein Indikator für die fetale Notsituation während der Geburt [236]. Der Zusammenhang zwischen der fetalen Streßsituation und der fetalen Herzfrequenz wurde verständlicher, als Geräte entwickelt wurden, die es möglich machten, die Herzfrequenz kontinuierlich von Schlag zu Schlag zu messen [63]. (Ausführliche Literatur findet sich bei [138].)

Ziel der Überwachung des Feten während der Geburt ist es, Zeichen des O_2-Mangels zu einem möglichst frühen Zeitpunkt festzustellen, die Ausbildung einer Azidose und eines fetalen Schockzustands zu verhindern, um damit das Auftreten von Hirnblutungen zu vermeiden. Als Überwachungsmethoden bieten sich zur Zeit die Kardiotokographie, die kontinuierliche Registrierung der fetalen Herzfrequenz von Schlag zu Schlag, und die diskontinuierliche Blutentnahme aus dem vorangehenden Teil des Feten an. Aus diesem Blut erfolgt die Analyse des pH-Werts, des CO_2-Partialdrucks, des O_2-Partialdrucks und die Berechnung von Basenexzeß und Standard-Bicarbonat sowie die Bestimmung des Lactats mit Mikromethoden (Tab. 8-1). Die kontinuierliche Messung des O_2-Partialdrucks, des CO_2-Partialdrucks und des pH-Werts, wie auch die Herzfrequenzregistrierung nach akustischer Stimulation, die Aufzeichnung fetaler Bewegungen, die Kontrolle des Blutflusses, die Bestimmung der Lactatkonzentration und die Analyse des fetalen EKG haben bisher noch keinen Eingang in die routinemäßige Diagnostik der Kreißsäle gefunden.

[1] *Die Geburt ist ein beträchtlicher Risikofaktor im Hinblick auf die neonatale Morbidität und die fetale Mortalität!*

8 Überwachung, Diagnostik und Therapie des Feten während der Geburt

W. Künzel

Tabelle 8-1 *Methoden zur Überwachung des Feten während der Geburt*

Parameter	Methode
1. fetale Herzfrequenz	Ultraschall
	EKG
	Stethoskop (heute obsolet)
2. fetales EKG	Skalpelektrode
3. Blutgasanalyse und Säure-Basen-Status	Kapillarblutentnahme vom fetalen Skalp
4. CO_2-Partialdruck	Klebe- oder Saugelektroden am fetalen Skalp
5. O_2-Partialdruck	Klebeelektroden Stichelektroden
6. Pulsoxymetrie	Hautsensoren
7. Nahinfrarot-Spektroskopie	Hautsensoren
8. pH-Metrie	Stichelektroden
9. Lactat	Blutentnahme
9. akustische Stimulation	Herzfrequenzregistrierung
10. fetale Bewegungen	Ultraschall
11. fetaler Blutfluß	Ultraschall-Doppler-Verfahren

[1] *Störungen der fetalen O_2-Versorgung äußern sich gewöhnlich in fetaler Hypoxämie und Azidose und führen unkorrigiert zu fetalen Schädigungen und schließlich auch zum Tode!*

Tabelle 8-2
Die O_2-Versorgung des Feten am Ende der Schwangerschaft im Vergleich zum Erwachsenen (nach Künzel [107])

	Fetus am Ende der Schwangerschaft	Erwachsener
Hämoglobin (g%)	16	12–14–16
P 50 (mmHg)	22	26
pO_2, Aorta (mmHg)	24	90
O_2-Sättigung (%)	60	100
O_2-Konzentration (ml/100 ml)	12,9	18,8
Herzminutenvolumen (ml/kg KG/min)	200*	85
O_2-Verbrauch ($\dot{V}O_2$) (ml/kg KG/min)	4,5	4,0
O_2-Transportkapazität (TO_2; ml/kg KG/min)	25,8	15,9
$\frac{\dot{V}O_2}{TO_2}$ %	17,4	25,2

* Gewebedurchblutung; entspricht etwa 60% vom Herzminutenvolumen des Fetus (450 ml/kg KG/min)

Der Fetus während der Geburt

1 Physiologie der fetalen Sauerstoffversorgung

Während des intrauterinen Lebens leidet der heranwachsende Fetus gewöhnlich nicht an einem O_2-Mangel (Tab. 8-2). Das hohe Herzminutenvolumen, die höhere Hämoglobinkonzentration und die für das fetale Blut nach links verlagerte Bindungskurve für Sauerstoff sind adaptive Mechanismen, die es dem Feten trotz niederen O_2-Partialdrucks (pO_2) ermöglichen, ohne eine anaerobe Glykolyse den notwendigen Energiebedarf zu decken. So besteht denn auch noch zu Beginn einer Geburt ein ausgeglichener Säure-Basen-Status, der dem des Erwachsenen gleicht [234]. Die Menge des im arteriellen Blut transportierten Sauerstoffs pro Minute und Gewicht (O_2-Transportkapazität) ist in Relation zum O_2-Verbrauch beim Feten günstiger als beim Erwachsenen. Diese Homöostase ist jedoch durch die Einbettung des Feten in den maternalen Organismus besonders störanfällig (Tab. 8-3).

Störungen der fetalen O_2-Versorgung äußern sich gewöhnlich in fetaler Hypoxämie und Azidose und führen unkorrigiert zu fetalen Schädigungen und schließlich auch zum Tode.[1] Um eine wirksame Therapie der gestörten Homöostase durchführen zu können, ist es jedoch wichtig, die Teilfaktoren, die diese Veränderungen verursachen, zu analysieren. In vielen Fällen ist eine Therapie möglich, gelegentlich hilft aber auch nur durch operative Maßnahmen den Feten aus dem gestörten Milieu intern zu befreien, um ihn vor bleibenden Schäden zu bewahren.

2 Störungen der fetalen Homöostase

Der diaplazentare Austausch der verschiedenen Stoffe (Gase, Aminosäuren, Fette, Glucose, Elektrolyte, Hormone) ist von einer intakten Perfusion der Plazenta auf der maternalen und der fetalen Seite und von der Fläche und der Dicke der Membranen abhängig, die beide Blutphasen voneinander trennen (siehe auch Bd. 4, Kap. 5). Besonders störanfällig während der Geburt ist der Austausch von O_2 und CO_2. Ein vermindertes O_2-Angebot durch Abnahme der arteriellen O_2-Konzentration der Mutter kann durch Änderung der maternalen Ventilation bei Hypoventilation – ein seltenes Geschehen während der Geburt, aber möglich bei Einleitung einer Narkose zur operativen Entbindung –, oder bei Herzfehlern und Anämie der Mutter ausgelöst werden. Die häufigste Ursache für Störungen im fetalen Gasaustausch ist jedoch die Reduktion der uterinen Durchblutung. Sie entsteht durch Abfall des Blutdrucks (Schock, Hypotonie), vorzeitige Ablösung der Plazenta und Erhöhung des Strömungswiderstands bei Hyper- und Polysystolie der Uterusmuskulatur.

Die Austauschfläche der Plazenta ist häufig beim EPH-Syndrom und bei der Wachstumsretardierung reduziert und ist wohl auch das Resultat einer erniedrigten plazentaren Durchblutung. Bei der nicht gut überwachten diabetischen Schwangeren und bei Patienten mit Rh-Inkompatibilität beeinträchtigt die Vergrößerung der Diffusionsstrecke den O_2-Transfer. Auch die Durchblutung der Nabelschnur kann bei Umschlingungen und Kompressionen, insbesondere bei stärkerem Verlust von Fruchtwasser, gestört sein und somit die fetale O_2-Versorgung gefährden.

Die durch Kontraktion des Uterus ausgelöste Störung der fetalen Homöostase ist jedoch eine der wesentlichen Ursachen für Hypoxämie und Azidose während der Geburt.!

3 Säure-Basen-Status und Gaspartialdrücke

Unter physiologischen Bedingungen besteht nach einem normalen Schwangerschaftsverlauf am Uterus eine ausreichend hohe **hämodynamische Reservekapazität,** um eine konstante O_2-Versorgung des Feten während der normalen Eröffnungswehen sicherzustellen. Es besteht daher zu Beginn der Geburt ein ausgeglichener Säure-Basen-Status: pH 7,39 (± 0,05), Standard-Bicarbonat 23,1 mmol/l (± 1,2), Basenexzeß –1,2 mmol/l (± 1,7), pCO_2 39,6 mmHg (± 5,5). Nur der O_2-Partialdruck ist mit 20 mmHg (± 5) erniedrigt, kompensiert durch das hohe fetale Herzminutenvolumen, die hohe Hämoglobinkonzentration (16 g/dl) und die Linksverschiebung der O_2-Bindungskurve [115, 234]. Auch im weiteren Verlauf finden keine wesentlichen Änderungen der genannten Parameter statt. Erst in der Austreibungsphase erfolgt ein stärkerer Abfall des pH auf 7,33 (± 0,04), des Standard-Bicarbonats auf 19,8 mmol/l (± 1,2), des Basenexzesses auf –5,9 mmol/l (± 2,9) und ein Anstieg des pCO_2 auf 45,7 mmHg (± 5,1). Da auch der pO_2 im Skalpblut des Feten auf 16,4 mmHg (6 4,1) abfällt, sind die

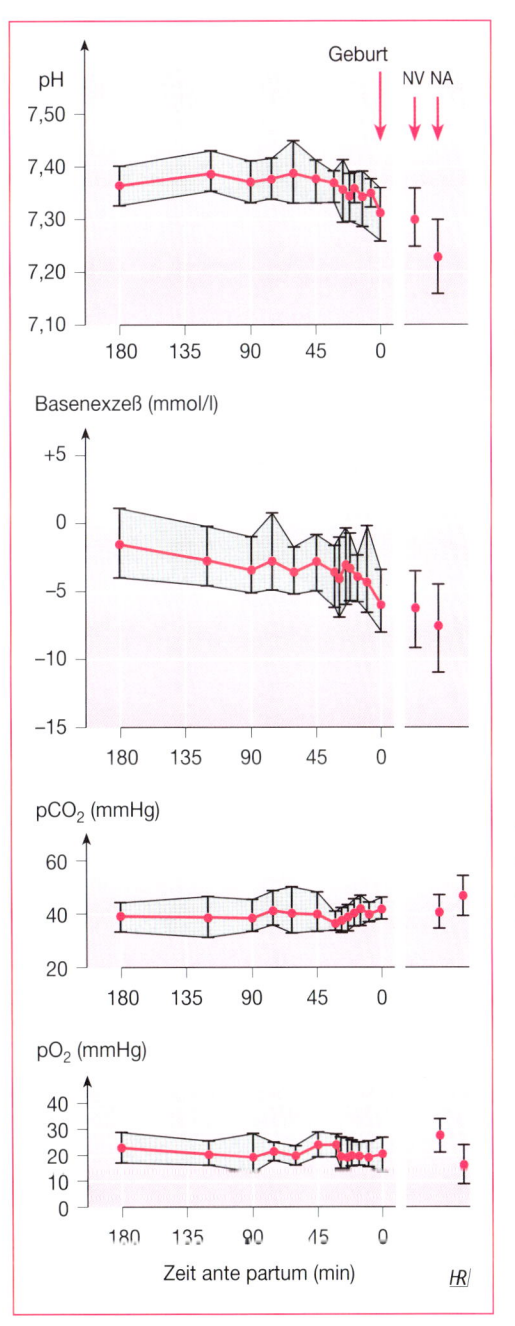

Veränderungen der metabolischen Parameter durch anaerobe Glykolyse infolge der verstärkten Kontraktionen des Uterus und der damit einhergehenden Reduktion der uterinen Durchblutung erklärt [19] (Abb. 8-1).

Ein ähnlicher Zusammenhang in der Veränderung der Säure-Basen-Parameter während der Geburt wurde auch von anderen Autoren gefunden. Bei diesen Untersuchungen liegen die pH-Werte im Skalpblut des Feten zu Beginn der Eröffnungsperiode allerdings niedriger. Die Ursache ist nicht be-

Abb. 8-1
Veränderungen des Säure-Basen-Status und der aktuellen Blutgase im Kopfschwartenblut des Feten im Verlauf der Eröffnungs- und Austreibungsperiode mit eingezeichnetem „Normbereich" ± Standardabweichung (gezeichnet nach Daten von Wulf et al. [234]).

!Die durch Kontraktion des Uterus ausgelöste Störung der fetalen Homöostase ist jedoch eine der wesentlichen Ursachen für Hypoxämie und Azidose während der Geburt!

Tabelle 8-3
Einfluß von maternalen, plazentaren und fetalen Faktoren auf die O_2-Versorgung des Feten während Schwangerschaft und Geburt

Ursachen	Folgen
Maternale Faktoren	
Hypoventilation	Reduktion der O_2-Transportkapazität durch Hypoxämie, Hyperkapnie und Azidose
Herzfehler	Reduktion der O_2-Transportkapazität durch Hypoxämie und Hyperkapnie
Anämie	Reduktion der O_2-Transportkapazität durch Hb-Abfall
Uterine Durchblutung – Hyper-/Polysystolie – Dauerkontraktion – vorzeitige Ablösung der Plazenta – Uterus bicornis – Schock – V.-cava-Okklusionssyndrom – EPH-Syndrom – Hyperventilation	Reduktion der O_2-Transportkapazität durch Abfall der Uterusdurchblutung
Plazentare Faktoren	
Reduktion der Austauschfläche – EPH-Syndrom – Wachstumsretardierung – Infektion	Einschränkung des O_2-Transfers
Vergrößerung der Diffusionsstrecken – Diabetes mellitus – Rh-Inkompatibilität	Einschränkung des O_2-Transfers
Fetale Faktoren	
Umbilikale Zirkulation – Nabelschnurkompression – Nabelschnurmißbildung – Herzfehler	Reduktion der O_2-Transportkapazität durch Abfall der Nabelschnurdurchblutung
Anämie – Rh-Inkompatibilität – Parvovirus B19 Infektion – Feto-maternales Transfusionssyndrom	Reduktion der O_2-Transportkapazität bei Hb-Abfall

[!] Die Fetalblutanalyse ist immer dann indiziert, wenn Zeichen im Kardiotokogramm auftreten, die einen Hinweis auf eine fetale Hypoxämie geben!

kannt. Entnahmetechniken oder eine andere Geburtsleitung mögen einen Einfluß haben. Zwischen dem maternalen und dem fetalen pH-Wert besteht während der Geburt eine enge Beziehung [234]. Steigt der maternale pH-Wert von 7,40 auf 7,60 an, dann ist damit auch ein Anstieg des pH-Werts im fetalen Skalpblut verbunden. Es erfolgt jedoch keine proportionale Änderung. Während sich der maternale pH-Wert um 0,20 ändert, nimmt der pH-Wert im fetalen Blut nur um 0,10 zu.

Der Zusammenhang der pH-Werte wird im wesentlichen durch die Beziehung zwischen maternalem und fetalem pCO_2 bestimmt. Der fetale pCO_2-Anstieg erfolgt proportional dem maternalen Anstieg, wobei eine konstante Differenz von ca. 16 mmHg zwischen dem arteriellen Blut der Mutter und dem Skalpblut des Feten besteht. Diese Partialdruckdifferenz zwischen Mutter und Fetus ist im physiologischen Bereich sicher von wesentlicher Bedeutung für eine konstante CO_2-Abgabe vom Feten über die Plazenta an die Mutter. Eine Vergrößerung der Partialdruckdifferenz zwischen beiden Kompartimenten ist ein Indikator für eine sich verschlechternde fetale Situation.

Der Verlauf und die Kontrolle des Säure-Basen-Status während der Geburt geben daher eine gute Information über den Zustand des Feten während der Geburt.

Fetalblutanalyse

1 Indikationen zur fetalen Blutanalyse

Saling hat 1964 in die Geburtshilfe die Technik der Mikroblutanalyse eingeführt, um den fetalen Säure-Basen-Haushalt zu überwachen. Dies hat sich als sinnvoll erwiesen, wenn Zeichen der fetalen Hypoxämie im Kardiotokogramm nachweisbar sind [196, 230]. Nach Daten der Hessischen Perinatalerhebung 2001 wird die Mikroblutuntersuchung während der Geburt in 7,4 % der Fälle vorgenommen.

Die Fetalblutanalyse ist immer dann indiziert, wenn Zeichen im Kardiotokogramm auftreten, die einen Hinweis auf eine fetale Hypoxämie geben[!] (Abb. 8-2) [78]. Ein wichtiges Zeichen der fetalen Hypoxämie ist der Abfall, die Dezeleration der fetalen Herzfrequenz, der Verlust von Akzelerationen und Oszillationen verbunden mit dem Anstieg der basalen fetalen Herzfrequenz. Es entsteht eine respiratorische und metabolische Azidose. Sie ist am Ende der Geburt häufig nachweisbar (Tab. 8-4). Wird die Ursache der CO_2-Retention und des O_2-Mangels z. B. durch Tokolyse behoben [125], dann kann wieder vermehrt Kohlensäure vom Feten zur Mutter abgegeben werden und Lactat gegen Bicarbonat über die Plazenta zur Mutter gelangen, so daß die kombinierte respiratorische und metabolische Azidose wieder abklingt [103, 104, 105, 163, 164]. Die Überwachung des Feten während der Geburt ist deshalb darauf gerichtet, die Ursachen der fetalen Hypoxämie abzuschätzen [232], die Zunahme der Hypoxämie und Azidose zu beobachten und dann gezielt zu handeln.

	pH	pO$_2$ (mmHg)	pCO$_2$ (mmHg)	Basenexzeß (mmol/l)	
Normal*	7,39 (± 0,05)	20 (± 5)	40 (± 6)	– 1,2 (± 1,7)	
Metabolische Azidose+	7,25	20–25	40–45	– 9,0	
Kombinierte metabolische und respiratorische Azidose**	7,24 (± 0,06)	19 (± 5)	50 (± 9)	– 8,4 (± 4,0)	
Respiratorische Alkalose++	7,45 (± 0,06)	19 (± 4)	33 (± 5)	– 1,2 (± 3,0)	

Tabelle 8-4
Die metabolische und respiratorische Situation des Feten in utero (Mittelwerte ± SD; nach Wulf et al. [234])

* Skalpblut des Feten, ** Nabelarterie bei Geburt, + Infusionsazidose, ++ Hyperventilation der Mutter

2 Technik der Blutentnahme

Zur Blutentnahme vom Feten kann die Kreißende im Längsbett aber auch im Querbett gelagert werden. Die Lagerung im Längsbett mit erhöhtem Becken ist aus psychologischen Gründen vorzuziehen [234], da der Eingriff der Blutentnahme nicht als operative Manipulation von der Gebärenden verstanden wird. Auch ist die Lagerung im Längsbett weniger aufwendig als im Querbett.

Bei besonders hochstehendem Kopf ist jedoch dann in einzelnen Fällen die Lagerung im Querbett vorzuziehen, da hier das Amnioskop leichter eingeführt werden kann (Abb. 8-3). Der vorangehende Teil des Feten wird mit Hilfe eines Endoskops eingestellt, das vom Untersucher mit der linken Hand gehalten wird. Die Verwendung von Scheidenspekula ist für die Patientin unangenehmer, im Längsbett schwieriger durchzuführen und erfordert eine zusätzliche Hilfsperson. Störend wirkt häufig stärkerer Fruchtwasserabgang sowie der sich ins Blickfeld kulissenartig vorschiebende Muttermundsaum. Zur Verhinderung dieser Komplikationen hat sich ein kürzeres Röhrenspekulum bewährt; dieses Instrument wird mit leichtem Druck gegen die Kopfhaut gesetzt. So bleibt die Sicht ungehindert, das Fruchtwasser fließt neben dem Endoskop ab.

Nach Säuberung der Kopfhaut wird mit Finalgon® hyperämisiert. Die Finalgon®-Salbe bewirkt nach kurzer Latenzzeit, die durch kräftiges Einreiben verkürzt werden kann, eine anhaltende, starke aktive Hyperämie. Diese Form der Arterialisierung des Kapillarbluts ist der kurzen reaktiven Hyperämie mit Chloräthylapplikation vorzuziehen. Durch das fetthaltige Substrat erübrigt sich gleichzeitig die Anwendung einer silikonisierten Salbe. Finalgon® ist weitgehend indifferent und beeinträchtigt diese Ergebnisse nicht. Es ist außerordentlich wichtig, den Hyperämieeffekt zu standardisieren, um eine maximale Durchblutung anzustreben. Bei starker Hyperämie verschiebt sich der pH-Wert um etwa 0,05 pH-Einheiten zum alkalischen Bereich, und der O$_2$-Partialdruck nimmt um etwa 5 bis 8 mmHg zu [234].

Zur **Inzision der Kopfhaut** werden einfache Lanzetten benutzt, die in einen Messerhalter eingespannt werden.

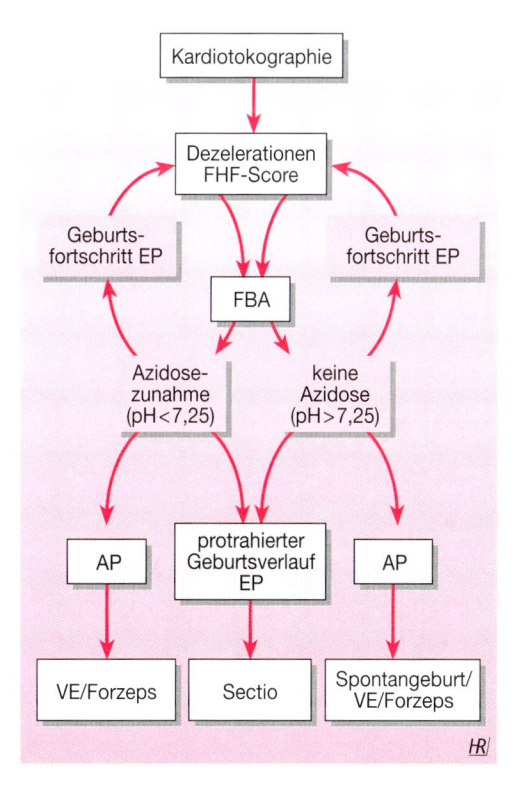

Abb. 8-2
Die Indikation zur Fetalblutanalyse (FBA) ist vom Kardiotokogramm abhängig. Die Fetalblutanalyse ist indiziert, wenn Dezelerationen in der Eröffnungsperiode (EP) oder frühen Austreibungsperiode (AP) auftreten, insbesondere dann, wenn die Dezelerationen mit einer Einschränkung der Oszillationen, dem Verlust von Akzelerationen und Oszillationen und dem Anstieg der basalen fetalen Herzfrequenz einhergehen. Die Art der Entbindung (Spontangeburt, Vakuumextraktion/Forzeps, Sectio) ist vom Geburtsfortschritt und von der Ausbildung der Azidose abhängig zu machen. Um den Einfluß der Mutter auf den Fetus berücksichtigen zu können (Infusionsazidose), ist der Säure-Basen-Status der Mutter bei prolongierten Geburtsverläufen ebenfalls zu bestimmen.

Die Federn lassen sich mehrfach sterilisieren ohne zu verrosten. Die Lanzette muß tief genug – etwa 2 bis 3 mm weit – eingestochen werden; für eine möglichst anaerobe Blutentnahme ist es besser, an einer Stelle tief zu inzidieren, als die Haut mehrfach oberflächlich zu skarifizieren. Bei wiederholter Blutentnahme aus der Kopfhaut sollte eine neue Inzisionsstelle gewählt werden, da das Blut im Bereich der alten Wunde durch Gewebeflüssigkeit erheblich verändert sein kann. In die Mitte des Bluttropfens wird eine 20 cm lange heparinisierte Glaskapillare gesetzt, die sich bei stärkerem Blutaustritt ohne wesentlichen Sog füllt.

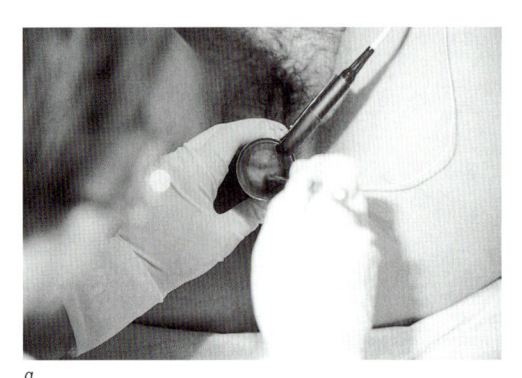

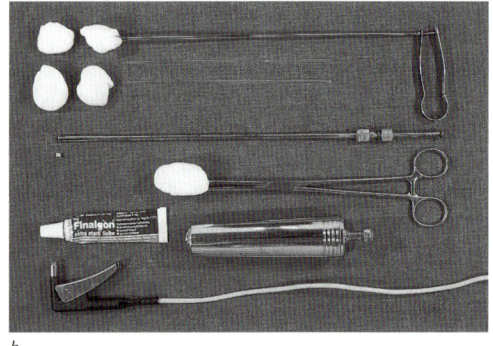

Abb. 8-3
Mikroblutanalyse während der Geburt. Die Lagerung der Kreißenden zur Blutentnahme erfolgt im Querbett oder Längsbett mit hochgelagertem Becken. Der fetale Kopf wird mit Finalgon® hyperämisiert, Blut durch Stichinzision gewonnen und in heparinisierten Kapillaren aufgesaugt.

a) Mikroblutentnahme im Kreißsaal: eingeführtes Instrumentarium
b) Instrumentarium
c) Schematische Darstellung der Technik (nach Dudenhausen [26])

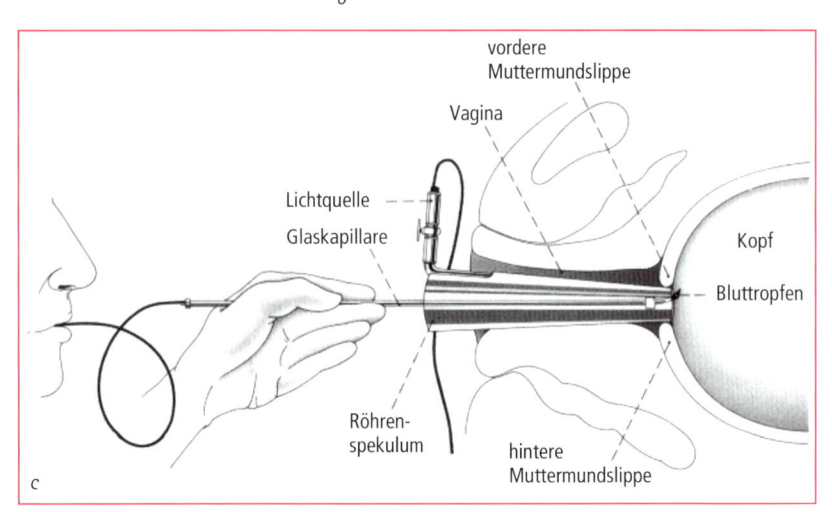

3 Fehlermöglichkeiten bei der Blutentnahme und Genauigkeit der Analyseverfahren

Die Validität der Mikroblutuntersuchung ist eingehend untersucht worden [9, 15]. Ungenügende Hyperämisierung führt im Hinblick auf die Gesamtsituation zu falsch-positiven Ergebnissen, d. h. die Kapillarblutwerte sind schlechter als im arteriellen Blut des Fetus. Dies wird durch eine stärkere Ödembildung und durch eine Stauung im Inzisionsbereich hervorgerufen. Längerer und großflächiger Kontakt des Blutes mit der atmosphärischen Luft ruft falsch-negative Ergebnisse hervor, d. h. die Kapillarblutwerte sind besser als im arteriellen Blut des Feten. Beim letztgenannten Fehler werden mehr die respiratorischen Komponenten, vor allem der CO_2-Partialdruck und somit auch der aktuelle pH-Wert, verändert. Die metabolischen Faktoren bleiben gleich.

4 Interpretation der Mikroblutbefunde

Während der Eröffnungsperiode beträgt der pH-Wert im fetalen Blut, wie bereits ausgeführt, 7,39 (± 0,05), das Basendefizit –1,17 (± 1,65) mmol/l und der CO_2-Partialdruck 39,6 (± 5,5) mmHg (Tab. 8-4). Wesentliche Veränderungen der genannten Parameter erfolgen erst während der stärkeren Kontraktionen der Austreibungsperiode (siehe auch Tab. 8-21), so daß schließlich der pH-Wert in der Nabelarterie 7,24 (± 0,06) und das Basendefizit –8,4 (± 4,0) mmol/l und der CO_2-Partialdruck 49,6 (± 8,6) mmHg beträgt. Dies macht deutlich, daß die während der Austreibungsperiode kurzfristig auftretenden Hypoxieperioden des Feten den Zustand bei Geburt beeinflussen. Daraus ist zu folgern, daß in Gegenwart von Dezelerationen oder protrahierten Geburtsverläufen der Abfall des pH-Werts unter 7,30 als ein pathologischer Befund angesehen werden muß. Saling hat die Azidität des fetalen Blutes während der Geburt in Stadien eingeteilt und unterscheidet zwischen:

Tabelle 8-5
Die Herzfrequenz des Feten während der Geburt (die Tabelle wird fortgesetzt auf S. 112)

Basale fetale Herzfrequenz	
Definition:	Herzfrequenz zwischen den Kontraktionen des Uterus
Normalbereich:	(100) – 120 – 140 (150) Schläge pro Minute
Pathologisch:	Anstieg der Herzfrequenz über 150 Schläge pro Minute (Tachykardie) oder langsamer Abfall unter 100 Schläge pro Minute (Bradykardie)
Ursache und Bedeutung:	**Tachykardie:** häufig aufeinanderfolgende Hypoxieperioden, fetaler Schock, Infektion und Fieber der Mutter und/oder des Feten, Arrhythmie
	Bradykardie (prolongierte Dezeleration): Nabelschnurkompression oder Reduktion der uterinen Durchblutung. Dauerkontraktion des Uterus, V.-cava-Okklusionssyndrom, Blutdruckabfall bei Periduralanästhesie, terminale Bradykardie vor Geburt (siehe auch Dezelerationen)
Fehlermöglichkeiten bei der Interpretation	Häufig aufeinanderfolgende Kindsbewegungen täuschen einen pathologischen Anstieg der basalen fetalen Herzfrequenz vor
Oszillationen der fetalen Herzfrequenz	
Definition:	Veränderungen der Herzfrequenz von Schlag zu Schlag
	Differenzierung zwischen:
	a) Kurzzeitveränderungen (Synonyma: short term irregularities, beat-to-beat variability, Mikrofluktuationen)
	b) Langzeitveränderungen (Synonyma: long term irregularities, Nulldurchgänge, Langzeitfluktuationen)
	c) Amplitudenhöhe (Synonyma: Oszillationsbreite – Bandbreite)
	– saltatorisch > 25 Schläge pro Minute
	– undulatorisch 10–25 Schläge pro Minute
	– eingeschränkt undulatorisch 5–10 Schläge pro Minute
	– silent < 5 Schläge pro Minute
Normalbereich:	undulatorische und eingeschränkt undulatorische Herzfrequenz: Oszillationsbreite 5 – 10 – ≥ 25
Pathologisch:	silente Herzfrequenz
	(saltatorische Herzfrequenz)
Ursache und Bedeutung:	a) **undulatorische und eingeschränkt undulatorische Herzfrequenz:** Atembewegungen, Kindsbewegungen, Wechsel im Schlaf-Wach-Rhythmus, Blutdruckschwankungen des Feten
	b) **saltatorische Herzfrequenz:** häufig aufeinanderfolgende uterine Kontraktionen – Sauerstoffmangel, aber auch Kindsbewegungen
	c) **silente Herzfrequenz:** Zentralisation des fetalen Kreislaufs, Anstieg der basalen fetalen Herzfrequenz, überwiegen des Sympathikotonus, zentral sedierende Medikamente (Pethidin, Morphium)
Akzelerationen der fetalen Herzfrequenz	
Definition:	Anstieg der Herzfrequenz von >15 Sekunden Dauer und mehr als 15 Schlägen pro Minute über das Niveau der basalen fetalen Herzfrequenz
	a) nicht wehenabhängige spontane Akzelerationen
	b) wehenabhängige Akzelerationen
Normalbereich	a) > 5 Akzelerationen pro 30 Minuten
	b) –
Pathologisch:	a) keine Akzelerationen
	b) wehenabhängige Akzelerationen
Ursache und Bedeutung	a) nicht wehenabhängige spontane Akzelerationen: Kindsbewegungen. Die Einschränkung der Häufigkeit von Kindsbewegungen geht mit einer Zentralisation des fetalen Kreislaufs im O_2-Mangel einher
	b) wehenabhängige Akzelerationen: Anstieg der Herzfrequenz während der Wehe als Zeichen eines beginnenden O_2-Mangels; häufig bei Geburt aus Beckenendlage

Fortsetzung Tabelle 8-5

Dezelerationen der fetalen Herzfrequenz

Definition:	Abfall der fetalen Herzfrequenz von kürzerer oder längerer (Bradykardie) Dauer und variierender Tiefe unter das basale Herzfrequenzniveau
Normalbereich:	Dezelerationen sind immer pathologisch
Ursache und Bedeutung:	Dezelerationen der Herzfrequenz sind in der Regel das Zeichen eines kürzer oder länger dauernden O_2-Mangels und daher immer pathologisch
	a) nicht wehenabhängige Dezelerationen: Reduktion der uterinen Durchblutung und fetaler O_2-Mangel durch Kompression der Vena cava inferior und/oder Aorta abdominalis. Reversibel durch Lagerung der Patientin
	b) kurzfristige Herzfrequenzabsenkung von wenigen Sekunden: Kindsbewegungen; kurzfristige Kompression der Nabelschnur
	c) wehenabhängige Dezelerationen:
	– Kompression des fetalen Kopfes (wohl selten)
	– Reduktion der uterinen Durchblutung: in der Regel späte Dezelerationen
	– Reduktion der umbilikalen Durchblutung: in der Regel variable und früh beginnende Dezelerationen

Allgemeine Bemerkungen zum Kardiotokogramm während der Geburt

Die einzelnen Parameter der fetalen Herzfrequenz sind in ihrer Gesamtheit zu betrachten und zum klinischen Befund in Beziehung zu setzen. Die Verschlechterung des fetalen Zustands durch Hypoxie mit Azidose und Zentralisation des fetalen Kreislaufs, d.h. Vasokonstriktion der Haut und der Muskulatur und Durchblutungsumverteilung zugunsten des fetalen Gehirns, des Herzens und der Nebenniere geht mit Dezelerationen, mit dem Anstieg der fetalen Herzfrequenz, der Einschränkung der Oszillationen und Verlust von Akzelerationen einher. Für die Geburtsleitung sind diese Veränderungen der fetalen Herzfrequenz mit dem Geburtsfortschritt in Beziehung zu setzen und durch Mikroblutanalyse abzusichern. Davon ist die Entscheidung über den Entbindungsmodus abhängig zu machen. Bei einem Kardiotokogramm ohne Dezelerationen sind keine metabolischen Veränderungen des Feten zu erwarten. Je häufiger jedoch Dezelerationen auftreten und je stärker die Einschränkung der Oszillationsamplitude ist, um so eher erfolgen auch metabolische Veränderungen, die zu weiterem Handeln zwingen.

- einer **Präazidose** mit pH-Werten von 7,24 bis 7,20
- einer **leichten Azidose** mit pH-Werten von 7,19 bis 7,15
- einer **mittelgradigen Azidose** mit pH-Werten von 7,14 bis 7,10
- einer **fortgeschrittenen Azidose** mit pH-Werten von 7,09 bis 7,00
- einer **schweren Azidose** mit pH-Werten von weniger als 6,99

Für den weiteren Geburtsverlauf bedeutet dies, daß die pH-Werte, die während der Eröffnungsperiode bzw. in der frühen Austreibungsperiode gemessen werden, in **Beziehung zum geburtshilflichen Befund** gesetzt werden müssen. So ist der Abfall des pH-Werts unter 7,30 oder unter 7,20 während der Eröffnungsperiode anders zu beurteilen als pH-Werte, die bei geburtshilflichen Befunden gemessen werden, bei denen eine vaginale operative Entbindung möglich ist. Die Veränderung des pH-Werts ist aber auch in enger Korrelation zur Häufigkeit der Dezelerationen im Kardiotokogramm während der Geburt zu sehen. Tritt z.B. bei häufigen Dezelerationen ein Abfall des pH-Werts unter 7,20 in der **Eröffnungsperiode** auf, wird man sich früher zu einer Entbindung durch Kaiserschnitt entschließen

müssen, als wenn eine graduelle Veränderung bei weiterer Muttermundseröffnung und deszendierendem Kopf erfolgt (siehe Abschnitt 5 „Die fetale Herzfrequenz in der Austreibungsperiode"). Die Sectio ist auch dann noch sinnvoll, wenn bei hochstehendem Kopf im Becken Zeichen der fetalen Hypoxämie im Kardiotokogramm nachweisbar sind und im weiteren Verlauf der Geburt nur mit einem zögernden Tiefertreten des Kopfes bei weiterem pH-Abfall zu rechnen ist, d.h. die Zeichen einer prolongierten Austreibungsperiode bestehen.

Riskante **vaginale Operationen** wird man tunlichst vermeiden, da der vaginal-operative Eingriff zu einer weiteren Verschlechterung des pH-Werts des Feten führen würde.[1] Anders stellt sich die Situation dar, wenn eine Azidose nachgewiesen wird und der vorangehende Teil bereits in Beckenmitte oder auf Beckenboden steht. Hier sollte dann durch eine zügige operative vaginale Entbindung die weitere Ausbildung einer Azidose vermieden werden.

Im Einzelfall kann die Entscheidung, ob der weitere Verlauf der Geburt unter Kontrolle der Mikroblutanalyse abgewartet werden soll bis eine vaginale Entbindung möglich ist, oder ob im vorgegebenen Fall die Indikation zur Entbindung durch Kaiserschnitt gestellt wird, schwierig sein. Im Zweifelsfall muß man sich zur operativen Entbin-

---

[1] *Riskante vaginale Operationen wird man tunlichst vermeiden, da der vaginal-operative Eingriff zu einer weiteren Verschlechterung des pH-Werts des Feten führen würde!*

dung durch Sectio entschließen, da die Durchführung eines Kaiserschnitts für das Kind, wenn auch belastender für die Mutter, das schonendere Entbindungsverfahren in Risikosituationen darstellt. Hier ist eine Risikoabwägung erforderlich, die allein in die Entscheidungsbefugnis des Arztes gehört.

Analyse des Nabelschnurbluts

Bei der Geburt wird der fetale Zustand nach dem Apgar-Schema zu definierten Zeiten dokumentiert und in Ergänzung dazu durch Bestimmung des pH-Werts und der Gaspartialdrücke aus dem Nabelarterienblut definiert. Eine Übersicht über den Wert der Methode für Dokumentation des fetalen Zustandes wurde kürzlich von Vandenbussche vorgelegt [50]. Aufgrund der Strömungsverhältnisse im fetalen Kreislauf stellt das Blut in der Nabelarterie das arterielle Blut im Kreislaufsystem des Feten dar,[I] wobei nur geringgradige Unterschiede zum Strömungsgebiet des Kopfes bestehen. Während die Gaspartialdrücke und der pH-Wert in der Nabelarterie die Ursache des fetalen O_2-Mangels nicht widerspiegeln, geben die Gaspartialdrücke und der pH-Wert in der Nabelvene einen Hinweis, ob die Hypoxämie des Feten durch eine Reduktion der uterinen bzw. umbilikalen Durchblutung verursacht wurde.

Bei Reduktion der uterinen Durchblutung kommt es sowohl in der Nabelvene als auch in der Nabelarterie zu einer Abnahme des O_2-Partialdrucks in beiden Gefäßen und zu einem Anstieg des CO_2-Partialdrucks mit entsprechenden Veränderungen im Säure-Basen-Status. Bei Reduktion der umbilikalen Durchblutung bleibt dagegen der O_2-Partialdruck und der CO_2-Partialdruck in der V. umbilicalis konstant; nur der pH-Wert fällt geringfügig ab, da ein ausreichender Gasaustausch bei Reduktion der umbilikalen Durchblutung über die Plazenta bestehen bleibt.

Nach Reduktion der umbilikalen bzw. der uterinen Durchblutung verbleibt die durch Hypoxämie gebildete **Milchsäure** längere Zeit im fetalen Kreislauf, da nur ein verzögerter Übertritt über die Plazenta und eine verzögerte Metabolisierung im Feten selbst erfolgt. So ist es verständlich, daß die metabolischen Störungen, die im Nabelschnurblut nachgewiesen werden, die Summation von immer wiederkehrenden, durch die Wehen induzierten fetalen Hypoxämien sind. Der erniedrigte O_2-Partialdruck in Nabelarterien und Venenblut stellt dagegen in erster Linie eine Momentaufnahme im Geburtsvorgang dar, die sich schnell ändern kann [128].

1 Einfluß des Abnabelungsmodus auf die Blutgase und den Säure-Basen-Status im Nabelschnurblut

Unter physiologischen Bedingungen erfolgt die Abnabelung des Kindes von der Mutter nicht mit der Geburt des Kindes, sondern verzögert. Durch die verzögerte Abnabelung tritt das plazentare Blut, das bei einer reifen Plazenta etwa 100 bis 150 ml beträgt, durch das Sistieren der umbilikalen Durchblutung allmählich aus den venösen Speichern der Plazenta auf das Kind über.

Der Übertritt des plazentaren Blutvolumens auf das Kind ist als physiologische Prophylaxe gegen Volumenmangel zu werten und gewährleistet gleichzeitig die Expansion der pulmonalen Strombahn. Die **Spätabnabelung** ist deshalb als die physiologische Form der Abnabelung anzusehen, die vorgenommen werden sollte, wenn die Atmung in Gang gekommen ist und die Nabelschnurpulsationen sistieren[II] (Übersicht bei [118]). Das geschieht nach etwa 60 Sekunden.

In diesem Zusammenhang stellt sich die Frage, ob die Blutgase und der Säure-Basen-Status, die nach einer Minute im Nabelschnurblut gemessen werden, den Zustand des Feten bei Geburt ausreichend repräsentieren. Es ist denkbar, daß der O_2-Partialdruck in der A. umbilicalis ansteigt, wenn bei noch intakter umbilikaler Zirkulation die Ventilation bereits nach 15 bis 20 Sekunden beginnt. Tatsächlich ist der Partialdruck in der Nabelarterie in der spät abgenabelten Gruppe gegenüber der früh abgenabelten Gruppe im Mittel höher (pO_2 bei Spätabnabelung 16 mmHg (± 6, n = 15), pO_2 bei Frühabnabelung 12 mmHg (± 4, n = 9). In der Nabelvene sind signifikante Unterschiede nicht nachzuweisen. Auch im pH, CO_2-Partialdruck und Basenüberschuß bestehen keine Unterschiede zwischen beiden Gruppen [128].

[I] *Aufgrund der Strömungsverhältnisse im fetalen Kreislauf stellt das Blut in der Nabelarterie das arterielle Blut im Kreislaufsystem des Feten dar!*

[II] *Die Spätabnabelung ist deshalb als die physiologische Form der Abnabelung anzusehen, die vorgenommen werden sollte, wenn die Atmung in Gang gekommen ist und die Nabelschnurpulsationen sistieren!*

2 Kindesnahe und kindesferne Blutentnahme aus der Nabelschnur

Denkbar wäre auch ein Einfluß bei später Abnabelung auf die Gaspartialdrücke und den Säure-Basen-Status im Nabelarterien- und Nabelvenenblut vom Entnahmeort. So könnten bei Spätabnabelung und kindesnaher Entnahme aus den Nabelschnurgefäßen andere Werte erhalten werden, als bei plazentanaher oder kindesferner Blutentnahme aus der Nabelschnur. Eine deutliche Differenz zeigt sich im O_2-Partialdruck in der V. umbilicalis zwischen plazentanahem und kindesnahem Gefäßabschnitt von 8 mmHg, während der pH-Wert, der CO_2-Partialdruck und der Basenexzeßwert keine wesentlichen Unterschiede zwischen beiden Gefäßabschnitten zeigen (Abb. 8-4). In der venösen Strombahn steigt der pH-Wert von der Plazenta in Richtung des Kindes von 7,32 auf 7,36 im Mittel an. Das geht aus dem mittleren Abfall des CO_2-Partialdrucks von 45 auf 39 mmHg hervor.

Der mittlere O_2-Partialdruck ist im kindesnahen Abschnitt der Umbilikalvene höher als im plazentaren Abschnitt (24 gegenüber 16 mmHg). Sehr wahrscheinlich werden diese Differenzen durch das Sistieren der umbilikalen Zirkulation verursacht, während der Uterus sich kontrahiert und damit den Gasaustausch in der Plazenta durch Kontraktion behindert. Dies bleibt verständlicherweise ohne Einfluß auf die Gefäßabschnitte in der A. umbilicalis.

3 Fehlermöglichkeiten bei der Entnahme von Blut aus der Nabelschnur

Die geburtshilfliche Praxis zeigt, daß die Blutentnahme aus den Nabelschnurgefäßen nicht immer sofort möglich ist, die Entnahme und Analyse des Blutes erst nach Versorgung der entbundenen Frau und des Kindes vorgenommen wird, und Nabelarterienblut bei der Spätabnabelung nicht in ausreichender Menge gewonnen wird. Die Lagerung der Nabelschnur bei Raumtemperatur und die zeitliche Verzögerung der Entnahme beinhaltet deshalb Fehlermöglichkeiten bei der Bestimmung des fetalen Säure-Basen-Status aus den Nabelschnurgefäßen. Entnahmefehler entstehen überdies durch die Auffüllung des Totraums der verwendeten Spritze mit Heparin und durch die Beimischung von Luft beim Aufziehen von Blut.

Beimischung von Heparin: Für die Blutgewinnung werden gewöhnlich 2-ml-Spritzen benutzt, deren Totraum mit Heparin gefüllt ist. Wegen des niedrigen pH-Werts der benutzten Heparinlösung (Natriumheparinat, 5000 IE/ml) von 6,73 wäre es denkbar, daß bei zu geringem Blutvolumen eine Verfälschung des Blut-pH-Werts auftritt. Das Totraumvolumen der verwendeten Spritzen betrug 0,06 ml. Nach Beimengung von 0,25 ml, 0,5 ml, 1,0 ml, 1,5 ml und 2,0 ml Blut zur Heparinmenge im Spritzentotraum zeigte sich ein deutlich niedrigerer pH-Wert, wenn nur 0,25 ml Blut aufgezogen wurden. Der Heparineffekt verwischte sich, wenn mehr als 0,5 ml Blut zur Analyse gelangten.

Lagerung der Nabelschnur bei Raumtemperatur: Bei operativen Entbindungen, insbesondere beim Kaiserschnitt, ist es aus Personalmangel nicht immer möglich, die Entnahme und Analyse des Blutes sofort vorzunehmen. Es bestand deshalb die Frage, wie lange eine Nabelschnur liegen bleiben kann, ohne daß Änderungen im pH und im O_2-Partialdruck erfolgen. Insbesondere im CO_2-Partialdruck war wegen der leichten Diffusion dieses Gases ein größerer Abfall zu erwarten.

Entnimmt man aus einer längeren Nabelschnur, die in vier Teile geteilt ist, nach 15, 30 und 45 Mi-

Abb. 8-4
Der Säure-Basen-Status und die Gaspartialdrücke im Nabelschnurblut nach Geburt des Kindes in plazentanahen und kindesnahen Gefäßabschnitten. Bei plazentanaher Punktion sind praktisch keine Unterschiede der vorgenannten Parameter nachzuweisen, während bei kindesnaher Punktion deutliche Differenzen im pH, pCO_2, Basenexzeß und pO_2 zu messen sind.

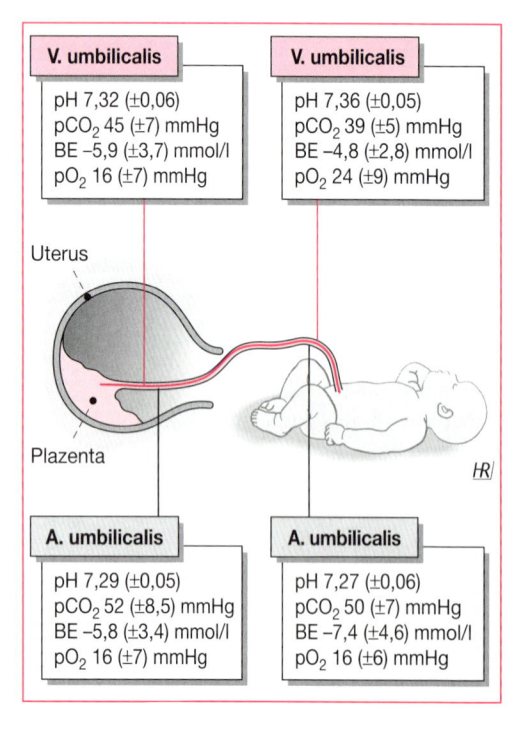

V. umbilicalis (plazentanah)	V. umbilicalis (kindesnah)
pH 7,32 (±0,06)	pH 7,36 (±0,05)
pCO_2 45 (±7) mmHg	pCO_2 39 (±5) mmHg
BE −5,9 (±3,7) mmol/l	BE −4,8 (±2,8) mmol/l
pO_2 16 (±7) mmHg	pO_2 24 (±9) mmHg

A. umbilicalis (plazentanah)	A. umbilicalis (kindesnah)
pH 7,29 (±0,05)	pH 7,27 (±0,06)
pCO_2 52 (±8,5) mmHg	pCO_2 50 (±7) mmHg
BE −5,8 (±3,4) mmol/l	BE −7,4 (±4,6) mmol/l
pO_2 16 (±7) mmHg	pO_2 16 (±6) mmHg

nuten Blut, dann sind innerhalb dieses Zeitraums keine Änderungen in pH-Wert, im CO_2-Partialdruck und O_2-Partialdruck zu beobachten. Auch nach 180 Minuten ist der pH-Wert gegenüber der sofortigen Entnahme unverändert. Nur der CO_2-Partialdruck fällt um 6 mmHg ab, kompensiert von einem Anstieg der Milchsäure von 3,8 auf 6,4 mmol/l. Der O_2-Partialdruck zeigt einen geringen Anstieg von 4 mmHg. Diese Daten legen nahe, daß die Analyse des Nabelschnurbluts innerhalb einer Stunde abgeschlossen werden sollte, um größere Abweichungen zu vermeiden [128].!

Beimischung von Luft: Dem mit Gasanalysen Vertrauten ist es selbstverständlich, die Blutproben unter anaeroben Bedingungen zu gewinnen, d. h. zu verhindern, Luftblasen bei der Blutgewinnung mit in die Spritze aufzuziehen. Um auch dem mit diesem Metier nicht Vertrauten sichtbar zu machen, welche Fehlermöglichkeiten für die Analyse daraus resultieren, wurden 0,5, 1,0, 1,5 und 2,0 ml Nabelvenenblut mit 0,5 ml Luft bei Raumtemperatur zwei Minuten lang gemischt. Dabei zeigt sich, daß bei dem Mischungsverhältnis von 1,0 ml Blut mit 0,5 ml Luft der O_2-Partialdruck um 8 mmHg höher war als in der Kontrollprobe: O_2-Partialdruck 33,6 mmHg (± 6,9) gegenüber O_2-Partialdruck 25,3 mmHg (± 5,4). Durch die Oxygenation des Blutes fiel der pH-Wert und der Basenüberschußwert ab. Bei einem Mischungsverhältnis von 0,5 zu 2 ml Blut betrug die Differenz im O_2-Partialdruck nur noch etwa 4 mmHg [128].

Durch die Analyse des Nabelschnurbluts kann auch bei Spätabnabelung der Zustand des Kindes bei Geburt hinreichend dokumentiert werden. Für das Neugeborene hat die Spätabnabelung, nach ca. 60 Sekunden darüber hinaus den Vorteil, daß nach dieser Zeit der größte Teil des plazentaren Blutvolumens auf den Fetus übergetreten ist, und damit zur Stabilisierung der Kreislaufsituation bei Geburt beiträgt. Die Blutentnahme aus den plazentanahen und kindesnahen Gefäßabschnitten zeigt ferner, daß mit der Analyse der kindesnahen Gefäßabschnitte der Zustand bei Geburt auch nach Spätabnabelung hinreichend dokumentiert wird. Durch Ausstreichen der Nabelschnur in Richtung des Kindes läßt sich bei der späten Abnabelung nach 70 Sekunden ausreichend Blut für eine Analyse gewinnen, so daß eine Verfälschung der gewonnenen Nabelvenen- und Nabelarterienwerte nicht befürchtet werden muß.

Überwachung der fetalen Herzfrequenz und der Uteruskontraktionen

Um den fetalen Zustand während der Geburt kontinuierlich überwachen zu können, ist es notwendig, die fetale Herzfrequenz auf der Basis der Schlag-zu-Schlag-Überwachung zu kontrollieren. Die Registrierung der fetalen Herzfrequenz, die auf diese Weise vorgenommen wird, ermöglicht es, die wechselnde Aktivität zwischen Sympathikus und Parasympathikus des Feten zu beurteilen. Die kontinuierliche Registrierung der fetalen Herzfrequenz während der Geburt bzw. die Intervallüberwachung hat sich in der Bundesrepublik Deutschland [185] trotz nicht enden wollender kritischer Stimmen aus den USA [67], Irland [158] und Deutschland [208] durchgesetzt (Übersicht bei [87]). Häufig werden die pysiologischen Fakten nicht verstanden, oder über- bzw. unterbewertet [139]. Unbestreitbar ist die Abnahme der intrapartalen Mortalität auf 6,2 % am Anteil der perinatalen Mortalität von 0,5–0,6 % (= 100 %) durch die konsequente Überwachung mit CTG. Dies ist bereits seit langer Zeit bewiesen, jedoch wieder in Vergessenheit geraten [155]. Nach den Daten der Hessischen Perinatalerhebung 2001 werden 35,2 % der Geburten intermittierend und 57,5 % der Geburten kontinuierlich überwacht. Die Auskultation mit dem Stethoskop ist unzureichend, da sie nur einen kurzen akustischen Eindruck über die sich ständig ändernde Schlagfolge vermittelt.!! Die Auskultation mit dem Stethoskop kann daher den Anforderungen der modernen, auf Sicherheit bedachten Geburtshilfe nicht mehr gerecht werden [159, 223].

1 Registriermethoden

1.1 Fetale Herzfrequenz

Mit jedem Schlag des fetalen Herzens wird eine Kalkulation der fetalen Herzfrequenz auf der Basis des Herzfrequenzintervalls durchgeführt (siehe auch Bd. 4, Kap. 15). Um die fetale Herzfrequenz kontinuierlich und von Schlag zu Schlag zu messen, muß ein Signal von jedem Herzschlag erhalten werden. Das Signal wird elektronisch aus dem Intervall zwischen zwei aufeinanderfolgenden Herzschlägen bestimmt, in die Herzfrequenz in Schläge pro Minute verwandelt und kontinuierlich aufge-

!*Die Analyse des Nabelschnurbluts sollte innerhalb einer Stunde abgeschlossen werden, um größere Abweichungen zu vermeiden!*

!!*Die Auskultation mit dem Stethoskop ist unzureichend, da sie nur einen kurzen akustischen Eindruck über die sich ständig ändernde Schlagfolge vermittelt!*

zeichnet. Die Messungen werden mit der Ultraschall-Doppler-Sonographie und mit der fetalen Elektrokardiographie vorgenommen.

Bei der **Ultraschallkardiographie** wird ein Ultraschall-Doppler-Signal mit einem Breitstrahlaufnehmer über dem fetalen Herzen angebracht und die Abweichung des Herzens von Schlag zu Schlag elektronisch bestimmt. Durch Anwendung der elektronischen Autokorrelation des Ultraschall-Doppler-Signals wird die Information wesentlich verbessert.

Das **fetale Elektrokardiogramm** als Signal für die Bestimmung der fetalen Herzfrequenz wird vom maternalen Abdomen mit drei Elektroden oder durch eine Elektrode [100], die am kindlichen Kopf angebracht wird, abgeleitet. In der klinischen Praxis haben sich die Verwendung der Ultraschallaufnehmer von den maternalen Bauchdecken, oder die Elektrode, die am kindlichen Kopf befestigt wird, als Standardtechniken zur Kontrolle der fetalen Herzfrequenz während der Geburt durchgesetzt. Mit der Skalpelektrode wird die R-Zacke des fetalen QRS-Komplexes im Kardiotachometer verwendet und das R-R-Intervall zur Kalkulation der fetalen Herzfrequenz eingesetzt. Ein R-R-Intervall von z. B. 500 Millisekunden oder 0,5 Sekunden entspricht einer Herzfrequenz von 120 Schlägen pro Minute.

Externe Ableitung

In der frühen Phase der Geburt wird man sich der externen Ableitung der fetalen Herzfrequenz bedienen (Abb. 8-5), da es nicht sinnvoll ist, manchmal auch unmöglich, die Fruchtblase zu einem frühen Zeitpunkt zu sprengen. Der Ultraschallmonitor wird über dem maternalen Abdomen an dem Punkt befestigt, an dem sich das fetale Herz befindet, so daß die Schallwelle auf die fetalen Herzklappen gerichtet ist. Mit der Bewegung der fetalen Herzklappen wird der Schall reflektiert und somit die exakte Bestimmung der fetalen Herzfrequenz möglich. Wenn sich der Fetus in utero bewegt, muß der Ultraschalltransducer erneut eingestellt werden, um ein gutes Signal zu erhalten. Dies ist häufig bei adipösen Patientinnen notwendig.

Interne Ableitung

Für die **interne Registrierung der fetalen Herzfrequenz** muß die Fruchtblase gesprungen sein oder gesprengt werden.[1] Gleichfalls sollte eine Dilatation des Muttermunds von etwa 1 bis 2 cm vorliegen. Für die Ableitung der fetalen Herzfrequenz kommt eine Schraubelektrode zur Anwendung. Die Schraubelektrode läßt sich mit dem untersuchenden Finger im Zervikalkanal am fetalen Skalp plazieren. Der

[1] Für die interne Registrierung der fetalen Herzfrequenz muß die Fruchtblase gesprungen sein oder gesprengt werden!

Abb. 8-5

Kardiotokogramm zwei Stunden vor Geburt des Kindes mit externer Registrierung der fetalen Herzfrequenz mit Ultraschallaufnehmern, der Uteruskontraktionen (Toco-ext) und der fetalen Bewegungen (FMP = fetal movement pattern). Es besteht auch während der Geburt eine deutliche Zuordnung der Akzelerationen zu den Kindsbewegungen. (Daten: Geburt in der 40. Schwangerschaftswoche, Geburtsgewicht: 4190 g, Apgar-Score: 8/10/10, pH im Nabelarterienblut: 7,24, Basenexzeß: – 3,5 mmol/l).

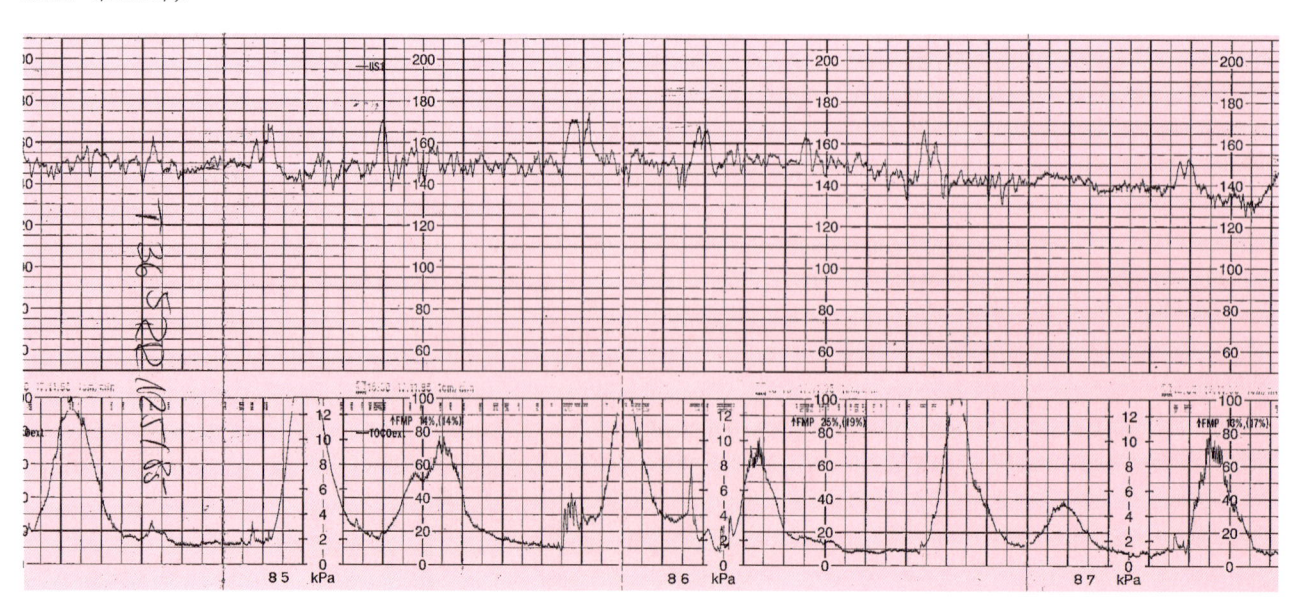

Geburtshelfer muß sich dabei sicher sein, daß die Elektrode nicht im Bereich des Gesichts oder der fetalen Fontanelle angebracht wird. Sicherer ist die Verwendung eines kleinen Amnioskops; unter Sicht ist es möglich, die Haare des Kindes am Kopf zu identifizieren, um eine Elektrode anzubringen.

Die fetale Elektrode besteht aus zwei Teilen. Die Spiralelektrode ist am kindlichen Kopf befestigt, und die Referenzelektrode bekommt Kontakt mit den elektrolythaltigen Sekreten in der Vagina. Es ist daher auch möglich, das **maternale elektrokardiographische Signal** über einen toten Feten zu erhalten. Unter Benutzung der Real-time-Sonographie kann jedoch die fetale Herzaktion gesehen und in Zweifelsfällen die Frage, ob die maternale oder die fetale Herzfrequenz registriert wird, beantwortet werden. Bei Verwendung der Skalpelektrode kann sich die Patientin freier bewegen als bei Benutzung des Ultraschalltransducers. Bewegungen des Feten haben nur einen geringen Einfluß auf die Qualität des Signals der fetalen Herzfrequenz.

Nachdem die fetale Elektrode am kindlichen Kopf befestigt worden ist, kann ein **Intrauterinkatheter zur Druckmessung im Uterus** plaziert werden. Bei Anwendung der Telemetrie wird die Patientin in ihrer Bewegungsfreiheit noch weniger eingeschränkt. Die fetale Herzfrequenz kann über das Abdomen oder direkt vom fetalen Skalp über eine Elektrode abgeleitet werden, während die Wehentätigkeit weiterhin extern gemessen wird.

Gewöhnlich wird die kontinuierlich registrierte fetale Herzfrequenz und uterine Aktivität graphisch bei einer konstanten Geschwindigkeit aufgezeichnet. Die **Papiergeschwindigkeit** beträgt gewöhnlich 1 cm/min. Im anglo-amerikanischen Schrifttum wird in der Regel eine Registriergeschwindigkeit von 3 cm/min vorgeschlagen, um die Oszillationen der fetalen Herzfrequenz besser beurteilen zu können [75, 174, 176]. Der Informationsgewinn mit einer dreifach höheren Papiergeschwindigkeit ist jedoch nach unserer Auffassung nicht höher.

Dokumentation: Nach der Geburt sollte die Herzfrequenzregistrierung mit den Daten der Patientin und der Nummer des Geburtenbuchs und wichtigen klinischen Informationen versehen werden (Abb. 8-6). Die Mikroverfilmung ist wünschenswert, aber nicht generell möglich. Durch die moderne Entwicklung der Computer- und Speichertechnik ist die elektronische Speicherung der Aufzeichnungen möglich geworden. Ausreichend erscheint, wenn die letzte Stunde der Registrierung fotokopiert und als Dokumentation dem Krankenblatt beigelegt wird. Die Datenspeicherung auf Datenträgern mit hoher Speicherkapazität werden von verschiedenen Firmen angeboten.

1.2 Uteruskontraktionen (Wehen)

Für die Bestimmung der uterinen Kontraktionen wurden zwei Methoden entwickelt. Ein Tokometer, das auf dem maternalen Abdomen über dem graviden Uterus mit einem Gurt befestigt ist, dient zum externen Nachweis von uterinen Kontraktionen. Die Methode wird in ihrer Aussagefähigkeit durch die Dicke der maternalen Bauchdecken eingeschränkt. Sicherer in der Ableitung des Wehendrucks ist ein im Uterus liegender Katheter, der über die Vagina bei gesprungener Blase eingebracht wird. Ein mit Flüssigkeit gefüllter Katheter

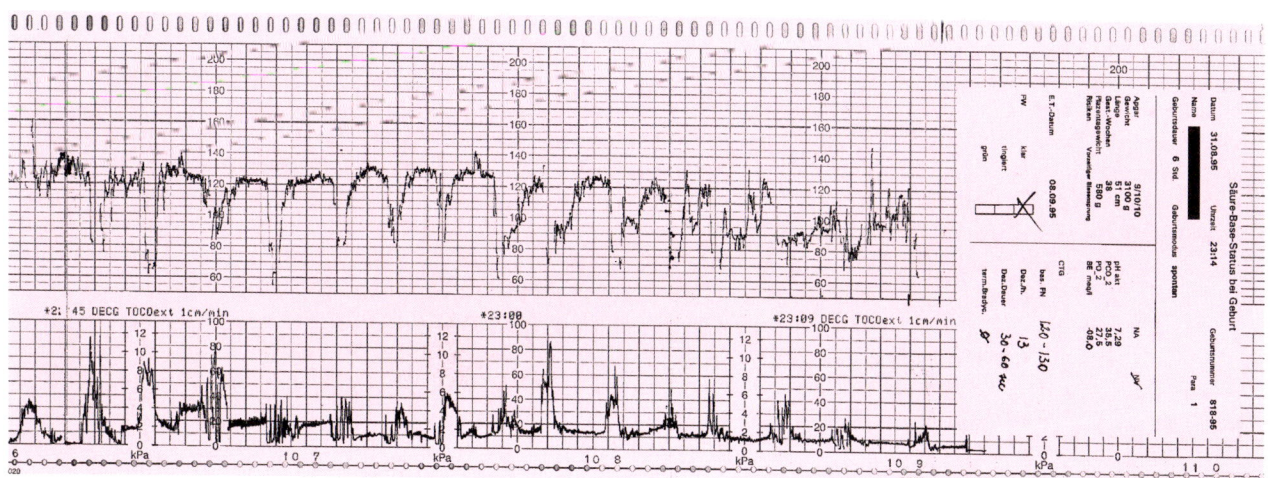

Abb. 8-6
Dokumentation der fetalen Herzfrequenz am Ende der Geburt.

ist mit einem Druckwandler verbunden, der bei freier Durchgängigkeit die uterinen Kontraktionen sicher anzeigt. Die falsche Lage des Katheters kann jedoch stärkere oder auch schwächere Kontraktionen vortäuschen. Mit beiden Methoden ist es möglich, die Häufigkeit und die Dauer von Kontraktionen mit einiger Sicherheit zu erfassen.

1.3 Risiken der internen Ableitung

Potentielle Risiken bei Benutzung der fetalen Kopfschwartenelektrode und der intrauterinen Druckmessung bestehen im Vorfall der Nabelschnur, der Ausbildung eines Amnioninfektionssyndroms [56], Infektionen des Skalps am Sitz der Elektrode, der Uterusperforation beim Einführen des Katheters [66] und der Ablösung der Plazenta [145]. Diese Komplikationen sind jedoch ausgesprochen selten. Sie können teilweise vermieden werden, indem zu Beginn einer Geburt die externe Registrierung der fetalen Herzfrequenz und des Amniondrucks vorgenommen und erst zu einem späteren Zeitpunkt, d.h. in der Austreibungsperiode, die interne Ableitung der fetalen Herzfrequenz durchgeführt wird. Grundsätzlich halten wir die interne Registrierung des Amniondrucks nicht generell für erforderlich. Sie ist sicher sinnvoll bei Risikopatientinnen, d. h. bei Einleitungsversuchen nach vorausgegangenem Kaiserschnitt, bei Anwendung hoher Wehenmittelgaben zur Induktion der Wehentätigkeit und bei protrahierten Geburtsverläufen.

2 Fetale Herzfrequenzreaktionen während der Geburt

¹Der Einfluß des Geburtsgeschehens auf die fetale Herzfrequenz ist jedoch gesondert zu sehen, da im Laufe einer Geburt durch die starken, mitunter langdauernden Kontraktionen der Uterusmuskulatur eine Verschlechterung des fetalen Zustands rascher erfolgen kann als während der Schwangerschaft!

Nach einer Analyse von Daten der Hessischen Perinatalerhebung von 2001 bei 50 201 Geburten wird in 92,8 % der Fälle ein Aufnahme-CTG bei Eintritt in den Kreißsaal geschrieben [70]. Eine Überwachung des Kindes bis zur Geburt erfolgt in 92,7 %, und in 35,2 % wird eine Intervallüberwachung durchgeführt. In 7,2 % wurden keine Angaben zur Überwachung während der Geburt gemacht. Möglicherweise sind dies jene Fälle von überstürzten Geburtsverläufen, bei denen die Patientin pressend im Kreißsaal gelagert wird und selbst eine externe Kontrolle der fetalen Herzfrequenz nicht mehr möglich ist. Diese Analyse belegt, daß der Nutzen, den die kontinuierliche Registrierung der fetalen Herzfrequenz während der Geburt im Hinblick auf die Sicherheit des Kindes hat, erkannt worden ist [68]. Es bestehen allerdings Unterschiede in der Bewertung der pränatalen und der intrapartalen Herzfrequenzkurven, wohl auch Unsicherheiten in der Beurteilung [69]. Denn wie wäre es sonst zu erklären, daß die Häufigkeit vaginal-operativer Entbindungen und die Häufigkeit von Kaiserschnitten zwischen verschiedenen Kliniken bei risikofreien Schwangerschaften und Schädellagen am Termin beträchtlich variiert: HEPE 2000: Median 12,6 %, 10. Perzentile 7,0 %, 90. Perzentile 17,9 %, Minimum 2,1 %, Maximum 26,7 %.

Um die Unsicherheiten der individuellen Herzfrequenzinterpretation zu umgehen, sind in den letzten Jahren vermehrt Anstrengungen unternommen worden, die fetale Herzfrequenz unter Benutzung eines Computers zu analysieren und zu quantifizieren. Dies ist durch die Erweiterung der Speichersysteme und durch die Anwendung von Mikroprozessoren möglich geworden [31, 34]. Zur Zeit steht ein System 8000 von Sonicaid für die Schwangerschaft kommerziell zur Verfügung. Erste Erfahrungen sind vielversprechend [32, 33, 71, 179]; die Methode ist jedoch für die breite Anwendung während der Geburt noch nicht ausgereift, da noch Mängel in der Erkennung der basalen Herzfrequenz und der Dezelerationen bestehen. Bis diese Fehlerquellen der Computeranalyse behoben sind, wird die visuelle semiquantitative Analyse der Herzfrequenz notwendig sein.

Die Physiologie und Pathologie der Herzfrequenzregulation des Feten während der Schwangerschaft sind in Band 4, Kapitel 15 und 19, ausführlich dargestellt. Der **Einfluß des Geburtsgeschehens auf die fetale Herzfrequenz** ist jedoch gesondert zu sehen, da im Laufe einer Geburt durch die starken, mitunter langdauernden Kontraktionen der Uterusmuskulatur eine Verschlechterung des fetalen Zustands rascher erfolgen kann als während der Schwangerschaft.¹ Der vorzeitige Blasensprung und/oder der protrahierte Geburtsverlauf gehen gelegentlich mit Infektionen der Amnionhöhle einher. Auf diese Weise kann die Reaktion der fetalen Herzfrequenz moduliert werden. Aber auch Blutverlust, Schock und Dehydratation der Mutter beeinflussen den Zustand des Feten, wobei sich Veränderungen der fetalen Herzfrequenz bemerkbar machen können. Es seien deshalb nachfolgend die physiologischen und die pathologischen Parameter der fetalen Herzfrequenz während der Geburt besprochen. Sie bestehen in Änderungen der basalen fetalen Herzfrequenz, der Oszillationen der fetalen Herzfrequenz, der Akzelerationen sowie im Auftreten von Dezelerationen.

Die Analyse der fetalen Herzfrequenz nach diesen Parametern berücksichtigt die pathophysiologischen Gegebenheiten der kardiovaskulären Regulation des Feten in Streßsituationen, mit dem Ziel, die Zentralisation des fetalen Kreislaufs und die Umverteilung der Durchblutung im fetalen Organismus frühzeitig zu erfassen (Tab. 8-5).

2.1 Basale fetale Herzfrequenz

Die basale fetale Herzfrequenz fällt während der Schwangerschaft ab. Sie beträgt in der 40. Woche etwa 120 bis 140 Schläge pro Minute. Eine persistierende fetale Herzfrequenz von über 160 Schlägen pro Minute für länger als zehn Minuten wird als **fetale Tachykardie**, und eine fetale Herzfrequenz unter 120 Schlägen pro Minute als **fetale Bradykardie** definiert. Diese Einteilung ist häufig irreführend, da langdauernde Frequenzerhöhungen auch durch Kindsbewegungen hervorgerufen werden können. Die Bradykardie unter 120 Schlägen pro Minute kann dagegen Ausdruck einer verlängerten Dezeleration der fetalen Herzfrequenz (siehe Abschnitt 2.4 „Dezelerationen") oder einfach ein Hinweis auf einen verstärkten Parasympathikotonus sein [224] (Abb. 8-7b).

Zur Beurteilung der Änderung der basalen fetalen Herzfrequenz während der Geburt ist deshalb sehr sorgfältig zu prüfen, welche **Ursache** der Frequenzsteigerung oder dem Frequenzabfall zugrunde liegt.¹ Fetale Tachykardien können ihre Ursache in der maternalen Temperaturerhöhung haben (Abb. 8-8). Unter physiologischen Bedingungen gibt der Fetus seine Wärme zu einem überwiegenden Teil über die Plazenta ab, so daß im umbilikalen Kreislauf eine arteriovenöse Temperaturdifferenz von 0,15 °C besteht. Der Anstieg der maternalen Temperatur behindert die Wärmeabgabe des Feten. Der Fetus versucht durch Anstieg der Herzfrequenz die eingeschränkte Möglichkeit

¹Zur Beurteilung der Änderung der basalen fetalen Herzfrequenz während der Geburt ist deshalb sehr sorgfältig zu prüfen, welche Ursache der Frequenzsteigerung oder dem Frequenzabfall zugrunde liegt!

Abb. 8-7
Herzfrequenz während der Geburt.
a) Erhöhte basale Herzfrequenz während eines protrahierten Geburtsverlaufs. Basale fetale Herzfrequenz 150 bis 160 Schläge pro Minute, Oszillationsbreite 10 bis 20 Schläge pro Minute; keine Dezelerationen. Die Geburt erfolgte nach zehnstündiger Dauer durch Sectio caesarea in der 39. Schwangerschaftswoche. Apgar-Score: 9/10/10, Gewicht: 2720 g, Länge: 49 cm, vorzeitiger Blasensprung. Nabelschnurblutwerte: pH 7,27, pCO$_2$ 44 mmHg, pO$_2$ 36 mmHg, Basenexzeß – 6,2 mmol/l.
b) Herzfrequenz bei verstärktem Parasympathikotonus. Geburtsdauer: 22.17 h, Gestationsalter: 40 Wochen, Geburtsmodus: spontan. Apgar-Score: 9-10-10, Gewicht: 4250 g, Länge: 55 cm. Fruchtwasser: klar. Nabelschnurblutwerte: pH 7,38, pCO$_2$ 34,9 mmHg, pO$_2$ 22,9 mmHg. Basenexzeß: – 2,9 mmol/l.

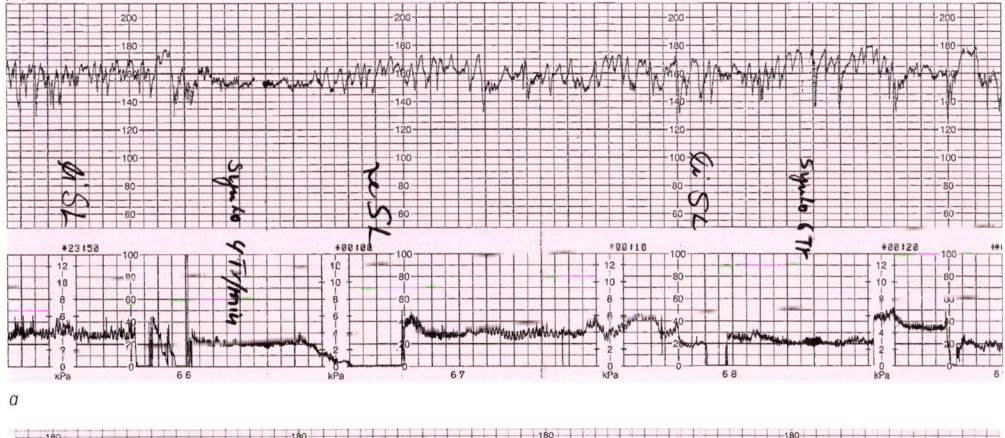

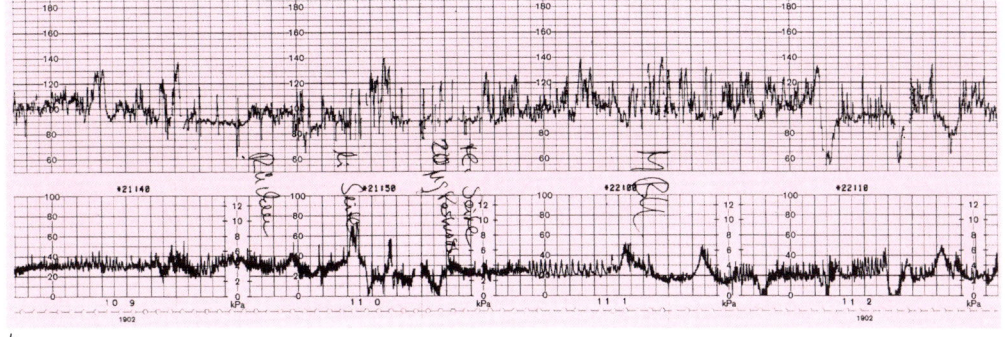

Abb. 8-8
Die Beziehung zwischen der maternalen Körpertemperatur und der fetalen Herzfrequenz während der Geburt. Die fetale Herzfrequenz stieg von 150 auf 210 Schläge pro Minute an als die Körpertemperatur der Mutter von 36,7 auf 39,5 °C zunahm. Mit der Normalisierung der Körpertemperatur fiel auch die Herzfrequenz wieder ab.

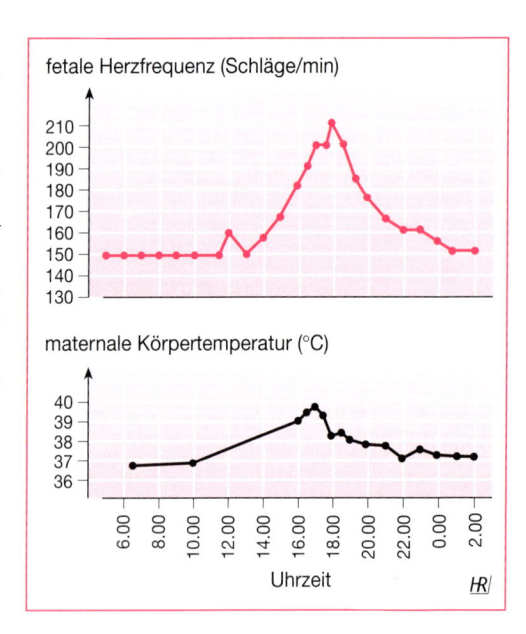

Abb. 8-9
Die Beziehung zwischen der basalen fetalen Herzfrequenz und der O_2-Sättigung im Skalpblut des Feten. Mit dem Abfall der fetalen O_2-Sättigung steigt die basale fetale Herzfrequenz signifikant an [117].

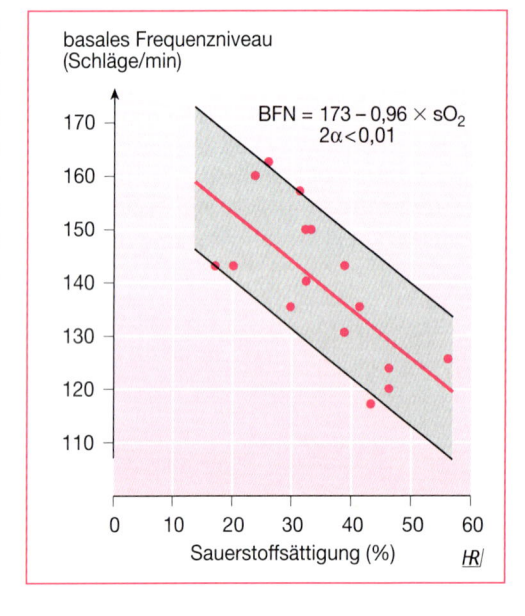

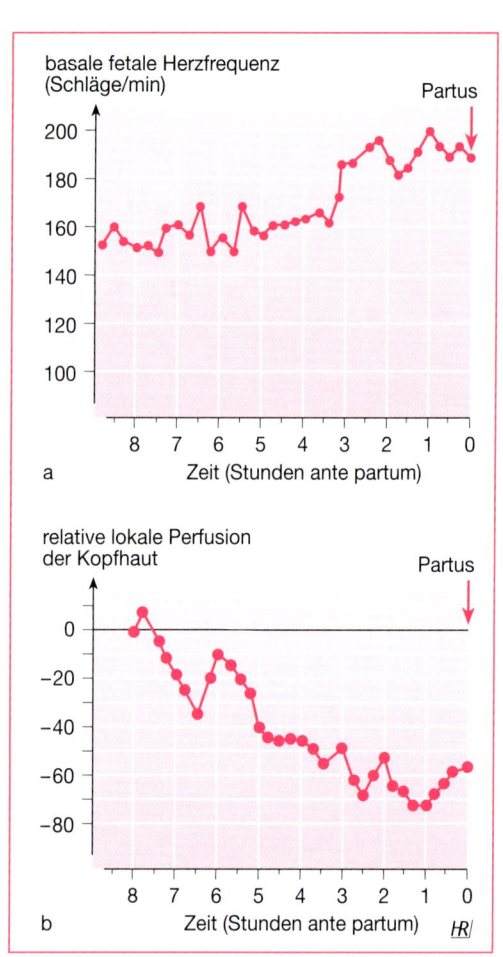

$$BFN = 173 - 0{,}96 \times sO_2$$
$$2\alpha < 0{,}01$$

Abb. 8-10
Beziehung zwischen der basalen fetalen Herzfrequenz (a) und der relativen lokalen Perfusion der Kopfhaut (b) bei einem Feten während der Geburt. Mit dem Anstieg der fetalen Herzfrequenz nimmt die Perfusion der kindlichen Haut als Zeichen der Vasokonstriktion ab.

der Wärmeabgabe zu kompensieren [225, 231]. Auch fetale Infektionen, maternale Thyreotoxikose oder fetale Anämie, insbesondere aber Hypoxämien während der Geburt, sind mit einer Steigerung der fetalen Herzfrequenz verbunden. Durch Mikroblutanalyse vom Skalpblut des Feten ist nachzuweisen, daß die Abnahme der fetalen O_2-Sättigung zum Anstieg der basalen fetalen Herzfrequenz führt [102] (Abb. 8-9). Dieser Anstieg der Herzfrequenz ist Ausdruck einer Zentralisation des fetalen Kreislaufs, wie auch durch die Bestimmung des Wärmeabtransports im Rahmen der transkutanen pO_2-Messung und der relativen lokalen Perfusion festzustellen ist [91] (Abb. 8-10).

Beta-Sympathomimetika haben nur einen geringen Einfluß auf die fetale Herzfrequenz. Atropin kann jedoch eine fetale Tachykardie auslösen und den Einfluß der uterinen Kontraktion auf die Herzfrequenz modulieren [97, 181]. Unter dem Einfluß von Atropin steigt die fetale Herzfrequenz an, und die Tiefe und Breite der Dezelerationen nimmt ab (siehe Abschnitt 2.4 „Dezelerationen"). Eine geringfügige Verlangsamung der fetalen Herzfrequenz wird bei Anwendung von Betablockern (Propranolol) beobachtet und auch bei Feten mit kongenitalem Herzblock gesehen. Frauen mit einem systemischen Lupus erythematodes können einen Antikörper produzieren, der die plazentare Schranke überwin-

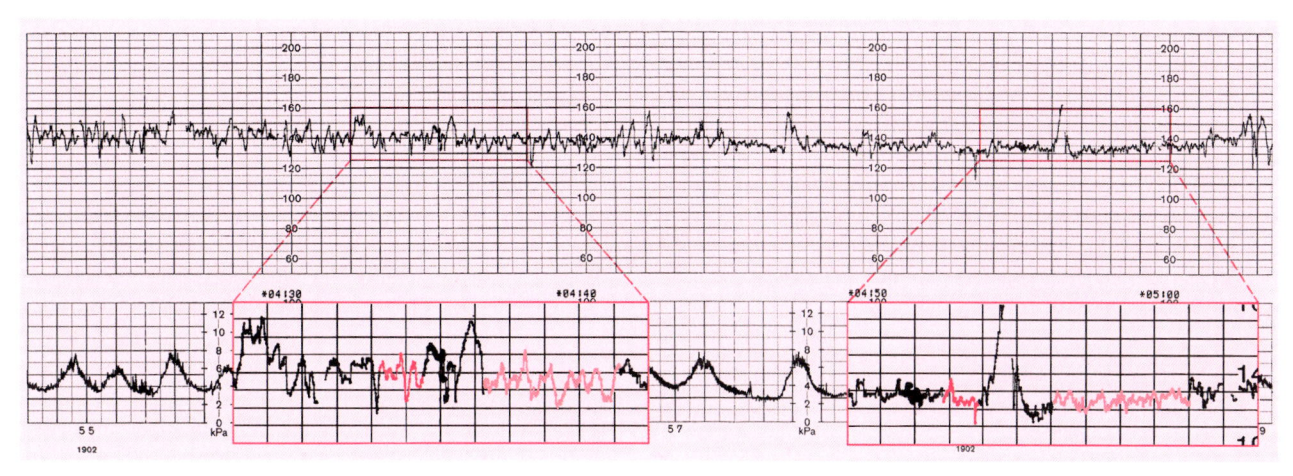

Abb. 8-11

Änderung der Oszillationsbreite in einem Kardiotokogramm, das von Akzelerationen unterbrochen ist. Die Oszillationsbreite ändert sich von etwa 20 bis 25 auf weniger als fünf Schläge pro Minute. Die Mikrofluktuationen (Änderungen von Schlag zu Schlag) und die Makrofluktuationen (Änderungen der Wellenform) bleiben erhalten.

Geburtsdauer: 11.53 h, Gestationsalter: 40 Wochen, Geburtsmodus: Sectio wegen protrahierter Geburt aufgrund eines relativen Mißverhältnisses. Apgar-Score: 10/10/10, Gewicht: 3680 g, Länge: 54 cm. Nabelschnurblutwerte: pH 7,39; pCO_2 35,8 mmHg; pO_2 15,1 mmHg; Basenexzeß 2,5 mmol/l.

det, das Herzleitungssystem des Feten schädigt und dabei einen kongenitalen Herzblock verursachen.

2.2 Oszillationen

Die fetale Herzfrequenz variiert von Schlag zu Schlag. Diese Änderungen werden in **Kurzzeitschwankungen** der fetalen Herzfrequenz (Synonyma: Mikrofluktuationen, short-term irregularities) und **Langzeitschwankungen** (Synonyma: long-term irregularities, Makrofluktuationen, Null-Durchgänge) eingeteilt (Abb. 8-11). Sie sind durch eine Oszillationsamplitude und eine Oszillationshäufigkeit pro Zeit gekennzeichnet. Ursache dieser Oszillationen sind fetale Atembewegungen [49, 175], Änderungen im Blutdruck des Feten und im Schlaf-Wach-Rhythmus [99, 161].

In tierexperimentellen Untersuchungen ist nachgewiesen worden, daß bei prolongierter Hypoxämie die elektrokortikale Aktivität (low-voltage activity), die elektrookulare Aktivität und die intrauterinen Atembewegungen signifikant abnehmen [182], während die High-voltage-Aktivität wohl als Anpassung an die geringere Oxygenation des Gehirns zunimmt. Die kritische Grenze der fetalen O_2-Sättigung lag bei 30 bis 40 %. Offenbar ist auch die Abnahme der Oszillationen, die von kortikalen Zentren beeinflußt werden, eine Reaktion auf die Hypoxämie mit dem Ziel, den O_2-Bedarf zu reduzieren.

Die von Hammacher definierten **Oszillationstypen** im Kardiotokogramm [63] haben auch für die Herzfrequenzregistrierung während der Geburt ihre Gültigkeit. Die Veränderung der Oszillationsmuster der fetalen Herzfrequenz während der Geburt muß in einem engen Zusammenhang mit dem Anstieg der basalen Herzfrequenz, dem Vorhandensein von Dezelerationen und der Gabe von Medikamenten gesehen werden.¹ Vielfach bleibt auch dann noch eine Unklarheit, so daß andere Überwachungsmethoden, z. B. die Mikroblutanalyse, den Zustand des Feten während der Geburt definieren müssen.

Zur **Beurteilung der Oszillationstypen** ist es notwendig, sich die Ursache der Oszillationen verständlich zu machen und deren Beeinflußbarkeit zu kennen. So ist es wichtig zu wissen, daß die Kurzzeitschwankungen der fetalen Herzfrequenz von Schlag zu Schlag eng an Tonuswechsel zwischen Sympathikus und Parasympathikus gekoppelt sind und daß unter dem Einfluß von z. B. Atropin durch Blockade des Parasympathikus die sympathische Aktivität überwiegt und mit dem Anstieg der Herzfrequenz die Schlag-zu-Schlag-Folge weniger stark variiert. Damit tritt eine Einengung der Oszillationsbreite auf [97]. Auch die fetalen intrauterinen Atembewegungen haben einen Einfluß auf die Langzeitschwankungen der fetalen Herzfrequenz, wie sie in gleicher Weise auch für die Körperbewegung des Feten festzustellen sind. Zentralwirksame Medikamente wie Diazepam, Pethidin oder Morphium [59] können daher die Schlagfolge der fetalen Herzfrequenz in einer Weise verändern, daß auch bei normaler basaler fetaler Herzfrequenz keine Schlag-zu-Schlag-Variabilität mehr erkennbar, sondern „silent" ist.

---

¹*Die Veränderung der Oszillationsmuster der fetalen Herzfrequenz während der Geburt muß in einem engen Zusammenhang mit dem Anstieg der basalen Herzfrequenz, dem Vorhandensein von Dezelerationen und der Gabe von Medikamenten gesehen werden!*

Tabelle 8-6
Score-Parameter für die fetale Herzfrequenz (FHF) während der Geburt. Das Bewertungssystem berücksichtigt die basale FHF (bFHF), die mittlere Tiefe, Dauer, Frequenz der Dezelerationen, die Oszillationsbreite und die Anzahl der Akzelerationen pro Stunde bzw. pro 30 min. Eine Zunahme der bFHF deutet auf einen hypoxischen Zustand hin. Die Tiefe, Dauer und Häufigkeit der FHF-Dezelerationen hängen vom Ausmaß der Hypoxie und von der Zentralisation des Kreislaufs ab. Einschränkung der FHF-Variabilität, der Verlust der Akzelerationen und das Ansteigen der bFHF sind Hinweise auf ein fetales Schocksyndrom. Diese Klassifizierung der antepartalen FHF beruht auf einer Analyse von 250 Kardiotokogrammen (nach Künzel [123]) und wurden durch eine erneute quantitative Analyse bestätigt [61].

CTG-Befund		Punktebewertung		
		0	1	2
bFHF	(Schläge/min)	> 160	141–160	110–140
Oszillationen	(Schläge/min)	< 5	5–10	> 10
Akzelerationen	(Schläge/h)	0	1–9	≧ 10
Dezelerationen				
– Tiefe	(pro/min)	> 40	20–40	< 20
– Dauer	(sec)	> 45	15–45	< 15
– Häufigkeit	(/h)	> 15	5–15	< 5

Davon ist der **Einfluß der Hypoxie und Azidose** auf die fetale Herzfrequenz und die Entwicklung des **fetalen Schockzustands** in utero zu differenzieren [32]. Wenn die FHF-Variation unter 2,6 ms fiel, war in 34 % mit einer metabolischen Azidose beim Kaiserschnitt oder mit einem intrauterinen Fruchttod zu rechnen. Wiederholt auftretende Dezelerationen sind in der Lage, durch Freisetzung von Katecholaminen die basale Herzfrequenz zu erhöhen; sie üben damit gleichzeitig einen Einfluß auf die Kurzzeit- und Langzeitschwankungen der fetalen Herzfrequenz [33] und den transkutan gemessenen O_2-Partialdruck (tc-pO_2) aus [91]. Die verschiedenen Parameter der fetalen Herzfrequenz wurden mit einem Score quantifiziert (Tab. 8-6) und zum tc-pO_2 in Beziehung gesetzt (Abb. 8-12). Es zeigte sich, daß die Häufigkeit der Dezelerationen (Dec Fr; r = 0,57) und die Variabilität der fetalen Herzfrequenz (Var; r = 0,60) am stärksten zum Abfall des tc-pO_2 korrelierten. Auch die basale fetale Herzfrequenz (bFHF; r = 0,42) und die mittlere Tiefe der Dezelerationen (Dec T; r = 0,36) hatten eine signifikante Beziehung zum tc-pO_2.

So gesehen sind die Dezelerationen der FHF, der Anstieg der basalen FHF und der Oszillationsverlust während der Geburt, insbesondere bei protrahierten Geburtsverläufen, ein wichtiger Indikator für den Zustand des Feten in utero. Die alleinige Veränderung der Oszillationsparameter ist jedoch kein hinreichender Grund, um daraus die Indikation für eine operative Entbindung abzuleiten [198].

2.3 Akzelerationen

Akzelerationen der fetalen Herzfrequenz können in Korrelation mit den Wehen während der Geburt, aber auch zwischen den Wehen auftreten (Abb. 8-13). Die Beschleunigung der fetalen Herzfrequenz, die **im Intervall der Wehen** auftritt, beträgt etwa 20 bis 30 Schläge pro Minute. Sie sind in der Regel zu den Bewegungen des Kindes korreliert (Abb. 8-13a) [221] und gelten als Indikator für fetales Wohlbefinden. Sie sind durch Stimulationen des Kindes (Rütteln des Kindes), durch vibroakustische Stimulation [5], als Reaktion auf das Anbringen der Stichelektrode oder bei Entnahme von Blut aus der fetalen Kopfschwarte auszulösen [26] (Abb. 8-13b). Akzelerationen der fetalen Herzfrequenz sind ein Zeichen für ein intaktes sympathisch-parasympathisches Regelsystem,[1] das nur funktionieren kann, wenn die basale fetale Herzfrequenz sich im Normbereich befindet. Bei Anstieg der basalen fetalen Herzfrequenz über 170 bis 180 Schläge pro Minute sind Akzelerationen gewöhnlich nicht mehr auszulösen. Die Stimulationen haben jedoch keinen prädiktiven Wert für den Zustand des Feten bei Geburt.

Eine weitere Form der Akzeleration der fetalen Herzfrequenz entsteht **während einer Kontraktion des Uterus** (Abb. 8-13c). Die Akzeleration wird gewöhnlich durch eine Einschränkung der umbilikalen Durchblutung verursacht [89], kann aber auch durch Reduktion der uterinen Durchblutung ausgelöst werden [126]. Der dieser Akzeleration zugrundeliegende Pathomechanismus ist eine geringgradige Einschränkung der fetalen O_2-Versorgung, auf die der Fetus mit einer Beschleunigung seiner Herzfrequenz reagiert.

Akzelerationen der fetalen Herzfrequenz werden selten bei Geburten aus Schädellage beobachtet, sondern häufiger bei Geburt aus **Beckenendlage**.

[1] *Akzelerationen der fetalen Herzfrequenz sind ein Zeichen für ein intaktes sympathisch-parasympathisches Regelsystem!*

Abb. 8-12
Die Beziehung des CTG-Scores (Tab. 8-6) zum tc-pO_2. Eine wesentliche Beeinflussung des tc-pO_2 erfolgt durch die Häufigkeit der Dezelerationen und durch den Verlust der Variabilität mit Anstieg der Herzfrequenz und der Tiefe der Dezelerationen (nach Jensen und Künzel [91]).

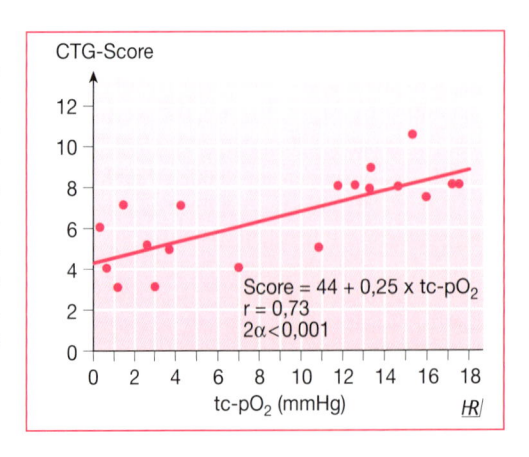

Score = 44 + 0,25 × tc-pO_2
r = 0,73
2α < 0,001

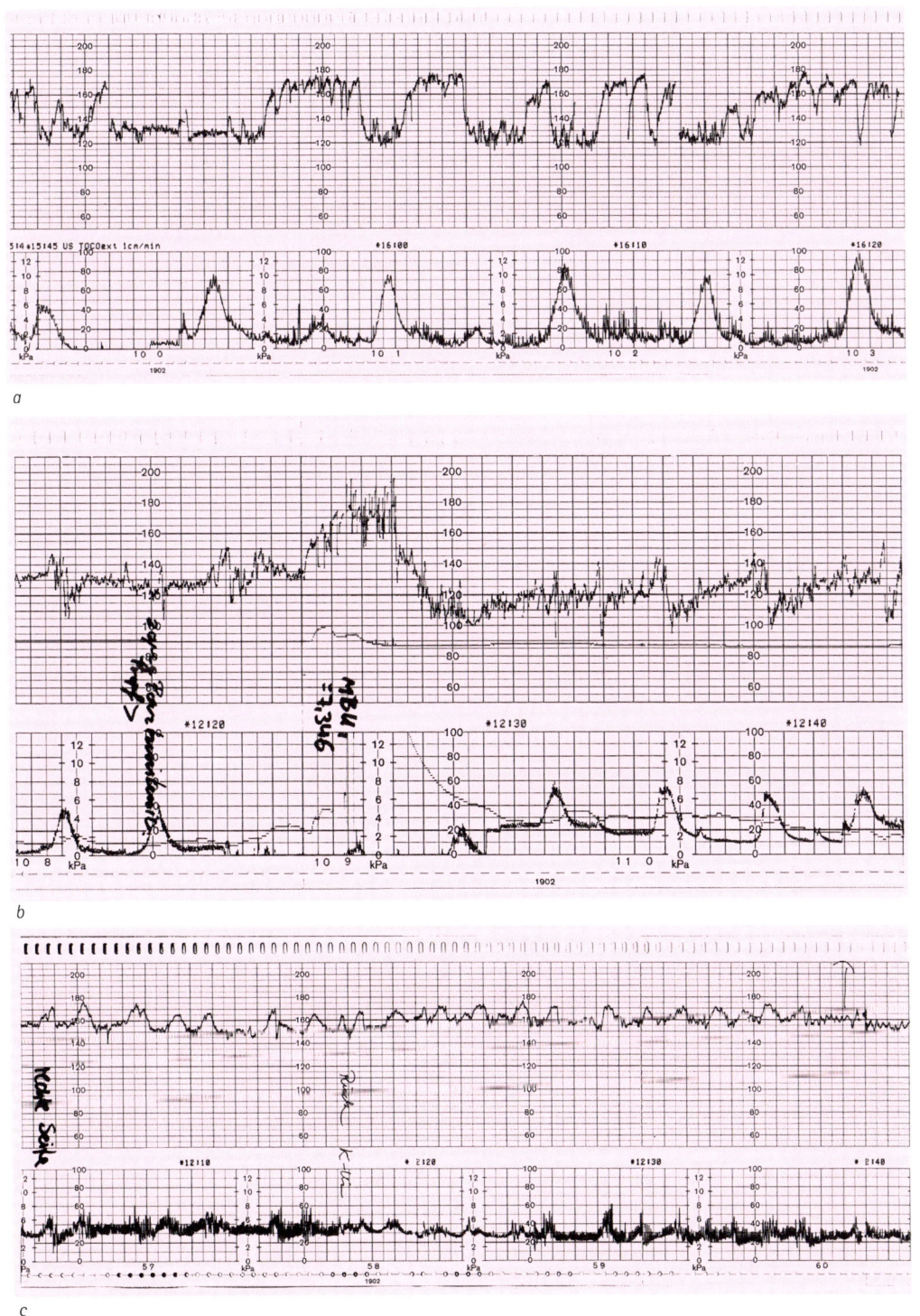

8 Überwachung der fetalen Herzfrequenz und der Uteruskontraktionen

Abb. 8-13
Akzelerationen der fetalen Herzfrequenz.
a) durch Kindsbewegungen
b) durch Stimulation des Feten bei einer Mikroblutanalyse
c) wehenabhängig durch Einschränkung der fetalen Oxygenation

Durch das Tiefertreten des Steißes im Becken ist sehr früh die Voraussetzung für die **Kompression der Nabelschnur** gegeben, so daß während der Kontraktion des Uterus eine Einschränkung der umbilikalen Durchblutung resultiert. Häufig geht die wehenabhängige Akzeleration in eine Dezeleration über, zunächst mit geringfügigen Einsenkungen während der Wehenakme und im weiteren Verlauf in stärkerer Ausprägung durch die heftigeren Kontraktionen der Uterusmuskulatur (Abb. 8-14c).

Abb. 8-14
Schematische Darstellung verschiedener Formen von Dezelerationen der fetalen Herzfrequenz, die in Beginn, Dauer, Tiefe und Form variieren. a) und c) werden der Kompression der Nabelschnur und der daraus resultierenden Störung der umbilikalen Zirkulation zugeordnet. b) und d) sind Beispiele für die Dezelerationen, die durch Reduktion der uterinen Durchblutung ausgelöst werden. Die Dauer und die Tiefe der Dezeleration wird dabei von der hämodynamischen Reservekapazität der plazentaren Durchblutung und von der Dauer und Stärke der uterinen Kontraktion beeinflußt.

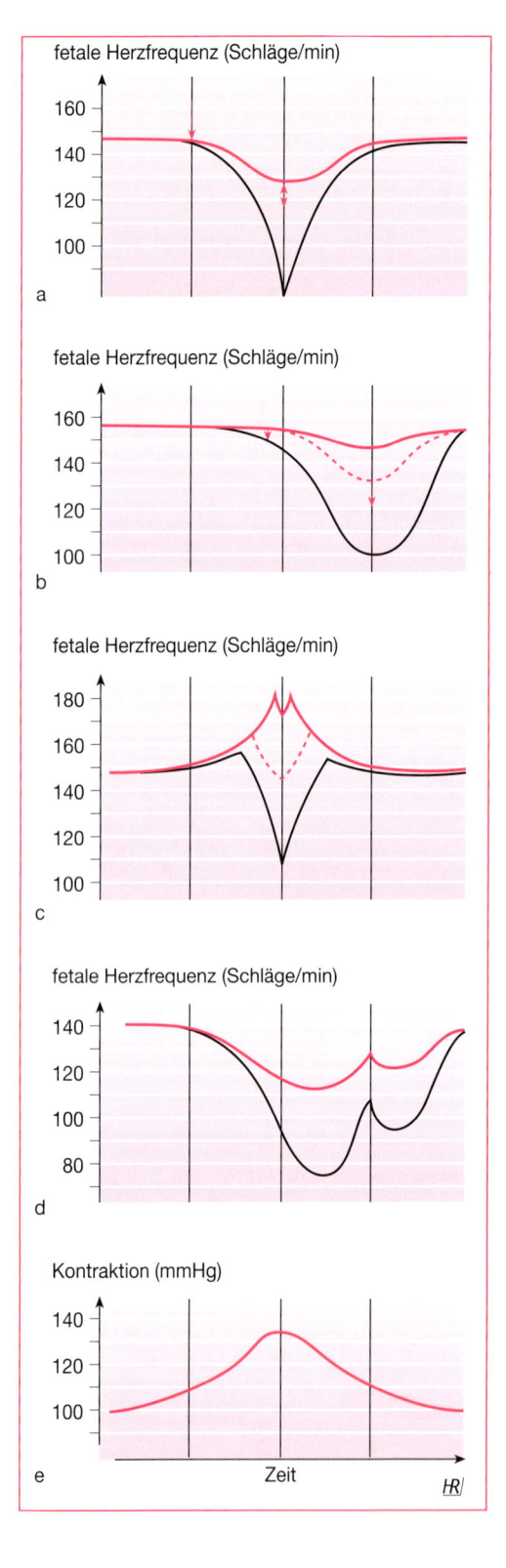

!Dezelerationen sind grundsätzlich als pathologisch einzuschätzen!

2.4 Dezelerationen

2.4.1 Dezelerationsformen

Als Dezeleration wird eine Verlangsamung der fetalen Herzfrequenz bezeichnet, die unter das basale Frequenzniveau absinkt (siehe Abb. 8-6). Dezelerationen der fetalen Herzfrequenz treten häufig in Zusammenhang mit den Kontraktionen des Uterus auf, sind aber auch ohne Wehe nachweisbar. Die Form der Dezeleration ist sehr variabel, so daß zunächst eine Klassifizierung in frühe, variable und späte Dezelerationen versucht wurde [75]. Die frühen Dezelerationen werden der Kompression des Kopfes, die variablen der Kompression der Nabelschnur und die späten Dezelerationen der Reduktion der uterinen Durchblutung als Zeichen der Plazentainsuffizienz zugeordnet. Dieses Einteilungsschema hat sich jedoch in der Praxis nicht bewährt.

Die unterschiedliche Form der Dezeleration besteht

- im Dezelerationsbeginn,
- in der Tiefe der Dezeleration,
- in der Dauer der Dezeleration,
- im Verhalten der Schlag-zu-Schlag-Variabilität im Verlauf der Dezeleration und
- in den verschiedenen Formen, die während der Erholungsphase auftreten können (Abb. 8-14) [46].

Die verschiedenen Formen der Dezelerationen während der Geburt zu klassifizieren und ihnen eine prognostische Bedeutung beizumessen, ist ein mühsames und wenig erfolgreiches Unterfangen, da ihre Variabilität sehr groß ist. Die einzelne Dezeleration zu betrachten und sie aus dem Zusammenhang der gesamten physiologischen Parameter der fetalen Herzfrequenz – basale FHF, Oszillationsbreite, Akzelerationen – herauszunehmen, kann nur ein unvollständiges Bild über den Zustand des Feten in utero liefern. Wie kürzlich von Jensen und Narverud [94] belegt werden konnte, besteht wohl eine Zuordnung von variablen und späten Dezelerationen zum pO_2 in der V. und A. umbilicalis in der Weise, daß die niedrigsten pH-Werte bei variablen Dezelerationen auftreten. Die Meßwerte überlappen jedoch in den einzelnen Gruppen so stark, daß eine klare Diskriminierung nicht möglich ist.

Die prognostische Bedeutung der **Dezelerationsformen, die grundsätzlich als pathologisch einzuschätzen sind,** steht in enger Korrelation mit dem klinischen Zustandsbild, z. B. EPH-Gestose, Diabetes mellitus, protrahiertem Geburtsverlauf, Temperaturerhöhungen während der Geburt.! Die Veränderungen der basalen fetalen Herzfrequenz, der Oszillationen der fetalen Herzfrequenz und der

Verlust von Akzelerationen vervollständigen in diesem Zusammenhang das Bild. So gewinnt die Dezeleration in ihrer prognostischen Bedeutung eine völlig andere Aussagekraft, wenn sie im Zusammenhang mit einer relativ hohen basalen Herzfrequenz und einem Oszillationsverlust beim EPH-Syndrom auftritt, als Dezelerationen, die bei normaler basaler Herzfrequenz und ausreichender Oszillationsbreite zu beobachten sind. Die Dezeleration der fetalen Herzfrequenz kann durch die Dauer und Stärke der Kontraktion moduliert und bei Kompression der Nabelschnur durch die variierende Reduktion der umbilikalen Durchblutung beeinflußt werden. Tierexperimentelle Untersuchungen zeigen, daß wohl der Dezelerationsbeginn bei Reduktion der umbilikalen Durchblutung früher und bei Reduktion der uterinen Durchblutung später auftritt [127, 130]. Beide Bereiche überlappen, so daß nicht mehr bei Betrachtung einer Dezeleration unterschieden werden kann, welche Ursache ihr zugrunde liegt. Tiefe und Dauer sind zudem nicht von der kortikalen Aktivität des Gehirns (LVFA = low voltage, fast activity; HVLA = high voltage, low activity) abhängig [168]. Deshalb ist es in der Praxis nicht sinnvoll, zwischen den Ursachen der Dezelerationen zu differenzieren. Sowohl die späten als auch die variablen Dezelerationen stellen immer eine Hypoxie dar, die entweder durch Reduktion der uterinen Durchblutung, oder durch Reduktion der umbilikalen Durchblutung ausgelöst wird.[1]

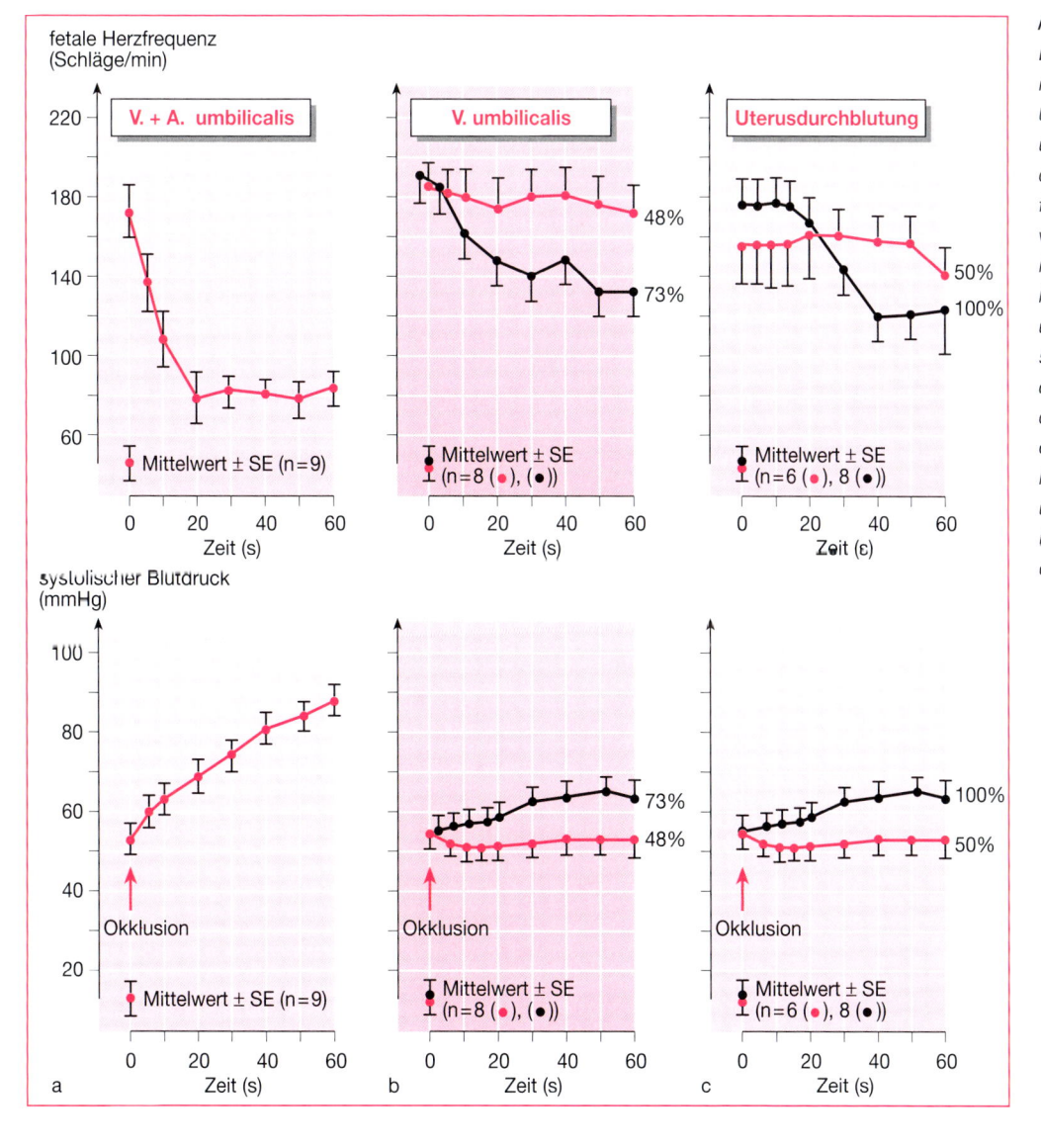

[1] *Sowohl die späten als auch die variablen Dezelerationen stellen immer eine Hypoxie dar, die entweder durch Reduktion der uterinen Durchblutung, oder durch Reduktion der umbilikalen Durchblutung ausgelöst wird!*

Abb. 8-15

Einfluß der reduzierten uterinen und umbilikalen Durchblutung auf die Herzfrequenz und auf den arteriellen Blutdruck des Schafföten. Herzfrequenz und Blutdruck bei vollständiger (a) und partieller (b) Reduktion der umbilikalen und Einschränkung der uterinen Durchblutung um 50 und 100% (c). Blutdruckanstieg und Herzfrequenzabfall des Feten stehen in einem direkten Zusammenhang mit dem Abfall der uterinen und umbilikalen Durchblutung (nach Künzel et al. [127]).

2.4.2 Dezelerationsursachen

Reduktion der Uterusdurchblutung

Die Dezelerationen werden im Verlauf einer Geburt häufig durch Reduktion der uterinen Durchblutung ausgelöst. Dabei bewirken die schwachen Kontraktionen zu Beginn der Eröffnungsperiode und auch im weiteren Verlauf der Geburt bei einer ausreichenden hämodynamischen Reservekapazität am Uterus keine Dezelerationen der fetalen Herzfrequenz. Sie treten erst im weiteren Verlauf der Geburt, insbesondere während der Preßperiode auf. Ursache der Dezelerationen ist eine Einschränkung der fetalen O_2-Versorgung. Durch die starken Kontraktionen der Uterusmuskulatur fällt die Durchblutung des Uterus in einen Bereich ab, in dem die fetale O_2-Versorgung eingeschränkt wird und worauf dann der Fetus mit einer Änderung seiner Herzfrequenz reagiert.

Die Verlangsamung der fetalen Herzfrequenz ist zunächst eine durch die Chemorezeptoren am Arcus aorticus und Sinus caroticus vermittelte parasympathische Reaktion, die bei langdauernder Beeinträchtigung der uterinen Durchblutung auch mit einer Depression des Myokards durch den O_2-Mangel verbunden ist [10, 47]. Während der Dezeleration steigt der systolische und diastolische Blutdruck des Feten an [65, 83, 86, 88, 98, 167] (Abb. 8-15), wobei ein weiterer Anstieg nach Normalisierung der uterinen Perfusion und Anstieg der fetalen O_2-Sättigung zu beobachten ist [132]. Der Anstieg der fetalen Herzfrequenz nach der Wehe und der damit häufig einhergehende, erneute kurzfristige Abfall der Herzfrequenz ist das Zeichen einer Normalisierung der fetalen Oxygenation, wobei im weiteren Verlauf die Herzfrequenz erst dann wieder im Normalbereich ist, wenn auch der Blutdruck zur Norm abgefallen ist [73] (Abb. 8-16).

Ein lageabhängiger Abfall der fetalen Herzfrequenz entsteht, wenn die V. cava inferior durch den schwangeren Uterus komprimiert und die uterine Perfusion, vornehmlich durch Verminderung des Perfusionsdrucks am Uterus, reduziert wird (V.-cava-Okklusionssyndrom). Die dabei auftretenden Herzfrequenzalterationen äußern sich in breiten Dezelerationen, die sich bei Lagewechsel wieder normalisieren. Auslösender Mechanismus ist somit nicht die Kontraktion des Uterus (siehe auch Bd. 7, Kap. 1).

Herzfrequenzveränderungen sind auch denkbar bei protrahierten Geburtsverläufen (siehe auch Abb. 8-10). Hierzu fehlen jedoch systematische Untersuchungen, die belegen, welche Veränderungen im maternalen Kreislaufsystem bei protrahierter Geburt erfolgen und welche Auswirkung auf die uterine Perfusion und die O_2-Versorgung des Feten stattfinden. Möglicherweise kommt es zur Erniedrigung des Herzminutenvolumens der Mutter mit Anstieg des gesamten Gefäßwiderstands, in den auch der Uterus einbezogen ist. Diese bei langdauernden Geburten auftretenden Herzfrequenzveränderungen zeigen Parallelen zum Schocksyndrom der Mutter, das ein seltenes Ereignis darstellt, aber bei stärkeren Placenta-praevia-Blutungen oder vorzeitiger Ablösung der Plazenta beobachtet werden kann.

Auch die bei Anwendung einer Periduralanästhesie plötzlich auftretenden Dezelerationen der fetalen Herzfrequenz sind in der Regel zum Abfall des

Abb. 8-16
Verhalten der fetalen Herzfrequenz (oben) und des fetalen Blutdrucks (unten) in der Erholungsphase nach fetaler Hypoxie, die durch Reduktion der uterinen Durchblutung von 180 Sekunden ausgelöst wurde. Die Normalisierungsphase verläuft in mehreren Phasen:

A In der ersten Minute nach Freigabe der Durchblutungsreduktion steigt der systolische Blutdruck gleichzeitig mit der fetalen Herzfrequenz an.
B Mit Erreichen eines Blutdruckmaximums nach einer Minute fällt der systolische Blutdruck kontinuierlich und die fetale Herzfrequenz vorübergehend ab.
C Erst nach einer weiteren Minute steigt die fetale Herzfrequenz wieder an, begleitet vom Abfall des systolischen und diastolischen Blutdrucks. (nach Hohmann und Künzel [73])

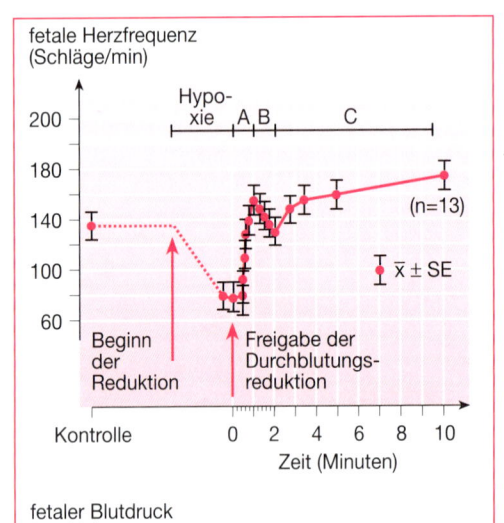

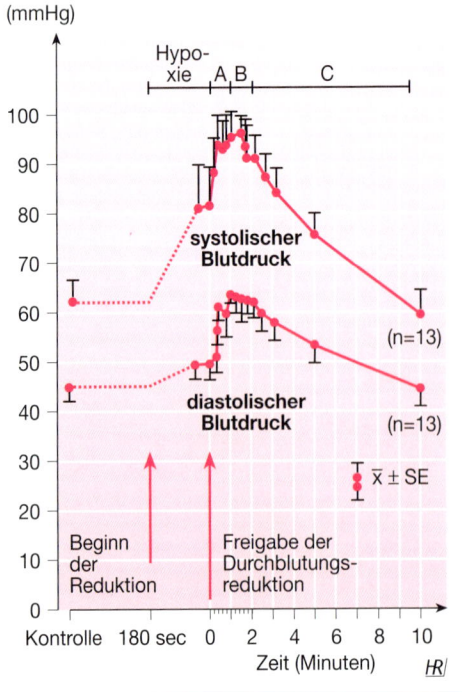

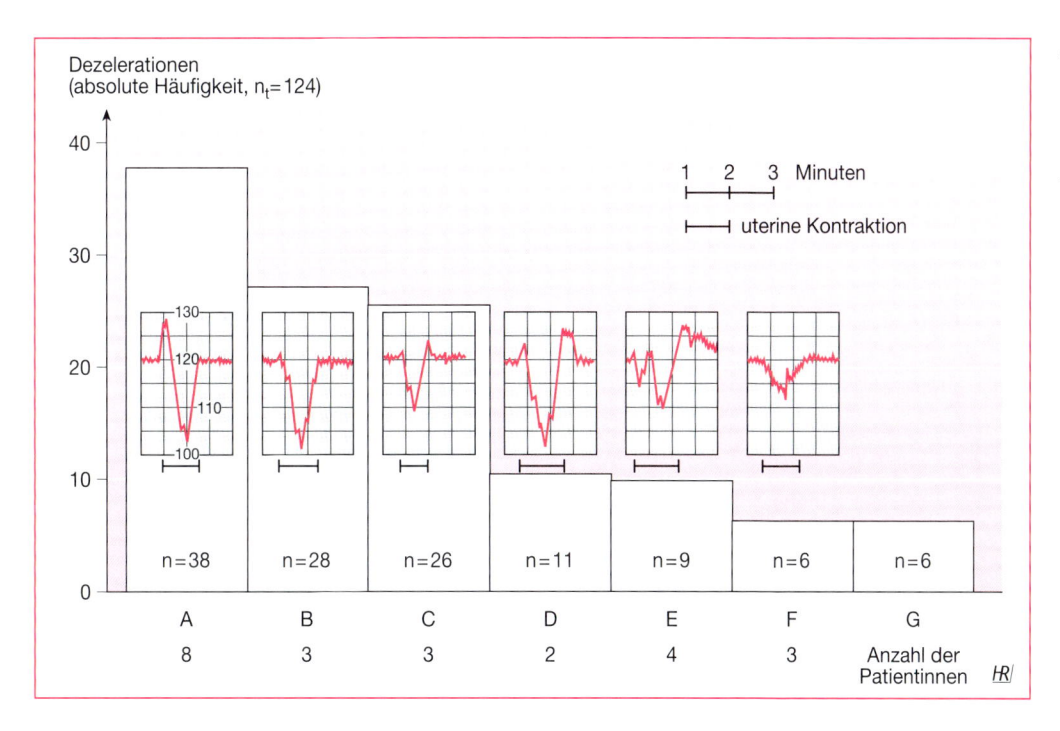

Abb. 8-17
Verschiedene Formen von Herzfrequenzdezelerationen bei Patienten mit Nabelschnurkomplikationen bei Geburt (10 Patienten mit 124 frühen Dezelerationen; nach Mendez-Bauer et al. [162]).

Blutdrucks der Mutter korreliert. Die Verminderung des Perfusionsdrucks am Uterus bewirkt auch hier eine Einschränkung der uterinen Perfusion und das Auftreten von Dezelerationen.

Reduktion der umbilikalen Durchblutung

Die Reduktion der umbilikalen Durchblutung erfolgt in der Regel durch Kompression der Nabelschnur, durch den Vorfall der Nabelschnur oder bei Umschlingungen der Nabelschnur um den kindlichen Körper [131] (Abb. 8-17). Seltener werden Nabelschnurkompressionen durch Kindsbewegungen ausgelöst. Sie verursachen die kurzdauernden Dezelerationen der fetalen Herzfrequenz von wenigen Sekunden Dauer (Abb. 8-18b). Eine Ursache, die Anlaß zu Nabelschnurkompressionen geben kann, ist die Verminderung des Fruchtwassers beim vorzeitigen Blasensprung oder bei der Blasensprengung [126, 135].

Der Mechanismus der Dezeleration besteht bei **isolierter Kompression der V. umbilicalis** in einer Reduktion des Perfusionsdrucks und Abnahme der umbilikalen Durchblutung, wobei die fetale O_2-Aufnahme in gleicher Weise eingeschränkt wird, wie dies bei Reduktion der uterinen Durchblutung geschieht (Abb. 8-18a). Auch bei Reduktion der umbilikalen Durchblutung wird eine kritische Grenze der umbilikalen Perfusion erreicht, bei der die O_2-Aufnahme des Feten schließlich eingeschränkt wird und der Fetus mit Änderung der

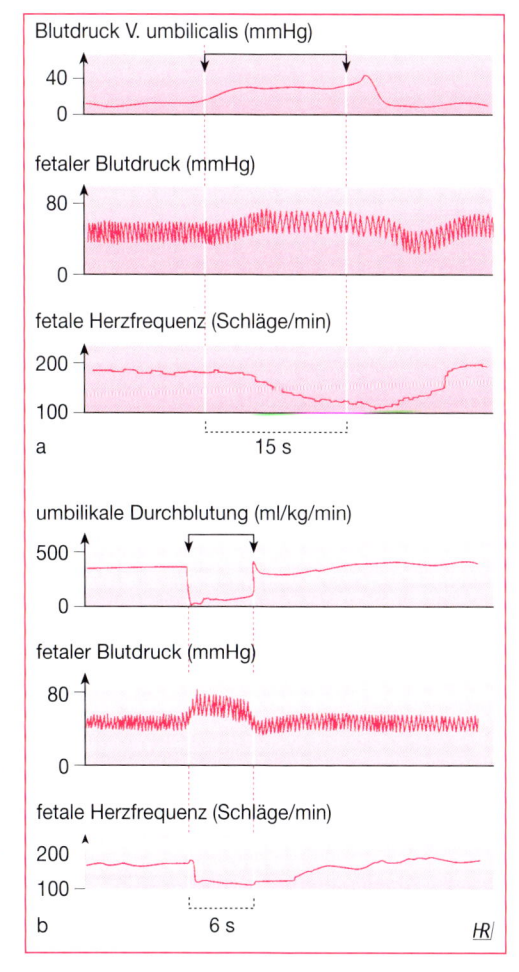

Abb. 8-18
Reaktion der fetalen Herzfrequenz und des fetalen Blutdrucks auf Kompression der Nabelgefäße. Man beachte besonders die Reaktion der Herzfrequenz (nach Künzel [135]).
a) Herzfrequenz und Blutdruck bei Okklusion der Nabelvene
b) Herzfrequenz und Blutdruck bei totaler Okklusion der Nabelschnur

Abb. 8-19
Die O_2-Sättigung in der V. umbilicalis und A. umbilicalis. Bei Reduktion der umbilikalen Durchblutung bleibt die O_2-Sättigung in der V. umbilicalis unverändert, während sie in der A. umbilicalis steil abfällt, wenn eine kritische Grenze der Durchblutung unterschritten wird (nach Künzel et al. [126]).

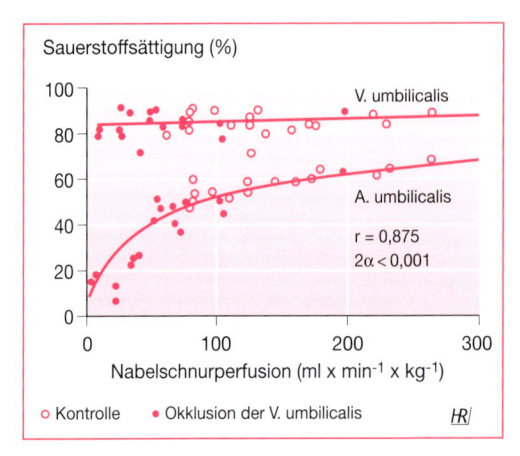

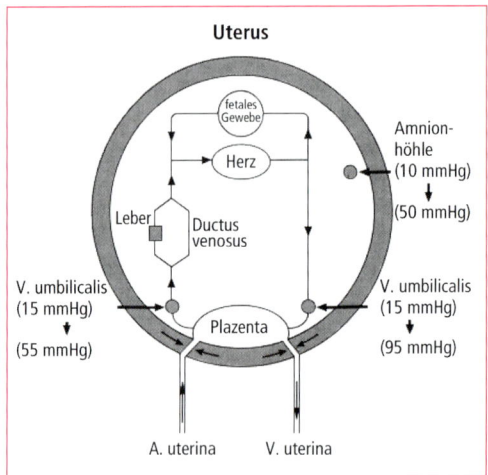

Abb. 8-20
Der Uterus als Hohlkugel. Unter physiologischen Bedingungen ist die umbilikale Zirkulation durch das Fruchtwasser gegen störende Einflüsse geschützt. Dies wird verständlich, wenn man den Uterus als eine Hohlkugel betrachtet. Diese Hohlkugel ist mit einem nicht komprimierbaren Inhalt gefüllt. Sie enthält den Fetus, die Plazenta und die Amnionflüssigkeit. Während einer Kontraktion des Uterus steigt in jedem Kompartiment innerhalb dieser Hohlkugel der Druck um die gleiche Höhe an (markiert durch Pfeile), so daß der Perfusionsdruck für die umbilikale Zirkulation konstant bleibt und somit die umbilikale Durchblutung nicht abfällt.
Während der Kontraktion des Uterus wird nur die uterine Durchblutung durch die Kompression der plazentaren Arterien und Venen, die durch das Myometrium ziehen, reduziert. Obgleich die umbilikale Zirkulation während der Schwangerschaft und Geburt geschützt ist, können zahlreiche Ereignisse, wie z.B. Nabelschnurumschlingungen, Nabelschnurvorfall oder der Verlust von Fruchtwasser die umbilikale Zirkulation beeinträchtigen (nach Künzel [131]).

Herzfrequenz reagiert (Abb. 8-19). Der Übergang von der Akzeleration in die Dezeleration, wie er häufig bei Geburt aus Beckenlage zu beobachten ist, kennzeichnet dieses interessante Phänomen.

Bei stärkerer Kompression der Nabelschnur oder in jenen Fällen, wo die Nabelschnur neben dem Kopf liegt, kann die **A. umbilicalis** komprimiert werden. Der Mechanismus der durch Kompression der A. umbilicalis ausgelösten Dezeleration beruht auf einer Widerstandserhöhung im umbilikalen Kreislauf mit konsekutivem Anstieg des arteriellen Blutdrucks und Stimulation der Pressorezeptoren, die ihrerseits die Dezeleration hervorrufen [129] (Abb. 8-18b). Dieser Vorgang geschieht in wenigen Sekunden, geht aber nach kurzer Zeit, etwa acht bis zehn Sekunden, ebenfalls in eine Dezeleration über, die durch das reduzierte Angebot an Sauerstoff zum Feten hervorgerufen wird.

Unter **physiologischen Bedingungen** sollte die Nabelschnur während der Kontraktionen des Uterus bei ausreichender Amnionflüssigkeit nicht komprimiert werden. Der Uterus ist unter solchen Bedingungen als eine Hohlkugel zu betrachten, an deren Innenfläche die Plazenta anhaftet und deren Innenraum mit Fruchtwasser und dem Feten ausgefüllt ist [131]. Bei Kontraktion des Uterus nimmt unter diesen Strömungsbedingungen der Blutdruck sowohl in der A. als auch in der V. umbilicalis zu, so daß der Perfusionsdruck über die Plazenta konstant bleibt. Nur die uterine Perfusion wird bei Kontraktion des Uterus reduziert (Abb. 8-20). Störungen dieser Homöostase treten dann auf, wenn die Fruchtblase gesprungen ist und sich Amnionflüssigkeit aus dem Uterus entleert.

Kompression des fetalen Schädels

Dezelerationen, die durch Kompression des fetalen Kopfes ausgelöst werden, sind selten [211]. In Tierexperimenten läßt sich nachweisen, daß bei Kompression des fetalen Schädels durch die Reizung des parasympathischen Nervensystems die Herzfrequenz geringfügig abfällt und bei Nachlassen der Kompression wieder ansteigt [160]. Dieses im Tierexperiment auslösbare Phänomen der Herzfrequenzänderung ist jedoch beim Menschen während der Geburt kaum zu beobachten. Die als „Gauß-Eintrittseffekt" beschriebene Herzfrequenzverlangsamung mag mehr auf die bei auftretendem Preßdrang stärkeren Uteruskontraktionen zurückgeführt werden als auf eine Kompression des fetalen Kopfes. Selbst bei langdauernder Austreibungsperiode und Konfiguration des fetalen Schädels sind jene Veränderungen nicht zu beobachten. Nicht geklärt ist bisher die Frage, ob die langdauernde Kompression des fetalen Schädels bei protrahierten Geburtsverläufen nicht die gesamte Zirkulation des Feten, sondern in erster Linie die zerebrale Zirkulation beeinflußt. Die Ableitung des fetalen EEG könnte hierüber Aufschlüsse liefern, da bei Kompression des fetalen Schädels und Reduktion der zerebralen Durchblutung die fetale Hirnstromkurve ihre schnellen Frequenzen verliert und eine isoelektrische Hirnstromkurve auftritt [160].

3 Die fetale Herzfrequenz in der Austreibungsperiode

Störungen der kindlichen Entwicklung werden in der Regel mit Komplikationen im Verlauf der Geburt in Zusammenhang gebracht.[!] Sie sind häufig Anlaß für gerichtliche Auseinandersetzungen [40, 207, 210]. Fast regelmäßig geht es um die Frage, ob eine geistige und körperliche Fehlentwicklung des Kindes ihre Ursache in der Leitung der Geburt, insbesondere in der Leitung der Austreibungsperiode haben könnte, oder ob eine frühzeitige Entbindung durch Sectio der bessere Entbindungsmodus für den gegebenen Fall gewesen wäre. Retrospektiv ist in einigen Fällen klar, daß der Geburtsablauf falsch eingeschätzt wurde. Störungen der kindlichen Entwicklung sind im Regelfall nachweisbar. Es geht also um die Frage, mit welcher Sicherheit eine prospektive Beurteilung des Geburtsvorgangs im Hinblick auf den Zustand des Kindes während der Geburt überhaupt möglich ist, d.h. um die Frage, ob in einer gegebenen Situation des Geburtsablaufs die operative Intervention bereits notwendig ist, oder ob bis zur Spontangeburt des Kindes zugewartet werden kann. Im Verlauf einer Geburt sind die Geburtsmechanik und die physiologischen Vorgänge der Geburt, wie O_2-Versorgung des Kindes, Formübereinstimmung zwischen Geburtsobjekt und Geburtskanal und Wehentätigkeit, gesondert zu betrachten und miteinander abzuwägen (siehe auch Kap. 9). Die Kenntnis des Zusammenspiels dieser einzelnen Faktoren ist für die Leitung der Austreibungsperiode von außerordentlicher Bedeutung. Die Überwachung des Feten in der Austreibungsperiode konzentriert sich auf die Frage, welche Möglichkeiten zur Diagnostik der fetalen Hypoxämie und Azidose zur Verfügung stehen.

Die Austreibungsperiode ist als Zeit **definiert**, die zwischen der vollständigen Eröffnung des äußeren Muttermunds und der Geburt des Kindes vergeht. Der Höhenstand des Kopfes bleibt bei dieser Definition, obgleich wichtig für den Beginn der Preßperiode, unberücksichtigt. Es ist besser, in der Austreibungsperiode zu unterscheiden zwischen:

- einer **passiven Phase**, in der nach vollständiger Eröffnung des Muttermunds der Kopf im Becken deszendiert.
- einer **aktiven Phase**, in der unter Mitwirkung der Gebärenden die Austreibung des Kindes beendet wird.

Die Unsicherheit, die in der Definition der Austreibungsperiode für den kindlichen Zustand bei Geburt liegt, ist nicht unerkannt geblieben. Die Perinatalstudien (z. B. die Hessische Perinatalerhebung [70]) berücksichtigen diesen Zusammenhang seit geraumer Zeit. Sie fragt im Perinatologischen Erhebungsbogen nicht nach der Dauer der Austreibungsperiode, sondern nach der Dauer der Preßperiode. Die Dauer der Preßperiode variiert sehr stark. Von 39 122 vaginal entbundenen Frauen der Hessischen Perinatalstudie 2001 betrug die Dauer der Preßperiode in 52,9 % weniger als zehn Minuten, in 19,7 % 11 bis 20 Minuten, in 6,3 % 21 bis 30 Minuten und in 4,0 % über 30 Minuten [70]. Problematisch sind also nicht jene 82,9 % Entbindungen bei Schädellage, bei denen die aktive Phase der Austreibung mit wenigen Preßwehen beendet wird, sondern es sind jene Geburtsverläufe, bei denen nach vollständiger Eröffnung des Muttermunds der vorangehende Teil aufgrund eines Mißverhältnisses oder einer Haltungsanomalie noch nicht die Position im Becken erreicht hat, die aktives Mitpressen erlaubt oder aktives operatives vaginales Vorgehen mit Vakuumextraktion oder Zange zuläßt.

Die Leitung der Austreibungsperiode ist daher an **zwei Bedingungen** geknüpft mit dem Ziel, die Sicherheit des Kindes in der gefährlichsten Phase des Lebens zu garantieren:

- Der Zustand des Kindes ist lückenlos durch die interne Ableitung der fetalen Herzfrequenz zu kontrollieren.
- Verläuft die Austreibungsperiode verzögert und bestehen Dezelerationen der fetalen Herzfrequenz, ist der Säure-Basen-Status des Kindes durch Blutentnahme vom vorangehenden Teil zu bestimmen (siehe Abschnitt 3).

Die kontinuierliche Kontrolle der fetalen Herzfrequenz ist während der passiven und aktiven Phase der Austreibungsperiode für die Beurteilung des fetalen Zustands unerläßlich![!!] [134], da sie eine Information über die O_2-Versorgung des Kindes und die Reaktion des fetalen Kreislaufs auf eine Hypoxämie gibt. Während der Eröffnungsperiode fällt die fetale Herzfrequenz während der Kontraktion des Uterus in der Regel nicht ab, da die Uterusdurchblutung während einer Wehe nicht in einen Bereich gesenkt wird, in dem die O_2-Versorgung des Feten abfällt.

[!] Störungen der kindlichen Entwicklung werden in der Regel mit Komplikationen im Verlauf der Geburt in Zusammenhang gebracht!

[!!] Die kontinuierliche Kontrolle der fetalen Herzfrequenz ist während der passiven und aktiven Phase der Austreibungsperiode für die Beurteilung des fetalen Zustands unerläßlich!

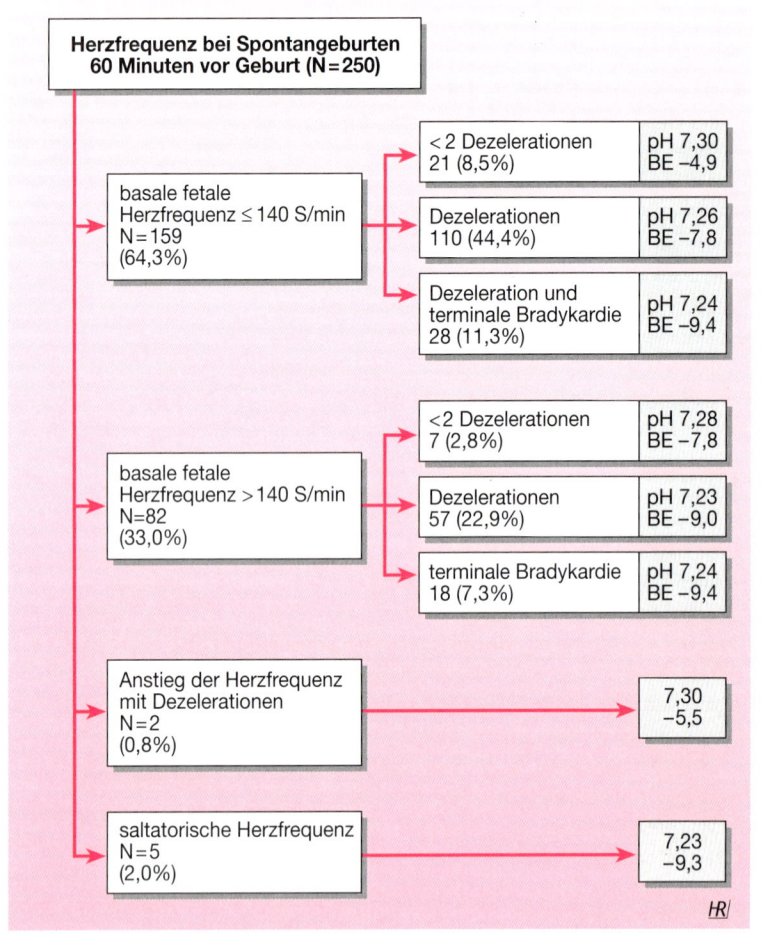

Abb. 8-21

Klassifizierung von 250 Kardiotokogrammen, die 60 Minuten vor Geburt bis zur Geburt des Kindes bei Spontangeburten registriert wurden. Die Kardiotokogramme sind in Hauptgruppen und Untergruppen geordnet. Die Ordnung in den Hauptgruppen erfolgte nach der Höhe der basalen fetalen Herzfrequenz, die Untergruppen nach dem Herzfrequenzverhalten während der Uteruskontraktionen. Die basale Herzfrequenz, die Anzahl der Dezelerationen und die korrespondierenden pH-Werte und Basenexzeßwerte im Nabelschnurblut sind wiedergegeben. x̄ = 5 Mittelwert, SD = Standardabweichung, n = Anzahl der Fälle (nach Künzel [123])

Die stärkeren Kontraktionen in der Austreibungsperiode reduzieren die Durchblutung des Uterus so weit, daß auch die O_2-Versorgung des Feten beeinträchtigt wird. So sind Dezelerationen der fetalen Herzfrequenz in der Austreibungsperiode aufgrund der starken Kontraktionen gewöhnlich „physiologisch", jedoch immer ein Zeichen einer fetalen Hypoxämie. Eine Analyse von 250 **Kardiotokogrammen** zeigte, daß bei 56% der Registrierungen Dezelerationen bei einer basalen Herzfrequenz von 140 und weniger, und bei 30% der Fälle Dezelerationen bei hoher basaler Frequenz nachweisbar waren [123] (Abb. 8-21). Insgesamt traten Dezelerationen in einer Häufigkeit von 86% der überwachten Geburten auf, davon in 18% mit einer terminalen Bradykardie unmittelbar vor Geburt des Kindes. Nur in 11% der Fälle blieb die Herzfrequenz des Kindes während der Geburt unverändert.

Analysen des **Nabelschnurbluts** zeigen, daß die Veränderung der fetalen Herzfrequenz zur fetalen Oxygenation und zum pH-Wert korreliert ist [117]. War vor der Geburt des Kindes die Herzfrequenz konstant, dann betrug die O_2-Sättigung in der Nabelvene 59 ($\pm$ 9)% und in der Nabelarterie 33 ($\pm$ 12)%. Sie fiel jedoch auf 26 ($\pm$ 3)% bzw. 7 ($\pm$ 4)% ab, wenn die Geburt mit einer terminalen Bradykardie einherging. Auch der pH-Wert verhielt sich entsprechend. Bei konstanter fetaler Herzfrequenz betrug der pH-Wert in der Nabelvene 7,40 ($\pm$ 0,05) und der Arterie 7,33 ($\pm$ 0,07), dem Blut Erwachsener vergleichbare Werte. Nur bei Dezeleration der fetalen Herzfrequenz oder bei terminaler Bradykardie war der pH-Wert auf 7,26 ($\pm$ 0,08) bzw. 7,20 ($\pm$ 0,08) erniedrigt. Eine Beziehung besteht zwischen der Dauer der Preßperiode und der Änderung des Basenexzesses im fetalen Blut [108]. Mit länger dauernder Preßperiode nimmt die Differenz zwischen dem Basendefizit des Skalpbluts und dem des Nabelarterienbluts zu. Eine gleiche Beziehung ergibt sich zwischen der Wehenzahl in der Austreibungsperiode und dem Anstieg des Basenexzesses. Es konnte ebenfalls eine Beziehung zwischen der Dezelerationsfläche und der Änderung des Basendefizits in der Austreibungsperiode ermittelt werden [124, 151].

4 Beziehung zwischen der fetalen Herzfrequenz und dem Säure-Basen-Status des Kindes während der Geburt

Dezelerationen der fetalen Herzfrequenz in der Austreibungsperiode sind ein Hinweis für eine fetale Hypoxämie. Es interessiert die Frage, ob die **Fläche, die eine Dezeleration beschreibt**, ein Maß für die Verschlechterung des fetalen Zustands während der Geburt ist [124]. An 39 Frauen wurde während der Geburt in der Eröffnungsperiode und in der Austreibungsperiode Blut von der fetalen Kopfschwarte und aus der Nabelarterie gewonnen, das Basendefizit bestimmt und die Änderung des Basendefizits zur planimetrierten Dezelerationsfläche in Beziehung gesetzt. In der Eröffnungsperiode war sowohl die Dezelerationsfläche als auch die Änderung des Basendefizits geringer als in der Austreibungsperiode (Tab. 8-7). Die Dezelerationsfläche betrug in der Eröffnungsperiode 9,9 Schläge pro Minute × Minute (± 11,9) und in der Austreibungsperiode 42,8 Schläge pro Minute × Minute (± 30,6). Entsprechend verhielt sich auch die Änderung des Basendefizits. Die wesentlichen Veränderungen im Basendefizit erfolgen also nicht in der Eröffnungsperiode, sondern in der Austreibungsperiode. Diese Veränderungen sind zur Dezelerationsfläche korreliert. Die Betrachtung der Einzelwerte ist jedoch noch aufschlußreicher (Abb. 8-22). Die Beziehung zwischen der Änderung des Basenexzesses im fetalen Blut und der Dezelerationsfläche in der Eröffnungsperiode und in der Austreibungsperiode zeigt eine signifikante Korrelation zwischen beiden Parametern. Es läßt die **Schlußfolgerung** zu:

- Bestehen keine Dezelerationen, erfolgen auch keine Änderungen im Säure-Basen-Status des Feten.
- Mit steigender Dezelerationsfläche nimmt in der Eröffnungsperiode und in der Austreibungsperiode das Basendefizit des Feten zu.
- Bei gleicher Dezelerationsfläche von z.B. 200 Schlägen pro Minute × Minute kann der Basenverlust 2 bis 8 mmol/l betragen.

Diese Beobachtung ist von großer Bedeutung für die Leitung der Austreibungsperiode, da sie zeigt, daß der optische Eindruck in der Beurteilung des Kardiotokogramms ausreichend ist, solange Dezelerationen nicht nachweisbar sind. **Dezelerationen bedürfen jedoch einer biochemischen Kontrolle, wenn sie in der Eröffnungsperiode und bei verzögerter Austreibungsperiode auftreten,**[!] da mit einer Verschlechterung des Säure-Basen-Status des Feten gerechnet werden muß. Das Ausmaß des Basenverlusts ist von der Dezelerationsfläche nicht abschätzbar. Beobachtungen im Tierexperiment zeigen darüber hinaus, daß die Dezelerationsfläche, die auf einem hypoxischen Reiz entsteht, nicht nur von der Dauer der Hypoxämie abhängig ist, sondern auch davon, ob die Hypoxämie am wachen oder narkotisierten Tier erfolgt. Die Reduktion der uterinen Durchblutung für eine definierte Zeit von 60 Sekunden wird vom wachen Tier mit einer höheren Dezelerationsfläche beantwortet als von Tieren, die sich in Narkose befinden. Die Ursache dieser unterschiedlichen Reaktion ist teilweise im Anstieg des Blutdrucks auf die Hypoxämie begründet [130].

Tabelle 8-7

Der pH-Wert, der Basenexzeßwert und die Dezelerationsfläche in der Eröffnungsperiode und in der Austreibungsperiode. Die Dezelerationsfläche und die Änderung der pH-Werte und des Basenexzesses wurden in der Eröffnungsperiode in einem definierten Abstand von 60 Minuten bestimmt. Die Zeit zwischen der ersten und zweiten Bestimmung in der Austreibungsperiode variierte.

$\bar{x}$ = Mittelwert, SD = Standardabweichung, n = Anzahl der Fälle; NA = Nabelarterienblut (nach Künzel und Cornely [124])

		Eröffnungsperiode		Austreibungsperiode	
		0	60 min	0	NA
pH	$\bar{x}$	7,36	7,35	7,37	7,29
	SD	0,04	0,05	0,03	0,05
	n	29	26	28	20
Basenexzeß (mmol/l)	$\bar{x}$	−3,0	−3,8	−3,3	−6,1
	SD	2,0	2,6	1,7	2,3
	n	30	30	20	20
Dezelerationsfläche (Schläge/min × min)	$\bar{x}$	9,9		42,8	
	SD	11,9		30,6	
	n	30		20	

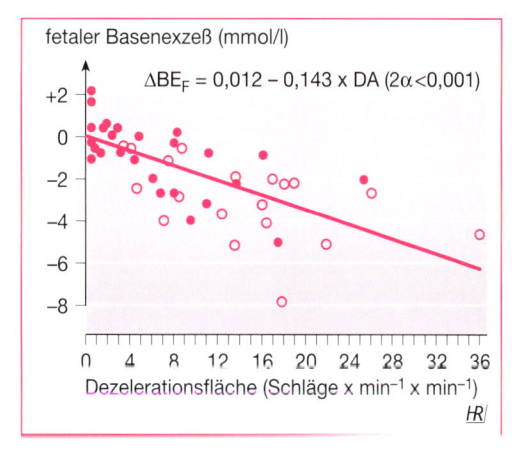

$$\Delta BE_F = 0{,}012 - 0{,}143 \times DA \quad (2\alpha < 0{,}001)$$

Abb. 8-22

Beziehung der Basenexzeßveränderung im fetalen Blut zur Dezelerationsfläche der fetalen Herzfrequenz. Die schwarzen Punkte stellen Meßwerte während der Eröffnungsperiode, die offenen Kreise die Meßwerte während der Austreibungsperiode dar. Der Basenexzeßwert bleibt unverändert, solange keine Änderung der Herzfrequenz stattfindet. Er fällt jedoch ab, wenn Dezelerationen der Herzfrequenz auftreten. Mit zunehmender Dezelerationsfläche nimmt die Abweichung der Säure-Basen-Veränderungen ebenfalls zu (nach Künzel und Cornely [124]).

5 Intrauterine Hypoxämie und Azidose

Rasch aufeinanderfolgende Kontraktionen der Uterusmuskulatur durch aktives Mitpressen oder auch als Folge einer Oxytocinüberdosierung, können die Oxygenation des Feten auch in der letzten Phase der Geburt ernsthaft beeinträchtigen (Abb. 8-23). Die Herzfrequenz fällt in der Regel unter 100 Schlägen pro Minute ab; abhängig vom Ausgangsbefund erleidet der Fetus einen hypoxischen Schock [92, 136] und stirbt mitunter auch an den Folgen der Hypoxie [93].

[!]*Dezelerationen bedürfen einer biochemischen Kontrolle, wenn sie in der Eröffnungsperiode und bei verzögerter Austreibungsperiode auftreten!*

8 Überwachung, Diagnostik und Therapie des Feten während der Geburt — W. Künzel

Abb. 8-23
Verlangsamung der fetalen Herzfrequenz als Folge einer Dauerkontraktion der Uterusmuskulatur.

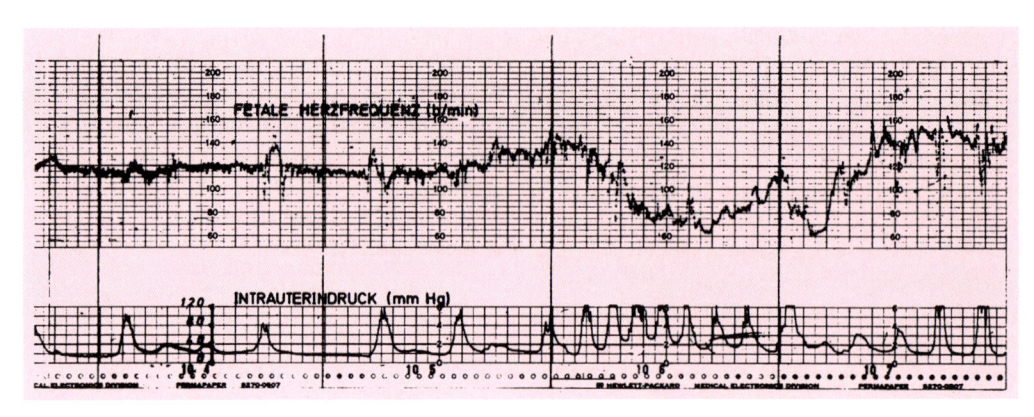

Abb. 8-24
Die Veränderung der fetalen Herzfrequenz, der O_2-Sättigung und des pH-Werts infolge einer Reduktion der uterinen Durchblutung über drei Minuten. Die Normalisierung des pH-Werts benötigt etwa 60 Minuten und ist abhängig von der O_2-Sättigung, die vor der Reduktion bestand: pH-Fläche = 25,6 – 0,21 × sO_2; $2\alpha < 0,05$; $r = 60$; $n = 13$ (nach Künzel et al. [132]).

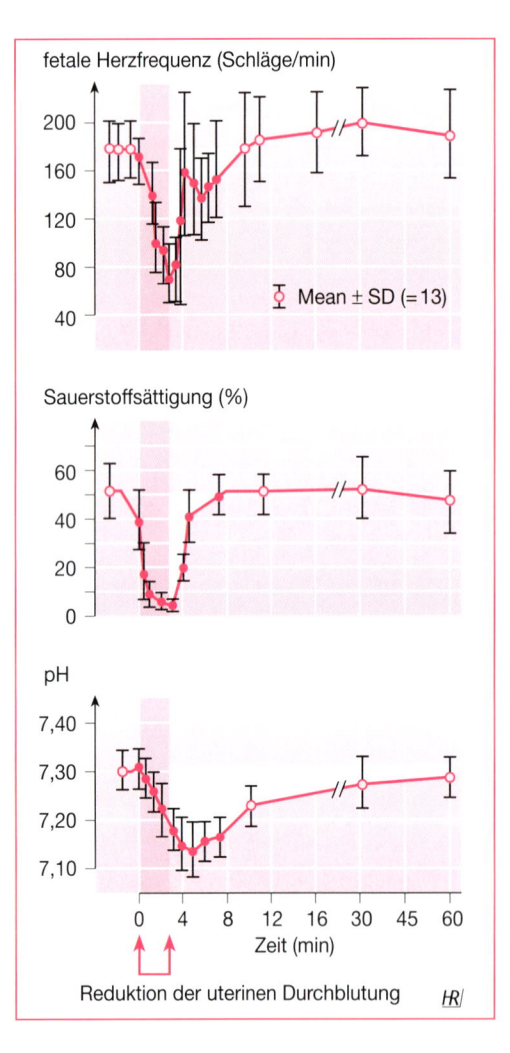

Um eine Vorstellung davon zu erhalten, wie schnell sich die metabolische Situation des Feten während der Reduktion der uterinen Durchblutung verschlechtern kann, wurde in 13 Tierexperimenten die Uterusdurchblutung mit einer aufblasbaren Manschette, die um die maternale Aorta geschlungen wurde, für drei Minuten vollständig gedrosselt [132]. Als Folge der vollständigen Reduktion der uterinen Durchblutung und der Einschränkung der fetalen Oxygenation fiel die fetale Herzfrequenz ab, und der fetale Blutdruck stieg an. Nach Freigabe der Durchblutungsreduktion erfolgte zunächst ein weiterer Anstieg des fetalen Blutdrucks parallel mit dem Anstieg der fetalen Herzfrequenz. Nach zehn Minuten waren Herzfrequenz und Blutdruck wieder im Normbereich (Abb. 8-24). Die metabolischen Veränderungen, die durch die drei Minuten dauernden Hypoxämien erfolgten, benötigten bis zur Normalisierung jedoch fast 60 Minuten. Der pH-Wert fiel von 7,30 auf 7,17 im Mittel ab, das Basendefizit nahm von etwa 5 auf 9 mmol/l zu, verursacht durch die bei anaerober Glykolyse ansteigende Lactatkonzentration. Die Normalisierung des pH-Werts und Lactats benötigte im Mittel 60 Minuten. In einigen Fällen erfolgte die Normalisierung des pH-Werts schneller. Dies war abhängig von der fetalen O_2-Sättigung, die vor Reduktion der uterinen Perfusion bestand.

6 Fetale Herzfrequenz und Säure-Basen-Status bei Entbindung aus Beckenendlage und Schädellage

Bei der vaginalen Entbindung der Beckenendlage steigt die Dezelerationsfläche der fetalen Herzfrequenz und die basale fetale Herzfrequenz stärker an als in einem Vergleichskollektiv von Schädellagen [142] (Abb. 8-25); (siehe auch Kap. 10). Dabei ist die Dezelerationsfläche bei Beckenendlage 90 bis 60 Minuten vor der Geburt des Kindes nicht von der Dezelerationsfläche unterschieden, die bei Geburt aus Schädellage gemessen wird. Erst 30 Minuten vor der Geburt steigt die Dezelerationsfläche bei der Entbindung aus Beckenendlage steiler an als bei Schädellagen.

8 Überwachung der fetalen Herzfrequenz und der Uteruskontraktionen

Die höhere Azidoserate bei vaginaler Beckenendlagenentwicklung kommt offenbar erst in den letzten 30 Minuten vor Geburt des Kindes zur Ausbildung. Daraus ergeben sich Konsequenzen für die Geburtsleitung mit der Frage, ob dem Feten die vaginale Geburt aus Beckenendlage überhaupt zugemutet werden kann. Um diese Frage zu beantworten, sollte man sich **Klarheit über drei Punkte** verschaffen:

- Ist eine vaginale Entbindung aus Beckenendlage aufgrund der anatomischen Gegebenheiten generell möglich?
- Ist aus dem Verlauf der fetalen Herzfrequenz der Hinweis auf rezidivierende Hypoxien gegeben?
- Wie ist der Säure-Basen-Status des fetalen Blutes?

Die Häufigkeit der Dezelerationen geben bei der Beurteilung dieser Fragen einen wesentlichen Hinweis, um den Zustand des Kindes, auch bei Geburt aus Beckenendlage, abzuschätzen. Bei langanhaltenden Zeichen der fetalen Hypoxie und mangelndem Geburtsfortschritt wird man sich eher zur Sectio entschließen. In Fällen, in denen Dezelerationen der fetalen Herzfrequenz nicht nachgewiesen werden oder erst kurz bei Tiefertreten des Steißes auftreten, kann im Regelfall die vaginale Geburt angestrebt werden (siehe auch Kap. 10).

Interessant ist auch ein Hinweis auf die **anatomische Relation zwischen Geburtsobjekt und Geburtsweg** als Ursache für den Anstieg der basalen Herzfrequenz und die häufigeren Dezelerationen bei Geburt aus Beckenendlage. Messungen an 14 Kindern mit einer Körperlänge von 50 ± 3 cm zeigten, daß die Distanz zwischen Nabel und Kopf 28 ± 1,3 cm und die Distanz zwischen Nabel und Steiß nur 9,4 ± 1,0 cm betragen. Aus dieser Beobachtung geht hervor, daß die Kompression der Nabelvene bei Beckenendlage und damit eine Reduktion der umbilikalen Durchblutung zu einem wesentlich früheren Zeitpunkt erfolgt als bei Schädellage. Die Einschränkung der fetalen Oxygenation, die wiederum vom Ausmaß der Durchblutungsreduktion abhängig ist, macht diesen Zusammenhang deutlich.

7 CTG-Score während der Geburt

Es ist wiederholt versucht worden, die einzelnen Parameter der fetalen Herzfrequenz in einem Score zusammenzufassen, um die Gefahr für das Kind zu einem sehr frühen Zeitpunkt zu ermitteln. Die verfügbaren Scores (Fischer, Hammacher) differenzieren jedoch nicht zwischen den Herzfrequenzveränderungen des Feten, die während der Schwangerschaft gemessen werden und denen, die während der Geburt zu beobachten sind. Dies ist jedoch wichtig, weil Veränderungen der Herzfrequenz bei pathologischen Vorgängen in der Schwangerschaft

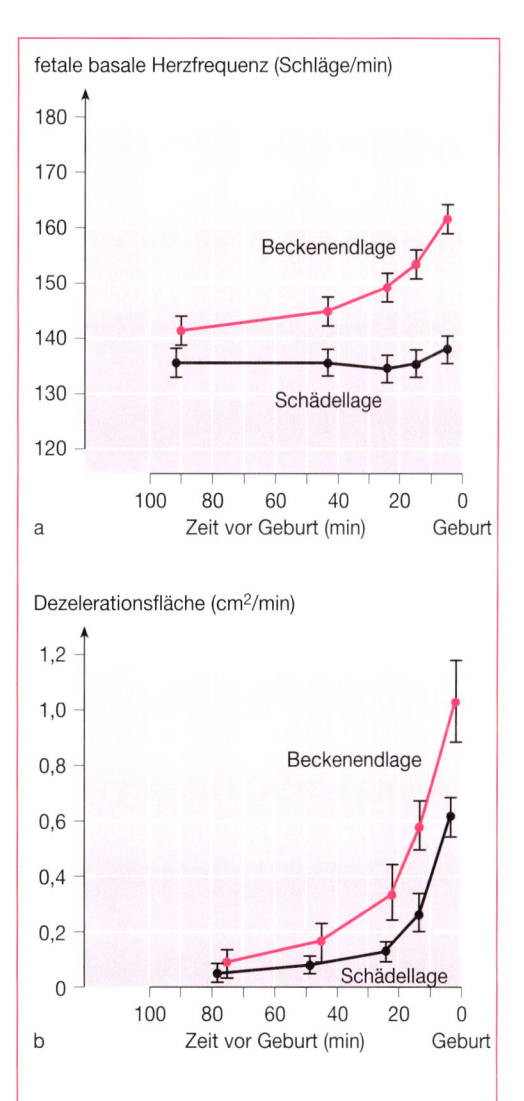

Abb. 8-25
Vergleich einiger wesentlicher Parameter bei vaginalen Spontangeburten aus Schädellage und Beckenendlage. Es wird deutlich, daß die Geburt aus Beckenendlage ein Risiko in sich trägt, das sich durch das frühere Auftreten von Dezelerationen und den Anstieg der Herzfrequenz im Mittel anzeigt (nach Kurz und Künzel [142]).
a) basale fetale Herzfrequenz
b) Dezelerationsfläche
c) Der CTG-Score (siehe auch Tab. 8-6), der die basale fetale Herzfrequenz, die Oszillationen und die Dezelerationen berücksichtigt, gibt eine gute Information über den Zustand des Feten (pH-Wert) bei der Geburt.

$pH = 7,12 + 0,0191 \times Score$
$r = 0,603, 2\alpha < 0,001$

Tabelle 8-8
pH-Wert und Basenexzeß im Nabelarterienblut in Abhängigkeit vom CTG-Score 60 Min. vor der Geburt bei 111 Spontangeburten der 38.–42. SSW (Geburtsgewicht 2900–4000 g).

CTG-Score (Punkte)		Anzahl (n=111)		ph-Wert		Basenexzeß (mval/l)	
60–30 Min. vor der Geburt	30–0 Min. vor der Geburt	n	%	$\bar{x}$	SD	$\bar{x}$	SD
10–12	10–12	6	5,4	7,34	0,03	−4,6	3,3
10–12	7–9	26	23,4	7,33	0,06	−4,2	3,2
10–12	≤ 6	10	9,0	7,31	0,04	−5,7	2,9
7–9	7–9	21	18,9	7,31	0,04	−5,8	3,3
7–9	≤ 6	19	17,1	7,32	0,04	−4,5	4,2
≤ 6	≤ 6	29	26,1	7,28	0,05	−6,0	3,2

$\bar{x}$ = Mittelwert, SD = Standardabweichung

Abb. 8-26
Fetaler Herzfrequenz-Score während der Geburt in Beziehung zum pH-Wert in der Nabelarterie bei Geburt. Die Herzfrequenz des Kindes zeigt bei pH-Werten < 7,2 bereits 60–30 Min. vor der Geburt einen niedrigen Score von 9 (median) bzw. 8, der unmittelbar vor der Geburt (29–0 Min. stärker auf 6 bzw. 5 erniedrigt ist.

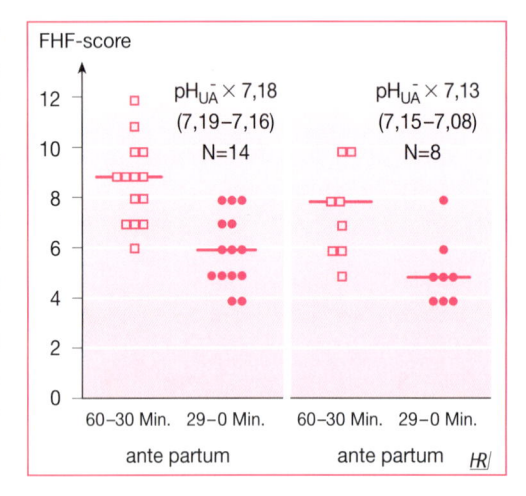

langsamer erfolgen als während der Geburt. Während der Geburt können die rasch aufeinanderfolgenden Konkraktionen des Uterus sehr viel schneller eine Verschlechterung des fetalen Zustandes bewirken. Aus diesem Grund muß den durch Hypoxämie des Feten hervorgerufenen Dezelerationen ein anderer Stellenwert beigemessen werden. Während der Schwangerschaft hat allein die Dezeleration in Verbindung mit den anderen Parametern der fetalen Herzfrequenz eine prognostische Aussage. Während der Geburt sind jedoch auch die Häufigkeit, Tiefe und Dauer im Sinne einer semiquantitativen Analyse der Dezelerationsfläche in Verbindung mit den Akzelerationen, den Oszillationen und der basalen Herzfrequenz in die Beurteilung des Scores einzubeziehen.

Die Analyse von 111 Spontangeburten am Termin zeigt mit fallendem CTG-Score 60 Minuten vor der Geburt eine Abnahme des pH-Wertes im Nabelarterienblut von 7,34 auf 7,28 (Tab. 8-8). Betrachtet man die Herzfrequenz des Feten mit einem pH-Wert im Nabelarterienblut von 7,19 und weniger, dann zeigt sich ein deutlicher Zusammenhang zwischen den ermittelten Scorewerten. Im Mittel betrug der Score 6 in den letzten 30 Minuten vor der Geburt, wenn der pH-Wert 7,18 war und 5, wenn ein pH-Wert von im Mittel 7,30 gemessen wurde (Abb. 8-26). Die Verteilung der einzelnen Score-Werte macht zugleich aber auch deutlich, daß der Score nur als Trendanalyse dienen kann und eine exakte Vorhersage des fetalen Zustandes bei Geburt nicht erlaubt. Das bedeutet aber auch, ein Score von 12 wird nicht mit einem reduzierten Zustand des Feten bei Geburt assoziiert sein. Fällt der Score jedoch im Verlauf der Geburt unter 4 ab und verbleibt dort über längere Zeit, dann ist bei der Geburt mit einem deprimierten Feten zu rechnen.

Es ist deshalb sinnvoll, die ermittelten Score-Befunde in ein Partogramm einzutragen, um aus dem Verlauf frühzeitig weitere Maßnahmen veranlassen zu können (Abb. 8-27). In der Eröffnungsperiode und frühen Austreibungsperiode bestehen sie in der Mikroblutanalyse, gegebenenfalls in der Beendigung der Geburt durch Sectio. In der späten Austreibungsperiode wird es die Entscheidung zur operativen vaginalen Entbindung sein. Sie ist dann vom Höhenstand des Kopfes abhängig zu machen.

8 Computeranalyse der fetalen Herzfrequenz

Die kontinuierliche Analyse der fetalen Herzfrequenz während der Schwangerschaft und erste Versuche auch während der Geburt, sind erst durch die Entwicklung von Mikroprozessoren möglich geworden. Sie erlauben es, große Datenmengen, wie sie bei der Schlag-zu-Schlag-Registrierung der fetalen Herzfrequenz anfallen, zu verarbeiten. Erste Untersuchungen wurden mit einem von Dawes entwickelten Analyse-System (Übersicht bei [29, 30]) der Firma Corometrics (Sonicaid System 8002) vorgenommen. Das System bestimmt die Kontraktionen, die fetalen Bewegungen, die basale fetale Herzfrequenz, die Anzahl der Akzelerationen, die Dezelerationen (verlorene Schläge > 20), hohe und niedrige Episoden sowie die gesamten Variationen der fetalen Herzfrequenz. Obgleich eine umfangreiche Datenanalyse der fetalen Herzfrequenz vorgenommen wird und damit objektive Kriterien der Analyse vorliegen, ist es erstaunlich, daß sich dieses System bisher noch nicht generell durchsetzen konnte. Dies gilt nicht nur für die Anwendung während der Schwangerschaft, sondern insbesondere für die Analyse während der Geburt. Auch die

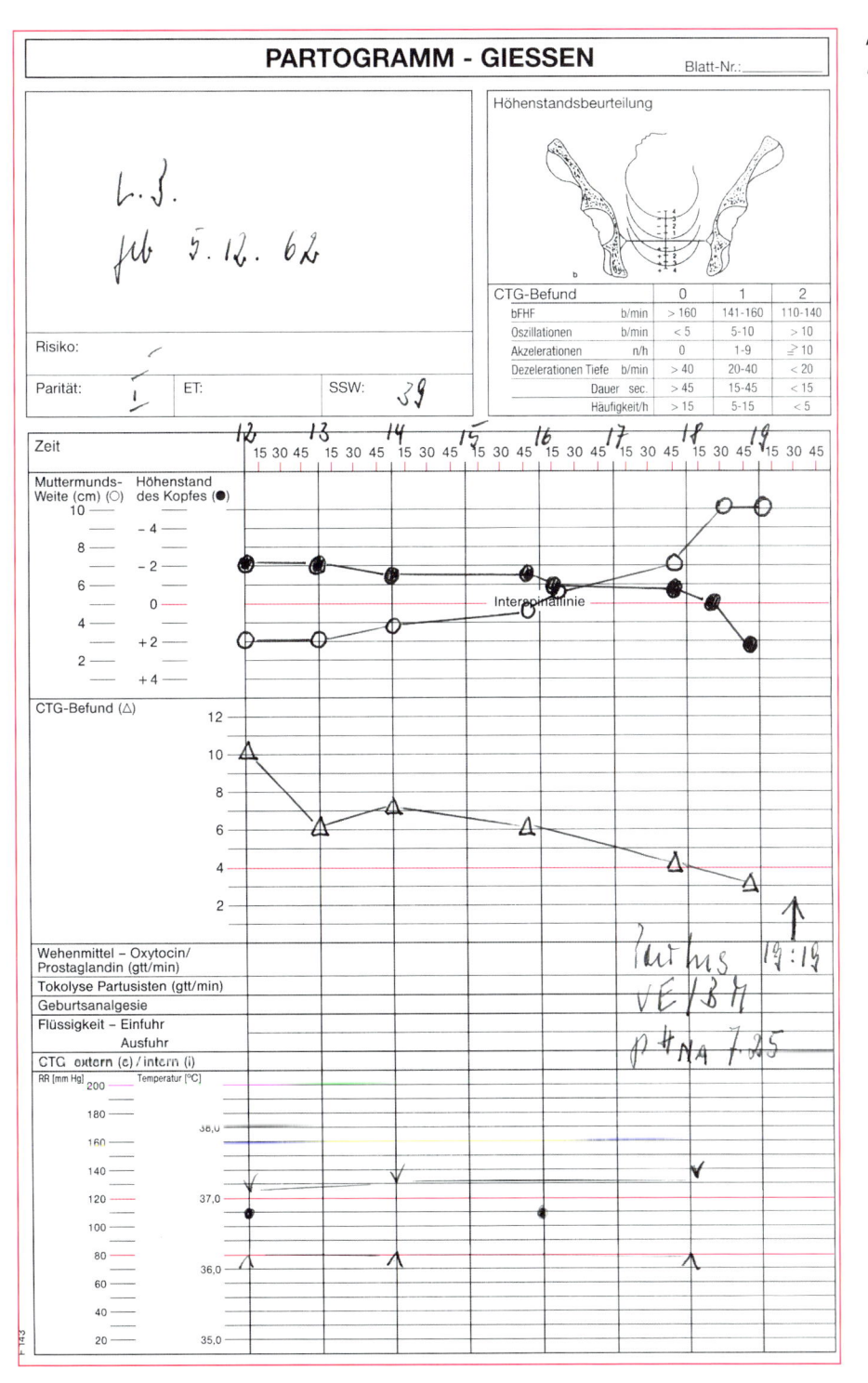

Abb. 8-27
Partogramm Gießen

Analyse der Herzfrequenz mit einer Statistik für medizinische Daten („Approximate entropy" ApEn) konnte die Ergebnisse nicht verbessern [33]. Die bisher vorliegenden Resultate **intrapartaler** Herzfrequenzanalysen belegen eine gute Vorhersage einer zunehmenden fetalen Streßsituation [7, 12, 22, 25, 238]. Die Ergebnisse beschränken sich jedoch auf die Analyse und Beschreibung einzelner Parameter der fetalen Herzfrequenz, die nur begrenzt eine Hilfe in der täglichen Praxis sind. Ziel der Analysen muß es daher künftig sein, die Veränderungen der einzelnen Parameter der fetalen Herzfrequenz in einem Score zusammenzufassen, um die Verschlechterung der fetalen Situation in der Gesamtheit zu erfassen und sichtbar zu machen. Sie besteht im Anstieg der fetalen basalen Herzfrequenz, im Verlust von Akzelerationen, in der Abnahme der Oszillationsbreite, d. h. in der Reduktion der Kurzzeit- und Langzeitschwankungen, verursacht durch häufig auftretende Dezelerationen der fetalen Herzfrequenz. Für die visuelle Analyse der Herzfrequenz während der Geburt findet bereits ein Score Anwendung, der die genannten Parameter berücksichtigt [140] und in ein Analysesystem übernommen werden könnte.

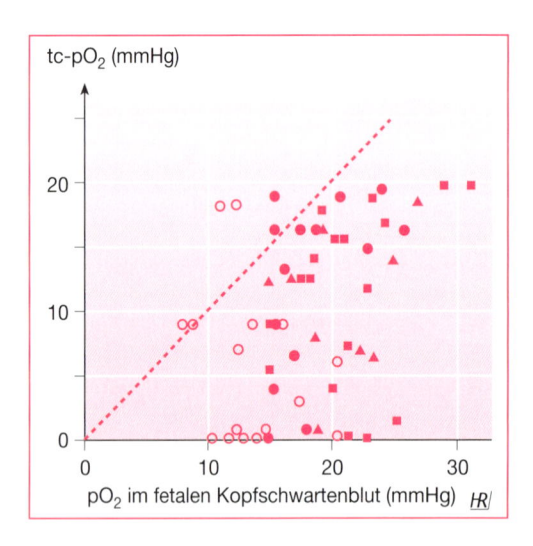

Abb. 8-28
Beziehung von tc-pO$_2$ zu pO$_2$ im mit Finalgon® arterialisierten Kapillarblut der fetalen Kopfschwarte (●, ■, ▲) und Blut aus der A. umbilicalis (○) menschlicher Feten. Die verschiedenen schwarzen Symbole bezeichnen die verschiedenen Zeitabstände der jeweiligen Blutentnahme vor dem Partus (■ 2 h; ▲ 2 bis 4 h; ● > 4 h). Die gestrichelte Linie (y = x) bezeichnet die Identitätslinie, die die theoretische Beziehung zwischen den beiden Parametern bei gleichen Werten von tc-pO$_2$ und pO$_2$ im Kopfschwartenblut darstellt. Die tc-pO$_2$-Werte korrelieren weder mit dem arteriellen Kopfschwartenblut-pO$_2$ noch mit dem pO$_2$ des Nabelschnurbluts. Bei einem tc-pO$_2$ von 0 mmHg wurden pO$_2$-Werte im Kopfschwartenblut zwischen 14,5 und 22,5 mmHg, und im Blut aus der A. umbilicalis zwischen 10 und 20,5 mmHg gefunden (nach Jensen und Künzel [91]).

Spezielle Überwachungsverfahren

1 Meßverfahren zur Bestimmung der fetalen Sauerstoffversorgung

1.1 Transkutaner Sauerstoffpartialdruck

Meßverfahren zur kontinuierlichen Bestimmung des O$_2$-Partialdrucks (pO$_2$), des CO$_2$-Partialdrucks (pCO$_2$) und des pH-Werts haben den Vorteil, daß der Zustand des Feten während der Geburt besser beurteilt werden kann als durch punktuelle Messungen. Die kontinuierliche transkutane Registrierung des pO$_2$ (tc-pO$_2$) ist eine Methode, mit der der fetale Zustand sub partu beurteilt werden kann. (Übersicht bei [76]). Der routinemäßige Einsatz der Elektrode ist bisher während der Geburt aufgrund verschiedener methodischer Schwierigkeiten noch nicht erfolgt [77].

Bei ausreichend dilatiertem Muttermund kann die pO$_2$-Elektrode mit Hystoacryl® auf die Kopfhaut des Feten geklebt werden. Nach einer Einstellzeit der Elektrode von etwa 10 bis 15 Minuten ist dann der pO$_2$ kontinuierlich zu registrieren.

Die Korrelation des tc-pO$_2$ und des pO$_2$ in der fetalen Kopfschwarte bzw. in der A. umbilicalis zeigt nur eine geringe Übereinstimmung zwischen beiden Parametern (Abb. 8-28). Das konnte durch weitere Untersuchungen, in denen auch der pO$_2$ simultan gemessen wurde, bestätigt werden [16]. Nur in etwa 20% der Beobachtungen entspricht der tc-pO$_2$ dem pO$_2$ im arteriellen Blut des Feten. In einigen Fällen bestand über eine Zeit von maximal 90 Minuten ein transkutaner pO$_2$ von nahezu Null. Die Länge der transkutanen pO$_2$-Nullinie korreliert zu einem relativ ungenauen Parameter, dem Apgar-Score bei der Geburt. Beim Apgar-Score von 8 bis 10 betug die tc-pO$_2$-Nullinie weniger als 10 bis 15 Minuten, während bei einer Dauer der tc-pO$_2$-Nullinie von 40 Minuten und mehr der Apgar-Score 7 und weniger betrug. Mir dem Apgar-Score wird neben der Atmung und dem Tonus der Extremitäten auch die Farbe, d.h. die Durchblutung der Haut, beurteilt. Die Reduktion der Durchblutung der Haut als Folge des sich wiederholenden O$_2$-Mangels während der Geburt führt zu einem stärkeren Abfall des tc-pO$_2$ als des arteriellen pO$_2$. So scheint die Dauer der tc-pO$_2$-Nullinie ein sehr emp-

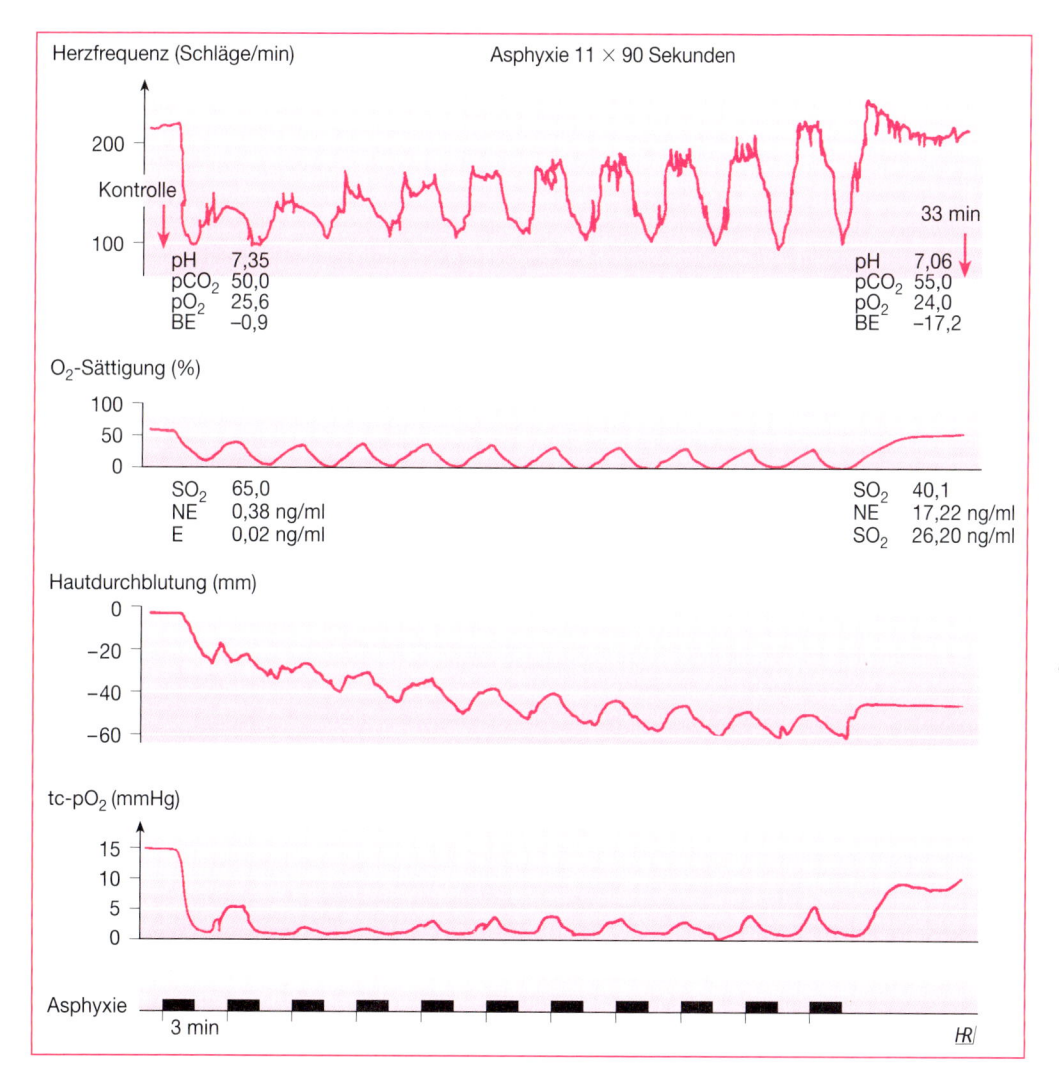

Abb. 8-29
Verlauf von Herzfrequenz, arterieller O_2-Sättigung, Hautdurchblutung und transkutanem pO_2 bei einem geburtsreifen Schaffeten. Durch Unterbrechung der uterinen Durchblutung werden elf Asphyxieepisoden innerhalb von 33 Minuten von 90 Sekunden Dauer produziert. Bei ausgeprägten Dezelerationen der Herzfrequenz und extremen Katecholaminkonzentrationen fällt die Hautdurchblutung und der tc-pO_2 bis auf minimale Werte ab, so daß eine arterio-transkutane pO_2-Differenz entsteht (nach Jensen [93]).

findlicher Parameter für den Zustand des Feten bei Geburt zu sein. Die Vergrößerung der Differenz zwischen dem tc-pO_2 und dem pO_2 im arteriellen Blut ist offenbar ein sehr frühes Zeichen für die Ausbildung eines **fetalen Schocksyndroms**.

Dieses Konzept wurde in tierexperimentellen Untersuchungen am Schaf überprüft (Abb. 8-29) [89a].

Auch im Tierexperiment erfolgte während der Hypoxie des Feten eine Abnahme der Durchblutung der Haut, um andere Organsysteme, vorzugsweise das Herz und das Stammhirn, besser zu perfundieren. Der Abfall des transkutanen pO_2 gegen Null zeigt offenbar sehr früh die beginnende Zentralisation des fetalen Kreislaufs während der Geburt an, noch bevor irreversible Schäden durch die Hypoxämie beim Feten auftreten. Bislang ist es jedoch noch nicht gelungen, diese Methode unter diesem speziellen Gesichtspunkt zur Serienreife für den klinischen Einsatz zu entwickeln.

1.2 Fetale Pulsoxymetrie

Die Pulsoxymetrie macht sich die unterschiedlichen Absorptionen des oxygenierten und reduzierten Hämoglobins bei zwei Wellenlängen des Lichtes (660 und 940 nm) im roten und infraroten Spektrum zunutze, um die O_2-Sättigung (sO_2) zu messen. Dabei wird das Verhältnis der pulsatilen und der nichtpulsatilen Komponenten des Signals, das von einer Photodiode gemessen wird, berechnet [52]. Das Ziel ist, die Absorption der Haut und des Bindegewebes des Feten auszuschließen und die Pulsationskurven mit dem EKG zu synchronisieren, um die maximalen Effekte der sO_2-Messung zu erreichen.

In experimentellen Studien an Schaffeten besteht eine gute Korrelation zwischen der sO_2, die mit einem Co-Oxymeter und mit einem Pulsoxymeter gemessen wurde [53]. Die Anwendung der

Pulsoxymetrie für Messungen während der Geburt hat jedoch ihre Grenzen. Veränderungen am vorangehenden Teil, dem Kopf, z.B. die Ausbildung eines Caput succedaneum, mögen die Registrierung beeinflussen. Ferner kann die Photodiode nur als Reflexionssonde und nicht als Transmissionssonde, wie am Finger oder Ohr, verwendet werden. Das aber hat einen wesentlichen Einfluß auf die Meßgenauigkeit [54]. In Messungen am fetalen Skalp konnte bei richtiger Plazierung der Photodiode eine konstante Sättigung registriert werden [55]. In 42% der Fälle war jedoch kein Signal zu erhalten. Die Unterschiede in der Messung oder die Zunahme der sO_2 während der Wehe sind möglicherweise auf einen unzureichenden Sitz der Diode zurückzuführen.

In einer umfassenden Übersicht haben Johnson et al. [95] die damaligen Probleme im Einsatz der Methode am Feten analysiert und dargestellt. Sie kamen zur Auffassung, daß dies eine ergänzende Methode zum CTG darstelle und das CTG zukünftig nicht ablösen werde, aber hilfreich bei der CTG-Interpretation sein könne. Ähnliche Überlegungen wurden auch anläßlich eines Symposiums in Nijmegen 1997 [170] zum genannten Thema vorgetragen. Die Methode sei noch nicht ausreichend validiert, Meßprobleme existieren beim Anlegen des Sensors nach wie vor und die Wertigkeit für die Vorhersage eines azidotischen Kindes bei Geburt sei begrenzt. Diese Zweifel konnten durch weitere Untersuchungen bestätigt werden [36, 206, 219]. Interessant ist jedoch die Beobachtung, daß eine Sauerstoffsättigung von ca. 30% eine Grenze markiert, bei der der Fetus Zeichen der Dekompensation [113] aufweist. Dies entspricht auch jener Grenze, die aus tierexperimentellen Untersuchungen bekannt ist, wonach bei Unterschreitung von 30% SO_2 die O_2-Aufnahme des Feten limitiert ist. Fraglich bleibt bisher die Aussage der Methode auch zukünftig: wie Tierexperimente am Schaffeten gezeigt haben, fällt bei Reduktion der uterinen Durchblutung die SO_2, wie auch der pH-Wert im arteriellen Blut des Feten ab. Der Ausgleich der Sauerstoffsättigung ist bei 3minütiger Hypoxämie nach 10 Minuten erreicht, die Normalisierung von pH und Lactat jedoch erst nach einer Stunde (siehe Kapitel 5 „Intrauterine Hypoxämie und Azidose"). Zur Zeit wird die sO_2-Messung in vielen Kliniken angewandt [18, 109]. Bevor jedoch diese Methode einen Eingang in die klinische Routine finden kann, muß sie weiterhin einer kritischen Prüfung unterzogen werden.

1.3 Nahinfrarot-Spektroskopie

Die Nahinfrarot-Spektroskopie (NIRS) ist eine Methode, mit der versucht wird, die Oxygenation und Hämodynamik des fetalen Gehirns zu messen. Das Prinzip der Messung hängt von zwei wesentlichen physikalischen Eigenschaften ab:

- der relativen Transparenz biologischen Gewebes für Licht im Bereich der infraroten Region des Spektrums
- der Existenz von farbtragenden Teilen innerhalb des Gewebes (Chromatophoren), die in unterschiedlicher Konzentration im Gewebe vorliegen und deren lichtabsorbierende Eigenschaften sich mit der Oxygenation ändern.

Diese Chromatophoren im Gehirn sind Oxyhämoglobin, Desoxyhämoglobin und die oxidierte Cytochromoxidase, das terminale Glied der mitochondrialen Atmungskette. Änderungen der Konzentration im Hirngewebe werden durch die Absorption von Photonen, die durch das Gehirn dringen, reflektiert. Eine eingehende Darstellung des Meßgeräts und der physikalischen Prinzipien erfolgte von Wyatt und Peebles [237] und von Rolfe et al. [186]. Erste Ergebnisse von Messungen während der Geburt zeigen, daß in Fällen ohne Dezelerationen der fetalen Herzfrequenz während einer Kontraktion das Oxyhämoglobin und das Desoxyhämoglobin sowie das gesamte Hämoglobin abnehmen (Abb. 8-30). Es

Abb. 8-30
Die Beziehung zwischen dem Kontraktionsintervall und Veränderungen von der Basislinie des zerebralen Oxyhämoglobins (HbO_2) und Desoxyhämoglobins (Hb) bei zehn Feten während der Geburt. Jeder Punkt gibt den Mittelwert für einen Feten wieder. Der Mittelwert ± SD ist für jedes Kontraktionsintervall angegeben (nach Wyatt und Peebles [237]).

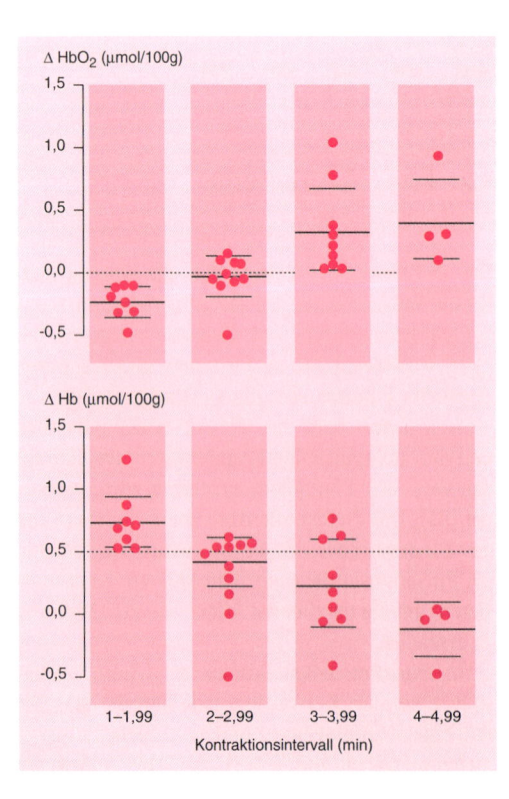

8 Spezielle Überwachungsverfahren

ist denkbar, daß das Blutvolumen in den venösen Speichern durch die Kompression des Kopfes reduziert wird und dadurch dieser Effekt auftritt.

Bei Dezelerationen der fetalen Herzfrequenz ist ein starker Anstieg des desoxygenierten Hämoglobins nachzuweisen.[I] Interessant ist die Beobachtung, daß ein signifikanter Zusammenhang zwischen dem Intervall der Kontraktionen der Uterusmuskulatur und der Oxygenation des fetalen Gehirns besteht. Bei längeren Kontraktionsintervallen von vier bis fünf Minuten ist die Oxygenation des Gehirns gegenüber kürzeren Intervallen von nur ein bis zwei Minuten deutlich erhöht (Abb. 8-30 und 8-31).

Die NIRS läßt hoffnungsvolle, richtungweisende Aspekte der fetalen Oxygenation, hier insbesondere des Gehirns, während der Geburt erkennen. Es werden jedoch noch umfangreiche klinische Untersuchungen notwendig sein, um diese Methode für die allgemeine Anwendung verfügbar zu machen. Die Methode ist in den letzten Jahren nicht mehr während der Geburt zur Anwendung gelangt. Von Schmidt et al. liegen jedoch Untersuchungen für O_2-Inhalation während der Schwangerschaft vor [206]. Es könnte ein Anstieg der Oxygenation des Feten nachgewiesen werden. Der Nachweis wäre hilfreich für Feten, die sich im latenten O_2-Defizit befinden.

2 Metabolismus

2.1 Kontinuierliche Messung des pH-Werts während der Geburt

Die kontinuierliche Kontrolle des fetalen pH-Werts während der Geburt wäre neben der ständigen Registrierung der fetalen Herzfrequenz geeignet, die Entscheidung der Frage, wann in einem gegebenen Fall operativ zu entbinden ist oder ob die Spontangeburt abgewartet werden kann, wesentlich zu erleichtern. Durch die Entwicklung einer kleinen pH-Elektrode [218] war es möglich geworden, den pH-Wert im fetalen Gewebe an der Kopfschwarte kontinuierlich zu messen.

Das **Meßprinzip** der pH-Elektrode besteht in einer ionenempfindlichen Glasspitze aus einem speziellen Glas von geringem spezifischem Widerstand, die zu einem Bezugssystem aus einer Ag/AgCl-Referenzelektrode in gesättigter Kaliumchloridlösung in Beziehung steht und in die Kopfhaut des Feten eingestochen wird. Als Referenzpuffer dient Kaliumchlorid, das an der kapillären Elektrolytüberführungsstelle (liquid junction) austritt.

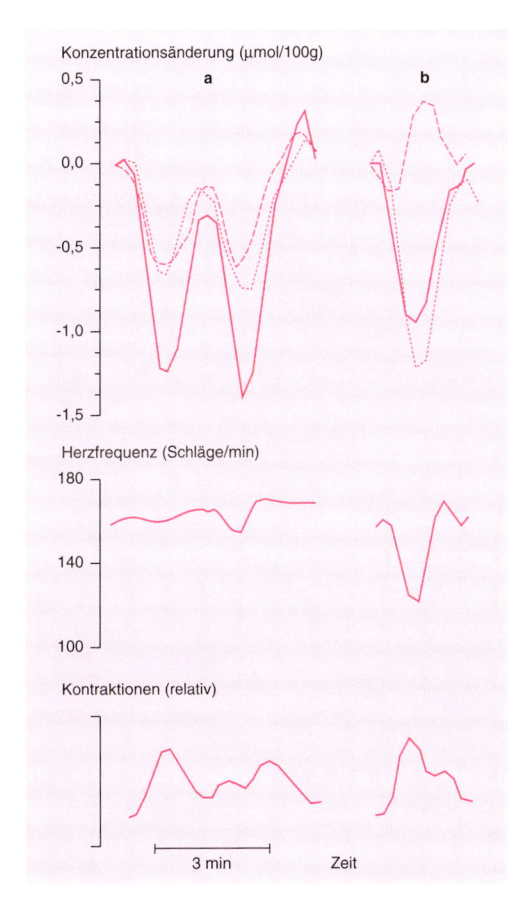

Abb. 8-31
Die Veränderung von einer angenommenen Basislinie der zerebralen Konzentration des Oxyhämoglobins (...), Desoxyhämoglobins (---) und der gesamten Hämoglobinkonzentration (a) bei einem Feten mit zwei normalen Kontraktionen und (b) während einer Kontraktion, die mit einer Dezeleration der fetalen Herzfrequenz einhergeht (nach Peebles et al. [178]).

[I]*Bei Dezelerationen der fetalen Herzfrequenz ist ein starker Anstieg des desoxygenierten Hämoglobins nachzuweisen!*

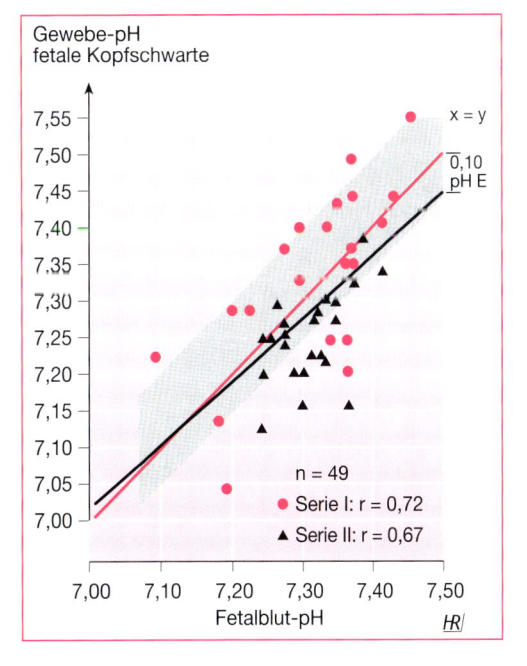

Abb. 8-32
Beziehung zwischen dem pH-Wert im Gewebe und den kapillaren pH-Werten beim Feten. Es sind die Ergebnisse aus zwei Untersuchungsserien aufgetragen. Serie I wurde mit der ersten kommerziellen pH-Elektrode durchgeführt, Serie II mit der verbesserten Button-Elektrode und zusätzlich mit thermostatischer Eichlösung geeicht. Die Ergebnisse sind für beide Serien signifikant (nach Boos et al. [13]).

Die wichtigsten Größen, die den subkutanen Gewebe-pH-Wert verändern können, sind die lokale Blutzirkulation, die unterschiedlichen Puffersysteme im Interstitialraum, die Hautdicke und die

Abb. 8-33
Die Korrelation zwischen der Lactat-Konzentration in der Nabelschnurarterie (A-Lactat) und der Nabelschnurvene (V-Lactat) (n = 250, r = 0,84, p = < 0,001, v = 0,52 + 0,72 × La)

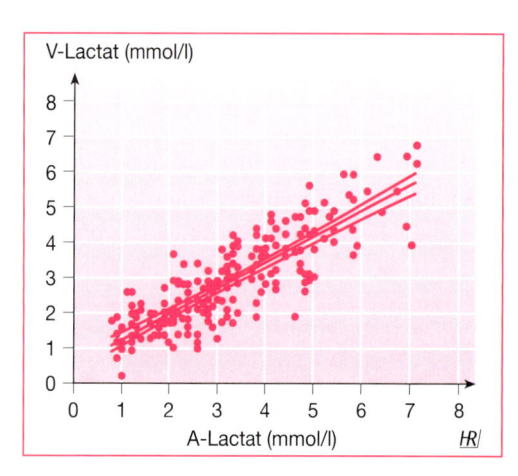

2.2 Transkutane Messung des Kohlensäurepartialdrucks

O_2-Mangel führt beim Feten zu einer kombinierten respiratorischen und metabolischen Azidose, d. h. der pH sinkt durch die Bildung von Milchsäure ab, und der pCO_2 steigt an. Während die Veränderung des pH-Werts beim Feten aufgrund methodischer Schwierigkeiten schwer zu messen ist, kann mit der Bestimmung des pCO_2 eine Information über einen Teilaspekt der Störungen im Säure-Basen-Haushalt, dem Anstieg des pCO_2, im Verlauf einer Geburt erlangt werden. Das Prinzip der Messung besteht in der Bestimmung des pH-Werts in einer Bicarbonatlösung mit einer pH-sensitiven Glaselektrode nach Gertz und Loeschke (zitiert bei [79], modifiziert für die transkutane Messung [81, 153].

Wie bereits punktuelle Messungen des pCO_2 im Skalpblut des Feten zeigen konnten, steigt der pCO_2 während der Geburt an [234]. Dies konnte durch die kontinuierliche Messung des tc-pCO_2 bestätigt werden [16, 150, 201, 202, 204]. Dabei zeigt sich eine gute Korrelation zwischen dem pCO_2 in beiden Nabelschnurgefäßen und dem unmittelbar vor der Geburt am Kopf gemessenen tc-pCO_2. Zum pH-Wert im Skalpblut des Feten besteht ebenfalls eine gute Korrelation, jedoch mit einer beträchtlichen Streuung der Meßwerte [16, 64, 137, 157, 203].

Es wäre denkbar, daß die simultane Messung von Herzfrequenz, tc-pCO_2 und tc-pO_2 bei kritischen Geburtsverläufen in Zukunft eine bessere Information über den Zustand des Feten liefert [11], da der tc-pCO_2 weniger dem Einfluß der Vasokonstriktion der Haut unterliegt als der tc-pO_2. Bisher befindet sich diese Methode nicht im routinemäßigen klinischen Einsatz.

2.3 Lactat-Bestimmung im fetalen Blut

Lactat ist ein wichtiges metabolisches Substrat, das im mütterlichen Organismus und im Feten während der Geburt ansteigt [38, 114, 151, 171, 217]. Im mütterlichen Blut ist der Anstieg des Lactats Ausdruck einer vermehrten Arbeitsleistung, insbesondere während der Austreibungsperiode, im fetalen Blut hat der Anstieg des Lactats seine Ursache in der durch Hypoxämie ausgelösten anaeroben Glykose.

Die Bestimmung der Lactat-Konzentration während der Geburt aus dem Blut der Kopfhaut des Feten ist durch die Entwicklung eines Mikroverfahrens möglich geworden.[!] Für die Messung steht eine elektrochemische Methode zur Verfügung, bei der ein Streifen mit 5 ml Blut getränkt wird und zur Bestimmung in ein batteriebetriebenes Meßgerät eingeführt wird. Das Ergebnis ist nach einer Minute

Temperatur am Meßort. Unter normalen Bedingungen scheint eine gute Übereinstimmung zwischen subkutanem Gewebe-pH und Blut-pH vorzuliegen (Abb. 8-32) [143]. Der Gewebe-pH liegt zwischen 0,03 und 0,07 Einheiten tiefer als der Blut-pH-Wert [72]. Über tierexperimentelle und klinische Ergebnisse mit der subkutanen Gewebe-pH-Messung mit einer sog. tpH-Elektrode [13, 14, 72] wurde erstmals 1978 berichtet [112]. Darauf folgten mehrere Arbeiten über die ersten klinischen Erfahrungen und Ergebnisse der Gewebe-pH-Messung am Neugeborenen und am Feten [194, 218, 220].

Die Befestigung der pH-Meßsonde an der fetalen Kopfschwarte erfolgt mit einer Spiralelektrode, über die das fetale EKG zur Herzfrequenzregistrierung abgeleitet wird. Diese Spiralelektrode wird durch das Amnioskop am fetalen Skalp fixiert. Durch eine Zentralbohrung der Elektrode wird eine Stichinzision von etwa 2 bis 6 mm Tiefe am fetalen Skalp gesetzt. Die pH-Meßsonde wird in die Hohlspiralelektrode eingeschraubt, so daß die Elektrodenspitze im Bereich der Subkutis liegt. Saling berichtet über die Fixation der tpH-Elektrode mittels einer Vakuumhohlkappe [197]. Hierdurch sollen Verschiebungen der Elektrodenspitze vermieden und eine konstante Eindringtiefe gewährleistet sein. Flynn und Kelly [48] fanden eine befriedigende Registrierqualität in 87 % der Fälle.

Aufgrund der invasiven Technik der Methode hat sich dieses Verfahren in der Überwachung des Feten bisher nicht durchsetzen können. Weitere Untersuchungen sind seit 1989 [216] nicht erfolgt. Versuche werden derzeit mit einer Elektrode aus Polyvinylchlorid (PVC) durchgeführt [226]. Es bleibt abzuwarten, ob mit dieser Meßtechnik zukünftig der Durchbruch gelingt.

[!] Die Bestimmung der Lactat-Konzentration während der Geburt aus dem Blut der Kopfhaut des Feten ist durch die Entwicklung eines Mikroverfahrens möglich geworden!

verfügbar (Lactate Card; KDK Corporation, Kyoto, Japan). Nach diesen Untersuchungen beträgt die Lactat-Konzentration in der A. umbilicalis bei unauffälligen spontanen Entbindungen 1,87 (0,94) mmol/L und bei operativen Entbindungen 2,44 (SD 1,70) mmol/L [228]. Ähnliche Erlebnisse wurden auch von Shirey et al. (1996) bei Entbindungen durch Kaiserschnitt erhalten [213]. Es besteht eine gute Korrelation zwischen der Lactat-Konzentration und dem pH-Wert, bzw. BE sowie der Nabelvene und der Nabelarterie (Abb. 8-33, 8-34). Analysen konnten ferner zeigen, daß die Bestimmung des Lactats ein empfindlicheres Instrument darstellt als die pH-Abnalyse, um einen reduzierten Apgar-Score und eine geringe bis schwere hypoxisch-ischämische Enzephalopathie vorherzusagen [111].

Auf Grund der schnellen Verfügbarkeit der Messung und der geringeren Störanfälligkeit wird diese Methode zukünftig möglicherweise die Bestimmung des pH-Wertes aus dem Scalpblut und dem Nabelarterienblut ersetzen.

3 Zentralisation des fetalen Kreislaufs

3.1 Hautdurchblutung

Heizstrom

Eine Information über die Durchblutung der fetalen Kopfhaut wird durch die Bestimmung des tc-pO_2 erhalten. Bei Hypoxie des Feten erfolgt durch die Freisetzung von Adrenalin und Noradrenalin eine Vasokonstriktion des Kapillarbetts der Haut. Damit nimmt die transkutan-arterielle pO_2-Differenz zu (siehe auch Abschnitt 1 „Meßverfahren zur Bestimmung der fetalen Sauerstoffversorgung").

Die relative **lokale Perfusion der Haut** kann durch Applikation von Wärme unter Kenntnis der aufzubringenden Heizleistung bestimmt werden [177]. Schlecht perfundiertes Gewebe transportiert weniger Wärme als die gut durchblutete Haut. So fällt denn auch bei Ausbildung eines fetalen Schocksyndroms die relative lokale Perfusion der Haut ab [90, 91]. Die Schwierigkeit dieser Methode besteht derzeit noch im Mangel, einen „normalen" Wert für die Heizleistung zu bestimmen, so daß zur Zeit nur relative Änderungen der Durchblutung ermittelt werden können.

Es wäre zu wünschen, wenn der Entwicklung dieser Methode zukünftig mehr Aufmerksamkeit geschenkt würde, weil damit die Zentralisation des fetalen Kreislaufs während der Geburt sehr früh erfaßt werden könnte.

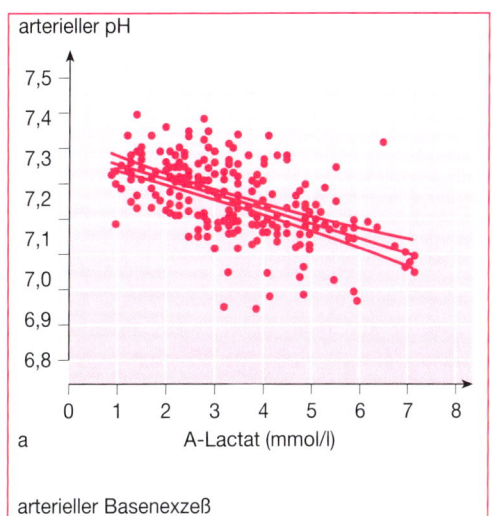

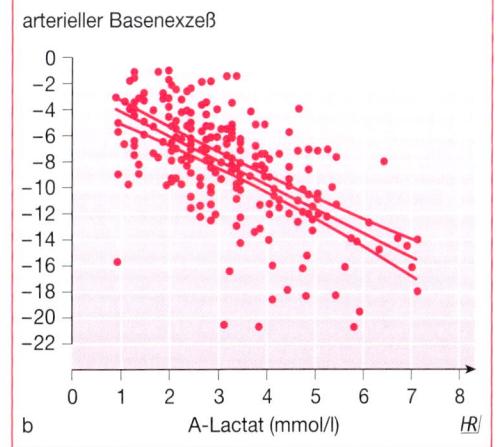

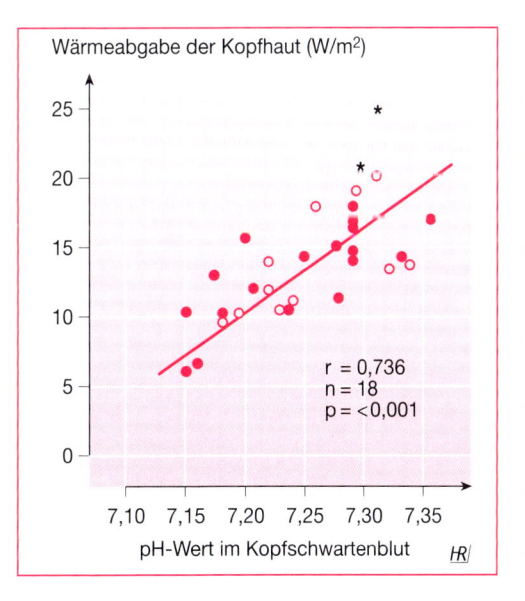

Abb. 8-34

a) Die Korrelation zwischen der Lactat-Konzentration der Nabelschnurarterie und dem pH-Wert im arteriellen Nabelschnurblut (n = 260, r = 0,55, p = < 0,001, pH = 7,32–0,04 × La).
b) die Korrelation zwischen der Lactat-Konzentration der Nabelschnurarterie und dem Basenexzeß im arteriellen Nabelschnurblut (n = 241, r = 0,63, p < 0,001, BE_a = 2,40 –1,86 × La).

Abb. 8-35

Die Wärmeabgabe der fetalen Haut (vor der Blutabnahme) in Beziehung zum pH-Wert im Kopfschwartenblut des Feten. Die Wärmeabgabe beträgt bei normalem pH-Wert (7,30 bis 7,35) etwa 15 bis 20 W/m². Bei Ausbildung einer Azidose fällt die Wärmeabgabe über die Haut des Feten ab. Die einzelnen roten Punkte (nah), Kreise (weit) und Sterne (*, sehr weit) geben den Zeitpunkt der Messung in Beziehung zur Geburt wieder (nach Rudelstorfer et al. [191].

Wärmeabgabe

Die Bestimmung der Wärmeabgabe scheint wesentlich geeigneter, den Zustand des Feten während der

Geburt zu beschreiben [189, 191, 192]. Der Meßfühler besteht aus einem Thermoelement, dessen Stromfluß (W/m^2) proportional dem Wärmefluß pro Flächeneinheit und Zeit ist. Bei Entwicklung einer Azidose nimmt der Wärmefluß (heat flux) linear in engen Grenzen ab (Abb. 8-35). Ob jedoch die Abnahme des Wärmeflusses Ausdruck einer reduzierten Wärmeproduktion des Feten [190] oder Zeichen einer Vasokonstriktion der fetalen Haut oder von beidem ist, ist bisher nicht beantwortet.

Neuere Ergebnisse zeigen, daß offenbar während der Geburt eine gute Diskriminierung zwischen azidotischem Feten zu einer Kontrollgruppe in oben beschriebenem Sinne besteht [214]. Es wird aber auch deutlich, daß die Meßmethode aufgrund der großen Streuung der Einzelwerte einen Einsatz in der Routine noch nicht finden kann.

Laser-Doppler-Flußmessung

Für die Laser-Doppler-Flußmessung (LDF) findet ein Helium-Neon-Laser Anwendung. Das durch die Doppler-Verschiebung veränderte reflektierte Licht wird über eine Photodiode gemessen und analysiert. In tierexperimentellen Untersuchungen konnte der Einfluß der Hypoxämie auf den Blutfluß der Haut nachgewiesen werden. Die Anwendung während der Geburt wurde ebenfalls simultan mit dem tc-pO$_2$ vorgenommen. Dabei zeigte sich, daß mit dem Abfall des Laser-Doppler-Flusses auch der tc-pO$_2$ abfiel [1]. Zur Zeit ist nicht erkennbar, daß die LDF eine breite Anwendung in der Klinik haben wird.

3.2 Dopplerfluß

Die Unsicherheiten in der Interpretation von Veränderungen des Kardiotokogramms und auch das Wissen um die begrenzte Aussagekraft der Herzfrequenz während der Geburt haben nach Methoden suchen lassen, die es ermöglichen, neben der Kontrolle metabolischer Parameter auch eine Information über die Zentralisation des fetalen Kreislaufs zu erhalten. Während der Schwangerschaft hat die Dopplersonographie eine breite Anwendung, ihr Einsatz während der Geburt ist zur Zeit noch begrenzt.

Die Anwendung der Dopplersonographie während der Geburt hat zum Ziel, die Zentralisation des fetalen Kreislaufs durch die Hypoxämie nachzuweisen bzw. ihre graduelle Änderung im Verlauf der Geburt zu messen. Obgleich nachgewiesen werden konnte, daß während variabler Dezelerationen der Resistance-Index (RI) ansteigt [141, 195], sind die bisher vorgelegten Ergebnisse nicht überzeugend. Es besteht weder eine Korrelation des Resistance-Index der Nabelarterie zum pH-Wert im Scalpblut noch zum pH-Wert in der Nabelarterie (Abb. 8-36) [209].

Es wäre zukünftig sinnvoll, in Verlaufsstudien die Veränderungen der maximalen und der enddiastolischen Blutflußgeschwindigkeit in verschiedenen Gefäßen des Feten zu messen und zur Änderung der Lactatkonzentration im Scalpblut und zum CTG-Score-Gießen in Beziehung zu setzen.

3.3 Das fetale EKG zur Diagnose der Myokardleistung

Bei der Registrierung der fetalen Herzfrequenz liefert die R-Zacke des fetalen EKG den Triggerimpuls. Der Verlauf des QRS-Komplexes fand bis Mitte der 80er Jahre jedoch keine Beachtung. Erste Untersuchungen wurden 1985 mit der Frage durchgeführt, ob eine zusätzliche Information aus den Veränderungen des QRS-Komplexes in Relation zur T-Welle für die Ausbildung einer fetalen Hypoxämie während der Geburt zu erhalten ist [146]. Von 46 Fällen hatten 26 % ein normales CTG und 67 % keine Veränderungen der ST-Strecke. Bei einem normalen CTG betrug der T/QRS-Quotient 0,20 (SD 0,11). Das Verhältnis stieg auf 0,27 (SD 0,17) an, wenn CTG-Veränderungen auftraten. Es bestand eine lineare Korrelation zwischen dem T/QRS-Quotienten und der Lactatkonzentration im Nabelschnurblut.

Diese Beobachtungen wurden durch tierexperimentelle Untersuchungen an Schaf- und Meerschweinchenfeten untermauert. Der durch Beta-

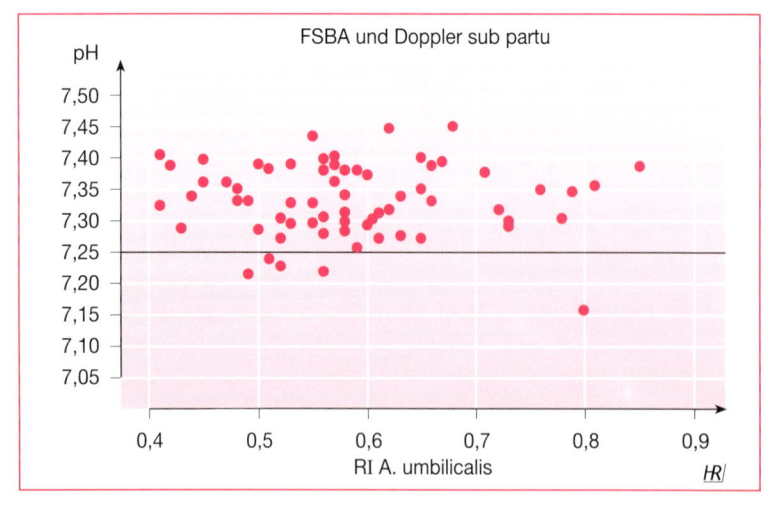

Abb. 8-36
Ergebnisse fetaler Skalpblutanalysen und gleichzeitig durchgeführter dopplersonographischer Untersuchungen sub partu (75 Einzelmessungen) (RI = Resistance-Index) [209].

Adrenorezeptoren stimulierte Abbau des myokardialen Glykogens und der Anstieg des Adrenalins korrelierte mit dem Anstieg der T-Amplitude [59, 188]. In späteren Untersuchungen konnte dieselbe Arbeitsgruppe zeigen, daß bei völlig unauffälligen Feten der T/QRS-Quotient 0,148 mit einer Standardabweichung von 0,048 betrug [147]. Auch Newbold et al. (1995) konnten einen Anstieg während der uterinen Kontraktionen von 0,42 auf 1,57 nachweisen [169]. Damit steht eine Methode zur Verfügung, die zusätzlich zum CTG den myokardialen Erregungsablauf des Feten unter dem Einfluß der Hypoxämie reflektiert [6]. In einer umfangreichen randomisierten Untersuchung wurde an 2400 Fällen belegt, daß unter dem Einsatz der kombinierten CTG und T/QRS-Messung die Häufigkeit der Kaiserschnittoperation signifikant zurückging [227]: 1,2 % gegenüber 2,4 %. Die Häufigkeit der Azidosen (pH < 7,15 : 8,3 %; pH < 7,05 : 2,1 %) war in beiden Gruppen jedoch nicht signifikant voneinander unterschieden.

In einer umfangreichen Analyse haben Rosen und Luzietti 1994 das STAN-System (ST-Analysis) einer kritischen Wertung unterzogen. Sie empfehlen die Anwendung nur in Verbindung mit dem Kardiotokogramm. In einer randomisierten kontrollierten Studie an 2164 Frauen mit CTG-Registrierung (CTG-Gruppe) und 2228 Frauen mit gleichzeitiger ST-Analyse (CTG- + ST-Gruppe) konnte gezeigt werden, daß der Nachweis einer fetalen Hypoxämie besser gelingt, als mit dem CTG allein [4]. Offenbar wird diese Beobachtung auch von anderen Autoren gemacht. Eine europäische Studie [156] an 618 Patienten hat jedoch zeigen können, daß die Methode noch nicht die Zuverlässigkeit im routinemäßigen klinischen Einsatz aufweist. Es wird die Aufgabe weiterer Studien sein, diese interessante Methode von ihren Anwendungs- und Interpretationsfehlern zu befreien, um den Nachweis einer fetalen Hypoxämie während der Geburt als Entscheidungshilfe für operative Entbindungen zu erleichtern.

4 Stimulationsteste

4.1 Kopfhautreizung

Die Beobachtung, daß der Fetus bei der Stichinzision der Kopfhaut zur Blutgewinnung (MBA) in einigen Fällen mit einem Anstieg der fetalen Herzfrequenz reagiert, hat zur Verwendung als diagnostischen Test geführt. Eine digitale Stimulation führte in 51 von 108 Fällen (47,2 %) zu einer positiven Reaktion: die Herzfrequenz stieg um mehr als 15 Schläge an und dauerte mehr als 15 Sekunden. In 50 Fällen war die gleiche Reaktion auch bei Stimulation des Feten durch die MBA zu erhalten. In allen Fällen betrug der pH-Wert < 7,20 [39]. Damit ist es möglich, eine schwere Azidose weitgehend auszuschließen. Zu ähnlichen Ergebnissen gelangten auch Skupski et al. [215].

4.2 Vibroakustische Stimulation

Es besteht wohl generelle Übereinstimmung, daß ein Fetus, der fetale Bewegungen in Verbindung mit Akzelerationen der fetalen Herzfrequenz zeigt, eine ausreichende Sauerstoffversorgung hat. Feten mit unzureichender Oxygenation schränken ihre Bewegungen sehr früh ein, um dem O_2-Defizit durch eine Reduktion des O_2-Verbrauchs zu begegnen. Der Zusammenhang, der zwischen fetalen Bewegungen, fetaler Herzfrequenz und akustischer Stimulation besteht, kann zur Diagnose einer gestörten fetalen Oxygenation während der Geburt genutzt werden.[1] Darauf hat bereits Ohel et al. hingewiesen [173].

Polzin et al. haben bei 100 Frauen während der Geburt die Herzfrequenzreaktion des Feten auf eine akustische Stimulation (81 Hz und 81 db in 1 m Abstand in Luft) untersucht und mit dem pH-Wert im Scalpblut verglichen [180a]. Die Stimulation erfolgte für 5 Sekunden am Bauch der Mutter. Die Reaktion der fetalen Herzfrequenz wurde als positiv eingestuft, wenn die Herzfrequenz um 15 Schläge oder mehr anstieg und mehr als 15 Sekunden dauerte. Sie wurde als negative beurteilt, wenn keine Reaktion erfolgte. Die erste Gruppe zeigte einen pH-Wert von 7,29 im Scalpblut und 7,24 im Blut der Nabelarterie, während bei der nicht reaktiven Gruppe beide Werte signifikant niedriger waren: pH s 7,20; pH NA 7,17. Die Sensitivität und Spezifität des Testes betrug 90 % bzw. 80 %. Der negative Vorhersagewert war mit 98 % sehr hoch. Das bedeutet, daß Kinder mit guter Reaktion der fetalen Herzfrequenz auf die akustische Stimulation keine Azidose unter pH 7,20 aufweisen, während Feten mit geringer oder keiner Reaktion in 79 % einen pH-Wert von > 7,20 haben.

Die Ergebnisse konnten durch andere Autoren bestätigt werden [39a, 84, 85, 200]. Auch eine kürzlich erfolgte Untersuchung von Lin et al. (2001) zeigte, daß nach vibroakustischer Stimulation bei Kindern von 113 Frauen die Spezifität der Methode für pH-Werte von < 7,20 bei 93 % lag (Tabelle 8-9 und 8-10).

Auch tierexperimentelle Untersuchungen zeigen, welche Auswirkungen durch die vibroakusti-

---

[1] *Der Zusammenhang, der zwischen fetalen Bewegungen, fetaler Herzfrequenz und akustischer Stimulation besteht, kann zur Diagnose einer gestörten fetalen Oxygenation während der Geburt genutzt werden!*

Tabelle 8-9
Die Beziehung zwischen der Reaktion des Feten auf die vibroakustische Stimulation (VAS) und der fetalen Azidose, definiert als pH-Wert < 7,20 während der Eröffnungsperiode (first stage; n = 53) und der Austreibungsperiode (second stage; n = 60) [148]

	fetaler Blut-pH-Wert	VAS-Reaktionen			Vergleich zwischen akzelerierender und keiner/dezelerierender Reaktion	
		akzelerierend	biphasisch	keine/dezelerierend	Fisher's Exact Test	OR (95% CI)
First Stage (n = 53)	pH ≥ 7,20	25	7	2		
	pH < 7,20	7	6	6		
	Azidose	22 %	46 %	75 %	p = 0,008	10,7 (1,9–57,0)
Second Stage (n = 60)	pH ≥ 7,20	28	16	4		
	pH > 7,20	3	3	4		
	Azidose	10 %	16 %	60 %	p = 0,0003	14,0 (2,6–74,8)
Kombination (n = 113)	pH ≥ 7,20	53	23	6		
	pH < 7,20	10	9	12		
	Azidose	16 %	28 %	67 %	p = 0,0001	10,6 (3,3–34,0)

Tabelle 8-10
Der Vergleich zwischen fehlender Reaktion der Herzfrequenz auf fibroakustische Stimulation (VAS) und zwei Grenzwerten der fetalen Azidose: pH < 7,20 vs. pH < 7,10 [148].
PPV: positiver Vorhersagewert; NPV: negativer Vorhersagewert

Alle Patienten n = 113	pH	Sensitivität	Spezifität	PPV	NPV
Patienten mit	< 7,20	39 % (12/31)	93 % (76/82)	67 %* (12/18)	80 % (76/95)
negativer VAS	< 7,10	50 % (2/4)	85 % (93/109)	11 % (2/18)	98 % (93/95)

* p = 0,002

sche Stimulation auf die fetale Herzfrequenz und das fetale Elektrokortikogramm erfolgen. Sie zeigen einen Anstieg der Herzfrequenz und der Kurzzeit- und Langzeitvariabilität verbunden mit einem Anstieg der kortikalen Aktivität [8]. Innenohrschäden und neurologische Entwicklungsstörungen wurden durch die Stimulation bei Langzeituntersuchungen nicht beobachtet [172].

Die durch die akustische Stimulation des Feten hervorgerufene Herzfrequenzerhöhung ist in unklaren Fällen von CTG-Registrierungen ein Parameter, der sich als nützlich für die Differentialdiagnostik erweisen kann.! Für die Stimulation steht ein Gerät mit 90,6 und 96,0 db (A) (Servox AG, Fevas – Fetale vibroakustische Stimulation) zur Verfügung.

!Die durch die akustische Stimulation des Feten hervorgerufene Herzfrequenzerhöhung ist in unklaren Fällen von CTG-Registrierungen ein Parameter, der sich als nützlich für die Differentialdiagnostik erweisen kann!

Kardiovaskuläre und metabolische Veränderungen beim Feten durch Therapie der Mutter

1 Tokolyse in der Eröffnungsperiode und in der Austreibungsperiode

1.1 Dosis-Wirkungs-Beziehungen von Fenoterol

Bei orientierenden Untersuchungen zur tokolytischen Wirksamkeit verschiedener Dosen des Tokolytikums Fenoterol (Partusisten®) während der Geburt zeigte sich, daß die Ansprechbarkeit der Uterusmuskulatur variiert [119]. Eine kontinuierliche Infusion von 0,01 μg/kg KG Fenoterol pro Minute führte bereits nach zehn Minuten zu einer

Tabelle 8-11
Indikationen zur intrapartalen Tokolyse (nach Künzel [133])

1. **Regulierung pathologischer Wehentätigkeit**
   bei:
   - Polysystolie
   - Hypersystolie
   - Diskoordination
   - Hypertonus

   Anwendung von Fenoterol:
   0,005 bis 0,02 µg/kg KG × min als Dauerinfusion

   Beachte: Die Infusion ist auf die tokolytische Wirkung im Einzelfall abzustimmen. Zu Beginn kann eine einmalige Injektion von 10 bis 20 µg/min notwendig werden.

2. **Notfalltokolyse – intrauterine Reanimation**
   bei:
   - Dauerkontraktion des Uterus und Polysystolie begleitet vom Abfall der fetalen Herzfrequenz
   - Nabelschnurvorfall

   Anwendung von Fenoterol:
   Einmalige langsame Injektion von 20 µg/min intravenös. Die Injektion kann nach 3 Minuten wiederholt werden. Eventuell im Anschluß an die Injektion 2 bis 3 µg/min als Dauerinfusion.

   Beachte: Die Injektion ist in Seitenlage der Patientin durchzuführen, um einen weiteren Blutdruckabfall durch Ausbildung eines V.-cava-Okklusionssyndroms vorzubeugen.

3. **Vorbereitung und Durchführung operativer Eingriffe**
   bei:
   - Sectio caesarea:
     während der operativen Vorbereitung
     während der Entwicklung des Kindes
   - Querlage: s. Sectio caesarea
   - Vakuumextraktion, Forzepsentbindung:
     während der operativen Vorbereitung,
     z. B. nach länger dauernder Bradykardie
   - Placenta praevia: s. Sectio caesarea
   - partielle vorzeitige Ablösung: s. Sectio caesarea
   - EPH-Syndrom: s. Sectio caesarea
   - Nabelschnurvorfall: s. Sectio caesarea
   - Wendung des 2. Zwillings aus Querlage

   Anwendung von Fenoterol:
   - während der operativen Vorbereitung
     2,5 µg/min als Dauerinfusion
   - vor Entwicklung des Kindes bei Sectio caesarea oder Querlage 20 µg/min als Bolusinjektion

   Beachte: Nach Entwicklung des Kindes ist der relaxierte Uterus mit Oxytocin-Methergin® (1 Amp. Syntometrin® i. v.) zur Kontraktion zu bringen. Dem Blutdruckabfall ist durch Infusion von Plasmaersatzlösungen vorzubeugen.

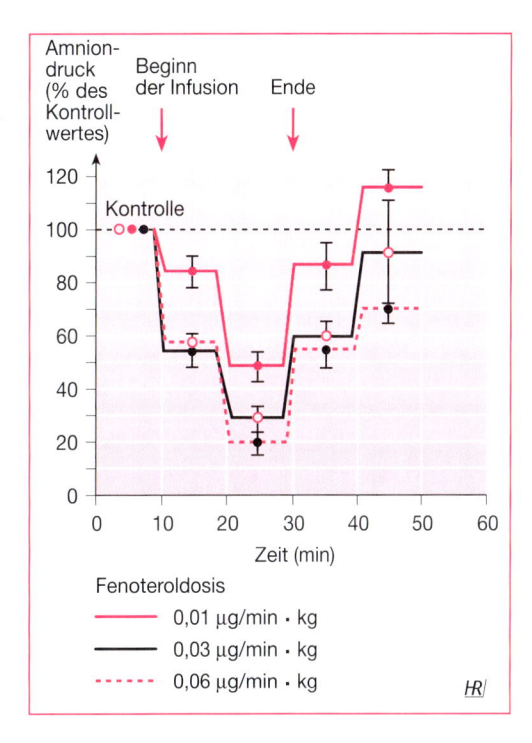

Abb. 8-37
Der Amniondruck während der Infusion von 0,01 µg/kg × min, 0,03 µg/kg × min und 0,06 µg/kg × min Fenoterol. Der Amniondruck wurde planimetrisch für eine Dauer von zehn Minuten bestimmt. Die Änderungen während und nach der Infusion von Fenoterol sind in Prozent des Kontrollwerts angegeben (nach Künzel und Reinecke [119]).

deutlichen Kontraktionshemmung (um 20 %). Diese Hemmung der uterinen Kontraktion war stärker ausgeprägt nach 20 Minuten (50 %). Mit Steigerung der Dosis war auch die Hemmung der uterinen Kontraktionen zu erhöhen, jedoch war mit weiterer Zunahme der Dosis die Wehentätigkeit nicht vollständig zu unterdrücken. Selbst bei hohen Infusionsmengen (0,06 µg/kg KG × min) betrug der Bereich der Wehenhemmung 60 bis 95 % des Kontrollwerts (Abb. 8-37). Dies war von den Kontraktionen abhängig, die vor der Infusion bestanden [119, 120]. Nach Absetzen der Infusion war bei niedriger Dosierung 20 Minuten nach der Beendigung der Infusion die Wehentätigkeit vor Infusion wieder erreicht, während bei hoher Dosierung zu dieser Zeit die vorher bestehende Wehentätigkeit noch nicht wieder normalisiert war. Die gute Steuerbarkeit der Wehentätigkeit durch Infusion eines Tokolytikums lassen diese Substanzen in besonderem Maße geeignet erscheinen, fetale Hypoxien, kurzfristig oder auf Dauer, z. B. als vorbereitende Maßnahme für eine operative Therapie, zu beseitigen. Es ergeben sich somit drei Indikationsbereiche für den Einsatz eines Tokolytikums während der Geburt (Tab. 8-11) [121].

1.2 Regulierung pathologischer Wehentätigkeit

Der wehenregulierende Effekt tokolytischer Substanzen wurde am Beispiel des Buphenin-HCl (Dilatol®, Nylidrin®) untersucht [183]. Nach Injektion von 5 mg nahm die Häufigkeit der Wehen und der Grundtonus der Uterusmuskulatur ab, es erfolgte aber auch eine signifikante Abnahme des Intervallverhältnisses; das bedeutet, daß unter dem Einfluß des Tokolytikums die Wehentätigkeit reguliert wurde.

Die Indikation für die **Tokolyse in der Eröffnungsperiode** ist gegeben, wenn die Kontraktionen mit Zeichen der fetalen Hypoxämie, d. h. mit Dezelerationen einhergehen. Dabei ist es nicht von Bedeutung, ob diese Dezelerationen in ihrer Form spät oder variabel sind. Unabhängig vom Muster der Dezeleration spielt beim Einsatz eines Tokolytikums in der Eröffnungsperiode die Frage eine Rolle, ob diese Dezelerationen durch eine pathologische Wehentätigkeit, d. h. durch Polysystolie, Hypersystolie, unkoordinierte Wehentätigkeit oder Steigerung des basalen uterinen Tonus ausgelöst werden, schon bei geringer Wehentätigkeit vorkommen oder lageabhängig sind. Nur bei pathologischer Wehentätigkeit ist der Einsatz eines Tokolytikums in der Eröffnungsperiode als Langzeittherapie sinnvoll und vertretbar.! Mit Normalisierung des basalen uterinen Tonus, Regulierung von Wehentätigkeit, Wehenstärke und Wehendauer ist in vielen Fällen nicht nur eine Normalisierung der uterinen Perfusion zu erzielen, sondern es werden auch die Störungen der umbilikalen Zirkulation beseitigt oder zumindest gemildert. Treten dagegen Zeichen der fetalen Hypoxie bereits bei geringen Kontraktionen des Uterus auf, ist eine Tokolyse in der Eröffnungsperiode nur dann indiziert, wenn damit gleichzeitig auch die Vorbereitungen für eine operative Entbindung getroffen werden.!!

!*Nur bei pathologischer Wehentätigkeit ist der Einsatz eines Tokolytikums in der Eröffnungsperiode als Langzeittherapie sinnvoll und vertretbar!*

!!*Treten Zeichen der fetalen Hypoxie bereits bei geringen Kontraktionen des Uterus auf, ist eine Tokolyse in der Eröffnungsperiode nur dann indiziert, wenn damit gleichzeitig auch die Vorbereitungen für eine operative Entbindung getroffen werden!*

Abb. 8-38
Änderung der fetalen Herzfrequenz in Abhängigkeit von der Änderung der Uterusdurchblutung. Die fetale Herzfrequenz fällt stärker ab, wenn die Durchblutung um mehr als 40 % reduziert wird (nach Künzel und Kastendieck [125]).
● *Reaktion auf 1,5 IE Oxytocin,* ▲ *4 min nach Fenoterolinjektion,* ■ *V.-cava-Okklusion.*

fetale Herzfrequenz (% der Kontrolle)

FHR = 25,7 log UBF −17,2
r = 0,869
2α < 0,001

Uterusdurchblutung (% der Kontrolle)

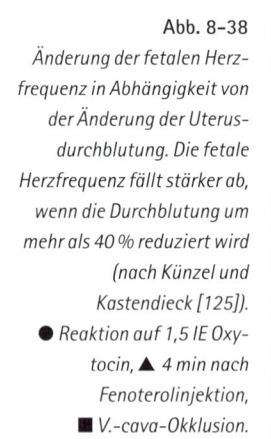

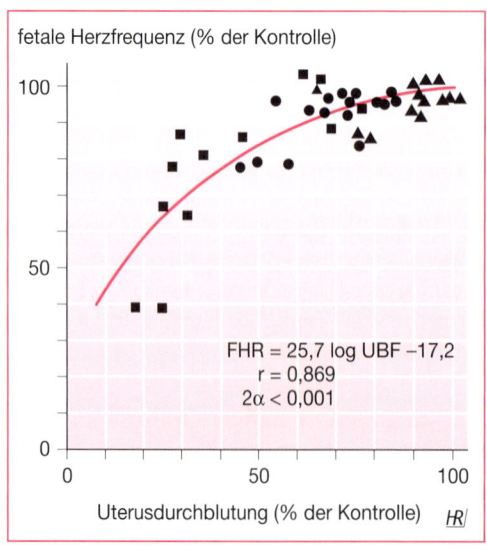

1.3 Einfluß der Tokolyse auf die Mutter und den Fetus in utero

Notfalltokolyse – intrauterine Reanimation

Bei einem geburtshilflichen Notfall ist gewöhnlich das ungeborene Kind in hoher Lebensgefahr. Der Abfall der fetalen Herzfrequenz, der dabei gewöhnlich auftritt, ist das sichtbare Zeichen der fetalen Gefährdung durch Hypoxämie. Die gleichzeitige maternale Gefährdung, z. B. durch Blutung bei Placenta praevia, septischem Schock oder Eklampsie, ist selten. Uterine Hyperaktivität findet man in 17 % der Geburten [199]. Sie äußert sich in verstärkten und verlängerten Kontraktionen des Uterus bis zur Dauerkontraktion.

Die Injektion eines Tokolytikums normalisiert in der Regel die fetale Oxygenation durch Verbesserung der uterinen bzw. umbilikalen Zirkulation sichtbar am Anstieg der fetalen Herzfrequenz.

Maternale Reaktionen

Jede tokolytische Therapie geht mit Nebenwirkungen bei der Mutter einher [96]. Es sollte deshalb sichergestellt sein, daß für den Einsatz des Tokolytikums keine Kontraindikationen vorliegen. Zu den **Kontraindikationen** gehören:

- Herzerkrankungen
- Thyreotoxikose
- Augenwinkelglaukom
- Unverträglichkeit von Beta-Sympathomimetika
- starke Blutung bei Placenta praevia
- totale vorzeitige Plazentaablösung bei totem Feten

Es sind metabolische und kardiovaskuläre Veränderungen, die im Rahmen einer Tokolyse auftreten. Die wesentlichen kardiovaskulären Auswirkungen dieser Therapie bestehen im Anstieg der maternalen Herzfrequenz und im Abfall des maternalen Blutdrucks. Der Abfall des Blutdrucks ist von der infundierten bzw. injizierten Menge des Tokolytikums abhängig [119]. Bei Kurzzeitinjektion eines „tokolytischen Bolus" ist danach auch mit stärkeren kardiovaskulären Reaktionen zu rechnen. Dennoch erfolgt trotz Abfall des maternalen Blutdrucks eine Verbesserung der fetalen Oxygenation, wenn damit die uterine Kontraktion beseitigt und die Ursache für die Reduktion der uterinen Perfusion behoben werden kann. Obgleich mit Injektion eines Tokolytikums der arterielle Mitteldruck abfällt, bleibt der Perfusionsdruck zunächst konstant, da durch den Abfall des Amniondrucks und des intervillösen Blutdrucks dieser Blutdruckabfall kompensiert wird. Die Normalisierung der uterinen Durchblutung wird somit in erster Linie durch eine Reduktion des uterinen Gefäßwiderstands eingeleitet und damit die fetale Oxygenation verbessert.[I]

Auswirkungen auf den Fetus

Der Einfluß einer tokolytischen Therapie auf die fetale Oxygenation ist am Verlauf der fetalen Herzfrequenz ablesbar. Gewöhnlich fällt mit der Dauerkontraktion des Uterus, wie sie gelegentlich am Ende der Austreibungsperiode auftritt, die fetale Herzfrequenz ab. Klinische Beobachtungen und tierexperimentelle Studien weisen darauf hin, daß dem Abfall der Herzfrequenz der Anstieg des Amniondrucks und – daraus resultierend – der Abfall der uterinen Durchblutung mit Einschränkung der fetalen Oxygenation zugrunde liegt [20]; Übersicht bei [132] (Abb. 8-38). Geringe Kontraktionen des Uterus führen in der Regel nicht zur Einschränkung der fetalen O_2-Versorgung, sondern erst die stärkeren, kräftigeren Kontraktionen der Austreibungsperiode. In nahezu allen Situationen von hyperaktiver Wehentätigkeit ist durch die Infusion eines Tokolytikums in der frühen Austreibungsperiode eine Verbesserung der fetalen Oxygenation zu erzielen [102, 120].[II] Mit einer Bolusinjektion von 50 µg Fenoterol und Dauerinfusion von 2,5 µg/min Fenoterol konnte eine deutliche Zunahme des pH-Werts und Abnahme des Basendefizits erreicht werden. Das Ausmaß der Änderung beider Parameter war vom pH-Wert vor Infusion und vom Basenexzeßwert vor Infusion abhängig (Abb. 8-39). Bei normalem pH-Wert erfolgten erwartungsgemäß nur geringe Änderungen durch die Tokolyse; sie betrugen jedoch etwa 0,10 Einheiten, wenn der pH-Wert vor Infusion 7,20 betrug. Gleiche Änderungen waren auch für den Basenexzeßwert nachweisbar.

Bei Untersuchungen an einem großen klinischen Krankengut konnte der positive Effekt der Notfalltokolyse gesichert werden [105] (Tab. 8-12; siehe auch Bd. 7, Kap. 2).

Bei Durchsicht der Kardiogramme von 930 Geburten war in 81 Fällen (9 %) eine Notfalltokolyse indiziert, aber nur in 42 Fällen durchgeführt worden. Der Vergleich der pH-Werte des Basenexzesses, des pO_2 im Nabelarterienblut und des Apgar-Scores zeigte eindrucksvoll die Unterschiede zwischen beiden Gruppen. Sogar die vaginal-operative Entbindungsfrequenz war mit 33 % gegenüber 49 % geringfügig reduziert.

Versager dieser Notfalltokolyse sind selten. Sie werden möglicherweise durch einen zu starken Blutdruckabfall der Mutter oder aber auch durch Kompression der Nabelschnur bei schon tiefstehendem Kopf verursacht. Durch den Versuch, den Kopf im Becken hochzuschieben, läßt sich in einigen Fällen eine mögliche Kompression beheben. Dies sollte versucht werden, während die Vorbereitungen für die operative Entbindung getroffen werden.

In einer umfangreichen Literaturübersicht konnte bestätigt werden, daß nachteilige Effekte der tokolytischen Therapie auf den Feten nicht nachzuweisen sind [101].

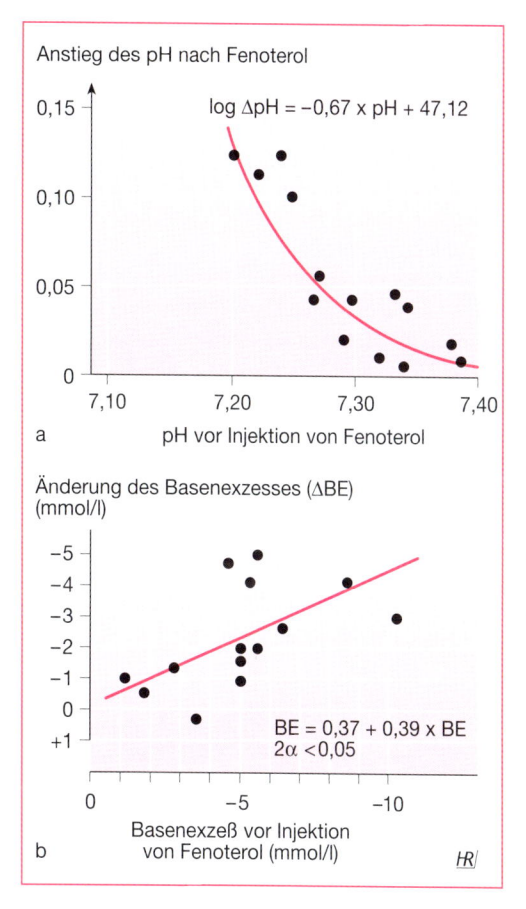

Abb. 8-39
Nach Injektion von 50 µg Fenoterol steigt der pH-Wert (a) an, und der Basenexzeßwert (b) fällt ab. Mit dieser Therapie ist somit die metabolische Situation des Feten durch einen Anstieg der fetalen Oxygenation zu verbessern (nach Kastendieck [102]).

[I] *Die Normalisierung der uterinen Durchblutung wird somit in erster Linie durch eine Reduktion des uterinen Gefäßwiderstands eingeleitet und damit die fetale Oxygenation verbessert!*

[II] *In nahezu allen Situationen von hyperaktiver Wehentätigkeit ist durch die Infusion eines Tokolytikums in der frühen Austreibungsperiode eine Verbesserung der fetalen Oxygenation zu erzielen!*

2 Volumenersatzlösungen zur Verbesserung der uteroplazentaren Perfusion

Der Uterus gehört im Schock **nicht** zu den bevorzugt perfundierten Organen wie Herz und Gehirn, sondern er ist – da er keine Autoregulation besitzt [60] – an der Zentralisation des Kreislaufs ebenso beteiligt wie die Haut oder die Muskulatur [116]. Bei starker Blutung, im operativen Streß, bei anderen traumatischen Einwirkungen auf den maternalen Organismus (z. B. bei Unfällen, möglicherweise aber auch beim protrahierten Geburtsverlauf) ist mit einem Abfall der uterinen Durchblutung durch eine Zunahme des Strömungswiderstands in den Uterusgefäßen zu rechnen. Dies ist um so mehr anzunehmen, wenn gleichzeitig auch der arterielle Blutdruck erniedrigt ist.

Wie tierexperimentelle Untersuchungen zeigen [133], konnte durch die rasche Infusion von niedermolekularem Dextran die uterine Perfusion nicht nur durch die Anhebung des arteriellen Blutdrucks, sondern insbesondere durch die Erniedrigung des uterinen Gefäßwiderstands gesteigert werden. Eine Verbesserung der fetalen Oxygenation ist auch beim Feten sub partu zu erreichen, wenn der pO_2 vor der Infusion von Dextran 40 erniedrigt ist. Ein zuverlässiges Maß für die Zentralisation des maternalen Kreislaufs gibt es jedoch bisher nicht. Mit der Volumentherapie wird man sich deshalb an die bisher üblichen objektiven Kriterien der Schockdiagnostik, wie Blutdruck, Blutdruckamplitude, Herzfrequenz, zentraler Venendruck sowie Harnausscheidung pro Stunde und an subjektive Kriterien, wie Beurteilung der Hautdurchblutung, Hauttemperatur und Perfusion der Fingernägel halten müssen. In welchem Maß der Uterus in die Zentralisation einbezogen ist, läßt sich ebenfalls mit den derzeit verfügbaren Methoden nicht feststellen. Nur von der Auswirkung der reduzierten Uterus-

Tabelle 8-12
Intrauterine Reanimation während der Geburt im Vergleich zu Neugeborenen, bei denen eine intrauterine Reanimation notwendig gewesen wäre, aber nicht erfolgte. Neugeborene mit intrauteriner Reanimation haben einen besseren Säure-Basen-Status und einen besseren Apgar-Score bei Geburt als ohne intrauterine Reanimation (nach Kastendieck et al. [105])

		Intrauterine Reanimation (n = 42)	Keine intrauterine Reanimation (n = 39)	Fehlerwahrscheinlichkeit
pH	UA*	7,28 ± 0,05	7,20 ± 0,06	< 0,001
	UV**	7,37 ± 0,06	7,29 ± 0,06	< 0,001
pCO_2 (mmHg)	UA	48,1 ± 11,4	53,0 ± 11,6	< 0,05
	UV	38,1 ± 7,5	42,2 ± 9,0	< 0,05
BE (mmol/l)	UA	8,2 ± 3,6	−11,6 ± 3,9	< 0,001
	UV	5,4 ± 3,4	−8,9 ± 3,6	< 0,001
pO_2 (mmHg)	UA	14,5 ± 4,6	12,7 ± 3,7	< 0,05
	UV	25,8 ± 9,0	20,2 ± 7,2	< 0,01
Apgar 8–10	(%)	83	54	
(nach 1 min) ≤ 7	(%)	17	46	< 0,01
Terminale Bradykardie	(min)	1,50 ± 1,5	4,50 ± 3,3	< 0,01
Spontangeburt	(%)	67	51	
Operative Entbindung	(%)	33	49	

* Umbilikalarterie; ** Umbilikalvene

Tabelle 8-13
Einfluß des maternalen CO_2-Drucks auf den Transport von Sauerstoff zum Feten (Mittelwerte ± Standardabweichungen; nach Wulf et al. [235])

	„normale" Luftatmung x̄ (SD)	Hyperventilation mit Luft x̄ (SD)	„normale" Atmung von Sauerstoff x̄ (SD)	Hyperventilation mit Sauerstoff x̄ (SD)	forcierte Atmung mit Carbogen (5% CO_2 + 95% O_2) x̄ (SD)
Maternales Kapillarblut					
pO_2 (mmHg)	90,8 (11,6)	99,7 (17,9)	293 (82)	266 (85)	269 (87)
pCO_2 (mmHg)	22,0 (2,3)	13,6 (2,6)	22,2 (3,5)	15,5 (1,4)	32,5 (3,1)
pH	7,53 (0,06)	7,64 (0,04)	7,55 (0,08)	7,60 (0,06)	7,38 (0,05)
Basenexzeß (mmol/l)	−1,3 (3,7)	−1,4 (2,0)	−1,0 (3,3)	−1,9 (2,0)	−4,3 (3,1)
Fetales Kopfschwartenblut					
pO_2 (mmHg)	24,8 (3,2)	19,3 (4,4)	28,5 (4,4)	25,3 (5,1)	26,4 (4,9)
pCO_2 (mmHg)	38,9 (4,7)	32,5 (4,9)	39,3 (2,2)	35,3 (4,4)	43,4 (4,7)
pH	7,40 (0,07)	7,45 (0,06)	7,41 (0,07)	7,41 (0,03)	7,34 (0,05)
Basenexzeß (mmol/l)	−2,0 (4,2)	−1,2 (3,0)	−1,1 (4,1)	−1,8 (1,2)	−3,4 (3,2)
Anzahl der Fälle	13	20	11	10	10

durchblutung auf die fetale Herzfrequenz sind Rückschlüsse auf die fetale Oxygenation möglich. Die Volumensubstitution wird in den vorgegebenen Situationen jedoch nicht die einzige Therapie sein, sondern eine die übliche Therapie begleitende Maßnahme darstellen.

3 Sauerstoffgabe an die Mutter bei fetaler Hypoxämie

Die Inhalation von reinem Sauerstoff war für lange Zeit eine Therapieform, die angewandt wurde, um die Oxygenation des Feten während der Geburt zu verbessern [233, 235]. Beim Abfall der fetalen Herztöne wurde der Mutter 100%iger Sauerstoff über eine Maske bis zur Normalisierung der fetalen Herzfrequenz verabreicht oder so lange gegeben, bis die Geburt beendet war.

Die Wirksamkeit dieser Therapie in fetalen Notsituationen muß aber aufgrund neuerer Erkenntnisse der Pathophysiologie der fetalen O_2-Versorgung überdacht werden.

Wird reiner Sauerstoff mit der Maske am Ende einer Geburt verabreicht, dann ist nicht immer der maternale pO_2, wohl aufgrund einer ungleichmäßigen Verteilung zwischen Perfusion und Belüftung der maternalen Lunge, auf den maximal möglichen Druck von etwa 700 mmHg zu erhöhen (Tab. 8-13). Da das maternale Blut nahezu schon zu 100% mit Sauerstoff gesättigt ist, würde die Steigerung des pO_2 um 600 mmHg auch nur eine Zunahme des im Blut gelösten Sauerstoffs bedeuten und im vorgegebenen Fall 1,9 ml/100 ml betragen; das entspricht etwa 10% der im Blut vorhandenen Menge.

Die O_2-Inhalation der Mutter führt unter den physiologischen Bedingungen einer Geburt im Mittel nur zu einer geringen Zunahme des pO_2 in den Nabelschnurgefäßen [17, 235] (Abb. 8-40). Auch im Blut der hyperämisierten Kopfschwarte steigt der pO_2 unter O_2-Inhalation der Mutter nur geringfügig an [115, 184] (Abb. 8-41). Dies konnte durch die transkutane Messung des O_2-Drucks bestätigt werden [80, 229]. Auch hier sind die Änderungen des fetalen pO_2 bei O_2-Gabe an die Mutter nur gering. Der S-förmige Verlauf der Bindungskurve des Hämoglobins ist die Ursache dieses Verhaltens. Nur im hyperbaren O_2-Angebot werden im maternalen Blut Partialdrücke erreicht, die beim Feten den pO_2 über den für die volle Sättigung erforderlichen Druck ansteigen lassen. Für den Übertritt von Sauerstoff aus dem maternalen in den fetalen Kreislauf sind aber nicht nur die Partialdruckdifferenzen für Sauerstoff zwischen beiden Blutphasen wichtig, sondern auch die maternale und fetale Durchströmung der Plazenta. So führt die Reduktion der uterinen Perfusion während einer Dauerkontraktion des Uterus oder während eines V.-cava-Okklusionssyndroms trotz Anstieg der materno-fetalen pO_2-Differenz zum Abfall des O_2-Transfers, was am Abfall der fetalen Herzfrequenz zu erkennen ist. Von der O_2-Ventilation der Mutter kann in solchen Situationen deshalb nur eine geringe Wirkung auf die fetale Oxygenation erwartet werden, da der im Plasma gelöste Anteil an Sauerstoff gering ist, und bei reduzierter Perfusion, gleich ob diese auf maternaler oder fetaler Seite erfolgt, nicht vollständig übertreten kann. Die Inhalation von reinem Sauerstoff bei fetaler Hypoxie ist daher keine befriedigende Therapie.[1] In der Praxis

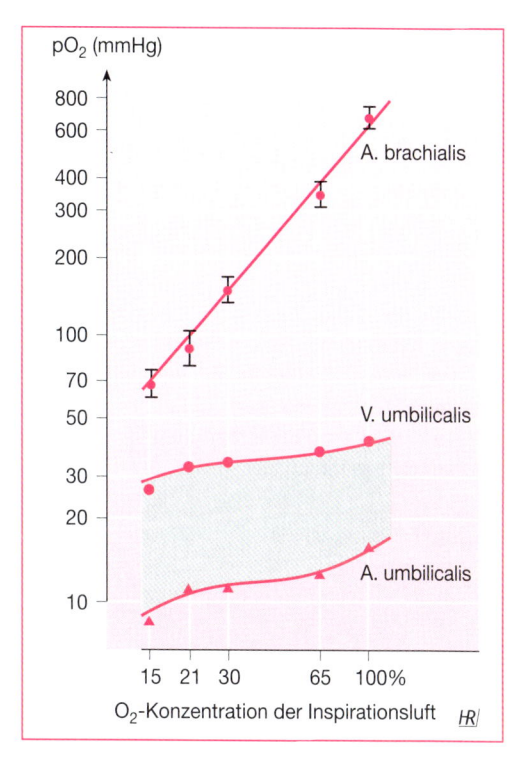

Abb. 8-40
Der O_2-Partialdruck in der A. brachialis der Mutter und in der V. und A. umbilicalis des Kindes bei Geburt in Abhängigkeit von der O_2-Ventilation der Mutter. Ordinate und Abszisse sind im logarithmischen Maßstab. Die Ventilation von Gasen mit hoher O_2-Konzentration führt wohl zu einem proportionalen Anstieg des pO_2 im maternalen Blut, die Auswirkung auf die Gaspartialdrücke beim Feten sind jedoch gering (nach Wulf et al. [235]).

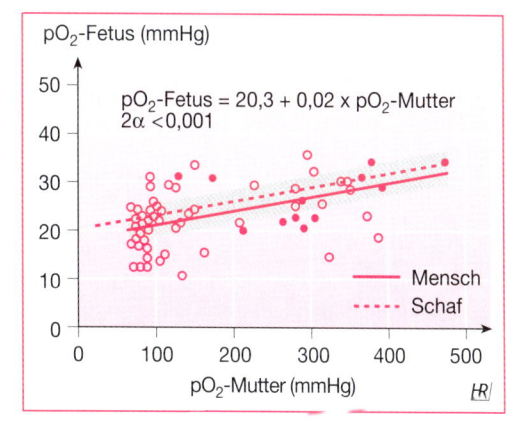

Abb. 8-41
Der O_2-Partialdruck im Kopfschwartenblut des Feten (pO_2-Fetus) in Beziehung zum O_2-Partialdruck des hyperämisierten Kapillarbluts der Mutter (pO_2-Mutter) während der Eröffnungsperiode. Der pO_2 des Feten steigt nur geringfügig an, wenn der pO_2 der Mutter durch Verabreichung von reinem Sauerstoff mit der Maske erhöht wird (nach Rivard et al. [184]). Grauer Bereich: Streuung um die Regressionsgerade (schwarz: nach Künzel und Wulf [115]); gestrichelte Linie: Regressionsgerade für die gleiche Beziehung beim Schaf.

[1] *Die Inhalation von reinem Sauerstoff bei fetaler Hypoxie ist daher keine befriedigende Therapie!*

ist diese Therapie in Notsituationen auch nicht überprüfbar, da nebenher eine Reihe anderer Maßnahmen, wie Seitenlagerung, tokolytische und operative Therapie gleichzeitig zur Beseitigung der fetalen Notsituation eingesetzt werden. Sinnvoll ist sicher die Anwendung der O_2-Inhalation in Fällen von kardiopulmonalen Erkrankungen, die mit einem erniedrigten arteriellen pO_2 der Mutter einhergehen.

Die Hyperventilation mit reinem Sauerstoff kann für den Feten zusätzliche Gefahren in sich bergen.[I] Bei extremer Hyperventilation der Mutter während der Anästhesie tritt eine Verschlechterung der fetalen O_2-Versorgung mit Abfall des pH-Werts auf [154, 165]. In einer kontrollierten Studie an Schwangeren während der Geburt konnte dieser Zusammenhang bestätigt werden [115, 234] (Tab. 8-12). Bei Hyperventilation mit Raumluft fiel der pO_2 im Skalpblut des Feten von 24,8 auf 19,3 mmHg ab, wenn der maternale pCO_2 von 22,0 auf 13,6 mmHg zurückging. Gleiche Veränderungen des fetalen pO_2 erfolgten unter Hyperventilation auch bei O_2-Gabe an die Mutter, nur auf einem höheren Niveau. Der Abfall des pO_2 wird durch eine Abnahme des Blutdrucks und Verminderung der uterinen Perfusion hervorgerufen [24].

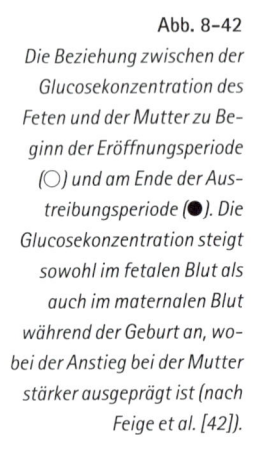

4 Glucoseinfusion

Die Infusion von Glucose bei der Mutter vermag während der Geburt die Glucosekonzentration beim Feten zu erhöhen. Zwischen der Glucosekonzentration der Mutter und der des Feten besteht dann eine enge Korrelation [43] (Abb. 8-42). Es sprechen jedoch drei Gründe gegen die Glucoseinfusion während der Geburt:

- Während der Geburt steigt die Glucosekonzentration sowohl im maternalen als auch im fetalen Blut an [42, 74]. Dieser Anstieg ist eng zum Anstieg des fetalen Basendefizits korreliert, wobei hohe Glucosekonzentrationen mit einem hohen Basendefizit einhergehen und umgekehrt (Abb. 8-43). Unter der Entwicklung einer extremen Azidose ist die Freisetzung von fetalem Insulin gehemmt [41]. Somit wird die Einschleusung von Glucose in die Zelle und die weitere Verwertung verhindert.
- Die Metabolisierung von Glucose ist ein energieverbrauchender Prozeß. Die metabolischen Prozesse im fetalen Organismus sind an die Anwesenheit von Sauerstoff gebunden. Da bei fetaler Hypoxie das wesentliche Substrat der aeroben Reaktionen, der Sauerstoff, nur begrenzt vorhanden ist, ist die Metabolisierung von Glucose auch nur begrenzt möglich.
- Als Folge der Glucoseinfusion kann eine Azidose entstehen. Experimentelle Untersuchungen beim Schaffeten zeigen, daß bei kontinuierlicher Infusion von Glucose der pO_2 abfällt [27] und sich eine Azidose ausbildet [51, 212]. Dieser Mechanismus konnte beim Menschen während der Eröffnungsperiode nicht beobachtet werden [42], obgleich kürzlich wieder darauf hingewiesen wurde [180]. Diese Veränderungen sind jedoch gering.

Die Infusion von Glucose ist daher nicht geeignet, die fetale Situation während der Geburt wirksam zu verbessern.[II]

[I] *Die Hyperventilation mit reinem Sauerstoff kann für den Feten zusätzliche Gefahren in sich bergen!*

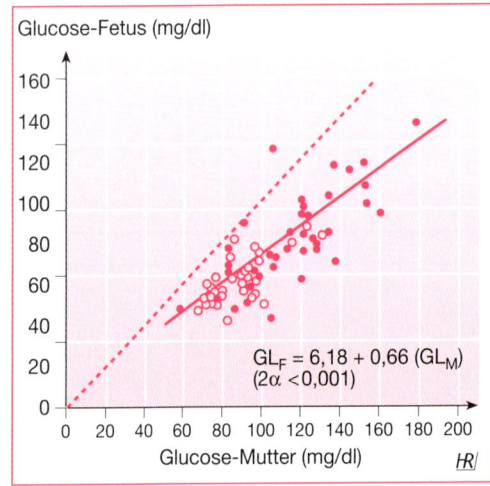

Abb. 8-42
Die Beziehung zwischen der Glucosekonzentration des Feten und der Mutter zu Beginn der Eröffnungsperiode (○) und am Ende der Austreibungsperiode (●). Die Glucosekonzentration steigt sowohl im fetalen Blut als auch im maternalen Blut während der Geburt an, wobei der Anstieg bei der Mutter stärker ausgeprägt ist (nach Feige et al. [42]).

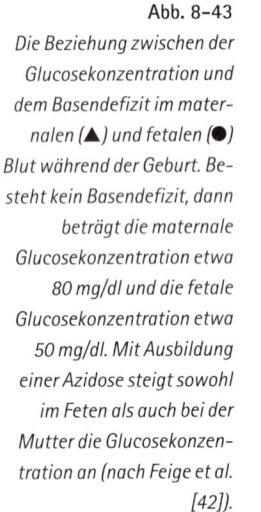

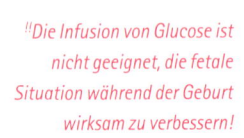

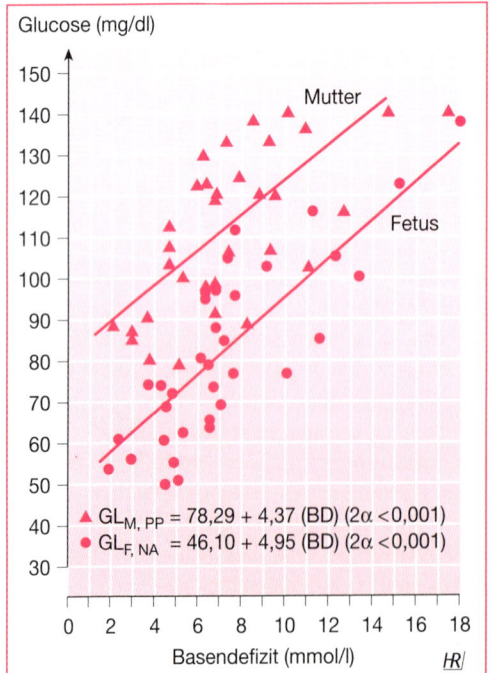

$GL_F = 6{,}18 + 0{,}66\,(GL_M)$
$(2\alpha < 0{,}001)$

Abb. 8-43
Die Beziehung zwischen der Glucosekonzentration und dem Basendefizit im maternalen (▲) und fetalen (●) Blut während der Geburt. Besteht kein Basendefizit, dann beträgt die maternale Glucosekonzentration etwa 80 mg/dl und die fetale Glucosekonzentration etwa 50 mg/dl. Mit Ausbildung einer Azidose steigt sowohl im Feten als auch bei der Mutter die Glucosekonzentration an (nach Feige et al. [42]).

$GL_{M,PP} = 78{,}29 + 4{,}37\,(BD)\ (2\alpha < 0{,}001)$
$GL_{F,NA} = 46{,}10 + 4{,}95\,(BD)\ (2\alpha < 0{,}001)$

[II] *Die Infusion von Glucose ist nicht geeignet, die fetale Situation während der Geburt wirksam zu verbessern!*

5 Bicarbonatinfusion

Auch während einer normalen Geburt nimmt durch die Bildung von Milchsäure im maternalen und fetalen Organismus der Pufferbasenbestand ab [232]. Die Ursache für den maternalen Basenverlust besteht einerseits im verlängerten Verlauf einer Geburt, wobei der vermehrte Lactatanfall wohl einerseits durch die ständigen Kontraktionen des Uterus erfolgt. Aber auch die aktive Phase der Austreibungsperiode ist von einem vermehrten Anfall von Milchsäure begleitet, einer sportlichen Kurzzeitbelastung vergleichbar. Die anfallende Milchsäure kann in dieser Zeit nicht wieder vollständig metabolisiert werden.

Zu gleicher Zeit treten beim Feten in der Austreibungsperiode aufgrund der stärkeren Kontraktionen der Uterusmuskulatur kurzfristige Hypoxien als Folge einer stärkeren Reduktion der Uterusdurchblutung auf. Diese kurzdauernden Hypoxieperioden führen auch beim Feten zum Anstieg der Lactatkonzentration und zum Abfall des Pufferbasenbestands [19]. In beiden Kompartimenten (Mutter und Fetus) nimmt somit der Pufferbasenbestand ab. Unkompensiert kann dies zu einer Verschlechterung der fetalen Situation führen. Durch Lactatabbau und fetomaternalen Lactattransfer ist jedoch eine Verbesserung des fetalen Milieus zu erreichen. Der Übertritt von Lactat über die Plazenta von der maternalen zur fetalen Seite und umgekehrt ist aber nur dann möglich, wenn ein Konzentrationsgefälle in einer der beiden Richtungen besteht. Eine Diffusion von Milchsäure vom Feten über die Plazenta zur Mutter wäre dann möglich, wenn die Lactatkonzentration und somit die Wasserstoffionen-Konzentration im Feten gegenüber dem maternalen Kompartiment höher wäre.

Unter der Vorstellung, daß alle enzymatischen Prozesse im Organismus an ein optimales pH-Milieu gebunden sind, wäre die Erhöhung der HCO_3^--Ionenkonzentration durch Gabe von Bicarbonat an die Mutter eine sinnvolle Maßnahme, um den Fetus vor einer Zunahme der Azidose zu schützen. Es ist jedoch zu bedenken, daß diese Therapie bei akuter fetaler Hypoxie nur eine begleitende Therapie sein kann, da damit die Ursache der fetalen Hypoxie nicht behoben wird. Dennoch kann die Infusion von Bicarbonat eine wirksame Therapie in jenen Fällen sein, in denen die fetale Azidose zusätzlich durch Übertritt von Lactat von der Mutter auf den Feten, z. B. bei protrahierten Geburtsverläufen, verstärkt wird.

Klinische Bedeutung: Beim Nachweis einer fetalen Azidose ist zwischen der maternal entstandenen, sog. Infusionsazidose [232] und der durch Hypoxie des Feten hervorgerufenen Azidose zu unterscheiden. Fehlentscheidungen im Hinblick auf eine operative Entbindung durch Sectio sind vermeidbar, wenn an diese beiden Möglichkeiten der Azidoseentstehung gedacht und der maternale Säure-Basen-Status kontrolliert wird [104, 105]. Durch Ausgleich der maternalen Azidose mittels Bicarbonatinfusion läßt sich in einigen Fällen die fetale Azidose wirksam verbessern (Abb. 8-44) und eine Entbindung auf normalem Wege erreichen.

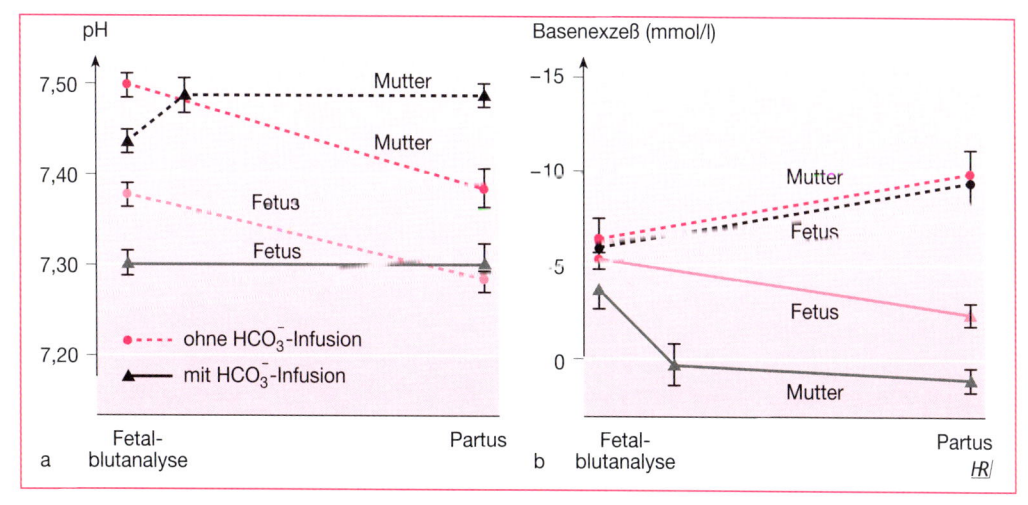

Abb. 8-44

Der pH-Wert und der Basenexzeßwert im maternalen und fetalen Blut während der Geburt vor und nach Infusion von Natriumbicarbonat (n = 10, ▲). Dieses Kollektiv wurde mit einer nicht behandelten Gruppe verglichen (n = 10, ●). Es wurden initial in Abhängigkeit vom Säure-Basen-Status der Mutter 10 mmol/min für fünf Minuten einer 8,4%igen $NaHCO_3$-Lösung intravenös verabreicht und die Infusion mit 1 bis 5 mmol/min 8,4%igem $NaHCO_3$ bis zur Geburt fortgeführt. Der im Kontrollkollektiv erfolgte Abfall des maternalen und fetalen pH-Werts blieb unter der Bicarbonatinfusion aus (nach Kastendieck und Künzel [104]).

Wärmetransfer zwischen Mutter und Fetus

Der Einfluß des Temperaturanstiegs der Mutter auf den Feten während der Geburt ist bisher wenig beachtet worden. Gefürchtet ist die Ausbildung eines Amnioninfektionssyndroms mit den daraus resultierenden Komplikationen für die Mutter und den Feten im Verlauf der Geburt. Es ist seit langem durch Messung der Rektaltemperatur bei Steißlagen bekannt, daß die Temperatur des Feten bei verschiedenen Spezies um ca. 0,5 °C höher liegt als die der Mutter [2, 3, 166]. Zwischen Fetus und Mutter besteht ein Temperaturgradient, aufgrund dessen der Fetus seine Wärme zu 84,5% über die Plazenta zur Mutter abgeben kann [57]. Zwischen beiden Nabelschnurgefäßen besteht im akuten Experiment bei einer umbilikalen Durchblutung von 125 bis 150 ml/kg × min eine Temperaturdifferenz von 0,15 °C [23] (Abb. 8-45). Sie ist höher bei reduzierter Durchblutung der Nabelschnur: 0,3 °C bei einer umbilikalen Durchblutung von 50 ml/kg × min. Ob bei dieser geringen Durchblutung der fetale Metabolismus noch ausreichend gesichert ist, ist fraglich, da beim Abfall der umbilikalen Durchblutung unter 80 bis 100 ml/kg × min auch die O_2-Aufnahme des Feten abfällt [126]. Interessant ist auch der Einfluß der Hyperthermie der Mutter auf die maternale Hämodynamik, insbesondere auf die uterine Durchblutung (Abb. 8-46). Nimmt die Temperatur der Mutter um 1 °C zu, erfolgen keine Auswirkungen auf die Durchblutung von Plazenta und Uterus. Eine weitere Steigerung der Körpertemperatur geht jedoch mit einem linearen Abfall der uterinen Durchblutung und einem Anstieg der Herzfrequenz einher. Dem Anstieg der Herzfrequenz des Feten während der Geburt liegen somit zwei Mechanismen zugrunde:

- durch Anstieg der Herzfrequenz wird die umbilikale Durchblutung erhöht und die Wärmeabgabe über die Plazenta gesteigert
- das verminderte O_2-Angebot an den Fetus durch Reduktion der uterinen Perfusion und der nach rechts verschobenen O_2-Bindungskurve [57] wird durch eine vermehrte Gewebeperfusion verbessert [107].

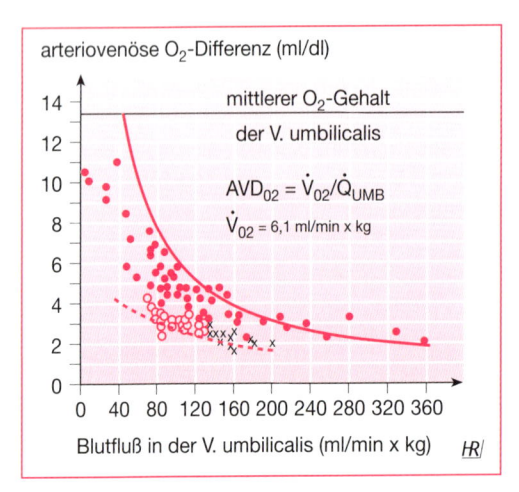

Abb. 8-45
Die Beziehung zwischen der arterio-venösen Differenz für Sauerstoff (O_2) und dem Blutfluß in der Nabelvene. Die durchgezogene schwarze Linie stellt die theoretische Beziehung zwischen der Differenz der arterio-venösen O_2-Konzentration und dem Blutfluß in der Umbilikalvene für einen gleichmäßigen O_2-Verbrauch des Feten von 6,1 (± 1,1) ml/kg × min (n = 15) dar. Die gestrichelte Linie bezeichnet den mittleren O_2-Gehalt in der V. umbilicalis (13,4 mg/dl [± 1,5], n = 52). Die gemessenen Werte weichen von den theoretisch zu erwartenden Werten ab, wenn ein kritischer umbilikaler Blutfluß von ca. 80 bis 120 ml/kg × min erreicht wird (nach Künzel und Kastendieck [126]; nach Cefalo und Hellegers [23] vor [○] und nach [×] Temperaturerhöhung des Tieres.

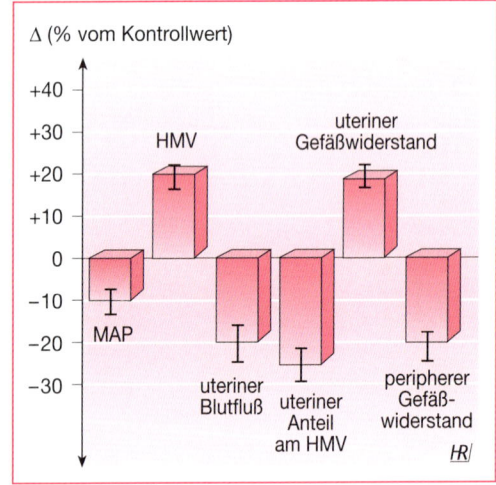

Abb. 8-46
Die Veränderung maternaler hämodynamischer Parameter bei einem maternalen Temperaturanstieg um 1,5 bis 2,5 °C. Der mittlere arterielle Blutdruck (MAP) fällt ab, obwohl das Herzminutenvolumen (HMV) ansteigt. Der systemische Gefäßwiderstand fällt ab, offenbar durch eine Umverteilung der Durchblutung, denn die uterine Durchblutung und der Anteil der Uterusdurchblutung am Herzminutenvolumen sinken, bedingt durch den Anstieg des arteriellen Gefäßwiderstands in der uterinen Strombahn (nach Cefalo und Hellegers [23]).

Inhalt*

- **Dokumentation des Geburtsverlaufs: das Partogramm** 155

- **Eröffnungsphase** 155
  - 1 Normale Eröffnung des Muttermunds 155
  - 2 Verzögerte Eröffnung des Muttermunds 158
  - 2.1 Ursachen und Diagnostik 158
  - 2.2 Behandlung 162

- **Deszensusphase** 163
  - 1 Normaler Deszensus des Kopfes 163
  - 2 Verzögerter Deszensus des Kopfes 165
  - 2.1 Ursachen 165
  - 2.2 Behandlung 168

- **Austreibungsphase (Preßperiode)** 169
  - 1 Normale Austreibungsphase bei Schädellage . . 169
  - 2 Alternative Gebärpositionen 171
  - 2.1 Wassergeburt 171
  - 3 Verlängerte Preßperiode bei Schädellage 173
  - 3.1 Ursachen und Diagnostik 173
  - 3.2 Schulterdystokie 175
  - 3.3 Pathologische Schädeleinstellungen 177
  - 3.4 Behandlung 178

---

*Das Literaturverzeichnis findet sich in Kapitel 22, S. 377.

9 Überwachung und Leitung der Geburt aus Schädellage

G. Link, W. Künzel

Dokumentation des Geburtsverlaufs: das Partogramm

Die Bedeutung der Befunddokumentation des Geburtsverlaufs in einem Partogramm liegt durchaus nicht allein in der Erfüllung ärztlicher Sorgfaltspflicht, sondern ermöglicht den Vergleich eines individuellen Geburtsvorgangs mit einer von der Natur vorgegebenen Norm, durch den Störungen im Ablauf der Geburt erkennbar oder Prognosen zum Zeitverlauf einer Entbindung abgeleitet werden können.

Wenn auch der Schwerpunkt der Geburtsüberwachung in der kardiotokographischen Registrierung liegt, so bringt doch deren alleinige Anwendung die Gefahr mit sich, den Überblick über den gesamten Ablauf der verschiedenen Geburtsphasen zu vernachlässigen, da die Kenntnis des fetalen Augenblickszustands eine ausreichende Information vortäuscht. Anhand einer übersichtlichen graphischen Darstellung auf einem Blatt ist dagegen der geburtsmechanische Effekt der Wehentätigkeit viel zuverlässiger zu ersehen und stellt daher das der Geburtsleitung eigentlich zugrundeliegende Dokument dar, in sinnvoller Ergänzung zur Akutintervention bei einem kardiotokographisch signalisierten fetalen Gefahrenzustand.

Seit der Beschreibung der Muttermundseröffnung im Weg-Zeit-Diagramm im Jahre 1951 sind verschiedenartige Partogramme in die geburtshilfliche Praxis eingeführt worden. Besonders weite Verbreitung haben die von Philpott [102] und Cretius [24] entworfenen Dokumentationsbögen gefunden, die in detaillierter graphischer Form Angaben über fetale Herzfrequenz, Wehentätigkeit, Zervixweite, Höhenstand und Konfiguration des vorangehenden Teiles, Blasensprung, Fruchtwasser sowie Blutdruck, Pulsfrequenz, Temperatur, Urinbefunde und Medikamente der Mutter beinhalten. Während nähere Angaben zum Herzfrequenzverhalten im Partogramm aufgrund der heute üblichen kontinuierlichen CTG-Registrierung an Bedeutung verloren haben, sind in Abhängigkeit vom Kenntnisstand der Geburtsphysiologie und der technologischen Entwicklung der Überwachungsmöglichkeiten neue Elemente hinzugekommen. So werden z. B. im Partogramm der Universitäts-Frauenklinik Gießen die Anwendung der Telemetrie, Vermerke über erfolgte intrauterine Reanimation oder Ergebnisse von Mikroblutanalysen berücksichtigt. Ungeachtet der vielen unterschiedlichen Konzeptionen in der Verlaufsdokumentation der Geburt ist das Kernstück eines jeden Partogramms die Darstellung der Muttermundsweite gegen die Zeit sowie die Änderung des Höhenstands am vorangehenden Teil.

Zur praktischen Erläuterung ist in Abbildung 9-1 ein typischer Geburtsverlauf wiedergegeben. Abgesehen von dem Vorteil der Übersichtlichkeit des Geburtsvorgangs vermittelt das Partogramm durch die so einfache Korrelation der Zervixweite mit der Zeit einen Einblick in die Physiologie der Muttermundseröffnung, die nachfolgend noch ausführlicher dargestellt werden soll.

Eröffnungsphase

1 Normale Eröffnung des Muttermunds

Ausführlichen Untersuchungen zufolge wird die Beziehung zwischen der Zeit und der Muttermundsweite durch eine S-förmige Kurve wiedergegeben [40] (Abb. 9-2). Schon aus dem einfachen Kurvenverlauf ist zu ersehen, daß die Eröffnung des Muttermunds in unterschiedlichem Tempo abläuft.

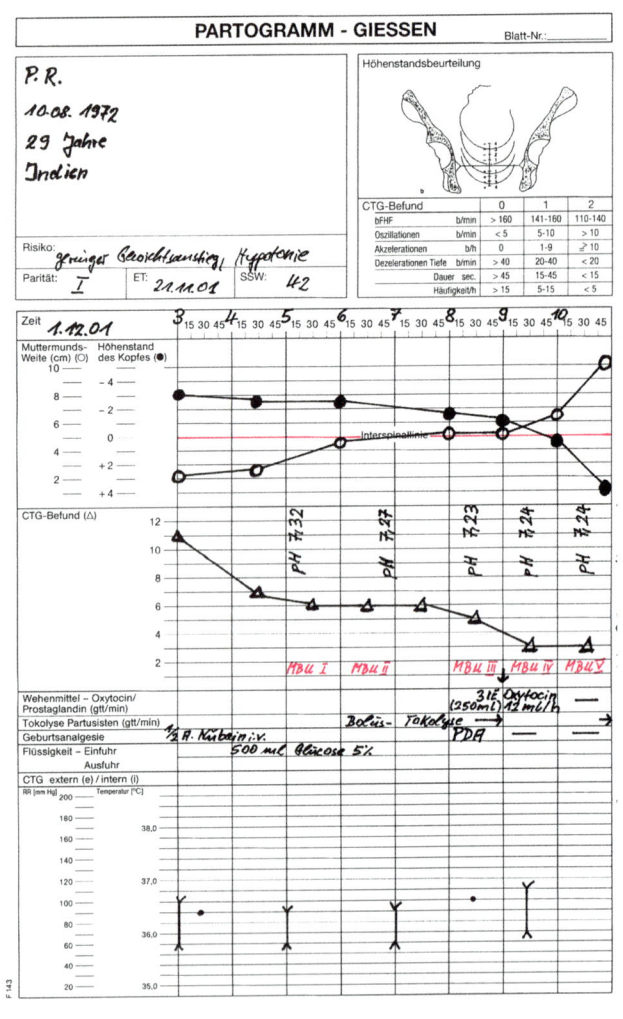

Abb. 9-1a

Partogramm mit pathologischem Geburtsverlauf. In den beiden oberen Blöcken sind Patientendaten sowie eine Anleitung zur Höhenstandsbeurteilung des vorangehenden Teiles und zur Auswertung des CTG-Befundes in einem Punktesystem wiedergegeben. Auf der Rückseite des Partogramms werden die unter der Geburt erhobenen Befunde und die Ermittlung des CTG-Scores schriftlich dokumentiert. Die graphische Darstellung des Geburtsverlaufs im unteren Teil der Abbildung zeigt die unterschiedliche Geschwindigkeit der Muttermundseröffnung bei parallelem Deszensus des Kopfes (oberes Feld), die Abnahme des CTG-Scores mit fortschreitender Geburt (Mittelfeld), die Pharmakotherapie sowie den Verlauf des maternalen Blutdrucks (unteres Feld).

Abb. 9-1b

Im vorliegenden Geburtsverlauf wurde der pH-Wert des Feten aufgrund des reduzierten CTG-Scores durch wiederholte Mikroblutuntersuchungen überprüft. Die Geburt erfolgte durch Vakuumextraktion wegen eines Geburtsstillstandes auf Beckenboden.

Eine nähere Analyse erlaubt die Abgrenzung von vier Phasen innerhalb der Eröffnungsperiode, wobei sich Angaben zur Gesamtdauer der Muttermundsdilatation schwierig gestalten, da die durch den Geburtsbeginn in die vollständige Eröffnung gegebenen Endpunkte der Kurve nur approximativ ermittelt werden können.

Die **1. Phase** umfaßt den Zeitraum vom Beginn regelmäßiger Wehentätigkeit bis zu einer Muttermundsweite von 2 bis 3 cm. Da in dieser Zeitspanne, die bei Erstgebärenden immerhin eine mittlere Dauer von gut sieben Stunden in Anspruch nimmt, kaum ein bedeutender Eröffnungsfortschritt erfolgt, wird sie auch als **Latenzperiode** bezeichnet.

Die biologischen Vorgänge in diesem Abschnitt betreffen in erster Linie die Reifung der Zervix, die überwiegend aus Bindegewebe besteht. Infolge einer Stimulation der Kollagenasen wird der Kollagenanteil im Gewebe vermindert; die Stabilisierung der kollagenen Fasern durch Dermatansulfat nimmt ab, während der Hyaluronat- und Wasseranteile zunehmen [73]. Die hierdurch erzielte Auflockerung des zervikalen Bindegewebes führt zu einer weichen, dehnbaren Zervix. Parallel zu diesen biochemischen Vorgängen setzen gerichtete myometriale Kontraktionen ein. Im Hinblick auf die große individuelle Schwankung der Latenzperiodenlänge ist in den ersten Stunden der Wehentätigkeit die Feststellung einer Wehenschwäche in Abhängigkeit vom Portiobefund nicht möglich. Andererseits besteht auch keine Beziehung zwischen der Länge der Latenzphase und der Dauer der anderen Eröffnungsphasen.

Während der **2. Phase** der Eröffnungswehen ändert sich die Geschwindigkeit der Muttermundsdilatation. Der entsprechende Abschnitt der Sigmakurve ist kurz (Abb. 9-2). Er zeichnet sich durch eine kontinuierliche Zunahme der Steigung aus und verbindet den langsamen mit dem schnellen Teil der linear verlaufenden Zervixdilatation.

In der **3. Phase** wird bei maximaler Eröffnungsgeschwindigkeit der größte Zuwachs der Muttermundsweite erreicht: von 3 auf 8 bis 9 cm.

Die **4. Phase** ähnelt formal der 2. Phase und führt mit wieder verminderter Geschwindigkeit zur vollständigen Eröffnung des Muttermunds. Der abgeflachte Kurvenverlauf in diesem Abschnitt ist Ausdruck der zephalopelvinen Wechselwirkung und spiegelt den Eintritt des Kopfes ins kleine Becken wider, währenddessen der vorangehende Teil unter Retraktion der Zervix deutlich tiefer tritt. Damit ist die Eröffnung der Zervix abgeschlossen.

Formal deskriptiv durchläuft der zervikale Dilatationsprozeß erst eine Vorbereitungsphase mit geringer Weitenänderung pro Zeiteinheit (Latenzperiode ≙ 1. Phase), bevor er in die Aktivperiode mit großer Änderung der Muttermundsweite pro Zeiteinheit einmündet (Phasen 2, 3 und 4).

Unter dem Gesichtspunkt von **Geburtskraft und Widerstand** der Geburtswege beschreibt die besprochene Dilatationskurve eine Resultante aus beiden Komponenten. Im Gegensatz zu den schon während der Schwangerschaft auftretenden physiologischen Kontraktionen des Uterus [128] muß die Wehentätigkeit unter der Geburt einen intraamnialen Mindestdruck von 25 mmHg pro Wehenakme erzeugen, damit eine Eröffnung der Zervix erfolgen kann [82].

Die zweite Voraussetzung betrifft die **Wehenfrequenz**. Die Eröffnung läuft am wirksamsten ab, wenn etwa drei Wehen in 10 Minuten auftreten. Im Verlauf der Eröffnungsperiode entwickelt sich über Reizbildungszentren am Uterus selbst aus dem initialen Rhythmus der Wehentätigkeit eine nerval und humoral vermittelte Zunahme der uterinen Kontraktionen. Es kommt zu einer Verstärkung al-

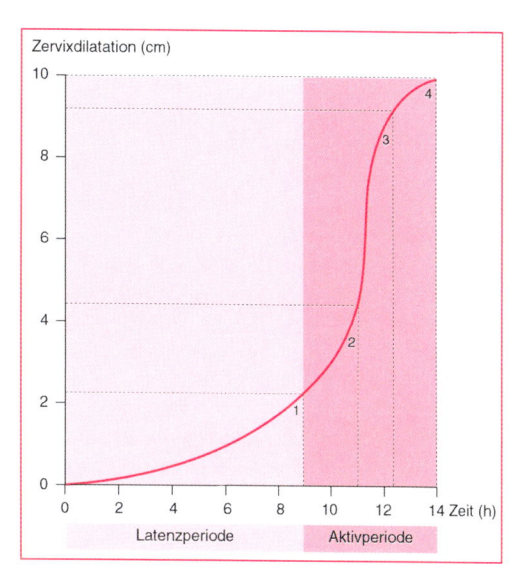

Abb. 9-2
Eröffnung des Muttermunds im zeitlichen Verlauf. Während der Latenzperiode (Phase 1) erfolgt ein Kollagenabbau in der Zervix. Nach abgeschlossener Konsistenzminderung ändert sich die Dilatationsgeschwindigkeit (Phase 2) und führt zu einer relativ zügigen Eröffnung (Phase 3). Im letzten Abschnitt der Muttermundsdilatation tritt der Kopf bereits ins Becken ein; dadurch nimmt das Eröffnungstempo wieder ab (Phase 4) (nach Friedman [41]).

ler drei Wehenqualitäten. Die Frequenz erhöht sich auf ungefähr fünf Kontraktionen in 10 Minuten, der Amniondruck steigt bis auf 50 mmHg an und die Wehendauer verlängert sich als Ausdruck eines normalen Geburtsverlaufs von 19 auf 50 Sekunden [24]. Darüber hinaus entfaltet die durch die Wehe hervorgerufene Kraft eine Aktionsrichtung vom Fundus zur Zervix hin. Dieses als „fundale Dominanz der Wehe" bezeichnete Phänomen ist durch den dreifach absteigenden Druckgradienten der uterinen Kontraktion charakterisiert [8].

Für die **klinische Erfassung der Wehentätigkeit** stehen externe und – seltener, vor allem nach vorangegangener Sectio – interne Tokographie zweifellos im Vordergrund; die palpatorische Ermittlung der uterinen Aktivität sollte dessenungeachtet aber nicht vernachlässigt werden, zumal sie unter geburtsmechanischem Aspekt ein durchaus hinreichendes Kriterium für den normalen Verlauf abgibt. Wenn auch die Abweichung der palpatorisch bestimmten Wehendauer bis zu 30 Sekunden von der tokographisch registrierten Länge betragen kann, so kann doch die viel relevantere **Änderung der Wehenqualität** im zeitlichen Verlauf auch rein klinisch verifiziert werden [24]. Schließlich wird die Wehentätigkeit durch die Körperlage der Schwangeren beeinflußt. In Rückenlage treten die Wehen häufiger aber schwächer auf, während Stehen und Seitenlage zu intensiveren aber selteneren Kontraktionen führen.[1]

Die letztlich zur Eröffnung führende mechanische Wirkung der Wehenkräfte erfolgt durch eine **Überwindung des Weichteilwiderstands.** Die Kraftübertragung auf den inneren Zervixumfang wird über den vorangehenden Teil des Kindes vermittelt, wobei der Kopf den besten Wirkungsgrad aufbringt.

---

[1] *In Rückenlage treten die Wehen häufiger aber schwächer auf, während Stehen und Seitenlage zu intensiveren aber selteneren Kontraktionen führen!*

Abb. 9-3
Muttermundsdilatation in Abhängigkeit von der Parität. Die kürzere Eröffnungsdauer der Mehrgebärenden resultiert aus der verkürzten Latenzperiode, die wegen des geringeren Kollagengehalts der Zervix schneller abgeschlossen ist (nach Friedman [41]).

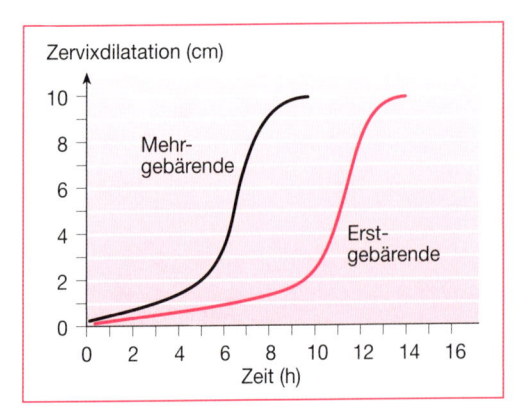

Der vom Kopf auf die Zervix ausgeübte Druck kann ein Vielfaches des Amniondrucks erreichen und an der Stelle seines größten Umfangs auf über 300 mmHg ansteigen [80].

Der **Zervixwiderstand** ist eine sehr unterschiedliche Größe, auf die eine Vielzahl konstitutioneller und anamnestischer Faktoren Einfluß nehmen kann. Klinisch am bedeutungsvollsten ist die Parität, zu der sich der Widerstand der Geburtswege umgekehrt proportional verhält. Bei gleicher Wehenkraft resultiert so infolge der geringeren Rigidität der Zervix eine kürzere Eröffnungsdauer der Mehrgebärenden gegenüber der Erstgebärenden (Abb. 9-3). Darüber hinaus vermögen all jene Ereignisse den Gewebewiderstand herabzusetzen, die während der Schwangerschaft als Dispositionsfaktoren der Zervixinsuffizienz in Erscheinung treten können, wie z. B. stattgehabte Aborte oder Kürettagen aus anderen Gründen [83].

Im Zusammenspiel von Wehentätigkeit und Herabsetzung des Zervixwiderstands kann das **funktionelle Verhalten des Uterus** unter der Geburt in einen aktiven oberen Abschnitt und einen passiven unteren Abschnitt unterteilt werden. Die Grenze zwischen dem druckerzeugenden Corpus uteri und dem aus unterem Uterinsegment und Zervix bestehenden Dehnungsschlauch bildet die **Bandl-Furche**. Die unter Einbeziehung des vorangehenden Teiles hieraus resultierende Gesamtmechanik der Muttermundseröffnung setzt sich aus zwei Vorgängen mit gegenläufiger Richtung zusammen, die einander synergistisch unterstützen: Über die Distraktion des unteren Uterinsegments wirkt auf die Zervix ein Zug nach kranial, während der Kopf gleichzeitig einen Schub nach kaudal erfährt [105]. Wenn auch zwangsläufig die dargelegten Mechanismen ohne Dämpfung durch die Vorblase besonders effektiv zur Entfaltung kommen, so wird doch die Gesamteröffnungsdauer durch den Zeitpunkt des Blasensprungs nicht wesentlich beeinflußt.

Der **rechtzeitige Blasensprung** ist ein Ereignis der späten oder abgeschlossenen Eröffnungsperiode. Für seine Auslösung sind mehrere Faktoren maßgebend: Begünstigt durch die während der Zervixdilatation zunehmende Exposition des unteren Eipols führt der wehenabhängige wechselnde Spannungszustand der Eihäute zu einem Verschleiß der hydrophilen Intermediärschicht zwischen Dezidua, Chorion und Amnion mit Mikroläsionen des Epithels. Hieraus resultiert eine verminderte Flächenverschieblichkeit der Grenzschichten, deren mechanische Schwächung sich physikalisch in einer Abnahme der Bruchspannung erfassen läßt. Dieser fortschreitenden weheninduzierten Degeneration der Eihäute ist es zuzuschreiben, daß der zu ihrer Ruptur erforderliche intraamniale Druck im Verlauf der Eröffnung des Muttermunds abnimmt.

Während die Fruchtblase in ca. 70 % aller Geburten erst nach Eintreten regelmäßiger Wehentätigkeit springt, bestehen bezüglich der Muttermundsweite, bei der dieses Ereignis erfolgt, Unterschiede in Abhängigkeit von der Parität. Der Blasensprung findet bei Erstgebärenden häufiger schon vor der vollständigen Eröffnung des Muttermunds statt als bei Mehrgebärenden.[I] Dies mag mit dem insgesamt geringeren Gewebewiderstand nach vorausgegangener Geburt in Zusammenhang stehen, ist klinisch aber kaum von Belang.

2 Verzögerte Eröffnung des Muttermunds

2.1 Ursachen und Diagnostik

Große praktische Bedeutung hat die Frage, ob der zeitliche Gesamtverlauf der Eröffnung regelrecht oder regelwidrig abläuft, bzw. die Frage nach den Kriterien der verzögerten Muttermundsdilatation. Die Angabe von klaren Zeitgrenzen gestaltet sich wegen der großen Variabilität schwierig, so daß zur Erfassung des normalen Zeitablaufs Häufigkeitsverteilungen herangezogen werden müssen. Die Eröffnung von 2 auf 10 cm Muttermundsweite nimmt bei Erstgebärenden in 80 % der Fälle weniger als zehn Stunden in Anspruch und bei Mehrgebärenden weniger als sechs Stunden [33].[II]

Als weiteres Hilfsmittel zur Diagnose einer Störung der physiologischen Eröffnungsperiode kann wiederum das Partogramm wertvolle Dienste leisten. So wird z. B. eine **primäre Wehenschwäche** im Weg-Zeit-Diagramm daran erkennbar, daß der Steigungszugewinn in Phase 2 nicht vorhanden oder nur schwach ausgeprägt ist und die gesamte Sigmakurve hierdurch abgeflacht wird (Abb. 9-4). Da bei einer Muttermundsweite von 5 cm in etwa

---

[I] *Der Blasensprung findet bei Erstgebärenden häufiger schon vor der vollständigen Eröffnung des Muttermunds statt als bei Mehrgebärenden!*

[II] *Die Eröffnung von 2 auf 10 cm Muttermundsweite nimmt bei Erstgebärenden in 80 % der Fälle weniger als zehn Stunden in Anspruch und bei Mehrgebärenden weniger als sechs Stunden!*

90 % der Fälle die Wehentätigkeit in die Aktivperiode der Eröffnung, d. h. in den steilen Abschnitt der Sigmakurve, übergegangen ist, wird eine Wehendystokie immer wahrscheinlicher, wenn die Änderung der Steigung zu diesem Zeitpunkt noch nicht eingetreten ist [101]. Gerade der sich normalerweise frühzeitig bei geringer Muttermundsweite vollziehende Übergang von Latenzphase in die aktive Dilatation stellt ein hinsichtlich der Geburtsleitung bedeutsames Kriterium mit großer prädiktiver Aussagekraft für die gesamte Eröffnungsperiode dar [21].

Wenn andererseits die Phase des steilen Kurvenverlaufs (Phase 3, siehe auch Abb. 9-2) schon vor Erreichen der fast vollständigen Muttermundsweite endet und zu einer geringeren Eröffnungsgeschwindigkeit abfällt, liegt eine **sekundäre Störung** der Wehentätigkeit vor [27] (Abb. 9-4).

Generell gilt eine Geburt als verzögert, wenn das Kind nach 18–24stündiger Wehendauer noch nicht geboren ist.[!] Werden die Mittelwerte mit doppelter Standardabweichung zugrunde gelegt, so ergibt sich eine Zeitgrenze von 17 Stunden für die Erstgebärende und elf bis zwölf Stunden für die Mehrgebärende, bezogen auf die gesamte Geburtsdauer. Unter Berücksichtigung der Austreibungsperiode mit maximal zwei Stunden verbleiben somit für die Eröffnungsperiode 15 Stunden bei Primiparae bzw. etwa zehn Stunden bei Multiparae als obere Normgrenze. Eine protrahierte Muttermundseröffnung besteht in 6–7 % aller Geburten [58], wobei Erstgebärende deutlich die Mehrgebärenden überwiegen. Ursächlich handelt es sich in vielen Fällen um eine kombinierte Störung des Geburtsvorgangs aus mechanischem Hindernis und hierfür unzureichender Wehenkraft.

Die Verzögerung der Zervixdilatation kann sowohl in der Latenzperiode als auch in der aktiven Phase auftreten und in extremer Form zum **Geburtsstillstand in der Eröffnungsperiode** führen. Ein solcher liegt vor, wenn nach fortgeschrittener Muttermundseröffnung (3 bis 5 cm) eine weitere Dilatation in einem Beobachtungszeitraum von zwei Stunden unterbleibt [68]. Die alleinige Verzögerung der Latenzphase steht häufig in Zusammenhang mit einer Unreife der Zervix und hat eine gute Prognose bezüglich des weiteren Geburtsverlaufs [100]. Wenn sie sich aber in einer abnormen Aktivperiode fortsetzt, ist eine echte Wehendystokie mit ungewisser Prognose eingetreten. Um diese Differenzierung vom subjektiven Eindruck der inneren Untersuchung unabhängig zu machen, wurden in den vergangenen Jahren Geräte zur kontinuierlichen Messung der Muttermundsweite entwickelt [56, 129].

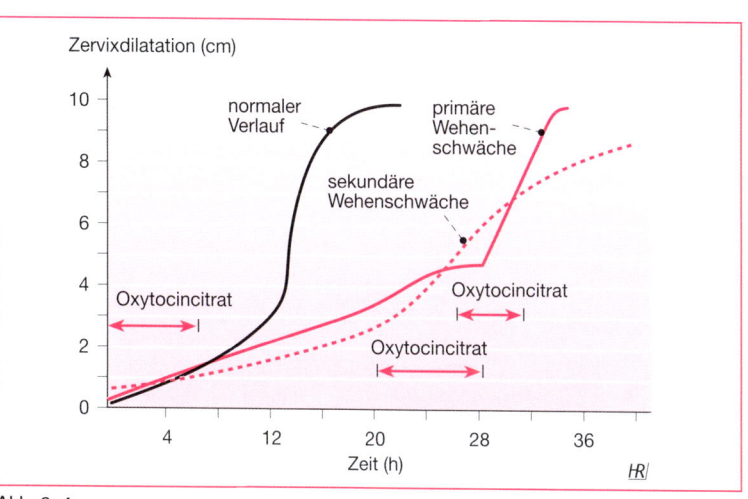

Abb. 9-4
Zervixdilatation bei Störungen der Wehentätigkeit. Bei primärer Wehenschwäche ist die Änderung der Eröffnungsgeschwindigkeit nach der Latenzperiode nur mäßig ausgeprägt. Die sekundäre Wehenschwäche ist am vorzeitigen Ende der Aktivperiode erkennbar (nach Friedman [40]).

Wehendystokie

Die in der Eröffnungsperiode relevanten Dystokieformen haben ihre Ursache in funktionellen Störungen des kontraktilen Myometriums und in praktisch seltener auftretenden anatomischen Besonderheiten des Uterus.

Zu den anatomischen Besonderheiten gehört z. B. die **extreme Hyperanteflexion** des Uterus, die die Achseneinstellung des Geburtsobjekts in Richtung des Beckeneingangs beeinträchtigen und dadurch zu einer wirkungslosen Wehentätigkeit Anlaß geben kann. Als weiterer Sonderfall kann sich bei **Retro- oder Antefixation** des Uterus das untere Uterinsegment mit dem vorangehenden Teil an der Zervix vorbei nach vorn oder hinten taschenartig ausweiten, so daß die Kraft der Wehentätigkeit nicht auf den seitlich gelegenen Muttermund wirken kann (Abb. 9-5). Diese seltene Variation der Anatomie wird als **Sakkulation** bezeichnet und bedarf zu

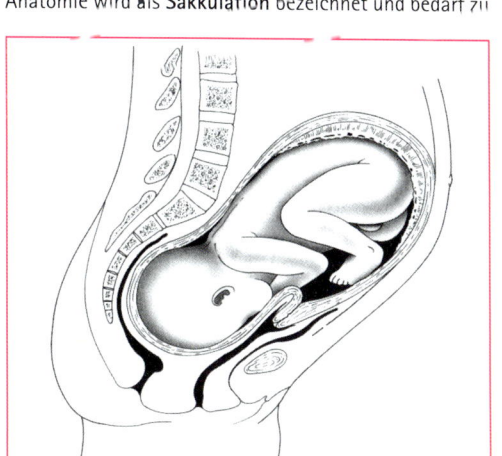

!Eine Geburt gilt als verzögert, wenn das Kind nach 18- bis 24stündiger Wehendauer noch nicht geboren ist!

Abb. 9-5
Hintere Sakkulation (nach Greenhill [51]).

ihrer Behandlung der abdominalen Schnittentbindung, da bei Fortbestand der Wehen eine Uterusruptur zu befürchten ist.

Klinisch größere Bedeutung kommt dem **myomatös veränderten Uterus** zu. Entgegen der vielfach hervorgehobenen Raumbeengung im kleinen Becken durch tiefsitzende Myome ist ihre Auswirkung als Geburtshindernis eher ein seltenes Ereignis, da sie im Vollzug der Entwicklung des unteren Uterinsegments am Ende der Schwangerschaft häufig nach oben in die Bauchhöhle wandern. Geburtshilflich bedeutsamer ist dagegen die Beeinträchtigung geordneter Kontraktionsabläufe der von Myomknoten diffus durchsetzten Muskulatur des Corpus uteri.

Die **Störungen der Wehentätigkeit im engeren Sinn** umfassen die Wehenschwäche, die hypertone Wehentätigkeit, Koordinationsstörungen der Wehenausbreitung und den Spasmus des unteren Uterinsegments. Die klinisch als zu schwach und zu kurz in Erscheinung tretende Wehentätigkeit ist durch Kontraktionsamplituden von 25 bis 30 mmHg bei einer Frequenz von weniger als drei Kontraktionen pro 10 Minuten charakterisiert [66]. Ihr kann zunächst einmal eine mechanische Adaptationsstörung des vorangehenden Teiles an das kleine Becken zugrunde liegen. So werden häufig symptomatische Anomalien der Wehentätigkeit angetroffen, wenn beim großen Kind der Kopf keine feste Beziehung zum Becken aufnimmt und infolgedessen die zervikal vermittelten Mechanismen der Wehenverstärkung nur unzureichend ausgelöst werden. Für die essentielle Wehenschwäche werden neben einer verminderten endogenen Oxytocinausschüttung Störungen des Zellstoffwechsels als Ursache angenommen, wobei der Elektrolyttransport eine besondere Rolle spielt [65]. Hinzu kommt, daß der genuine Pathomechanismus durch die Erschöpfung der intrazellulären Energiezufuhr bei protrahierter Eröffnung sekundär verstärkt werden kann.

Die **hypertone Wehenstörung** zeichnet sich in ihrer primären Form durch eine Erhöhung des Basaltonus über 12 mmHg aus. Die mangelhafte Relaxation in der Wehenpause behindert die Retraktion der Zervix. Darüber hinaus kann über die kontinuierliche Verminderung der Uterusdurchblutung eine hypoxische Gefährdung des Kindes eintreten. Ätiologisch liegt eine vermehrte Wandspannung des Myometriums – z. B. bei Mehrlingsschwangerschaften und Hydramnion – vor, neben einem essentiellen Hypertonus, der auf eine vegetative Fehlsteuerung bzw. eine Enthemmung des Ferguson-Reflexes (Kopf-Zervix-Reflex) mit erhöhter Oxytocinausschüttung zurückzuführen ist.

Der Verlust der Hierarchie bezüglich Dauer und Richtungsausbreitung der Wehenkraft in den einzelnen funktionellen Fruchthalterabschnitten wird als **Koordinationsstörung der Wehentätigkeit** bezeichnet. Infolge lokaler Erregbarkeitsunterschiede entwickeln sich – möglicherweise begünstigt durch Kindsbewegungen – verschiedene Erregungszentren, die jeweils begrenzte Kontraktionsareale steuern und mit ihrer Rhythmik in Konkurrenz zur Schrittmacherfunktion des Fundus treten [38]. Diagnostizierbar wird diese Wehenanomalie anhand des Tokogramms, auf dem eine aus der kontraktilen Aktivität der Epizentren zusammengesetzte Summenkurve registriert wird (Abb. 9-6). Da bilanziell eine sehr frequente Wehenfolge ohne physiologische Refraktärphasen resultiert, wird diese Dystokieform auch Uterusflimmern genannt [66].

Als Zwischenform der Koordinationsstörung und der hypertonen Wehentätigkeit hat der **Spasmus des unteren Uterinsegments** zu gelten, bei dem die zirkulären Muskelfasern des Isthmus eine pathologische Autonomie gewinnen und ihren Kontraktionszustand auch in der Refraktärperiode des Funduszentrums beibehalten. Entsprechend diesem Mechanismus ist das klinische Bild durch einen auch in der Wehenpause fortbestehenden Schmerz gekennzeichnet. Bei extremer, sehr seltener Ausprägung kann ein solcher Spasmus in eine sog. Constriction-ring-Dystokie übergehen, die bei Schädellagen häufig den kindlichen Hals umschnürt und den Kopf bei erschlafftem Muttermund fest fixiert [26] (Abb. 9-7).

Abb. 9-6 *Koordinationsstörung der Wehentätigkeit. Es haben sich mehrere Zentren der Uterusmotilität entwickelt, die zu phasenverschobener Kontraktionsausbreitung in begrenzten Abschnitten des Myometriums führen. Der Synergismus der lokalen Wehenproduktion ist geburtsmechanisch wenig effektiv und verlangsamt den Geburtsfortschritt (nach Fischer [38]).*

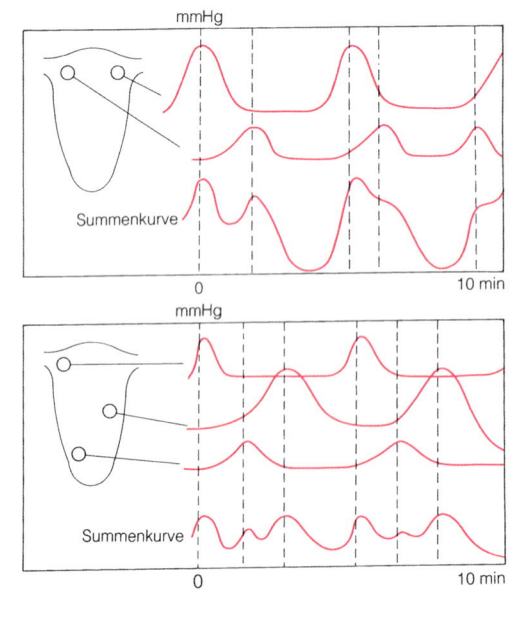

Schließlich vermögen geburtserleichternde Maßnahmen die Wehentätigkeit zu modifizieren. Im Vordergrund der Schmerzlinderung steht heute die Periduralanästhesie (siehe auch Kap. 12). Nach einmaliger Schmerzblockade kann vorübergehend eine Abschwächung der Uterusaktivität eintreten, die nach einer guten Stunde wieder zum Ausgangsniveau zurückkehrt [12]. Bezüglich der Gesamtdauer führt die Periduralanästhesie trotz guter Steuerbarkeit der Dosierung zu einer Verlängerung der Geburtszeit. Der Unterschied zu einem Kollektiv ohne Periduralanästhesie ist aber nicht sehr groß und liegt in der Größenordnung von etwa 2 Stunden [5]. Ätiologisch wurde dieser Effekt einer Zunahme der Oxytocinaseaktivität zugeschrieben, die in Korrelation zur Dauer der Eröffnungsperiode steht [127].

Zervikale Dystokie

Die allein von der Zervix ausgehenden Dystokieformen sind meist organischer Natur und erklären sich häufig aus der Anamnese. Zu den wichtigen Ursachen zählen vorausgegangene Operationen wie Konisationen, Portioamputationen, Emmet-Plastiken und entzündlich bedingte Vernarbungen, aber auch kongenitale Veränderungen, wie z. B. partielle Okklusionen der Zervix. Ebenfalls sind in diese Gruppe Cerclageoperationen in der Frühschwangerschaft einzuordnen und in jüngerer Zeit der totale Muttermundsverschluß zur Prophylaxe von intrauterinen Infektionen [59, 76]. Als extreme Variante der organisch bedingten zervikalen Dystokie ist die seltene Conglutinatio orificii externi bekannt, bei der unteres Uterinsegment und Zervix unter dem Einfluß der Wehentätigkeit papierdünn ausgezogen werden, während sich der Muttermund nicht öffnet (Abb. 9-8).

Die **Behandlung** all jener Fälle hat zwangsläufig eine mechanische Überwindung der fibrotischen Strikturen zum Ziel, damit die pathologische Widerstandserhöhung der Zervix beseitigt wird. Nach dieser Maßnahme, die allerdings mitunter auch ein instrumentelles Eingreifen erfordert, erfolgt zumeist ein zügiger weiterer Ablauf der Muttermundseröffnung.

Wenn bei klinischen Zeichen der Zervixdystokie anamnestische Ereignisse zu ihrer Erklärung fehlen, handelt es sich um eine Beeinträchtigung der physiologischen Vorgänge, die erst unter der Geburt in Gang kommen. Diese als „idiopathisch" oder „funktionell" bezeichnete Störung ist praktisch gleichbedeutend mit einer **ungenügenden Zervixreifung.** Zwar erinnert der Begriff Dystokie an die Kontraktionen der glatten Zervixmuskulatur [80], ihre Bedeutung für die Genese der behinderten Muttermundsdilatation tritt aber gegenüber den zur Konsistenzminderung führenden biochemischen Vorgängen des Kollagenabbaus weit in den Hintergrund, wie die vielen Berichte zur Therapie der unreifen Zervix mit Prostaglandinen eindrucksvoll belegen [34, 50, 57, 62, 78, 113]. Folgerichtig wird die funktionelle Form der Zervixdystokie auch gehäuft bei Erstgebärenden angetroffen, bei denen die Zervix einen höheren Kollagengehalt als bei Mehrgebärenden aufweist [68].

Die **Diagnose** der Zervixdystokie kann allein anhand des Portiobefunds gestellt werden, wenn im Verlauf der Eröffnungsperiode andere Ursachen der verzögerten Muttermundsdilatation ausgeschlossen sind.¹ Tokographisch kommt der erhöhte Zervix-

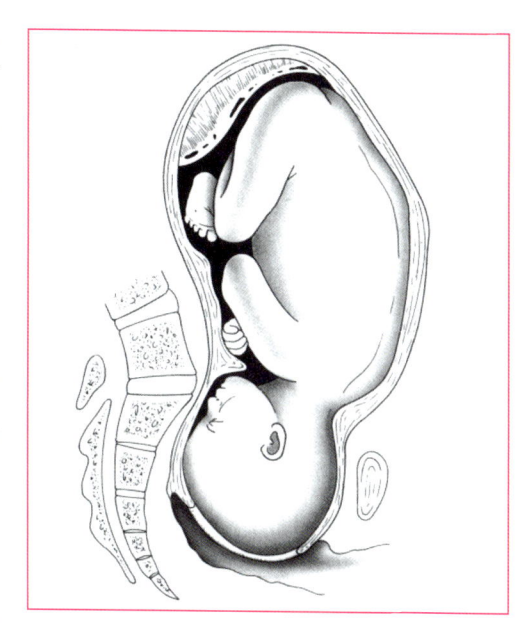

Abb. 9-7
Constriction-ring-Dystokie (nach Greenhill [51]).

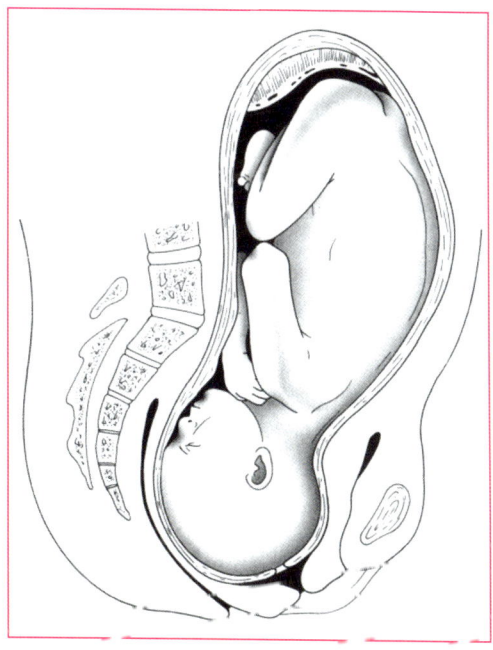

Abb. 9-8
Conglutinatio orificii externi (nach Greenhill [51]).

¹Die Diagnose Zervixdystokie kann allein anhand des Portiobefundes gestellt werden!

widerstand in einem schnellen, abrupten intraamnialen Druckanstieg zum Ausdruck, da die uterine Druckwelle durch die rigide Portio kaum gedämpft wird [44].

Die Zervix kann sich auch indirekt dystok verhalten, wenn die vordere Muttermundslippe infolge unzureichender Retraktion bei fortgeschrittener Eröffnung zwischen dem vorangehenden Teil und der Symphyse eingeklemmt wird [112]. Auf diese Weise kann ein umschriebenes Ödem entstehen, das zusammen mit der Fixation der Muttermundslippe eine weitere Dilatation behindert.

Therapeutisch ermöglicht eine kurzfristige Tokolyse vielfach, den eingeklemmten Muttermundssaum über den kindlichen Kopf zurückzudrängen. Während der folgenden Kontraktionen muß der Muttermund in dieser Position gehalten werden, damit das zervikale Hindernis vom vorangehenden Teil vollständig überwunden werden kann.

2.2 Behandlung

Der Vielfalt der der verzögerten Eröffnung zugrundeliegenden Ursachen steht eine begrenzte Anzahl therapeutischer Möglichkeiten gegenüber. Dystokien im Sinne von Wehenschwäche und Koordinationsstörungen stellen wohl etablierte Indikationen der **intravenösen Oxytocinzufuhr** dar. Der korrigierende Effekt beruht auf einer Verstärkung der einzelnen Kontraktionen, wie auch auf einer geordneten Rhythmisierung der Wehenfolge. Da der Stimulationserfolg von der Zervixreife abhängig ist, bestehen große Unterschiede in der individuellen Wirkung. Um die Dehnungsbereitschaft des Muttermunds zu erhöhen, werden häufig parallel **Spasmolytika** verabreicht, deren physiologische Grundlage allerdings auf den geringen Anteil glatter Zervixmuskulatur begrenzt ist.

Ein besonders günstiger Einfluß auf den Fortgang der Muttermundseröffnung wird durch Beseitigung oder wenigstens Linderung des Dehnungsschmerzes der Zervix erzielt.[I] So vermag die Periduralanästhesie den infolge des Schmerzerlebens gesteigerten Sympathikotonus abzuschwächen und bewirkt auf diese Weise indirekt eine bessere und effektivere Koordination der Wehentätigkeit [2]. Auch mit Hilfe zentral wirksamer Analgetika, wie z.B. Nalbuphin (20 mg als Kurzinfusion in 100 ml NaCl), kann eine dystoke Phase der Eröffnungsperiode überwunden werden. Zunehmende Verbreitung als erfolgreiche Schmerzbekämpfung bei zervikaler Dystokie findet in den letzten Jahren schließlich die Akupunktur [10].

Eine vielfach genutzte Alternative zur klassischen Oxytocintherapie steht in der Unterstützung der Wehentätigkeit durch **Prostaglandine** zur Verfügung, deren nicht allein auf die intravenöse Zufuhr beschränkte Anwendungsmöglichkeiten einen Vorteil gegenüber der ans Bett fesselnden Infusionsbehandlung beinhalten. Der kontraktionsfördernde Effekt kann neben lokaler intravaginaler oder intrazervikaler Applikation auch durch orale Verabreichung (100 μg Misoprostol) herbeigeführt und durch Ausnutzung der wehenbegünstigenden aufrechten Körperhaltung, z.B. beim Umherlaufen, noch unterstützt werden [60, 124]. Zusätzlich wird die Dystokie bei Verwendung von Prostaglandinen in zweifacher Richtung angegangen, weil über die Förderung der Zervixreife [48] zugleich die Voraussetzungen für die uterine Stimulation verbessert werden. Hinsichtlich der Zunahme des Bishop-Scores (siehe auch Bd. 4, Kap. 8) erwies sich eine höher dosierte intravaginale Applikation von Prostaglandingel der niedriger dosierten intrazervikalen Instillation als überlegen [54].

Die **Amniotomie** als physikalische Maßnahme der Geburtsbeschleunigung sollte erst bei einer hinreichenden Muttermundsweite in Erwägung gezogen werden. Abgesehen von ihrer Wirkungslosigkeit hinsichtlich der Geburtsdauer bei zu frühem Einsatz nimmt die Anzahl der Komplikationen zu [93]. Zum rechten Zeitpunkt (Erstgebärende ca. 7 cm, Mehrgebärende ca. 4 cm Muttermundsweite) vermag die Blasensprengung jedoch die Eröffnungsgeschwindigkeit deutlich zu beschleunigen. Der Mechanismus, der zur Verkürzung der Dilatationsperiode führt, beruht neben dem engeren Kopf-Zervix-Kontakt wahrscheinlich ebenfalls auf einem Anstieg der Prostaglandinkonzentration im mütterlichen Plasma [117], wodurch der schnellere Geburtsfortschritt trotz kaum veränderter Uterusaktivität verständlich wird [120].

Die hypertone Wehenstörung in Form des erhöhten Basaltonus und der Tachysystolie wie auch der Spasmus des unteren Uterinsegments lassen sich mit **Beta-Sympathomimetika** beheben, die je nach Effekt als Dauertropfinfusion oder Bolusinjektion zugeführt werden können. Auch bei Koordinationsstörungen, die trotz Wehenstimulation anhalten, hat sich die Intervalltokolyse bewährt [107].

Hinsichtlich der praktischen Verhaltensweise bei der Überwachung und Leitung der Geburt ist der Zeitverlauf der Muttermundsdilatation das entscheidende Kriterium, das Hinweise auf eine Normabweichung von der Eröffnungsphysiologie gibt.[II] Anhand der äußeren und inneren klinischen Untersuchung sowie anhand der tokographischen Registrierung kann die Verzögerung der Eröffnungsperiode nach ihrer Ursache differenziert werden.

[I] Ein besonders günstiger Einfluß auf den Fortgang der Muttermundseröffnung wird durch Beseitigung oder wenigstens Linderung des Dehnungsschmerzes der Zervix erzielt!

[II] Bei der Überwachung der Geburt ist der Zeitverlauf der Muttermundsdilatation das entscheidende Kriterium!

Die daraufhin einzuleitenden Therapiemaßnahmen haben zunächst den Rang eines Experiments, in dessen Verlauf sich erweisen wird, ob ein weiterer Geburtsfortschritt eintritt. Unter der Voraussetzung eines regelrechten Zustands des Feten ist im Hinblick auf die großen Zeitschwankungen der Muttermundsdilatation eine geduldig zuwartende Geburtsleitung sinnvoll, da bei Störungen der Eröffnungsperiode der erfolgreiche Ausgang das häufige Ereignis darstellt [96], während der trotz therapeutischer Maßnahmen zur operativen Entbindung zwingende irreversible Geburtsstillstand in dieser Phase selten auftritt, wie in einer Studie zum Anteil der Dystokie am Indikationsspektrum zur Sectio bestätigt wurde [86].

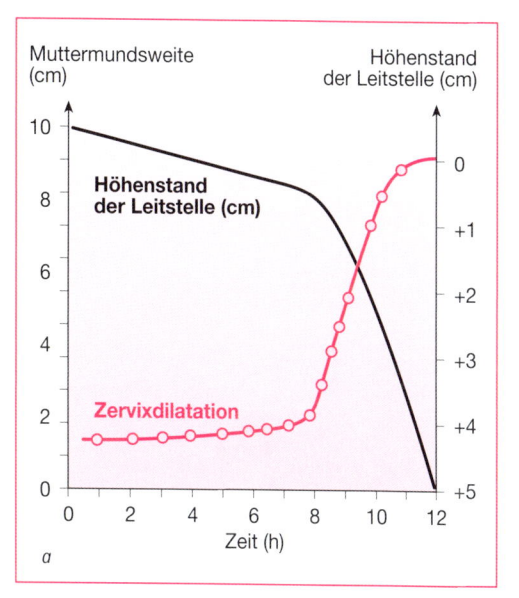

Abb. 9-9
Muttermundseröffnung (a) und Tiefertreten des kindlichen Kopfes (b) unter der Geburt (basierend auf über 100 Geburten bei Erstgebärenden aus vorderer Hinterhauptslage; nach Friedman und Sachtleben [43]).

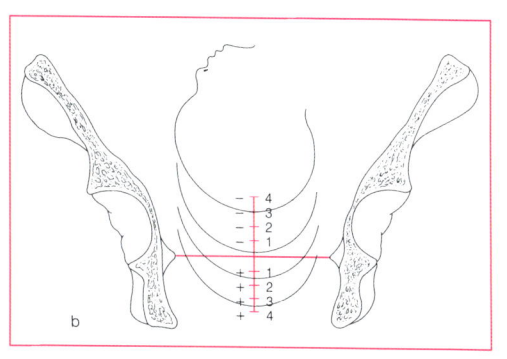

Deszensusphase

1 Normaler Deszensus des Kopfes

Die Deszensusphase ist der Abschnitt der Geburt, der in der späten Eröffnungsperiode beginnt und zu der Preßperiode überleitet. So ist diese Geburtsphase sowohl Bestandteil der Eröffnungs- als auch der Austreibungsperiode. Die zeitliche Festlegung ihres Anfangs gelingt nur unscharf gegenüber der klaren Definition des durch die vollständige Eröffnung der Zervix gekennzeichneten Beginns der Austreibungsperiode bzw. des „2. Wehenstadiums" im anglo-amerikanischen Sprachgebrauch.

So eindeutig die Orientierung an der vollständigen Muttermundsweite auch ist, erscheint uns die Beschreibung der Geburt **nach dem vorherrschenden Ereignis** sinnvoller, weil eine solche Betrachtung trotz Einbuße einer zeitlich ganz exakten Zuordnung die Phänomenologie des gesamten Geburtsablaufs realistischer erfaßt. So stellt sich die Eröffnungsperiode als Phase der Geburt dar, in der bei nur geringer Änderung des Höhenstands vor allem eine Dilatation der Zervix erfolgt, während umgekehrt die Deszensusphase durch eine ausgeprägte Höhenstandsänderung des Kopfes bei nur unwesentlicher Zunahme der Muttermundsweite gekennzeichnet ist. Charakteristisches Zeichen der Preßperiode sind die Verstärkung der Wehenkraft durch die Bauchpresse und eine Richtungsänderung in der Bewegung des vorangehenden Teils nach oben.

Die zeitliche Verschiebung von maximaler Muttermundseröffnung und maximaler Höhenänderung pro Zeiteinheit ist in Abbildung 9-9 dargestellt. Während des Durchtritts durch die Beckenhöhle legt der kindliche Kopf vom Beckeneingang zum Beckenboden eine Höhenänderung von 8 cm zurück. Da der Geburtskanal in den verschiedenen Höhenebenen eine unterschiedliche Form aufweist, sind Anpassungsmechanismen des vorangehenden Teiles an das jeweils vorhandene Raumangebot notwendig, damit der Deszensus erfolgen kann. Die sich nach kaudal verengende Beckenhöhle mit größter Distanz im geraden Durchmesser vermittelt Änderungsimpulse bezüglich Haltung und Stellung des Kopfes. Das Zusammenspiel zwischen Flexion und Rotation führt zu einer Schraubenbewegung des vorangehenden Teiles. Auf diese Weise wird das anfangs wirksame große Planum occipitale um 2 cm verkleinert, da durch die Beugung die Circumferentia suboccipitobregmatica mit einem Umfang von nur 32 cm das Durchtrittsplanum begrenzt.

Im einzelnen erfolgt der **Eintritt des Kopfes in den Beckeneingang** über eine asynklitische Phase, in der das hintere Scheitelbein stärker in die Beckenhöhle hineinragt [30]. Die synklitische Kompensation wird anschließend erreicht, indem die Wehenkraft das vordere Scheitelbein hinter die

Symphyse treibt. Im Vollzug des weiteren Deszensus steht dann in der Spinalebene das vordere Scheitelbein tiefer als das hintere, so daß der Kopf insgesamt nach Art einer Schaukelbewegung mit alternierendem vorderem und hinterem Asynklitismus tiefer tritt (Abb. 9-10). Bei Eintritt des Kopfes in den Beckeneingang verläuft die Pfeilnaht meist quer; in etwa einem Drittel der Fälle besteht eine leichte Rotation, wobei das Hinterhaupt doppelt so oft nach vorn wie nach hinten rotiert. Nur in sehr wenigen Fällen passiert der Kopf den Beckeneingang im geraden Durchmesser (Abb. 9-11).

Das eigentliche **Tiefertreten des Kopfes** wird erst durch dessen Haltungsänderung möglich, indem sich der mentookzipitale Durchmesser durch zunehmende Flexion parallel zu der Achse der Beckenhöhle ausrichtet (1. Rotation [108]). Zu diesem Zeitpunkt hat sich der Muttermund in der Regel ganz über dem vorangehenden Teil retrahiert. Für die geburtshilfliche Untersuchung stellt dieser Vorgang eine Übergangsphase dar, in welcher der Kopf über der Symphyse nicht mehr tastbar ist und während der folgenden Wehen vom Hinterdamm aus allmählich palpierbar wird. Bevor der Kopf die Interspinalebene passiert und durch das Knie des Geburtskanals nach ventral abbiegt, erfolgt mit der 2. Rotation eine Stellungsänderung. Der Drehungs-

Abb. 9-10
Die Einstellung des Kindeskopfs in verschiedenen Teilen des Geburtskanals. Im Beckeneingang liegt oft ein hinterer Asynklitismus und weiter unten im Geburtskanal nicht selten ein vorderer Asynklitismus vor.

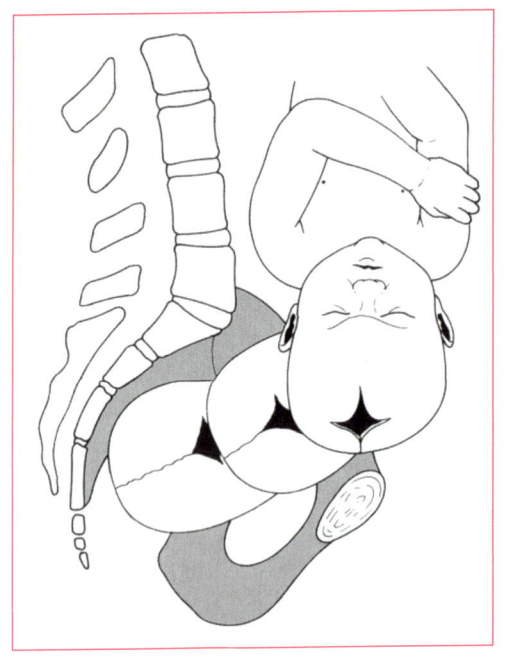

Abb. 9-11
Schädellage: Häufigkeitsverteilung der Stellung der Pfeilnaht im Beckeneingang (basierend auf 1040 Fällen).

Häufigkeit (%)	Pfeilnaht		Pfeilnaht	
okzipito-transverse Einstellungen 63,4	I. querer Durchmesser 39,9%			II. querer Durchmesser 23,5%
okzipito-anteriore Einstellungen 22,8	I. schräger Durchmesser 13,2%			II. schräger Durchmesser 9,6%
okzipito-posteriore Einstellungen 10,3	II. schräger Durchmesser 3,0%			I. schräger Durchmesser 7,3%
gerade Einstellungen 1,6	gerader Durchmesser Okziput vorn 1,0%			gerader Durchmesser Okziput hinten 0,6%

impuls in den geraden Durchmesser wird durch den in der Interspinalebene beginnenden Levatorspalt vermittelt, der in der Beckentiefe einen längsgestellten Durchlaß begrenzt [17]. Dem knöchernen Becken selbst kommt als letztlich die Rotation auslösendem Moment keine Bedeutung zu, da auch kleine kindliche Köpfe diese Drehung vollziehen, obwohl sie sich in nachweisbarem Abstand zur knöchernen Beckenwand befinden. Daß bei der Stellungsänderung die vordere Hinterhauptseinstellung bevorzugt wird, kann nach dem Gesetz des geringsten Zwanges durch die Bestrebung nach Formübereinstimmung von ventral schmalerer Levatoröffnung und dem geringsten Querdurchmesser der Nackenregion am kindlichen Kopf begründet werden. Die klinische Beobachtung der weiter distal erfolgenden Rotation bei Mehrgebärenden wird als Folge der mechanischen Schädigung der Levatoren bei der ersten Entbindung verständlich, wodurch die Elastizität des Weichteilspalts vermindert ist. In jenen Fällen, in denen sich die Zervix zum Zeitpunkt der Rotation noch nicht vollständig über dem Kopf zurückgezogen hat, wird der Muttermundssaum häufig zuerst auf der Seite des Geburtskanals hinter den Kopf gedrängt, von der aus die Leitstelle nach vorne kommt.

Für die Deszensusphase existieren keine klaren **Zeitangaben**, da Beginn und Ende dieses Geburtsabschnitts nur approximativ zu ermitteln sind. Wenn man die Länge der Deszensusphase als Differenz der Austreibungsperiode und einer im Mittel 10 Minuten langen Preßperiode betrachtet, ergeben sich folgende Näherungswerte: Bis zu 20 Minuten nehmen 77 % der Fälle für den Deszensus in Anspruch; in 15 % vergehen zwischen 20 und 50 Minuten und in 4 % der Fälle beträgt die Dauer des Tiefertretens zwischen 50 und 80 Minuten [108]. Unter Berücksichtigung der Parität benötigt der Deszensusvorgang in 20 % der Erstgebärenden, aber nur in 2 % der Mehrgebärenden einen größeren Zeitraum als 50 Minuten [33].

2 Verzögerter Deszensus des Kopfes

2.1 Ursachen

Das Tiefertreten des kindlichen Kopfes kann durch eine Vielzahl von Faktoren verzögert werden. Alle bereits dargestellten Störungen im Kräftespiel der Wehentätigkeit und des Zervixwiderstands behindern natürlich auch den Eintritt des vorangehenden Teiles ins Becken, wenn sie zu diesem Zeitpunkt der Geburt in Erscheinung treten. Umgekehrt gibt es aber eine Reihe von regelwidrigen Umständen, die sich im allgemeinen erst dann im Sinne einer Verzögerung auf den Geburtsverlauf auswirken, wenn der Kopf durch die Wehenkraft gezwungen wird, sich im Geburtskanal zu bewegen. Diese für die Deszensusphase typischen Regelwidrigkeiten betreffen Verengungen des Beckens sowie Anomalien in Haltung und Stellung des Kopfes.

Ausgeprägte Beckenverengungen werden heute nur noch bei weniger als 1 % aller Gebärenden angetroffen [51]. Klinisch bedeutungsvoller als die Betrachtung der Beckenverhältnisse allein ist die Beobachtung der **zephalopelvinen Wechselwirkung** im Verlauf der Deszensusphase. Bei regelrechter Beckenanatomie, aber großen kindlichen Dimensionen kann durchaus eine Verzögerung beim Tiefertreten des Kopfes eintreten, während andererseits ein kleiner kindlicher Kopf sehr wohl in normalem Zeitverlauf ein verengtes Becken passieren kann.

Da der zu erwartende Geburtsfortschritt aufgrund der Beckenmaße allein nicht zuverlässig abgeschätzt werden kann, wurden durchaus erfolgreiche Versuche unternommen, sonographische fetale Größenparameter mit den Beckenmaßen in Beziehung zu setzen, um so die individuelle Prognose der Geburtsmöglichkeit zu verbessern [91]. Trotzdem ist aber nur im Ausnahmefall einer sehr schweren fetopelvinen Disproportionalität eine primäre Schnittentbindung vertretbar [63, 80], auch wenn in dem Indikationsspektrum zur Sectio das relative Mißverhältnis – zumindest in der älteren Literatur – am häufigsten vertreten ist [99].

Nach neueren Statistiken stellen Becken-, Rotations- und Flexionsanomalien (gleich hinter Frühgeburten) etwa ein Fünftel der Sectioindikationen dar [53]. Die Häufigkeit eines Mißverhältnisses von Kopf und Becken liegt heute bei gut 3 % der Geburten, hiervon ist in fast 97 % eine operative Geburtsbeendigung erforderlich [58].

Für das **Ausmaß der Deszensusverzögerung** sind Haltung, Einstellung und Konfigurabilität des Kopfes sowie der Weichteilwiderstand und die Wehenkraft maßgebliche Faktoren, deren Zusammenwirken bei der Leitung der Deszensusphase abgewartet werden sollte, wenn keine anderen Gründe zu einem aktiven Vorgehen zwingen. Hinsichtlich der praktischen Verhaltensweise muß umgekehrt bei der Feststellung einer verzögerten Deszensusphase auch an eine architektonische Regelwidrigkeit des Beckens gedacht werden. Besonders verdächtig auf ein mechanisches Hindernis ist die Kombination von hochstehendem Kopf, ausgeprägter Geburtsgeschwulst bei deutlicher Konfiguration und ödematöser vorderer Muttermundslippe.

Beckenverengungen

Für die Beckenmessung stehen heute neben der klinischen und radiologischen Bestimmung [39] auch sonographische Methoden zur Verfügung, wobei vaginal anwendbare Panorama-Scanner durch die Bestimmungsmöglichkeit des queren Beckendurchmessers dem Compound-Scanner noch überlegen sind [29]. Die wertvollste Darstellung des maternalen Beckens in Beziehung zur Größe des vorangehenden Teils wird jedoch zweifellos mit Hilfe der Kernspintomographie erzielt [119]. Der herkömmlichen Methoden überlegene Vorteil besteht in der hohen Auflösung und Meßgenauigkeit ohne jede Strahlenbelastung. Aufgrund der hierbei gewonnenen Informationen ist vielfach eine funktionelle Beckendiagnostik zur Frage des Entbindungsmodus bei Vorliegen eines zephalopelvinen Mißverhältnisses möglich [74]. Als besonders hilfreich hat sich der Einsatz der Kernspintomographie bei der Selektionierung von Patientinnen mit Beckenendlage erwiesen, die vaginal entbunden werden können [15]. Die Pathologie der Beckenformen betrifft einmal Verengungen im Sinne von Verkürzungen einzelner oder aller Durchmesser und zum anderen eine Zunahme der gesamten Beckenlänge (s. a. Kap. 2).

Die Behinderung des Deszensus beim **langen Becken** ergibt sich aus dem zu hoch stehenden Promontorium, so daß der zur senkrechten Einstellung der Schädelachse auf die Beckeneingangsebene erforderliche Kippimpuls unterbleibt. Die Abbremsung der Deszensusbewegung des Kopfes an der Symphyse führt häufig zu einer hinteren Scheitelbeineinstellung oder zu einem hohen Geradstand, ohne daß Anzeichen eines verengten Beckens vorliegen. Wenn der Kopf dennoch trotz des gestörten Einfangmechanismus ins Becken eintritt, kann ein weiterer Verzug im Deszensus durch den kanalförmigen Verlauf des knöchernen Geburtswegs verursacht werden, da die verminderte Kreuzbeinhöhlung für die physiologische Drehung in den geraden Durchmesser nur ein unzureichendes Raumangebot bereitstellt und der Kopf infolgedessen zu einem Deszensus bei querer Pfeilnaht in maximaler Flexion gezwungen wird. Aufgrund der im unteren Becken häufiger als im Beckeneingang auftretenden Verengung ergibt die sonographisch mögliche Bestimmung der Kreuzbeinhöhle eine besonders relevante Zusatzinformation bei der Pelvimetrie, damit im Falle des tiefen Querstands mit Geburtsstillstand rechtzeitig die Indikation zur Sectio gestellt und langdauerndes erfolgloses Gebären vermieden werden kann [11]. Mit einer Spontangeburt ist beim langen Becken nur in der Hälfte der Fälle zu rechnen [105].!

Kann der Deszensus beim Kanalbecken durch die zu hohe Position des Promontoriums gänzlich unterbleiben, so erfolgt die Verzögerung bei Verengungen im Beckeneingang durch zeitaufwendige Anpassungsformen an das verminderte Raumangebot. Bei **allgemein verengtem Becken** besteht der Mechanismus in einer maximalen Beugehaltung des Kopfes (Roederer-Einstellung), bei der die Formübereinstimmung mit den nahezu kreisrunden Beckenebenen von vornherein durch den minimal möglichen Kopfumfang in schrägem Durchmesser hergestellt wird. Mit dieser Anpassung ist eine ausgeprägte Verformung des Kopfes verbunden, dessen Höhendurchmesser zugunsten einer Verkleinerung der seitlichen Durchmesser erheblich zunimmt. Im Gegensatz zum physiologischen Ablauf der Deszensusphase wird die Konfiguration des Kopfes nicht durch den Weichteiltonus des Geburtskanals hervorgerufen, sondern beruht auf einem ossären Preßdruck, der die Scheitelbeine im Sinne einer Niveauverschiebung kraniokaudal disloziert [17].

Betrifft die Verengung bevorzugt den Beckeneingang wie beim **platten Becken,** kann das Hindernis bei mäßiger Verkürzung der Conjugata vera (auf 8 bis 8,5 cm) allein durch Einsenkung der bitemporalen Vorderhauptregion in die Engstelle zwischen Promontorium und Symphysenhinterkante unter gleichzeitiger Ausnutzung eines der beiden weiträumigen Seitenteile im Beckenrahmen für den breiteren biparietalen Durchmesser überwunden werden. Dieser Anpassungsmechanismus erfordert keine besondere Kopfkonfiguration und führt kaum zur Verzögerung des Deszensus; der Unterschied zur physiologischen Geburtsmechanik besteht lediglich darin, daß die große Fontanelle vorübergehend zur Leitstelle im Beckeneingang wird und die erste Rotation etwas später einsetzt.

Bei **stärkergradigen Beckenverformungen** passiert der Kopf den Beckeneingang im queren Durchmesser. Da die kritische Beckenebene durch Einstellung des Vorderhaupts nicht mehr überwunden werden kann, andererseits in dieser Schädelregion aber anatomisch ungünstige Bedingungen für die Konfigurabilität bestehen, geht ein Scheitelbein in Führung. Dabei stößt entweder das vordere Scheitelbein gegen die Symphyse oder das hintere gegen das Promontorium. Die anschließende Verformung des Kopfes durch die ausgeprägte Niveauverschiebung in der Pfeilnaht bedingt die Verzögerung des Deszensus, vermag aber den biparietalen Durchmesser um fast 1 cm zu verkleinern und dadurch den Eintritt des Kopfes zu ermöglichen – unter der Voraussetzung, daß sich das vordere Scheitelbein in die Führungslinie einstellt (Naegele-Obliquität). Der verstärkte vordere Asynklitismus gewährleistet im weiteren Verlauf des Deszensus ein ausreichendes Raumangebot durch Ausnutzung der Kreuz-

---

!Mit einer Spontangeburt ist beim langen Becken nur in der Hälfte der Fälle zu rechnen!

beinhöhlung. In den seltenen Fällen der Hinterscheitelbeineinstellung (Litzmann-Obliquität) stößt dagegen der freie Rand des hinteren Scheitelbeins gegen die Hinterwand der Symphyse und verhindert ein weiteres Tiefertreten des Kopfes. In der Folge entwickelt sich ein Geburtsstillstand mit über der Symphyse stehendem Kopf.

Haltungs- und Stellungsanomalien des kindlichen Kopfes

Die Bedeutung des engen Beckens für die Verzögerung der Deszensusphase ergibt sich aber nicht nur aus dem beengten Raumangebot, sondern auch aus häufig parallel auftretenden Anomalien der Stellung und Haltung des kindlichen Kopfes, die das verminderte Platzangebot gleich zu Beginn der Deszensusphase verursachen. Die Pathologie der Schädellagen ist zunächst dadurch gekennzeichnet, daß der Kopf sich in **okzipitoposteriorer Position** einstellt.

Eine solche Fehlrotation wird z. B. durch ein enges vorderes Beckensegment begünstigt. Für die Prognose des weiteren Verlaufs der Deszensusphase ist entscheidend, ob es sich um eine vorübergehende okzipitoposteriore Einstellung handelt, oder ob die Fehlrotation im weiteren Verlauf der Geburt persistiert. So ist am Anfang der Geburt der Rücken in 37 % nach hinten gewendet [122]; in 70 bis 90 % ist aber noch eine Normalisierung der Stellung mit anteriorer Rotation des Hinterhaupts zu erwarten [67]. Im Hinblick auf die hohe Normalisierungsrate primär pathologisch beginnender Geburten ist es sinnvoll, eine passagere okzipitoposteriore Einstellung, die in einer Häufigkeit von 8 bis 16 % aller Kopflagengeburten auftritt [26], von einer nur wesentlich selteneren definitiven okzipitoposterioren Lage abzugrenzen, deren Häufigkeit mit 1 bis 2 % angegeben wird [105].

Für die Persistenz der Einstellungsanomalie ist eine kurze Interspinaldistanz von Bedeutung sowie als weitere seltenere Ursache ein tiefer Sitz der seitlich gelegenen Plazenta. Von seiten des Kindes begünstigt eine Deflexionshaltung, die häufig bei Nabelschnurumschlingungen um den Hals beobachtet wird, die Rotation des Hinterhaupts nach hinten und eine frühzeitige Konfiguration zwischen den Fontanellen bei noch indifferenter Kopfhaltung, die z. B. durch einen vorzeitigen Blasensprung ausgelöst werden kann. Im Einzelfall ist es schließlich auch möglich, daß ein großer Kopf das Raumangebot des Beckens in okzipitoposteriorer Einstellung am besten ausnutzen kann. Für die Prognose des weiteren Geburtsverlaufs ist daher entscheidend, ob die Einstellungsanomalie beibehalten wird.

In den Fällen, in denen doch noch eine Rotation des Hinterhaupts nach vorn erfolgt, ist die Geburt im allgemeinen nicht verlängert und erfolgt spontan.

Wenn die okzipitoposteriore Einstellung zu einer endgültigen okzipitoposterioren Rotation nach hinten führt, kommt es in der Regel zu einer Verzögerung der Deszensusphase, da der Geburtskanal dem Kopf einen erhöhten Widerstand entgegensetzt. Während die Geburt in diesen Fällen – zumindest bei nicht sehr ausgeprägter Haltungsanomalie – noch in einem Drittel spontan verläuft, führt die seltene unvollkommene Rotation aus der okzipitoposterioren Einstellung in den queren Durchmesser meistens zum Geburtsstillstand in der Austreibungsperiode.

Die günstigste Darstellung der okzipitoposterioren Position wird in etwa 2 % aller Geburten [58] durch die **hintere Hinterhauptslage** repräsentiert, bei der es sich wegen der noch unverminderten Flexion des Kopfes um eine reine Stellungsanomalie ohne zusätzliche Vergrößerung des Durchtrittsplanums handelt. Die Anpassung der Kopf-Hals-Achse an die Knieachse des Austrittskanals erfordert aber eine noch ausgeprägtere Beugung des Kopfes gegen die Brust als bei okzipitoanteriorer Position. Da die Halswirbelsäule hierbei in Richtung ihres Biegungsdiffizillimums abgebogen wird, erzeugt der Kopf eine Gegenkraft, die sich im Geburtskanal als erhöhter Reibungswiderstand auswirkt und dadurch die Verzögerung des Deszensus hervorruft. Zu den verzögernden geburtsmechanischen Faktoren der hinteren Hinterhauptslage tritt hier die größere Durchtrittsebene des 34 cm umfassenden Planum frontooccipitale als weitere Ursache für den sehr viel größeren Reibungswiderstand im Geburtskanal hinzu.

Ist die posteriore Rotation des Hinterhaupts mit einer leichten Streckhaltung des Kopfes verbunden, handelt es sich um eine **Vorderhauptslage**, bei der die Gegend der großen Fontanelle zur Leitstelle wird. Sie wird mit 0,8 % des Geburtenguts wesentlich seltener beobachtet. Am häufigsten findet sie sich bei Frühgeburten und brachyzephaler Kopfform sowie beim engen Becken.

Zu den Deflexionen höheren Grades gehören die **Gesichtslage** und die **Stirnlage**. Diese Haltungsanomalien werden in einer Häufigkeit von 0,2 % beobachtet [58]. Ihre Ursachen betreffen zum einen ein relatives oder absolutes Mißverhältnis sowie unreife Kinder und Feten mit Kopffehlbildungen; darüber hinaus werden Nabelschnurumschlingungen um den Hals, Prävialokalisationen der Plazenta und der vorzeitige Blasensprung bei noch hochstehendem Kopf als weitere prädisponierende Faktoren genannt [23]. In vielen Fällen kann aber die Ätiologie nicht eindeutig geklärt werden.

Die **Stirnlage** ist mit einer mittleren Inzidenz von 0,08 % [90] die seltenste pathologische Schädellage. Infolge des mit 35 bis 36 cm größtmöglichen Durchtrittsplanums (Planum zygomaticoparietale) ist sie zugleich die ungünstigste gebärfähige Lage. Ein verzögerter Geburtsverlauf findet sich in 40 % der Stirnlagegeburten, wobei die Verzögerung bevorzugt in der Deszensusphase eintritt. Die Ursache ergibt sich einmal aus dem erhöhten Reibungswiderstand im Geburtskanal, zum anderen aber auch durch infolge der atypischen Haltung häufig auftretende Wehendystokien.

Die **Gesichtslage** stellt den stärksten Grad der Deflexion des kindlichen Kopfes dar. Die Inzidenz liegt im Mittel bei 0,21 % aller Geburten; abzüglich der Frühgeburten und der Fälle mit Anenzephalie verbleibt aber nur noch eine Frequenz von 0,12 % [25]. Häufig tritt der Kopf in Stirneinstellung in das Becken ein; beim weiteren Tiefertreten erfolgt dann die maximale Deflexion zur Gesichtslage. Der geburtsmechanisch relevante Durchtrittsumfang ist durch das 34 cm messende Planum hyoparietale gegeben. Wie auch bei der Stirnlage ergibt sich die Verzögerung des Deszensus als Folge des erhöhten Reibungswiderstands bei gleichzeitiger sekundärer Wehenschwäche.

2.2 Behandlung

Bei der Behandlung der verzögerten Deszensusphase ist zunächst zu berücksichtigen, daß die dargestellten Anomalien der Beckenarchitektur sowie der Haltung und Stellung des Feten eine Wehendystokie auslösen können, zumal pathologische Schädellagen häufig durch Regelwidrigkeiten des Geburtskanals verursacht werden, und somit oft eine Kombination protrahierender Faktoren vorliegt.

Neben den vorher besprochenen funktionellen Dystokieursachen vermag der **dauerhaft erhöhte Widerstand**, gegen den die uterine Aktivität arbeitet, die Wehenkraft zu erschöpfen und damit eine sekundäre Wehenschwäche auszulösen. Für den zeitlichen Ablauf charakteristisch ist hierbei das simultane Auftreten von Geburtsverzögerung und abnehmender Wehentätigkeit. Unter der Voraussetzung, daß keine geburtsunmögliche Situation vorliegt und der Zustand des Kindes keine schnelle Geburtsbeendigung erzwingt, ist therapeutisch in solchen Situationen die **intravenöse Oxytocinzufuhr** indiziert, gegebenenfalls nach kurzer Intervalltokolyse unter kardiotokographischer Überwachung. Parallel zu dieser Maßnahme ist es sinnvoll, durch **Anwendung der Lagerungsregeln** bei hinterer Hinterhauptslage die Rotation des Hinterhaupts nach ventral zu begünstigen. Läßt sich die pathologische Lage auf diese Weise nicht korrigieren, sollte auf die kontralaterale Seite gelagert werden, um die Rotation in den geraden Durchmesser zu ermöglichen. Auch bei Stirnlagen wurden nach Diagnosestellung noch spontane Haltungsänderungen in 10 bis 50 % der Fälle beobachtet [104], wobei in einem Drittel der Übergang in eine Gesichtslage, in zwei Dritteln in eine Hinterhauptslage erfolgt. Mit der Gesichtslage selbst ist ein irreversibler Endpunkt der Haltungsanomalie erreicht. Durch die Rotation des maximal deflektierten Kopfes im Geburtskanal sind bei dieser Lage lediglich noch Stellungsänderungen möglich, die in der Regel zu einer mentoanterioren, dorsoposterioren Gesichtslage führen und damit grundsätzlich den vaginalen Entbindungsweg offenhalten.

Die medikamentöse und physikalische Beeinflussung der verzögerten Deszensusphase hat wiederum den Charakter einer Probegeburt, wobei der auf die Behandlungsmaßnahmen eintretende Geburtsfortschritt zum Entscheidungskriterium für die weitere Geburtsleitung wird.

Der **hohe Geradstand** nimmt bei der Verzögerung des Deszensus insofern eine Sonderstellung ein, als er im typischen Fall zum Geburtsstillstand in der Eröffnungsperiode führt, ohne daß überhaupt ein Eintritt des Kopfes ins kleine Becken erfolgt. Der Impuls zu dieser Einstellung des Kopfes wird meist über ein längsovales bzw. quer verengtes Becken als wichtigsten Ursachefaktor vermittelt. Bezüglich der Stellung des Rückens wird ein dorsoanteriorer hoher Geradstand doppelt so häufig (in zwei Dritteln der Fälle) angetroffen wie der dorsoposteriore hohe Geradstand (in einem Drittel der Fälle), da die mütterliche Wirbelsäule die posteriore Einstellung des kindlichen Rückens erschwert. Die Inzidenz dieser Einstellungsanomalie am Gesamtgeburtsgut wird mit 0,7 bis 1 % angegeben [72].

Der Geburtsverlauf kann verschiedene Varianten zeigen. Bei persistierendem hohem Geradstand als Ausdruck eines Mißverhältnisses im Beckeneingang kommt häufig infolge mangelhaften Kopf-Zervix-Kontakts eine Wehenschwäche hinzu. Die Zervixeröffnung bleibt auch unter Oxytocinstimulation meist unvollständig, da der Kopf nicht in den Beckeneingang eintreten kann. Es resultiert ein Stillstand der Eröffnungsperiode, der – für den Fall des Blasensprungs – noch zudem durch die Gefahr des Nabelschnurvorfalls bedroht ist und zur abdominalen Schnittentbindung zwingt. Besonders in den Fällen mit okzipitoposteriorer Einstellung im Beckeneingang ist es aber auch möglich, daß sich der Kopf in tieferen Abschnitten des Geburtskanals doch noch mit dem Hinterhaupt nach vorn dreht.

Die Geburt erfolgt dann aus vorderer Hinterhauptslage. Schließlich besteht auch die Möglichkeit, daß sich der Kopf durch maximale Flexion im Sinne der Roederer-Einstellung an das beengte Raumangebot des Beckeneingangs anpaßt. Wie schon dargestellt wurde, erzwingt dieser Mechanismus eine ausgeprägte Konfiguration des Kopfes und führt dadurch zu einer erheblichen Verzögerung des Tiefertretens.

Die Diagnose des hohen Geradstands durch den vaginal oder rektal erhobenen Befund der hochstehenden Pfeilnaht im geraden Durchmesser berechtigt zunächst noch nicht zu einer operativen Geburtsbeendigung, solange noch ein Geburtsfortschritt zu verzeichnen ist. Bleibt der geburtshilfliche Befund aber trotz suffizienter Wehentätigkeit über zwei Stunden konstant, so ist die Sectio indiziert. Manipulationen der Stellungskorrektur, wie z.B. der Kegelkugelhandgriff nach Liepmann, sind wenig erfolgversprechend. In 193 Fällen beim hohen Geradstand erfolgte die Geburt in 24 % spontan, in 16 % vaginal-operativ, in 60 % wurde ein Kaiserschnitt notwendig [71].

Austreibungsphase (Preßperiode)

1 Normale Austreibungsphase bei Schädellage

Die Austreibungsperiode bezeichnet den Zeitraum von der vollständigen Eröffnung des Muttermunds bis zur Geburt des Kindes. Ein wesentlicher Teil dieses Geburtsabschnitts entfällt auf den Deszensus des Kopfes. Von der Dynamik des Geburtsvorgangs her, vom Verhalten der Kreißenden aus, wie auch im Hinblick auf die besondere Gefährdung des Kindes kommt aber der Preßperiode als Abschluß der Austreibungsphase die eigentliche Bedeutung zu, da durch das vorherrschende Ereignis der unwillkürlichen Betätigung der Bauchpresse der intrauterine Druck bis auf Werte über 100 mmHg erheblich verstärkt wird.

Die Wehentätigkeit erreicht in dieser Phase mit über fünf Kontraktionen pro 10 Minuten ihr Maximum. Durch Druck des Kopfes auf das Rektum und auf den Plexus lumbosacralis wird der reflektorische Preßdrang ausgelöst, der den von der Wehe allein aufgebrachten Druck bis auf doppelte Werte steigern kann [20]. Die besondere Gefährdung des Feten während der Preßperiode ergibt sich aus der Tatsache, daß der uterine Perfusionsdruck während der einzelnen Preßwehe fast auf Null abfällt und dadurch die plazentare O_2-Aufnahme vorübergehend ausgeschaltet wird.[I] Infolge des im Regelfall zu diesem Zeitpunkt stattgehabten Blasensprungs kommt noch die Druckauswirkung auf die umbilikale Zirkulation hinzu, die während der Wehenakme ebenfalls sistieren kann [75].

Wegen der rezidivierenden vorübergehenden Hypoxieepisoden des Feten sind zwischen den Preßwehen ausreichend lange Pausen erforderlich, damit eine hinreichende Reoxygenation des Feten erfolgen und eine zunehmende Azidose vermieden werden kann. Die Störanfälligkeit der fetalen O_2-Versorgung macht die **kontinuierliche kardiotokographische Registrierung** zu einer unabdingbaren Voraussetzung der Geburtsleitung in dieser Phase, damit das Kind vor einem hypoxischen Geburtsschaden bewahrt werden kann (siehe auch Kap. 8).[II]

Das geburtsmechanisch in der Preßperiode ablaufende Ereignis besteht in der Passage des Knies im Geburtskanal. Der Durchtritt durch das Knie wird durch leichte Dorsalflexion in der unteren Hals- und der oberen Brustwirbelsäule ermöglicht. Die Flexion des kindlichen Kopfes im Atlantookzipitalgelenk gegen den Brustkorb bleibt dabei erhalten, so daß das Kind unter kontinuierlicher Ausnutzung des vorteilhaften subokzipitobregmatischen Planums durch die maternalen Weichteile vorangeschoben wird. Diese Haltung wird bis zur Geburt des Kopfes und der Retraktion der Weichteile beibehalten. Dieser als „3. Rotation" bekannte Vorgang betrifft eine Haltungsänderung des Kopfes, die aber nicht einer Reversion der Beugung im Atlantookzipitalgelenk entspricht, sondern vielmehr eine eigenständige Dorsalflexion der zervikothorakalen Wirbelsäule darstellt [17].

Geburtsleitung in der Austreibungsperiode

Um einen möglichst günstigen Wirkungsgrad der für die Patientin kräfteverzehrenden Preßperiode zu gewährleisten, ist eine verständnisvolle, aber von einfacher Klarheit geprägte Anleitung ganz entscheidend.

Zunächst muß durch die innere Untersuchung geklärt werden, ob der **Höhenstand** des Kopfes in Form der auf dem Beckenboden stehenden Leitstelle die geburtsmechanische Voraussetzung zum sinnvollen Pressen erfüllt. Zur Beurteilung dieses Kriteriums eignet sich der rektale Zugang besser als der vaginale, weil die Einnahme der Kreuzbeinhöhlung

---

[I] *Die besondere Gefährdung des Feten während der Preßperiode ergibt sich aus der Tatsache, daß der uterine Perfusionsdruck während der einzelnen Preßwehe fast auf Null abfällt und dadurch die plazentare O_2-Aufnahme vorübergehend ausgeschaltet wird!*

[II] *Die Störanfälligkeit der fetalen O_2-Versorgung macht die kontinuierliche Registrierung zu einer unabdingbaren Voraussetzung der Geburtsleitung in dieser Phase!*

durch den Kopf bei rektaler Exploration einen realistischeren Eindruck vermittelt. Als Hilfe zur Einschätzung des Höhenstands ist die Orientierung an der Spina ischiadica sinnvoll, da sie nicht mehr ertastet werden kann, wenn sich die größte Zirkumferenz des Kopfes in Beckenmitte und damit die Leitstelle auf dem Beckenboden befindet. Die kritische Überprüfung des in der Interspinalebene befindlichen größten Durchtrittsplanums ist in dieser Situation besonders wichtig, da hiervon die Durchführbarkeit einer eventuell notwendig werdenden vaginal-operativen Entbindung abhängt (siehe Kap. 13).

Auch die **Position der Pfeilnaht** sollte vor Beginn des Mitpressens beachtet und gegebenenfalls erst durch entsprechende Lagerung korrigiert werden. Auf diese Weise kann die für Mutter und Fetus belastendste Phase der Geburt möglichst kurz gehalten werden.

Wenn die Voraussetzungen zum Austritt des Kopfes erfüllt sind, muß dafür Sorge getragen werden, daß die **Bauchpresse** nicht zu frühzeitig einsetzt, andererseits aber die gesamte Wehenakme ausgenutzt wird. Erfahrungsgemäß kann während einer Wehe nach Erreichen der Akme zwei- bis dreimal gepreßt werden, jeweils unterbrochen durch eine möglichst rasche Inspiration.

Während des **Kopfaustritts** ist die Rückenlage der Kreißenden für den Geburtshelfer von Vorteil, weil das Verhalten des Dammes bei der erheblichen Weichteilanspannung direkt beobachtet und gegebenenfalls eine Episiotomie geschnitten werden kann. Der Dammschutz hat neben einer Prophylaxe maternaler Weichteilverletzungen vor allem die Aufgabe, die Geschwindigkeit des Kopfdurchtritts zu regulieren und das geburtsmechanisch günstige Planum suboccipitobregmaticum zur vollständigen Entwicklung des Kopfes zu erhalten. Durch diese Maßnahmen können Druckgradienten beim Durchtritt des Kopfes vermieden werden, die ein Risiko der postpartalen Hirnblutung darstellen.

Nachdem der Kopf geboren ist, kann zur **Entwicklung der Schultern** bei gutem fetalem Zustand die nächste Wehe abgewartet werden. Nur bei Zeichen der fetalen Hypoxie wird unmittelbar nach Austritt des Kopfes mit der Schulterentwicklung begonnen [105]. Während der Beckenpassage des kindlichen Körpers erfolgt eine analoge Rotation der Schulterbreite in den geraden Durchmesser, die - erkennbar an der äußeren Drehung des Kopfes um 90 Grad - eine Stellungsänderung bewirkt (4. Rotation). Durch Absenken des mit beiden Händen flach über den Scheitelbeinen und Wangen gehaltenen Kopfes tritt die vordere Schulter unter der Symphyse aus dem Geburtskanal heraus. Läßt sich die Schulter durch diese Maßnahme nicht entwickeln, ist es hilfreich, mit einem Finger vom kindlichen Rücken her in die entsprechende Achselhöhle einzugehen und so die Schulter unter der Symphyse hervorzuluxieren. Dadurch wird die Gefahr der Plexusschädigung bzw. einer Klavikulafraktur infolge eines zu starken Zuges am Kopf mit Lateralflexion des Halses gemindert [68]. Durch vorsichtiges Anheben des Kopfes zur Symphyse hin kann die hintere Schulter über den Damm geboren werden. Der Rumpf des Kindes gleitet anschließend ohne Schwierigkeiten aus dem Geburtskanal heraus.

Unmittelbar nach **Entwicklung des Kindes** sollte der Inhalt des Oro- und Nasopharynx mit einem Mundabsauger entfernt werden, damit eine Fruchtwasseraspiration beim ersten Atemzug vermieden werden kann.

Dauer

Bezüglich der Dauer der Austreibungsperiode wird ein Zeitmittelwert von 41 bis 57 Minuten für die Erstgebärende und von 14 bis 20 Minuten für die Mehrgebärende angegeben [41, 42].

Die Tatsache, daß bei Asiatinnen und Schwarz-Afrikanerinnen die Austreibungsperiode gegenüber weißen Frauen um 25 % verkürzt ist, weist darauf hin, daß offenbar auch ethnische Faktoren einen Einfluß haben können. Für praktische Belange nützlicher sind prozentuale Häufigkeitsangaben der für die Austreibung benötigten Zeit. So wurde eine Gesamtaustreibungszeit bis 30 Minuten in 77 %, bis 60 Minuten in 92 % und bis 90 Minuten in 96 % der Fälle beobachtet [108]. Gerade aber im Hinblick auf die im Abschnitt „Deszensusphase" geschilderten, mitunter sehr zeitaufwendigen Anpassungsmechanismen des Kopfes während der Deszensusphase ist es wenig sinnvoll, eine zulässige Höchstdauer der Austreibungsperiode festzulegen und gar vom Überschreiten dieser Zeitgrenze eine operative Entbindung abhängig zu machen. Für die Indikation zur operativen Geburtsbeendigung verbindlicher ist dagegen die Dauer der Preßperiode, die einen Zeitraum von einer halben Stunde nach Meinung vieler Autoren nicht überschreiten sollte [87].[1]

Im Häufigkeitszeitraster nimmt die Preßperiode in gut der Hälfte aller Geburten nicht mehr als 10 Minuten ein, in knapp einem Drittel der Fälle liegt die Dauer zwischen 11 und 20 Minuten; in den verbleibenden Fällen umfaßt die Preßperiode einen längeren Zeitraum als 20 Minuten [58].

---

[1] Für die Indikation zur operativen Geburtsbeendigung verbindlicher ist dagegen die Dauer der Preßperiode, die einen Zeitraum von einer halben Stunde nach Meinung vieler Autoren nicht überschreiten sollte!

2 Alternative Gebärpositionen

Auf dem Hintergrund historischer Geburtstraditionen ist in den letzten Jahren weltweit eine nicht immer frei von Emotionen geführte Diskussion um die **Geburtsposition** in Gang gekommen. Im Mittelpunkt der häufig an atmosphärischen Gesichtspunkten orientierten Auseinandersetzung steht die Frage nach der natürlichen Haltung bei der Geburt bzw. nach instinktivem Geburtsverhalten, wobei sich die widerstreitenden Überzeugungen zumeist auf die Alternative von Geburt im Sitzen (Hocken, Gebärstuhl, Gebärhocker, Geburtsrad) oder Liegen (Entbindungsbett) konzentrieren.

In den zu dieser Thematik vorliegenden Untersuchungen konnten für den Verlauf der Eröffnungs- und Austreibungsperiode sowie den Entbindungsmodus einschließlich eventueller, durch die Geburt entstandener Verletzungen keine Unterschiede zwischen liegender und sitzender Position nachgewiesen werden. Hinsichtlich der fetalen Herzfrequenz wurde sowohl für die Eröffnungs- als auch für die Austreibungsperiode ein geringfügig günstigerer CTG-Score bei sitzender Position ermittelt; die Bestimmung des pH-Werts im Nabelarterienblut unterschied sich dagegen bei Kindern, die im Sitzen geboren wurden, nicht von Neugeborenen, deren Mütter im Liegen entbunden wurden [114].

Im Gegensatz zu der aufgrund objektiver Befunde nicht zu begründenden Präferenz für die eine oder andere Geburtsposition steht der **subjektive Unterschied** zwischen Gebären im Sitzen und im Liegen, den die Kreißende empfindet. So belegen die Aussagen von Patientinnen mehrheitlich, daß der Geburtsschmerz im Sitzen geringer empfunden oder besser verarbeitet wird als im Liegen. Entsprechend dieser Einschätzung bevorzugen 89 % der Frauen, die innerhalb eines randomisierten Kollektivs im Sitzen entbunden wurden, die gleiche Position für eine nachfolgende Geburt [114].

2.1 Wassergeburt

Unter dem Schlagwort „sanfte Geburt" ist in den letzten Jahren die Entbindung unter Wasser besonders populär geworden. Ungeachtet der rasanten Verbreitung dieser komplementären Entbindungsmethode wird die Unterwassergeburt unter verschiedenen Aspekten kontrovers diskutiert [31, 35, 36, 27, 77, 61]. Das Bestreben, dem Geburtsschmerz ohne oder zumindest mit weniger medikalen Maßnahmen zu begegnen, und der Wunsch, dem Kind einen sanften Übergang von der intrauterinen Existenz zur Außenwelt zu ermöglichen, haben aber dazu geführt, daß das in Kulturen mit warmen Gewässern, wie Neuseeland, Hawaii, Samoa, Costa Rica oder bei den Cumash-Indianern, über Jahrhunderte tradierte Gebären im Wasser sich parallel zur Gedankenwelt der „natürlichen" Geburtshilfe auch in Europa zunehmend durchgesetzt hat. Der im Vordergrund stehende Nutzen, daß der Kreislauf von Verspannung, Angst und gesteigertem Schmerzempfinden mit erhöhter reaktiver Anspannung in warmem Wasser leichter durchbrochen werden kann, veranlaßt 2 bis 20 % der werdenden Mütter, sich für eine Unterwassergeburt zu entscheiden [61].

Bei der Wassergeburt verbleibt die werdende Mutter während der Eröffnungs- und Austreibungsphase in einer geräumigen Badewanne, deren Wassertemperatur über eine Heizung in der Wand des Wannenkörpers in einem für die Schwangere als angenehm empfundenen Bereich unter 37 °C konstant gehalten wird. Die fetale Herzfrequenz wird kontinuierlich als externes Induktions-CTG registriert, wobei durch die Herzaktion des Kindes ein in der Wannenwandung erzeugtes, schwaches elektromagnetisches Feld verändert wird. Die Geburt des Kindes – in Rückenlage, hockender oder knieender Position oder auch aus dem Vierfüßlerstand – erfolgt direkt ins Wasser hinein. Der Dammschutz wird vom Wannenrand aus vorgenommen; eine ggf. notwendige Episiotomie kann unter Führung durch einen Finger im Introitus vaginae auch unter Wasser angelegt werden. Nach vollendeter Geburt des Kindes wird der Kopf innerhalb von 60 s aus dem Wasser herausgeleitet, so daß die Spontanatmung einsetzen kann [36].

Einer kritischen Bewertung unterzogen wurde die Frage der fetalen Aspiration und des kindlichen Infektionsrisikos unter Wasser sowie die Gefahr eines Abfallens der fetalen Sauerstoffsättigung während des Zeitintervalls zwischen der Geburt unter Wasser und dem Beginn der extraaqualen Atmung [77].

Aspiration

Tierexperimentellen Untersuchungen zufolge fließt vor der Geburt ein kontinuierlicher Strom von 4–6 ml/kg/min Flüssigkeit aus der fetalen Lunge über den Larynx in die Amnionhöhle [1]. Die fetalen Atembewegungen bewirken eine minimale Pendelbewegung der trachealen Flüssigkeitssäule, wobei der Efflux von Flüssigkeit in die Amnionhöhle durch eine periodische Öffnung des Larynx ermöglicht wird [32]. Auf Grund einer partiellen oder totalen reflektorischen Hemmung der Innervation der Atemmuskulatur werden bei Submersion des Kopfes nach der Geburt in Wasser Atembewegungen verhindert (Diving-Reflex [121]), so daß eine aktive Aspiration von Wasser unterbleibt.

Nicht völlig ausgeschlossen werden kann dagegen ein passiver Einstrom von Wasser in den kindlichen Alveolarraum. Bei der normalen Geburt tritt durch die Thoraxkompression im Geburtskanal ein Volumen von rund 30 ml Trachealflüssigkeit aus dem Mund des Kindes aus. Die Druckentlastung des Thorax nach abgeschlossener Geburt beträgt unter alleiniger Einwirkung des Luftdruckes bei der Landgeburt 60 ± 22 mmHg, so daß noch vor dem ersten Atemzug ein Volumen von 24 ± 13 ml passiv inspiriert wird [70]. Da das Totraumvolumen eines reifen Neugeborenen mit etwa 10 ml zu veranschlagen ist, kann bei Aspiration eines Volumens von mehr als 10 ml der Alveolarraum grundsätzlich erreicht werden [77, 32].

Es ist aber zu bedenken, daß die thorakale Druckentlastung nach der Geburt im Wasser durch den von der Höhe der über dem Kind lastenden Flüssigkeitssäule abhängigen Schweredruck des Wassers vermindert wird, so daß auch die zu passiver Inspiration führende Kraft unter Wasser geringer ist als bei der Landgeburt. Ob der Diving-Reflex auch einen laryngealen Schutzrefelex bei Eindringen von Wasser einschließt [64] und damit einen Flüssigkeitseinstrom in den Bronchialbaum trotz Dekompression des Thorax vollständig verhindert, wurde für den Menschen noch nicht schlüssig nachgewiesen [32]. Andererseits ist die theoretische Möglichkeit der passiven Aspiration von Badewasser bei der Unterwassergeburt bisher auch nicht bewiesen. Wenn der Kopf des Kindes nach unkomplizierter Geburt im Wasser zügig über die Wasseroberfläche geleitet wird, ist das reale Risiko der Aspiration wahrscheinlich nicht sehr groß, wie auch die Erfahrung bei ähnlichen Bedingungen der vaginalen Beckenendlagengeburt zeigt [36].

Infektion

In gleicher Weise wie bei der Passage durch infizierte Geburtswege kann der Fet auch durch die Verunreinigung des Wannenwassers zusätzlichen Infektionsrisiken im Vergleich zur traditionellen Geburt ausgesetzt sein [16, 61]. Der analoge Mechanismus im Geburtskanal und im Wannenbad macht deutlich, daß der den Eintritt der Spontanatmung verhindernde Diving-Reflex die Infektionsgefahr nicht abwenden kann. Dabei ist die Frage zweitrangig, ob die Dekompression des Thorax nach der Geburt mit einem Nettoeinstrom von Wasser in den Bronchialbaum einhergeht oder der über den Diving-Reflex vermittelte Verschluß der Epiglottis eine direkte pulmonale Keiminvasion verhindert. Das pathogenetisch entscheidende Risiko gilt der Kontamination des Wannenwassers, das in erster Linie durch die Keimbesiedlung im Zuleitungssystem und erst zweitrangig durch mütterliche Verunreinigungen entsteht [32].[I] Analysen von Keimabstrichen zur Bestimmung der maternalen oder fetalen Gefährdung liegen bisher aber noch nicht vor [77]. Zur Minimierung der Infektionsgefahr ist daher eine Reihe von Schutzmaßnahmen einzuhalten, die die Hygiene der Gebärenden (Reinigungseinlauf) gleichermaßen betreffen wie die Qualität des Zulaufwassers (Sterilfilter) und die regelmäßige Desinfektion der Wannenoberfläche [61]. Hinzu kommen spezielle Vorkehrungen zum Schutz der Geburtshelfer (Impfschutz, lange Handschuhe, wasserdichte Kleidung).

Sauerstoffsättigung

Bei alleiniger Hemmung der Spontanatmung durch Wasser im Tierversuch kann die intakte umbilikale Perfusion über mehrere Stunden normale Gaspartialdrücke aufrechterhalten, da der Uterus unter den experimentellen Bedingungen weder kontrahiert noch die uterine Durchblutung reduziert sind. Im Gegensatz hierzu ist der Uterus bei der Geburt des Menschen unter Wasser kontrahiert. Auf Grund der partiellen Kompression der zur Plazenta führenden Gefäße ist auch die uterine Durchblutung vermindert. Die Folge ist eine Einschränkung des O_2-Transfers von der Mutter zum Feten, der ein Fortbestand des fetalen O_2-Verbrauchs gegenübersteht. Bei konstantem O_2-Verbrauch sind aber die Sauerstoffspeicher des Feten bereits nach 90–120 Sekunden entleert, wenn die Lungenatmung behindert ist und uterine sowie umbilikale Zirkulation sistieren. Die resultierende Abnahme der O_2-Sättigung im fetalen arteriellen Blut setzt bei einer Grenze von 30–40 % die anaerobe Glykolyse mit vermehrter Produktion von Milchsäure in Gang, die den Zustand des Kindes im Sinne einer metabolischen Azidose beeinträchtigen kann [77].

Infolge dieses pathophysiologischen Ablaufes kommt dem Zeitintervall zwischen der Geburt unter Wasser und dem Beginn der Atmung von Sauerstoff große Bedeutung zu. Der Zeitpunkt, zu dem das Kind aus dem Wasser heraus und somit über die Insertionsstelle der Plazenta gehoben wird, muß mit Bedacht gewählt werden und sollte 60 Sekunden nach Vollendung der Geburt nicht wesentlich überschreiten, damit einerseits der Übertritt des zur Kreislaufstabilisation erforderlichen plazentaren Blutes nicht vorzeitig behindert, andererseits aber der Gefahr einer reduzierten Sauerstoffsättigung des fetalen Blutes rechtzeitig begegnet wird.[II]

Bei differenzierter Beurteilung birgt die Geburt unter Wasser somit eine Reihe von möglichen Risiken, die erst durch große prospektive Studien vertrauenswürdig eingeschätzt werden können. Aus diesem Grund erfordert die Selektion von Schwangeren, denen eine Geburt unter Wasser angeboten werden kann, besondere Sorgfalt. Frühgeburten, Geburten bei Lageanomalien, Mehrlingsschwangerschaften und Entbindungen nach vorangegangener Schulterdystokie sind in gleicher Weise von der Geburt in der Wanne auszuschließen wie Patientinnen mit bekannten Infektionen (z. B. Hepatitis, HIV) oder beginnendem Amnioninfektionssyndrom. Nur jene Fälle mit komplikationsfreier Schwangerschaft, regelrechter intrauteriner Entwicklung des Kindes, normalem Ablauf der Eröffnungsperiode und zweifelsfreier fetaler Sauerstoffversorgung bei der kardiotokographischen Überwachung, können für die Unterwassergeburt in Frage kommen. Als weitere Voraussetzungen kommen der Verzicht auf eine regionale Leitungsanästhesie hinzu sowie die ständige Verfügbarkeit einer zweiten Person zum Transport aus der Wanne bei auftretenden Regelwidrigkeiten [32, 36].

Neben vielfältigen Beobachtungen an kleineren Kollektiven [123, 32, 36] hat sich aber auch in einer umfangreichen britischen Kohortenstudie mit über 4 000 Wassergeburten für die perinatale Mortalität und Morbidität kein Unterschied ergeben zwischen Kindern, die unter Wasser geboren wurden, und solchen, die bei geringem Geburtsrisiko auf konventionelle Weise zur Welt kamen. Jedoch wurde in zwei Fällen eine Aspiration der Unterwassergeburt zugeschrieben und in fünf weiteren Fällen wurde ein Kollaps der Nabelschnur beobachtet [47].

Die Bewertung der Frage, ob die Geburt eines phylogenetisch als Landwesen bestimmten Individuums unter Wasser als natürlicher Vorgang bezeichnet werden kann, ist kulturhistorischen Traditionen unterworfen. So bedeutet das indianische Wort für Gebären „ins Wasser gehen" [36] und verdeutlicht semantisch, daß der Vorgang der menschlichen Geburt elementar mit dem Wasser verbunden sein kann. Aus der Perspektive der wissenschaftlichen Geburtshilfe, deren Errungenschaften zu einer jeder anderen Kultur überlegenen Abnahme der Sterblichkeit von Mutter und Kind geführt haben, mag die Wassergeburt dagegen widernatürlich erscheinen, da die störanfälligen Bedingungen der intrauterinen Existenz des Kindes, gegen die die moderne Perinatalmedizin so erfolgreich zu Felde gezogen ist, künstlich verlängert werden. Erst die weitere Erforschung der Unterwassergeburt wird eine Synthese zwischen den heute noch kontroversen Standpunkten hervorbringen und die komplementäre Dimension um neue wissenschaftliche Erkenntnisse bereichern.

3 Verlängerte Preßperiode bei Schädellage

Gemäß der angegebenen Zeitgrenze ist von einer Verlängerung der Preßperiode auszugehen, wenn bei der Erstgebärenden 30 Minuten und bei der Zweitgebärenden etwa 20 Minuten verstrichen sind, ohne daß die Geburt stattgefunden hat. Die Dauer der Preßperiode und insbesondere ihr protrahierter Verlauf stellen zwar ein relevantes Indikationselement zur operativen Entbindung dar, sind andererseits aber nicht das alleinige Kriterium. Unter geburtsmechanischem Gesichtspunkt ist die Prognose einer angestrebten Spontangeburt anders einzuschätzen, wenn während des Pressens auch bei verlängerter Zeit ein Geburtsfortschritt von Wehe zu Wehe erzielt wird, als wenn das Pressen unter einem gleich langen Zeitraum ohne jeden Erfolg verläuft. Wenn sich anhand der kardiotokographischen Registrierung keine Anhaltspunkte für eine schwerwiegende O_2-Mangelsituation des Feten ergeben, kann im ersten Fall durchaus ein längerer Zeitraum für die Preßperiode in Kauf genommen werden, während ein derartiges exspektatives Vorgehen im letzteren Fall nur zum unnötigen Kräfteverzehr der Patientin führen würde. Umgekehrt tritt jede Zeitbetrachtung der Preßperiode bezüglich der operativen Geburtsbeendigung weit in den Hintergrund, wenn erkennbar wird, daß die einzelne Preßwehe eine ausgeprägte hypoxische Periode beim Feten auslöst.

3.1 Ursachen und Diagnostik

Der Verlängerung der Preßperiode können verschiedene Ursachen zugrunde liegen. Die Verzögerung kann Folge eines ineffizienten Pressens der Kreißenden sein, zum anderen vermag eine ausgeprägte Geburtsanalgesie den Preßreflex abzuschwächen und schließlich kann auch ein besonders großes Geburtsobjekt eine längere Einwirkung des Kraft-Zeit-Produkts erfordern.

Ineffizientes Pressen

Von seiten der Patientin kann eine Verlängerung der Preßperiode schon allein dadurch resultieren, daß spontan oder gar durch fehlerhafte Anleitung zu früh mit der Betätigung der Bauchpresse begonnen wird.

Zur Beurteilung des **Raumangebots im kleinen Becken** mag ein einmaliger Preßversuch vertretbar sein, um zu überprüfen, ob die Geburtswege eine Druckübertragung vom Fundus uteri auf den vorangehenden Teil erlauben. Ansonsten sollte aber zu Beginn jener Preßphase, an deren Ende die Geburt des Kindes erwartet wird, die Pfeilnaht bei möglichst tiefstehendem Kopf in den geraden Durchmesser ausrotiert sein. Diese geburtsmechanischen Voraussetzungen sind indessen durchaus nicht immer schon dann gegeben, wenn die Patientin bereits subjektiven Preßdrang verspürt.

Die Anleitung der Patientin durch die Hebamme muß daher darauf abzielen, ein **zu frühes Pressen** zu verhindern, damit wichtige Kraftreserven der Schwangeren für den Zeitraum aufgespart werden, in dem die Geburtsmechanik einen optimalen Wirkungsgrad der aktiven intrauterinen Druckerhöhung ermöglicht. Ein zweiter Punkt der Anleitung betrifft den **richtigen Preßbeginn während der Wehe**. Auch unter diesem Gesichtspunkt kann das Pressen ineffizient werden, wenn die Betätigung der Bauchpresse im Ablauf der einzelnen Wehe zu früh erfolgt und die Erhöhung des intraabdominalen Drucks die uterine Wehenakme auf diese Weise verfehlt. Eine Korrektur des Preßzeitpunkts durch richtige Anleitung kann viel zur maximalen Ausnutzung der einzelnen Wehe beitragen.!

Von großer Wichtigkeit ist es, daß gerade bei einer Verlängerung dieser für den Fetus am stärksten belastenden Geburtsphase zwischen den einzelnen Preßwehen hinreichend lange Pausen liegen, in denen die uterine und fetale Perfusion nicht beeinträchtigt werden. Wenn während der Preßwehe ausgeprägte Dezelerationen auftreten, ist die autogene Wehenpause für die Reoxygenierung des Feten häufig unzureichend, so daß eine kurzfristige Blockade der Uterusaktivität mit einem Beta-Sympathomimetikum im Sinne einer intrauterinen Reanimation erforderlich werden kann [70] (siehe auch Bd. 7, 4. Aufl., Kap. 2).!! Dieses Vorgehen trägt seinerseits natürlich zur Verlängerung der Preßperiode bei, vermeidet aber die Entwicklung einer progredienten kindlichen Hypoxie und ermöglicht trotz protrahierter Austreibung die Geburt eines Kindes in lebensfrischem Zustand. Anhand dieser Überlegung soll noch einmal deutlich gemacht werden, daß – entgegen der früher viel betonten Gefahr in der späten Austreibungsperiode – das Pressen bei sachgemäßer Leitung nicht zwangsläufig zur Hypoxie des Feten führen muß.

Analgesie

Eine weitere Ursache der Verlängerung der Preßperiode betrifft die Analgesie unter der Geburt. Bei Anwendung der Pudendusanästhesie werden über die Blockade des N. pudendus das untere Drittel der Scheide, die Vulva und das Dammgebiet schmerzunempfindlich (siehe auch Kap. 11). Wenn auch der M. levator ani durch den Pudendusblock primär nicht betroffen ist [89], so werden doch in der geburtshilflichen Praxis nach Anbringen dieser Leitungsanästhesie häufig eine leichte Verminderung der Wehentätigkeit sowie eine Abnahme des Preßdrangs beobachtet.!!!

Die **Ursache** dieses manchmal in Abrede gestellten Phänomens [87] liegt darin, daß sich die Applikation des Lokalanästhetikums bei der individuellen Variabilität der Nervenbahnen des Plexus pudendalis nicht immer exakt auf den N. pudendus begrenzen läßt. Infolgedessen kann auch ein Sensibilitätsverlust der benachbarten Nervenfasern eintreten, die für den vom Beckenboden vermittelten Preßreflexbogen verantwortlich sind. Therapeutisch kann dieser Nebenwirkung der Pudendusanästhesie durch eine Unterstützung der Wehentätigkeit mit Oxytocin wirkungsvoll begegnet werden.

Auch die **Periduralanästhesie** kann zu einer Verlängerung der Geburtszeit insgesamt und speziell zu einer Verzögerung der Austreibungsperiode führen (siehe auch Kap. 12, Abschnitt 2 „Periduralanästhesie"). Die Zeitdifferenz der Austreibungsperiode mit Periduralanästhesie gegenüber der Austreibung ohne Analgesie beträgt maximal etwa eine Stunde [4].

Trotz guter Steuerbarkeit der Dosierung bei Verwendung eines lumbalen Periduralkatheters kann das Lokalanästhetikum eine vorübergehende Abschwächung der Uterusaktivität mit Abnahme der Beinmotorik und des Preßdrangs und damit eine Verlängerung der Preßperiode hervorrufen [5]. Vermieden werden kann dieser Effekt lediglich durch eine Dosierung, bei der die analgetische Wirkung bereits zu Beginn der Deszensusphase ausklingt, oder durch Gabe eines Lokalanästhetikums in geringerer Konzentration, wie sie z. B. bei Periduralanästhesie nach vorausgegangenem Kaiserschnitt empfohlen wird.

Größe des Kindes

Die dritte Ursache der verlängerten Preßphase ergibt sich aus der Größe des Geburtsobjekts. Ein großes Geburtsobjekt kann, wie in Abschnitt 2 „Verzögerter Deszensus des Kopfes" ausgeführt wurde, ein Mißverhältnis zwischen Kopf und Raumangebot des kleinen Beckens verursachen. Die Verzögerung der Geburt wirkt sich bei der absoluten Disproportion zwar meistens bereits während der Eröffnungsperiode aus, beim relativen Mißverhältnis betrifft der protrahierte Verlauf hingegen oft die Austreibungsperiode und führt zwangsläufig zu einer Verlängerung der Preßperiode [55]. Entsprechend liegt die Frequenz vaginaler und abdominaler operativer Geburtsbeendigungen bei Kindern über 4000 g im Vergleich zu leichteren Kindern um 50 % höher.

Für die Geburtsleitung bei fetaler Makrosomie sollte dennoch der spontane Eintritt der Wehentätigkeit mit vaginalem Entbindungsversuch abgewartet werden, da durch elektive Wehinduktion aufgrund einer sonographisch ermittelten Makrosomie des Feten die Sectiorate nicht gesenkt wird [22], anderseits aber das exspektative Vorgehen in rund 70 % der Fälle zur vaginalen Geburt führt [28]. Im Hinblick auf die mit dem Geburtsgewicht zunehmende Häufigkeit maternaler und fetaler Traumen bei vaginaler Entbindung sollte jedoch die Indikation zur sekundären Sectio großzügig gestellt werden [106, 111].!

3.2 Schulterdystokie

Ein Sonderfall der verlängerten Preßperiode liegt bei der Schulterdystokie vor, wenn der Geburtsstillstand nach Austritt des Kopfes eintritt. Die Inzidenz eines solchen Ereignisses wird in der Literatur mit 0,15–0,6 % angegeben. Bei einem Geburtsgewicht über 4 kg beträgt die Häufigkeit 1,7 % und steigt bei einem Gewicht von 4,5 kg auf 10 % an. Bei Kindern mit einem Geburtsgewicht von 5 kg liegt das Risiko der Schulterdystokie bei 40 % [109]. Außer der fetalen Makrosomie gelten als weitere prädisponierende Faktoren ein Diabetes mellitus und Übergewicht der Mutter, eine vaginal-operative Entbindung sowie eine vorangegangene Schulterdystokie. Differentialdiagnostisch sollte auch an die seltene Möglichkeit der verkürzten Nabelschnur oder fetaler Tumoren gedacht werden, die als Geburtshindernis wirksam werden können.

Die Komplikation der Schulterdystokie ist ein insgesamt seltenes, meist überraschend auftretendes Ereignis und kann trotz sonographischer Schätzung des mutmaßlichen kindlichen Gewichtes nicht vorhergesagt werden [79, 95]. Auch heute noch ist die vorgeburtliche Gewichtsschätzung so ungenau, daß lediglich aus dem hierauf beruhenden Verdacht eines makrosomen Kindes in der Regel keine Indikation zur primären Sectio gestellt werden kann [52, 37]. Umgekehrt sollte aber immer an die Möglichkeit einer Schulterdystokie gedacht werden, wenn ein großes Kind erwartet wird. Die häufig erforderliche Episiotomie ist in ausreichender Größe anzulegen, da sich ihre Zielsetzung nicht allein auf die Entwicklung des Kopfes begrenzen darf.

Der Schulterdystokie kann im Beckeneingang eine fehlende Rotation der Schulterbreite in den queren Durchmesser (hoher Schultergeradstand) oder im Beckenausgang eine ausbleibende Drehung in den geraden Durchmesser (tiefer Schulterquerstand) zugrunde liegen. Vorsichtiger Zug am bereits geborenen Kopf stellt anerkanntermaßen den ersten Schritt zur Überwindung der ins Stocken geratenen Geburt dar. Wenn trotz dieser Maßnahme die vordere Schulter nicht unter der Symphyse entwickelt werden kann, ist die Diagnose der Schulterdystokie gesichert [115].

Tiefe Schulterdystokie

Die Ursache der tiefen Schulterdystokie beruht nicht auf einem knöchernen Widerstand wie bei der hohen Schulterdystokie, sondern auf der Verkeilung der Schulter in den mütterlichen Weichteilen der Beckenhöhle. Nach der vollständigen regelrechten Geburt des Kopfes unterbleibt, mangels Rotation der Schulterbreite in den geraden Durchmesser, die äußere Drehung des Kopfes. Zur Überwindung des Geburtsstillstandes ist eine aktive Stellungsänderung des Kopfes herbeizuführen, indem das Hinterhaupt um 90 Grad auf die Seite des kindlichen Rückens (bei I. Schädellage nach links, bei II. Schädellage nach rechts) gedreht wird. Bewirkt normalerweise die automatische Rotation der Schulter in den geraden Durchmesser die äußere Drehung des Kopfes als deren passive Folge, so verhält es sich bei der äußeren Rückdrehung [88] durch den Geburtshelfer gerade umgekehrt: Durch die aktive Stellungsänderung des Kopfes wird auf die in den Weichteilen der Mutter gefangene Schulter der Impuls zur Drehung in den geraden Durchmesser vermittelt. Bei der tiefen Schulterdystokie kann jedoch das Hindernis der mütterlichen Weichteile sehr viel leichter überwunden werden als die Verkeilung der Schulter hinter der Symphyse bei der hohen Schulterdystokie [115, 88, 14]. Aus diesem Grund ist nahezu ausschließlich die hohe Schulterdystokie Gegenstand der Literatur, während die tiefe Schulterdystokie auch kaum je Anlaß zu forensischen Auseinandersetzungen gibt [115].

Hohe Schulterdystokie

Bei der hohen Schulterdystokie unterbleibt die Passage der Schulter unter der Symphyse, weil die noch im geraden Durchmesser stehende vordere Schulter auf der Symphyse festsitzt. Dieser Sachverhalt hat Konsequenzen für die Geburt des Kopfes: Er kann zwar vor die Vulva gebracht werden, es fehlt ihm aber der übliche Freiheitsgrad. Statt dessen wirkt der Kopf durch Retraktion gegen die Weichteile wie

!Im Hinblick auf die mit dem Geburtsgewicht zunehmende Häufigkeit maternaler und fetaler Traumen bei vaginaler Entbindung sollte die Indikation zur sekundären Sectio großzügig gestellt werden!

in die Vulva zurückgezogen. Dieses wichtige klinische Symptom wird in der angloamerikanischen Literatur als **turtle sign** bezeichnet [125] und weist darauf hin, daß eine hohe Schulterdystokie vorliegt. Ein vorsichtiger – erfolgloser – Traktionsversuch am Kopf bestätigt die Diagnose.

Als erste Maßnahme zur Lösung der hinter der Symphyse verkeilten Schulter sollte eine maximale Flexion der Oberschenkel der Mutter gegen das Abdomen durch mehrmaliges Überstrecken und Beugen der Beine erfolgen (McRoberts-Manöver) [49]. Hierdurch werden eine Streckung des Os sacrum gegenüber den Vertebrae lumbares sowie eine Rotation der Symphyse erreicht, wodurch die Symphyse über die Schulter gehoben wird [13]. Oftmals kann bereits allein durch diese Maßnahme die Schulter gelöst werden; die Erfolgsrate beträgt mehr als 50 % [94].

Einen ähnlichen Effekt entfaltet der auf die Hebammengeburtshilfe zurückgehende Vier-Füßler-Stand als alternative Technik zur Überwindung der Schulterdystokie (Gaskin-Manöver). Allein durch Anwendung der Knie-Ellenbogen-Lage konnte die Dystokie in 68 von 82 Fällen (83 %) erfolgreich behandelt werden [18].

Kann die Schulterdystokie durch das McRoberts-Manöver nicht überwunden werden, ist vor weiteren Maßnahmen eine hochdosierte Tokolyse (i. v.-Bolus mit 0,025–0,05 mg Fenoterol) zu applizieren. Hierdurch kann die in der Regel zunehmende Wehentätigkeit durchbrochen werden, die den Druck der eingekeilten Schulter auf die Symphyse erhöht und dadurch die Einklemmung weiter verstärkt [115]. Sofern noch nicht erfolgt, muß gleichzeitig eine großzügige Episiotomie angelegt bzw. ein bereits vorhandener Dammschnitt erweitert werden, damit für ggf. erforderlich werdende Handgriffe am Körper des Kindes ein ausreichendes Raumangebot zur Verfügung steht. Wegen einer eventuell notwendigen Narkose sollte der Anästhesist verständigt werden.

Der nächste Schritt besteht in einer Stellungsänderung der Schulterbreite in den schrägen Durchmesser, die durch suprasymphysären Druck auf die vordere Skapula bei maximaler Beugung der Beine herbeigeführt wird und häufig den Schulteraustritt ermöglicht [85]. Forcierte Extraktionsversuche, gar unterstützt durch den Kristeller-Handgriff, sollten in dieser Phase unbedingt unterlassen werden, da sie die Befreiung der Schulter nicht ermöglichen, wohl aber Weichteil- und Skelettverletzungen des Kindes sowie Plexuslähmungen nach sich ziehen können.

Besteht die Schulterdystokie fort, sollte versucht werden, den in der Sakralhöhle feststeckenden Körper des Kindes zu rotieren. Zu diesem Zweck wird mit der Hand in die Scheide eingegangen und mit zwei Fingern Druck auf die Vorderseite der hinten stehenden Schulter ausgeübt. Durch den Ansatz der Kraft von der Brustseite des Kindes her kommt ein Drehmoment in Gang, mit dem der Rücken nach vorn gebracht und die vordere Schulter befreit werden kann (Manöver nach Wood). Wenn auch durch dieses Verfahren die Schulterdystokie nicht behoben werden kann, muß der in der Kreuzbeinhöhle befindliche Arm gelöst werden. Der Zugang zum kindlichen Körper erfolgt vom Rücken aus. Der hinten stehende Arm wird über die Brust vor die Vulva gebracht, wodurch der Schulterdurchmesser verkleinert wird. Durch erneuten retrosymphysären Druck auf die vordere Skapula gelingt in der Regel die Rotation der Schulter in den schrägen Durchmesser und damit die Vollendung der Geburt [116]. Die korrekte Anwendung des Manövers nach Wood und der Armlösung setzt die genaue Kenntnis der kindlichen Lage (I. oder II. Schädellage) voraus, damit bei der geburtshilflichen Operation die richtige Hand an der richtigen Stelle zum Einsatz kommt.

Als Ultima ratio wird in verzweifelten Fällen empfohlen, den bereits geborenen Kopf nach intravenöser Gabe eines Beta-Sympathomimetikums in okzipitoanteriorer Position in den Geburtskanal zurückzudrücken und das Kind durch abdominale Schnittentbindung zu entwickeln (Zavanelli-Manöver) [97, 110]. Bleibt auch das Zavanelli-Manöver erfolglos, kann versucht werden, die Stellungskorrektur der Schulterbreite in den schrägen Durchmesser über die Hysterotomie manuell herbeizuführen und die nachfolgende Entwicklung des hinteren Armes und des Kindes vaginal zu vollenden [98]. Nur wenige Geburtshelfer verfügen aber über eigene Erfahrungen mit den abdominellen Methoden zur Behandlung der Schulterdystokie.

Die Hauptkomplikation der hohen Schulterdystokie besteht in der traumatischen Schädigung des Plexus brachialis durch Zerrung, Ödembildung und Hämatom oder – in desaströsen Situationen – durch den Abriss eines Nervenstranges.! Am häufigsten sind die Nervenfasern der Zervikalsegmente C5 und C6 mit der Folge einer oberen Plexuslähmung (Erb-Duchenne) betroffen. Der neurologische Funktionsausfall betrifft die Unfähigkeit zur Abduktion, Außenrotation und Supination des Armes. Sind auch die Segmente C7, C8 und Th1 betroffen, ist zusätzlich die Greiffunktion der Hand behindert (untere Plexuslähmung nach Klumpke) [118].

Die Ursache des Plexusschadens bei der Schulterdystokie besteht vor allem in der Kraftanwendung, die auf den kindlichen Kopf einwirkt [6], da hierdurch eine Läsion am Plexus des vorderen

!*Die Hauptkomplikation der hohen Schulterdystokie besteht in der traumatischen Schädigung des Plexus brachialis!*

Armes hervorgerufen werden kann. Nach neueren Untersuchungen ist aber nicht nur die absolute Höhe der Kraft, sondern vielmehr die Geschwindigkeit des Kraftaufbaus von Bedeutung. So betrug der Kraftanstieg pro Zeit bei Kindern mit Plexusschaden 325 N/s, während bei Kindern ohne Plexusschaden nur 123 N/s gemessen wurden [7]. Aus diesem Grund sollten bei Manipulationen am kindlichen Kopf ruckartige Bewegungen mit der Gefahr von Druckspitzen unterlassen werden.[1]

Auch bei sachgerechter Behandlung der Schulterdystokie sind aber Plexuslähmungen nicht immer zu vermeiden. Andererseits zeigen neuere Untersuchungen, daß Plexusschäden auch antenatal ohne jedes Geburtstrauma entstehen können [45, 126]. So sind 47–54 % aller Plexusparesen nicht mit einer klinisch erfaßbaren Schulterdystokie zu erklären [63, 46]. Wenn aber nach einer erschwerten vaginalen Geburt ein Plexusschaden vorliegt, ist heute fast immer mit einer forensischen Auseinandersetzung zu rechnen. In solchen Verfahren ist die Frage zu klären, ob ein schicksalhafter Verlauf oder ein Behandlungsfehler als Ursache der Plexuslähmung anzusehen ist.

Neben den sehr hohen Anforderungen an die Qualität der Dokumentation bei Schulterdystokie wird zunehmend häufig auch die Frage der Aufklärung über die Entbindungsalternative durch Sectio caesarea diskutiert. Wenngleich ein prophylaktischer Kaiserschnitt mangels zuverlässiger Kriterien für den Eintritt dieser geburtshilflichen Notsituation generell nicht als sinnvolle Maßnahme angesehen wird [92], so sollte die Entscheidung über den Modus der Entbindung sehr sorgsam abgewogen werden, wenn Risikofaktoren der Schulterdystokie vorhanden sind. Besonders der Zustand nach vorangegangener Schulterdystokie ist eine typische Situation, bei der die primäre Schnittentbindung im Hinblick auf das mit 14–17 % sehr hohe Wiederholungsrisiko eine naheliegende Alternative sein kann. Über diesen Sachverhalt ist die Schwangere ausführlich zu informieren [9]. Ebenso sollte bei der mitunter schwierigen Entscheidung, ob in Beckenmitte eine vaginal-operative Geburt möglich oder besser eine Entbindung durch Sectio vorzunehmen ist, an die erhöhte Inzidenz der Schulterdystokie gedacht und der sekundären Sectio der Vorzug gegeben werden, wenn weitere prädisponierende Faktoren wie ein großes Kind oder mütterliche Adipositas hinzutreten. Schließlich sind Situationen zu bedenken, in denen die werdende Mutter ihrerseits in Sorge um ihr Kind nach der Entbindung durch Kaiserschnitt fragt. Das inhaltlich vollständig zu dokumentierende Beratungsgespräch hat die vorgebrachte Sorge der Mutter in angemessener Ernsthaftigkeit zur Kenntnis zu nehmen und sollte das reale Risiko der Schulterdystokie darlegen. Bei der Entscheidungsfindung darf das Selbstbestimmungsrecht der Schwangeren nicht mißachtet werden [116]. Wenn eine Entbindung durch Sectio ohne objektiv erhöhtes Risiko vereinbart wird, sollte allerdings der Hinweis nicht fehlen, daß die Entwicklung des Kindes auch beim Kaiserschnitt in vereinzelten Fällen ähnlichen Schwierigkeiten unterliegen kann wie bei vaginaler Geburt.

3.3 Pathologische Schädeleinstellungen

Sofern trotz Haltungs- und Stellungsanomalie des Kopfes überhaupt ein Deszensus erfolgt, bedarf es unter pathologischen geburtsmechanischen Bedingungen natürlich auch eines verlängerten Preßzeitraums zur definitiven Expulsion des Kindes. Häufig stellt sich ein Geburtsstillstand ein, der zur operativen Entbindung zwingt.

Deflexionslagen: Bei Deflexionslagen ist bemerkenswert, daß – möglicherweise infolge einer ausgeprägten Längsdehnung des unteren Uterinsegments – Preßdrang schon häufig eintritt, bevor der Beckenboden erreicht oder sogar der Muttermund vollständig eröffnet ist. Maßnahmen, die den Preßreflex abschwächen oder aufheben, wie z.B. die Periduralanästhesie, können den Versuch der Stellungskorrektur durch Anwendung der Lagerungsregeln sinnvoll unterstützen, weil bei Fortbestand des vorzeitigen Pressens die pathologische Lage irreversibel fixiert wird. Das Erfordernis des längeren Pressens setzt sich ursächlich aus größerem Durchtrittsplanum, erschwerter Flexion im Geburtsknie, erhöhtem Widerstand der maternalen Weichteile und sekundärer Wehenschwäche zusammen.

Tiefer Querstand: Analog zum hohen Geradstand, dessen geburtsmechanische Auswirkung sich bevorzugt in der Eröffnungsperiode abspielt, besteht im tiefen Querstand eine Einstellungsanomalie, die erst in der Austreibungsperiode zum geburtsverzögernden Faktor wird und aus diesem Grund vor allem die Preßperiode verlängern kann. Die Feststellung der geburtshilflichen Untersuchung, daß die Pfeilnaht bei Erreichen des Beckenbodens noch quer verläuft, ist nicht identisch mit der geburtshilflichen Regelwidrigkeit des tiefen Querstands, da – insbesondere bei schneller Deszensusphase – die Rotation des Okziputs nach ventral zu diesem Zeitpunkt noch nicht unbedingt erfolgt sein muß. Erbringt die dann folgende Wehentätigkeit aber keine Korrektur der Stellungsänderung im Sinne einer okzipitoanterioren Rotation, handelt es sich um einen persistierenden tiefen Querstand, der

---

[1] *Bei Manipulationen am kindlichen Kopf sollten ruckartige Bewegungen mit der Gefahr von Druckspitzen unterlassen werden!*

zwangsläufig zur Verlängerung der Preßphase führen muß und häufig eine operative Entbindung erfordert. Die Schwierigkeit bei der Definition des tiefen Querstands, die in einer sehr unterschiedlichen Häufigkeitsangabe zwischen 0,3 und 1,9 % [19] zum Ausdruck kommt, liegt daher darin, die physiologische Normvariante des mit quer verlaufender Pfeilnaht den Beckenboden erreichenden Kopfes von ihrer pathologischen Persistenz abzugrenzen. Entsprechend den oben aufgeführten Richtlinien zum Toleranzzeitraum bei verlängerter Preßperiode erscheint es uns bei Abwesenheit kardiotokographisch erkennbar fetaler Gefährdungen durchaus vertretbar, den Effekt der Seitenlagerung zur Stellungskorrektur etwa eine halbe Stunde lang zu beobachten.[!] Durch ein exspektatives Verhalten kann nämlich die Inzidenz des tiefen Querstands noch gesenkt werden; im Geltungsbereich der Hessischen Perinatalerhebung liegt sie bei 0,2 % [58].[!!]

Hinsichtlich der **Ursache** des tiefen Querstands sind unter den mütterlichen Ursachen Beckenveränderungen zu benennen, die insbesondere bei vermindertem Raumangebot der Kreuzbeinhöhle durch eine Verkürzung des geraden Durchmessers die Rotation des Hinterhaupts nach vorn behindern können. Besteht eine Verengung des Beckeneingangs, wie z. B. beim platt-rachitischen Becken, nimmt der Kopf häufig eine leichte Streckhaltung ein, weil das schmalere Vorderhaupt mit der großen Fontanelle in den Engpaß des Beckeneingangs hineingesenkt wird. Das in tieferen Abschnitten sonst übernormal geräumige Becken erlaubt dem Kopf, die Deflexionslage in querer Stellung auch während der Dezensusphase beizubehalten, die schließlich zum tiefen Querstand führt. Ohne pathologische Beckenveränderungen kann ein analoger Mechanismus bei kleinen rundlichen Köpfen dazu führen, daß keine okzipitoanteriore Rotation erfolgt.

Da, wie schon in Abschnitt 1 „Normaler Deszensus des Kopfes" ausgeführt wurde, der Drehungsimpuls in den geraden Durchmesser durch den Levatorspalt vermittelt wird [17], ist verständlich, daß auch die Elastizität der maternalen Weichteile einen Dispositionsfaktor des tiefen Querstands darstellt. Allerdings vermag sowohl ein sehr straffer wie auch ein sehr schlaffer Beckenboden die Persistenz der geraden Pfeilnaht zu begünstigen. Im ersten Fall, der häufig bei Erstgebärenden angetroffen wird, kann die Drehung in den geraden Durchmesser unterbleiben, weil der Kopf infolge ausgeprägter Rigidität des Gewebes nicht in den Weichteilspalt eindringen kann; im zweiten Fall des Elastizitätsverlusts können vom Beckenboden keine Drehimpulse an den Kopf vermittelt werden. Besteht die Ursache der Stellungsanomalie in einer Widerstandserhöhung, liegt häufig auch eine sekundäre Wehenschwäche vor, die den Pathomechanismus verstärkt und zum Geburtsstillstand führt. Infolge der Beteiligung beider Faktoren – Widerstandserhöhung und Wehenschwäche – wird der tiefe Querstand bei Erstgebärenden häufiger beobachtet als bei Mehrgebärenden.

3.4 Behandlung

Als konservativer Therapieversuch ist lediglich die Behandlung der Wehenschwäche mit Oxytocin unter Anwendung der Lagerungsregeln sinnvoll.

Die **Wahl der Seite, auf die gelagert wird,** ist dabei wahrscheinlich weniger bedeutungsvoll als der Effekt der bevorzugt gegen eine Hälfte des kleinen Beckens gerichteten uterinen Drucktransmission beim Pressen in Seitenlage. Auf der kontralateralen Seite des kleinen Beckens wird hierdurch eine Druckentlastung bewirkt, die dem dort befindlichen Teil des Kopfes einen etwas größeren Bewegungsfreiraum und dadurch eine Stellungskorrektur ermöglicht [105]. Insofern hat der häufige Lagewechsel während der Preßperiode von einer Seite auf die andere die gleiche Berechtigung wie die alte geburtshilfliche Regel, nach der die Patientin auf die Seite des Hinterhaupts zu lagern ist [87]. Bleibt diese Maßnahme ohne Erfolg, so tritt in den meisten Fällen ein irreversibler Geburtsstillstand ein, der in 80 % zur operativen Entbindung führt [58]. Nur in einem Fünftel der Fälle erfolgt die Geburt des Kopfes aus tiefem Querstand unter Lateralflexion des Halses.

Wiewohl der Geburtshelfer während jeder verlängerten Preßperiode zu prüfen hat, ob eine operative Entbindung erfolgen muß, ist unseres Erachtens doch vor der endgültigen Indikationsstellung eine mechanische Unterstützung der Wehenkraft vertretbar, wie sie z. B. durch den **Kristeller-Handgriff** ausgeübt werden kann. Entscheidend hierbei ist die sachgerechte Ausführung, die entsprechend dem Rhythmus des endogenen Kontraktionsablaufs den Druck auf den vorangehenden Teil während der Wehenakme wohldosiert zu unterstützen hat. Der Schub, den der Geburtshelfer dabei mit Händen oder Unterarm ausführt, wirkt nicht in der Medianlinie, sondern – exakt am Fundus ansetzend – in der Richtung der Uteruslängsachse. Unter der Voraussetzung, daß anhand der kardiotokographischen Zustandsdiagnostik des Feten eine Verlängerung der Preßperiode überhaupt hingenommen werden kann, erhöht der Versuch, die Austreibungsperiode auf diese Weise abzukürzen, nach unserer Erfahrung das Geburtsrisiko – im Gegensatz zu anderen Meinungen [68] – nicht. Wenn gleichzeitig eine ausreichend

---

[!] *Bei Abwesenheit kardiotokographisch erkennbar fetaler Gefährdungen erscheint es vertretbar, den Effekt der Seitenlagerung zur Stellungskorrektur etwa eine halbe Stunde lang zu beobachten!*

[!!] *Durch ein exspektatives Verhalten kann die Inzidenz des tiefen Querstands noch gesenkt werden!*

große Episiotomie zur Verkürzung des Geburtskanals angelegt wird, kann besonders bei Mehrgebärenden durch diese Maßnahme in vielen Fällen der Austritt des Kopfes erreicht und dadurch eine operative Entbindung vermieden werden.

Wird aber durch die externe Druckanwendung kein weiterer Geburtsfortschritt erzielt, sollte die Geburt nicht durch massive, ständig wiederholte Kristeller-Handgriffe erzwungen, sondern – gegebenenfalls nach Kurzzeittokolyse [70] – die operative Entbindung vorbereitet werden.

Inhalt*

- Einleitung 181

- Nomenklatur und Epidemiologie der Beckenendlage 182

- Ätiolgie der Beckenendlage 184

- Präpartale Betreuung der Schwangeren mit Beckenendlage 185
1 Vorsorge im letzten Trimenon 185
2 Vorgeburtliche Beratung 186
3 Risiken für das Kind 186

- Das differenzierte Management bei Beckenendlage am Termin 187
1 Entscheidungsfindung 187
2 Beckenmessung 188
3 Äußere Wendung bei Beckenendlage 189
3.1 Indikationen 189
3.2 Kontraindikationen 189
3.3 Ablauf 190
3.4 Ergebnisse 190
4 Unkonventionelle Methoden zur Behandlung der Beckenendlage 191

- Geburtsleitung bei Beckenendlage 191
1 Indikationen zur abdominalen Schnittentbindung vor Geburtsbeginn 191
1.1 Fetale Fehlbildungen 192
1.2 Frühgeburtlichkeit 192
1.3 Pathologisches Kardiotokogramm 192
1.4 Placenta praevia 192
1.5 Relatives fetomaternales Mißverhältnis 193
1.6 Zustand nach Sectio 193
1.7 Deflektierter fetaler Kopf 194
2 Indikationen zur abdominalen Schnittentbindung während der Geburt 194
2.1 Eröffnungsperiode 194
2.2 Deszensusperiode 194
2.3 Austreibungsperiode 196

- Quer- und Schräglagen 199
1 Häufigkeit der Quer-/Schräglage 199
2 Ätiologie der Quer-/Schräglage 200
3 Einteilung der Quer-/Schräglagen 200
4 Präpartale Betreuung bei Quer-/Schräglage ... 200
5 Geburtsleitung bei Quer-/Schräglage 201

---

*Das Literaturverzeichnis findet sich in Kapitel 22, S. 380.

10 Beckenendlage, Quer- und Schräglage

M. Hermsteiner, W. Künzel

Einleitung

Die Beckenendlage ist die häufigste regelwidrige Poleinstellung und wird zu Recht in den Perinatalerhebungen als eigenständiges Geburtsrisiko eingestuft.[1] Schon Hippokrates weist auf die besondere Gefährdung der Frucht im Vergleich zu der regelmäßig „glücklich" verlaufenden Geburt aus Schädellage hin. Um so mehr erstaunt es, daß Beckenendlagenentbindungen bei reifen Kindern auch in den Ländern der sog. Ersten Welt, und nicht erst im Zeitalter generell hoher Sectioraten, in geburtshilflichen Abteilungen jeder Größe und Güte durchgeführt werden, ohne daß dieser Umstand je Anlaß zu heftigeren Diskussionen in Fachgesellschaften, gesundheitspolitischen Gremien oder der wissenschaftlichen Literatur gegeben hätte. Das ansonsten allgemein akzeptierte Konzept der Zentralisierung der Risikogeburtshilfe hat in diesem Punkt offensichtlich nicht gegriffen. In Bayern fanden beispielsweise im Jahr 2000 über 50 % aller 6000 Beckenendlagenentbindungen in Kliniken mit weniger als 1000 Geburten pro Jahr statt [14].

Eine gewisse Aufwertung hat das Thema Beckenendlage kürzlich erfahren, als ihm der erste Band der vom European Board and College of Obstetrics and Gynaecology geförderten Buchreihe European Practice in Gynaecology and Obstetrics gewidmet wurde. Auf dieses aktuelle und umfassende Werk wird in den nachfolgenden Abschnitten immer wieder Bezug genommen werden. Dennoch steht die praktische Geburtshilfe zu Beginn des 21. Jahrhunderts im Hinblick auf das Management der Beckenendlage an einem kritischen Punkt. Will man endgültig die elektive Schnittentbindung zur Methode der Wahl proklamieren, wie es in Deutschland Kubli bereits 1975 gefordert hatte, und wie es die Ergebnisse der bisher umfangreichsten randomisierten Multicenter-Studie zum Thema Entbindungsmodus bei Beckenendlage nahezulegen scheinen [20]? Man würde damit einer Entwicklung Tribut zollen, die wie kaum ein anderes Feld zentrale Probleme der modernen Perinatalmedizin widerspiegelt:

- Weniger ein zunehmend emanzipatorisches Menschenbild als vor allem der ökonomisch motivierte Wettstreit der Abteilungen um hohe Geburtenzahlen und die Priorität eines recht eindimensional verstandenen Dienstleistungsgedankens hat die Entscheidung über den Geburtsmodus in hohem Maße in die Hände der schwangeren Frauen gelegt. Deren gefühlsmäßige Einstellung ebenso wie ihr Zugang zu medizinischem Wissen wird jedoch erheblich durch die betreuenden niedergelassenen Gynäkologinnen und Gynäkologen beeinflußt, die bei Beckenendlage in großer Zahl und schon seit langem die elektive Sectio favorisieren. Ohne wichtige Details der wissenschaftlichen Diskussion zu verfolgen, wird hier gerne die Schnittentbindung als der eindeutig sicherere Weg für Mutter und Kind propagiert. Nicht selten mag auch die Nähe zu Belegabteilungen, die logistisch meist nicht in der Lage sind, vaginale Beckenendlagengeburten zu betreuen, diesen Rat aussprechen lassen [37]. Welcher Geburtshelfer an einer großen Klinik möchte andererseits im Zeitalter steigender Raten von Arzthaftungsprozessen eine in dieser Weise „aufgeklärte" Patientin noch umstimmen?
- Eine seit mehr als zwei Jahrzehnten zunehmende Kaiserschnittfrequenz bei Beckenendlage, die in Deutschland inzwischen die 90 %-Marke erreicht hat, führt in den Kliniken zu einer dramatischen Einbuße an praktischer Erfahrung mit einem differenzierten Management der

[1] Die Beckenendlage ist die häufigste regelwidrige Poleinstellung und wird zu Recht in den Perinatalerhebungen als eigenständiges Geburtsrisiko eingestuft!

Beckenendlage [31, 41] und zu einem Mangel an suffizienter Ausbildung für die nachwachsenden Medizinergenerationen. Feige [14] weist in seinem kritischen Kommentar zu der oben erwähnten, von Hannah und Mitarbeitern publizierten Multicenter-Studie [20] darauf hin, daß dort als erfahrener Kliniker bereits bezeichnet wurde, wer im Durchschnitt 2,3 vaginale Beckenendlagengeburten pro Jahr betreute! Das allgemeine Ausbildungsdefizit in der praktischen Geburtshilfe wird zudem durch den latenten Personalmangel der unter enormem Kostendruck stehenden Krankenhäuser noch verstärkt.

Auch die Hannah-Studie kann so betrachtet für die entwickelten Länder nur als Dokumentation eines unbefriedigenden Ist-Zustandes gewürdigt werden. Sie belegt nicht, daß die Sectio bei Beckenendlage per se dem vaginalen Entbindungsversuch überlegen ist, sondern bestätigt allenfalls, daß die Abteilungen, die ohnehin den Kaiserschnitt bevorzugen, gut daran tun, in Einzelfällen nicht von diesem Vorgehen abzuweichen.

■ Die perinatalmedizinische Forschung erfährt im Vergleich zu anderen Teildisziplinen der Frauenheilkunde, wie beispielsweise der Onkologie einen geringen Zufluß an finanziellen und personellen Ressourcen. Selbst das gewaltige Datenmaterial der Perinatalerhebungen ist wissenschaftlich nur in Ansätzen ausgewertet. So verwundert es nicht, daß qualifizierte und umfangreiche Untersuchungen zu den Kernfragen des Managements der Beckenendlage rar sind: Gibt es Selektionskriterien, die dem Versuch der vaginalen Entbindung eine hohe Erfolgsquote zuweisen? Welche Voraussetzungen müssen eingehalten werden, damit weder kindliche noch mütterliche Mortalität und Morbidität bei vaginaler Beckenendlagengeburt gegenüber der elektiven Sectio erhöht sind?

■ Die große Bedeutung, die die Schlagworte der „evidence based medicine" und des „randomized controlled trial (RCT)" in der gesundheitspolitischen Diskussion erlangt haben, führt zu einer gewissen Einäugigkeit bei der Bewertung unterschiedlicher Studiendesigns: Der RCT ist keinesfalls zur Bearbeitung jedweder medizinischen Fragestellung geeignet, und Ergebnisse von als RCT durchgeführten Studien sind nicht von vornherein höherrangig einzustufen als die Ergebnisse von Kohortenstudien oder sog. audits [38].

Vor dem geschilderten Hintergrund ist die vorliegende Darstellung des geburtshilflichen Komplexes Beckenendlage auch als Plädoyer für den Erhalt eines differenzierten, indikationsorientierten ärztlichen Handelns zu verstehen. Die „moderne" Geburtshilfe darf sich nicht dem Vorwurf aussetzen lassen, mehr Produkt ökonomischer und juristischer Vorgaben zu sein als wissenschaftlich begründete und verantwortungsvoll gestaltete medizinische Disziplin.

Nomenklatur und Epidemiologie der Beckenendlage

„Beckenendlage" bezeichnet nur die Regelwidrigkeit der Poleinstellung. Der Begriff umfaßt alle Einstellungen, bei denen sich der kindliche Kopf im Fundus uteri befindet und die Längsachse des Feten mit der Achse des Geburtskanals übereinstimmt. Wichtig für die Beurteilung des Geburtsrisikos ist allerdings die Berücksichtigung der Haltung der Beine. Je größer der geburtsmechanisch wirksame

Abb. 10-1
Einteilung der Beckenendlage nach Haltung der Beine mit Angabe der relativen Häufigkeit und des geburtsmechanisch wirksamen Umfangs der Frucht (Zusammenstellung von Daten aus Martius [43a] und Gimovsky und Paul [18]).

	Häufigkeit	geburtsmechanisch wirksamer Umfang
reine Steißfußlage	60–70%	28 cm
unvollkommene Steißfußlage	10%	30 cm
vollkommene Steißfußlage	4%	33 cm
unvollkommene Knielage	1%	27 cm
vollkommene Knielage	0,1%	25 cm
unvollkommene Fußlage	10–14%	27 cm
vollkommene Fußlage	15–20%	25 cm

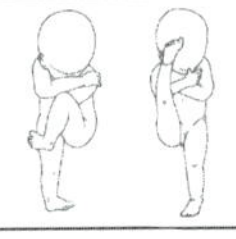

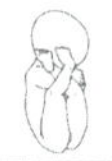

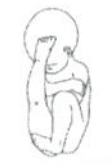

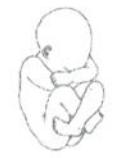

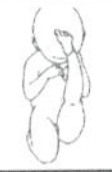

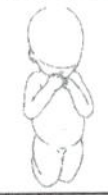

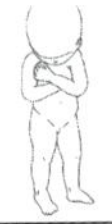

Umfang, desto besser ist die Vordehnung für den nachfolgenden Kopf. Die vollkommene Steißfußlage, mit einem Umfang von ungefähr 32 cm, liefert die günstigsten Bedingungen für eine problemlose Geburt des nachfolgenden Kopfes. Die vollkommene Fußlage ist die geburtsmechanisch ungünstigste Haltung der Beine (Abb. 10-1). Somit stellen die Beckenendlagen ein heterogenes Kollektiv an Lagen dar, die geburtsprognostisch differenziert zu betrachten sind.[I]

Insgesamt 3–5 % aller Einlingsschwangerschaften werden aus Beckenendlage geboren. Generell gilt: Je kleiner das Kind und je früher die Geburt, desto häufiger ist die Beckenendlage (Abb. 10-2). Dies ist ein Grund für die hohe Rate von Beckenendlagen bei Frühgeburt. Umgekehrt erhöht das Vorliegen einer Beckenendlage nicht das Risiko für eine vorzeitige Entbindung [48]. Unabhängig vom Gestationsalter findet sich auch in niedrigen Gewichtsklassen eine höhere Inzidenz an Beckenendlagen.

Die Häufigkeit der spontanen Wendung in Schädellage nimmt in Abhängigkeit vom Schwangerschaftsalter ab [7, 62] (Abb. 10-3). Über die Hälfte aller Kinder (57 %), die in der 32. Schwangerschaftswoche noch in Beckenendlage liegen, drehen sich bis zur Geburt spontan in Schädellage, wohingegen nur 1–5 % der Kinder, die in der 32. Schwangerschaftswoche in Schädellage liegen, aus Beckenendlage heraus geboren werden. Die Wahrscheinlichkeit einer spontanen Wendung bis zum Termin sinkt im letzten Drittel der Schwangerschaft kontinuierlich. In der 32. Schwangerschaftswoche liegt sie für Mehrgebärende ohne Beckenendlagenentbindungen in der Anamnese noch bei 78 %, dagegen beträgt sie zum gleichen Zeitpunkt nur 32 % bei Mehrgebärenden mit Beckenendlagengeburten in der Vorgeschichte. Für Erstgebärende mit Beckenendlage stehen die Aussichten auf eine Entbindung aus Schädellage in der 32. Woche noch ungefähr 50 zu 50 (46 %) [8, 62]. Nach der 37. Schwangerschaftswoche ist hier mit einer spontanen Wendung praktisch nicht mehr zu rechnen [19].

Wie schon die gerade angeführten Zahlen indirekt belegen, ergibt sich mit einer Geburt aus Beckenendlage in der Anamnese eine erhöhte Wahrscheinlichkeit für das erneute Auftreten einer Beckenendlage bei nachfolgenden Schwangerschaften [2]. Das Wiederholungsrisiko liegt bei etwa 9 %. Noch größer ist das relative Risiko bei vorausgegangener Beckenendlagenentbindung vor der 37. SSW (Tab. 10-1)! Dennoch tritt eine Beckenendlage am häufigsten bei Erstgebärenden auf.[II] Hier mag in den Ländern Nordamerikas und Westeuropas allerdings das Phänomen der sog. selective fertility eine Rolle spielen, d.h. eine Frau, deren erstes Kind aus Beckenendlage geboren wurde, mag die Entbindung als besonders gefahrvoll erlebt haben und vor diesem Hintergrund auf weitere Schwangerschaften verzichten [2].

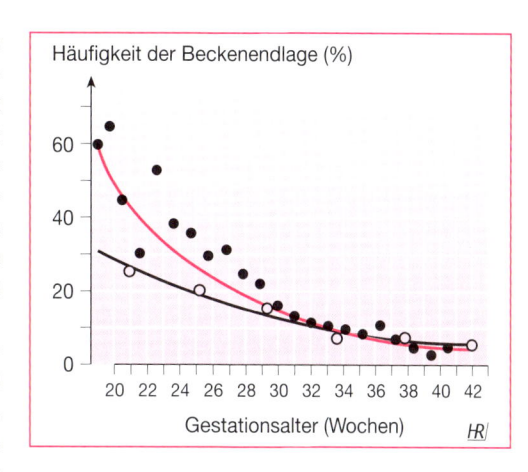

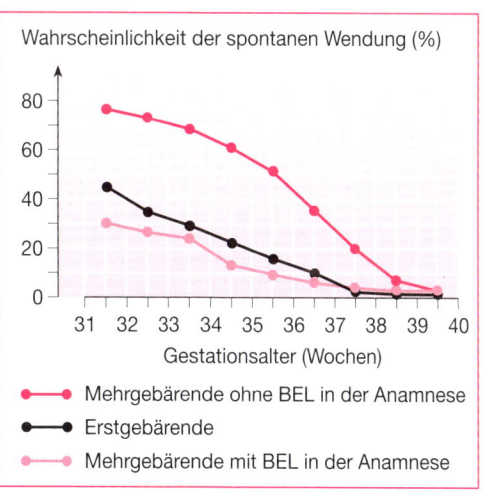

Abb. 10-2
Relative Häufigkeit der Beckenendlage in den einzelnen Schwangerschaftswochen (Daten ● nach Hughey [26] und ○ nach Henner et al. [23]).

[I]*Die Beckenendlagen stellen ein heterogenes Kollektiv an Lagen dar, die geburtsprognostisch differenziert zu betrachten sind!*

Abb. 10-3
Wahrscheinlichkeit einer spontanen Wendung von Beckenendlage in Schädellage im letzten Trimenon, unterteilt nach Parität und Anamnese (nach Westgren et al. [62]).

[II]*Eine Beckenendlage tritt am häufigsten bei Erstgebärenden auf!*

Tabelle 10-1
Relative Häufigkeit der Beckenendlage bei der zweiten Geburt in Abhängigkeit von Einstellung und Schwangerschaftsalter bei der ersten Geburt. Daten aus dem Norwegischen Geburtenregister 1967–1994 nach Albrechtsen und Irgens [2]. SSW: Schwangerschaftswoche; BEL: Beckenendlage; SL: Schädellage. Angaben in Prozent, in Klammern das 95%-Konfidenzintervall.

2. Geburt	1. Geburt < 37. SSW		1. Geburt ≥ 37. SSW	
	SL	BEL	SL	BEL
<37. SSW	8.2 (7.3-9.1)	21.8 (18.0-26.2)	7.4 (6.9-7.8)	16.4 (13.7-19.4)
≥37. SSW	2.8 (2.6-3.0)	9.2 (7.9-10.7)	1.8 (1.7-1.8)	8.1 (7.7-8.6)

Ätiologie der Beckenendlage

In einem Fünftel der Fälle lassen sich ein oder mehrere Faktoren definieren, die mit der Beckenendlage assoziiert sind (Tab. 10-2). Mit Bestimmtheit ursächlich beteiligt sind das verengte mütterliche Becken, kindliche Fehlbildungen, Placenta praevia, Genitaltumoren und Uterusfehlbildungen [57]. Letztere sind von allen genannten Faktoren am häufigsten (29–47 %) mit einer Beckenendlage verbunden [2], treten insgesamt jedoch selten auf. Nachdem das alimentär bedingte rachitisch enge Becken zahlenmäßig an Bedeutung verloren hat, stellen die Störungen der Fruchtdrehung zur regelrechten Schädellage den wichtigsten kausalen Faktor für die Beckenendlage dar. Eine **Einschränkung der fetalen Beweglichkeit**, wie z.B. bei Oligohydramnie oder bei atypisch gestaltetem Cavum uteri kann ebenso die Beckenendlage begünstigen wie eine **abnorm gesteigerte Beweglichkeit**, z.B. bei Vorliegen eines Hydramnions.

Die Streckhaltung eines oder beider Beine selbst soll die fetale Beweglichkeit einschränken und somit die Beibehaltung der Beckenendlage begünstigen [60, 61]; das gleiche soll für eine abnorm kurze Nabelschnur und Nabelschnurumschlingungen gelten [2, 58]. Die höhere Inzidenz der Beckenendlage bei mütterlichem Abusus von Koffein, Alkohol und psychotropen Substanzen sowie bei Einnahme von Antikonvulsiva wird neben der intrauterinen Wachstumsretardierung ebenfalls mit einer veränderten fetalen Motorik in Verbindung gebracht [2].

Die **Arretierung des Kopfes im mütterlichen Becken** wird durch tiefen Sitz der Plazenta ebenso behindert wie durch entsprechend lokalisierte Myome oder große ovarielle Gelbkörperzysten, um nur die häufigsten in der Schwangerschaft vorkommenden Raumforderungen im kleinen Becken zu nennen. Daneben wird die bei der Beckenendlage häufig anzutreffende Kopfform, die Hyperdolichozephalie mit sog. „fliehendem Hinterhaupt", von manchen Autoren als ätiologischer Faktor postuliert. Inwieweit die Kopfform allerdings Ursache oder Wirkung der Einpassung in den Fundus uteri ist, bleibt offen [43]. Auch der direkte Einfluß des mütterlichen Alters auf die Inzidenz der Beckenendlage ist umstritten. Zwar nimmt die relative Häufigkeit von Einstellungsanomalien mit steigendem Alter offenbar zu, doch darf angezweifelt werden, ob das Alter tatsächlich einen unabhängigen ätiologischen Faktor darstellt, oder ob nicht vielmehr andere geburtshilfliche Risiken, die mit dem mütterlichen Alter korreliert sind, wie etwa die intrauterine Wachstumsretardierung oder fetale Fehlbildungen, das Zustandekommen einer Beckenendlage begünstigen [2].

Fetale Fehlbildungen können über eine Vielzahl von Mechanismen die Einstellung des Kindes in Beckenendlage (Tab. 10-3) induzieren: Angefangen bei dem vergleichsweise hohen Anteil von intrauterinem Fruchttod und Frühgeburten – der Fetus wird in Beckenendlage gewissermaßen vom Wehenbeginn überrascht, über das geringere Gewicht, eine veränderte Kopfform oder abnorme Fruchtwassermenge bis hin zu verminderter Muskelkraft oder reduziertem Muskeltonus [2]. Je stärker die neuromuskuläre Funktion insbesondere der unteren Extremität eingeschränkt ist, wie beispielsweise bei lumbalen und sakralen Neuralrohrdefekten, um so häufiger findet sich eine Einstellung des Feten in

Tabelle 10-2
Geburtsrisiken, die häufiger zusammen mit Beckenendlage vorkommen (Daten der Hessischen Perinatalerhebung 1983 bis 1985; p < 0,001)

Risiko für:	Beckenendlage (n = 3200) (%)	übrige Lagen (n = 58293) (%)
Frühgeburtlichkeit	12,6	5,0
Plazentainsuffizienz	4,7	2,6
Fehlbildungen/ intrauteriner Fruchttod	1,3	0,5
Placenta praevia	0,8	0,4
vorzeitige Plazentalösung	1,1	0,7
Nabelschnurvorfall	1,1	0,2

Tabelle 10-3
Kongenitale Fehlbildungen, die häufiger zur Beckenendlagen-Einstellung führen

Zentrales Nervensystem	– Hydrozephalus
	– Anenzephalus
	– Meningomyelozele
	– familiäre Dysautonomie
Urogenitalsystem	– Potter-Syndrom
Kardiovaskuläres System	– (im Rahmen multipler Fehlbildungen, siehe unten)
Gastrointestinales System	– Atresien (Hydramnion)
	– Inguinalhernie
Skelettsystem	– Myotonie
	– Hüftdysplasie
Multiple Fehlbildungen	– Prader-Willi-Syndrom
	– Trisomie 13, 18 oder 21
	– deLange-Syndrom
	– Werdnig-Hoffmann-Syndrom
	– Zollinger-Ellison-Syndrom
	– Smith-Lemli-Opitz-Syndrom
	– Alkoholembryopathie

Beckenendlage. Insgesamt beträgt die Fehlbildungsrate bei Beckenendlagengeburten am Termin ca. 9 % und bei Frühgeburten aus Beckenendlage bis zu 17 % [2]. Gegenüber dem Kollektiv der Schädellagen ist sie somit deutlich erhöht.

In über 80 % bleibt jedoch das Auftreten einer Beckenendlage kausal ungeklärt [2, 22, 57, 60] und muß nach heutigem Stand des Wissens als „idiopathisches" Phänomen mit multifaktorieller Genese angesehen werden.

Präpartale Betreuung der Schwangeren mit Beckenendlage

1 Vorsorge im letzten Trimenon

Den ersten Hinweis auf das Vorliegen einer Beckenendlage erhält der betreuende Arzt aus der **Anamnese** im Rahmen der Mutterschaftsvorsorge.[I] Bei der Frage nach dem Ort der häufigsten Kindsbewegungen wird bei Beckenendlage eher das untere Uterinsegment angegeben. Außerdem werden die Kindsbewegungen oft als schmerzhaft empfunden [52] und in die Blasengegend projiziert. Meistens läßt sich die genaue Einstellung durch die **Leopold-Handgriffe** feststellen. Mitunter bereitet dies bei adipösen Patientinnen, bei straffen Bauchdecken oder bei Vorliegen eines Hydramnions Schwierigkeiten. In der Regel tastet man jedoch bei Ausführung des 3. und 4. Leopold-Handgriffs über Beckeneingang einen vorangehenden Teil, dem das typische Ballottement des Kopfes fehlt. Auch das Aufsuchen der **Herztöne** kann die Diagnose einer Beckenendlage erhärten. Bei der I. Beckenendlage findet man sie links oberhalb, bei der II. Beckenendlage rechts oberhalb des Nabels. Ist der vorangehende Teil bereits ins Becken eingetreten, so bietet die **vaginale Tastuntersuchung** weitere Kriterien für das Vorliegen einer Beckenendlage. Auch bei noch geschlossenem Muttermund wirkt der Steiß unregelmäßig und weicher als der Kopf. Es fehlt die gleichmäßige Härte des vorangehenden Teils; Fontanellen und Schädelnähte lassen sich nicht tasten. Ist der vorangehende Teil bereits fest vom unteren Uterinsegment umschlossen und in das kleine Becken eingetreten, so können sich, durch Kompressionseffekte, der Steiß prall und die Analfalte einer Schädelnaht ähnlich anfühlen. Differentialdiagnostisch ist dann die Beckenendlage durch den palpatorischen Nachweis der fetalen Steißbeinspitze und der Crista sacralis mediana über dem fetalen Kreuzbein abzugrenzen [44].

Je näher der errechnete Geburtstermin rückt, um so verläßlicher muß die Diagnose Beckenendlage gestellt sein.[II] Dies gelingt leicht, wenn die klinische Untersuchung durch die **Sonographie** ergänzt werden kann. Unter den gegenwärtigen Bedingungen der Schwangerenvorsorge in Deutschland wird die Beckenendlage normalerweise im Rahmen des III. Ultraschall-Screenings zwischen der 29. und 32. Schwangerschaftswoche erkannt. Frühere Auskünfte an die Mutter sollten wegen der fehlenden Relevanz unterbleiben oder mit einem beruhigenden Kommentar versehen werden. Liegt mit Abschluß der 32. Schwangerschaftswoche weiterhin eine Beckenendlage vor, so muß bei der klinischen und vor allem bei der sonographischen Untersuchung besonderes Augenmerk auf Raumforderungen im mütterlichen Becken und auf fetale Fehlbildungen gerichtet werden. Gelegentlich führt die gezielte Diagnostik bei Beckenendlage auch zur Aufdeckung einer Placenta praevia [7]. Nicht vergessen werden darf zu diesem Zeitpunkt die mögliche Assoziation von Einstellungsanomalien und intrauteriner Wachstumsretardierung. Allerdings wird bei der sonographischen Gewichtsschätzung u. U. zu Unrecht der Verdacht auf eine fetale Wachstumsrestriktion geäußert, wenn man, wie in der Praxis durchaus üblich, lediglich den queren Kopfdurchmesser als Parameter heranzieht. Aufgrund seiner Plastizität paßt sich der fetale Schädel dem Fundus uteri an, so daß in der Regel sein biparietaler Durchmesser zugunsten des fronto-okzipitalen Durchmessers abnimmt. Die sonographische Messung des Kopfumfangs schafft in diesem Punkt Klarheit [28, 32], außerdem sollten Abdomenumfang und Femurlänge ebenfalls Eingang in die Gewichtsschätzung finden.

Mehr noch als bei Schädellage müssen auch im dritten Trimenon Anzeichen der drohenden Frühgeburt rechtzeitig erkannt und ernstgenommen werden.[III] Neben der sorgfältigen klinischen Untersuchung ist die regelmäßige pH-Metrie und die vaginalsonographische Beurteilung der Cervix uteri empfehlenswert. Bei vorzeitiger Wehentätigkeit, Zervixverkürzung oder Muttermundseröffnung sollte großzügig von der Möglichkeit der Hospitalisierung Gebrauch gemacht werden.

Wegen der fehlenden Abdichtung des Fruchtwasserraums gegen den Muttermund durch den vorangehenden Teil ist die Beckenendlage bei Blasensprung nicht selten durch die Komplikation des Nabelschnurvorfalls belastet. Zwar wird die vorge-

[I]Den ersten Hinweis auf das Vorliegen einer Beckenendlage erhält der betreuende Arzt aus der Anamnese im Rahmen der Mutterschaftsvorsorge!

[II]Je näher der errechnete Geburtstermin rückt, um so verläßlicher muß die Diagnose Beckenendlage gestellt sein!

[III]Mehr noch als bei Schädellage müssen auch im dritten Trimenon Anzeichen der drohenden Frühgeburt rechtzeitig erkannt und ernstgenommen werden!

fallene Nabelschnur nicht zwingend durch den Steiß komprimiert, jedoch wird durch den Nabelschnurvorfall die vaginale Entbindung ohne fetale Gefährdung unmöglich. In jedem Fall sollten Schwangere mit bekannter Beckenendlage auf diese Gefahr hingewiesen werden, verbunden mit dem Rat, sich im Falle eines Blasensprungs sofort hinzulegen und einen Krankenwagen rufen zu lassen, der den zügigen Liegendtransport in ein Zentrum der Maximalversorgung gewährleistet.

In Terminnähe kommt der exakten Beurteilung der Haltung der unteren Extremitäten und des Kopfes besondere Bedeutung zu: Eine Knie- oder Fußlage sollte ebenso erkannt werden wie eine Hyperextension des kindlichen Kopfes (s. u.), da beide Situationen die primäre Schnittentbindung nahelegen.

2 Vorgeburtliche Beratung

Häufig haben Schwangere nach der Diagnosestellung Beckenendlage schon eine vage Vorstellung von den möglicherweise auftretenden Problemen. Die meisten Frauen sind sich darüber im klaren, daß mit der Beckenendlage ein deutlich höheres **Risiko für das Kind** verbunden ist. Das von den Medien transportierte „Wissen" beeinflußt dabei Millionen von Frauen und ihre Ratgeber meist stärker, als es behandelnde Ärztinnen und Ärzte wahrhaben möchten: Sie sind längst nicht mehr die erste Instanz, an die man sich wendet und deren Empfehlung das größte Gewicht bei der Wahl von Entbindungsort und Geburtsmodus zukommt. Nicht zu unterschätzen ist in diesem Zusammenhang die Bedeutung der „Flüsterpropaganda", d. h. kolportierte Eindrücke und Erfahrungen von Geburten aus Beckenendlage. So führt Feige [37] den überproportional hohen Anteil von Beckenendlagenentbindungen an seiner Klinik, die dezidiert den vaginalen Weg bevorzugt, auf eine positive Multiplikatorfunktion ehemaliger Patientinnen zurück. Umgekehrt genügt in vielen Fällen das Gerücht von einem einzigen angeblich durch einen vaginalen Entbindungsversuch geschädigten Kind, um diesen Geburtsmodus der Mehrheit der Schwangeren äußerst suspekt erscheinen zu lassen. Möchte man sich als medizinischer Berater die Möglichkeit zu ernsthafter Aufklärung erhalten und ein **größtmögliches Maß an Vertrauen und Compliance** herstellen, muß man das ergebnisoffene Gespräch suchen. An erster Stelle sollte man klären, welche Vorstellungen und Informationen die Schwangere mitbringt und wie sie zu ihnen gelangt ist. Für die Artikulation von Ängsten und Hoffnungen, möglicherweise auch völlig irrational erscheinenden Erwartungen muß Gelegenheit und Zeit geboten werden. Erst ein solches Gespräch schafft Anknüpfungspunkte für die Vermittlung medizinisch begründeter Konzepte. In diesem Zusammenhang wird allerdings jede Form von Dogmatismus die Patientin nicht davon überzeugen, daß sie in ihrer ganz persönlichen Situation verstanden und beraten wird. Auch von juristischer Seite existieren klare Vorgaben: Zwar gilt der Grundsatz der Methodenfreiheit, der besagt, daß die Wahl der Behandlungsmethode, im Falle der Beckenendlage also vor allem der Entbindungsmodus, primär Sache des Arztes ist, doch es muß gleichermaßen das Selbstbestimmungsrecht der Patientin ausnahmslos berücksichtigt werden. Bei der Aufklärung der Patientin besteht besondere Sorgfaltspflicht, wenn gleichwertige Verfahren zur Verfügung stehen. Bei der Beckenendlage werden als solche von der Mehrzahl deutscher Gerichte die elektive Sectio caesarea, der Versuch der vaginalen Entbindung und die äußere Wendung betrachtet. Es ist ratsam, Inhalt und Ergebnis der Aufklärung schriftlich zu fixieren. Viele Kliniken setzen zu diesem Zweck, ähnlich wie vor operativen Eingriffen, standardisierte Aufklärungsbögen ein. Wird im Konsens die vaginale Entbindung angestrebt, unterliegt der Geburtshelfer der Verpflichtung, für die notwendige personelle, strukturelle und apparative Ausstattung Sorge zu tragen. Dies beinhaltet die kontinuierliche Bereitschaft eines entsprechend ausgebildeten und geübten geburtshilflichen Teams, die anästhesiologische und neonatologische Dauerpräsenz, im Falle der sekundären Sectio die Möglichkeit zur Einhaltung einer Entscheidungs-Entbindungszeit von weniger als 20 Minuten, weiterhin die Möglichkeit zur kontinuierlichen CTG-Registrierung sub partu, zur Fetalblutanalyse sowie zur Sonographie sub partu [6]. Auch die kompetente pädiatrische Weiterversorgung muß gewährleistet sein.

3 Risiken für das Kind

Zwar ist bei der Beckenendlage ein genereller Trend zur sog. Defensivmedizin nicht zu verleugnen (s. o.), doch prägt vor allem die Sorge um die Gesundheit des erwarteten Kindes die Entscheidungen von ärztlicher wie von Elternseite: In einer Umfrage unter deutschen Frauenärztinnen und -ärzten war das „geringe fetale Risiko" mit 72 % der häufigste Grund für die Empfehlung zur primären Sectio. Eine Umfrage unter schwangeren Frauen ergab, daß über 70 % der Befragten die Möglichkeit kindlicher Schäden als Argument gegen einen vaginalen Entbindungsversuch ansahen [37]. Wegen der großen Bedeutung dieses Punktes sollen im folgenden die vorliegenden Daten zur perinatalen Mortalität und Morbidität bei Beckenendlage zusammengefaßt werden [39].

Ein grundsätzliches Problem vieler Studien zum kindlichen Risiko besteht in der mangelnden Zuordnung des neonatalen Zustands nach der Geburt zum ursprünglich intendierten Geburtsmodus. Drei Meta-Analysen, die zwischen 1980 und 2000 veröffentlicht wurden, zeigten einen Anstieg der kindlichen Belastung um den Faktor zwei bis fünf für den Versuch der vaginalen Entbindung. Gemessene Parameter waren: Intrapartale und (frühe) neonatale Sterblichkeit, niedriger 5-Minuten-Apgar-Score und Geburtsverletzungen. Insgesamt ist die Rate kindlicher Schäden jedoch gering: 0,09–0,83 % bei vaginaler Beckenendlagengeburt und 0,03–0,15 % bei elektiver Sectio. Die wenigen vorliegenden Untersuchungen zu den Langzeitfolgen der konkurrierenden Verfahren vaginale Entbindung versus elektive Sectio konnten keinen nennenswerten Unterschied in der Entwicklung der Kinder feststellen. Zudem ergaben Experten-Anhörungen, daß ca. die Hälfte der Todesfälle nicht-fehlgebildeter vaginal geborener Beckenendlagen-Kinder bei entsprechendem geburtshilflichen Standard in der Betreuung unter der Geburt vermeidbar gewesen wären, ein Problem, das sich für die geplante Schnittentbindung gar nicht stellt.

Nicht alle Schädigungen sind von der fetalen Lage determiniert. Umgekehrt ist die kindliche Morbidität des Beckenendlagenkollektivs auch beim geplanten Kaiserschnitt gegenüber dem Schädellagenkollektiv erhöht, was das grundsätzliche Risiko der Beckenendlage unabhängig vom Geburtsmodus beleuchtet.

Abschließend betrachtet befreit das Wissen um die hier wiedergegebenen Daten, insbesondere das Faktum insgesamt niedriger Komplikationsraten, weder die Eltern noch den Geburtshelfer von dem Dilemma einer persönlichen Risikoabwägung, doch dürfte klar geworden sein, daß bei der Beckenendlage noch Freiraum für die Wahl der angemessenen Therapie besteht.

Das differenzierte Management bei Beckenendlage am Termin

1 Entscheidungsfindung

Im Abschnitt 2 „Vorgeburtliche Beratung" wurden bereits die logistischen Voraussetzungen für einen Versuch der vaginalen Entbindung erläutert. Sind auch nur einzelne Punkte nicht erfüllt, ergibt sich allein aus diesem Umstand die Indikation zum Kaiserschnitt. Der Begriff des differenzierten Managements beinhaltet aber neben dem Abarbeiten einer solchen Checkliste den Versuch einer weiteren Selektion von Patientinnen, für die der vaginale Geburtsweg eine risikoarme Alternative zur elektiven Sectio darstellt. Deren negative Folgen für die Mutter konnten zwar in den letzten zwei Jahrzehnten dank der Fortschritte der Anästhesiologie (hohe Frequenz von regionalen Anästhesieverfahren) und Pharmakologie (neue Narkotika), der Einführung gewebeschonender Operationsverfahren sowie der verbesserten Infrastruktur im Bereich der Transfusionsmedizin nochmals deutlich verringert werden. Sie ist aber weiterhin im Vergleich zur vaginalen Entbindung mit einer höheren mütterlichen Morbidität behaftet [37].

Ziel dieses Vorgehens ist es, ein Kollektiv zu definieren, das bei Zuordnung zum vaginalen Weg mit hoher Wahrscheinlichkeit auch per vias naturales entbunden wird und bei dem die Rate an sekundären Sectiones entsprechend gering ist, ohne daß die Rate primärer Kaiserschnitte im Gesamtkollektiv der Beckenendlagen überproportional ansteigt. Noch sind keine klaren Vorgaben für Grenzwerte erarbeitet worden, beispielsweise im Rahmen einer Konsensuskonferenz, doch wäre zu fordern, daß entsprechende Auswahlkriterien eine Wahrscheinlichkeit von deutlich mehr als 50 % für eine vaginale Entbindung erzielen und daß andererseits die Gesamtrate an Kaiserschnitten die 50 %-Marke nicht überschreitet. Denn bereits mit einem rein exspektativen Vorgehen (alle Patientinnen, die keine Kontraindikationen im Sinne der im Abschnitt 1 „Indikationen zur abdominalen Schnittentbindung vor Geburtsbeginn" genannten Kriterien aufweisen, werden dem Versuch der vaginalen Entbindung zugeführt) ist eine Quote von knapp 50 % vaginaler Geburten erreichbar [31, 34]. Eine Be-

¹Eine Begrenzung des Anteils sekundärer Sectiones an allen Schnittentbindungen auf 15 bis maximal 30 % ist wünschenswert!

grenzung des Anteils sekundärer Sectiones an allen Schnittentbindungen auf 15 bis maximal 30 % ist wünschenswert.[1]

Nahezu alle bisher publizierten Instrumente, in der Regel Scoring-Systeme, beziehen eine Form der **Pelvi- und/oder Fetometrie** in die Beurteilung ein [34]. Daher wird dieser Bereich nachfolgend ausführlich dargestellt. Eine Renaissance erlebte im Rahmen des differenzierten Managements auch die äußere Wendung, die unter Einhaltung der unten erläuterten Bedingungen, inzwischen wieder als sicheres geburtshilfliches Instrument anerkannt ist [1].

2 Beckenmessung

Die älteste quantitative Methode der geburtshilflichen Beckenmessung ist die **äußere Beckenuntersuchung** mit dem Beckenzirkel. Bestimmt werden die Distantia spinarum (Norm 25–26 cm), die Distantia cristarum (Norm 28–29 cm), die Conjugata externa (Norm 20 cm) und wahlweise auch die Distantia trochanterica (Norm 31–32 cm) [52]. In Zeiten bzw. Regionen, in denen rachitische Veränderungen des mütterlichen Skeletts keine Seltenheit waren oder heute noch häufig anzutreffen sind, hat(te) die Methode in Kombination mit der **vaginalen Austastung des Beckens** noch einen berechtigten Platz in der geburtshilflichen Diagnostik. In den sog. entwickelten Ländern dominieren heute **bildgebende Verfahren**, die hinsichtlich ihrer Zuverlässigkeit der traditionellen Pelvimetrie deutlich überlegen sind. Eine Bestimmung der Conjugata vera obstetrica mittels **Vaginalsonographie** ist mit aktueller Ultraschalltechnik zwar möglich, wenig zeitaufwendig und preiswert. Sie besitzt jedoch für den Geburtshelfer einen wesentlich geringeren Informationsgehalt als die im folgenden beschriebenen Techniken [24].

Ein schon seit Jahrzehnten in der Pelvimetrie gebräuchliches bildgebendes Verfahren ist die Anfertigung einer, meist jedoch mehrerer **Röntgenaufnahmen** des mütterlichen Beckens. Es war noch zu Beginn der 80er Jahre insbesondere im angloamerikanischen Sprachraum und in Skandinavien verbreitet und stellte die Quelle der größten Strahlenbelastung für den Fetus dar [59]. Die Hauptindikation war der Status nach Sectio caesarea aufgrund eines Geburtsstillstands. In ca. 12 % der Fälle wurde die Röntgen-Pelvimetrie wegen Beckenendlage des Kindes in der aktuellen Schwangerschaft durchgeführt [50]. Nachdem mehrere Studien belegen konnten, daß ihr Vorhersagewert im Hinblick auf den Verlauf von Geburten aus Schädellage gering ist [24], entwickelte sich die Beckenendlage zur vordringlichen Indikation.

Die gebräuchlichsten **Parameter der Beckenmessung im Röntgenverfahren** sind sagittaler und transversaler Durchmesser des Beckeneingangs und die Distanz zwischen den Spinae ischiadicae. Zusätzlich werden – je nach Protokoll – der Abstand zwischen den Tubera ischiadica und unterschiedliche Beckenausgangsmaße bestimmt [24]. Werden allein die so ermittelten mütterlichen Beckenmaße zur Beantwortung der Frage herangezogen, ob eine Beckenendlage problemlos vaginal entbunden werden kann bzw. einer elektiven Sectio caesarea zugeführt werden sollte, so läßt sich die Sectiorate im gesamten Beckenendlagenkollektiv nicht senken. Als Ergänzung der Röntgen-Pelvimetrie wurden mehrere Beurteilungsschemata eingeführt, die zusätzlich die Form der Beckenendlage (z. B. Fußlage, reine Steißlage), den vaginalen geburtshilflichen Untersuchungsbefund und das fetale Schätzgewicht in die Entscheidung über den geeigneten Entbindungsmodus einbeziehen [24].

Seit Mitte der 80er Jahre lösten an Zentren, wo diese Verfahren verfügbar sind, die **computertomographische (CT-) und Magnetresonanz-(MR-) Pelvimetrie** die konventionelle Röntgenaufnahmetechnik ab. Die relevanten Ebenen des mütterlichen Beckens können durch beide Methoden mit geringerem Aufwand genauer und reproduzierbarer dargestellt werden. Der Meßfehler der CT-Pelvimetrie beträgt bis zu 10 %. Die Strahlenbelastung wird um ca. 65 % gesenkt; da aber ionisierende Strahlung hinsichtlich ihrer biologischen Wirkungen keinen Schwellenwert besitzt, ist weiterhin ein Risiko für die Entstehung kindlicher Malignome vorhanden. Der an Phantomen ermittelte Meßfehler der MR-Pelvimetrie liegt bei nur 1 %. Vergrößerungseffekte spielen bei diesem Verfahren keine Rolle mehr. Gerade bei adipösen Patientinnen scheint die MR-Technik überlegen zu sein. Außerdem ließen sich für die MR-Pelvimetrie bisher keine unerwünschten Effekte auf Mutter und Kind nachweisen. Somit dürfte der Trend an großen geburtshilflichen Abteilungen in Richtung dieses Verfahrens gehen [24].

Die in der Mehrzahl der publizierten Studien zur CT- und MR-Pelvimetrie benutzten **Indikatoren** – Beckeneingangsmaße, Abstand der Spinae ischiadicae usw. – sind eng an die Röntgen-Beckenmessung angelehnt. Ob sich zwei weitere Vorteile der modernen Verfahren, gleichzeitige Vermessung des Feten und Beurteilbarkeit der mütterlichen Weichteilstrukturen, für geburtshilfliche Zwecke nutzen lassen, ist Gegenstand aktueller Untersuchungen. Eine Studie über den Vorhersagewert der MR-Pelvimetrie bei Beckenendlage konnte anhand der

Korrelation der Maße des fetalen Steißes (Summe aus sagittalem und querem Durchmesser) zu den Maßen des mütterlichen Beckeneingangs (Summe aus Conjugata vera und transversalem Durchmesser) sowohl eine Gruppe von Schwangeren definieren, die ohne Ausnahme durch Sectio entbunden wurden, als auch eine Gruppe, in der die Geburt zu 100 % auf vaginalem Wege erfolgte. Dabei kannten die entbindenden Ärzte die Ergebnisse der präpartalen MR-Pelvimetrie nicht [4]. Inzwischen stehen auch computergestützte Expertenprogramme zur Verfügung, die nicht nur die Maße des knöchernen Beckens, sondern auch die Volumina der Weichteile in die Interpretation der MR-Befunde einbeziehen [24]. Obwohl die verwendeten Grenzwerte bei der Pelvimetrie, bei der fetalen Gewichtsschätzung und bei anderen Indikatoren nur in geringem Umfang durch valide Studien gesichert sind, läßt sich bereits zum gegenwärtigen Zeitpunkt feststellen, daß geburtshilfliche Konzepte, die die modernen Pelvimetrietechniken für das Management der Beckenendlage am Termin nutzen, bei niedriger Frequenz sekundärer Sectiones vaginale Entbindungsraten von bis zu 81 % erzielen [24].

3 Äußere Wendung bei Beckenendlage

Der Grund für die äußere Wendung eines Kindes aus Beckenendlage in Schädellage besteht in dem höheren Risiko für Mutter und Kind bei Vorliegen einer Beckenendlage. Bei der Einführung einer solchen Methode muß also der Erfolg und das Risiko des Eingriffs gegen das Risiko der Beckenendlage abgewogen werden. Auch die Sectiorate mit und ohne Wendung muß berücksichtigt werden. Bei einer zunehmend entscheidungsrelevanten Kostenanalyse [17] sind in die Behandlungskosten auch die Personalkosten für die Sectiobereitschaft während des Wendungsversuches einzurechnen.

Nach der Einführung der äußeren Wendung an verschiedenen Zentren hat sich ein **Indikations- und Kontraindikationskatalog** herausgebildet [11], der allgemein akzeptiert ist[1] (Tab. 10-4).

3.1 Indikationen

Das Kind soll reif sein [29]. Die äußere Wendung hat zwar in früheren Schwangerschaftswochen eine höhere Erfolgsrate [36]; induziert der Wendungsversuch jedoch z.B. eine fetale Dauerbradykardie, so muß trotz Unreife des Kindes eine abdominale Schnittentbindung erfolgen. Die untere

Einschlußkriterien
- Schwangerschaft ≥ 38/1 SSW
- reine Steißlage
- Steißfußlagen
- Quer- und Schräglagen

Ausschlußkriterien
- bekannte Uterusfehlbildungen
- Uterusmyome
- mütterliche Entzündungszeichen, z. B. febrile Temperaturen, CRP > 5 mg/l
- Placenta praevia partialis
- Placenta praevia totalis
- Oligohydramnion (Fruchtwasserdepots ≤ 4 3 4 cm)
- Ahydramnion
- Blasensprung
- kindliche Fehlbildungen
- Hyperextension des kindlichen Kopfes
- dopplersonographischer Nachweis einer Nabelschnurumschlingung
- Wehentätigkeit trotz Tokolyse
- Belastungs-CTG mit Zeichen der drohenden Asphyxie

Tabelle 10-4
Die äußere Wendung: Ein- und Ausschlußkriterien

Grenze für die äußere Wendung liegt deshalb bei der 37. Schwangerschaftswoche. Aber selbst bei reifen Kindern (ab der 37. Schwangerschaftswoche) ist der Wendungsversuch um so erfolgreicher, je früher er in der Schwangerschaft erfolgt [49].

3.2 Kontraindikationen

Von der äußeren Wendung sind Schwangere mit Placenta praevia, Uterusfehlbildungen und relevanten Uterusmyomen auszuschließen. Kinder mit sonographisch nachgewiesenen Fehlbildungen sollten ebenfalls nicht gewendet werden. Die Hyperextension des Kopfes gilt als weitere Kontraindikation gegen die äußere Wendung. Bei Oligo- oder Ahydramnie mit und ohne Blasensprung ist mit einem erfolgreichen Wendungsversuch kaum zu rechnen [1]. Bei Wehentätigkeit trotz Tokolyse sowie Entzündungszeichen der Mutter soll der Wendungsversuch grundsätzlich unterbleiben [31]. Das gleiche gilt für den dopplersonographischen Nachweis einer kindlichen Nabelschnurumschlingung. Finden sich Zeichen der drohenden Asphyxie im Kardiotokogramm oder Zeichen der Zentralisation des fetalen Kreislaufs bei der dopplersonographischen Untersuchung, ist ohnehin die abdominale Schnittentbindung indiziert und der Wendungsversuch zu unterlassen [1].

Der Nachweis einer Vorderwandplazenta wird von einigen Autoren als relative Kontraindikation gegen die äußere Wendung angesehen [35], weil

[1] *Nach der Einführung der äußeren Wendung an verschiedenen Zentren hat sich ein Indikations- und Kontraindikationskatalog herausgebildet, der allgemein akzeptiert ist!*

Tabelle 10-5
Ablauf der äußeren Wendung

Anamnese

Aufklärung der Patientin

Einverständnis zur Sectio caesarea

Anästhesie-Einverständnis

Sonographie:
- Biometrie des Feten
- Fruchtwassermenge
- Plazentalokalisation

Doppler-Sonographie:
- Nabelschnurlokalisation
- Ausschluß von fetalen Nabelschnurumschlingungen

Intravenöse Tokolyse

Kontinuierliche CTG-Überwachung vor, während und nach dem Eingriff

Sectiobereitschaft:
- Blutabnahme
- OP-Team
- Anästhesie
- Blasenentleerung

Wendungsmanöver:
- Rolle vorwärts bzw. Rolle rückwärts

Bei schlaffen Bauchdecken Schienung des Uterus nach der Wendung

Rhesus-Prophylaxe bei Rhesus-Konstellation

Entlassung nach 6 bis 12 Stunden

eine Plazentaablösung befürchtet wird. Möglicherweise ist lediglich die Rate erfolgloser Wendungen bei Vorderwandplazenta erhöht [15, 30, 49], nicht aber die Komplikationsrate [27].

3.3 Ablauf

Jeder äußeren Wendung (Tab. 10-5) geht die Ultraschalluntersuchung und die dopplersonographische Untersuchung nach obigen Kriterien voraus. Spätestens dann wird die Patientin über den Ablauf der äußeren Wendung und das Vorgehen bei eventuellen Komplikationen bis hin zur abdominalen Schnittentbindung aufgeklärt. Sind Patientin und geburtshilfliches Team in Operationsbereitschaft (Patientin nüchtern, Operationsteam und Anästhesie in Sectiobereitschaft), so kann das Procedere gestartet werden: Unter kardiotokographischer Kontrolle wurde die Patientin zuvor für ca. 30 Minuten ruhig gelagert. Ein pathologisches Kardiotokogramm führt zum Abbruch der Maßnahme. Liegt ein normales Kardiotokogramm vor, kann synchron zu einer eventuellen Bolustokolyse (z. B. 0,025 mg Fenoterol) mit einer Hand der Steiß aus dem Becken geleitet werden, während die andere Hand im Sinne einer Rolle oder eines Purzelbaums den Kopf aus dem Fundus uteri über die Flanke in Richtung auf den Beckeneingang drängt; gleichzeitig wird der Steiß aus dem Becken funduswärts geführt. Uneinheitlich wird nicht nur der Nutzen einer Tokolyse oder einer Periduralanästhesie [1], sondern auch die günstigste Drehrichtung bewertet: Martius empfiehlt eine Rolle vorwärts, während Saling zuerst die Rolle rückwärts empfiehlt [16]. Manche Autoren raten zudem, den Steiß kontinuierlich von einer Hilfsperson aus dem mütterlichen Becken drängen zu lassen. Nach zwei bis drei erfolglosen Manövern wird der Wendungsversuch abgebrochen. Bei Rhesus-Konstellation erfolgt in jedem Fall eine Rhesusprophylaxe (z. B. mit 300 µg Anti-D-Immunglobulin). Sowohl nach erfolgreicher Wendung als auch nach erfolglosem Wendungsversuch wird die Patientin für sechs bis zwölf Stunden klinisch und wiederholt kardiotokographisch überwacht. Blutungen und persistierende fetale Bradykardien führen unmittelbar zur abdominalen Schnittentbindung [16].

3.4 Ergebnisse

Den Vorteilen, wie Senkung der Sectiofrequenz und verbessertes neonatales Befinden, werden fetale und mütterliche Komplikationen gegenübergestellt. Eine Übersicht über 13 amerikanische Studien zwischen 1980 und 1991 weist eine Erfolgsrate von durchschnittlich 64,5 % auf. Die Sectiorate im Kollektiv gewendeter Kinder lag bei 36,7 %, die Rate an kindlichen Komplikationen bei 1,4 %. Die gleiche Arbeit stellt sechs europäische Studien zusammen: Hier liegt der durchschnittliche Wendungserfolg bei 55,8 % bei einer Sectiorate im Wendungskollektiv von 28,0 % und einer fetalen Komplikationsrate von 0,2 % [64]. Die Rate an abdominalen Schnittentbindungen läßt sich durch die äußere Wendung je nach der ursprünglichen Sectiorate bei Beckenendlage unterschiedlich stark senken, immer erhöht der Entschluß zur äußeren Wendung jedoch die Aussicht der einzelnen Patientin auf eine sichere vaginale Entbindung [1]. Bemerkenswert bleibt, daß die Sectiofrequenz in der Gruppe der in Schädellage gewendeten Kinder diejenige der übrigen Schädellagen deutlich übersteigt [42]. Diese Beobachtung belegt indirekt, daß sich das Schädellagenkollektiv und das Beckenendlagenkollektiv nicht nur hinsichtlich der kindlichen Poleinstellung unterscheidet.

Dem Erfolg der Wendung und der komplikationslosen Geburt aus Schädellage stehen die der Wendung eigenen Komplikationen gegenüber. Bei Wendungsversuchen treten in bis zu 39 % der Fälle passagere Veränderungen wie Dezelerationen bzw. Bradykardien im Kardiotokogramm auf [51, 53].[I] Die gefürchteste Komplikation ist die vorzeitige Lösung der Plazenta, die sich an kardiotokographischen Veränderungen mit oder ohne vaginalen Blutungen zeigt. Weiterhin zu nennen ist die fetomaternale Transfusion. Daher müssen die Kontraindikationen und die Sicherheitsvorkehrungen streng beachtet werden.

4 Unkonventionelle Methoden zur Behandlung der Beckenendlage

Populär ist vor allem die „passive Brücke" oder die „indische Wendung": angeregt durch eine mütterliche Lagerungsübung soll sich der Fetus bevorzugt von Beckenendlage in Schädellage drehen. Hierbei soll die Schwangere im letzten Trimenon zweimal täglich das Becken hochlagern bei gleichzeitiger Hyperlordose der Lendenwirbelsäule [33, 34]. Bei 61 Patientinnen finden Bung et al. [9] einen Trend zu häufigeren Spontanwendungen in der Trainingsgruppe. Eine strenge wissenschaftlich begründete Empfehlung für diese Maßnahme läßt sich hieraus noch nicht herleiten; jedoch scheint die Beckenhochlagerung in Verbindung mit einer entspannten Bauchatmung zu einer Lockerung des Beckenrings und einer Veränderung der abdominalen Raumverhältnisse zu führen, die eine Wendung des Feten in Schädellage begünstigen mag. Bemerkenswert sind in diesem Zusammenhang auch „äußere Wendungen", die allein durch Hypnose erzielt worden seien [47].

Aus dem Bereich der Traditionellen Chinesischen Medizin und der Ganzheitsmedizin stammen Methoden zur Wendung in eine Schädellage wie die Moxibustion oder die Zilgrei-Methode. Zur Durchführung sei auf die Literatur verwiesen [33]. Wissenschaftliche Begründungen für eine Empfehlung dieser Methoden – trotz ihrer gefahrlosen Anwendung – stehen aus [34].

Geburtsleitung bei Beckenendlage

Wie im Abschnitt „Einleitung" angeführt, liegt die **perinatale Mortalität** bei vaginaler Beckenendlagengeburt drei- bis sechsfach höher als bei vaginaler Geburt aus Schädellage. Diese Mortalität gründet sich zum Teil auf Ereignisse, die nicht im Geburtsverlauf zu suchen sind, z. B. erhöhte Frequenz von Fehlbildungen, Placenta praevia, vorzeitige Plazentalösung und Frühgeburtlichkeit.

Beschränkt man sich bei der Betrachtung der **Ursachen** für die erhöhte fetale Gefährdung bei Beckenendlage auf die Pathologie und Pathophysiologie der Geburt, so geht die Erhöhung fetaler Mortalität insbesondere zu Lasten der erhöhten perinatalen Asphyxie (fünf- bis zehnmal häufiger als bei Schädellagengeburten) sowie häufiger fetaler Traumatisierung bei der Geburt des nachfolgenden Kopfes.

Entscheidet man sich allerdings aufgrund der Diagnose Beckenendlage immer für den **Kaiserschnitt**, so bleibt sowohl das Risiko für das Kind als auch das Risiko für die Mutter höher als bei Vorliegen einer Schädellage [41, 62]: Das kindliche Risiko wird zwar durch die abdominale Schnittentbindung minimiert, kann allerdings nicht gänzlich ausgeschaltet werden, denn auch die Entwicklung des Kindes aus Beckenendlage bei abdominaler Schnittentbindung erfordert oft eine ganze Extraktion, die mit einem fetalen Risiko behaftet sein kann, das dem der vaginalen Entbindung gleicht [18]. Schwierige Extraktionen aus Beckenendlage bei Kaiserschnittentbindungen führen zu Verletzungen, wie sie auch bei vaginalen Entbindungen vorkommen: Verletzungen des Plexus brachialis, Knochenfrakturen, Rückenmarkverletzungen und Eingeweideverletzungen [18]. Die Mutter wird durch die Operation mit einer erhöhten Rate an Infektionen und Thrombosen und dem höheren Blutverlust belastet.

Die hohe Aufgabe bei der Leitung einer Geburt aus Beckenendlage besteht deshalb darin, zum Teil vor Geburtsbeginn, zum Teil unter der Geburt die Fälle zu selektieren, die von einer abdominalen Schnittentbindung profitieren.[II] Die übrigen Geburten können mit minimalem Risiko für Mutter und Kind vaginal geleitet werden.

1 Indikationen zur abdominalen Schnittentbindung vor Geburtsbeginn

Ein Teil der Indikationen zur abdominalen Schnittentbindung ergibt sich aus einem Befund mit einem definierten Geburtsrisiko (z. B. schwangerschaftsinduzierte Hypertonie, Präklampsie). Das geburtshilfliche Vorgehen, die Entscheidung zur abdomi-

[I] *Bei Wendungsversuchen treten in bis zu 39 % der Fälle passagere Veränderungen wie Dezelerationen bzw. Bradykardien im Kardiotokogramm auf!*

[II] *Die hohe Aufgabe bei der Leitung einer Geburt aus Beckenendlage besteht deshalb darin, zum Teil vor Geburtsbeginn, zum Teil unter der Geburt die Fälle zu selektieren, die von einer abdominalen Schnittentbindung profitieren!*

nalen Schnittentbindung aufgrund einer präexistenten Risikosituation vor Geburtsbeginn zu treffen, wird auch als „prospektive Geburtsleitung der Beckenendlage" bezeichnet. Die primär lageunabhängigen Risiken, die jedoch gehäuft im Zusammenhang mit Beckenendlagen die Indikation zur abdominalen Schnittentbindung liefern, werden nachfolgend dargestellt.

1.1 Fetale Fehlbildungen

Das Vorgehen nach Feststellung einer fetalen Fehlbildung hängt in erster Linie von Art, Ausmaß und Prognose der Fehlbildung ab. Hier muß aufgrund der invasiven wie der nicht invasiven pränatalen Diagnostik entschieden werden, ob es sinnvoll ist, eine abdominale Schnittentbindung durchzuführen. Die Würdigung des Einzelfalls hat Vorrang vor den allgemeinen Empfehlungen zum Management der Beckenendlage.[I]

1.2 Frühgeburtlichkeit

Die Inzidenz der Beckenendlage steigt, wie im Abschnitt „Nomenklatur und Epidemiologie der Beckenendlage" ausgeführt, mit sinkendem Schwangerschaftsalter. Im Kollektiv „Beckenendlage und Frühgeburtlichkeit" prägt eine Kombination verschiedener Risiken das klinische Bild: erhöhte Asphyxierate, häufigere Traumatisierung des nachfolgenden Kopfes, große Vulnerabilität der zerebralen Gefäße, Unreife der Gefäßregulation, Unreife der fetalen Lunge, hohe Infektionsanfälligkeit. „Das Risiko der Beckenendlage vermindern" heißt daher auch die Frühgeburtenrate senken, und die besondere Problematik der Beckenendlage sollte ihrerseits ein Grund mehr sein, Schwangere mit Beckenendlage und eindeutigen Frühgeburtsbestrebungen an ein Perinatalzentrum zu überweisen.

Mehrere Faktoren tragen interferierend zu der Assoziation zwischen Beckenendlage und Frühgeburt bei. Im Kollektiv der Schwangerschaften mit Frühgeburtsbestrebungen findet sich eine überproportionale Häufung von uterinen Anomalien, z.B. Uterus duplex und Myomen sowie von Kindern mit Fehlbildungen und für das Gestationsalter zu niedrigem Gewicht. Sämtliche genannten Merkmale sind auch unabhängig vom Schwangerschaftsalter mit einer erhöhten Frequenz der Beckenendlage vergesellschaftet.

Noch in den 70er Jahren war es keineswegs üblich, Kinder in Beckenendlage unterhalb der 30. Schwangerschaftswoche per Sectio zu entbinden. Die hohe Morbidität und Mortalität wurde überwiegend auf die Unreife der Neugeborenen zurückgeführt. Bedingt durch erhebliche Fortschritte in der Neonatologie und verstärkt durch die Ergebnisse einiger Studien, die Mortalität und Folgeschäden der vaginal und durch Sectio caesarea entbundenen unreifen Beckenendlagen verglichen, stellte sich immer dringlicher die Frage, ob nicht gerade diese Kinder von einer generellen Schnittentbindung profitieren. Die zu diesem Thema publizierten Untersuchungen leiden an einer geringen Fallzahl, differenzieren teils nicht ausreichend hinsichtlich der unterschiedlichen prognostischen Wertigkeit von Geburtsgewicht und Gestationsalter, teils trennen sie Einlings- nicht von Mehrlingsentbindungen. Häufig fehlen auch genauere Angaben über die offensichtliche Heterogenität der miteinander verglichenen Kollektive bezüglich des Schwangerschaftsalters, der Geburtsrisiken und präexistenter fetaler oder kindlicher Erkrankungen [55]. Trotz dieser Einschränkungen läßt sich zusammenfassend sagen, daß die perinatale Mortalität und Morbidität in der Gruppe der mittels Kaiserschnitt entwickelten unreifen Kinder in allen Studien gleich oder geringer ausfiel als bei den vaginal entbundenen [12, 55]. Zusätzlich findet sich bei vaginal aus Beckenendlage entbundenen Frühgeborenen offenbar eine höhere Inzidenz von schweren Hirnblutungen [5]. Vor diesem Hintergrund werden in der Mehrzahl der Perinatalzentren heute Frühgeburten aus Beckenendlage (zumindest vor der 33. Schwangerschaftswoche) als möglichst primäre Sectio caesarea geleitet, allerdings ohne daß eine genügend umfangreiche, kontrollierte und randomisierte Studie den kindlichen Nutzen eines solchen, die mütterliche Morbidität steigernden Vorgehens unzweideutig belegen würde [12].

1.3 Pathologisches Kardiotokogramm

Im Regelfall, mit Ausnahme des Vena-cava-Okklusionssyndroms, zeigt das präpartale Kardiotokogramm mit Einschränkung der Oszillationsfrequenz und wehenabhängigen Dezelerationen bei spontanen oder induzierten Wehen eine Plazentainsuffizienz an, die eine akute Gefährdung des Kindes signalisiert. Hier ist nicht das Vorliegen der Beckenendlage entscheidend zur Indikation einer abdominalen Schnittentbindung, sondern die Notsituation des Feten.

1.4 Placenta praevia

Unabhängig von der Poleinstellung des Kindes zwingt die Placenta praevia stets zur abdominalen Schnittentbindung.[II] Zumeist ist die Diagnose schon rechtzeitig gestellt, und die Patientin ist hospitali-

---

[I] *Die Würdigung des Einzelfalls hat Vorrang vor den allgemeinen Empfehlungen zum Management der Beckenendlage!*

[II] *Unabhängig von der Poleinstellung des Kindes zwingt die Placenta praevia stets zur abdominalen Schnittentbindung!*

siert. Nach Erreichen der fetalen Lungenreife sollte die geplante abdominale Schnittentbindung in der 37. Schwangerschaftswoche erfolgen. Seltener ist die starke vaginale Blutung bei sich retrahierender Zervix der erste Hinweis auf den pathologischen Sitz der Plazenta; dies führt dann akut zur abdominalen Schnittentbindung.

1.5 Relatives fetomaternales Mißverhältnis

Ein relatives Mißverhältnis zwischen den Geburtswegen und dem Geburtsobjekt kann bei großem Kind und im Verhältnis hierzu engem mütterlichen Becken bestehen. Läßt die **sonographische Gewichtsschätzung** ein fetales Gewicht von **über 4000 g** vermuten, so ist der Versuch einer vaginalen Entbindung deutlich weniger erfolgreich. Auf die grundsätzlichen Probleme bei der sonographischen Gewichtsschätzung wurde bereits in Abschnitt 1 „Vorsorge im letzten Trimenon" eingegangen [32]. Besteht eine Makrosomie bei einer prädiabetischen oder diabetischen Stoffwechsellage, wird die Indikation zur Sectio (Abb. 10-4) wegen der Kombination dieser beiden Risiken gestellt.

Ähnlich wie das große Kind kann das **enge bzw. verengte mütterliche Becken** ein relatives Mißverhältnis bedingen. Die Diagnose „enges bzw. verengtes mütterliches Becken" läßt sich abgesehen von Folgezuständen schwerer Beckentraumata vor Geburtsbeginn jedoch nicht sicher stellen. Handelt es sich bei der Schwangeren um eine Mehrgebärende, die bereits vaginale Entbindungen am Termin mit normalgewichtigen Kindern erlebt hat, so ist diese Diagnose nicht haltbar. Gibt es hingegen in der Anamnese Schwangerschaften, die wegen Geburtsstillstands in der Eröffnungs- oder Austreibungsperiode abdominal beendet wurden, so kann die Indikation zur Resectio großzügig gestellt werden. Trotzdem bleibt die Beurteilung des mütterlichen Beckens hinsichtlich der Prognose einer vaginalen Entbindung problematisch. Die Frage, ob die vorausgegangene Geburt eines ausgetragenen Kindes die vaginale Geburt aus Beckenendlage mit ausreichender Sicherheit voraussagen läßt, wird kontrovers diskutiert [3]. Die kernspintomographische Messung des mütterlichen Beckens synchron mit der Messung des geburtshilflich relevanten Umfangs des kindlichen Steißes selektiert zumindest einen Teil der Fälle mit relativem fetomaternalem Mißverhältnis [4].[!]

Zwingende Hinweise für ein relatives Mißverhältnis zwischen kindlichem Steiß und mütterlichem Becken ergeben sich klinisch unter der Geburt aus dem Untersuchungsbefund: Der Steiß ist trotz ausreichender Wehentätigkeit nicht in das Becken eingetreten, sondern befindet sich mit der Leitstelle auf dem Beckeneingang oder darüber.

1.6 Zustand nach Sectio

Entsprechende Erfahrungen mit der exspektativen Geburtsleitung der Beckenendlage am Termin (s. u.) bei vorausgegangener Schnittentbindung haben viele Geburtshelfer dazu veranlaßt, in diesen Fällen die elektive Sectio vorzuziehen. Gehäuft wurden protrahierte Geburtsverläufe und drohende Narbenrupturen beobachtet [40]. Umfangreichere Studien zu dieser Problematik existieren allerdings nicht.

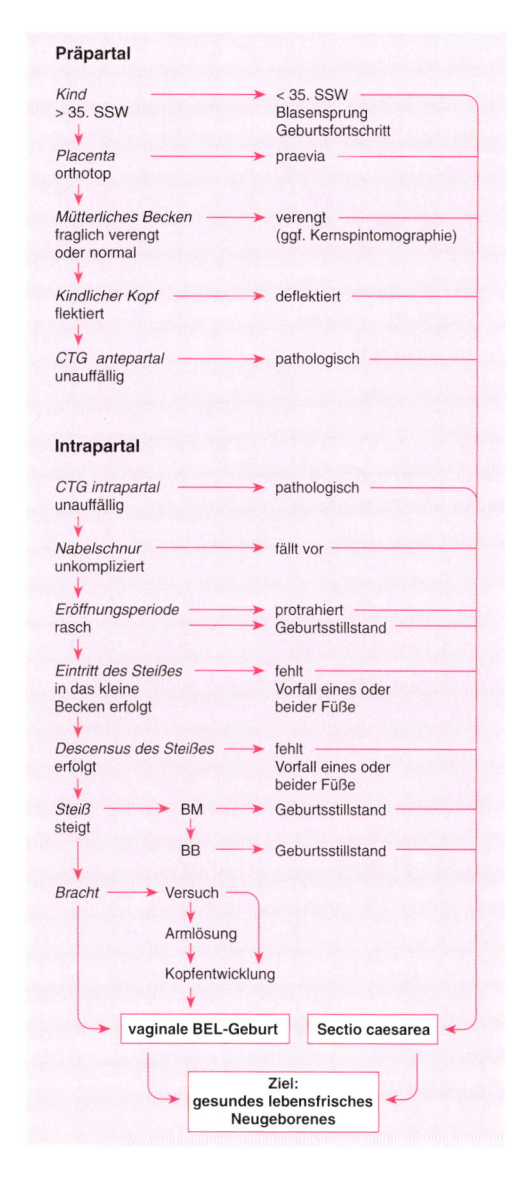

Abb. 10-4
Flußdiagramm zur exspektativen Geburtsleitung bei Beckenendlage.

!Die kernspintomographische Messung des mütterlichen Beckens synchron mit der Messung des geburtshilflich relevanten Umfangs des kindlichen Steißes selektiert Fälle mit relativem fetomaternalem Mißverhältnis!

1.7 Deflektierter fetaler Kopf

Steht der fetale Kopf bei der präpartalen sonographischen Untersuchung mit der Stirn bzw. dem Gesicht im Fundus uteri, so besteht eine extreme Deflexion oder auch Hyperextension des kindlichen Kopfes. Diese Haltungsanomalie des nachfolgenden Kopfes kommt bei 5% aller Beckenendlagen vor und ist mit einer deutlich höheren neurologischen Morbidität bei vaginaler Beckenendlagenentbindung verknüpft [54]. Beträgt der sonographisch zu ermittelnde Winkel zwischen Halswirbelsäule und Hinterhaupt weniger als 90°, der Winkel zwischen Halswirbelsäule und Unterkiefer mehr als 105° oder der Winkel zwischen Brust- und Halswirbelsäule mehr als 90°, so sollte die Indikation zum Kaiserschnitt gestellt werden [54].

2 Indikationen zur abdominalen Schnittentbindung während der Geburt

Durch die oben angeführten Selektionskriterien sind bis zum Beginn der Geburt eine Reihe von Risiken ausgeschaltet, die die Beckenendlagen sehr wesentlich belasteten. Die verbleibenden Beckenendlagen tragen nun ein minimiertes Risiko, das den vaginalen Entbindungsversuch in einem Perinatalzentrum rechtfertigt. Das geburtshilfliche Vorgehen wird dann als „exspektative Geburtsleitung der Beckenendlage" bezeichnet.

2.1 Eröffnungsperiode

Im Gegensatz zur Schädellage steht bei der Beckenendlage vor Geburtsbeginn der Steiß meist noch beweglich auf dem Beckeneingang (Abb. 10-5a). Dies erklärt sich daraus, daß die untere Wirbelsäulenpartie nicht in gleicher Weise abbiegbar ist wie die Halswirbelsäule und infolgedessen der Steiß erst mit der Aufrichtung des Uterus durch die Wehen ins Becken hineingeleitet wird. Während dieser Zeit eröffnet sich der Muttermund vollständig. Die Eröffnungsphase wird von der beginnenden Deszensusphase des Steißes überlappt.

Während der Eröffnungsphase ist das geburtshilfliche Vorgehen streng abwartend. Zur schnelleren Behandlung von Komplikationen soll stets ein venöser Zugang geschaffen und Sectiobereitschaft obligatorisch sein. Während der gesamten Dilatationsphase des Muttermunds ist die kontinuierliche und sorgfältige Überwachung des Feten durch die Kardiotokographie essentiell.[I] Eine Blasensprengung soll in der Eröffnungsphase unterbleiben, deshalb muß die Überwachung mittels Kardiotokographie so lange wie möglich extern erfolgen.

Wird die Wehentätigkeit regelmäßig und kräftig, so sollte eine Leitungsanästhesie, in der Regel eine Katheter-Periduralanästhesie, durchgeführt werden. Die Vorteile bestehen in der vollständigen Entspannung der Patientin durch steuerbare Analgesie während des gesamten Geburtsverlaufs und in der Fähigkeit der Patientin, in der Austreibungsphase aktiv mitzuwirken durch Entspannung des Beckenbodens und somit Erleichterung der Manualhilfe. Sie ist gleichzeitig Vorbereitung für eine eventuell durchzuführende Sectio und dient der Vermeidung von Nachteilen durch Notfall-Allgemeinanästhesie (z. B. durch Aspiration) [3]. Die Leitungsanästhesie sollte deshalb für den Versuch der vaginalen Beckenendlagenentbindung obligatorisch sein.

Während der Eröffnungsperiode entscheidet sich das Vorgehen bei dem Verdacht auf Fuß- bzw. Steißfußlagen. Tastet man während der Eröffnungsperiode einen oder beide Füße und den Steiß neben den Füßen, so sind durch das große Durchtrittsplanum die Bedingungen für die Entwicklung des nachfolgenden Kopfes gut. Bleibt allerdings der Steiß in der Eröffnungsperiode über dem Beckeneingang bei gleichzeitigem Tiefertreten eines oder beider Füße, so besteht eine Fußlage, die die abdominale Schnittentbindung erforderlich macht.

Ist die Wehentätigkeit kräftig und frequent, so bedarf es in der Eröffnungsperiode nicht der Verabreichung von Wehenmitteln.[II] Diese sollten bei der Beckenendlagengeburt ohnehin nur äußerst sparsam eingesetzt werden. Bei einem Geburtsfortschritt von weniger als 0,5–1 cm Muttermundsweite pro Stunde in einem Zeitraum von acht Stunden bei regelmäßiger Wehentätigkeit, sollte ohne weitere Verzögerung die Indikation zur sekundären Sectio gestellt werden [31, 38].

2.2 Deszensusperiode

In der späten Eröffnungsperiode beginnt der Steiß in das kleine Becken einzutreten (Abb. 10-5b). Die beste Anpassung zwischen Beckeneingang und kindlichem Steiß ist bei quergestelltem kindlichem Becken gegeben. Allerdings ist die quere Stellung des Steißes im Beckeneingang selten vollständig, so daß im Beckeneingang meistens der Steiß mit der Beckenbreite im I. oder im II. schrägen Durchmesser zu finden ist. Der kindliche Rücken findet sich somit bei der I. Lage links vorne, bei der II. Lage rechts vorne. Bis zum Beckenboden behält der Fetus mit der Längsachse die Eintrittsrichtung in das

---

[II] *Ist die Wehentätigkeit kräftig und frequent, so bedarf es in der Eröffnungsperiode nicht der Verabreichung von Wehenmitteln!*

[I] *Während der gesamten Dilatationsphase des Muttermunds ist die kontinuierliche und sorgfältige Überwachung des Feten durch die Kardiotokographie essentiell!*

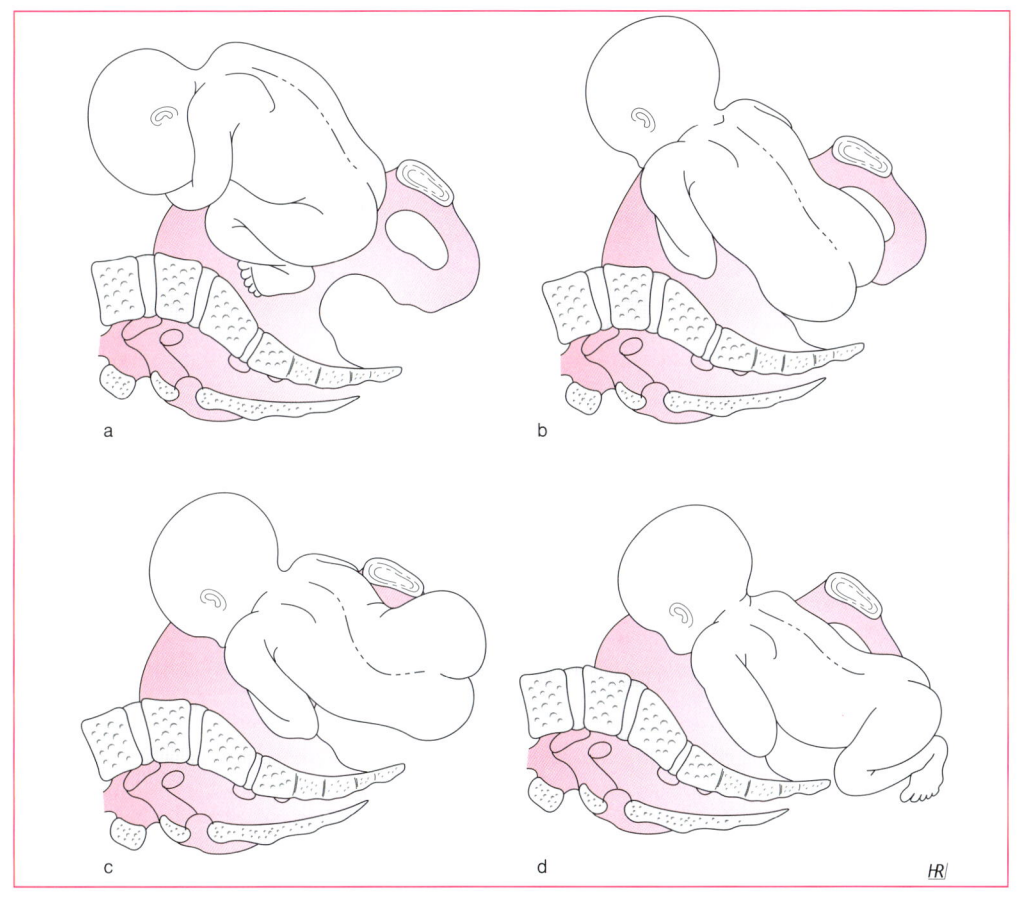

Abb. 10-5
Geburt aus Beckenendlage.
a) Die Hüftbreite tritt quer oder – häufiger – schräg in das Becken ein; hierbei ist der Rücken nach vorn gerichtet.
b) Bis zum Beckenboden bleibt die Hüftbreite im schrägen Durchmesser; dort dreht sie sich in den geraden Durchmesser.
c) Nur im geraden Durchmesser kann ein weiterer Geburtsfortschritt durch Lateralflexion der Lendenwirbelsäule erfolgen; das Hypomochlion unter der Symphyse ist die vordere Hüfte.
d) Nach Geburt der Beine dreht sich der Rücken nach vorn unter die Symphyse, damit die Schulterbreite im queren Durchmesser in das Becken eintreten kann. Die Manualhilfe muß den Steiß in Richtung des ansteigenden Teils des Geburtskanals führen.

Becken bei, so daß der Steiß im schrägen Durchmesser bis auf den Beckenboden deszendiert.

Während der Deszensusperiode wird ein großer Teil der Indikationen zur sekundären Sectio gestellt.[1] Tritt der Steiß trotz guter Wehentätigkeit bei vollständigem Muttermund innerhalb von zwei Stunden nicht tiefer in das Becken ein, oder fehlt die vollständige Eröffnung des Muttermunds bei protrahiertem Geburtsverlauf, so sollte von dem Versuch einer vaginalen Entbindung abgesehen werden [38]. Ebenso wird der Versuch der vaginalen Entbindung abgebrochen, wenn in der Deszensusperiode bereits regelmäßige wehenabhängige Dezelerationen im CTG erscheinen und eine Beendigung der Geburt nicht absehbar ist. Auf keinen Fall soll in dieser Phase der Geburt die vaginale Entbindung durch Anwendung einer ganzen Extraktion erzwungen werden.

Steht der Steiß mit der hinteren Hüfte auf Beckenboden, so zeigt sich bereits die vordere Hüfte in der Vulva. Zur Überwindung des Geburtsknies muß sich die Frucht nun in der Längsachse um die Symphyse nach vorn abbiegen. Der Drehpunkt liegt im Bereich der kindlichen Lendenwirbelsäule. Gemäß dem Biegungsfazillimum und dem längsovalen Beckenausgang dreht sich der Steiß dazu in den geraden Durchmesser. Steht der Rücken rechts (II. Lage), so dreht sich der Steiß im Sinne eines Rechtsgewindes in den geraden Durchmesser; steht der Rücken links (I. Lage), so dreht sich der Steiß im Sinne eines Linksgewindes in den geraden Durchmesser.

[1] Während der Deszensusperiode wird ein großer Teil der Indikationen zur sekundären Sectio gestellt!

2.3 Austreibungsperiode

Mit dem Eintreten der Beckenbreite in den geraden Durchmesser und der Lateralflexion der kindlichen Lendenwirbelsäule (Abb. 10-5c) beginnt die Austreibungsphase und die Geburt des Steißes, bei Steißfußlage zusammen mit den Füßen. Die Beckenbreite verläßt den geraden Durchmesser nicht, solange die Beine nicht geboren sind. Bei reiner Steißlage ist die Anpassung an den aufsteigenden Schenkel des Geburtsknies wegen der Schienung durch die im Kniegelenk gestreckten Beine im geraden Durchmesser am besten. Trotzdem ist die Haltungsspannung des Rumpfes durch die Schienung der Beine größer als bei Geburt aus Schädellage. So kommt es nicht selten dazu, daß zwar durch den Wehendruck die Haltungsspannung überwunden wird und der Steiß in der Führungslinie weiter vorrückt; läßt jedoch der Wehendruck nach, so wird die Haltungsspannung durch Zurückweichen des Steißes wieder ausgeglichen. Hierdurch resultiert gelegentlich ein protrahierter Geburtsverlauf, manchmal ein Geburtsstillstand am Ende der Deszensusperiode. Ist bei in Beckenmitte stehendem Steiß kein Geburtsfortschritt mehr zu erzielen und bestehen zusätzlich pathologische Herzfrequenzmuster im Kardiotokogramm, so ist es ratsam, den Versuch der vaginalen Entbindung abzubrechen und die abdominale Schnittentbindung durchzuführen.

Ist die Abbiegung des Steißes nach ventral möglich, so wird zuerst die vordere Gesäßhälfte, dann die hintere Gesäßhälfte in der Vulva sichtbar und der Steiß wird geboren. In dieser Situation steigt bei geburtsverzögernden Ereignissen die Gefährdung des Kindes deutlich an. Zum einen hat sich das intrauterine Volumen bereits deutlich vermindert und damit das Risiko perfusionsbedingter Hypoxien und beginnender Plazentalösungen erhöht, zum anderen beträgt der Abstand des Nabelschnuransatzes zum vorangehenden Teil bei Beckenendlage nur knapp 10 cm gegenüber 28 cm bei Schädellage; damit wächst beim Eintreten des Nabelschnuransatzes in das kleine Becken die Gefahr kompressionsbedingter fetaler Hypoxien.!

Die Phase der Nabelschnurkompression zeigt sich im Kardiotokogramm durch die für die Kompression typischen spitzen, wehensynchronen Dezelerationen mit schneller Erholung der Frequenz (Abb. 10-6).!! „Nabelschnurmuster im Kardiotokogramm" haben eine andere Pathogenese, aber die gleichen Auswirkungen auf den Säure-Basen-Status des Feten wie die durch Plazentainsuffizienz bedingten fetalen Dezelerationen. Die nun eingetretenen geburtsmechanischen und pathophysiologischen Bedingungen fordern von diesem Zeitpunkt an das rasche Beenden der Beckenendlagengeburt zur Vermeidung fetaler Hypoxien. Das Maß des geburtshilflichen Handelns ist hier das Kardiotokogramm. Die pathologischen Veränderungen führen zu dem kontinuierlichen Abfall des pH-Werts bei der Geburt.

Häufig läßt sich durch das auch wiederholte Hochschieben des Steißes nach der Wehe die Dezelerationstiefe und -dauer verringern, so daß mit einigen Wehen der Geburtskanal genügend für den nachfolgenden Kopf vorgedehnt ist.

Während der Austreibungsperiode versagt gelegentlich die interne Ableitung der fetalen Herzfrequenz über die Steißelektrode. Hier erscheint es manchmal ratsam, erneut auf die externe Ableitung der fetalen Herzfrequenz umzuschalten. Hilfreich kann auch zur Verbesserung der Ableitungsqualität das Anbringen einer 2. Elektrode am kindlichen Steiß in einem Abstand von der 1. Elektrode sein. Die höhere Potentialdifferenz führt hier zur besseren Ableitungsqualität.

Zur kunstgerechten und schonenden Entwicklung des Kindes stehen dem Geburtshelfer Handgriffe und Maßnahmen zur Verfügung, die ein gut eingespieltes geburtshilfliches Team erfordern. Das geburtshilfliche Team soll aus mindestens zwei, besser aus drei Personen bestehen: ein in der vaginalen Beckenendlagenentwicklung erfahrener Geburtshelfer, ein Assistent und die Hebamme mit jeweils wohlverteilten Aufgaben.

Die Wehentätigkeit in der Austreibungsperiode wird durch sorgfältig dosierte Infusionen von Oxytocin unterstützt, die eine regelmäßige kräftige Wehentätigkeit bewirken, um eine Geburtsverzöge-

!!Die Phase der Nabelschnurkompression zeigt sich im Kardiotokogramm durch die für die Kompression typischen spitzen, wehensynchronen Dezelerationen mit schneller Erholung der Frequenz!

!Der Abstand des Nabelschnuransatzes zum vorangehenden Teil bei Beckenendlage beträgt nur knapp 10 cm gegenüber 28 cm bei Schädellage und damit wächst beim Eintreten des Nabelschnuransatzes in das kleine Becken die Gefahr kompressionsbedingter fetaler Hypoxien!

Abb. 10-6
Kardiotokogramm der Austreibungsperiode bei vaginaler Beckenendlagengeburt. Entwicklung nach Bracht; Kind: weiblich, Geburtsgewicht 3000 g, Länge 50 cm, Kopfumfang 34 cm, Apgar 9-9-10, pH 7,27.

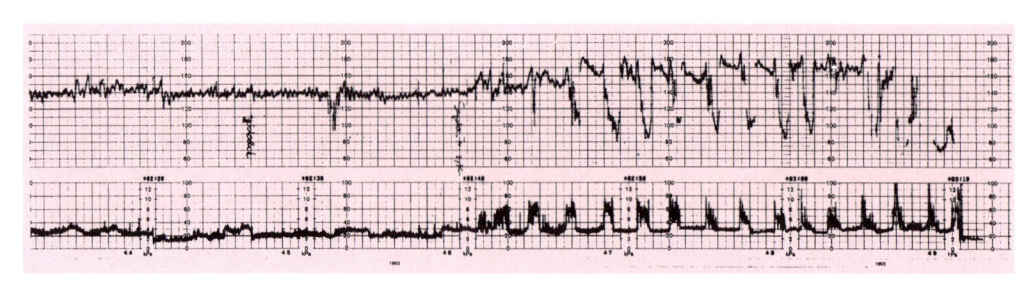

rung in diesem Stadium zu verhindern. Das Ziel des geburtshilflichen Vorgehens besteht darin, das Kind möglichst in einer Wehe zu entwickeln. Bis zu dieser Entscheidung soll das Durchschneiden des Steißes durch die Vulva (Geburt des Steißes) verhindert werden [3].

„Steigt" der Steiß, bleibt er in der Vulva stehen und retrahiert sich nicht mehr, so beginnt das Manöver mit der definitiven Entscheidung zur Geburtsbeendigung in der nächsten Wehe. Mit der sich ankündigenden nächsten Wehe wird die uterine Kontraktionskraft durch Gabe von 3 IE Oxytocin i. v. als Bolusinjektion erhöht. Der Steiß wird nunmehr nicht mehr am Durchschneiden gehindert, sondern erhält durch eine obligatorische große mediolaterale Episiotomie genügend Platz zum Austreten aus dem Geburtskanal.

In der anflutenden Wehe wird bei Wahl des richtigen Zeitpunkts bereits der Steiß so weit geboren, daß bei reiner Steißlage die Beine rechts hinten bzw. links hinten aus der Scheide herausfallen. Fehlt in diesem Moment die regelrechte Manualhilfe, so senkt sich der Steiß der Schwerkraft folgend nach unten aus der Richtung des ansteigenden Schenkels des Geburtskanals heraus, und es resultiert ein Geburtsstillstand. Das Halten des Steißes mit der Vakuumglocke verfolgt das gleiche Prinzip, die Frucht während der gesamten Austreibung in der bogenförmigen Linie um die Symphyse zu sichern. Dieses Vorgehen ist durch die Anwendung des Bracht-Handgriffs in einer Wehe entbehrlich. Der Bracht-Handgriff bewirkt, daß die „Fruchtwalze" die Richtung des Geburtskanals beibehält. Der Rücken des Kindes hat sich nach dem Herausfallen der Füße meist spontan nach vorn unter die Symphyse gedreht (Abb. 10-7), so daß die Schulterbreite den querovalen Beckeneingangsraum jetzt passieren kann.

Unter der Manualhilfe (Abb. 10-7a und 10-7b) stellt sich (meist nicht ganz vollständig) die Schulterbreite auf dem Beckenboden in einen geraden Durchmesser ein, um so den Beckenausgang passieren zu können. Zuerst wird nun die vordere Schulter unter der Symphyse, unmittelbar darauf die hintere Schulter über den Damm geboren. Die über der Brust liegenden Arme gleiten dabei ohne besondere Hilfe über den Damm aus der Scheide. Wird die Frucht weiterhin bogenförmig um die

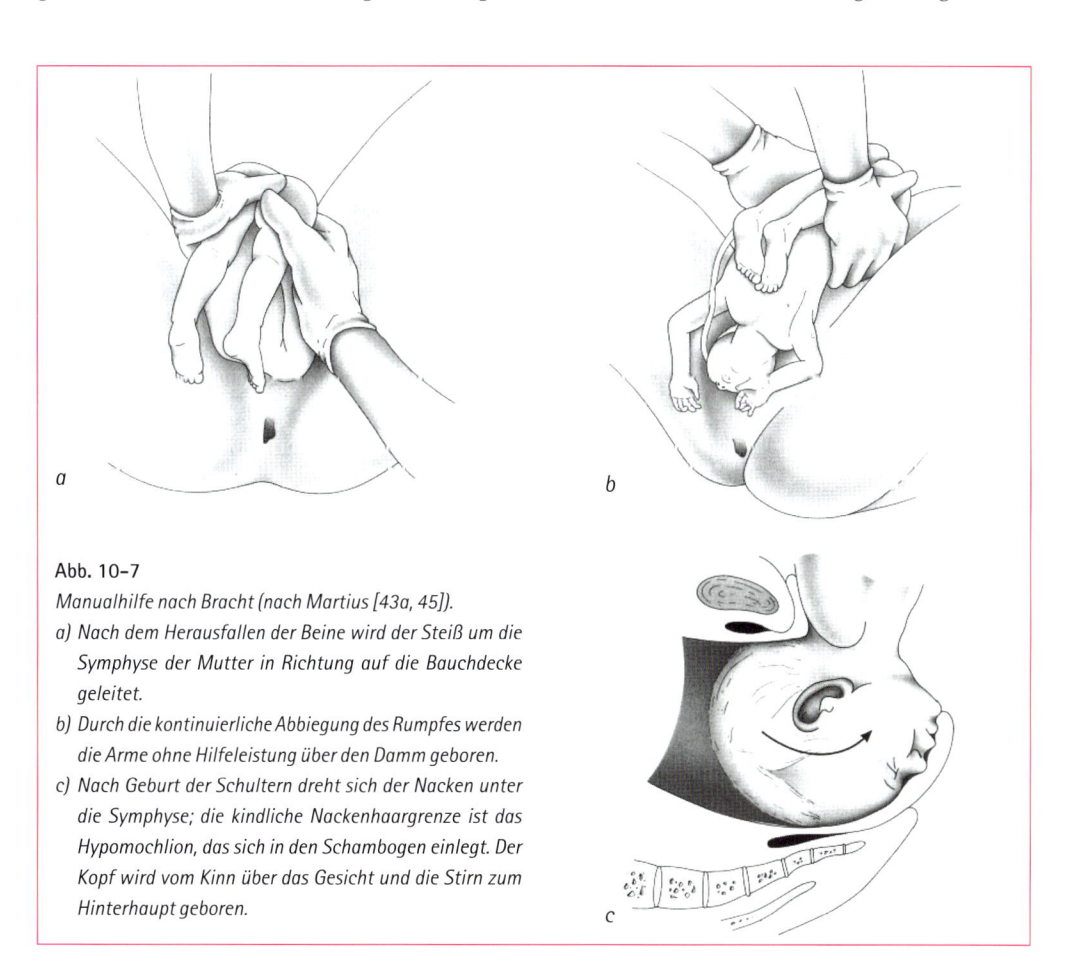

Abb. 10-7
Manualhilfe nach Bracht (nach Martius [43a, 45]).
a) Nach dem Herausfallen der Beine wird der Steiß um die Symphyse der Mutter in Richtung auf die Bauchdecke geleitet.
b) Durch die kontinuierliche Abbiegung des Rumpfes werden die Arme ohne Hilfeleistung über den Damm geboren.
c) Nach Geburt der Schultern dreht sich der Nacken unter die Symphyse; die kindliche Nackenhaargrenze ist das Hypomochlion, das sich in den Schambogen einlegt. Der Kopf wird vom Kinn über das Gesicht und die Stirn zum Hinterhaupt geboren.

Symphyse auf den mütterlichen Bauch herumgeführt, so dient dem Fetus die Nackenhaargrenze als Drehpunkt, und der Kopf rotiert – beginnend mit dem Kinn und endet mit der Stirn und dem Hinterhaupt – über den Damm aus der Scheide (Abb. 10-7c). **Der Erfolg des Bracht-Handgriffs ist davon abhängig, daß in keinem Moment des Manövers Zugkräfte von außen auf das Kind einwirken.** Sie würden zur Streckstellung des noch nicht entwickelten Teils der Brust- und der Halswirbelsäule führen. Hierdurch käme es dann sehr leicht zum Hochschlagen der noch nicht entwickelten Arme, und der Handgriff nach Bracht müßte abgebrochen werden.

Die gleiche Komplikation kann auch bei dem Versuch der Kopfentwicklung durch Zug an dem schon geborenen Teil des Kindes geschehen. Zur Vermeidung der Zugkräfte muß die gesamte Propulsionskraft von seiten des Uterus, also von oben kommen. **Die Kontraktionskraft des Uterus wird während des gesamten Bracht-Handgriffs durch einen Fundushandgriff ergänzt.**[I] Auf die Wichtigkeit dieser Maßnahme soll besonders hingewiesen werden. Er wird vom Assistenten oder der Hebamme ausgeführt. Mit diesem Handgriff wird der Kopf in das kleine Becken hineingeschoben, während der Operator die Fruchtwalze nach ventral lenkt.

Der gesamte Handgriff braucht lediglich die Zeit einer Wehe. Hast ist allerdings fehl am Platz, denn Schulterbreite und Kopf sollen genügend Zeit haben, die durch das mütterliche Becken vorgegebene Rotation aus dem queren in den geraden Durchmesser vollständig durchzuführen.

Besonders wichtig ist die richtige Geschwindigkeit bei der Entwicklung des nachfolgenden Kopfes: Ein zu schnelles Entwickeln gefährdet das kindliche Gehirn und zusätzlich noch den mütterlichen Damm.[II]

Wenn die Manualhilfe nach Bracht versagt, dann gleiten entweder die Schultern und Arme oder der nachfolgende Kopf nicht spontan aus der Scheide. Dies hat seine Ursache darin, daß die Arme während des Tiefertretens von Rumpf und Kopf neben dem Kopf zu liegen kommen und damit die Geburt der Arme neben dem Kopf nicht erfolgen kann.

Zur raschen und schonenden Geburtsbeendigung muß nun vor der Entwicklung des Kopfes die Armlösung erfolgen. Zur Verfügung stehen die externen Methoden (Müller, Lövset), bei denen Zug und Rotation des Rumpfs die Lösung bewirken soll, und die interne Methode (klassische Armlösung), bei der die Geburtshelferhand in der Kreuzbeinhöhle in die Scheide eingeht und die Lösung bewirkt (Tab. 10-6).

Die Lösungsmethode nach Bickenbach kombiniert die externe und interne Lösung.

Meist gelangt man mit einer externen Methode (meistens nach Lövset), notfalls mit der internen Methode (klassische Armlösung) zum Erfolg. Komplizierte Armlösungen gehören heute zu den Ausnahmefällen, da nur ein selektiertes Patientengut der vaginalen Entbindung zugeführt wird. Trotzdem soll der Geburtshelfer auch die übrigen Handgriffe beherrschen, da unvorhersehbare Ereignisse gelegentlich ihre gekonnte Anwendung erfordern.

Das gleiche gilt für die Technik der Lösung des in den Nacken geschlagenen Armes oder die Lösung eines Armes hinter der Symphyse. Einzelheiten des operativen Vorgehens erläutern die Lehrbücher geburtshilflicher Operationen.

Nach erfolgter Armlösung muß sich zur raschen Beendigung der Beckenendlagengeburt unmittelbar die Entwicklung des Kopfes anschließen.[III]

[I] Die Kontraktionskraft des Uterus wird während des gesamten Bracht-Handgriffs durch einen Fundushandgriff ergänzt!

[II] Ein zu schnelles Entwickeln des Kopfes gefährdet das kindliche Gehirn und zusätzlich noch den mütterlichen Damm!

Tabelle 10-7 Methoden der Armlösung

Armlösung nach Müller
Prinzip: Durch Zug des Rumpfes nach unten und hinten bzw. nach vorn und oben wird der jeweilige Arm befreit
– vorderer Arm wird unter der Symphyse entwickelt
– hinterer Arm wird aus der Kreuzbeinhöhle entwickelt

Armlösung nach Lövset
Prinzip: Durch Rotation der hintenstehenden Schulter unter die Symphyse wird der Arm befreit. Entwicklung des Armes jeweils unter der Symphyse
– Drehung der hinteren Schulter rückwärts unter die Symphyse
– Entwicklung des nun vornliegenden Armes
– Drehung der nun hintenliegenden Schulter rückwärts unter die Symphyse
– Entwicklung des nun vornliegenden Armes

Klassische Armlösung
Prinzip: Der zu lösende Arm wird durch „Stopfen" in die Kreuzbeinhöhle gebracht, um dort direkt von der Geburtshelferhand gelöst zu werden.
– Elevation des Rumpfes und Lösung des hinteren Armes durch manuelles Eingehen in die Scheide und Herausstreifen des Armes vom Rücken über den Bauch des Kindes
– Stopfen und Drehen des Kindes mit dem Rücken unter der Symphyse her, bis die primär vordere Schulter hinten steht
– Lösen des nun hinteren Armes aus der Kreuzbeinhöhle (wie bei der Elevation des Rumpfes)

Kombinierte Armlösung nach Bickenbach
Prinzip: Ohne Rotation des Rumpfes wird der kreuzbeinwärts gerichtete Arm „klassisch", der vordere Arm nach Senkung des Rumpfes unter der Symphyse gelöst (ähnlich wie Schritt 1 bei der Armlösung nach Müller)

[III] Nach erfolgter Armlösung muß sich zur raschen Beendigung der Beckenendlagengeburt unmittelbar die Entwicklung des Kopfes anschließen!

Wenn die Manualhilfe nach Bracht zusammen mit dem Kristeller-Handgriff in einer Wehe erfolgt, dann ist gewährleistet, daß der nachfolgende Kopf stets in der Flexionslage verbleibt. Zug am Rumpf oder das erforderliche Lösen der Arme kann den Kopf aus seiner Beugehaltung herausbringen; dadurch vergrößert sich das geburtshilflich relevante Durchtrittsplanum, die Geburt des Kopfes wird erschwert oder unmöglich.

Der **Handgriff nach Veit-Smellie** hat zum Prinzip, die Beugehaltung des kindlichen Kopfes wiederherzustellen bzw. während der Kopfentwicklung aufrechtzuerhalten. Hierbei liegt der Körper des Kindes mit dem Abdomen nach unten auf dem „inneren" Arm des Geburtshelfers, wobei der Zeigefinger tief in den Mund des Kindes eingeht, während Daumen und Mittelfinger der Maxilla des Kindes aufliegen. Die äußere Hand umgreift mit Zeigefinger und Mittelfinger gabelförmig den kindlichen Nacken und liegt den Schultern auf (Abb. 10-8).

Myers modifiziert den Veit-Smellie-Handgriff insofern, daß die äußere Hand nach Art einer „Schwurhand" gehalten wird: Der 4. und 5. Finger liegt der Schulter auf, während Zeigefinger und Mittelfinger durch Druck auf das Hinterhaupt die Beugung des Kopfes fördern; der Daumen liegt in der Achsel. Der Kopf wird nun mit der äußeren Hand nach unten gezogen, während die innere Hand die Beugehaltung des Kopfes herbeiführt bzw. sichert.

Wird unter der Symphyse die Nackenhaargrenze des Kindes sichtbar, wird der Zug nach unten beendet. Die innere Hand arretiert gewissermaßen den Kopf in der Beugestellung. Die Nackenhaargrenze des Kindes dient als Hypomochlion. Während der Rumpf des Kindes durch die äußere Hand auf den Bauch der Mutter geführt wird, dreht sich der Kopf in seiner Beugehaltung zuerst mit dem Kinn, Gesicht, Stirn und schließlich dem Hinterhaupt über den Damm aus der Scheide.

Modifikationen wie der Wigand-Martin-Winckel-Handgriff und der Naujoks-Handgriff sind speziellen Indikationen vorbehalten; der umgekehrte Veit-Smellie-Handgriff und der umgekehrte Prager-Handgriff finden bei der sehr seltenen dorsoposterioren Kopfeinstellung Anwendung. Sie sind heutzutage geburtshilfliche Raritäten. Einzelheiten des operativ-manuellen Vorgehens erläutern die Lehrbücher der geburtshilflichen Operationen.

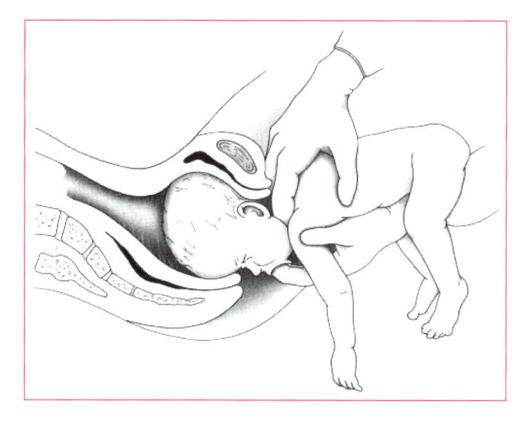

Abb. 10-8
Entwicklung des Kopfes nach Veit-Smellie. Die äußere Hand umgreift die Schultern gabelförmig, die innere Hand geht in den kindlichen Mund ein. Das Kind „reitet" auf dem inneren Arm. Nach Sichtbarwerden der Nackenhaargrenze unter der Symphyse wird das Gesicht unter Beugung der Halswirbelsäule langsam über den Damm herausgedreht.

Quer- und Schräglagen

Kindliche Lageanomalien mit einem Winkel zwischen mütterlicher und kindlicher Wirbelsäule werden als Querlagen bzw. Schräglagen bezeichnet. Die Querlage ist eine Sonderform der Schräglage, bei der der bezeichnete Winkel 90 Grad beträgt.

Die den Schräglagen inhärente Gefahr für Mutter und Kind bildet die Grundlage für das überwiegend operative geburtshilfliche Vorgehen.[1] Der Versuch der vaginalen Entbindung schließt die externen und die überaus riskanten inneren Wendungen mit ein und bedingte vor der großzügigen Anwendung des Kaiserschnitts eine kindliche Letalität von 33 % [21]! Nicht selten mußte die Geburt durch zerstückelnde Operationen des Kindes beendet werden, die – rechtzeitig angewandt – wenigstens das Leben der Mutter zu retten vermochten.

Die Lehre dieser Operationen hat allerdings nicht nur historischen, sondern auch praktischen Wert für die (seltenen) Fälle von intrauterinem Fruchttod und Schräglage. Die Schräglage fordert heute eher die präpartale Diagnostik als ein differenziertes Vorgehen sub partu.

Das gesamte ärztliche Handeln zielt auf die Vermeidung der Spontangeburt und mündet im rechtzeitigen Kaiserschnitt. Bei Zwillingsgeburten allerdings ist die vaginale Entbindung aus primärer oder sekundärer Schräglage des 2. Zwillings heute noch indiziert und erfordert das sichere manuelle Vorgehen.

[1]*Die den Schräglagen inhärente Gefahr für Mutter und Kind bildet die Grundlage für das überwiegend operative geburtshilfliche Vorgehen!*

1   Häufigkeit der Quer-/Schräglage

Die Schräglage kommt je nach Rasse in einer Häufigkeit von 0,1–1 % aller Geburten vor [10, 56].

Hierbei spielt wohl weniger die ethnische Herkunft als mehr die sozioökonomisch bedingte unterschiedliche Parität die Hauptrolle (siehe Abschnitt 2 „Ätiologie der Quer-/Schräglage"). In der 32. Schwangerschaftswoche trifft man noch ca. 2 % Schräglagen an, die bis zum Entbindungstermin kontinuierlich an Häufigkeit abnehmen. Dies ist der Grund dafür, daß auch die Schräglagen bei Frühgeburten gehäuft vorkommen.

2 Ätiologie der Quer-/Schräglage

Die ätiologischen Faktoren, die zu einer Quer- oder Schräglage führen, sind grundsätzlich die gleichen wie die, die gehäuft zu Beckenendlagen führen (Tab. 10-3). Besonders häufig trifft man die Quer- oder Schräglage bei vielgebärenden Frauen an. Auch der abnorme Plazentasitz induziert häufiger diese Lageanomalie. Andere Ursachen für die Schräglage, wie das enge Becken, tiefsitzende Myome, aber auch die Fundusplazenta ähneln denen der Beckenendlage.

3 Einteilung der Quer-/Schräglagen

Die Taxonomie der Schräg- und Querlagen berücksichtigt die Lage des Kopfes und die Lage des Rückens bezogen auf die mütterliche Wirbelsäule (Abb. 10-9).

- I. Quer-/Schräglage: Kopf links
- II. Quer-/Schräglage: Kopf rechts.

Je nach Lage des Rückens kann man eine dorsosuperiore, dorsoanteriore, dorsoinferiore und dorsoposteriore Quer-/Schräglage unterscheiden.

4 Präpartale Betreuung bei Quer-/Schräglage

Noch in der 32. Schwangerschaftswoche sind ca. 2 % Quer- bzw. Schräglagen physiologisch. Persistiert allerdings die Quer- oder Schräglage bis zur Reife des Kindes in der 36.–37. Schwangerschaftswoche, so muß die Patientin einer intensiven Diagnostik und Überwachung zugeleitet werden.

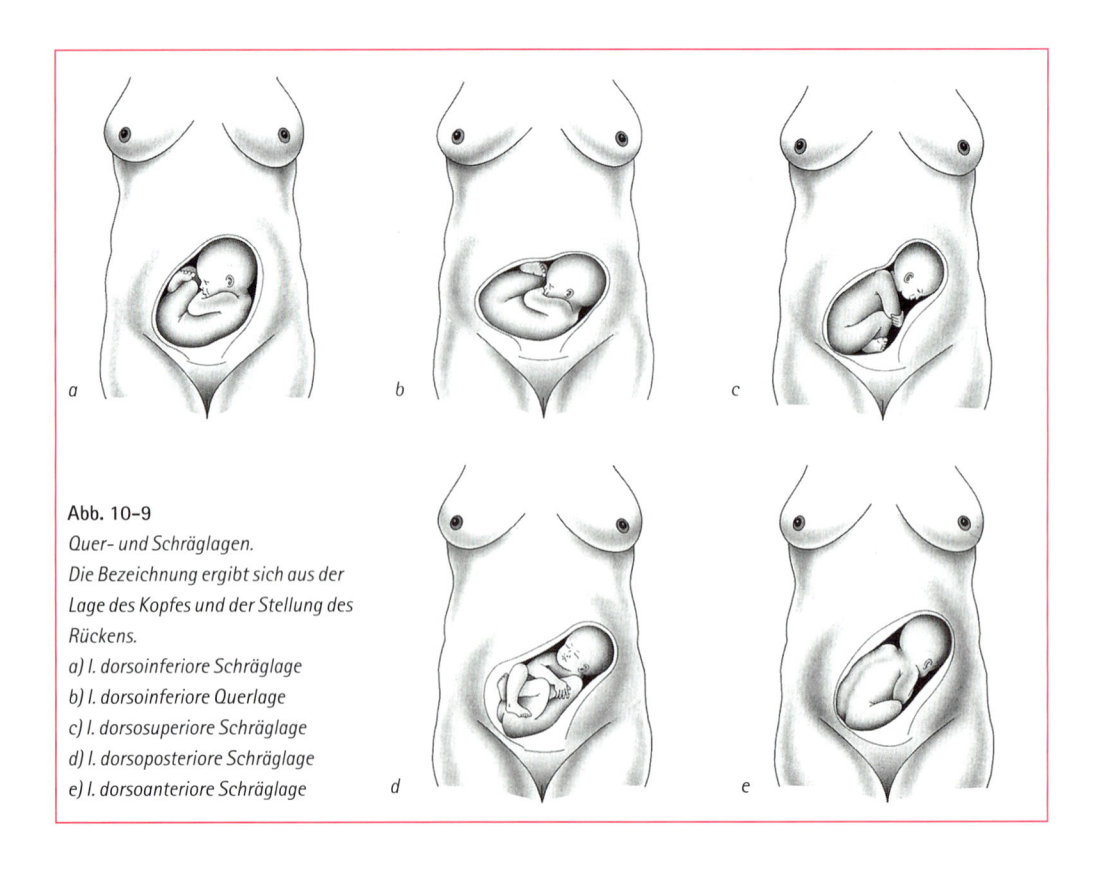

Abb. 10-9
Quer- und Schräglagen.
Die Bezeichnung ergibt sich aus der Lage des Kopfes und der Stellung des Rückens.
a) I. dorsoinferiore Schräglage
b) I. dorsoinferiore Querlage
c) I. dorsosuperiore Schräglage
d) I. dorsoposteriore Schräglage
e) I. dorsoanteriore Schräglage

Die Diagnose beginnt mit der Inspektion der liegenden Patientin und nicht mit dem sonographischen Nachweis. Der Fundus uteri imponiert als auffallend breit. Die Anwendung des 3. Leopold-Handgriffs kann keinen vorangehenden Teil über der Symphyse nachweisen. Die vaginale bzw. rektale Untersuchung erhärtet die Diagnose durch Nachweis eines leeren Beckens oder nur kleiner Teile. Die sonographische Untersuchung sichert den Verdacht.

Die rechtzeitige Diagnose hat insofern eine große Bedeutung, da die späte Erkennung der Querlage gegenüber der frühen mit einer dreifach höheren kindlichen Mortalität einhergeht [10]. Die fetale Mortalität bei Vorliegen einer Quer- oder Schräglage liegt nach älteren Angaben zwischen 4 und 25 % [25, 63].

Der unerwartete Blasensprung und Geburtsbeginn bei Querlage birgt die hohe Gefahr des Nabelschnurvorfalls in sich sowie die fetale intrauterine Asphyxie und die hohe mütterliche Morbidität, wenn nicht unverzüglich eingegriffen wird. Deshalb wird von manchen Klinikern die stationäre Aufnahme nach Diagnosestellung im letzten Trimenon gefordert [13].

Bei der ambulanten Führung einer Patientin mit Quer- oder Schräglage sollen Arzt und Patientin ein besonderes Augenmerk auf Zeichen der Frühgeburtlichkeit legen. Tritt vorzeitige Wehentätigkeit, Zervixinsuffizienz oder gar ein Blasensprung auf, ist die Patientin auf die quoad vitam erforderliche stationäre Aufnahme hinzuweisen. Bei der geringen Hoffnung auf spontane Wendung in Schädellage muß die Patientin auf die Notwendigkeit einer abdominalen Schnittentbindung hingewiesen werden.

Die Indikationen zur äußeren Wendung sind die gleichen wie bei Vorliegen einer Beckenendlage (siehe Abschnitt 3 „Äußere Wendung"). Es gelten auch die gleichen Kontraindikationen wie dort. Das Vorgehen gleicht ebenfalls dem bei Beckenendlage. Möglicherweise ist in einigen Fällen die äußere Wendung bei Quer- bzw. Schräglage eher erfolgreich, weil der aufzubringende Rotationswinkel kleiner ist. Zur Stabilisierung der durch Kunstgriffe hergestellten Schädellage empfehlen manche Autoren im Anschluß an die äußere Wendung bei reifem Kind eine Blasensprengung, gegebenenfalls zusammen mit Oxytocininfusion [13]. Aufgrund der Imponderabilien kann die Indikation zur abdominalen Schnittentbindung großzügig gestellt werden.

5 Geburtsleitung bei Quer-/Schräglage

Das gesamte geburtshilfliche Vorgehen hat die rechtzeitige Schnittentbindung zum Ziel.

Wird die Quer- oder Schräglage während der Schwangerschaft übersehen, so sieht man auch heute noch in seltenen Fällen Patientinnen mit Querlagen unter der Geburt. Fehlendes geburtshilfliches Handeln führt in diesen Fällen zum Armvorfall und zur verschleppten Querlage mit häufig letalen Folgen für das Kind und lebensbedrohlichen Folgen für die Mutter durch Uterusruptur, Blutung und Kreislaufschock.

In jedem Stadium der Geburt ist der Kaiserschnitt das Vorgehen der Wahl. Bei ungefähr jedem 4. Kaiserschnitt wegen Quer- bzw. Schräglage muß die Querinzision im unteren Uterinsegment wegen problematischer Entwicklung des Kindes vertikal erweitert werden [3]. Dieses Verfahren ist sicherlich in vielen Fällen zu vermeiden, wenn die Kontraktion des Uterus vor der Inzision durch Injektion von 20 µg Fenoterol verhindert wird.

In diesen Fällen von Quer- oder Schräglage bei wenig ausgezogenem unterem Uterinsegment ist anzuraten, primär eine vertikale Uterotomie zu wählen. Eine Alternative zu diesem Vorgehen stellt die intraperitoneale Wendung nach Laparotomie und vor Uterotomie dar [3]. Dieses Manöver ist allerdings nur vor Blasensprung erfolgversprechend. Die äußere Wendung bei Quer- oder Schräglage unter der Geburt ist heute bis auf zwei Ausnahmen obsolet:

- Quer- oder schrägliegender 2. Zwilling
- intrauteriner Fruchttod und Quer- oder Schräglage.

Inhalt*

- Einführung 203
- Definition Akupunktur 203
- Anatomie des Akupunkturpunktes 203
- Wissenschaftliche Grundlagen 204
- Akupunkturwirkungen auf das Schmerzgeschehen 205
- Lokale, segmentale und zentrale ausgelöste Effekte der Akupunktur 205
1 Lokale Reaktion 205
2 Regionale (segmentale) Reaktion 205
3 Zentrale Reaktion 206
- Zusammenfassung der Akupunkturwirkungen ... 206
- Die analgetischen Wirkungen der Akupunktur in der Geburtshilfe 207
- Schmerzlinderung mittels Akupunktur unter der Geburt 207
- Auswahl von Analgesiemethoden unter der Geburt 208
- Durchführung der Akupunktur unter der Geburt ... 208
- Auswirkungen der geburtsvorbereitenden Akupunkturtherapie auf das Schmerzerleben unter der Geburt 210
- Auszug aus der Indikationsliste bewährter geburtshilflicher Akupunkturindikationen 210

*Das Literaturverzeichnis findet sich in Kapitel 22, S. 381.

11 Anästhesie und Analgesie in der Geburtshilfe mittels Akupunktur

A. Römer, W. Zieger

Einführung

Die traditionelle chinesische Geburtshilfe ist ein Teil der traditionellen chinesischen Medizin (TCM). Die Theorien der TCM sind untrennbarer Bestandteil der chinesischen Medizin mit einer Geschichte von mehr als 2000 Jahren. Aufzeichnungen über Behandlungen in der Gynäkologie sind aus der **Shang**-Dynastie bekannt.

Im 17. Jahrhundert kamen über die Handelswege erste Berichte über Akupunktur aus China nach Europa. Bis Mitte des 19. Jahrhunderts wurde die Akupunktur in Europa, wenn überhaupt, als einfaches Nadelstechen betrieben, ohne auf die chinesischen Grundlagen einzugehen.

Erst Mitte des 20. Jahrhunderts trat die Akupunktur zunehmend in den Mittelpunkt des Interesses, wurde primär jedoch unter dem Aspekt einer schmerzbeeinflussenden Therapiemethode bekannt. Bei der Integration der Methode in die westliche Schulmedizin mußten Hürden überwunden werden, weil sich die Erfahrungen der chinesischen Medizin nicht ohne weiteres auf unser Medizinsystem übertragen lassen.

Das Medizinsystem der TCM beruht auf der Vorstellung von Gleichgewichtsverhältnissen im Organismus, Gleichgewichten zwischen den sogenannten fünf Elementen und zwischen den beiden Polaritäten Yin und Yang.

Die **Fünf-Elemente-Lehre** sowie die Vorstellung von Yin und Yang waren ursprünglich eine aus dem Tao abgeleitete, philosophische Vorstellung zur Beschreibung der Vorgänge des Universums und wurden zu späterer Zeit auf alle Vorgänge im Organismus übertragen. Die Übertragung der **Fünf-Elemente-Lehre** auf die Vorstellung von der Entstehung des menschlichen Lebens, auf Physiologie, Pathologie und Krankheitsentstehung findet sich bereits 230 v. Chr. im Lehrbuch der Inneren Medizin, dem sogenannten Klassiker der chinesischen Medizin – dem **Neijing**.

Das Medizinsystem der TCM beruht auf der Vorstellung von Gleichgewichtsverhältnissen im Organismus, Gleichgewichten zwischen den sogenannten fünf Elementen und zwischen den beiden Polaritäten Yin und Yang!

Definition Akupunktur

(Lat. acus = Nadel; pungere = stechen; Chin. Zhenjiu; Zhen = Nadel, Jiu = Wärmen, Moxakraut abbrennen); Die Akupunktur ist eine zur TCM gehörende Therapiemethode, bei der an definierten Punkten der Körperoberfläche entlang von Meridianen (Leitbahnen) Akupunkturnadeln in unterschiedlicher Stichtiefe gestochen und manipuliert werden. Durch diesen unspezifischen Reiz werden energetische Störungen innerhalb des Organismus ausgeglichen, wodurch Organsysteme angeregt oder reguliert, und Schmerzen gelindert werden können. Aus der TCM sind 14 Leitbahnen mit bis zu 700 beschriebenen Hauptpunkten bekannt, von denen eine Beeinflussung des Organismus vorgenommen werden kann.

Anatomie des Akupunkturpunktes

An den meisten dieser Akupunkturpunkte ist eine histologische Häufung rezeptiver Hautstrukturen (Meissner-Tast-, Krause- und Golgi-Körperchen) beschrieben.

Der Anatom und Physiologe **Heine** beschrieb 1987 die Bedeutung der oberflächlichen Körperfaszie für den Akupunkturpunkt. Nach seinen Untersuchungen wird an über 80 % der klassischen Akupunkturpunkte die Körperfaszie von einem 3–9 mm dicken Gefäß-Nervenbündel perforiert. Im Perforationsbereich sind die Nerven mindestens durch zwei dünnwandige, konzentrisch angeordnete, kollagene Zylinder umhüllt, welche mit lockerem Bindegewebe gefüllt sind. Elektrophysiologische Untersuchungen ergaben, daß die Akupunkturpunkte bei Gleich- und Wechselstrom einen geringeren Widerstand haben, als gewöhnliche Hautstellen. Diese erhöhte Leitfähigkeit am Punkt beruht auf dem Wasserreichtum der Mesenchymhülle, die das perforierende Gefäß-Nervenbündel umgibt. Bei lokalen, segmentalen, halbseiten- oder symmetrischen Regulationsstörungen werden daher die begleitenden Nervenaxone und der sympathische Vagomotorenplexus in der Arterienwand erregt.

Somit kann festgestellt werden, daß es sich bei Akupunkturpunkten um ein „Fenster" zum Grundregulationssystem des Organismus handelt.

Ist ein Akupunkturpunkt anhaltend unphysiologisch erregt, werden vermehrt übergeordnete nervöse Zentren zugeschaltet, wodurch vermehrt Schmerzpeptide freigesetzt werden. Durch die Stimulation am Akupunkturpunkt kann die zentrale Schmerzhemmung aktiviert und verstärkt und so der Teufelskreis der Reaktionskette unterbrochen werden. Akupunktur ist nach heute vorliegenden Untersuchungsergebnissen geeignet, dem unphysiologisch arbeitenden Sympathikus gegenzusteuern.[!]

Von den etwa 700 beschriebenen Akupunkturpunkten liegen 361 auf den Meridianen, die übrigen außerhalb davon. Charakteristisch für den Meridianpunkt ist, daß im Krankheitsfalle oder bei Schmerzen stets mehrere von den Akupunkturpunkten auf dem gleichen Meridian Reaktionsveränderungen aufweisen, während Punkte außerhalb der Leitbahnen einzeln oder in getrennten Gruppen in Erscheinung treten.

Beim Einführen der Akupunkturnadel in einen Punkt entsteht das typische Nadelsensationsgefühl **DeQi** im betroffenen Meridianverlauf, welches eine reproduzierbare Reaktion darstellt.

Gemeinsames Merkmal aller Akupunkturpunkte sind die an ihnen nachweisbaren umschriebenen Veränderungen (Druck- und Tastempfindung) des darunter liegenden Gewebes als Reaktion auf krankhafte Vorgänge im lokalen und entfernt gelegenen Körperabschnitten.[!!] Diese veränderten Reaktionsmuster können vom Therapeuten als Gewebsveränderung (z. B. in Form von Verhärtungen, Knoten usw.) getastet oder bei entsprechender Reizung am Punkt von den Patienten als verändertes Druck- und Tastgefühl wahrgenommen werden.

Grundsätzlich lassen sich bei jedem Akupunkturmeridianpunkt vier Wirkungsebenen unterscheiden:
- Lokale, regionale, segmentale Wirkung mit topographischer Beziehung zum Krankheitsherd
- Meridianbezogene, funktionelle Wirkung
- Organbezogene Wirkung
- Punktspezifische, symptomatische Wirkung.

Wissenschaftliche Grundlagen

Die Wirkung der Akupunktur basiert auf verschiedenen Wirkkomponenten. Die früher unterstellte Behauptung, daß die Wirkung der Akupunktur auf Plazebo- und Suggestionswirkungen zurückzuführen ist, konnte durch die psychologischen Untersuchungen von **Wall** (1974) widerlegt werden. Es zeigte sich keine Korrelation zwischen Suggestibilität der Patienten und dem zu erzielenden Akupunktureffekt.

Die heute vorliegenden wissenschaftlichen Untersuchungen ergaben Wirkungen der Akupunkturtherapie im peripheren und zentralen Nervensystem, sowie im humoral-endokrinen System.

Im peripheren und zentralen Nervensystem sind analgetische Effekte der Akupunktur in drei Wirkebenen nachweisbar:
- Der Rückenmarksebene: segmentale Hemmung der Schmerzreize durch nicht schmerzhafte Reize aus den Muskelspindeln (Neurotransmitter: Enkephalin und Dynorphin)
- Im Mittelhirn (Raphe-Kerne): absteigende Hemmung der Hinterhornneurone (Vermittlung durch Monoamine: Serotonin und Noradrenalin)
- In der Hypothalamus-Hypophysenebene: Stimulation der körpereigenen β-Endorphinausschüttung in Liquor und Blut.

Im humoral-endokrinen System:
Die Akupunktur wirkt nicht nur auf die Endorphin- und Serotoninausschüttung, es lassen sich ebenfalls Wirkungen auf die körpereigene Kortisolproduktion (Pomeranz et al. 1977) sowie auf die Blut-

---

[!] *Akupunktur ist nach heute vorliegenden Untersuchungsergebnissen geeignet, dem unphysiologisch arbeitenden Sympathikus gegenzusteuern!*

[!!] *Gemeinsames Merkmal aller Akupunkturpunkte sind die an ihnen nachweisbaren umschriebenen Veränderungen des darunter liegenden Gewebes als Reaktion auf krankhafte Vorgänge in lokalen und entfernt gelegenen Körperabschnitten!*

zirkulation (über die Aktivierung des vasoaktiven intestinalen Polypeptids VIP) nachweisen. Die Wirkung auf die Muskulatur wird über muskuloaktive Substanzen und ferner über die Wirkung auf die Bewegungsketten erzielt. Eine Immunmodulation erfolgt u. a. durch den nachweisbaren Anstieg der Killerzellenzahl und eine Abnahme des IgE.

Akupunkturwirkungen auf das Schmerzgeschehen

Erst in den letzten Jahrzehnten wurde im Westen mit einer verstärkt einsetzenden wissenschaftlichen Aufarbeitung der Therapiemethode Akupunktur begonnen. Der kanadische Neurophysiologe **Pomeranz** (1993) konnte in Untersuchungen die zu beobachtende analgetische Wirkung der Akupunktur als Vorgang auf drei Wirkebenen darstellen:
- Rückenmark
- Mittelhirn
- Hypothalamus–Hypophyse.

Der Schmerzreiz wird vom Ort der Entstehung (z. B. dem Uterus beim Wehenschmerz) über Nervenfasern zum Hinterhorn des Rückenmarks geleitet. Hier erfolgt eine Umschaltung auf ein Neuron, das den Schmerzreiz weiter zum Thalamus und schließlich zur Hirnrinde, dem Ort der eigentlichen Schmerzwahrnehmung leitet. An den Synapsen der Hinterhörner sind die wesentlichen Neurotransmitter Enkephalin und Dynorphin, während im Mittelhirn, Hypothalamus oder Thalamus u.a. β-Endorphin und Dynorphin die Reizübertragung vermitteln. In diesen Synapsen kann der Schmerz moduliert werden.

Durch den Einstich der Akupunkturnadel und eine adäquate Manipulation werden die in der Muskulatur befindlichen Druck- und Mechanorezeptoren gereizt, wodurch sich ein annehmbares Druck- und Schweregefühl in der Tiefe einstellt.[1] Der Nadelreiz kann mit Hilfe von elektrischen Impulsen verstärkt werden, der sogenannten Elektroakupunktur. Die Nervenreize von den Akupunkturpunkten werden zu den Hinterhörnern des Rückenmarks weitergeleitet, werden dort mehrfach umgeschaltet, um hier an der ersten Station der Schmerzweiterleitung zu einer segmentalen Hemmung zu führen. Von diesen Efferenzen, die zu einer segmentalen Hemmung auf Rückenmarksebene führen, werden die Reize auch zum Mittelhirn und zu den Nervenzentren im Hypothalamusgebiet weitergeleitet.

Nach einer weiteren, mehrmaligen Umschaltung erfolgt im Mittelhirn eine absteigende Reizleitung zurück zu den Hinterhörnern im Rückenmark, die hier die erste Station der Schmerzweiterleitung erneut hemmen. Enkephalin und Dynorphin sind die Transmitter im Mittelhirn, während die absteigende Hemmung auf Rückenmarksebene durch die Monoamine Serotonin und Noradrenalin vermittelt wird. Im Hypothalamusgebiet, der dritten Ebene der Schmerzhemmung, konnte sowohl eine ACTH- als auch eine β-Endorphinausschüttung nachgewiesen werden.

Lokale, segmentale und zentrale ausgelöste Effekte der Akupunktur

Die durch den Einstich einer Akupunkturnadel in den definierten Akupunkturpunkt eintretenden Wirkungen im Organismus lassen sich in lokale, segmentale und zentrale Effekte unterteilen.

1 Lokale Reaktion

Durch den Einstich einer Nadel, kommt es zu einer Freisetzung von Gewebshormonen (Mediatoren), die eine Reparatur der verletzten Stelle unverzüglich in Gang bringen und eine Reaktionskaskade von rasch ablaufenden biochemischen Vorgängen auslösen. Mediatoren dieser Reaktionskette sind Histamin, Serotonin, Kinine, Lymphokine, Leukotriene und Prostaglandine. Die Wirkung ist lokal begrenzt und erstreckt sich auf die Erweiterung der Kapillarschlingen, die Erhöhung der Kapillardurchlässigkeit, die Veränderung des interstitiellen Milieus und letztlich die Reizung der Nozizeptoren.

2 Regionale (segmentale) Reaktion

Über afferente Nervenfasern der gereizten Schmerzrezeptoren wird eine regionale Reaktion eingeleitet.

[1] *Durch den Einstich der Akupunkturnadel und eine adäquate Manipulation werden die in der Muskulatur befindlichen Druck- und Mechanorezeptoren gereizt, wodurch sich ein annehmbares Druck- und Schweregefühl in der Tiefe einstellt!*

Schmerz-, Mechano- und Druckrezeptoren leiten die Information über die Hinterwurzel in das zugehörige Rückenmarksegment weiter. Nach Umschaltung in der grauen Substanz des Hinterhornes erfolgt die Weitergabe an andere Nervenzellen über Synapsen, mit segmentaler Beeinflussung der Nachbarsegmente des Rückenmarkes. Ein weiterer Informationsimpuls zieht in Richtung Gehirn, wo die zentrale Reaktion hinzugeschaltet wird. Die regionale Reaktion wird hauptsächlich auf der Ebene des Rückenmarksegmentes und der Nachbarsegmente als selbständiger, von zentral her lediglich modifizierter Informationsaustausch ausgelöst. Hauptschaltstellen sind hier die Zwischenneurone, die innerhalb desselben Segmentes vermitteln und über efferente motorische und vegetative Nervenfasern auf die Stelle des Akupunktureinstiches und der Schmerzentstehung zurückwirken. Gleichzeitig werden über die Head-Zonen auch die gekoppelten inneren Organe involviert. Die Neurone können als Signalverstärker oder Signalwandler wirksam werden und so z. B. Erregungsimpulse in Erregungshemmung umwandeln. Dabei werden bestimmte Impulse abgefangen, andere hingegen gezielt und verstärkt weitergeleitet, was der Wirkungsweise der Gate-Control-Theorie von **Melzack** und **Wall** (1965) entspricht. Des weiteren lassen sich bei der regionalen Akupunkturwirkung eine Gefäßerweiterung und eine damit verbundene verbesserte regionale Durchblutung der Körperregion beobachten, die von den Patienten als Wärmegefühl wahrgenommen werden kann. Die dabei erzielte Muskelrelaxation (gefühlte Entspannung) und die erzielte Änderung der Schmerzempfindlichkeit führten zu der gewünschten Schmerzlinderung.

3 Zentrale Reaktion

In den hierarchisch gegliederten Zentren des zentralen Nervensystems – Hirnstamm, zentrales Höhlengrau, Hypothalamus, Thalamus und Großhirn – werden die eingehenden Impulse der Akupunktur und die vom Ort der Schmerzentstehung eingehenden Impulse simultan registriert, miteinander verglichen und verarbeitet. Daraus resultiert eine zentral gesteuerte Reizantwort. So werden im Hirnstamm die Verknüpfungen mit den vitalen Funktionen, im zentralen Höhlengrau vor allem die Endorphinbildung und damit eine entsprechende Schmerzdämpfung, im Hypothalamus die weitere Verknüpfung mit vegetativen Funktionen und im Thalamus schließlich die emotionale Beteiligung und Vermittlung zur Großhirnrinde und somit die psycho-physiologische Kopplung unter Einbeziehung des Bewußtseins ausgeführt. Erst hier erlangt das Ereignis des Akupunkturstichs und des Schmerzsymptoms seine endgültige Deutung und Verarbeitung. So läßt sich erklären, daß ein komplexes Erregungsmuster der Nozizeptoren gedämpft bzw. verdrängt oder aber zu einem Schmerzerlebnis aufgewertet werden kann. Der Reiz, der im Falle von Schmerzempfindung Angst und Verspannung auslöst, kann in einer akzeptierten therapeutischen Situation durch deszendierende Hemmung mit lokaler, regionaler und globaler Projektion zur Minderung der Schmerzempfindung beitragen und hat einen allgemein, als wohltuend empfundenen Entspannungseffekt. Die ausgelöste schmerzlindernde Wirkung der Akupunktur läßt sich durch die langwirkenden Neuropeptide Endorphin und Enkephalin erklären. Deren Entstehungsorte sind der Hypothalamus und das zentrale Höhlengrau, aber auch in weiten Teilen des zentralen Nervensystems wird eine Freisetzung verzeichnet. Es handelt sich um Neuromodulatoren, die durch ihre Bindung an Rezeptoren der postsynaptischen Membran deren Ant-wort auf freigesetzte Neurotransmitter (z.B. Acetyl-cholin und Dopamin) abschwächen.

Mikroinvasive Akupunktur wird somit zu einer Gegenreaktion, mit der Folge der Symptom- und Schmerzdämpfung, einer Aktivierung der körpereigenen Gegenregulationsmechanismen und führt somit zu einer Wiederherstellung der körpereigenen Homöostase.

Zusammenfassung der Akupunkturwirkungen

Eine Vielzahl der Reaktionen durch den Akupunkturreiz wird in wechselseitiger Abstimmung nahezu simultan in Gang gesetzt. Es ist dabei besonders zu beobachten, daß dieses dieselben Reaktionswege und Instrumente der körpereigenen Funktionen sind, die dem Organismus im Falle von Störung, Verletzung oder Schmerzgeschehen zur Verfügung stehen. Dies zeigt deutlich, daß mit der Akupunktur als physiologische Regulationstherapie keine Effekte erzielt werden können, die vom Organismus normalerweise nicht auch selber ausgelöst oder reguliert werden. Die Akupunktur hat ihren Ansatzpunkt an den Symptomen, an denen die körpereigene Regulationsfähigkeit eingeschränkt, aufgehoben, blockiert und unzureichend, aber grundsätzlich noch erhalten ist.[1]

---

[1] *Die Akupunktur hat ihren Ansatzpunkt an den Symptomen, an denen die körpereigene Regulationsfähigkeit eingeschränkt, aufgehoben, blockiert und unzureichend, aber grundsätzlich noch erhalten ist!*

Der schmerzlindernde Effekt der Akupunkturpunktmanipulation geht mit einer Endorphinausschüttung einher, die zu einer 5-Hydroxyl-Indol-Essigsäure-Ausscheidung, dem Abbauprodukt von Serotonin, führt. Gleichzeitig wird die Schmerzschwelle angehoben und der Muskeltonus reduziert. Die Endorphinproduktion und -ausschüttung des Körpers können durch Akupunktur gesteigert werden. Ein direkter Nachweis für die Ausschüttung von Serotonin ist die Tatsache, daß der Morphinantagonist Naloxon die akupunkturinduzierte Schmerzlinderung neutralisiert.

Die analgetischen Wirkungen der Akupunktur in der Geburtshilfe

Das Einsatzgebiet der Akupunktur unter der Geburt, auch als effektive geburtsvorbereitende Maßnahme, ist in Deutschland bis vor wenigen Jahren nahezu unbekannt und ungenutzt geblieben. Im Westen ist die Akupunktur unter der Geburt, wenn überhaupt, als eine mögliche Form der Analgesie bekannt geworden. Gerade wegen ihrer guten sedierenden, analgetischen, wehenkoordinierenden und sogar leicht euphorisierenden Wirkungen eignet sich die Akupunktur zum Einsatz unter der Geburt. Der Analgesieeffekt ist zwar nicht mit der einer Periduralanästhesie vergleichbar, aber dennoch wird die Schmerzempfindung durch die Akupunkturanwendung deutlich herabgesetzt und die Schmerzschwelle heraufgesetzt. Dadurch kommt es zu einer deutlichen Entspannung, wodurch sich die geburtserleichternden Effekte der Akupunktur ebenfalls erklären lassen. Im Gegensatz zu zentralwirkenden Analgetika erlauben sie eine bessere Verarbeitung des Wehenschmerzes und beeinträchtigen die Kooperationsfähigkeit der Schwangeren unter der Geburt nicht. Somit ist die Akupunktur im Hinblick auf die Schmerzverarbeitung mit der Gabe eines stärkeren zentralwirkenden Analgetikums vergleichbar, ohne die Erlebnis- und Kooperationsfähigkeit zu beeinträchtigen.[!] Schmerzzustände unter der Geburt stellen also die zentrale Indikation für die Akupunkturanwendung dar.

Auch unerwünschte Nebenwirkungen für das Neugeborene, wie die postpartale Atemdepression nach Verabreichen von Opiaten, oder anderer Nebenwirkungen sind beim Einsatz der Akupunktur nicht zu befürchten.

Schmerzlinderung mittels Akupunktur unter der Geburt

Ziel der verschiedenen, in den Geburtsvorbereitungskursen erlernten Maßnahmen ist, einen sich anbahnenden Zyklus aus Angst-Verspannung-Schmerz zu verhindern oder zu durchbrechen.

Deshalb sollten, wenn medizinisch notwendig oder von der Frau gewünscht, die analgetischen Effekte der Akupunkturanwendung schon in der frühen Eröffnungsphase genutzt werden, um das „Hinterherlaufen" in der Geburtsschmerzentwicklung zu vermeiden. Niemals sollte die Entbindende jedoch zur Anwendung der Akupunktur überredet werden. Es bietet sich an, mit beruhigenden und ausgleichend wirkenden Akupunkturpunkten frühzeitig im Geburtsverlauf zu beginnen, zum Beispiel während der ersten Kontroll-CTG-Ableitungen.

Akupunktur ist besonders bei Geburts- und Wehenschmerzen vom mittleren Intensitätsbereich wirksam.[!!] Empfindet die Entbindende den Schmerz mit zunehmender Wehentätigkeit also so überwältigend und intensiv, daß analgetische Maßnahmen erforderlich oder gewünscht werden, bietet die Akupunkturanalgesie eine Alternative unter mehreren schmerztherapeutischen Behandlungsverfahren. Hat sich die Schwangere nach Beratung und Aufklärung zur Akupunkturanwendung entschlossen, sollte frühzeitig und bei noch niedriger Schmerzintensität mit der Anwendung begonnen werden.

Alle in der Schmerztherapie verwendeten Akupunkturpunkte müssen ausreichend intensiv manipuliert werden. In China werden die analgetischen Akupunkturpunkte besonders intensiv und anhaltend manuell stimuliert und ein entsprechend intensives De-Qi-Gefühl ausgelöst. In unserem Kulturkreis lehnen jedoch viele Schwangere diese intensive Art der notwendigen Stimulation überwiegend als zu unangenehm ab. Deshalb wird die wesentlich angenehmere Stimulation mit elektrischen Stromimpulsen, der Elektrostimulation, vorgenommen. Diese ist bei richtiger Durchführung ebenso wirkungsvoll, jedoch für die Schwangeren wesentlich angenehmer.

!!Akupunktur ist besonders bei Geburts- und Wehenschmerzen vom mittleren Intensitätsbereich wirksam!

!Die Akupunktur ist im Hinblick auf die Schmerzverarbeitung mit der Gabe eines stärkeren zentralwirkenden Analgetikums vergleichbar, ohne die Erlebnis- und Kooperationsfähigkeit zu beeinträchtigen!

Wichtig: Ohne ausreichend intensive Stimulation an den analgetischen Akupunkturpunkten bleiben diese unwirksam und es läßt sich keine ausreichende Analgesie für die Entbindende erzielen!

Auswahl von Analgesiemethoden unter der Geburt

- Periduralanästhesie (PDA); Ind.: starke Schmerzen, protrahierter Geburtsverlauf, Cervixdystokie, Geburtseinleitung
- Pudendusblock; Ind.: Schmerzausschaltung und Relaxation der Beckenbodenmuskulatur während der Austreibungsperiode, vaginal-operative Geburtsbeendigung, frühzeitige Episiotomie
- Spasmolytika; Ind.: Eröffnungsphase, Ausschaltung spastischer Kontraktionen, Cervixdystokie
- Opiate; Ind.: stärkere und stärkste Schmerzen; NW: Atemdepression, Sedierung der Mutter und des Neugeborenen
- Lokalanästhetika; Ind.: schmerzlose Episiotomie
- Akupunktur; Ind.: mittlerer Geburtsschmerz, allgemeine Relaxierung und Entspannung
- Andere Methoden (Homöopathie, Entspannungsbad, Bachblüten usw.); Ind.: mittlerer Geburtsschmerz.

Durchführung der Akupunktur unter der Geburt

Die Kunst der Akupunkturanwendung unter der Geburt besteht in der entsprechenden Auswahl der für die gegebene Situation wirksamen und adäquaten Akupunkturpunkte. Die Durchführung der Akupunktur muß unbedingt an den Geburtsverlauf angepaßt werden, um die Entbindende nicht mehr als nötig im Geburtsverlauf einzuschränken und somit unter Umständen einen neuen Zustand der Immobilität zu erreichen, der erneut zur verstärkten Schmerzwahrnehmung beitragen kann.

[1] Vor einer Anwendung der Akupunktur sind zunächst immer pathologische Schmerzursachen auszuschließen!

In Betracht zu ziehende Akupunkturpunkte:

Die Auflistung der in Betracht zu ziehenden Akupunkturpunkte stellt eine allgemeine Übersicht dar. Keinesfalls darf eine zu hohe Anzahl von Akupunkturpunkten ausgewählt werden. Die Auswahl richtet sich nach dem individuell gegebenen Schmerzzustand und der jeweiligen Schmerzlokalisation.

Cave: Viel hilft nicht viel! Prinzip: Möglichst wenige, von ihrer Wirkung und Notwendigkeit her sorgfältig ausgewählte Akupunkturpunkte und -kombinationen!

Symptomatische Punkte:
- Di 4 (Hegu), Di 10 (Shusanli) (Beide zusammen mit Elektrostimulation!)
  Analgesiepunkte
  Wirkung: Stimulation der β-Endorphinausschüttung
- Du Mai 20 (Baihui), Ex «Sishenchong», Pe 6 (Neiguan), He 7 (Shenmen)
  Wirkung: Psychische Entspannungspunkte, ausgleichende Wirkung, Beckenbodenentspannung bei Du Mai 20

Fernpunkte der Akupunktur:
- Ma 36 Zusanli), MP 6 (Sanyinjiao), Le 3 (Taichong), Ma 44 (Neiting), Ex „Neima", Ex „Waima" (Ex „Neima" und Ex „Waima", beide zusammen mit Elektrostimulation!)
  Wirkung: Analgetisch wirksam über die Meridiane auf das kleine Becken

Lokal- und Regionalpunkte der Akupunktur:
- Du Mai 3 (Yaoyangguan), Du Mai 4 (Mingmen), Ren Mai 2 (Qugu), Ren Mai 4 (Guanyuan), Ren Mai 6 (Qihai), Ma 25 (Tianshu), Ma 29 (Guilai), Ah-Shi-Punkte
  Wirkung: Analgetisch wirksame Lokal- und Regionalpunkte (Auswahl unbedingt erforderlich!)

Ohrakupunkturpunkte:
- Uterus (58), SenMen (55), Analgesie (12), Vegetativum (51), Endokrinium (22), Graue Substanz (34), Ischiaszone (52), Blase (92)

Vor einer Anwendung der Akupunktur sind zunächst immer pathologische Schmerzursachen (z.B. geburtsmechanische Regelwidrigkeiten) auszuschließen.[1] Mit sorgfältig ausgewählten Akupunkturpunkten unter der Geburt lassen sich die Geburtsschmerzen deutlich verringern, in China ist die Akupunktur daher unter der Geburt eine weitverbreitete schmerztherapeutische Methode. In klinischen Studien konnte der Effekt bestimmter Akupunkturpunktkombinationen unter der Geburt nachgewiesen werden (Franitza, Wischnik 1997). Nach Untersuchungen von Pfeiffer und Krebs (1997) gelingt durch Akupunktur eine eindeutig nachweisbare Schmerzerleichterung, jedoch keine komplette Schmerzbeseitigung im Sinne der Wirkungen einer PDA.[1]

Bei der Auswahl der Akupunkturpunkte ist zu beachten, daß lokale Punkte und Fernpunkte an der unteren Extremität die Bewegungsfreiheit der Gebärenden einschränken oder aufheben, bzw. die Geburtshelfer behindern können. Ferner kann eine gesetzte Akupunkturnadel bei Bewegung der Arme und Beine als schmerzhaft empfunden werden. Aus diesem Grunde ist die Auswahl von erforderlichen Lokal- und Fernpunkten auf ein Minimum zu beschränken oder es sollte auf die Verwendung dieser Punkte, wenn immer therapeutisch möglich, verzichtet werden.

Die als am wichtigsten anzusehenden Akupunkturpunkte bezüglich der analgetischen Wirkung sind Di 4 (Hegu) und Di 10 (Shusanli).
Diese Punkte, besonders Di 4, werden in China unter der Geburt langanhaltend manuell, kräftig stimuliert und ein entsprechendes Nadelsensationsgefühl (DeQi) ausgelöst.

Hinweis: Ohne ausreichende Stimulation bleiben die analgetisch wirksamen Akupunkturpunkte ohne Wirkung![II]
Da in unserem Kulturkreis diese Art der starken, manuellen Stimulation am Punkt in der Regel als unangenehm abgelehnt wird, empfiehlt sich der Einsatz des Elektrostimulationsverfahrens an den entsprechenden Punkten.

Um die entstehende Einschränkung der Bewegungsfreiheit zu minimieren, wird die ausreichende, intervallmäßige Akupunkturanwendung während liegend durchgeführter CTG-Kontrollen, im gewünscht liegenden Zustand der Entbindenden, im Sitzen (z. B. auf dem Pezziball oder im Roma-Rad), oder auch bei Wasserentbindungen im Entspannungsbad durchgeführt.

Dabei wird die Dauer der Nadelung strikt situationsabhängig gewählt und beträgt von wenigen Minuten bis zu einem Zeitintervall von ungefähr 30 Minuten. Danach werden die Nadeln entfernt und nach einem „nadelfreien" Intervall erneut gesetzt. Eine analgetisch wirksame, nachweisbare β-Endorphinausschüttung wird dabei nach 15- bis 20minütiger, effizienter (Elektro-)Stimulation erzielt. Phasen der Stimulation und stimulationsfreie Phasen wechseln einander in periodisch ungefähr gleichen Intervallen ab und werden so lange durchgeführt, wie es zur ausreichenden Schmerzreduktion als erforderlich erachtet wird. Diese Form der Akupunkturanwendung unter der Geburt ist mit anderen, sonst üblichen analgetischen Maßnahmen kombinierbar.

Das Umhergehen der Entbindenden mit dem Elektrostimulationsgerät ist teilweise möglich. Auch ist die Durchführung der Elektrostimulation an den Punkten Di 4 und Di 10 während des Entspannungsbades möglich, da es sich bei den handelsüblichen Elektrostimulationsgeräten um netzunabhängige, akkubetriebene Stimulationsgeräte handelt, die im Bereich von Feuchtquellen Verwendung finden können und die Punkte an der oberen Extremität bequem auf dem am Wannenrand liegenden Arm akupunktiert und stimuliert werden können.

Mit Beginn der Austreibungsphase wird auf eine weitere Stimulation verzichtet.

Zu den analgetisch wirksamen Punkten bietet sich die Verwendung von psychisch ausgleichenden und entspannenden Punkten, besonders dem Punkt Du Mai 20 an. Bei Wehenkoordinationsstörungen oder in der Akupunkturbehandlung der Cervixdystokie können die für diese Indikation erforderlichen Akupunkturpunkte ebenfalls mit Elektroakupunktur, als analgetische Maßnahme, kombiniert werden.

Im Gegensatz zum allgemein üblichen Behandlungsprinzip in der Akupunktur, daß grundsätzlich die verwendeten Akupunkturpunkte immer symmetrisch auf beiden Körperhälften Verwendung finden, gilt bei der Anwendung der Elektroakupunktur, daß die Punkte nur einseitig akupunktiert und stimuliert werden. Dabei ist die ausgewählte Körperseite beliebig wählbar.

So werden die wichtigsten Analgesieakupunkturpunkte unter der Geburt Di 4 und Di 10 zusammen, einseitig und mit silikonfreien Akupunkturnadeln gestochen. Die „Krokodilklemmen" der Stimulationskabel werden zugfrei im Hautniveau befestigt und können, falls erforderlich, mit einem Pflasterstreifen auf der Haut fixiert werden. Für den Stimulationsreiz wird eine „niedrige" Frequenz von 20–50 Hz am Gerät eingestellt. Die optimale Einstellung der Reizstärke erfolgt durch die Entbindende am Stimulationsgerät, nach entsprechender Information, selbst. Dabei testet die Schwangere zunächst, welche Reizschwelle sie gerade noch tolerieren kann. Als „optimale" Reizstärke gilt die Grenze zwischen kräftigster Stimulationswahrnehmung und der Intensität, die gerade noch als angenehm empfunden wird. Merke: Der Reiz soll ausrei-

[I] Durch Akupunktur gelingt eine eindeutig nachweisbare Schmerzerleichterung, jedoch keine komplette Schmerzbeseitigung im Sinne der Wirkungen einer PDA!

[II] Ohne ausreichende Stimulation bleiben die analgetisch wirksamen Akupunkturpunkte ohne Wirkung!

chend stark, aber auch ausreichend erträglich sein. Da es mit zunehmender Stimulationsdauer zu einer Anhebung der Toleranz kommt, ist es erforderlich, daß die Entbindende von Zeit zu Zeit die Reizstärke selbständig nachreguliert.

Möchte die Entbindende keine „Verkabelung", so müssen die gesetzten Nadeln kräftig und ausreichend lange manuell stimuliert werden, andernfalls ist kein ausreichendes analgetisches Resultat zu erzielen, und auf die Anwendung der Akupunktur kann dann verzichtet werden.

stigere Eröffnungsphase führt nach den Ergebnissen der Studie zu einer Abnahme der Auftretenswahrscheinlichkeit der Cervixdystokie und einem damit verbundenen, schmerzhaften Geburtsverlauf. Des weiteren konnte eine verbesserte Wehenkoordination im Geburtsverlauf in Kombination mit dem besseren Reifungsergebnis der Cervix als ursächlicher Faktor für die zu beobachtende und von den Entbindenden deutlich wahrzunehmende Wehenschmerzreduktion im Geburtsverlauf ausgemacht werden. Daher sollte als effiziente „prophylaktische" Schmerzreduktionsmaßnahme schon vor der Entbindung an eine geburtsvorbereitende Akupunkturtherapie gedacht werden.[1]

Als effiziente „prophylaktische" Schmerzreduktionsmaßnahme sollte schon vor der Entbindung an eine geburtsvorbereitende Akupunkturtherapie gedacht werden.

Auswirkungen der geburtsvorbereitenden Akupunkturtherapie auf das Schmerzerleben unter der Geburt

Nach den Ergebnissen des „Mannheimer geburtsvorbereitenden Schemas" kann durch eine ab der 36. SSW wöchentlich durchgeführte Akupunkturbehandlung mit den Akupunkturpunkten Ma 36 (Zusanli), Gb 34 (Yanglingquam), MP 6 (Sanyinjiao) und ab der 38. SSW zusätzlich Bl 67 (Zhiyin) die Cervixreifung zum Geburtstermin hin hochsignifikant verbessert werden. Diese verbesserte Cervixreifung führt, bedingt durch eine bessere Eröffnung des Muttermundes, zu einer im Mittel um mehr als zwei Stunden verkürzten Geburtsdauer. Die durch eine bessere Cervixreifung bedingte gün-

Auszug aus der Indikationsliste bewährter geburtshilflicher Akupunkturindikationen

- Schmerzen unterschiedlicher Genese in der Schwangerschaft, um den Einsatz von Medikamenten zu verhindern oder zu reduzieren (z.B. Lumboischialgie, schwangerschaftsbedingtes Karpaltunnelsyndrom, Kopfschmerzen, Migräne usw.)
- Schmerzen unter der Geburt (Analgesie und Entspannung der ungestört und funktionell, protrahiert verlaufenden Geburt)
- Schmerzzustände im Wochenbett (schmerzhafter Laktationseinschuß, Laktationsstau, Mastitis, schmerzhafte Kontraktionen u. a.).

Inhalt*

- **Geburt und Schmerz** 213

- **Verfahren geburtshilflicher Analgesie/Anästhesie** 213

- **Schmerzdämpfung bei Wehen und vaginaler Entbindung** 214
  - 1 Systemische Medikation 214
  - 1.1 Analgetika 214
  - 1.2 Anxiolytika 214
  - 1.3 Sedativa 214
  - 1.4 Ketamin 215
  - 2 Periduralanästhesie 215

- **Allgemeinanästhesie bei Sectio caesarea** 217
  - 1 Vorgehen 217
  - 2 Medikamente 217
  - 2.1 Hypnotika 217
  - 2.2 Ketamin 218
  - 2.3 Analgetika 218
  - 2.4 Inhalationsanästhetika 218

- **Regionalanästhesie bei Sectio caesarea (zentrale Blockaden)** 218
  - 1 Spinalanästhesie 219
  - 2 Periduralanästhesie 219
  - 3 CSE 220

- **Einflüsse von Analgesie/Anästhesie auf die geburtshilfliche Physiologie** 220
  - 1 Einflüsse auf den uteroplazentaren Kreislauf .. 220
  - 2 Einflüsse auf die Uterusaktivität 220
  - 3 Einflüsse auf das Kind 221

- **Anästhesiologische Komplikationen in der Geburtshilfe** 222
  - 1 Pulmonale Aspiration 222
  - 2 Hypotension 222
  - 3 Neurologische Komplikationen bei Regionalanästhesien 222

- **Analgesie/Anästhesie bei geburtshilflichen Komplikationen** 223
  - 1 EPH-Gestose/Eklampsie 223
  - 2 Drohende Uterusruptur 223
  - 3 Blutungen unter der Geburt 224
  - 4 Fruchtwasserembolie 224

- **Geburtshilfliche Analgesie/Anästhesie und juristische Haftung** 224

---

*Das Literaturverzeichnis findet sich in Kapitel 22, S. 381.

12 Allgemeinanästhesie, Spinalanästhesie und Periduralanästhesie sub partu

G. Hempelmann, F. Salomon

Geburt und Schmerz

Geburtsschmerzen wurden lange unter Berufung auf den Satz „Und unter Schmerzen sollst du deine Kinder gebären!" (1. Buch Mose 3,16) als gottgewollt verstanden und der Versuch, sie zu beseitigen, als Aufbegehren gegen den göttlichen Willen. Dennoch sind Versuche zur Schmerzlinderung aus vielen Kulturkreisen und historischen Epochen bekannt. Zur Entwicklung der heutigen Anästhesie kam es jedoch erst in der Mitte des 19. Jahrhunderts, als Lachgas, Äther und Chloroform in Gebrauch kamen. Nach Propagierung des Kokains als Lokalanästhetikum und für die Spinalanästhesie fanden lokale und regionale Betäubungsverfahren zunehmende Bedeutung in der Geburtshilfe.

Verfahren geburtshilflicher Analgesie/Anästhesie

Die Schmerzschwelle unter der Geburt wird durch viele Umstände beeinflußt. Durch die Gestaltung der äußeren Atmosphäre einer geburtshilflichen Abteilung und durch die Art des persönlichen Umgangs mit der Schwangeren und dem werdenden Vater während der gesamten Schwangerschaft können bereits viele Chancen genutzt oder verspielt werden, um die Geburt zu erleichtern. Daneben ist eine gezielt ausgewählte Analgesie unverzichtbar.

Während der Eröffnungsphase verursachen die Kontraktionen des Corpus uteri sowie die Dehnung des unteren Uterinsegments und der Cervix uteri Schmerzen, die über viszerale Afferenzen und sympathische Nervenbahnen das Rückenmark bei Th10 bis L1 erreichen. In der Austreibungsphase bleiben die Uteruskontraktionen weiterhin schmerzauslösend, zusätzlich kommen durch Aufdehnung von Scheide und Beckengewebe sowie Druck auf den Plexus lumbosacralis Schmerzen hinzu, die über S2 bis S4 das Rückenmark erreichen. Schmerzen infolge einer Blasenüberdehnung werden über S2 bis S4 geleitet, Schmerzen als Zeichen von vorzeitiger Plazentalösung sowie Uterusruptur über Th10 bis L1 (Abb. 12-1). Der **Ferguson-Reflex**, auch über S2 bis S4 vermittelt, wird durch die Dehnung des Beckenbodens ausgelöst und bewirkt über Anspannung von Bauchmuskulatur und Zwerchfell sowie Verschluß der Stimmritze ein Mitpressen beim Austritt des Kindes.

Die Schmerzausschaltung kann medikamentös, systemisch oder regional sowie nichtmedikamentös erfolgen. An nichtmedikamentösen Verfahren kommen Entspannungstechniken, Wasserbad, Gymnastik und psychische Vorbereitungen zum Einsatz. Ebenso ist die Wirkung von Methoden bekannt, die auf der fernöstlichen Meridianvorstellung beruhen, z.B. Akupunktur, Shiatsu. Die Transkutane elektrische Nervenstimulation (TENS) kann den Schmerz in der Eröffnungsphase ebenfalls deutlich mindern [8].

Abb. 12-1 *Innervation für den Geburtsschmerz.*

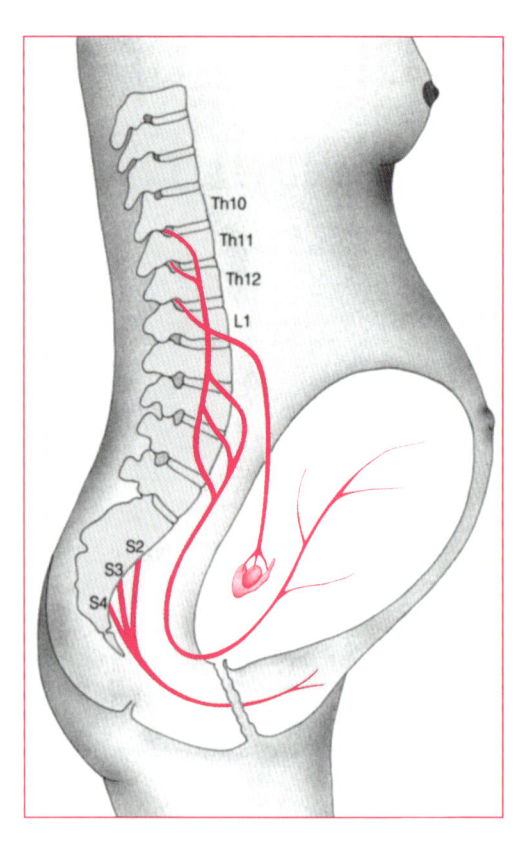

Schmerzdämpfung bei Wehen und vaginaler Entbindung

1 Systemische Medikation

Jede Medikation hat die Wirkung auf den Fetus zu bedenken, denn die Plazenta stellt keine bedeutsame Schranke dar.[I] Das wesentliche Problem für das Kind besteht in der Atemdepression, welche die meisten in Frage kommenden Substanzen bewirken.[II] Durch verzögerte Metabolisierung und geringere renale Ausscheidung beim Neugeborenen kann sich dieses Problem verstärken. Daher ist Zurückhaltung bei der systemischen Gabe von Analgetika, Anxiolytika, Sedativa oder Anästhetika zu empfehlen.

1.1 Analgetika

In Frage kommen Opioide. Neben Pethidin, das in der Geburtshilfe die weiteste Verbreitung gefunden hat, kommen noch Pentazocin, Tramadol, Piritramid und Buprenorphin in Betracht. Opioide wirken über Rezeptoren im Zentralnervensystem, die sich auch in der Substantia gelatinosa des Rückenmarks finden, eine wichtige Voraussetzung für die rückenmarksnahe Opiatanalgesie.

Opioide, oral, transdermal, s. c., i. m. oder i. v. verabreicht, bewirken Analgesie, Schläfrigkeit und Aufhellung der Stimmungslage. Atemwegswiderstands-Erhöhungen über eine Tonussteigerung der Bronchialmuskulatur können bei Prädisposition zu einem Asthmaanfall führen. Zentral bedingte Atemdepressionen stellen die Hauptgefahr, auch für das Kind, dar. Opioide haben geringe Wirkungen auf das Herz-Kreislauf-System: Frequenzabnahme über eine Vagusaktivierung und Sympathikusblockade, negative Inotropie. Der Tonus des Magen-Darm-Trakts wird leicht gesteigert, die Passage stark verzögert. Opioide werden in der Leber abgebaut. Die Wirkdauer ist daher bei Leberinsuffizienz und im Neugeborenen mit noch nicht voll ausgebildeter Leberfunktion verlängert.

1.2 Anxiolytika

Die Indikation zu einer medikamentösen Anxiolyse unter der Geburt ist sehr eng zu stellen. Geeignet sind Benzodiazepine. Sie passieren rasch die Plazenta. Die Elimination ist beim Neugeborenen verlangsamt, weshalb viele Tage Substanz und wirksame Metabolite im Kind nachweisbar sind. Als unerwünschte Wirkungen sind Hypothermie, Müdigkeit, erniedrigter Muskeltonus, Atemdepression, Schwierigkeiten bei der Nahrungsaufnahme und ein Kernikterus durch das Konservierungsmittel Natriumbenzoat bekannt, welches Bilirubin aus seiner Albuminbindung verdrängt. Wenn überhaupt, sollten Substanzen mit kürzerer Halbwertszeit und ohne aktive Metabolite zur Anwendung kommen (z. B. Lormetazepam, Midazolam).

1.3 Sedativa

Vorrangig sind **Barbiturate** zu nennen. Sie wirken sedierend, hypnotisch und antikonvulsiv. Der Übertritt in den fetalen Kreislauf erfolgt wegen der hohen Fettlöslichkeit in wenigen Sekunden. Der maximale Blutspiegel beim Kind ist in den ersten zwei Minuten erreicht. Abhängig von der Dosis kommt es zu einer Beeinträchtigung des Neugeborenen, die sich in verlängerter Atemdepression und Hypotonie ausdrückt. Barbiturate werden sowohl zur Sedierung der Gebärenden als auch zur Einleitung einer Allgemeinanästhesie eingesetzt. Sie können durch Bronchokonstriktion bei vorbelasteten

Patientinnen einen akuten Asthmaanfall auslösen. Nach i. v. Gabe sind Husten, Schluckauf und Muskelzittern möglich. Eine Kardiodepression äußert sich durch Blutdruckabfall und Anstieg der Herzfrequenz bei gesteigertem myokardialem O_2-Verbrauch. Die Eliminationshalbwertszeit ist bei der Mutter im Vergleich zu nichtschwangeren Frauen deutlich verlängert, ebenso beim Neugeborenen.

1.4 Ketamin

Ketamin ist in verschiedenen Dosierungen für unterschiedliche Zwecke in der geburtshilflichen Anästhesie einsetzbar. In niedriger Dosierung (Ketamin 0,25 mg/kg KG, Ketamin-S 0,125 mg/kg KG) kann es beim Durchtritt des Kindes analgetisch und amnesiefördernd wirken, ohne das Kind zu beeinträchtigen.

2 Periduralanästhesie

Wegen der geringeren Beeinträchtigung des Fetus haben Lokal- und Regionalanästhesieverfahren in der Geburtshilfe große Bedeutung. Von den möglichen Verfahren werden der Pudendusblock und die Parazervikalblockade vom Geburtshelfer durchgeführt (siehe auch Kap. 11), während die rückenmarksnahen Leitungsanästhesien Sache des Anästhesisten sind. Die Kaudalanästhesie hat in der Geburtshilfe wenig Bedeutung. Die Spinalanästhesie spielt nur bei der Sectio eine Rolle. Methode der Wahl ist die Periduralanästhesie [1, 6, 8, 9].

Bei der Epi- oder Periduralanästhesie wird das Lokalanästhetikum in den von Binde- und Fettgewebe ausgekleideten und von Gefäßen durchzogenen Periduralraum injiziert. Die Punktion des Periduralraums ist bei Frauen unter der Geburt wegen der schwangerschaftsbedingten Gewebsauflockerung schwieriger. Der entscheidende Vorteil der Methode ist die Möglichkeit, einen Katheter durch die Punktionsnadel in den Periduralraum einzulegen. Darüber kann eine kontinuierliche Analgesie für längere Zeit erfolgen.!

Das Lokalanästhetikum wirkt an den Nervenwurzeln und nach Diffusion in den Liquor auch am Rückenmark. Primär kommt es zu einer segmentalen Blockade (Abb. 12-2), sekundär dann auch zu einer der Spinalanästhesie entsprechenden Unterbrechung der Erregungsleitung von allen kaudal gelegenen Bezirken. Die Ausbreitung ist vom injizierten Volumen abhängig, die Ausprägung der Blockade von der Konzentration. Lagerungsänderung hat nur geringen Einfluß auf die Ausbreitung. Bei Schwangeren ist eine verminderte Dosis (0,5–1 ml/Segment) gegenüber vergleichbaren Nichtschwangeren ausreichend, da ein Stau im periduralen Venenplexus den verfügbaren Raum einengt. Infolge des Gefäßreichtums im Periduralraum wird ein beträchtlicher Teil der Substanz resorbiert und systemisch wirksam. Die Menge des Lokalanästhetikums kann niedrig gehalten werden, wenn man Sufentanil (10 mg) hinzufügt. Die Analgesie ist dadurch deutlich verbessert.

Technik: In der Regel wird zwischen den Wirbelkörpern (L2/L3 oder L3/L4) unter sterilen Bedingungen im Sitzen oder in Seitenlage nach Infiltration der Haut die Punktionsnadel vorgeschoben. Eine mit Kochsalzlösung gefüllte Spritze ist auf die Nadel aufgesetzt. Beim Vorschieben der Nadel wird ein dauernder Druck auf die Spritze ausgeübt. Der spürbare Widerstand schwindet plötzlich beim Durchtritt der Nadelspitze durch das Lig. flavum. Die Kochsalzlösung ergießt sich in den Periduralraum. Durch die Nadel wird dann der Katheter ca. 5 cm in den Periduralraum vorgeschoben. Die Nadel wird zurückgezogen und der Katheter fixiert, wenn weder Blut noch Liquor aspiriert werden können. Bei unbeabsichtigter Duraperforation ist die Wahrscheinlichkeit des Auftretens postspinaler Kopfschmerzen groß.!!

Nach einer Testdosis wird abgewartet, ob eintretende Zeichen einer Spinalanästhesie auf eine Duraperforation hinweisen. Ist das nicht der Fall, kann die beabsichtigte Wirkdosis (6–8 ml Bupivacain 0,25%ig oder 10 ml Ropivacain 2 mg/ml) injiziert werden. Vor jeder Nachinjektion ist eine erneute Aspiration erforderlich, um eine zwischenzeitlich durch die Spitze des liegenden Katheters mögliche Dura- oder Gefäßperforation zu erkennen.

Vor- und Nachteile: Mit niedrig konzentriertem Lokalanästhetikum kann der Schmerz beseitigt werden, das Gefühl für die Wehe, die Motorik und die Möglichkeit zum Pressen aber erhalten bleiben. Bei der Auswahl des Lokalanästhetikums bietet sich neuerdings Ropivacain an, das sich durch seine Lipophilie vom Bupivacain unterscheidet. Es ist wegen seiner geringeren Neuro- und Kardiotoxizität das Mittel der Wahl. Durch Einsatz von Pumpen ist die patientinnenkontrollierte Epiduralanästhesie (PCEA) möglich, bei der die Frau selbst nach Bedarf die vorgewählte Dosis abruft [6].

Bei Einsatz der Katheterperiduralanästhesie sind Verlängerungen der Geburtsverläufe, vornehmlich der Austreibungsphase, beschrieben und auf die verminderte Preßtätigkeit der Frau zurückgeführt worden. Wird die Periduralanästhesie erst bei Muttermundsweiten zwischen 3 und 5 cm eingesetzt und dosiert man das Lokalanästhetikum so, daß gerade der störende Schmerz genommen, die Motorik

!!Bei unbeabsichtigter Duraperforation ist die Wahrscheinlichkeit des Auftretens postspinaler Kopfschmerzen groß!

!Bei der Periduralanästhesie kann eine kontinuierliche Analgesie für längere Zeit erfolgen!

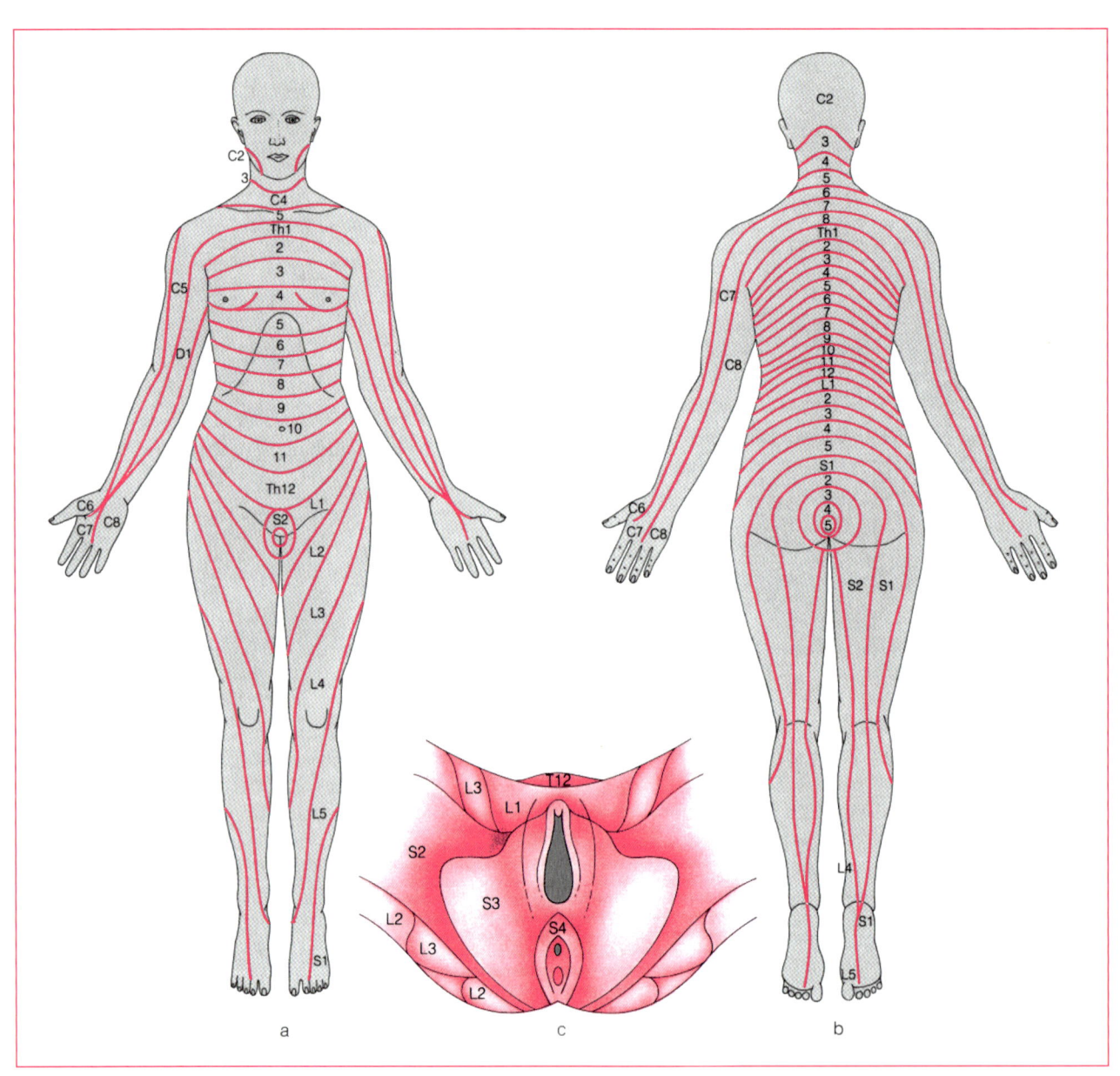

Abb. 12-2
Segmentale Gliederung der Körperoberfläche entsprechend der Rückenmarksegmentierung. a) vorn, b) hinten, c) Damm-, Unterbauch- und Gesäßbereich.

aber nicht wesentlich beeinträchtigt wird, kann dieser Effekt sehr klein gehalten werden. Durch Entspannung der Beckenmuskulatur infolge der Anästhesie kann eine Beschleunigung des Geburtsablaufs, besonders der Eröffnungsphase, eintreten.

Durch höher konzentrierte Lokalanästhetika (0,5%iges Bupivacain, Ropivacain 7,5 mg/ml) und Steigerung des Injektionsvolumens kann die Anästhesie so erweitert werden, daß auch eine Sectio möglich wird. Die nicht so rasch eintretende und bei niedriger Dosierung auch nicht sehr ausgeprägte Blutdrucksenkung ist durch eine rechtzeitige Infusion kompensierbar. Sympathomimetika sind zusätzlich einsetzbar.

Manchmal ist die Analgesie über die Periduralanästhesie nicht ausreichend. Seitendifferenzen und einzelne weniger stark betäubte Segmente sind möglich. Ursachen dafür können Katheterfehllagen, unzureichendes Volumen oder Kammerungen im Periduralraum sein. Katheterfehllagen lassen sich durch Zurückziehen in einigen Fällen korrigieren. Eine Erhöhung des Injektionsvolumens bei Senkung der Lokalanästhetikum-Konzentration kann teilweise Ausfälle beseitigen.

Allgemeinanästhesie bei Sectio caesarea

Aufgrund der physiologischen Gegebenheiten am Ende der Schwangerschaft [8] gilt die zu narkotisierende Frau nie als nüchtern.[I] Oft herrscht Zeitdruck.

Regionalanästhesie und Vollnarkose sind gleichermaßen zur Kaiserschnittentbindung geeignet. Ist die Sectio nicht geplant oder wurde nicht bereits zur Analgesie ein Periduralkatheter gelegt, kommt bei einer schnell erforderlichen Schnittentbindung bestenfalls die Spinalanästhesie in Frage, für Notfälle jedoch auch nicht. In diesen Situationen, bei Kontraindikation für eine rückenmarksnahe Leitungsanästhesie und auch bei Wunsch der Frau bleibt die Allgemeinanästhesie die einzige angemessene Narkoseform.

1 Vorgehen

Es gelten folgende Zielvorstellungen:
- Narkose vor der Abnabelung des Kindes so kurz wie möglich
- Dosierung der Anästhetika vor Abnabelung so gering wie möglich, um eine Beeinträchtigung des Kindes zu vermeiden, und so hoch wie nötig, um der Mutter eine ausreichende Narkose zu gewährleisten
- Gefahr der Aspiration auf ein Minimum senken
- Verschlechterung der Uterusdurchblutung infolge von Blutdruckabfällen und Vasokonstriktion vermeiden

Praktische Konsequenzen für die Narkose:
- Vorbereitungen für eine „Ileus-Einleitung", d.h. Narkose bei nicht nüchterner Patientin; besonders laufenden Absauger mit dickem Sauganansatz griffbereit herrichten
- Mehrere Minuten lang Sauerstoff (10 l/min) spontan über eine Maske atmen lassen
- Operateure und Operationsfeld an der wachen Patientin so vorbereiten, daß die Operation auf Zeichen des Anästhesisten sofort beginnen kann
- Ileuseinleitung, keine Maskenbeatmung
- Sobald der Tubus endotracheal liegt: Operationsbeginn
- Nur geringe Hyperventilation, um Gefäßengstellung am Uterus durch niedriges p_aCO_2 zu vermeiden
- Bei Bedarf Inhalationsanästhetika hinzugeben
- Bei Bedarf Succinylcholin 0,5 mg/kg KG nachinjizieren; Gesamtmengen über 3 mg/kg KG vermeiden (Phase-II-Block!)
- Magensonde zur Entlastung des Magens legen
- Nach Abnabelung Vertiefung der Narkose mit Inhalationsanästhetika oder mit Opioiden; Relaxierung mit einem nichtdepolarisierenden Muskelrelaxans
- Nach Plazentalösung Injektion von Oxytocin (3 IE) und eventuell Zufuhr von 10–20 IE über eine Infusion
- Narkoseausleitung.

Die Vorbereitung zur Operation an der wachen Patientin und der Operationsbeginn unmittelbar nach erfolgter Intubation sollen die Zeit der Narkosewirkung auf den Fetus verkürzen. Entscheidende Bedeutung kommt der Aspirationsprophylaxe zu.[II] Bei Rückgang der mütterlichen Todesfälle unter der Geburt aus anderen Ursachen tritt die Aspiration als Komplikation mit tödlichem Ausgang stärker in den Vordergrund [4, 7]. Der Schwerpunkt der Aspirationsverhinderung liegt in der Narkoseeinleitung und -führung. Allgemeinanästhesien bei Schwangeren in der zweiten Schwangerschaftshälfte und damit auch bei der Geburt sollten nicht als Maskennarkose durchgeführt werden. Die Atemwege sind immer durch eine Intubation zu sichern.[III] Auch die Kehlkopfmaske ist für den Regelfall kontraindiziert, weil sie keinen Aspirationsschutz darstellt. Dennoch muss in der geburtshilflichen Anästhesie eine Vielzahl von Intubationshilfen verfügbar und das Team in deren Einsatz geschult sein.

Fatal kann die Situation werden, wenn bei dringender Sectioindikation während der Narkoseeinleitung die Frau aus anatomischen Gründen nicht in üblicher Weise zu intubieren ist. Folgendes Vorgehen kann die gefährliche Situation meistern helfen:
- ösophageale Intubation und Blocken des Tubus, so daß der Mageninhalt nach außen abgeleitet wird und nicht in den Rachen läuft
- Maskenbeatmung so gut es geht und schnellstmögliche fiberoptische Intubation
- Entfernung des ösophagealen Tubus
- Bei Problemen mit fiberoptischer Intubation: Absaugen des Magens über den ösophageal liegenden Tubus bei Maskenbeatmung, Entfernen des Tubus und Kehlkopfmaske mit Absaugkanal (Pro-Seal®) und Magensonde einlegen.

2 Medikamente

2.1 Hypnotika

An erster Stelle stehen die **Barbiturate** zur Narkoseeinleitung. Wegen der Hypoproteinämie der Schwangeren ist eine Dosis von 4–5 mg/kg KG aus-

---

[I] *Aufgrund der physiologischen Gegebenheiten am Ende der Schwangerschaft gilt die zu narkotisierende Frau nie als nüchtern!*

[II] *Entscheidende Bedeutung kommt der Aspirationsprophylaxe zu!*

[III] *Die Atemwege sind immer durch eine Intubation zu sichern!*

reichend. Eine zu flache Narkose, die wegen des Kindes angestrebt wird, kann dazu führen, daß die Mutter während der ersten Phase der Operation in nicht ausreichender Narkosetiefe ist. Deswegen wird das kürzer wirksame Methohexital von manchen für die Einleitung einer Sectionarkose abgelehnt. Der mütterliche Streß bei zu flacher Narkose kann über eine Katecholaminausschüttung und Vasokonstriktion zu einer Minderversorgung des Kindes führen.[!]

Propofol ist wegen der kurzen Halbwertzeit gut steuerbar. Alles spricht dafür, daß Propofol auch für die Geburtshilfe geeignet ist. Die Substanz ist aber für Schwangerschaft und Stillzeit noch nicht zugelassen [5,10].

2.2 Ketamin

Ketamin führt zu einer dissoziativen Anästhesie, bei der die typischen Narkosezeichen fehlen. Die Reflexe bleiben erhalten, Augenbewegungen sowie Speichel- und Bronchialsekretbildung fallen auf. Der Bronchialwiderstand sinkt, weshalb die Substanz bei Asthmatikern gut einsetzbar ist. In höherer Dosierung (Razemat 1 mg/kg KG, Ketamin-S 0,5 mg/kg KG) ist es zur Einleitung einer Allgemeinanästhesie für geburtshilfliche Operationen zu verwenden. Die alleinige Gabe von Ketamin kann Orientierungsstörungen und Angstträume auslösen. Als Ergänzung zum knapp dosierten Barbiturat hilft es, Wachheitserlebnisse der Mutter zu vermeiden. Bei EPH-Gestose ist es kontraindiziert.[!!]

2.3 Analgetika

Als Analgetika kommen die Opiate Fentanyl, Alfentanil und Sufentanil zur Anwendung. Wegen der Auswirkungen auf das Kind sollte die Dosis so gering wie möglich gehalten werden.[!!!]

2.4 Inhalationsanästhetika

Lachgas galt lange als wichtiger Bestandteil von Allgemeinanästhesien. Heute wird es wegen seiner Nebenwirkungen vielerorts nicht mehr eingesetzt. Es ist in der geburtshilflichen Anästhesie verzichtbar.

Halothan, Enfluran und Isofluran unterscheiden sich hinsichtlich ihrer geburtshilflichen Gesichtspunkte kaum voneinander. Alle sind sehr schnell im kindlichen Kreislauf nachweisbar. Sie wirken negativ inotrop, senken den arteriellen Druck, sensibilisieren den Herzmuskel gegen Katecholamine und führen so zu einer verstärkten Neigung zu Arrhythmien. Die Uteruskontraktion wird gehemmt, so daß die Gefahr atonischer Nachblutungen besonders bei höheren Konzentrationen der Anästhetika gegeben ist. An der quergestreiften Muskulatur kommt es zu einer leichten neuromuskulären Blockade. Eine dilatierende Wirkung auf die Atemwege macht die Substanzen für den Einsatz bei Patientinnen mit Asthma bronchiale geeignet. Die fetale Depression ist bei niedrigen inspiratorischen Konzentrationen der Inhalationsanästhetika geringer. Sevofluran ist in gleicher Weise für die geburtshilfliche Anästhesie geeignet und bietet wegen seiner guten Steuerbarkeit Vorteile. Desfluran kann wegen begrenzter Erfahrungen in der Geburtshilfe zur Zeit für diesen Einsatzbereich noch nicht empfohlen werden.

Regionalanästhesie bei Sectio caesarea (zentrale Blockaden)

Die Nachteile einer Vollnarkose, Aspirationsgefahr und Beeinträchtigung der Neugeborenen, sind durch regionale Verfahren weitgehend zu vermeiden [7, 8, 10]. Eine erfolgreiche Regionalanästhesie setzt jedoch die Bereitschaft dazu bei der Mutter voraus (Tab. 12-1).

Eine Prämedikation sollte unterbleiben.[!!!!] Sie ist nur dann anzuraten, wenn die Mutter so ängstlich oder erregt ist, daß über die endogenen Streßhormone eine Minderperfusion der Plazenta und die Gefährdung des Kindes bewirkt werden. In solchen Fällen ist jedoch fraglich, ob eine Regionalanästhesie gewählt werden sollte. Bei der Lagerung zur Anlage der Regionalanästhesie ist darauf zu achten, daß die Körperhaltung der Frau die Plazentadurch-

---

[!] Der mütterliche Streß bei zu flacher Narkose kann über eine Katecholaminausschüttung und Vasokonstriktion zu einer Minderversorgung des Kindes führen!

[!!] Bei EPH-Gestose ist Ketamin kontraindiziert!

[!!!] Wegen der Auswirkungen auf das Kind sollte die Dosis an Analgetika so gering wie möglich gehalten werden!

[!!!!] Eine Prämedikation sollte bei Durchführung einer Regionalanästhesie unterbleiben!

Tabelle 12-1 *Kontraindikationen*

- Infektion am Punktionsort
- Sepsis
- Allergie gegen Lokalanästhetika
- Hypovolämie/Schock
- Gerinnungsstörungen
  (Quick < 60 %, PTT > 60 s, Thrombozyten < 100000/mm³, Low-dose-Heparin nicht kontraindiziert, niedermolekulares Heparin im Abstand von mindestens 12 Stunden vor oder nach Punktion, Katheteranlage oder -entfernung möglich)
- Mutter lehnt Regionalanästhesie ab
- Mutter nicht kooperationsfähig (relative Kontraindikation)
- Multiple Sklerose (relative Kontraindikation)

blutung nicht beeinträchtigt.[1] Nach Abnabelung des Kindes können Sedativa oder Anxiolytika verabreicht werden, wenn die Frau es dann noch wünscht und der Anästhesist sie durch seine persönliche Zuwendung nicht beruhigen kann. Trotz richtiger Technik gelingt nicht immer eine ausreichende Analgesie. In diesen Fällen muß man zusätzlich eine Intubationsnarkose vornehmen.

1 Spinalanästhesie

Bei der Spinalanästhesie wird ein Lokalanästhetikum durch eine dünne Nadel in den Subarachnoidalraum injiziert. Unter sterilen Bedingungen erfolgt die Punktion typischerweise zwischen den Lendenwirbelkörpern L3/L4 oder L2/L3. Das Betäubungsmittel kann injiziert werden, wenn der aus der Nadel heraustropfende Liquor klar ist. Nach Applikation wird die Nadel entfernt. Die Spinalanästhesie ist somit kein kontinuierliches Verfahren.

Es kommt schnell zur Blockierung der Nervenleitung von und nach distal der betroffenen Rückenmarkssegmente. Die Methode ist zur Sectio geeignet, wenn die Anästhesie bis zu den Segmenten Th6 bis Th4 hinaufreicht (Abb. 12-2). Die einfache Technik und der schnelle Wirkungseintritt erlauben den Einsatz dieses Verfahrens selbst bei knapper Zeit.[!!] Die im Sitzen oder Liegen (wegen des V.-cava-Kompressionssyndroms am besten in linker Seitenlage) durchzuführende Punktion sollte mit einer atraumatischen Spinalnadel (25 gauge oder dünner) erfolgen. Als Lokalanästhetika sind 2–2,5 ml Bupivacain 0,5%ig oder – zur Verkürzung der Latenzzeit – eine Mischung aus Bupivacain 0,5%ig mit Mepivacain 4%ig hyperbar (2:1 oder 1:1) geeignet. Zuvor ist ein großlumiger Venenzugang zu schaffen. Die rasche Sympathikusblockade mit dem dadurch bedingten Blutdruckabfall bei relativem Volumenmangel erfordert zum Schutz des Kindes eine ausreichende Volumengabe (rund 1000 ml Elektrolytlösung) und eventuell die systemische Gabe eines Sympathomimetikums (Ephedrin, Etilefrin, Ameziniummetilsulfat oder Akrinor®). Regelmäßige Blutdruckkontrolle, EKG-Monitoring, Pulsoxymetrie und O_2-Gabe über eine Nasensonde (2–3 l/min) sind bei jeder rückenmarksnahen Leitungsanästhesie unabdingbar.

Bedacht werden muß die Ausbreitung des Lokalanästhetikums im Liquor bei den notwendigen Lagerungen.[!!!] Beim Einsatz hyperbarer Zubereitungen darf eine Kopftieflagerung erst nach Fixierung des Lokalanästhetikums (> 20–30 min nach Injektion) durchgeführt werden. Blockaden bis Th4 beeinträchtigen die Interkostalmuskulatur und können als Behinderung der Atmung empfunden werden. Durch Ausschaltung des Sympathikus bei nicht beeinflußtem Parasympathikus führen hochreichende zentrale Blockaden zu einem Überwiegen des Vagotonus und damit zu Bradykardien, die durch Atropin verhindert werden können.

Die Wirkungsdauer der Spinalanästhesie ist abhängig vom Lokalanästhetikum auf höchstens drei bis vier Stunden begrenzt. Zusätze von Vasokonstriktoren verlängern die Wirkdauer. Längere Analgesiezeiten erzielt man durch Hinzufügen von Morphin oder Sufentanil, was wegen möglicher Atemdepression eine lückenlose Überwachung über 24 Stunden erforderlich macht [1].

Durch die geringe Menge an Lokalanästhetikum bei der Spinalanästhesie ist eine bedeutsame direkte pharmakologische Beeinflussung des Feten nicht zu erwarten. Für vaginale operative Entbindungen und Dammversorgungen reicht ein Sattelblock mit Blockade der Sakralsegmente (Abb. 12-1 und 12-2). Bei Zangenextraktionen und manueller Plazentalösung ist wegen der Schmerzauslösung im Uterus eine Anästhesie bis zum Rückenmarkssegment Th10 notwendig.

2 Periduralanästhesie

Die Periduralanästhesie ist bei drängender Zeit für eine Sectio ungeeignet, wenn nicht schon vorher ein Periduralkatheter gelegt wurde. Ist die Schnittentbindung früh absehbar, so ermöglicht der früh eingelegte Katheter die Analgesie für die Wehen und die Ausweitung der Blockade für die Operation. Bei vorsichtiger Dosierung des Lokalanästhetikums läßt sich durch die Entspannung der Beckenmuskulatur eine erwartete Sectio vermeiden. Postoperativ kann über den Katheter noch für zwei bis drei Tage eine Schmerztherapie erfolgen.

Die Analgesiehöhe Th6 bis Th4 bringt dieselben Kreislaufreaktionen wie bei der Spinalanästhesie mit sich, wenn auch etwas verzögert und abgeschwächt. Ein großlumiger venöser Zugang und die Gabe von 1000–1500 ml vor der analgetischen Dosis sind erforderlich. Monitoring und O_2-Gabe gehören dazu. Bei der Überwachung sind wegen der hohen Dosis des Lokalanästhetikums systemische Wirkungen auf Herz-Kreislauf- und Zentralnervensystem zu beachten.

In der Regel führen 15–20 ml Bupivacain 0,5 % zu einer ausreichenden Analgesie. Dennoch können bei der Operation unangenehme Empfindungen auftauchen. Tiefe, manchmal als brennend angegebene Schmerzen sind Folge einer unzureichenden kaudalen Ausbreitung mit ungenügender Blockade im Sakralwurzelbereich. Ropivacain hat eine gerin-

---

[!] *Bei der Lagerung zur Anlage der Regionalanästhesie ist darauf zu achten, daß die Körperhaltung der Frau die Plazentadurchblutung nicht beeinträchtigt!*

[!!] *Die einfache Technik und der schnelle Wirkungseintritt erlauben den Einsatz der Spinalanästhesie selbst bei knapper Zeit!*

[!!!] *Bedacht werden muß die Ausbreitung des Lokalanästhetikums im Liquor bei den notwendigen Lagerungen!*

gere ZNS- und Kardiotoxizität. Rund 20 ml einer 7,5 mg/ml-Ropivacain-Lösung führen zu einer hohen Patientinnenzufriedenheit und haben keinen negativen Einfluß auf das Neugeborene. Übelkeit, Brechreiz und Erbrechen können die Reaktionen auf Irritationen im Oberbauch mit Druck auf den Magen und vagale Reizungen mit Manipulationen am viszeralen Peritoneum sein. Übelkeit und Erbrechen sind auch eine mögliche Folge der Gabe von Oxytocin und Methylergometrin (Methergin®), das daher nur bei klarer Indikation verabreicht werden sollte.

3 CSE

Bei nicht drängender Zeit kann die kombinierte Spinal-Epiduralanästhesie (CSE) eingesetzt werden, die etwas mehr Zeit erfordert als die reine Spinalanästhesie. Die Spinalanästhesie ermöglicht einen raschen Wirkeintritt und OP-Beginn. Der Periduralkatheter kann zur postoperativen Schmerztherapie genutzt werden.[!] Über eine Touhy-Nadel mit zusätzlichem Kanal für eine Spinalnadel wird in üblicher Technik der Periduralkatheter gelegt. Bleibt initial keine Zeit für die Testdosis, kann sofort danach der Spinalraum punktiert und das Lokalanästhetikum in den Liquor injiziert werden. Die Sectio kann nach Wirkeintritt beginnen. Ehe der liegende Periduralkatheter später zur Analgesie genutzt wird, muß die Testung der korrekten Lage erfolgen.[!!]

Einflüsse von Analgesie/Anästhesie auf die geburtshilfliche Physiologie

Trotz aller Forschung sind die Kenntnisse über die schwangerschaftsspezifischen Auswirkungen von Medikamenten begrenzt (siehe auch Bd. 4, Kap. 11), was eine große Zurückhaltung für ihren Einsatz während der Schwangerschaft bewirkt. Das darf jedoch nicht zum vollständigen Verzicht auf klinisch-medizinische Hilfe im Rahmen der Geburt führen. Die Ziele für Mutter und Kind – Verhinderung einer Minderperfusion und Minderversorgung des Kindes, streßarme Geburt und Sicherheit für Mutter und Kind – können durch den Einsatz analgetisch-anästhesiologischer Maßnahmen eher erreicht werden als durch den Verzicht darauf.

1 Einflüsse auf den uteroplazentaren Kreislauf

Während bei nichtschwangeren Frauen rund 1 % des Herzzeitvolumens durch den Uterus fließt, sind es gegen Ende der Schwangerschaft rund 10 %. Davon durchströmen 90 % in der Wehenpause den intervillösen Raum der Plazenta, in dem der Stoffaustausch zwischen Mutter und Kind stattfindet. Die Perfusion ist direkt abhängig vom systemischen Blutdruck, dem venösen Druck und dem Uterustonus, so daß bei Absinken des arteriellen Drucks, Erhöhung des venösen Drucks und Tonuserhöhung des Uterus oder der uterinen Gefäße die Versorgung des Feten gefährdet sein kann.

Reicht eine Infusionstherapie zur Aufrechterhaltung des Blutdrucks unter der Anästhesie nicht aus, sind Vasokonstringenzien erforderlich.[!!!] Die geeignetste Substanz ist das Ephedrin, das im Unterschied zum weniger geeigneten Etilefrin oder Akrinor® nicht zur Minderung der uteroplazentaren Durchblutung führt. Ameziniummetilsulfat scheint auch keinen negativen Einfluß auf den mütterlichen und kindlichen Geburtsverlauf zu haben. Adrenalin und Noradrenalin senken über eine Vasokonstriktion der Uterusgefäße dosisabhängig die Durchblutung und sollten daher vermieden werden. **Inhalationsanästhetika** beeinflussen in niedriger Dosierung nicht nennenswert den uterinen Blutfluß. Blutdrucksenkung und Weitstellung der uterinen Gefäße kompensieren sich nahezu. Erst bei höheren Konzentrationen sinkt die Plazentaperfusion ab. **Barbiturate** senken den Blutdruck und damit deutlich die Plazentadurchblutung. Ketamin steigert Blutdruck, Herzfrequenz, Herzzeitvolumen und uterine Perfusion. **Muskelrelaxanzien** haben wohl keinen Einfluß auf die uteroplazentare Durchblutung.

Eine Steigerung der in der Schwangerschaft bestehenden Hyperventilation mit einer weiteren Senkung des pCO_2 führt zu Gefäßengstellungen auch im uteroplazentaren Kreislauf. Eine Hyperkapnie bei unzureichender Narkosebeatmung oder als Medikamentenfolge bewirkt über eine Katecholaminausschüttung ebenfalls eine Durchblutungsminderung. Die für die Schwangerschaft normale Senkung des arteriellen pCO_2 auf rund 32 mmHg erleichtert die CO_2-Diffusion vom Feten zur Mutter.

2 Einflüsse auf die Uterusaktivität

Leitungsanästhesien können anfangs zu einer Aktivitätsminderung des Myometriums führen, was

---

[!] *Der Periduralkatheter kann zur postoperativen Schmerztherapie genutzt werden!*

[!!] *Ehe der liegende Periduralkatheter später zur Analgesie genutzt wird, muß die Testung der korrekten Lage erfolgen!*

[!!!] *Reicht eine Infusionstherapie zur Aufrechterhaltung des Blutdrucks unter der Anästhesie nicht aus, sind Vasokonstringenzien erforderlich!*

über die Blutdrucksenkung erklärbar ist. Andererseits werden auch Aktivitätssteigerungen beobachtet und als Folge der anästhesiebedingten Erniedrigung der endogenen Adrenalinausschüttung interpretiert. **Adrenalin**, unter anderem als Zusatz zum Lokalanästhetikum, führt zu einer Senkung des Ruhetonus und der Uterusaktivität. Noradrenalin steigert beides. **Etilefrin** hat eine tokolytische Wirkung.

Inhalationsanästhetika hemmen die Uterusaktivität. Dosisabhängig sinken Kontraktionskraft und Ruhetonus. Bei manueller Plazentalösung erweist sich das als positiv, jedoch kann die bis zur Atonie sich steigernde Wirkung der normalen Blutstillung entgegenstehen. Bei höheren Konzentrationen der Inhalationsanästhetika ist die Ansprechbarkeit des Uterus auf Oxytocin vermindert.

Barbiturate bewirken in der Frühphase der Geburt eine Abnahme der Wehenfrequenz und der Kontraktilität. Während der Austreibungsphase ist kein Einfluß mehr nachweisbar. Ähnlich verhält es sich bei den **Opioiden**, die nur in der Eröffnungsperiode die Uterusaktivität dämpfen. Pentazocin soll die Uterusaktivität steigern. **Benzodiazepine** und **Neuroleptika** haben keinen Einfluß. Ketamin steigert den Ruhetonus des Uterus, besonders in den ersten zwei Schwangerschaftsdritteln. **Muskelrelaxanzien** verändern die Uterusaktivität nicht.

Hyperkapnie steigert die Aktivität, so daß es bis zur tetanischen Uteruskontraktion mit Perfusionsstörungen kommen kann. Auf **Hypoxie** im mütterlichen Blut reagiert der Uterus mit einer Steigerung der Kontraktilität bei unverändertem Ruhetonus.

3 Einflüsse auf das Kind

Neben der Sicherheit für die Frau ist der Grad der Beeinträchtigung des Kindes die Größe, an der sich alle anästhesiologisch-geburtshilflichen Maßnahmen messen lassen müssen. Zur Beurteilung können verschiedene Maßstäbe angelegt werden. Am weitesten verbreitet dürfte der **Apgar-Score** sein, der eine, fünf und zehn Minuten nach der Entbindung fünf physiologische Parameter (Herzfrequenz, Atmung, Muskeltonus, Reflexaktivität beim Absaugen, Hautfarbe) in einer dreistufigen Skala erfaßt (siehe auch Kap. 18, Tab. 18-1).

Der direkte Einfluß von Pharmaka auf das Kind durch Übertritt in den fetalen Kreislauf ist unter anderem vom Grad und der Geschwindigkeit der Verstoffwechselung sowie vom Zeitpunkt der Injektion in Bezug auf die Wehen abhängig. Eine schnell metabolisierte Substanz, die, bei einer Wehe injiziert, den kontrahierten Uterus kaum durchströmt, tritt in geringerem Maße in den kindlichen Kreislauf über als außerhalb der Wehe gegeben.

Lokalanästhetika haben bei der Spinalanästhesie wegen der geringen Mengen praktisch keine direkten systemischen Wirkungen bei der Mutter und erst recht nicht beim Kind. Hier kommen nur die über die Sympathikusblockade bewirkten Folgen zum Tragen. Bei der Periduralanästhesie kommt es zum Übertritt von Lokalanästhetikum in den Fetus. Eine negative Beeinflussung ist mit dem Apgar-Index jedoch kaum zu erfassen.

Vasokonstringenzien (außer Ephedrin) bewirken über eine Minderung der uteroplazentaren Durchblutung eine Minderversorgung mit Sauerstoff und damit eine fetale Beeinträchtigung. Zur Leitungsanästhesie sollte ein Lokalanästhetikum ohne Adrenalinzusatz gewählt werden.

Inhalationsanästhetika können beim Feten zur Atemdepression und durch ihren Einfluß auf die neuromuskuläre Überleitung zur Tonusminderung führen. Hypotonie, Atemdepression und Myokarddepression mit erniedrigtem Blutdruck sind fetale Folgen nach Barbituratgabe. Opioide bewirken Atemdepression und Bewegungsminderung. Die epidurale Gabe von Sufentanil (10–30 µg) in Kombination mit einem Lokalanästhetikum zeigt beim Neugeborenen keine opiatbedingten Einschränkungen [6]. **Neuroleptika** wirken sedierend auf das Kind. **Benzodiazepine** können neben Hypotonie und Atmungsbeeinträchtigung die Temperaturregulation sowie die Variabilität der kindlichen Herzfrequenz beeinflussen. Ein Kernikterus kann eher auftreten. **Ketamin** senkt den Apgar-Index.

Muskelrelaxanzien in klinischer Dosierung haben offenbar keinen wesentlichen Einfluß auf das Neugeborene, obwohl sie rasch die Plazenta passieren. Magnesiumzufuhr erhöht die Wirkung aller Muskelrelaxanzien.

Eine mütterliche **Hypoxämie** führt auch beim Kind zu dieser Störung. Eine **Hyperkapnie** der Mutter kann über Durchblutungsveränderungen das Kind ebenfalls beeinträchtigen. Hyperventiliert die Mutter sehr stark, kann es durch die entstehende respiratorische Alkalose zu einer Linksverschiebung der O_2-Bindungskurve mit einer schlechteren O_2-Abgabe an den Fetus und einer kindlichen Hypoxie kommen.

Atropin führt auch beim Feten zu Frequenzsteigerungen und verminderter Variabilität der kindlichen Herzfrequenz. **Glycopyrroniumbromid** ist nur schlecht plazentagängig. Es hat daher die gewünschten vagolytischen Effekte bei der Mutter, ohne die Herzfrequenz des Kindes zu beeinflussen.

Anästhesiologische Komplikationen in der Geburtshilfe

Alle aus anderen Narkosebereichen bekannten Komplikationen müssen dem Anästhesisten auch in der Geburtshilfe gegenwärtig sein. Einige können als besonders beachtenswert hervorgehoben werden.

1 Pulmonale Aspiration

Schwangere zur Zeit der Geburt sind wegen der Tonusminderung der Kardia, der verzögerten Magen-Darm-Passage sowie der Druckerhöhung im Abdomen besonders durch Regurgitation und Erbrechen aspirationsgefährdet, auch wenn eine längere Nahrungskarenz eingehalten wurde.

Im Vordergrund steht die Aspiration von saurem Magensaft. Es kommt zu einem reflektorischen Bronchospasmus mit Hypoxie und Zyanose. Das Eindringen des Magensafts in periphere Lungenbezirke bewirkt Alveolarwandläsionen mit Surfactant-Störungen und Flüssigkeitsverschiebungen. Durch Ödem und Entzündung sinken funktionelle Residualkapazität und Compliance der Lungen. Der arterielle pO_2 fällt ab. Das Mendelson-Syndrom [4] kann in ein akutes Lungenversagen mit tödlichem Ausgang münden.

Von allen anästhesiebedingten Todesursachen in der Geburtshilfe steht die pulmonale Aspiration an erster Stelle. Deshalb ist die Vermeidung dieser Komplikation durch **gezielte Prophylaxe** oberstes Gebot.

Wegen des Erhalts der Schutzreflexe ist die Wahl einer Regionalanästhesie auch unter diesem Gesichtspunkt zu treffen. Bei einer Allgemeinanästhesie ist eine Ileus-Einleitung nötig (4.1).

Verschiedene zusätzliche Maßnahmen werden nicht einheitlich gehandhabt. Eine medikamentöse Prophylaxe ist empfehlenswert (Tab. 12-2).

Kommt es trotz allem zur Aspiration, muß intubiert, über den Tubus abgesaugt und bronchoskopiert werden. Beim Bronchospasmus sind Bronchospasmolytika erforderlich. Eine frühzeitige Beatmung mit PEEP (positiv endexspiratorischer Druck) über wenigstens 12 bis 24 Stunden kann die pathophysiologischen Mechanismen durchbrechen und Ödem, Surfactant-Störungen sowie Atelektasen vermeiden. Die Patientin muß auf eine Intensivstation.

2 Hypotension

Blutdruckabfälle durch Gefäßweitstellung und relativen Volumenmangel sind bei allen analgetischen und anästhesiologischen Maßnahmen möglich. Das Phänomen fällt bei Patientinnen mit einer EPH-Gestose sehr deutlich aus, da das intravasale Volumen ohnehin schon erniedrigt ist.

Das V.-cava-Kompressionssyndrom muß bei der Lagerung der Patientin zu Anästhesiemaßnahmen beachtet werden, auch wenn die Frau unter Sedierung oder in der Narkose keine Angaben über ihr Befinden mehr machen kann (siehe auch Bd. 7, 4. Aufl., Kap. 1).

3 Neurologische Komplikationen bei Regionalanästhesien

Rückenmarksnahe Leitungsanästhesien führen sehr selten zu neurologischen Komplikationen. Dennoch sind sie gefürchtet. Der bei Laien gebrauchte Begriff „Rückenmarksnarkose" fördert die Ablehnung einer Spinal- oder Periduralanästhesie, weil vom „Stich ins Rückenmark" berechtigterweise Schäden bis hin zur Querschnittslähmung befürchtet werden. Auf falsche Vorstellungen, die durch solche Begriffe nahegelegt werden, muß im Aufklärungsgespräch eingegangen werden.

Neurologische Symptome nach Regionalanästhesien sind als unmittelbare Folge der Punktion und Injektion möglich, aber auch als Zeichen der Verschlechterung einer vorbestehenden, vielleicht noch nicht bekannt gewordenen neurologischen Erkrankung. Differentialdiagnostisch sind Nervenläsionen infolge einer falschen Lagerung bei der Operation abzugrenzen.[!]

Die Schäden äußern sich durch Funktionsausfälle an den unteren Extremitäten und Störungen in der Blasen- und Darmfunktion, in Sensibilitäts-

Tabelle 12-2 Pharmakologische Aspirationsprophylaxe

■ geplante Sectio (OP-Beginn 8 Uhr):		
	Ranitidin 150 mg oral	Vorabend
	Ranitidin 150 mg oral	6 Uhr am OP-Tag
	oder 50 mg i.m.	7 Uhr am OP-Tag
	Na-Citrat 0,3 M 30 ml oral	7.30 Uhr OP-Tag
■ dringliche Sectio		
	Metoclopramid 10 mg i.v.	30 min vor OP-Beginn
	Na-Citra 0,3 M 30 ml oral	30 min von OP-Beginn
	Ranitidin 50 mg i.v.	30 min vor OP-Beginn
■ Akutsectio		
	Na-Citrat 0,3 M 30 ml	unmittelbar vor Anästhesiebeginn

[!]*Differentialdiagnostisch sind bei neurologischen Symptomen nach Regionalanästhesien Nervenläsionen infolge einer falschen Lagerung bei der Operation abzugrenzen!*

störungen und Zeichen einer meningealen Reizung, bei Abszessen mit entsprechenden Infektzeichen. Äußerste Sorgfalt bei der Durchführung, Verzicht auf rückenmarksnahe Betäubungsverfahren bei Blutgerinnungsstörungen und Infektionen im Punktionsbereich, strenge Asepsis sowie Verzicht auf Vasokonstringenzienzusatz können dazu beitragen, die gefürchteten Komplikationen zu vermeiden (Tab. 12-1).

Treten nach Regionalanästhesien neurologische Symptome auf, sollte in jedem Falle eine Untersuchung durch einen Neurologen und gegebenenfalls eine Kernspintomographie stattfinden. Bei Kompressionen durch Hämatome und bei Abszeßbildungen muß zur Verbesserung der Prognose rasch operativ entlastet werden.!!

In seinen pathophysiologischen Zusammenhängen nur unzureichend geklärt ist der postspinale Kopfschmerz. Einen bis wenige Tage nach der Anästhesie kann es zu heftigen, meist okzipital angegebenen Kopfschmerzen kommen, die besonders bei aufgerichtetem Oberkörper auftreten. Flachlagerung, Flüssigkeitszufuhr und bei schweren Fällen die epidurale Applikation eines bis zu 10 ml großen Eigenblutpatches an der Spinalpunktionsstelle können die Beschwerden abklingen lassen. Postspinaler Kopfschmerz kann bei schwerer Ausprägung eine Versorgung des Neugeborenen durch die Mutter deutlich behindern.

plexes ebenso zu vermeiden. Die Gefahr eines Lungenödems aufgrund der Flüssigkeitsretention oder einer akuten Linksherzinsuffizienz muß für die Auswahl eines Narkoseverfahrens zur Entbindung mitbedacht werden.

Wird die antikonvulsive Therapie mit Magnesium durchgeführt, kann bei einer Periduralanästhesie die Abschwächung des Patellarsehnenreflexes nicht mehr als Zeichen einer Magnesiumüberdosierung verwandt werden.

Für die geburtshilfliche Analgesie sind Allgemein- und Regionalanästhesie geeignet. Eine **vaginale Entbindung** sollte zur Streßminderung und Verhinderung weiterer Blutdruckanstiege möglichst unter Periduralanästhesie erfolgen. Vor dem Anlegen muß eine vorsichtig dosierte Volumenzufuhr erfolgen, um ausgeprägte Blutdruckabfälle zu verhindern. Die Abnahme der Vasokonstriktion durch die Sympathikusblockade greift sinnvoll in den Pathomechanismus ein. Vasokonstringenzien zur Vermeidung von Blutdruckabfällen sind ungeeignet.

Bei der Regionalanästhesie zur **Sectio** erfordert die Ausdehnung der Blockade meist eine größere Flüssigkeitszufuhr. Das damit verbundene Risiko für Herz und Lunge läßt vielfach die Allgemeinanästhesie empfehlenswerter erscheinen. In schweren Fällen mit Atemstörungen, Krämpfen oder Koma steht nur die Intubation zur Diskussion. Postoperativ ist eine Intensivtherapie nötig.

!!Bei Kompressionen durch Hämatome und bei Abszeßbildungen muß zur Verbesserung der Prognose rasch operativ entlastet werden!

Analgesie/Anästhesie bei geburtshilflichen Komplikationen

1 EPH-Gestose/Eklampsie

Die pathophysiologischen Mechanismen – generalisierter Arteriolenspasmus, Mikrozirkulationsstörungen durch Thrombozyten-Fibrinaggregate, Hämokonzentration, Hypoproteinämie und Ödembildung bei Natrium- und Wasserretention sowie intravasaler Hypovolämie – bestimmen die anästhesiologischen Maßnahmen.

Die schon gestörte Plazentadurchblutung darf nicht noch zusätzlich durch Blutdruckabfälle verschlechtert werden, die wegen der Hypovolämie besonders ausgeprägt sein können.!!! Andererseits ist ein Anstieg des ohnehin erhöhten Blutdrucks mit den Risiken einer Herzinsuffizienz oder eines Apo-

2 Drohende Uterusruptur

Eine vorausgegangene Sectio oder andere Operationen an der Gebärmutter erhöhen das Risiko einer Uterusruptur unter der Geburt (siehe auch Bd. 7, 4. Aufl., Kap. 9).!!!! Da der Schmerz als möglicherweise einziges Symptom dieser Komplikation bei einer Periduralanästhesie unbemerkt bleiben konnte, sehen viele Geburtshelfer und Anästhesisten in dieser Anamnese eine Kontraindikation für eine Leitungsanästhesie. Bei vorsichtiger Dosierung des Lokalanästhetikums kann jedoch eine ausreichende Minderung des Geburtsschmerzes erreicht und die Uterusruptur dennoch an der andersartigen Schmerzqualität erkannt werden. Mutter und Kind müssen lückenlos überwacht werden.

3 Blutungen unter der Geburt

Blutungen sind nicht zu unterschätzende Bedrohungen für Mutter und Kind (siehe auch Bd. 7, 4. Aufl., Kap. 3). Häufigste Ursachen dafür **vor Ein-**

!!!!Eine vorausgegangene Sectio oder andere Operationen an der Gebärmutter erhöhen das Risiko einer Uterusruptur unter der Geburt!

!!!Die schon gestörte Plazentadurchblutung bei EPH-Gestose/Eklampsie darf nicht noch zusätzlich durch Blutdruckabfälle verschlechtert werden!

setzen der Geburt sind Placenta praevia und vorzeitige Plazentalösung. Neben einer sofortigen Schocktherapie muß die Geburt durch schnelle Sectio beendet werden.[1] Wegen des Schocks ist eine Leitungsanästhesie kontraindiziert, auch wenn vorher eine Periduralanästhesie gelegt wurde (Tab. 12-1).

Blutungen nach erfolgter Geburt können durch Verletzungen des Geburtskanals, Atonie des Uterus und in der Gebärmutter verbliebene Plazentareste bedingt sein. Hier sind zur Versorgung der Verletzung oder zur Nachtastung und Lösung des Plazentarests Regional- und Allgemeinanästhesie möglich. Auch wenn der Uterus wegen der erfolgten Geburt entlastet ist, gilt die Frau auch unmittelbar postpartal nicht als nüchtern. Die im Abschnitt 1 „Pulmonale Aspiration" genannten Vorsichtsmaßnahmen gelten unverändert. Muß der Uterus akut exstirpert werden, ist eine Vollnarkose mit Opiaten wegen des bereits vorausgegangenen Blutverlusts angezeigt.

Fruchtwasserembolie

Unter der Geburt kann es durch Defekte in den Eihäuten zum Fruchtwassereintritt in den Kreislauf kommen. Uterusruptur oder Sectio begünstigen das. Es kommt akut zu Dyspnoe, Hypoxämie, Lungenödem, Hypotension bis zum Herz-Kreislauf-Versagen und verzögert zu einer disseminierten intravasalen Gerinnung. Bei Patientinnen unter Regionalanästhesie fällt früh eine Bewußtseinsstörung bis zur Bewußtlosigkeit auf. Neben den symptomatischen Maßnahmen ist ursächlich eine zügige Entleerung des Uterus erforderlich.[!!]

Geburtshilfliche Analgesie/Anästhesie und juristische Haftung

Der Anästhesist haftet straf- und zivilrechtlich für anästhesiebedingte Schäden, wenn der Schaden durch Vernachlässigung der ärztlichen Sorgfaltspflicht entstand oder die anästhesiologischen Maßnahmen ohne wirksame Einwilligung der Patientin erfolgten.

Die Vernachlässigung der gebotenen **Sorgfaltspflicht** bewirkt eine Schadenshaftung des Arztes wegen Fahrlässigkeit. In der Zusammenarbeit von Geburtshelfern und Anästhesisten kann von dem Grundsatz einer strikten Arbeitsteilung ausgegangen werden, wobei der Geburtshelfer für die Planung und Durchführung der geburtshilflichen Maßnahmen und der Anästhesist für die Planung und Durchführung des Betäubungsverfahrens sowie die Überwachung und Aufrechterhaltung der vitalen Funktionen verantwortlich ist [3].

Zur Sorgfaltspflicht des Anästhesisten gehören die Erhebung einer Anamnese und die Voruntersuchung der Patientin.[!!!] Je dringlicher der Eingriff, desto knapper werden diese Vorbereitungen ausfallen. Weiterhin gehören zu den Anforderungen an den Anästhesisten die Beherrschung der in Frage kommenden Narkosemaßnahmen einschließlich der eingesetzten Geräte. Hier sind durch das Medizinproduktegesetz (MPG) Standards gesetzt, die von der Konstruktion bis zur Benutzung Sicherheit für die Patienten gewährleisten sollen.

Die rechtswirksame **Einwilligung der Patientin** setzt eine angemessene Aufklärung voraus.[!!!!] Der Umfang der Risikoaufklärung muß mit zunehmender Bedeutung des Risikos und abnehmender Dringlichkeit der geplanten Maßnahme größer sein.[!!!!!] In Notfällen wird sich diese Information auf ein Minimum beschränken, das gilt z. B. für dringliche Kaiserschnittentbindungen. Die peridurale Analgesie zur Minderung des Wehenschmerzes ist meist eine Wahlmaßnahme, da in der Regel eine Geburt auch ohne diese Hilfe möglich ist. Das macht somit eine gründliche Aufklärung der Frau über Vorteile und Risiken erforderlich. Unter der Geburt ist ein solches Gespräch schwer zu führen. Eine frühzeitige Information der Frauen über diese Möglichkeit der Schmerzminderung während der Schwangerenbetreuung durch ausgelegte Broschüren oder persönlich kann im Vorfeld viele Fragen klären.

Entscheidend neben der fachlichen Qualifikation ist die **Organisationsstruktur** im Umfeld der geburtshilflichen Anästhesie. Es empfiehlt sich, einen klaren Alarmierungsplan zwischen Anästhesisten, Geburtshelfern und Pädiatern aufzustellen. Ein Stufenschema, gegliedert nach Dringlichkeit, (z. B. Stufe 1–3: 1 = vital, 2 = dringlich, 3 = planbar) kann bei der Anmeldung einer Sectioentbindung helfen, das benötigte Team so schnell wie möglich zusammenzurufen.

Zur guten Betreuung gehört die Garantie, daß 24 Stunden am Tag die anästhesiologischen Leistungen in annähernd gleicher Qualität angeboten werden. Da Kinder zu jeder Tageszeit geboren werden, müssen Krankenhausträger und Anästhesieabteilung die Voraussetzungen schaffen, daß jederzeit ein Anästhesist in der Geburtshilfe zur Verfügung steht. Nur so können die heute gegebenen Möglichkeiten sinnvoll genutzt werden.

Operative Entbindungsverfahren, Episiotomie und Verletzungen unter der Geburt

Inhalt*

- **Einleitung** 227

- **Indikationen zur operativen vaginalen Entbindung** 228
1 Schwangerschaftsalter 228
2 Lage des Kindes 228
3 Anamnestische und befundete Risikofaktoren als Indikation 228
3 Kindliche und mütterliche Indikationen 229

- **Operative vaginale Entbindungsmethoden** ... 229
1 Vakuumextraktion und Zangenentbindung – Vorbedingungen 229
1.1 Höhe des fetalen Schädels im Becken 231
1.2 Anästhesie 231
2 Wahl der operativen vaginalen Entbindungsmethode 233

3 Zangenentbindung 233
3.1 Zangenmodelle 233
3.2 Technik der Zangenentbindung 234
3.3 Differentialindikationen für die Zangenentbindung 237
4 Vakuumextraktion 237
4.1 Vakuumextraktormodelle 237
4.2 Technik der Operation 238

- **Morbidität und Mortalität nach operativer Entbindung** 239
1 Mütterliche Morbidität 239
2 Kindliche Morbidität und Mortalität 241

- **Spekulumentbindung** 242

- **Ausbildung und Risikomanagement** 242

---

*Das Literaturverzeichnis findet sich in Kapitel 22, S. 382.
Herrn B. Misselwitz sei für die Datenanalyse der Hessischen Perinatalerhebung 1995–2000 gedankt.

13 Operative vaginale Entbindungsverfahren: Indikationen, Vorbedingungen und Durchführung

W. Künzel

1 Einleitung

Operative Entbindungsverfahren waren in den letzten Jahrhunderten hinsichtlich ihrer Bedeutung und Wertigkeit für das Leben von Mutter und Fetus einem ständigen Wandel unterworfen. Die Entbindung durch Kaiserschnitt war noch bis zum Ende des 19. Jahrhunderts mit einer hohen Mortalität für die Mutter belastet. Obgleich durch die Änderung der Operationstechnik durch Kehrer 1882 [23] und die Einführung aseptischer Operationsverfahren der Kaiserschnitt danach seinen Schrecken weitgehend verloren hatte, wurde den vaginalen Entbindungsverfahren noch bis in die 50er Jahre dieses Jahrhunderts der Vorzug gegeben. Das Kind wurde häufig dem Leben der Mutter geopfert. Die kindliche Mortalität und Morbidität waren hoch. Manuelle Extraktionen am Steiß, Wendungen aus Kopflage und Extraktionen sowie zerstückelnde Operationen hatten neben den artistischen Operationen mit der Zange lange Zeit einen festen Platz im operativen Repertoire der Geburtshilfe. Mit der Beherrschung der Infektionen und dem Einsatz neuer diagnostischer Methoden zur Überwachung des Kindes während der Geburt – Registrierung der fetalen Herzfrequenz, Mikroblutanalyse – vollzog sich bald ein Wandel in der Einstellung zu operativen Maßnahmen. Die Indikation zur Sectio wurde großzügiger gestellt. Beckenendlagen wurden vielerorts nur noch durch Sectio entbunden. Die Mutter war durch die abdominalen operativen Maßnahmen nicht mehr in der Weise gefährdet wie noch um die Jahrhundertwende, so daß jetzt dem Kind vermehrt Aufmerksamkeit geschenkt wurde.

Es reicht nicht mehr aus, daß ein Kind nur mit den Zeichen des Lebens durch operative Intervention geboren wird, sondern es ist zunehmend das Ziel, den Geburtsverlauf so abzuschätzen und die Operationsart so zu wählen, daß ein Kind mit den Zeichen einer guten Vitalität (Apgar-Score) und mit physiologischen Werten im Säure-Basen-Status den Start ins Leben hat.

Das resultierte darin, daß vermehrt die vaginalen Entbindungsverfahren von dem abdominalen abgelöst wurden. Eine Datenanalyse der operativen Entbindungsdaten von 1995–2000 der Hessischen Perinatalerhebung belegt eindrucksvoll den Anstieg der Kaiserschnittentbindungen von 16,3% (1985) auf 24% (2000), begleitet von einem Rückgang der Vakuumextraktionen von 5,0% auf 4,1% und der Forzepsentbindung von 1,8% (1985) über 2,5% (1992) auf 1,3% (2000) (Abb. 13-1). Dabei ist es interessant, welche Streuung der operativen Tätigkeit die einzelnen Kliniken in Hessen aufweisen (Abb. 13-2). Danach wird der Vakuumextraktion in den meisten Kliniken der Vorzug gegeben: etwa 55% der Kliniken führen die Entbindung durch Forzeps nur in 30% der Fälle und weniger durch. Diese Entwicklung findet nicht nur in Hessen statt, sondern ist weltweit zu beobachten [25, 37]. Die Frage, ob eine vaginale Entbindung möglich sei, wird nun nicht nur vom mechanischen Aspekt her, sondern auch aus physiologischer Sicht im Hinblick auf den Zustand es Feten beurteilt. Dies ist jedoch die schwierigste Entscheidung, die im Verlauf einer komplizierten Geburt zu treffen ist: Die vaginale Geburtsmöglichkeit so abzuschätzen, daß bleibende Schäden für das Kind daraus nicht resultieren. Die Unsicherheit, das fetale Risiko bei vaginaler Geburt zu beurteilen, ist allerdings vielerorts so groß, daß über Kaiserschnittshäufigkeiten bis zu 60% berichtet wird (siehe auch Kap. 14).

13 Operative vaginale Entbindungsverfahren: Indikationen und Vorbedingungen

W. Künzel

Abb. 13-1 *Operative Entbindungen von 1985–2000 (HEPE [17])*

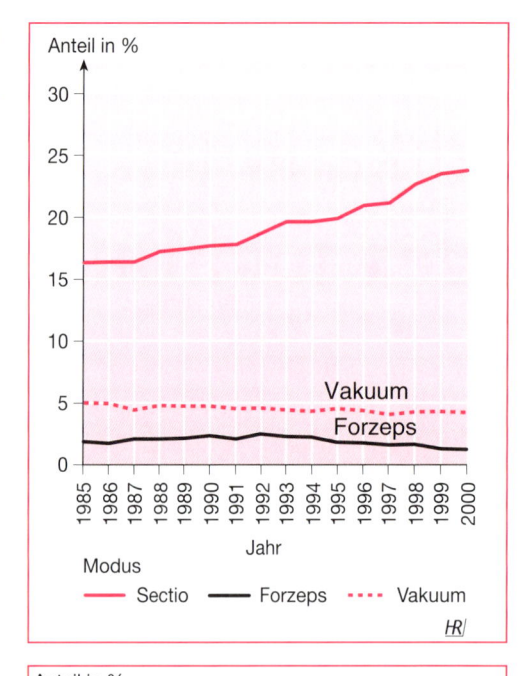

Abb. 13-2 *Anzahl der Kaiserschnitte, Vakuumextraktionen und Forzepsentbindungen bei Schädellage am Termin in hessischen Kliniken 2000*

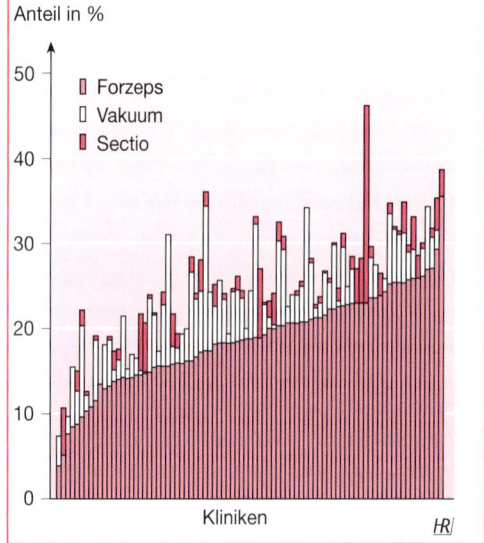

Indikationen zur operativen vaginalen Entbindung

Operative Entbindungen bedürfen einer strengen Indikation. Sie ergibt sich aus:
- dem Schwangerschaftsalter
- der Lage des Kindes (Schädellage, Querlage, Beckenendlage)
- dem Nachweis von Zeichen der fetalen Hypoxämie
- dem Geburtsverlauf unter Berücksichtigung der Muttermundsweite, dem Höhenstand des Kopfes, der regelwidrigen Kopfeinstellung, dem Höhenstand des Steißes und der Geburtsdauer

Diese Faktoren ergeben im Zusammenwirken die Indikation zur Wahl der Entbindungsmethode.

1 Schwangerschaftsalter

Die vaginale Entbindung mit dem Spekulum ist die Methode der Wahl vor der 24. vollendeten Schwangerschaftswoche. Denn es ist derzeit nicht sinnvoll, operative abdominale Entbindungsverfahren vor der 24. vollendeten Woche der Gravidität und früher aufgrund der hohen Morbidität und Mortalität der Kinder anzuwenden [19]. Das mag sich in Zukunft ändern, wenn die Mortalität und Morbidität in dieser Altersgruppe weiterhin durch den Einsatz neonatologischer Intensivmaßnahmen zurückgeht. Derzeit scheint aber mit der 25. Woche der Gravidität (24. Schwangerschaftswoche plus 1 bis 7 Tage) nach unten hin eine Grenze erreicht zu sein, die schwer zu überschreiten ist und die nur langsam auf die 23. Schwangerschaftswoche verschoben werden kann. Die Kenntnis der Leistungsfähigkeit der neonatologischen Intensiveinheit, mit der die jeweilige Klinik zusammenarbeitet, ist in diesem Zusammenhang von außerordentlicher Bedeutung.

2 Lage des Kindes

Die Indikation zur Sectio ist bei Querlagen generell gegeben. Sie erfolgt nach den Angaben der Hessischen Perinatalerhebung 1995–2000 in 97,4% der Fälle. Querlagen, niedrigen Schwangerschaftsalters werden spontan geboren. Hoch ist auch der Anteil der Kaiserschnitte bei Mehrlingsschwangerschaften (62%) und bei den Beckenendlagen (88,2%). In 17,8% erfolgte die Sectio bei Schädellagen (Tab. 13-1).

3 Anamnestische und befundete Risikofaktoren als Indikation

Indikationen zur vaginalen operativen Entbindung ergeben sich durch anamnestische Befunde, im wesentlichen aber aus dem Verlauf der Geburt. So steht das pathologische Kardiotokogramm und die protrahierte Geburt in der Eröffnungsperiode, insbesondere aber in der Austreibungsperiode, sowie mangelnde Kooperation der Mutter an erster Stelle in der Entscheidung zur vaginal-operativen Entbindung [52] (Tab. 13-2). Die Verlängerung der Ge-

	Schädellage n = 330047 (91,3%)	Beckenendlage n = 18772 (5,2%)	Querlage n = 2124 (0,6%)	Mehrlinge n = 10497 (2,9%)
spontan	76,0%	10,5%	1,2%	32,2%
manuelle Extraktion	0,0%	1,1%	1,2%	1,1%
primäre Sectio	7,0%	73,3%	73,2%	43,8%
sekundäre Sectio	10,8%	14,9%	24,2%	19,5%
Forzeps	1,6%	0,0%	0,0%	1,0%
Vakuum	4,4%	0,0%	1,0%	2,3%
sonstiges	0,0%	1,0%	0,0%	0,0%

Tabelle 13-1
Frequenz der operativen Entbindungen durch Kaiserschnitt, Manualhilfe, Vakuumextraktion und Forzeps (nach den Daten der Hessischen Perinatalerhebung 1995–2000)

burtsdauer ist insbesondere mit dem Alter der Schwangerschaft assoziiert. Regelwidrige Einstellungen des Kopfes haben nur einen geringen Anteil an der Indikation zur vaginal-operativen Entbindung. Andere Indikationen, wie z.B. Nabelschnurvorfall, vorzeitige Ablösung der Plazenta oder Insertio velamentosa, sind selten Anlaß für vaginaloperatives Vorgehen. Die Tabelle zeigt ferner, daß nur die protrahierte Austreibungsperiode und der tiefe Querstand häufiger die Indikation zur vaginal-operativen Entbindung darstellen. Alle anderen Geburtsrisiken finden sich sogar häufiger bei den Spontangeburten. Dagegen gibt es **typische Indikationen** für die Sectio:

- Placenta praevia
- vorzeitige Plazentalösung
- Zustand nach Sectio
- Nabelschnurvorfall
- protrahierte Eröffnungsperiode
- Mißverhältnis zwischen Kopf und Becken

Die Häufigkeit operativer Eingriffe zeigt auch eine deutliche Zuordnung zum Schwangerschaftsalter. So erfolgt vor der 32. Schwangerschaftswoche in 66,4% und in der 32. bis 36. Woche in 31,8% die Indikation zur Sectio. Vaginale Entbindungen werden in 32,8 bzw. 68,2% der Fälle im entsprechenden Schwangerschaftsalter vorgenommen. Die Entbindung durch Vakuumextraktion und Forzeps hat zu dieser Zeit noch keine Bedeutung. In der ≥ 37. Woche erfolgen 77,9% Spontangeburten und 4,6% Geburten durch Vakuumextraktion, 1,7% durch Forzeps und 15,8% durch Kaiserschnitt.

4 Kindliche und mütterliche Indikationen

Eine strenge Trennung in sog. kindliche und mütterliche Indikationen zur operativen Geburtsbeendigung ist vielfach nicht möglich. Die **kindlichen Indikationen** ergeben sich immer dann, wenn eine Gefahr für das Kind aus der Registrierung der fetalen Herzfrequenz erkennbar ist; dies ist heute das sicherste Zeichen, einen fetalen O_2-Mangel zu erkennen. Die akuten Störungen durch Nabelschnurvorfall, Dauerkontraktionen des Uterus und Uterusruptur z.B. sind von chronischen Veränderungen, die im Rahmen einer protrahierten Geburt auftreten, zu differenzieren.

Im Falle der Uterusruptur ist jedoch auch die **mütterliche Indikation** zur Beendigung der Geburt gegeben. Hier vermischen sich mütterliche und kindliche Indikationen. **Die präventive Indikation** zur vaginalen oder abdominalen Entbindungsoperation ist gegeben, wenn damit eindeutig Gefahren von der Mutter abzuwenden sind.[1] Hierzu gehören Herz-Kreislauf-Erkrankungen, die durch die intraabdominale Drucksteigerung beim Pressen zu kardiovaskulären Störungen führen können. Dazu zählen auch Lungenerkrankungen, Tumoren, Aneurismen des Gehirns, Glaukom und Ablatio retinae, also Erkrankungen, die eine aktive Mitarbeit der Gebärenden nicht sinnvoll erscheinen lassen. Die im angloamerikanischen Schrifttum verbreitete Ansicht, die Austreibungsperiode durch einen prophylaktischen Einsatz der Zange zu verkürzen [53] (prophylactic delivery outlet forceps), hat im deutschsprachigen Raum wenig Beachtung gefunden.

[1] *Die präventive Indikation zur vaginalen oder abdominalen Entbindungsoperation ist gegeben, wenn damit eindeutig Gefahren von der Mutter abzuwenden sind.*

Operative vaginale Entbindungsmethoden

1 Vakuumextraktion und Zangenentbindung – Vorbedingungen

Die operative Entbindung kann für den Fetus ein hohes Risiko darstellen, wenn die Vorbedingungen nicht beachtet werden. Durch sorgfältige Prüfung der Voraussetzungen für eine Vakuumextraktion

Tabelle 13-2
Häufigkeit von Geburtsrisiken bei Spontangeburten, bei Entbindung durch Forzeps bzw. Vakuumextraktion und bei Sectio (Hessische Perinatalerhebung 1995–2000) Erläuterungen im Text (Anzahl der Fälle in den Gruppen, % Risiko, bezogen auf die Geburtenrate der Gruppe, OR = odds ratio, ci 95 = Konfidenzintervalle bezogen auf die Spontangeburten.)

	spontan Anzahl	%	Sectio Anzahl	%	OR (ci 95%)	Forzeps Anzahl	%	OR (ci 95%)	Vakuum Anzahl	%	OR (ci 95%)
Plazentainsuffizienz	4255	1,7%	4551	5,9%	3,6 (3,5–3,8)	103	1,9%	1,1 (0,9–1,4)	194	1,3%	0,8 (0,7–0,9)
Gestose/Eklampsie	3384	1,3%	5260	6,8%	5,4 (5,1–5,6)	133	2,5%	1,9 (1,6–2,2)	365	2,5%	1,9 (1,7–2,1)
Rh-Inkompatibilität	266	0,1%	159	0,2%	2,0 (1,6–2,4)	5	0,1%	0,9 (0,4–2,1)	10	0,1%	0,6 (0,3–1,2)
Diabetes mellitus	1550	0,6%	1260	1,6%	2,7 (2,5–2,9)	43	0,8%	1,3 (1,0–1,8)	92	0,6%	1,0 (0,8–1,3)
Placenta praevia	149	0,1%	1147	1,5%	25,5 (21,5–30,2)	3	0,1%	0,9 (0,3–3,0)	9	0,1%	1,0 (0,5–2,0)
Vorzeitige Plazentalösung	189	0,1%	1744	2,3%	30,8 (26,5–35,8)	11	0,2%	2,7 (1,5–5,0)	29	0,2%	2,6 (1,8–3,9)
sonstige uterine Blutungen	445	0,2%	797	1,05%	5,9 (5,2–6,6)	14	0,3%	1,5 (0,9–2,5)	42	0,3%	1,6 (1,2–2,2)
Amnion Infektionssyndrom Fieber unter der Geburt	880	0,3%	3626	4,7%	13,2 (12,2–14,3)	92	1,7%	5,0 (4,0–6,3)	232	1,6%	4,4 (3,8–5,1)
Mangelnde Kooperation der Mutter	1065	0,4%	648	0,8%	2,0 (1,8–2,2)	309	5,7%	14,3 (12,6–16,3)	857	5,8%	14,7 (13,4–16,1)
pathologisches CTG oder schlechte Herztöne	17324	6,8%	21687	28,0%	5,3 (5,3–5,4)	3151	58,2%	19,0 (17,9–20,1)	7685	52,4%	14,9 (14,4–15,5)
Grünes Fruchtwasser	14631	5,8%	6124	7,9%	1,4 (1,4–1,4)	521	9,6%	1,7 (1,6–1,9)	1479	10,1%	1,8 (1,7–1,9)
Nabelschnurvorfall	50	0,0%	263	0,3%	17,2 (12,7–23,3)	6	0,1%	5,6 (2,4–13,1)	17	0,1%	5,9 (3,4–10,2)
Verdacht auf sonstige Nabelschnurkomplikationen	14841	5,9%	3638	4,7%	0,8 (0,8–0,8)	560	10,4%	1,9 (1,7–2,0)	1200	8,2%	1,4 (1,3–1,5)
Protrahierte Geburt/Geburtsstillstand Eröffnung	5773	2,3%	13437	17,3%	9,0 (8,7–9,3)	474	8,8%	4,1 (3,7–4,5)	1244	8,5%	4,0 (3,7–4,2)
Protrahierte Geburt/Geburtsstillstand Austreibung	6738	2,7%	3393	4,4%	1,7 (1,6–1,7)	3224	59,6%	53,9 (50,8–57,2)	8950	61,0%	57,1 (54,8–59,4)
Mißverhältnis kindlicher Kopf mütterliches Becken	113	0,0%	14293	18,4%	505 (420–608)	45	0,8%	18,8 (13,3–26,5)	139	0,95%	21,4 (16,7–27,4)
Uterusruptur	24	0,0%	984	1,3%	134 (90–201)	8	0,1%	15,5 (7,0–34,)	12	0,1%	8,6 (4,3–17,1)
Querlage/Schräglage	25	0,0%	2068	2,7%	276 (186–409)	1	0,0%	1,9 (0,3–13,7)	2	0,0%	1,4 (0,3–5,8)
Beckenendlage	1977	0,8%	16506	21,3%	34,4 (32,8–36,0)	4	0,1%	0,1 (0,0–0,3)	7	0,0%	0,1 (0,0–0,1)
Hintere Hinterhauptslage	4087	1,6%	1309	1,7%	1,0 (1,0–1,1)	530	9,8%	6,6 (6,0–7,3)	1248	8,5%	5,7 (5,3–6,0)
Vorderhauptslage	1317	0,5%	484	0,6%	1,2 (1,1–1,3)	176	3,3%	6,4 (5,5–7,5)	444	3,0%	6,0 (5,3–6,6)
Gesichts-/Stirnlage	133	0,1%	499	0,6%	12,3 (10,2–14,9)	10	0,2%	3,5 (1,9–6,7)	21	0,1%	2,7 (1,7–4,39)
Tiefer Querstand	106	0,0%	28	0,0%	0,9 (0,6–1,3)	32	0,6%	14,2 (9,5–21,1)	131	0,9%	21,5 (16,6–27,8)
Hoher Geradstand	103	0,0%	3843	5,0%	128 (105–156)	8	0,1%	3,6 (1,8–7,5)	10	0,1%	1,7 (0,9–3,2)
Sonstige regelwidrige Schädellagen	672	0,3%	1711	2,2%	8,5 (7,7–9,3)	63	1,2%	4,4 (3,4–5,7)	194	1,3%	5,0 (4,3–5,9)

oder eine Zangenentbindung kann die Gefahr für das Kind jedoch beträchtlich eingeschränkt werden. Für die vaginale Entbindung sind die gleichen personellen, technischen und organisatorischen Voraussetzungen erforderlich, wie sie im Prinzip für die Durchführung eines Kaiserschnitts gelten.

1.1 Höhe des fetalen Schädels im Becken

Die **Voraussetzungen für eine operative vaginale Entbindung** sind die vollständige Eröffnung des Muttermunds nach gesprungener Fruchtblase und der zangengerechte oder vakuumgerechte Höhenstand des Kopfes im Becken.

Die Auffassungen über den **notwendigen Höhenstand des Kopfes** für die Anwendung der vaginal-operativen Verfahren sind nicht einheitlich [36]. Sie beinhalten den sog. Trial-Forzeps als Methode in Sectiobereitschaft und die unterschiedlichen Höhenstände der Leitstelle in Beziehung zur Interspinalebene (+1 bis +4). Von der richtigen Einschätzung des Höhenstands des Kopfes ist jedoch der Erfolg der operative vaginalen Entbindung abhängig; er variiert zwischen 80 und 99 % [51]. Das ist unabhängig von der verwendeten Methode.

Eine vaginale Entbindung sollte **unterlassen** werden, wenn der tiefste Punkt des kindlichen Kopfes, die Leitstelle, nicht tiefer als die Interspinalebene tritt. Operationen, die bei diesem Höhenstand des kindlichen Schädels durchgeführt werden, stellen eine Gefahr für Mutter und Kind dar. Dieses Risiko einzugehen ist heute nicht mehr zu rechtfertigen (Abb. 13-3). Die hohe Vakuumextraktion ist mit einer hohen kindlichen Morbidität belastet [26]. In diesen Fällen ist es besser, die vaginale Entbindung abzubrechen bzw. gar nicht erst zu versuchen, sondern durch abdominales Vorgehen, durch die Sectio, zu ersetzen.

Bei sorgfältiger Selektion der Entbindungsmethode sind intrazerebrale Blutungen unterschiedlichen Grades nicht weniger häufig zu beobachten als bei Spontangeburten und abdominalen Entbindungen durch Sectio [20]. Das Hirnblutungsrisiko des Kindes ist damit nicht der Methode der operativen Entbindung anzulasten, sondern dem Operateur, der die Auswahl für das Entbindungsverfahren für den gegebenen Fall trifft. Wenn eine höhere Rate von Hirnblutungen nach operativen Entbindungen auftritt, sollte die Indikationsstellung überdacht werden.

Sicherheit bei der Entscheidung für eine vaginale Entbindung ist zu erhalten, wenn man versucht, die Spinae ossis ischii bei **rektaler Untersuchung** während des Pressens zu tasten. Sind beim Preßversuch die Spinae nicht mehr zu tasten, kann man davon ausgehen, daß die größte Zirkumferenz des Kopfes die Beckenmitte erreicht hat. Die Leitstelle steht dann in der Regel auf dem Beckenboden. Sind jedoch die Spinae während des Preßversuchs eben noch oder weiterhin gut tastbar, sollte entweder durch weiteres Zuwarten der Zeitpunkt der operativen vaginalen Entbindung verschoben oder der Entschluß zur abdominalen Entbindung gefaßt werden. In diese Überlegung ist immer der Zustand des Kindes mit einzubeziehen.

Die **vollständige Erweiterung des Muttermunds** ist für alle vaginalen Operationsmethoden, auch für die Vakuumextraktion, eine Voraussetzung. Der Dauerzug mit der Vakuumglocke bei unvollständigem Muttermund gehört der Vergangenheit an, da er bei der Mutter zu Ödembildung, Abrissen des Muttermunds und Zerreißung der Zervix- und Scheidenwand führt und auch das Kind in hohem Maße gefährdet.[1]

Das **Schwangerschaftsalter** ist als Vorbedingung für die Auswahl der operativen Entbindung kein Kriterium. Auch bei kleinen Köpfen läßt sich eine Vakuumextraktion mit kleiner Pelottengröße bzw. eine Forzepsentbindung zum Schutz des kindlichen Schädels durchführen. Die extra- und intrakranielle Vulnerabilität fetalen Gewebes muß daher in die Auswahl des operativen Verfahrens miteinbezogen werden.

Die operative Entbindung sollte nur beim lebenden Kind durchgeführt werden. Das gilt insbesondere für die Zangenoperationen. Die gelegentlich protrahierte Austreibungsperiode bei toten Kindern kann durch die Anwendung des Vakuumextraktors verkürzt werden. In ganz wenigen Fällen ist gelegentlich auch die Kopfschwartenzange bei toten Früchten notwendig.

1.2 Anästhesie

Eine ausreichende Anästhesie ist bei allen operativen vaginalen Entbindungsverfahren nicht nur notwendig und wünschenswert, sondern eine wesentliche Vorbedingung. Dennoch wurden vaginale Operationen nach Angaben der Hessischen Perinatalerhebung 1995–2000 in etwa 17 % ohne Anästhesie vorgenommen (Tab. 13-3). Sie erleichtert das Anlegen der Pelotte bei der Vakuumextraktion und das Einführen der Zangenlöffel bei der Forzepsoperation. Als Anästhesieverfahren stehen heute die Periduralanästhesie bzw. die Pudendusanästhesie zur Verfügung (siehe auch die Kap. 11 und 12). In Vollnarkose werden vaginal-operative Entbindungen schon wegen der Gefahr für die Mutter heute selten vorgenommen (Tab. 13-3). Sie bedarf einer kritischen Indikationsstellung [47, 48].

---

[1] *Die vollständige Erweiterung des Muttermunds ist für alle vaginalen Operationsmethoden, auch für die Vakuumextraktion, eine Voraussetzung.*

Abb. 13-3
Vaginale Extraktionsoperationen im Bezug zum Höhenstand des fetalen Kopfes im Becken. Als Bezugspunkt gilt die Interspinalebene (I) und die knöcherne Leitstelle des kindlichen Kopfes. O obere Schoßfugenrandebene, U untere Schoßfugenrandebene, BA Beckenausgang

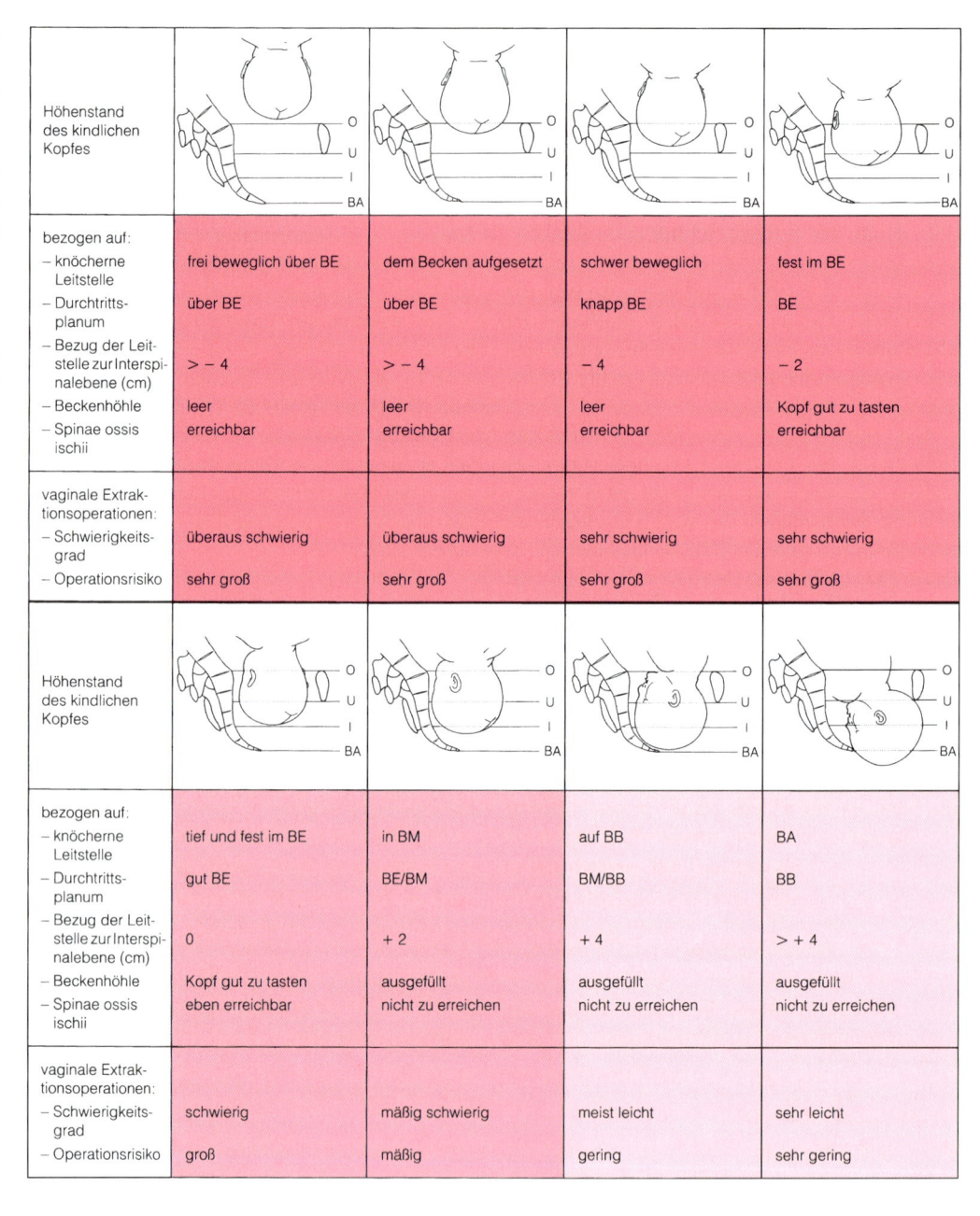

Höhenstand des kindlichen Kopfes				
bezogen auf:				
– knöcherne Leitstelle	frei beweglich über BE	dem Becken aufgesetzt	schwer beweglich	fest im BE
– Durchtrittsplanum	über BE	über BE	knapp BE	BE
– Bezug der Leitstelle zur Interspinalebene (cm)	> – 4	> – 4	– 4	– 2
– Beckenhöhle	leer	leer	leer	Kopf gut zu tasten
– Spinae ossis ischii	erreichbar	erreichbar	erreichbar	erreichbar
vaginale Extraktionsoperationen:				
– Schwierigkeitsgrad	überaus schwierig	überaus schwierig	sehr schwierig	sehr schwierig
– Operationsrisiko	sehr groß	sehr groß	sehr groß	sehr groß
Höhenstand des kindlichen Kopfes				
bezogen auf:				
– knöcherne Leitstelle	tief und fest im BE	in BM	auf BB	BA
– Durchtrittsplanum	gut BE	BE/BM	BM/BB	BB
– Bezug der Leitstelle zur Interspinalebene (cm)	0	+ 2	+ 4	> + 4
– Beckenhöhle	Kopf gut zu tasten	ausgefüllt	ausgefüllt	ausgefüllt
– Spinae ossis ischii	eben erreichbar	nicht zu erreichen	nicht zu erreichen	nicht zu erreichen
vaginale Extraktionsoperationen:				
– Schwierigkeitsgrad	schwierig	mäßig schwierig	meist leicht	sehr leicht
– Operationsrisiko	groß	mäßig	gering	sehr gering

!Gewagte vaginale Entbindungsoperationen haben in der modernen Geburtshilfe keinen Platz mehr, sie sollten durch die abdominale Schnittentbindung ersetzt werden.

Das Anlegen eines Scheiden-Damm-Schnitts ist nicht in allen Fällen bei der Vakuumextraktion und Zangenoperation erforderlich. In vielen Fällen führt jedoch das Schneiden einer mediolateralen Episiotomie zu einer beträchtlichen Verkürzung des Geburtswegs und erleichtert damit das Austreten des Kindes. Scheiden-, Labien-, Klitoris- und Dammrisse werden durch diese Maßnahmen weitgehend reduziert (siehe auch Kap. 15).

Gewagte vaginale Entbindungsoperationen haben in der modernen Geburtshilfe keinen Platz mehr, sie sollten durch die abdominale Schnittentbindung ersetzt werden.[!] Auch für den erfahrenen Geburtshelfer, der den Umgang mit der Zange gewohnt ist, sollte die „hohe Zange" nunmehr nur noch ein historisches Interesse haben. Auch die sog. Probegeburt bei Beckenverengung und die Anwendung besonderer Zangenmodelle und Entbindungstechniken ist wegen der Gefahren für Mutter und Kind abzulehnen. Die Entscheidung in Grenzsituationen verlangt neben profundem Wissen der Geburtsmechanik, der Geburtsphysiologie noch einen Teil an Erfahrung, der mühsam erworben werden muß.

2 Wahl der operativen vaginalen Entbindungsmethode

In einer Analyse der Perinatalstatistik der Bundesländer Bayern, Baden-Württemberg, Rheinland-Pfalz, Niedersachsen, Hamburg, Schleswig-Holstein und Hessen aus dem Jahre 1993 wird belegt, daß in etwa 60 bis 80% der Vakuumextraktion gegenüber der Forzepsentbindung der Vorzug gegeben wird. Beide Entbindungsverfahren, Forzeps und Vakuumextraktion, haben ihre Vor- und Nachteile. Unter der Voraussetzung, daß der Kopf zwischen Beckenmitte und Beckenboden steht, lassen sich sowohl Glocke als auch Zangenlöffel gut am kindlichen Köpfchen anlegen. Das Anbringen der Zangenlöffel stellt jedoch eine zusätzliche Raumforderung im Becken mit der Folge möglicher Weichteil- und Nebenverletzungen bei der Extraktion dar [24, 46].

Im Vergleich zur Extraktion mit der starren Zange verlangt die Durchführung der Vakuumextration mehr Sensibilität gegenüber der Rotation des Kopfes im Geburtskanal. Das Lösen der Pelotte bei zu starkem Zug oder Traktion in die falsche Richtung sind Nachteile, die der Extraktion mit der Zange nicht anhaften.

Über die Vor- und Nachteile der Anwendung der Vakuumextraktion bzw. der Zange sind in den letzten Jahrzehnten zahlreiche Untersuchungen durchgeführt worden. Dazu existiert eine umfangreiche Literatur [3]. So wurden Untersuchungen zur perinatalen Morbidität und Mortalität, zu den Nebenverletzungen, zum Einfluß der Vakuumextraktion auf intrakranielle Druckschwankungen [8, 12] und zum Einfluß der Zange auf intrakranielle Drücke durchgeführt [31]. Als Resümee eines langjährigen Erkenntnisprozesses in der Geburtshilfe zeigt sich aber immer mehr, daß die falsche Indikation zur operativen Entbindung den Fetus stärker belastet als die Operation selbst [10, 11]. Das wird durch neuere Analysen bestätigt [10, 39]. Ein Fetus, der bereits im Rahmen eines protrahierten Geburtsverlaufs eine manifeste Azidose entwickelt und dann noch durch ein riskantes geburtshilfliches Manöver geboren wird, wird den operativen Eingriff, der immer – ob Vakuumextraktion, Zange oder Kaiserschnitt – eine Belastung darstellt, schwerer überstehen und schwerere Folgen davontragen, als ein Kind, das sich zum Zeitpunkt der operativen Entscheidung noch in einem guten Zustand befand, d.h. bei dem ein normaler Säure-Basen-Haushalt vorlag und die Zeichen des fetalen Schocks noch nicht existent waren.

Vor diesem Hintergrund muß heute die Beurteilung operativer Entbindungsverfahren generell gesehen werden.

Anästhesie	Spontangeburten Schädellage n = 250992 (%)	Vakuumextraktion n = 14744 (%)	Forzepsentbindung n = 5464 (%)
keine	66,2	57,0	16,6
Pudendusblock	3,6	12,6	13,8
Lokalinfiltration	13,2	35,2	31,6
Analgetika	27,2	42,3	46,1
Vollnarkose	0,9	1,6	4,4
Periduralanästhesie	10,9	35,5	35,8
Parazervikalanästhesie	0,0	0,1	0,1
Sonstige	6,3	4,3	5,1

Tabelle 13-3
Anästhesieformen bei Spontangeburten aus Schädellage und bei vaginaler operativer Entbindung durch Vakuumextraktion und Forzepsentbindung (Hessische Perinatalerhebung 1995–2000)

3 Zangenentbindung

3.1 Zangenmodelle

Als Grundtypen der Zange können die englische Zange von Smellie, die französische Zange von Levré und die deutsche Zange von Naegele gelten. Insgesamt sind 200 Zangenmodelle beschrieben worden. Dies beweist, daß es offenbar eine ideale Zange nicht gibt. Nach den technischen Merkmalen kann man zwischen **Kreuz-, Parallel- und Divergenzzangen** unterscheiden.

Die Bezeichnung parallel bzw. divergent bezieht sich auf den Halsteil der Zange. Eine Divergenzzange, mit der auch Zug ausgeübt werden kann, stellt die Bamberger Zange von Sipli und Krone dar, wobei ein Schiebemechanismus den Griffabstand veränderlich macht [45]. Bei diesen Modellen gibt es feste und gleitende Schlösser, eine Beckenkrümmung fehlt jedoch.

Bei den Kreuzzangen kreuzen sich die Blätter im Schloß. Das Schloß kann dabei gleitend sein, wie bei der Kjelland-Zange, aber auch fest wie bei der Naegele-Zange (Abb. 13-4). Die Naegele-Zange hat eine Beckenkrümmung, während die Kjelland-Zange diese nicht besitzt. Die Kreuzzangen üben eine größere Kompression auf den kindlichen Schädel aus als die Parallel- und Divergenzzangen. Bei diesen Typen kreuzen sich die Blätter nicht. Dadurch soll die Kompression des kindlichen Schädels geringer sein. Shute beschreibt die Vorteile der Zange mit einem Schutzhaubeneffekt für das Kind.

Parallelzangen eignen sich fast nur für Beckenausgangsextraktionen, da ihre Zugeigenschaften nicht gut sind. Wichtig scheint bei einem Zangen-

Abb. 13-4
Zangenmodelle
a) Kjelland
b) Naegele

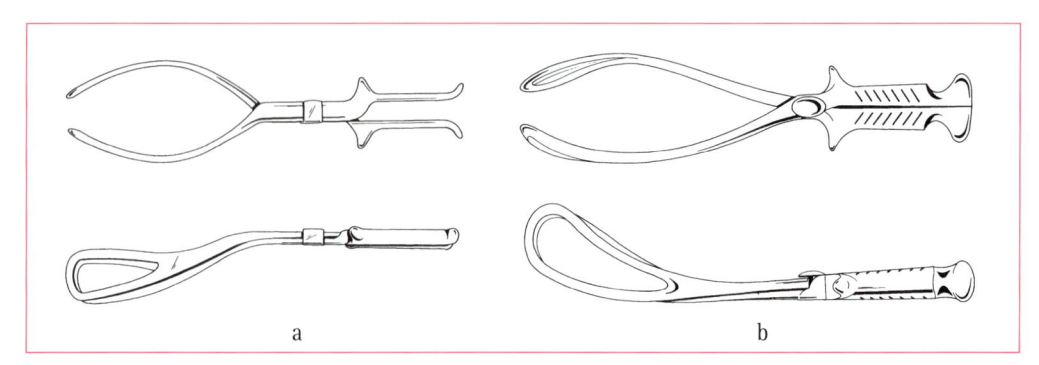

modell das Vorhandensein einer Einstellschraube am Griff, die das Zusammendrücken der Griffe regulierbar macht und damit die maximale Kompression auf den kindlichen Schädel limitiert. Von der Funktion werden zudem noch Zug- und Rotationszangen sowie die Kombination von beiden unterschieden. Die Zugzange ist vornehmlich eine Kreuzzange. Ohne Beckenkrümmung ist auch gleichzeitig die Rotation möglich.

3.2 Technik der Zangenentbindung

Bevor die Zangenentbindung durchgeführt wird, muß die Patientin entsprechend gelagert werden. Die übliche Lagerung ist die Lithotomieposition. Desinfektion des Genitalbereichs und sterile Abdeckung reduziert das Infektionsrisiko für die Mutter. Die Blase sollte entleert werden. Eine Anästhesie ist erforderlich; zu bevorzugen ist die Periduralanästhesie bzw. die Pudendusanästhesie.

Vor dem Entschluß zur Zangenentbindung ist eine sorgfältige Untersuchung der Patientin notwendig, um die Vorbedingungen zu prüfen (Tab. 13-4). Eine exakte Kenntnis der Höhe des fetalen Kopfes und der Verlauf der Pfeilnaht ist für das Anlegen der Zange erforderlich. Vor Anlegen der Zange sollte der Operateur die Zange so in Position halten, wie er sie anzulegen gedenkt (Abb. 13-5a). Diese Phantomapplikation ist für die richtige Lage der Zange am kindlichen Kopf eine Hilfe.

Ansetzen der Zange

Zangenentbindung vom Beckenboden: Die Definition „Zangenentbindung vom Beckenboden" setzt eine gerade verlaufende Pfeilnaht voraus, so daß keine Drehung der fetalen Pfeilnaht notwendig wird. Zunächst wird die Zange auseinandergenommen, so daß der **linke** Löffel mit der **linken** Hand des Operateurs und der **rechte** Löffel mit der **rechten** Hand des Operateurs gehalten wird. Der linke Löffel wird lose vor die Vagina gehalten, so daß der Löffel sich in einer vertikalen Position befindet (Abb. 13-5). Der **linke** Löffel wird mit der **linken** Hand entlang der **linken** Seite des mütterlichen Beckens entlang des **linken** Os parietale beim Feten unter Schutz der rechten Hand des Operateurs eingebracht. Nach Entfernung der Hand wird der rechte Löffel auf der rechten Seite der Patientin unter Schutz der linken Hand am rechten Os parietale des Feten eingeführt. Nach der Applikation der Zange im Becken werden beide Griffe zusammengebracht. Vor der Extraktion ist es wichtig, die richtige Lage der Zange zu überprüfen.

Zangenentbindung aus Beckenmitte: Die Anwendung der Zange für eine Entbindung aus Beckenmitte setzt besondere Erfahrungen in der Technik der Applikation voraus. Dies trifft insbesondere für jene Fälle zu, wo die Pfeilnaht nicht im geraden Durchmesser verläuft. Das ist beim Kopfstand in Beckenmitte oder wenn sich die große Fontanelle hinten befindet nahezu regelmäßig der Fall. Das Einsetzen der Zangenlöffel geschieht praktisch in der gleichen Weise wie bei gerade verlaufender Pfeilnaht mit der Ausnahme, daß der rechte Löffel bei im 1. schrägen Durchmesser verlaufender Pfeilnaht nach rechts vorn und bei im 2. schrägen Durchmesser verlaufender Pfeilnaht der linke Löffel nach links vorn wandern, d. h. bewegt werden muß (Abb. 13-6). Auch hier ist nach Anlegen der Zange die Position zu überprüfen. Die Traktion erfolgt dann unter gleichzeitiger Rotation der Zange.

Zangenentbindung bei tiefem Querstand: Die Applikation der Zange bei tiefem Querstand ist heute leichter durch die Anwendung der Vakuumextraktion zu ersetzen. Das Einlegen der Zange ist aufgrund des Wandernlassens der Löffel schwierig und die Vakuumextraktion in diesem Fall wesentlich einfacher.

Kontrolle der richtigen Lage der Zange

Die sichere Anwendung der Zange setzt eine korrekte Lage beim Feten voraus: Die Zangenlöffel liegen biparietal, mütterliche Weichteile befinden sich nicht im Zangenlöffel. Der unsachgemäße Sitz

Tabelle 13-4

Die Zangenextraktion bei tiefstehendem Kopf und gerader Pfeilnaht sowie höherstehendem Kopf und schrägverlaufender Pfeilnaht und bei regelwidrigen Schädellagen

Vorbedingungen

- Der Muttermund muß vollständig eröffnet sein.
- Der Beckenausgang darf nicht verengt sein.
- Die Fruchtblase muß gesprungen sein.
- Der Kopf muß zangengerecht stehen.
- Der Kopf darf nicht zu klein sein.
- Das Kind muß leben

Durchführung

1. Bei tiefstehendem Kopf und gerader Pfeilnaht
- Fassen und Einführen der Löffel:
Den linken Löffel mit der linken Hand in die linke Seite der Mutter als erstes einführen.
Den rechten Löffel mit der rechten Hand in die rechte Seite der Mutter über dem linken Löffel einführen.
- Hinhalten vor dem Einführen („Probehaltung"):
Der Zangenquerdurchmesser liegt im rechten Winkel zur Pfeilnaht.
- Anlegen der Zange:
Schutz der Weichteile durch die Finger 2–5 der Hand beim Einführen.
- Schließen der Zange und Nachtasten
- Extraktion:
Fassen der Zange: linke Hand von oben über die Griffe, rechte Hand über die Busch-Haken
Zugrichtung: Zug in Richtung der Griffe bis die Leitstelle in der Vulva erscheint
Stellungswechsel nach links und Handwechsel: rechte Hand faßt über die Busch-Haken und hebt die Zangengriffe nach oben (Rotationum die Symphyse)

2. Bei höherstehendem Kopf und schrägverlaufender Pfeilnaht
Pfeilnaht im I. (II.) schrägen Durchmesser
- Fassen und Einführen der Löffel wie unter 1
- Hinhalten der Zange vor dem Einführen:
Der Zangendurchmesser verläuft im II. (I.) schrägen Durchmesser.
- Anlegen der Zange:
Der rechte (linke) Löffel muß wandern, d.h. nach vorne kommen. Schutz wie unter 1c
- Schließen der Zange und Nachtasten
- Extraktion: Zug und Rotation wie 1e

3. Hintere Hinterhauptslage bei tiefstehendem Kopf und gerader Pfeilnaht
- Vorgehen wie bei 1
- Extraktion:
Zug in Richtung der Griffe bis das Hinterhaupt erscheint
Heben der Zangengriffe zur Entwicklung des Hinterhaupts
Senken der Zangengriffe zur Entwicklung von Stirn und Gesicht

4. Vorderhauptslage bei tiefstehendem Kopf und gerader Pfeilnaht
- Vorgehen wie bei 1
- Extraktion

5. Tiefer Querstand
siehe Abschnitt 4 „Vakuumextraktion"

6. Gesichtslage
- Vorgehen wie bei 1
Lüften der Griffe
Schließen der Zange
- Extraktion
Zug bis das Kinn in der Vulva erscheint
Heben der Zangengriffe zur Entwicklung von Kinn, Nase, Stirn usw.

7. Stirnlage
keine vaginale Operation

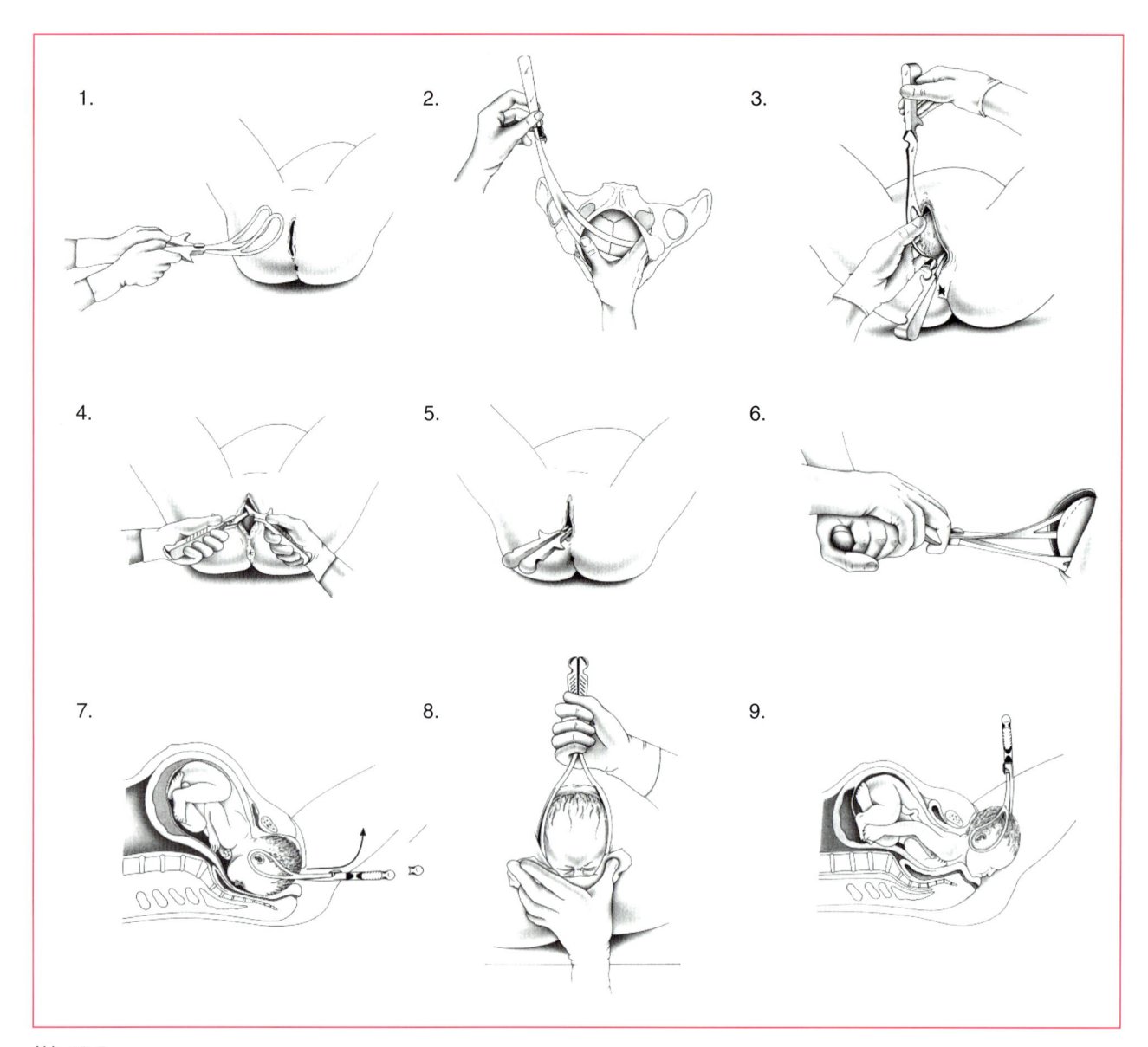

Abb. 13-5
Technik der Zangenentbindung.
1.) Hinhalten der Zange, 2.) Einführen des linken Löffels, 3.) Einführen des rechten Löffels, 4.) Schließen der Zange, 5.) die angelegte Zange, 6.) Traktion der Zange, 7.) Heben der Zangengriffe, 8.) und 9.) Entwicklung des Kopfes

der Zange kann bei der Traktion zu Verletzungen des Schädels führen oder neurologische Schäden beim Neugeborenen verursachen. Der richtige Sitz der Zange muß durch drei wesentliche Punkte am fetalen Kopf überprüft werden:
- Die große Fontanelle sollte zwischen den beiden Blättern der Zange liegen. Die Sagittalnaht verläuft dabei im rechten Winkel zum Durchmesser der Zangenlöffel.
- Die Zange sollte am Os parietale einen sicheren Sitz haben. Nur etwa 1 bis 1,5 cm der Blätter sollten hinter dem fetalen Schädel palpierbar sein.
- Wenn die Blätter gefenstert sind, sollte nicht mehr als eine Fingerspitze am Ende des Fensters einlegbar sein.

Zugausübung bei der Zangenextraktion

Die wesentlichsten Vorgänge bei der Zangenentbindung sind in Tabelle 13-4 aufgelistet.

Der Zug der Zange sollte bei vorderer Hinterhauptslage sich der normalen Bewegung der Geburt anpassen. Durch Traktion ist der Kopf bis auf den Beckenboden zu bewegen und nach Erreichen des Beckenbodens die Deflektion des Kopfes mit Entwicklung von Stirn, Augen, Mund und Kinn einzuleiten.

3.3 Spezielle Indikationen für die Zangenentbindung

Die Haltungsanomalien des Schädels (hintere Hinterhauptslage, Vorderhauptslage, Gesichtslage, tiefer Querstand, hoher Geradstand) spielen für die operativen vaginalen Entbindungen eine besondere Rolle. Die hintere Hinterhauptslage wurde nach den Daten der Hessischen Perinatalerhebung 2000 in 25,0% und die Vorderhauptslage in 1,5% die Indikation zu einer vaginal-operativen Maßnahme [17]. Die vaginal operative Frequenz beim hohen Geradstand beträgt nur 0,0%, ist jedoch in 3,8% die Indikation zur Sectio.

Bei der hinteren Hinterhauptslage und der Vorderhauptslage ist die Anwendung der Zange sicher gegenüber der Vakuumextraktion aufgrund der besseren Traktionsfähigkeit im Vorteil. Aber auch hier sollte bedacht werden, daß bei diesen Lagen die Extraktion mit der Zange nicht ratsam erscheint, wenn der Kopf sich nicht zwischen Beckenmitte und Beckenboden und die Pfeilnaht sich nicht im geraden, sondern erst im schrägen Durchmesser befindet.

Die Zangenentbindung bei Gesichtslage oder Stirnlage stellt heute eine extreme Seltenheit dar und sollte nach Möglichkeit durch den Kaiserschnitt ersetzt werden.

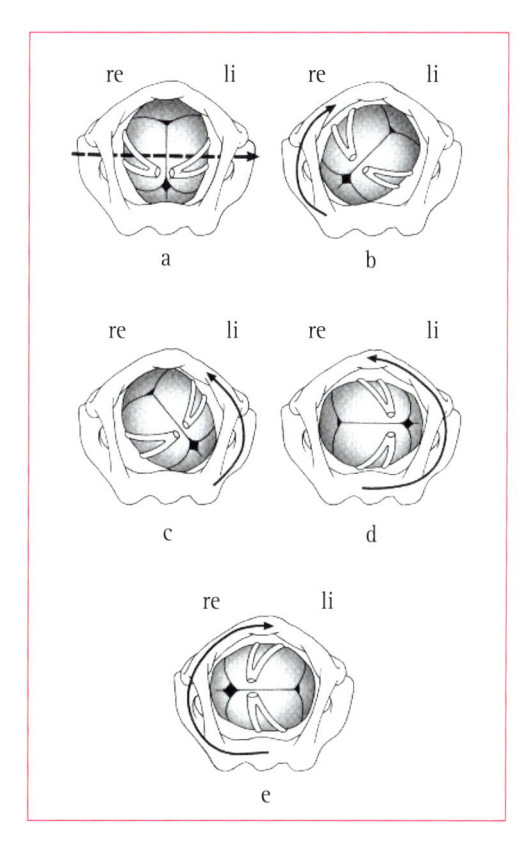

Abb. 13-6
Anlegen der Zange bei schrägverlaufender Pfeilnaht.
a) zum Vergleich: vordere Hinterhauptslage, Pfeilnaht gerade
b) vordere Hinterhauptslage, Pfeilnaht im I. schrägen Durchmesser: Der rechte Löffel muß wandern.
c) II. vordere Hinterhauptslage, Pfeilnaht im II. schrägen Durchmesser: Der linke Löffel muß wandern.
d) II. tiefer Querstand: Der linke Löffel muß wandern.
e) I. tiefer Querstand: Der rechte Löffel muß wandern.

4 Vakuumextraktion

4.1 Vakuumextraktormodelle

Die Vakuumextraktion wurde von Malmström in den 50er Jahren als eine brauchbare Methode entwickelt [30]. Sie hat sich seither in Europa weit verbreitet [18].

Die Saugglocken sind aus Metall und stehen in Größen von 30, 50 und 60 mm Durchmesser in zahlreichen Modellen zur Verfügung. Die Zugkette verlief bei den älteren Modellen im Vakuumschlauch. Bei den neueren Kappen ist sie getrennt vom Vakuumschlauch angebracht; das hat den Vorteil, daß sowohl der Saugvorgang als auch der Zug gut zu kontrollieren sind. Im Innern der Glocke

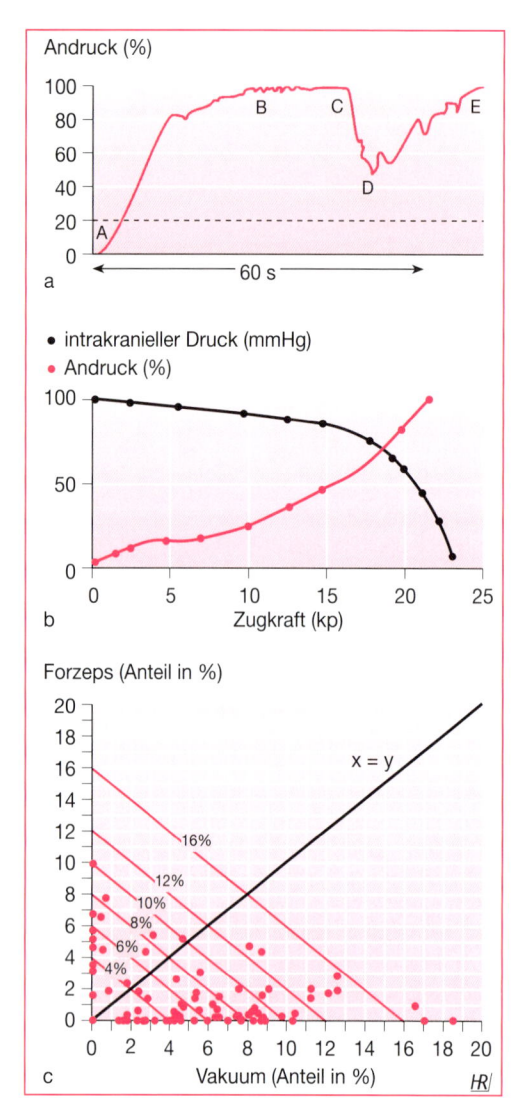

Abb. 13-7a–c

Druckverhältnisse bei der Vakuumextraktion (nach Hein und Meyenburg [16]).

a) *Graphisches Traktionsprotokoll einer Vakuumextraktion am Kopf vom Beckenboden. Von A nach B übt der Kopf zunehmend Druck auf den Boden der Saugglocke aus. Nach einer Ansaugzeit von ca. 50 Sekunden ist am Punkt B der maximale Andruck erreicht. Bei C beginnt die Extraktion und ist nach Erreichen einer minimalen Haftfestigkeit von 50% bei Punkt D bei E abgeschlossen. Die reine Extraktionszeit betrug 25 Sekunden.*
Beurteilung: leichte Vakuumextraktion.

b) *Beziehung zwischen der aufgewendeten Zugkraft und der Haftfestigkeit der Saugglocke (schwarz) sowie die Beziehung zwischen Zugkraft und intrakraniellem Druck (rot), wenn der Extraktor am Kopf angelegt wurde. Die Meßdaten wurden unter experimentellen Bedingungen gewonnen.*

c) *Häufigkeit von vaginalen Entbindungen durch Forzeps und durch Vakuum-Extraktion in 84 Kliniken in Hessen (Perinatalerhebung Hessen 2000 [17]).*
Der Anteil der Entbindungen durch Forzeps ist auf der Ordinate, der Anteil der Vakuumextraktionen auf der Abszisse dargestellt. Es ist ersichtlich, daß einige Kliniken die Forzeps-Operationen, andere die Vakuumextraktionen bevorzugen. In jenen Fällen, in denen der Anteil der vaginalen Operationen 10 bis 18% beträgt, werden nur in 1–3% die Entbindungen mit einem Forzeps vorgenommen. Die Linie x = y gibt gleiche Häufigkeiten von Operationen wieder, die schwachen Linien geben die Häufigkeit der vaginalen Operationen an.

verhindert ein Metallsieb das übermäßige Einsaugen der Kopfhaut in die Glocke. Die Vakuumkappe wird durch einen Unterdruck bis zu 0,8 kg/cm² am kindlichen Kopf festgesaugt (Abb. 13-7).

In letzter Zeit sind auch Vakuumextraktoren mit Silikon- oder Gummikappen erhältlich; Unterschiede im fetalen Zustand bei Geburt waren zwischen beiden Instrumenten nicht nachzuweisen [7, 27, 29]. Seit einigen Jahren steht ein Vakuumextraktor zur Verfügung, der das teilweise störanfällige System von Pumpe, Druckschläuchen und Vakuumkappe überflüssig macht. Es ist ein komplettes Entbindungssystem mit einer intergierten Pumpe, die die rasche Herstellung eines Vakuums erlaubt und gleichzeitig die Grenze des Unterdruckes durch grüne (60–80 kPa) und rote (>80 kPa) Markierungen anzeigt. Der Durchmesser der Kappe beträgt 5 cm (Kiwi VAC 6000 – Complete Vacuum Delivery System with Palm Pump).

Der Vakuumextraktor ist durch Evelbauer in Deutschland bekannt geworden und hat auch hier eine rasche Verbreitung gefunden. In zahlreichen Ländern, unter anderem in den USA, Großbritannien, Frankreich und Kanada [18, 34] wird dieser Methode immer noch mit Zurückhaltung begegnet.

4.2 Technik der Operation

Für die Vakuumextraktion sind die gleichen Voraussetzungen notwendig wie für die Zangenextraktion (siehe auch Tab. 13-4): Der Kopf muß vakuumgerecht stehen, die Blase muß gesprungen und der Muttermund vollständig geöffnet sein. Vakuumextraktionen bei unvollständigem Muttermund und/oder hochstehendem Kopf sind riskant und mit der modernen Geburtshilfe nicht mehr zu vereinbaren.

Geburtsstatistiken, die in früheren Untersuchungen ausgewiesen haben, daß die Vakuumextraktion vorwiegend im Interesse der Mutter, die Zangenoperation vorwiegend im Interesse des Kindes durchgeführt wurde, haben heute keine Gültigkeit mehr. Viele Kliniken wenden heute überwiegend oder ausschließlich die Vakuumextraktion an (Abb. 13-7c) und dies nicht nur aus mütterlicher, sondern auch aus fetaler Indikation. Eilige operative Entbindungen sind ohnehin heute aufgrund der breiten Anwendung der Tokolytika, die auch in der Austreibungsperiode ihren Platz haben, zu einer Seltenheit geworden. Operative vaginale Entbindungen lassen sich in der Regel in Ruhe vorbereiten und durchführen. Die Vakuumextraktion ist gelegentlich bei den dorsoposterioren Lagen, der hinteren Hinterhauptslage und der Vorderhaupts-

Operative vaginale Entbindungsmethoden 13

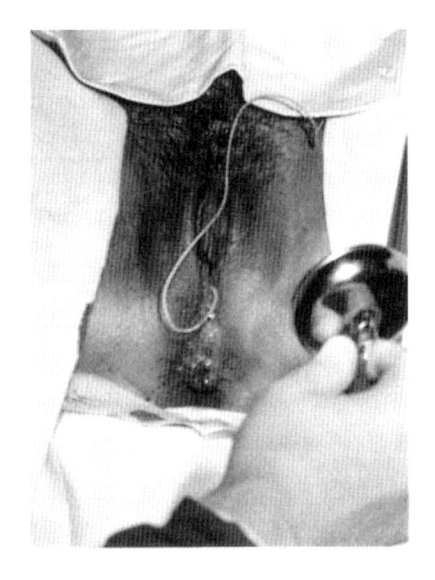

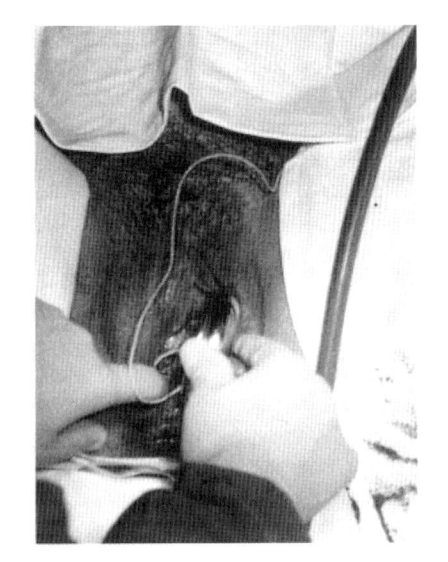

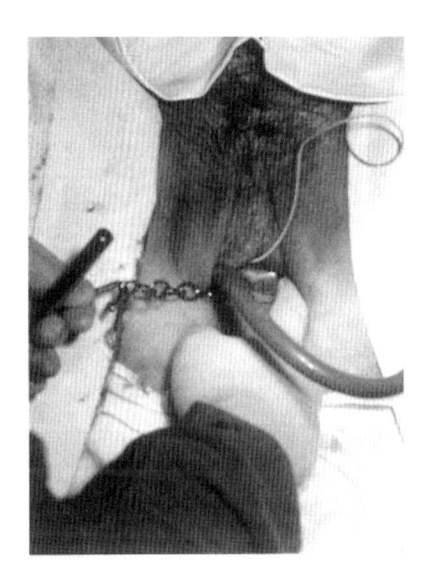

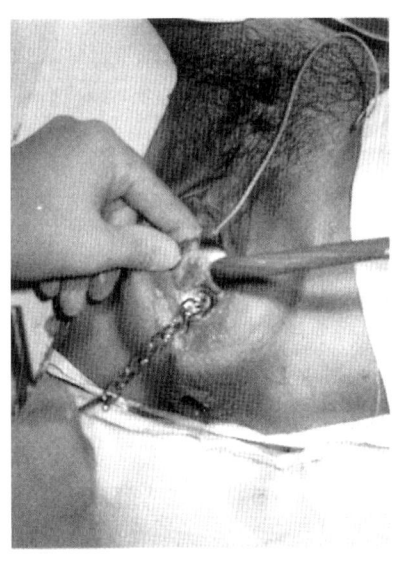

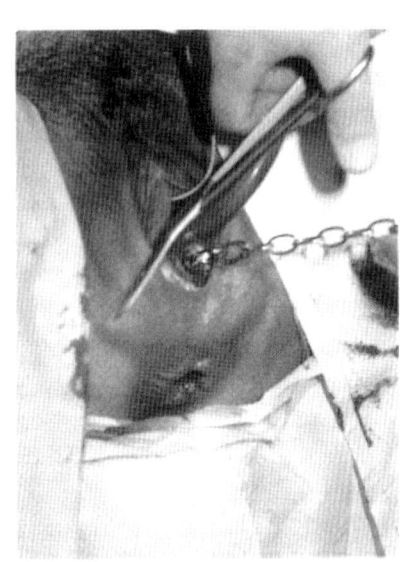

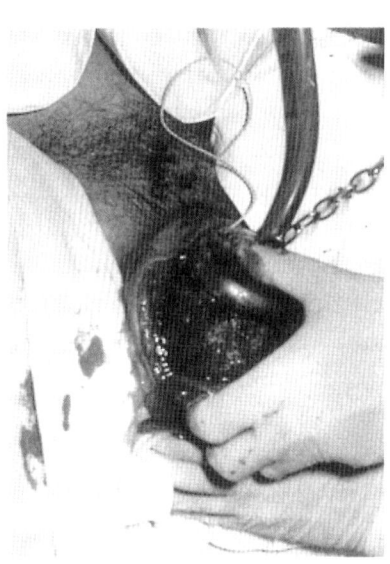

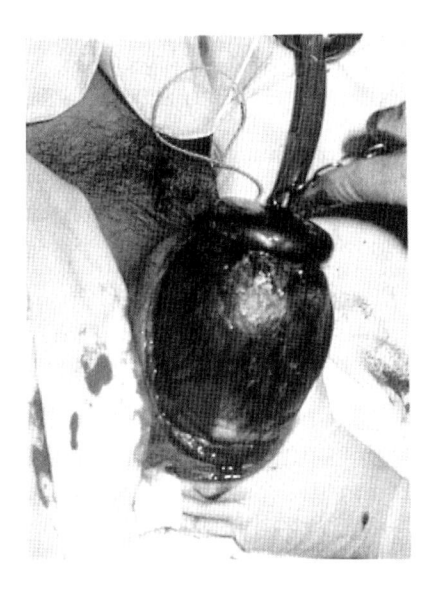

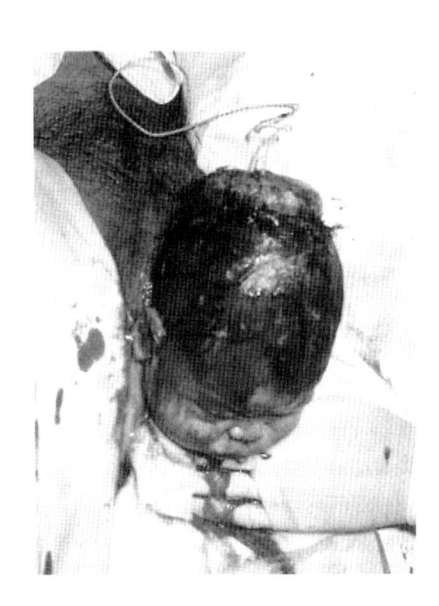

Abb. 13-8
Technik der Vakuumextraktion.
a) und b) Einführen der Glocke, c) Prüfung des Glockensitzes und Ausschluß von eingeklemmten Weichteilen, d) Zug an der Glocke und Vorwölbung des Beckenbodens, e) Erweiterung der Geburtswege durch laterale Episiotomie, f) Entwicklung des kindlichen Kopfes, g) Geburt des Kopfes, h) Geburtsgeschwulst am Hinterhaupt des Kindes nach Abnahme der Vakuumglocke

lage schwierig. Hier reicht häufig die Zugkraft bei straffen Weichteilen der Mutter nicht aus, um das Kind zu entwickeln.

Das Einführen und das Anlegen der Saugglocke geschieht an der Leitstelle des kindlichen Kopfes (Abb. 13-8). Es ist weniger umständlich als die Applikation der Zange. Die Saugglocke wird nach Spreizen der Labien unter Druck gegen die hintere Kommissur wie ein Schalenpessar in fast sagittaler Position durch den Introitus eingeführt. Beim tiefen Querstand ist die Glocke in Richtung der kleinen Fontanelle zu verschieben. Die Glocke wird fest an den Schädel gedrückt und bei gleichzeitigem Erzeugen eines Vakuums geprüft, ob mütterliche Weichteile eingeklemmt werden. Die Steigerung des Vakuums erfolgt über Schritte von 0,2 kg/cm^2 bis zum Erreichen eines optimalen Unterdrucks von 0,8 kg/cm^2. Bei eiliger Vakuumextraktion kann diese Ansaugzeit auf ein bis zwei Minuten verkürzt werden.

Bei einem Probezug ist nochmals der richtige Sitz der Pelotte zu überprüfen. Beim Auftreten einer Kontraktion folgt unter Mitpressen der Patientin zunächst der Zug in gerader Richtung, bis die Leitstelle, d.h. die Pelotte, in der Vulva erscheint. Mit langsamer Änderung der Zugrichtung nach oben erfolgt die Deflexion des Kopfes entsprechend dem natürlichen Geburtsmechanismus. Ein starres Weiterziehen in der gleichen Richtung würde das Abreißen der Pelotte bewirken. Hilfreich bei der Durchführung der vaginalen Operation mit einer Vakuumextraktion ist das Anlegen einer großen Episiotomie um den Geburtsweg zu verkürzen. Auch die Anwendung des Kristeller-Handgriffs ist mitunter notwendig, um die Preßarbeit der Patientin zu unterstützen.

Fehlerhafte Traktionen erschweren die Operation. Die häufigsten Fehler bestehen im zu langen Zug entgegen der physiologischen Entwicklung des Kopfes. Hier ist viel Sensibilität des Operateurs notwendig, um sich mit leichter Hand dem physiologischen Geburtsmechanismus anzupassen und die Bewegung des Kopfes in die Richtung des geringsten Widerstands zu leiten. Der Abriß der Vakuumglocke mit seinen möglicherweise negativen Auswirkungen aufgrund der entstehenden Druckschwankungen ist einer der Nachteile dieser Methode [50]. Reißt die Glocke aufgrund eines defekten Mechanismus ab, dann sollte die Geburt in der Regel mit der Zange beendet werden. Mißlingt jedoch auch die Zangenoperation, dann ist die abdominale Entbindung durch Kaiserschnitt ohne zu zögern die Methode der Wahl.

Bei höherstehendem Kopf und noch schräg verlaufender Pfeilnaht erfolgt die Rotation des Kopfes mit dem Tiefertreten des Schädels auf physiologische Weise. Selbst bei hinterer Hinterhauptslage geschieht es gelegentlich, daß das Hinterhaupt bei entsprechender Plazierung der Pelotte sich nach vorn bewegt und das Kind aus vorderer Hinterhauptslage geboren wird.

Morbidität und Mortalität nach operativer Entbindung

Bei sachgerechter Vorbereitung der vaginal-operativen Entbindungsverfahren und bei klarer Indikationsstellung zur vaginalen Operation lassen sich die Gefahren der vaginalen Operationen für Mutter und Kind auf ein Minimum reduzieren.

1 Mütterliche Morbidität

Die mütterlichen Geburtswege werden durch die beschleunigte vaginale Entbindung besonders beansprucht. Bei unsachgemäßer Durchführung der vaginalen Operationen entstehen Dammrisse, Klitorisrisse, Scheidenwandrisse sowie Zervixrisse. Diese operationstechnischen Versager sind normalerweise vermeidbar. Eingeklemmtes Gewebe kann abreißen oder eine Drucknekrose zur Folge haben.

Darmverletzungen entstehen durch weiteres Reißen der Episiotomie. Nach den Daten der Hessischen Perinatalerhebung 2000 wird in 46,4 % (n = 20125) der vaginalen Entbindungen eine Episiotomie durchgeführt. Bei Patienten ohne Episiotomie erfolgte in 1,7 % ein Dammriß III./IV. Grades und in 2,8 % der Frauen, bei denen eine Episiotomie durchgeführt wurde. Eine Analyse der Daten der HEPE von 1995–2000 zeigt eine deutliche Zuordnung zu den operativen vaginalen Eingriffen (Tab. 13-5). Die Verletzungen durch Dammriß III. und IV. Grades waren bei der Vakuumextraktion 3mal und bei de Entbindung durch Forzeps 7mal häufiger als bei der Spontangeburt. Die große mediolaterale Episiotomie schützt jedoch vor Perinealverletzungen III. Grades [28].[1] Drucknekrosen im Bereich der Urethra sind selten, obgleich bei länger im Becken verweilendem Kopf bei später durchgeführter Zystoskopie in Abhängigkeit von der Geburtsdauer Hyperämie, Ödeme und submuköse Petechien gesehen werden können [14, 33]. Diese Verletzungen im Urogenitalbereich treten insbesondere bei schwierigen vaginalen Entbindungen durch Zangen auf. Gefährliche Komplikationen der Weich-

---

[1] *Die große mediolaterale Episiotomie schützt vor Perinatalverletzungen III. Grades [28].*

teilzerreißungen sind Blutungen und Infektionen. Gefürchtet sind auch hochsitzende Risse in der Scheidenwand und der Zervix, die zu lebensbedrohlichen Blutungen führen können. Einige Autoren stellen auch Unterschiede maternaler Verletzungen zwischen der Vakuumextraktion und der Forzepsentbindung fest [21, 49]. Die anale Sphinkterfunktion ist bei der Vakuumextraktion weniger gestört (11 bzw. 17 % [21]). Auch die Harninkontinenz wird nach operativen Entbindungen häufiger beobachtet [1, 2, 23].

Die Häufigkeit von Infektionen nach vaginalen Entbindungsoperationen ist verständlich, da operative Entbindungsverfahren in der Regel mit protrahierten Geburtsverläufen eng verknüpft sind. So sind Wundheilstörungen 5 bis 10mal, Fieber 2mal sowie Blutungen und Anämie 2-3mal häufiger nachweisbar [17] (Tab. 13-5).

Tabell 13-5

Geburtsverletzungen und Komplikationen im Wochenbett nach operativen vaginalen Entbindungen (Hessische Perinatalerhebung 1995-2000 [17]). Der Anstieg von Komplikationen nach Vakuumextraktionen und Forzeps im Vergleich zur Spontangeburt wird als Odds-ratio mit einem Konfidenzintervall von 95% wiedergegeben.

	OR	Spontangeburt N = 230878 %	Vakuum-Extraktion N = 13627 OR (95% Ci)	Forzeps N = 4932 OR (95% Ci)
DR III/IV	1	1,41	3,3 (3,0–3,6)	7,8 (7,6–9,3)
Sonst. Geburtsverletzungen	1	11,50	1,1 (1,0–1,2)	2,0 (1,8–2,1)
Wundheilungsstörungen	1	2,27	4,8 (4,0–5,7)	10,2 (8,4–12,3)
Sepsis	1	0,01	1,8 (0,5–5,8)	3,2 (0,8–13,5)
Fieber	1	0,27	1,9 (1,5–2,5)	2,2 (1,5–3,1)
Blutung	1	0,42	2,5 (2,1–2,9)	3,3 (2,6–4,3)
Anämie	1	8,23	2,7 (2,6–2,8)	3,7 (3,4–3,9)

2 Kindliche Morbidität und Mortalität

Auf die Vorteile und Nachteile beider vaginaler Entbindungsverfahren haben bereits Gitsch und Reinold hingewiesen [12]. Sie favorisieren den Einsatz der Zange bei Deflexionslagen und empfehlen die Vakuumextraktion bei den Flexionslagen. Grundsätzlich besteht Einigkeit darüber, daß der riskante Einsatz beider vaginaler Entbindungsverfahren die Morbidität und Mortalität der Kinder erhöht [13, 15, 50]. So sind das Kephalhämatom und das Caput succedaneum typische Folgen der Vakuumextraktion, während Haut- und Weichteilverletzungen, Zangenmarken und Fazialisparese durch die Entbindung durch Forzeps verursacht werden. Retinale Blutungen werden dagegen häufiger bei fetalen Streßsituationen beobachtet [51]. In der Hessischen Perinatalerhebung 1995-2000 waren der Apgar-Score < 7 nach 1, 5 und 10 Minuten bei der Vakuumextraktion und dem Forzeps um das 2-5 fache gegenüber der Spontangeburt erhöht [17]. Die Häufigkeit von Krämpfen, intrakraniellen Blutungen, Hypoxien und Schock waren etwa gleich häufig für beide Verfahren, aber ebenfalls signifikant höher gegenüber der Spontangeburt (Tab. 13-6, Tab. 13-7, Tab. 13-8). Nur der Ikterus war bei der Vakuumextraktion häufiger nachzuweisen als bei Forzeps (3,5 bzw. 1,7 %); dies stimmt mit älteren Mitteilungen überein [3]. Eine finnische Gruppe hat eine höhere Erkrankungsrate der Kinder nach Vakuumextraktion beschrieben [38]. Dies mag auf die unterschiedliche Erfahrung des Geburtshelfers bei der Operation zurückzuführen sein, denn 66 % der Zangenentbindungen und nur 16 % der Vakuumextraktionen wurden von einem Facharzt durchgeführt. Eine prospektive Untersuchung an Kindern der Gießener Klinik zeigt, daß das Hirnblutungsrisiko bei operativen Entbindungen in der 38. bis 41. Schwangerschaftswoche gegenüber den Spontangeburten nicht erhöht ist (Abb. 13-9). Das mag zur strengen Indikation vaginal-operativer Entbindungen korreliert sein. Hirnblutungen, auch schwereren Grades, treten dagegen häufiger in den früheren Schwangerschaftswochen auf [20]. Neurologische Langzeiteffekte wurden nach diesen operativen Eingriffen nicht beobachtet [35, 43]. Auch die 2-7fach höhere Mortalität nach Entbindung durch Vakuumextraktion (Vakuumextraktion: 0,10 %, Forzepsentbindung 0,07 %) kann durch gelegentlich schwierigere Eingriffe erklärt werden.

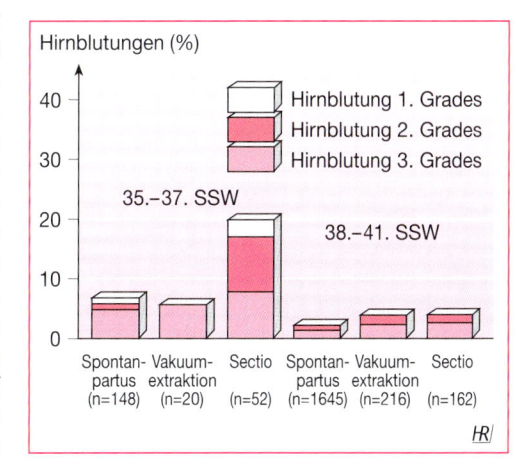

Abb. 13-9
Prospektive Untersuchung der Gießener Klinik von reifen und unreifen Kindern nach Spontanpartus, Vakuumextraktion und Sectio aus Schädellage (nach Daten von Jensen und Mitarbeitern [20]).

Tabelle 13-6
Frühmorbidität nach Spontangeburt, Vakuumextraktion und Forzepsentbindung (Hessische Perinatalerhebung 1995–2000 [17]). Dargestellt ist die Odds-Ratio und das 95%-Konfidenzintervall in Bezug auf die Spontangeburt. Es besteht kein signifikanter Unterschied in der Frühmorbidität zwischen beiden Entbindungsverfahren.

	Spontangeburt		Vakuum-Extraktion		Forzeps	
	N = 230878		N = 13627		N = 4932	
	OR	%	OR (95% Ci)	(%)	OR (95% Ci)	(%)
AGPAR 1min < 7	1	1,23	4,6 (4,2–5,0)	5,40	4,0 (3,5–4,6)	4,7
AGPAR 5min < 7	1	0,34	2,4 (1,9–2,9)	0,80	2,0 (1,4–2,8)	0,6
AGPAR 10min < 7	1	0,19	2,0 (1,5–2,6)	0,37	0,7 (0,4–1,6)	0,1
Nabelart. pH < 7,1	1	1,97	2,7 (2,5–2,9)	5,13	2,8 (2,5–3,2)	5,3
Verlegung	1	4,06	2,2 (2,1–2,3)	8,48	1,9 (1,8–2,2)	7,6

Tabelle 13-7
Spätmorbidität nach operativer Entbindung durch Vakuumextraktion und Forzeps im Vergleich zur Spontangeburt (Hessische Perinatalerhebung 1995–2000 [17]).

	Spontangeburt	Vakuum-Extraktion	Forzeps
	N = 230878	N = 13627	N = 4932
	OR	OR (95% Ci)	OR (95% Ci)
Asphyxie/Hypoxie/Zyanose	1	2,8 (2,4–3,3)	3,7 (2,9–4,6)
Atemnotsyndrom	1	1,8 (1,6–2,1)	2,2 (1,7–2,7)
Kardiopulmonale Erkrankung/Schock	1	7,4 (3,4–16,1)	8,8 (3,0–25,7)
Intrakranielle Blutung	1	3,8 (1,3–11,3)	7,7 (2,3–26,2)
Krämpfe/Enzephalopathie	1	2,8 (1,8–4,6)	3,2 (1,6–6,6)

[1] *Gefährlich ist die Entbindung durch Forzeps nach erfolgtem Versuch einer Vakuumextraktion!*

Tabelle 13-8
Die Sterblichkeit während der Geburt und innerhalb der ersten 7 Lebenstage nach Entbindung durch Vakuumextraktion und Forzeps im Vergleich zur Spontangeburt (Odds-Ratio und 95 % Konfidenzintervall) (Hessische Perinatalerhebung 1995–2000 [17]). Obgleich die Anzahl der Todesfälle gering ist, besteht eine signifikante Erhöhung der Mortalität nach operativer Entbindung im Vergleich zur Spontangeburt.

	Spontan-Extraktion			Vakuum-			Forzeps		
	N = 230878			N = 13627			N = 4932		
	OR	n	%	OR (95% Ci)	n	(%)	OR (95% Ci)	n	(%)
Subpart. Mortalität	1	9	0,004	7,5 (2,3–24,5)	4	0,03	5,2 (0,7–41,1)	4	0,02
Verstorb. innerh. 7 Tage	1	61	0,026	2,2 (2,1–2,3)	5	0,04	1,9 (1,8–2,2)	4	0,08
Todesfälle gesamt		70	0,030		9	0,07		5	0,10

Spekulumentbindung

Die Spekulumentbindung wird bei der Entwicklung von Frühgeburten eingesetzt, um die Kompression des Kopfes durch die straffen Weichteile – selbst nach Episiotomie – zu reduzieren. Inwieweit jedoch dieses Verfahren die Hirnblutungsrate bei Frühgeborenen vermindert hat, ist bisher nicht bewiesen. Zur Dehnung des Muttermunds sollte diese Methode jedoch nicht mehr eingesetzt werden.

Ausbildung und Risikomanagement

Die Durchführung operativer Maßnahmen in der Geburtshilfe verlangt nicht nur eine klare und sichere Indikation, sondern auch die Kenntnis der Geburtsmechanik und die Fähigkeit, vaginale operative Entbindungsverfahren daraufhin abzuschätzen, ob der Geburtsvorgang auf dem vorgesehenen Weg zu beenden ist. Bei der Möglichkeit, zwei verschiedene Verfahren anwenden zu können – Forzeps und Vakuumextraktion – ist es daher sinnvoll und ratsam, nur ein Verfahren zu üben und in der Praxis einzusetzen. Wie statistische Analysen der Perinatalstudie zeigen, wird die Entbindung durch Forzeps immer mehr von der Vakuumextraktion abgelöst. Gefährlich und häufig Anlaß gerichtlicher Auseinandersetzungen ist die Entbindung durch Forzeps nach erfolgten Versuch einer Vakuumextraktion [11].[1] Sie führt wohl im Regelfall zum „Erfolg", jedoch häufig mit schädigenden Auswirkungen auf das Kind.

Risikomanagement verlangt daher ein ständiges Training unter Anleitung in den verfügbaren Methoden der vaginalen operativen Entbindung, um schließlich die Erfahrung zu erwerben, die die vaginale Geburt zu einem kalkulierbaren Ereignis werden läßt [41, 42]. Interessant ist in diesem Zusammenhang die Beobachtung, daß Frauen in der Geburtshilfe zurückhaltender sind, operativ vaginale Entbindungen vorzunehmen als ihre männlichen Kollegen [5].

Inhalt*

- Einleitung 245
- Häufigkeit und Indikationen. 245
- Möglichkeiten zur Senkung der Sectiofrequenz – optimale Sectiofrequenz 251
- Risiko der Schnittentbindung 253
  1. Gefährdung der Mutter 253
  2. Gefährdung des Kindes 255
- Organisatorische Vorbedingungen zum Kaiserschnitt – Operationstechnik 256
  1. Narkose und Anästhesie bei Schnittentbindungen 256
  2. Zur Operationstechnik 257
- Zusatzoperationen nach Schnittentbindungen. . 260

---

*Das Literaturverzeichnis findet sich in Kapitel 22, S. 383.
*Frau R. Stillger und Herrn Misselwitz möchten wir für die Analyse der Daten der Hessischen Perinatalerhebung danken.

14 Abdominale Entbindung durch Kaiserschnitt

W. Künzel, K.-H. Wulf

Einleitung

Die Geschichte der größten geburtshilflichen Operation mit dem stolzen Namen „Kaiserschnitt" ist Triumph und Tragödie zugleich. Glorreichen Einzelmitteilungen über erfolgreiche Operationen stand lange Zeit die erschütternd hohe Gesamtletalität gegenüber. Noch Mitte vorigen Jahrhunderts betrug die Sterblichkeit selbst unter klinischen Bedingungen deutlich über 50%. Haupttodesursachen waren die Verblutung und die Sepsis. Die entscheidende Wende wurde 1881/1882 von Adolf Kehrer und Max Sänger eingeleitet [3]. Sie empfahlen die mehrschichtige Uterotomienaht nach Eröffnung des Uterus nicht durch Korpuslängsschnitt, sondern durch Querschnitt im Bereich des unteren Segments. Hinzu kam die Beachtung neuerer Erkenntnisse von Lister und Semmelweis zur Infektionsprophylaxe. Die Kaiserschnittprognose verbesserte sich schlagartig innerhalb eines Jahrzehnts, die Letalität ging auf 4 bis 5% zurück. Damit war die Schnittentbindung zum festen Bestandteil des geburtshilflich operativen Repertoires geworden. Der Indikationsbereich blieb dennoch begrenzt, die Frequenz lag zwischen 0,5 und 1%. Aus heutiger Sicht ist die Geschichte des Kaiserschnitts mit der Jahrhundertwende praktisch abgeschlossen, die operative Technik ist weitgehend standardisiert, was später folgte, waren Modifikationen [3, 103, 110]. Umfassende Informationen zu den gegenwärtigen Auffassungen über die Sectio, deren Epidemiologie, wirtschaftliche Aspekte, Mortalität und Morbidität, den Wandel der Indikationen und Techniken, sowie über die Komplikationen sind aus dem Band des kürzlich publizierten Symposiums „Sectio caesarea" von A. Huch et. al. zu erhalten [46].

Grundsätzlich hat sich die klinische Geburtshilfe zunehmend polarisiert zu den Extremen entwickelt. Auf der einen Seite steht die möglichst schonend verlaufende Spontangeburt per vias naturales und gegenüber die primäre, elektive Schnittentbindung. Dazwischen verbleibt nur eine schmale Grenzzone für Zangen- oder Vakuumextraktionen aus Beckenmitte/Beckenboden bei Schädellagen und für Manualhilfen bei Beckenendlagen. Die Zeit gewagter geburtshilflich-operativer Manöver – hohe Zange, ganze Extraktion, Wendungen – ist passé.

Häufigkeit und Indikationen

Häufigkeit

Die Sectiofrequenz ist in den letzten Jahrzehnten ständig angestiegen (Abb. 14-1).[1] Entscheidende Voraussetzung dafür war der Rückgang der Letalität für die Mutter. Erst dadurch wurde der Weg frei für großzügige Indikationen auch im Interesse des Kindes. Aus nordamerikanischen Kliniken werden Operationsraten von 20 bis 25% und mehr berichtet und auch vertreten. Selbst die generelle prophylaktische Schnittentbindung am Geburtstermin wird dort in medizinischen Fachjournalen ernsthaft diskutiert, und das nicht nur unter forensischen Aspekten [2, 13, 15, 23, 26, 39, 42, 76, 77, 82, 89, 91, 96, 103, 110].

Im europäischen Raum lag die Sectiofrequenz in den 50er Jahren schätzungsweise zwischen 2 und 4%, in den 60er Jahren zwischen 4 und 6% und in den 70er Jahren zwischen 6 und 10% bei entspre-

[1] *Die Sectiofrequenz ist in den letzten Jahrzehnten weltweit ständig angestiegen.*

Abb. 14-1
Operative Entbindungen von 1985–2000 (HEPE)

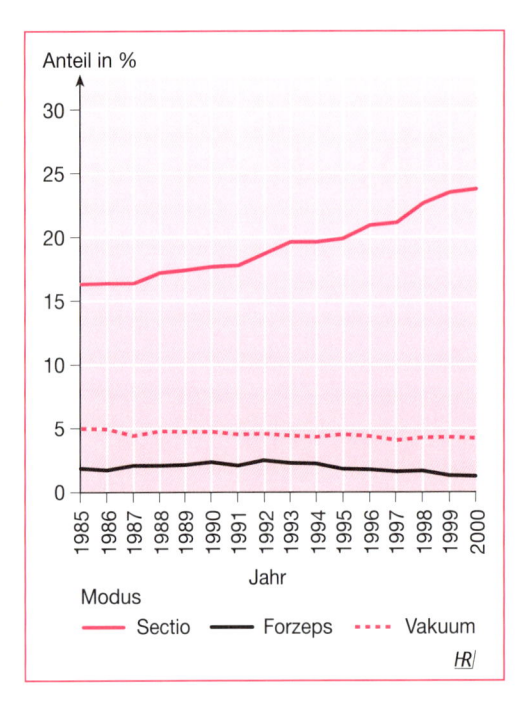

chend großen Variationen. Ab 1980 wurde auch bei uns die 10 %-Grenze vielfach überschritten. Heute beträgt die mittlere Sectiofrequenz in der Bundesrepublik nach Maßgabe der Perinatalerhebungen 18 bis 22 %. Extrapoliert man diese Zahlen auf die gesamte Bundesrepublik, so ist bei einer Geburtenfrequenz von knapp 800 000 pro Jahr mit jährlich über 160 000 Schnittentbindungen zu rechnen. Damit wird die Sectio caesarea zum häufigsten intraabdominalen Eingriff bei Frauen der betreffenden Altersklasse, was die enorme epidemiologische sowie die allgemein- und sozialmedizinische Bedeutung dieser Operation erkennen läßt.

Die **Gründe** für den weltweiten Anstieg der Sectiofrequenz sind mannigfach. Das Hauptmotiv war ohne Frage das Bemühen um eine Verbesserung der geburtshilflichen Leistungsziffern. Tatsächlich ist die Steigerung der Sectiorate zunächst auch mit einer Senkung der perinatalen Sterblichkeit einhergegangen, das war ihre Rechtfertigung. Die höheren Operationszahlen wurden zum Teil wohl erkauft mit einer größeren Gefährdung für die Schwangeren. Ob eine weitere Zunahme der Schnittentbindungen die Leistungsziffern noch verbessern kann, wird zunehmend fraglich. Trotz steigender Sectiohäufigkeiten konnte seit 1990 die perinatale Mortalität nicht verbessert werden.! Sie liegt konstant bei 0,5–0,6 %. Möglicherweise ist aber ein weiterer Rückgang der einschlägigen Morbidität zu erzielen, insbesondere der frühkindlichen Hirnschäden. Aber auch dafür gibt es keine Hinweise. Das wäre ein starkes Argument für die Operation.

!*Trotz steigender Sectiohäufigkeiten konnte seit 1990 die perinatale Mortalität nicht verbessert werden.*

Als ursächliche **Faktoren für den Anstieg der Sectiofrequenz** werden genannt:
- Früherkennung intrauteriner Notzustände des Feten (fetal distress) durch Einführung moderner Überwachungsverfahren
- primäre elektive Sectio caesarea bei atypischen Kindslagen, insbesondere Beckenendlagen, bei Frühgeburten und bei Mehrlingsschwangerschaften
- Häufung von anamnestischen und befundeten Schwangerschaftsrisiken (z. B. mehr Erstgebärende, höheres Gebäralter, größere Geburtenabstände)
- aktivere Geburtsleitung bei protrahiertem Verlauf, insbesondere nach Geburtseinleitungen
- mangelnde Routine der jüngeren Geburtshelfergeneration mit vaginal-operativen Verfahren
- häufigere Geburten bei Status nach Sectio caesarea
- paramedizinische Gründe, z. B. Zeitströmungen, Organisationsmängel, forensische Zwänge
- der Wunsch der Patientin
- das Alter [55].

Der Kaiserschnitt ermöglicht zu jedem Zeitpunkt während Schwangerschaft und Geburt unabhängig vom Geburtsfortschritt eine rasche Entbindung. Die Operation ist dann angezeigt, wenn die Notwendigkeit für eine baldige Geburt besteht und die Voraussetzungen für ein vaginales Vorgehen nicht erfüllt sind bzw. die Schnittentbindung voraussichtlich das geringere Risiko bedeuten würde. Kontraindikationen, d. h. Umstände, die eine medizinisch indizierte Sectio caesarea verbieten, gibt es kaum. Bei unzureichender Operabilität der Schwangeren können die fehlenden Voraussetzungen meistens unverzüglich geschaffen werden (Schock-, Blutungs-, Infektionsprophylaxe). Die Wahl des Operationswegs (abdominal oder vaginal) ist nicht nur ein methodisch-technisches Problem, sondern das Ergebnis der eingehenden Nutzen-Schadens-Abwägung. Der Unterschied zu anderen Operationen besteht darin, daß die Interessen von zwei Patienten – Mutter und Kind – berücksichtigt werden müssen. Nicht selten ergeben sich Kollisionen; Vor- und Nachteile können kompetitiv sein. Im Zweifelsfall gilt das Primat der Mutter.

Indikationen

Für die Indikationslehre zur Schnittentbindung gibt es zahlreiche Einteilungsklischees: maternale, fetale, kombinierte Indikationen – jeweils absolut oder relativ, primäre und sekundäre sowie vitale und präventive Indikationen. Keine dieser Gruppierungen kann ganz überzeugen; häufig sind die Übergänge fließend.

Tabelle 14-1
Indikationen zur Geburtsbeendigung durch Sectio im Vergleich zur Spontangeburt am Kollektiv der Hessischen Perinatalerhebung 2000 [38]. Angegeben ist das 95%-Konfidenzintervall.

	spontan		Sectio		OR (95%)
	Anzahl	%	Anzahl	%	
Plazentainsuffizienz	4255	1,7 %	4551	5,9 %	3,6 (3,5–3,8)
Gestose/Eklampsie	3384	1,3 %	5260	6,8 %	5,4 (5,1–5,6)
Rh-Inkompatibilität	266	0,1 %	159	0,2 %	2,0 (1,6–2,4)
Diabetes mellitus	1550	0,6 %	1260	1,6 %	2,7 (2,5–2,9)
Placenta praevia	149	0,1 %	1147	1,5 %	25,5 (21,5–30,2)
Vorzeitige Plazentalösung	189	0,1 %	1744	2,3 %	30,8 (26,5–35,8)
sonstige uterine Blutung	445	0,2 %	797	1,0 %	5,9 (5,2–6,6)
Amnion-Infektionssyndrom Fieber unter der Geburt	880	0,3 %	3626	4,7 %	13,2 (12,2–14,3)
Mangelnde Kooperation der Mutter	1065	0,4 %	648	0,8 %	2,0 (1,8–2,2)
pathologisches CTG oder schlechte Herztöne	17324	6,8 %	21687	28,0 %	5,3 (5,2–5,4)
Grünes Fruchtwasser	14631	5,8 %	6124	7,9 %	1,4 (1,4–1,4)
Nabelschnurvorfall	50	0,0 %	263	0,3 %	17,2 (12,7–23,3)
Verdacht auf sonstige Nabelschnurkomplikationen	14841	5,9 %	3638	4,7 %	0,8 (0,8–0,8)
Protrahierte Geburt / Geburtsstillstand /Eröffnung	5773	2,3 %	13437	17,3 %	9,0 (8,7–9,3)
Protrahierte Geburt / Geburtsstillstand /Austreibung	6738	2,7 %	3393	4,4 %	1,7 (1,6–1,7)
Mißverhältnis kindl. Kopf, mütterl. Becken	113	0,0 %	14293	18,4 %	505 (420–608)
Uterusruptur	24	0,0 %	984	1,3 %	134 (90–201)
Querlage/Schräglage	25	0,0 %	2068	2,7 %	276 (186–409)
Beckenendlage	1977	0,8 %	16506	21,3 %	34,4 (32,8–36,0)
Hintere Hinterhauptslage	4087	1,6 %	1309	1,7 %	1,0 –1,0–1,1)
Vorderhauptslage	1317	0,5 %	484	0,6 %	1,2 (1,1–1,3)
Gesichtslage/Stirnlage	133	0,1 %	499	0,6 %	12,3 (10,2–14,9)
Tiefer Querstand	106	0,0 %	28	0,0 %	0,9 (0,6–1,3)
Hoher Gradstand	103	0,0 %	3843	5,0 %	120 (105–156)
Sonst. regelwidrige Schädellage	672	0,3 %	1711	2,2 %	8,5 (7,7–9,3)

Mit der Zunahme der Sectiofrequenz hat sich auch das Indikationsspektrum verschoben (Tab. 14-1). Im wohlverstandenen Interesse einer prospektiven Geburtshilfe stehen präventive Indikationen für alle geburtshilflichen Operationen heute im Vordergrund. Absolute oder akut-vitale Indikationen sind selten geworden (Tab. 14-1). Das gilt im Prinzip sowohl für die Mutter als auch für das Kind, doch überwiegen insgesamt die fetalen Indikationen mit fast 70% eindeutig.

Unter Berücksichtigung der Gesamtsituation für Mutter und Kind mit ihren vielseitigen Verflechtungen hat sich für die praktische Geburtshilfe die Gliederung des Indikationskatalogs in **primäre** und **sekundäre Schnittentbindungen** bewährt. Auch dabei gibt es natürlich Wiederholungen, Überschneidungen und auch Definitionsprobleme.

Der Anteil der **primären Schnittentbindungen** an der gesamten Operationsfrequenz variiert zwischen 45 und 55 % (Tab. 14-2 und 14-3). Komplikationen sub partu ergeben sich häufiger erst aus dem Geburtsverlauf und nicht nur als Folgerisiken aus Schwangerschaftsstörungen. Man wird auch nur dort den Geburtsfortschritt abwarten können, wo man organisatorische Voraussetzungen schaffen kann, um unverzüglich den operativen Weg einschlagen zu können. Schließlich wird man bei relativen Indikationen auch die Motive der Schwange-

Tabelle 14-2
Schwangerschafts- und Geburtsrisiken als Indikation zur primären und sekundären Sectio. Hessische Perinatalerhebung 1990–1995–2000 [38].

Indikation	Primäre/Sekundäre Sectio 1990 %	%	Primäre/Sekundäre Sectio 1995 %	%	Primäre/Sekundäre Sectio 2000 %	%	Primäre/Sekundäre Sectio Gesamt N	%	Primäre/Sekundäre Sectio Gesamt N	%
Vorzeitiger Blasensprung	6,6	9,2	6,5	11,9	4,9	10,0	3974	6,1	7281	10,9
Terminüberschreitung	2,9	5,7	3,2	7,1	2,6	5,2	1815	2,8	3902	5,9
Fehlbildung, IFT	0,8	0,2	0,7	0,2	0,8	0,1	445	0,7	115	0,2
Frühgeburt	6,9	2,9	10,0	4,2	7,0	4,0	5276	8,1	2437	3,7
Mehrlinge	8,4	2,1	8,0	3,1	8,9	2,4	5528	8,5	1907	2,9
Plazentainsuffizienz	7,5	3,7	6,6	3,0	4,5	2,4	4021	6,2	1778	2,7
Gestose/Eklampsie	7,3	4,5	8,2	3,8	6,3	2,8	5022	7,7	2204	3,3
Rh-Inkompatibilität	0,4	0,2	0,1	0,1	0,2	0,0	127	0,2	52	0,1
Diabetes mellitus	1,1	0,3	1,3	0,6	1,4	0,6	712	1,1	278	0,4
Z.n. Sectio/anderern Uterus-OP	19,5	7,7	23,9	7,7	22,2	6,5	14075	21,6	4752	7,1
Placenta praevia	2,3	0,6	2,6	0,4	2,1	0,5	1472	2,3	263	0,4
Vorzeitige Plazentalösung	2,8	2,7	2,6	2,5	1,8	1,6	1653	2,5	1454	2,2
Sonstige uterine Blutungen	0,9	1,0	1,1	0,8	0,7	0,8	655	1,0	548	0,8
Amnion-Infektionssyndrom	2,3	5,0	1,7	5,8	1,1	5,0	1034	1,6	3481	5,2
Fieber unter der Geburt	0,6	2,4	0,5	2,0	0,3	0,7	268	0,4	1077	1,6
Mütterliche Erkrankung	3,0	1,1	3,3	0,7	3,7	0,4	2146	3,3	457	0,7
Mangelnde Kooperation der Mutter	0,3	1,0	0,3	1,1	0,5	0,8	194	0,3	631	0,9
Pathologisches CTG	15,7	42,0	13,5	39,6	11,8	39,1	9009	13,8	26758	40,1
Grünes Fruchtwasser	1,7	9,3	1,2	7,8	0,9	5,5	803	1,2	4998	7,5
Azidose	0,2	1,9	0,1	2,2	0,0	0,6	28	0,0	1213	1,8
Nabelschnurvorfall	0,2	0,8	0,2	0,7	0,1	0,5	87	0,1	406	0,6
Sonst. Nabelschnurkomplikationen	0,7	3,0	0,6	2,4	0,4	1,9	387	0,6	1539	2,3
Protrahierte Geburt/EP	2,0	34,0	0,6	32,1	0,5	24,5	535	0,8	21378	32,1
Protrahierte Geburt/AP	0,3	6,1	0,1	6,9	0,1	7,3	81	0,1	4890	7,3
Mißverhältnis	12,2	21,7	14,7	23,6	13,4	18,2	8771	13,5	14847	22,3
Uterusruptur	0,7	2,5	0,7	2,2	0,4	1,3	469	0,7	1354	2,0
Querlage/Schräglage	3,6	1,3	3,3	1,1	2,8	1,1	2030	3,1	660	1,0
Beckenendlage	38,7	5,5	34,8	6,1	30,0	6,6	22370	34,3	4052	6,1
HIntere Hinterhauptslage	0,2	1,6	0,1	1,0	0,1	1,5	54	0,1	937	1,4
Vorderhauptslage	0,1	0,9	0,1	0,6	0,0	0,5	25	0,0	482	0,7
Gesichts- und Stirnlage	0,2	1,2	0,1	1,5	0,1	0,6	102	0,2	695	1,0
Tiefer Querstand	0,0	0,1	0,0	0,0	0,0	0,0	7	0,0	36	0,1
Hoher Geradstand	0,8	8,4	0,4	8,6	0,3	7,3	276	0,4	5594	8,4
Sonst. regelwidrige SL	0,9	5,1	0,2	2,7	0,2	2,9	171	0,3	1762	2,6
Sonstige Indikationen	7,4	2,4	10,5	5,5	45,8	45,2	10869	16,7	7812	11,7

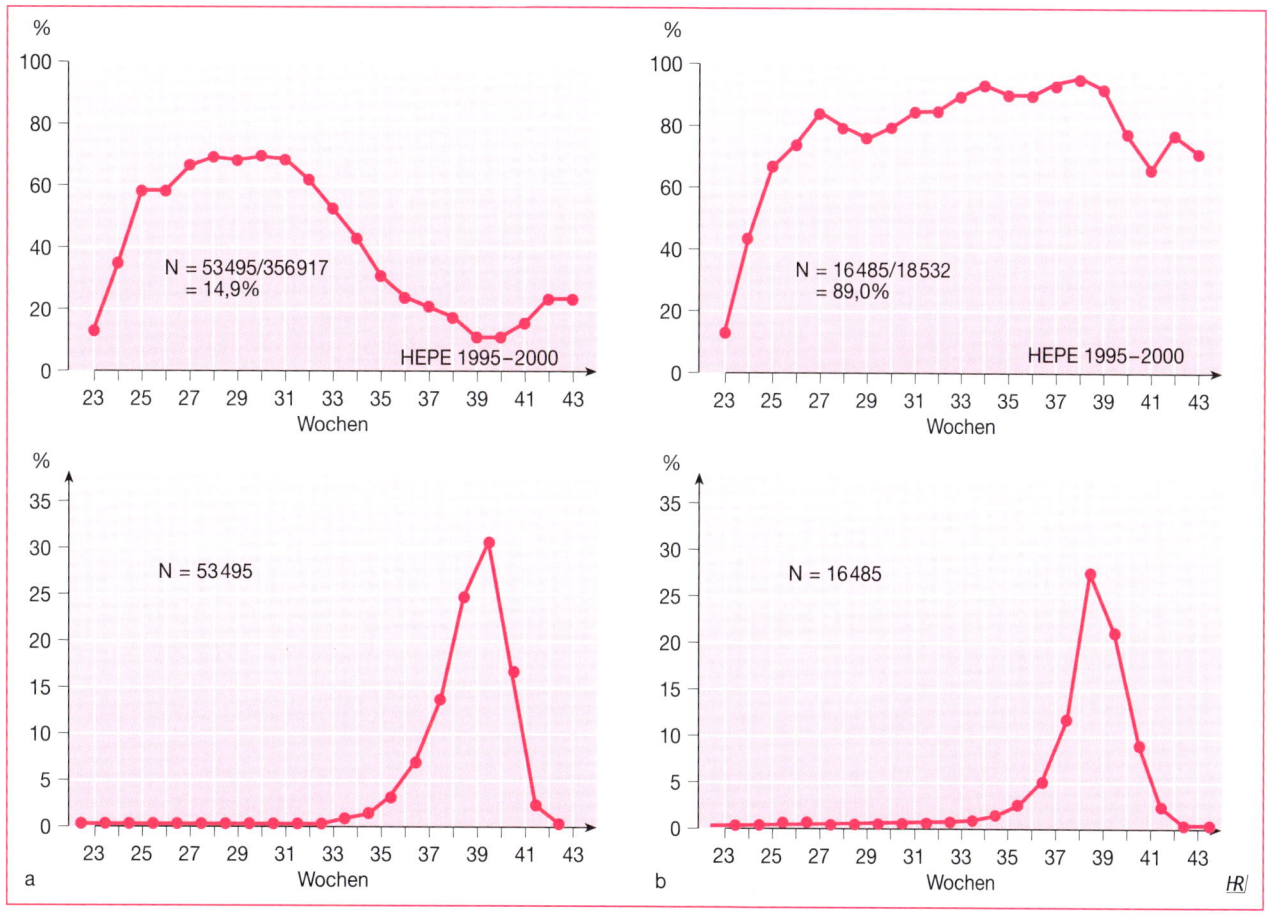

Abb. 14-2a und 14-2b
Die Häufigkeit der Entbindungen durch Kaiserschnitt bei Schädellagen (a) und bei Beckenendlagen (b) der Hesssischen Perinatalerhebung 1995-2000 [38]. Im oberen Teil der Abbildung ist die Häufigket der Sectio auf die Schwangerschaftswoche bezogen, im unteren Teil der Abbildung die Häufigkeit in Relation zu den Schwangerschaftswochen dargestellt. Es wird deutlich, daß ein hoher Anteil der Sectiones bei Frühgeburten erfolgt: ca. 80 % bei Schädellagen und 80-89 % bei Beckenendlagen. Der überwiegende Anteil der Kaiserschnitte erfolgt jedoch in beiden Gruppen am Termin. Um die Kaiserschnitthäufigkeit in Zukunft zu reduzieren, ist es notwendig, die Sectio am Termin einer kritischen Analyse zu unterziehen.

ren (Erwartungsängste – Erfolgserlebnis) berücksichtigen können

Die primäre, vor Geburtsbeginn elektiv durchgeführte Operation wird hauptsächlich in den folgenden Situationen diskutiert:
- bei Frühgeburten
- bei Beckenendlagen
- bei Mehrlingsschwangerschaften
- bei vorausgegangenen Eingriffen am Uterus (Metroplastik, ausgedehnte Myomenukleation, Sectio caesarea)
- bei drohender intrauteriner „Asphyxie" (fetal distress), z. B. pathologisches CTG

Die Abbildungen 14-2a und b zeigen die Sectiorate bei Schädellagen und Beckenendlagen in Abhängigkeit vom Schwangerschaftsalter. Für die generelle Schnittentbindung bei allen Frühgeburten sehen wir keinen zwingenden Grund. Die bisher vorliegenden Studien können nicht überzeugen. Prospektive, statistisch relevante Vergleichsuntersuchungen, die neben dem Schätzgewicht das Gestationsalter und zusätzliche Belastungen durch Schwangerschaftsrisiken berücksichtigen, fehlen. Bei Schädellagenkindern besteht allenfalls für ein Schätzgewicht unter 1200 g, bzw. einer Tragzeit von weniger als 30 bis 31 Wochen, eine Tendenz zur Überlegenheit der Schnittentbindung. Die endgültige Entscheidung sollte auch dann nur im Einzelfall unter Beachtung zusätzlicher Risikofaktoren getroffen werden. Im Zweifelsfall ist der abdominale Weg vorzuziehen, besonders nach vorzeitigem Blasensprung, bei ungünstigem Zervixbefund und mangelndem Geburtsfortschritt [66, 88, 108, 109].

Abb. 14-3
Die Beziehung zwischen vorausgegangenen Kaiserschnitten (Abszisse) und erneuten Kaiserschnitten (Ordinate) an 84 Kliniken in Hessen in den Jahren 1995 bis 2000 bei Einlingsschwangerschaften am Termin. Die einzelnen Punkte geben den Mittelwert der betreffenden Klinik wieder, die gestrichelten Linien geben die wiederholte Sectiorate für 25 %, 50 % und 100 % an. Auffällig ist die große Varianz der vorausgegangenen Kaiserschnitte und der Streubereich der wiederholten Sectiones.

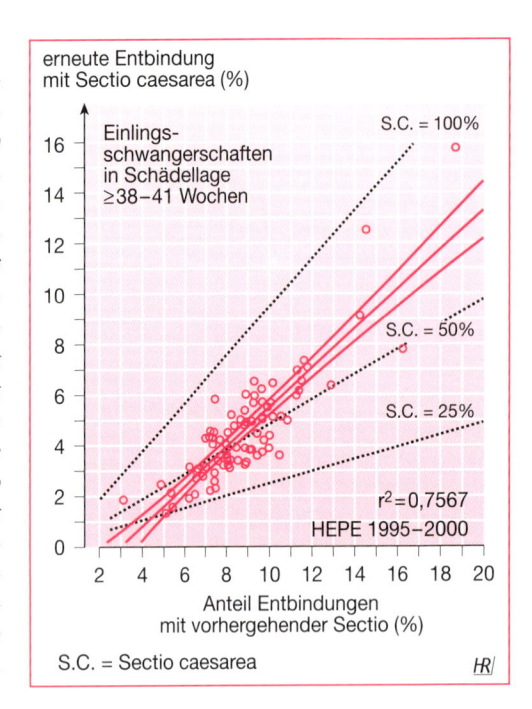

Die Frage nach der **unteren Grenze** von Schätzgewicht bzw. Schwangerschaftsalter, unterhalb derer die geringen Überlebenschancen der Kinder das erhöhte Risiko für die Mutter nicht mehr rechtfertigen, wird noch heute mehrfach und häufig kontrovers diskutiert. Die Neonatologen neigen unter dem Eindruck der beachtlichen Erfolge der Neugeborenenintensivtherapie zu einer Erweiterung des Indikationsbereichs in die 24. vollendete Schwangerschaftswoche (24+1 oder 25/1 SSW). Die Geburtshelfer sind im Hinblick auf die Spätergebnisse für die Kinder und die Gefährdung für die Schwangeren zurückhaltender. Empfehlungen sind für das frühe Schwangerschaftsalter von der Deutschen Gesellschaft für Gynäkologie und Geburtshilfe zusammen mit der Deutschen Gesellschaft für Perinatale Medizin und der Gesellschaft für Neonatologie und Pädiatrische Intensivmedizin erfolgt [81]. Unterhalb einer Tragzeit von vollendeten 24 Wochen, das entspricht etwa einem Geburtsgewicht von 500 g, ist eine Sectio caesarea allein aus fetaler Indikation nur selten gerechtfertigt [56].

Auch bei **Beckenendlagen** (Abb. 14-3) halten wir die primäre Sectio caesarea unabhängig vom Schwangerschaftsalter und Geburtsgewicht nicht in jedem Fall für erforderlich, auch nicht bei allen Erstgebärenden. Auswahlkriterien für eine Schnittentbindung bei Beckenendlage sind:

- Komplikationen bei vorausgegangenen Geburten, z. B. protrahierter Verlauf, operative vaginale Entbindungen
- alte Erstgebärende, besonders nach Sterilitätsbehandlung
- relatives Mißverhältnis zwischen Geburtswegen und Geburtsobjekt (kleine Mutter – großes Kind)
- relevante Schwangerschaftsrisiken, z. B. Retardierung, schwere EPH-Gestose, Diabetes mellitus; kleine Frühgeborene (weniger als 2000 g, unter 35 Wochen) in Beckenendlage sollten bevorzugt durch elektive Sectio caesarea entbunden werden

Für **Mehrlingsgeburten** gelten im Prinzip die gleichen Indikationen zur Schnittentbindung wie für Einlingsgeburten. Nur bei Mehrlingsfrühgeborenen und bei Einstellung vor allem des ersten Zwillings in Beckenendlage sollte man in Abhängigkeit von der geburtshilflichen Gesamtsituation (Blasensprung, Geburtsfortschritt usw.) im Zweifelsfall abdominal vorgehen. Die Notwendigkeit zur Schnittentbindung des zweiten Zwillings nach Spontangeburt des ersten ist nur selten gegeben, etwa bei deutlich größerem zweitem Zwilling mit Lageanomalie (Beckenendlage, Querlage) und bei längerem Zeitintervall zwischen den Geburten. Bei Drillingen oder mehr Kindern bietet der abdominale Entbindungsweg entscheidende Vorteile [1, 103, 110].

Indikationen für eine sekundäre Sectio caesarea ergeben sich vor allem aus den typischen Verlaufsrisiken unter der Geburt.[1] Im Vordergrund stehen Dystokien und drohende intrauterine Asphyxien, Amnioninfektionen und Fieber, protrahierte Geburtsverläufe und Mißverhältnis (Tab. 14-2).

[1] *Indikationen für eine sekundäre Sectio caesarea ergeben sich vor allem aus den typischen Verlaufsrisiken unter der Geburt.*

Tabelle 14-3

Anstieg der Sectiorate in Hessen. Hessische Perinatalerhebung 1990–2000 [38].

		1990	1991	1992	1993	1994	1995	1996	1997	1998	1999	2000
Primäre Sectio	%	9,2	8,9	9,0	9,3	9,3	9,9	10,6	10,5	11,4	11,6	12,3
Sekundäre Sectio	%	8,5	8,9	9,7	10,3	10,4	10,1	10,7	10,8	11,3	12,0	11,8
Gesamt	N	57394	57503	57128	59198	58384	57856	59606	60538	58618	56430	57899
	%	17,7	17,8	18,7	19,6	19,7	20,0	21,3	21,3	22,7	23,6	24,1

Möglichkeiten zur Senkung der Sectiofrequenz – optimale Sectiofrequenz

Der weitere Anstieg der Sectiorate in den letzten Jahren war, wie Klinikstatistiken zeigen, nicht mit einer entsprechenden Verbesserung der geburtshilflichen Leistungsziffern verbunden. Eine generelle Ausweitung des Indikationsbereichs scheint nicht gerechtfertigt, nach Möglichkeiten zur Reduzierung der Operationsquote sollte gesucht werden. Dabei sollte es auch Anhaltspunkte geben für eine adäquate Sectiofrequenz in Abhängigkeit vom jeweiligen Geburtengut. Die großen nationalen Statistiken lassen nur wenige Ansätze erkennen; aufschlußreicher scheint die Analyse der regionalen Perinatalstudien. Nach den Daten der Hessischen Perinatalerhebung ist die Sectiofrequenz während der zehnjährigen Berichtszeit von 1990 bis 2000 um ca. 6% auf jetzt fast 24,1% angestiegen. In Bezug auf die Lage des Kindes in utero, erfolgte der Anstieg nicht nur bei den Kindern in Beckenendlage, sondern auch bei Schädellagen und bei Mehrlings-Schwangerschaften. Nach den Analysen der Hessischen Perinatalerhebung von 1995 bis 2000 werden 15,0% der Kinder in Schädellage durch Sectio entbunden (Tab.14-4). Bei den Beckenendlagen werden in 89% und bei den Mehrlingen 61,6% bzw. 96,0% der Fälle Kaiserschnitte durchgeführt. Der Anstieg verteilt sich zu gleichen Teilen auf primäre und sekundäre Sectiofälle, wobei insgesamt die primären Operationen überwiegen. Grundsätzlich sollte ein Anstieg der Sectiofrequenz nur durch eine Zunahme des Risikopotentials und/oder durch eine Erweiterung der Indikationsbereiche zu erklären sein. Nach dem Risikokatalog der Bayerischen Perinatalerhebung besteht die höchste Sectiorate bei Anamneserisiken mit 28,2% gegenüber 7,7% bei Befundrisiken und 16,0% bei Geburtsrisiken (siehe auch Bd. 4, Kap. 8).

Betrachtet man den Verlauf der zahlenmäßig relevanten Einzelrisiken in den letzten fünf Jahren, so erkennt man einen kontinuierlichen Anstieg nur beim Status nach Sectio, dem Vorliegen eines pathologischen Kardiotokogramms und bei protrahierten Geburtsverläufen in der Eröffnungsperiode. Daraus ergibt sich eine Zunahme der Geburtsrisiken um ca. 5%. Das allein würde schon die Zunahme der Schnittentbindungen in dem genannten Zeitraum erklären. Darüber hinaus ist eine veränderte Indikationsstellung zu verzeichnen; die Sectiorate stieg bei Frühgeburten unter 32 Wochen von fast 60% bei Schädellagen und 70% bei Beckenendlagen auf insgesamt 85,9%.

Ohne den erreichten Leistungsstandard in der Geburtshilfe zu gefährden, sollte durch folgende Maßnahmen eine Senkung der Sectiorate zu erreichen sein [16, 39, 103, 110]:

- Differenzierung pathologischer Kardiotokogramme durch zusätzliche Fetalblutanalyse und Oxymetrie
- strengere Indikationsstellungen zur Resectio caesarea

Tabelle 14-5
Kaiserschnitt nach vorheriger Kaiserschnittentbindung HEPE 2000 Reifgeborene, Schädellage am Termin

	N
regelrechte Schädellage	4182
wiederholte Sectio	2189
Minimum	19,10 %
10. Perzentile	32,80 %
25. Perzentile	43,60 %
Median	53,20 %
75. Perzentile	63,60 %
90. Perzentile	72,00 %
Maximum	90,90 %

Tabelle 14-4
Kaiserschnitte HEPE (1995–2000)

	Entbindungen		Kaiserschnitte			
	N	%	N	%*	%**	%***
Schädellage	356917	92,5	53495	15,0	13,9	69,8
Beckenendlage	18523	4,8	16485	89,0	4,3	21,5
Zwillinge	9998	2,6	6163	61,6	1,6	8,1
Mehrlinge	499	0,1	479	96,0	0,1	0,6
	385937	100,0	76622	–	19,9	100,0

* Bezogen auf die Lage, ** Bezogen auf die Anteile an K.S., *** Bezogen auf K.S. = 100 %

Tabelle 14-6
Sectiomortalität im internationalen Vergleich (nach Welsch [106])

Autoren	Land	Zeitraum	Sect. caes.	Mortalität (‰)
Beck et al.	Österreich	1975–82	ca. 43000	0,63
Beck et al.	Österreich	1990	ca. 9000	0,3
Jaluvka et al.	West-Berlin	1975–84	17252	0,81
Remy et al.	West-Berlin	1985–89	11927	0,67
CEMD[1]	England + Wales	1982–84	185820	0,37
CEMD[1]	England + Wales	1988–90	228413	0,37
CEMD[1]	United Kingdom	1988–90	278500	0,33
Hochuli (ASF[2])	Schweiz	1983–86	12815	0,39
Hochuli (ASF[2])	Schweiz	1987–92	25700	0,31
Welsch (BGGF[3])	Bayern	1983–88	82897	0,53
Welsch (BGGF[3])	Bayern	1989–94	88428	0,31
Welsch [46]	Bayern	1995–98	–	0,30

[1] Confidential Enquiries into Maternal Deaths in England and Wales
[2] Arbeitsgemeinschaft Schweizerischer Frauenärzte
[3] Bayerische Gesellschaft für Geburtshilfe und Frauenheilkunde

> *Der ursprüngliche Grundsatz: „Einmal Sectio caesarea – immer Sectio caesarea" gilt heute nicht mehr. Im Mittel verlaufen 53% aller Geburten nach Schnittentbindungen per vias naturales; die Varianz von Klinik zu Klinik ist jedoch beträchtlich (Tab. 14-5 und Abb. 14-3) auch nach wiederholter Sectio caesarea ist eine Spontangeburt möglich.*

- strengere Indikationen bei Beckenendlagengeburten
- mehr Geduld bei protrahierten Geburtsverläufen

Die kontinuierliche kardiotokographische Überwachung unter der Geburt liefert in einem relativ hohen Prozentsatz **auffällige Herzfrequenzkurven**. Das kann zu einer Geburtsbeendigung veranlassen, vor allem dann, wenn ungenügende Kenntnisse in der Beurteilung von Kardiotokogrammen bestehen. Bei schwer zu interpretierenden CTG-Mustern sollte zusätzlich eine Fetalblutanalyse erfolgen. Dadurch können unnötige Schnittentbindungen vermieden werden (siehe auch Kap. 8). Die fortlaufende pulsoxymetrische Überwachung und die Lactatbestimmung sind noch im experimentellen Stadium.

Als zwangsläufige Folge der höheren Kaiserschnittfrequenz wird der Geburtshelfer heute immer häufiger mit der Situation **Zustand nach Sectio caesarea** konfrontiert. Bei etwa 5 bis 14% aller Geburten ist eine Schnittentbindung vorausgegangen, in den hessischen Kliniken beträgt der Anteil der Resectiones 25 bis 90% aller Kaiserschnitte. Der ursprüngliche Grundsatz: „Einmal Sectio caesarea – immer Sectio caesarea" gilt heute nicht mehr. Im Mittel verlaufen 53% aller Geburten nach Schnittentbindungen per vias naturales; die Varianz von Klinik zu Klinik ist jedoch beträchtlich (Tab. 14-5 und Abb. 14-3); auch nach wiederholter Sectio caesarea ist eine Spontangeburt möglich.[1] Eine primäre Resectio caesarea ist nur dann erforderlich, wenn die für die erste Schnittentbindung entscheidende Indikation (z. B. relatives Mißverhältnis) fortbesteht, oder wenn erneut die Notwendigkeit für eine primäre abdominale Entbindung gegeben ist (z. B. Querlage). In allen anderen Fällen wird die Geburt prospektiv vaginal geleitet unter sorgfältiger Überwachung von Mutter und Kind bei ständiger Operationsbereitschaft. Die Indikationen zu einer sekundären Schnittentbindung ergeben sich dann im Prinzip wie bei allen anderen Geburten ohne vorausgegangene Operationen [7, 14, 20, 27, 31, 48, 57, 79, 80, 90, 95, 99, 101, 103, 110]. Auch ökonomische Überlegungen werden zunehmend bei der Entscheidung zur Resectio einbezogen [19].

Eine Senkung der Sectiofrequenz ist auch durch ein konservatives Vorgehen bei **Beckenendlagengeburten** möglich. Die generelle Empfehlung zur primären elektiven Sectio caesarea bei allen Beckenendlagen ist durch medizinische Daten nicht ausreichend gestützt und zudem eine forensisch unglückliche Entscheidung. Bei sorgfältiger Selektion und intensiver Überwachung des Geburtsverlaufs sollte die Sectiofrequenz bei Beckenendlagen am Termin bei etwa 60% liegen. Eine Konzentration der Beckenendlagengeburten ist anzustreben.

Mortalität und Morbidität von Mutter und Kind nehmen bei ausgesprochen **protrahiertem Geburtsverlauf** zu. Zwölf Stunden sind für die Eröffnungsperiode ein vernünftiger Grenzwert. Bis dahin sind 90% der Kreißenden entbunden. Diese Feststellung ist nicht so zu verstehen, daß jede Geburt innerhalb dieser Zeitspanne beendet werden sollte; entscheidend ist, daß nach Ablauf von zwölf Stunden die Geburtsprognose erneut gestellt werden muß. Eine Periduralanästhesie kann ebenso hilfreich sein wie Wehenmittelgabe oder Erholungsphasen. Die Geduld aller Beteiligten ist dann gefragt, voreilige Entscheidungen führen zu unnötigen Schnittentbindungen.

Auch die **elektive Geburtseinleitung** (programmierte Geburt) kann die Sectioquote belasten [4], vor allem bei fehlender Wehenbereitschaft und unreifem Zervixbefund.

Die Frage nach einer **optimalen Sectiofrequenz** wurde häufig gestellt [51, 63, 111]. Eine verbindliche Antwort für alle Kliniken kann es nur für ein klar definiertes Kollektiv geben, da die bestimmenden Faktoren zu unterschiedlich sind. In diesem so definierten Kollektiv von Gebärenden der ≥ 38. Schwangerschaftswoche und Geburten in Schädellage zeigen sich beträchtliche Unterschiede im geburtshilflichen Management. Eine Analyse von Daten der Hessischen Perinatalerhebung 2000 weist eine Varianz der Sectiorate im genannten Kollektiv von 7 % bis 37 % auf. Die vaginal-operativen Entbindungen korrelieren dabei nicht zur Sectiorate in dem Sinn, daß bei geringer Anzahl von Sectiones die vaginal-operativen Entbindungsraten ansteigen (Abb. 14-4). Interessant ist jedoch, daß die Höhe der Sectiorate zur Anzahl der vorausgegangenen Sectiones (Abb.14-5) korreliert und daß das relative Mißverhältnis in diesen Kliniken Ursache der hohen Sectiorate ist. Daraus läßt sich eine großzügigere Einstellung in der Indikation zu Sectio ableiten.

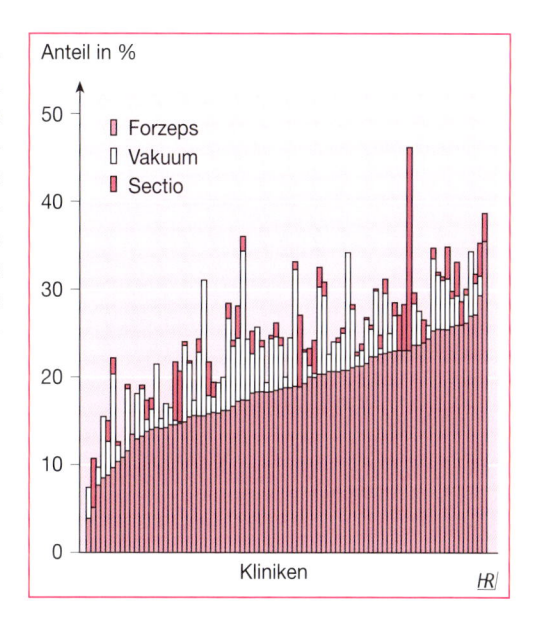

Risiko der Schnittentbindung

1 Gefährdung der Mutter

Jede Geburt ist auch für die Mutter mit einem erhöhten Risiko verbunden, die Schnittentbindung bedeutet eine zusätzliche Gefährdung.[!] **Mütterliche Sectiomortalität** ist nach Hüter (1975) die Zahl der im Zusammenhang mit dem Kaiserschnitt während oder innerhalb von 42 Tagen nach dem Eingriff verstorbenen Frauen, bezogen auf 1000 Schnittentbindungen und angegeben in Promille. Sectiomortalität beinhaltet demnach eine rein **zeitliche Zuordnung**. Daraus resultiert, daß zur Sectiomortalität sowohl Müttersterbefälle (direkte und indirekte) als auch nicht gestationsbedingte Todesfälle während und nach Sectio gehören. z. B. nach Verkehrsunfall oder bei Malignomerkrankung.
1985 haben wir zusammen mit Zimmermann und Selbmann von der Sectiomortalität die **mütterliche Sectioletalität** abgegrenzt und verstehen darunter die Zahl der im **ursächlichen Zusammenhang** mit der Sectio caesarea innerhalb von 42 Tagen an Operations- und Anästhesiekomplikationen verstorbenen, präoperativ gesunden Mütter, bezogen auf 1000 Schnittentbindungen und angegeben in Promille. Eine Aufgliederung in Sectiomortalität und Sectioletalität ist weder mit Hilfe der amtlichen Todesursachenstatistik noch mit Perinatalerhebungen in der derzeitigen Form, sondern nur an Hand von Einzelfalluntersuchungen möglich. Die Sectioletalität darf nicht mit der Gesamtzahl aller direkten Müttersterbefälle bei und nach Sectio caesarea gleichgesetzt werden [107].
Die **Sectiomortalität** liegt in großen überregionalen Statistiken heute mit 0,3 bis 0,9‰ etwa um den Faktor 6 bis 8 höher als die Gesamt-Müttersterblichkeit (Tab. 14-6). Verglichen nur mit den Spontangeburten wird das Risiko noch größer sein. Jeder 2. bis 3. Müttertodesfall steht im Zusammenhang mit einer Schnittentbindung. Dabei ist häufig nicht zu entscheiden, ob der Eingriff selbst oder Vorbelastungen und Begleitumstände für den letalen Ausgang verantwortlich sind. Unter den Todesursachen dominieren Schockzustände jeder Art, Infektionen, Blutungen, Thromboembolien und Narkosezwischenfälle. Bekannt ist die geringere Gefährdung bei vorgeplanter primärer Sectio gegenüber der sekundären oder gar der Notsectio. Insgesamt sind wiederholte Schnittentbindungen stärker belastend als die Erstoperation [5, 12, 28, 29, 30, 37, 39, 43, 68, 84, 97, 98, 103, 110].

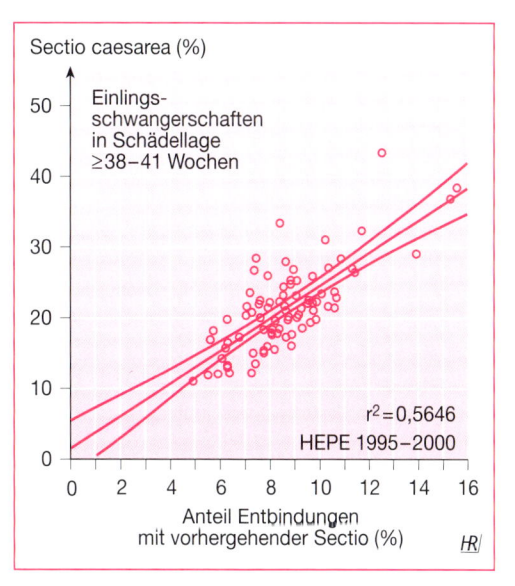

Abb. 14-4
Die Häufigkeit von Kaiserschnitten (helle Säule) und vaginal operativen Entbindungen (dunkle Säulen) in der 38. bis 41. Woche bei Schädellagen an 84 Kliniken in Hessen im Jahr 2000. Auffällig ist die große Varianz der abdominalen Entbindungen und die fehlende Korrelation zu den operativ vaginalen Entbindungen.

Abb. 14-5
Die Korrelation vorausgegangener Kaiserschnitte zur Sectiorate bei Einlingsschwangerschaften in Schädellage am Termin an 84 Kliniken in Hessen nach Daten der Hessischen Perinatalerhebung von 1995–2000. Dieser Zusammenhang belegt die großzügige Einstellung zur wiederholten Sectio und zur Sectio generell.

[!]*Jede Geburt ist auch für die Mutter mit einem erhöhten Risiko verbunden, die Schnittentbindung bedeutet eine zusätzliche Gefährdung.*

Tabelle 14-7
Sectiosterblichkeit in Bayern, 1983 bis 1994 (Daten der Bayerischen Perinatalerhebung)

Geburten (n)	1226715	
Schnittentbindungen (n)	190700	
Müttersterbefälle (n)		davon nach Sectio caesarea
– sub partu	11	7
– Wochenbett	111	64
	122	71
71 gestationsbedingte Todesfälle im Zusammenhang mit Sectio (36 indirekte, 35 direkte Todesfälle)		
Sectiomortalität (n = 71)		
0,37‰		1 auf 2445 Operationen
Sectioletalität (n = 35)		
0,18‰		1 auf 5449 Operationen
Vaginale Entbindungen		
– Mortalität	0,038‰	1 auf 26564 Geburten
– Letalität	0,026‰	1 auf 38371 Geburten

Für die Bundesrepublik Deutschland wird die **Sectioletalität** derzeit aufgrund der vorliegenden Einzelstudien auf ca. 1,0 ‰ geschätzt [39]. Das bedeutet einen Müttertodesfall auf 1000 Kaiserschnitte und insgesamt für eine Geburtenzahl von 800000 und eine Sectiofrequenz von 15 % ca. 120 Todesfälle pro Jahr im Zusammenhang mit der Schnittentbindung.

Zur Analyse der Todesursachen können überregionale Statistiken nur wenig beitragen. Hier sind Einzelfallanalysen erforderlich, wie sie in den USA und in England schon seit längerer Zeit bestehen und auch bei uns 1983 angelaufen sind. Die Kommission „Müttersterblichkeit" der Bayerischen Gesellschaft für Geburtshilfe und Frauenheilkunde hat jetzt ihre Ergebnisse der Einzelfallanalyse von Sectiotodesfällen vorgelegt. Demnach ist die Sectioletalität in den letzten Jahren stark zurückge-

!Auch die sorgfältig geplante Sectio stellt einen Risikofaktor dar!

gangen, liegt aber immer noch um den Faktor 5 bis 7 höher gegenüber der Sterberate nach Spontangeburten.

Die Bayerische Studie umfaßt 190700 Kaiserschnitte aus den Jahren 1983 bis 1994 bei 1226715 dokumentierten Geburten; das entspricht eine Sectiofrequenz von ca. 15,5 % (Tab. 14-7). Während der Berichtszeit wurden 174 „gestationsbedingte" Todesfälle registriert; daraus ergibt sich eine Müttersterblichkeit von ca. 12 auf 100000 Lebendgeborene. 122 Frauen starben unter der Geburt bzw. im Wochenbett, darunter 71 Frauen (ca. 60 %) im Zusammenhang mit Schnittentbindungen. Die **Sectiomortalität** beträgt demnach 0,37 ‰, nach neueren Daten 0,28 % in 1989–1994 und 0,30 % in 1995–1998 [107]. Außerdem verstarben sieben Wöchnerinnen nach Kaiserschnitten „nicht gestationsbedingt" an den Folgen von Polytraumen nach Verkehrsunfällen oder von Malignomen.

Die sog. **gestationsbedingte Sectiomortalität** erfaßt alle Todesfälle in zeitlichem Zusammenhang mit den operativen Eingriffen; sie enthält demnach sowohl tödliche Folgen von Narkose- und Operationszwischenfällen (35 Frauen) als auch von präexistenten Grund- oder Begleitleiden (36 Frauen) zu gleichen Teilen. Bei den präexistenten Erkrankungen dominieren Gestosekomplikationen (HELLP-Syndrom, Eklampsie, vorzeitige Plazentalösung), hinzu kommen Blutungen und Infektionen. Die 35 Todesfälle in direktem Zusammenhang mit den Schnittentbindungen umfassen vorrangig Thromboembolien, septische und hämorrhagische Schockzustände sowie Narkosezwischenfälle (Asystolien; Intubationsprobleme; Aspirationen – Mendelson-Syndrom; Gefäßverletzungen). Im Einzelfall kann die Zuordnung schwierig sein; sicher gibt es auch Überschneidungen zwischen direkten Operationsfolgen und Begleitumständen.

Die **Sectioletalität** sank von 0,23‰ (1983–1988) über 0,13‰ (1989 bis 1994) auf 0,06‰ (1995–1998). Das Sectiosterblichkeitsrisiko einer präoperativen gesunden Schwangeren lag in den Jahren 1995–1998 bei einem Müttersterbefall auf ca. 17000 Schnittentbindungen [107]. Aufschlußreich ist auch eine Analyse der mütterlichen Mortalität der Hessischen Prinatalerhebung der Jahre 1990–1994 und 1995 bis 2000. Auch hier wird deutlich, daß auch die sorgfältig geplante primäre Sectio einen Risikofaktor darstellt (Tab. 14-8).

Grundsätzlich wird man Komplikationen, die durch präexistente Leiden hervorgerufen sind, dem Operationsverfahren nicht direkt anlasten können. Zur Feststellung des immanenten Risikos der Schnittentbindung wurde die **Sectioletalität** mit 0,18 ‰ bestimmt; das entspricht einem Todesfall

Tabelle 14-8
Mütterliche Mortalität in Hessen von 1990–1994 und 1995–2000 (HEPE) [38].*

	1990–1994			1995–2000		
	Gesamt N	Todesfälle W	‰	Gesamt N	Todesfälle W	‰
Entbindungen	285887	22	0,077	345614	20	0,058
Spontangeburt	214419	7	0,033	251393	4	0,016
Sectio gesamt	52136	15	0,288	74159	14	0,188
primäre Sectio	25070	9	0,359	36189	11	0,304
sekundäre Sectio	27066	6	0,222	37970	3	0,079
Vaginal-operative Entbindungen	19332	0	0,000	20062	2	0,099

* Frau R. Stillger danke ich für die Analyse der Daten.

auf ca. 5500 Operationen. Aufschlußreich ist auch der Vergleich der Müttersterblichkeit zwischen abdominalen und vaginalen Entbindungen, wobei wiederum die Mortalität als zeitlicher Zusammenhang und die **Letalität** als ursächlicher Faktor berechnet werden kann: Die Müttermortalität betrug 0,038 ‰, die Mütterletalität 0,026 ‰ pro Tausend vaginalen Entbindungen. Demnach liegt das Sectiorisiko für die Mortalität um den Faktor 10 und für die Letalität um den Faktor 7 höher [18, 59, 104, 105, 106].

Die Einzelfallanalyse der Müttertodesfälle im Zusammenhang mit der Schnittentbindung zeigt schon jetzt die überragende Bedeutung umfassender präventiver Maßnahmen: Thromboembolieprophylaxe, Infektionsprophylaxe, Schockprophylaxe.

Auch die einschlägige **Sectiomorbidität** der Mütter liegt um den Faktor 3 bis 10 höher als nach vaginalen Geburten [21, 22, 71, 72, 73, 103, 110]. Wiederum ist die sekundäre Sectio stärker belastet als die primäre und die wiederholte Schnittentbindung stärker als die Erstoperation (Tab. 14-9). Insgesamt wird die Morbiditätsrate heute etwa 50 % betragen, wobei sie wohl weniger als die Letalität von Vorbelastungen abhängig ist als vielmehr vom Operationsverlauf selbst und von der perioperativen, auch prophylaktischen Betreuung.

Zu den **Frühkomplikationen** zählen Blutungen, Infektionen, Thromboembolien sowie Funktionsstörungen von Harnblase und Darm (Tab. 14-10). Zahlenmäßig überwiegt eindeutig die **Infektionsmorbidität** (puerperale Infektionen, Harnwegsinfektionen, Wundinfektionen). Das Infektionsrisiko ist deutlich abhängig von der Indikation und vom Zeitpunkt der Schnittentbindung, vom Zustand der Fruchtblase, von der Zahl der vaginalen Untersuchungsmanöver und schließlich auch von der Erfahrung des Operateurs (Narkosedauer) [24, 25, 32, 33, 41, 42, 47, 49, 52, 58, 67, 85, 87, 93, 103, 110]. Die Infektmorbidität ist am niedrigsten bei primärer elektiver Sectio vor Wehenbeginn bei stehender Blase und glattem Operationsverlauf.[1] Unter den **intraoperativen Komplikationen** überwiegen mit 4 % schwere Blutungen (Lösungsstörungen der Plazenta, Atonie, Uterinablutung). Nebenverletzungen der Harnwege und des Darmes mit ihren Folgen und Narkosezwischenfälle (Aspirations- bzw. Mendelson-Syndrom) sind selten.

Die Frühmorbidität kann zu einer erheblichen Verlängerung des Krankenhausaufenthalts führen bei einer mittleren Verweildauer nach Schnittentbindung von fünf bis zehn Tagen.

Zu den typischen **Spätkomplikationen** zählen der postoperative Ileus, wiederum thromboembolische Erkrankungen (Tab. 14-9), möglicherweise Fertilitätsstörungen und die heute selten gewordene Uterusnarbenruptur bei späteren Schwangerschaften; auch psychosoziale Komplikationen werden beobachtet (Angst vor weiteren Geburten) [42, 110].

2 Gefährdung des Kindes

Die Schnittentbindung gilt mit Recht als besonders schonendes Entbindungsverfahren für das Kind bei geringer mechanischer Belastung. Im Einzelfall kann aber auch die abdominale Entwicklung schwierig und somit traumatisierend sein; hinzu kommen operations- und narkoseabhängige Komplikationen [50, 74, 75, 78, 103, 110].

Sectiomortalität

Insgesamt bedeutet die Schnittentbindung auch für die Kinder zumindest ein potentiell erhöhtes Risiko (Tab. 14-11). Allerdings ist die Überlagerung durch

Tabelle 14-9
Mütterliche Komplikationen nach primärer und sekundärer Sectio von 1990–2000 der Hessischen Perinatalerhebung im Vergleich zum Gesamtkollektiv der HEPE 2000 [38].

Mütterl. Komplikationen	Primäre Sectio gesamt		sekundäre Sectio gesamt		Gesamtkollektiv der HEPE 2000 N = 57010	
	N	%	N	%	N	%
sonstiges	2156	3,3	1953	2,9	636	1,12
Wundheilungsstörung	1067	1,6	1709	2,6	235	0,41
Thrombose/Embolie	204	0,3	196	0,3	20	0,04
Fieber	1362	2,1	2056	3,1	392	0,69
Sepsis	62	0,1	74	0,1	30	0,05
Eklampsie	351	0,5	156	0,2	44	0,08
Anämie	6889	10,6	9158	13,7	7040	12,35
Blutung > 1000 ml	591	0,9	631	0,9	351	0,62

Frühkomplikationen
– Blutung
– Infektion
– Thromboembolie
– Darmatonie, Ileus
– Nebenverletzung

Spätkomplikationen
– mechanischer Ileus
– Narbenruptur
– herabgesetzte Fertilität
– psychosoziale Komplikationen

[1] Die Infektmorbidität ist am niedrigsten bei primärer elektiver Sectio vor Wehenbeginn bei stehender Blase und glattem Operationsverlauf.

Tabelle 14-10
Sectiomorbidität der Mütter (relatives Risiko 3–10)

Vorbelastungen noch größer als bei den Müttern; die meisten Schnittentbindungen werden heute ohnehin aus vorwiegend fetaler Indikation ausgeführt. Das erklärt auch, warum die perinatale Sectiomortalität etwa um den Faktor 3 bis 8 höher liegt als nach Spontangeburten; das gilt vor allem für Schädellagenkinder mit einem Geburtsgewicht über 2500 g bzw. einem Gestationsalter von mehr als 37 Wochen (Tab. 14-10).

Sectiomorbidität

Die Sectiomorbidität der Kinder ist eindeutig erhöht (Tab. 14-11), doch ist es noch schwieriger als bei der Mortalität zu differenzieren zwischen vorbestehenden Störungen und Operationsfolgen.

Frühmorbidität: Bekannt ist das sog. Postcaesarean-Syndrom, gekennzeichnet durch Depression von Atmung und Kreislauf mit Adaptationsstörungen und Zeichen der pulmonalen Insuffizienz. Hervorgerufen wird diese Symptomatik durch eine Reduktion der uteroplazentaren Durchblutung bei Hypotonie der Mutter (V.-cava-Kompressionssyndrom) oder durch die Eröffnung des Uterus und durch den diaplazentaren Übertritt der Narkotika auf den Fetus. Tatsächlich schneiden Sectiokinder bei der Zustandsdiagnostik unmittelbar post partum (Apgar-Score, Azidoseindex) vergleichsweise schlechter ab als Kinder nach Spontangeburten. Auch treten nach Schnittentbindungen gehäuft protrahierte Hypoxien und Zyanosen in der Neugeborenenzeit auf. Betroffen sind alle Schädellagenkinder, insbesondere die höherer Gewichts- oder Tragzeitklassen. Für Beckenendlagenkinder treffen diese Unterschiede bei der Zustandsdiagnostik weniger zu, da die vaginal entwickelten Kinder offenbar durch den Geburtsvorgang selbst stärker belastet sind und daher zu Atemdepressionen neigen. Diese typische Frühmorbidität nach Schnittentbindungen ist bei optimaler Betreuung der Neugeborenen offenbar beherrschbar, zumindest scheint sie die Mortalität nicht zu belasten.

Spätmorbidität: Über die Spätmorbidität der Kinder nach Schnittentbindungen im Vergleich zu Spontangeburten wissen wir wenig. Intrakranielle Blutungen mit nachfolgendem Zerebralschaden werden nach Schnittentbindungen gleich häufig gesehen als nach schonender vaginaler Geburt.

Die durchschnittlich höhere Gefährdung von Mutter und Kind durch die Schnittentbindung gegenüber Spontangeburten darf nicht darüber hinwegtäuschen, daß die Belastung durch schwierige vaginal-operative Eingriffe noch größer sein kann und daß es in vielen Fällen zur Schnittentbindung keine Alternative gibt. Das erhöhte Kaiserschnittrisiko sollte uns allerdings veranlassen, den Indikationsbereich kritisch abzustecken und optimale Voraussetzungen für den Operationsablauf zu sichern.

Organisatorische Vorbedingungen zum Kaiserschnitt – Operationstechnik

Optimale Ergebnisse bei Schnittentbindungen sind nur dort zu erwarten, wo eine Reihe von organisatorischen Voraussetzungen erfüllt ist. Dazu gehören die ständige Dienstbereitschaft eines eingespielten Operationsteams einschließlich Anästhesisten ebenso wie die Rufbereitschaft eines in der Intensivbetreuung von Neugeborenen erfahrenen Pädiaters. Fehlende Erfahrung und mangelnde Operationsbereitschaft sind durch nichts zu ersetzen. Die Zahl der Notoperationen hat zwar abgenommen, trotzdem werden Schnelleingriffe auch in Zukunft nicht ganz zu vermeiden sein.

Nach den Empfehlungen der Deutschen Gesellschaft für Gynäkologie und Geburtshilfe sollte die sog. **E.-E.-Zeit**, d. h. die Zeitspanne zwischen dem Entschluß zur Operation und der Entwicklung des Kindes, in Notfällen 10 bis maximal 20 Minuten betragen [17]. Internationale Untersuchungen fragen, ob diese vorgeschlagenen Zeiten realistisch sind. So konnten MacKenzie und Cook zeigen, daß bei 100 eiligen Kaiserschnitten die mittlere Zeit bis zur Entbindung 42,9 Minuten betrug und für 22 Notfallsectiones 27,4 Minuten benötigt wurden [62]. Zu gleichen Ergebnissen kamen auch andere Autoren [36].

1 Narkose und Anästhesie bei Schnittentbindungen

Die Ergebnisse von Kaiserschnittstatistiken werden wesentlich mitbestimmt von der Leistungsfähigkeit der Anästhesieabteilung [44, 53, 69, 94, 103, 110]. Nicht jeder Narkosearzt ist mit den Besonderheiten der geburtshilflichen Anästhesie und Analgesie vertraut. Von einer guten Sectionarkose erwarten wir eine große Sicherheit und Annehmbarkeit für die Mutter, eine möglichst geringe Beeinträchtigung des Kindes und gute Operationsbedingungen für den Geburtshelfer. Unter diesen Vorgaben bevorzugen wir heute die Periduralanästhesie. Nur bei Notoperationen zur schnelleren Narkoseeinleitung, bei Herz-Kreislauf-Instabilität, bei Atemstörungen und bei Kontraindikationen für eine Leitungsanästhesie (z.B. Blutungsneigung) wird eine Allgemeinnarkose mit endotrachealer Intubation vorgenommen (siehe auch Kap. 12).

2 Zur Operationstechnik

Hinsichtlich detaillierter Angaben über das operative Vorgehen wird auf die ausführlichen monographischen Darstellungen verwiesen; hier soll nur das Grundsätzliche kurz erwähnt werden [110].

Lagerung und Vorbereitung

Die Lagerung der Patientin erfolgt während der Vorbereitungsmaßnahmen mit leicht erhöhtem Becken; zur Vermeidung eines sog. Rückenlagechocksyndroms (Vena-cava-Kompressionsyndroms) wird der Operationstisch um ca. 15 Grad nach links gekippt (tilted position). Zur Übernahme des Kindes stehen eine Hebamme und ein in der Betreuung von Neugeborenen geschulter Arzt bereit. Das Kind wird so lange wie möglich kardiotokographisch überwacht. Sind bereits regelmäßige Wehen vorhanden, so wird mit dem Entschluß zur Sectio caesarea eine Dauertokolyse eingeleitet.

Laparotomie

Zur Eröffnung der Bauchdecken wird schon aus kosmetischen Gründen der **Aponeurosenquerschnitt nach Pfannenstiel** bevorzugt. Die richtige Wahl der Schnittführung ist für den weiteren Verlauf entscheidend. Wird die Faszie zu tief gespalten, so ist der Zugang unnötig erschwert; erfolgt die Inzision zu hoch, so ist ein fest im Becken stehender Kopf nur schwierig zu umfassen. Nach Trennung der Rektusmuskulatur in der Mittellinie einschließlich der Fascia transversalis wird das Peritoneum im oberen Wundwinkel angehoben und durchtrennt. Die Spaltung des Bauchfells muß um so höher erfolgen, je weiter der Muttermund eröffnet und der Kopf ins Becken eingetreten ist, um Harnblasenverletzungen zu vermeiden. Der Zugang zur Bauchhöhle darf nicht zu eng sein: Die geballte Faust muß sich in der Bauchwandöffnung gut drehen lassen, sonst sollte die Wunde erweitert werden.

Für ein **extraperitoneales Vorgehen** sehen wir heute keine Berechtigung mehr, auch nicht bei einem Amnioninfektionssyndrom. Der Eingriff ist auch für den Geübten technisch aufwendiger, er dauert länger, Nebenverletzungen sind häufig, der Zugang zum Kind ist erschwert [34, 102].

Einen **medianen Längsschnitt** bevorzugen wir nur in Ausnahmefällen, besonders bei:
- schon vorhandener breiter Längsschnittnarbe
- ausgeprägter Adipositas
- Noteingriffen (Zeitgewinn nur wenige Minuten)
- zu erwartenden Verwachsungen oder geplanten Zusatzeingriffen
- verstärkter Blutungsneigung (Koagulopathien, präoperative Antikoagulanziengabe) und evtl.
- bei Frühgeburten vor der 30. SSW.

Tabelle 14-11

Apgar Score nach 5 Minuten und Azidose-Index bei Spontangeburten, Kaiserschnitten und vaginal-operativen Entbindungen der hessischen Perinatalerhebung 1999 und 2000 bei reifgeborenen Kindern (37.–41. SSW) aus Schädellage. Beachte die höhere Morbidität auch primärer Sectiones gegenüber den Spontangeburten.

Geburtsmanagement Reifgeborene Einlinge (37.–41. SSW) aus Schädellage.			
5 Minuten Apgar	2000		1999
	N	%	%
Spontanentbindungen	34686		
5 Minuten Apgar < 7	144	0,4	0,4
5 Minuten Apgar 7–8	569	1,6	1,7
primäre Sectiones	2923		
5 Minuten Apgar < 7	29	1,0	1,5
5 Minuten Apgar 7–8	127	4,3	5,7
sekundäre Sectiones	3916		
5 Minuten Apgar < 7	56	1,4	1,5
5 Minuten Apgar 7–8	239	6,1	6,4
vag.-oper. Entbindungen	2333		
5 Minuten Apgar < 7	16	0,7	0,8
5 Minuten Apgar 7–8	165	7,1	6,9
Azidose-Index	2000		1999
	N	%	%
Spontanentbindungen	34686		
pH-Metrie < 7,00	47	0,1	0,1
pH-Metrie 7,00–7,09	431	1,2	1,2
pH-Metrie 7,10–7,19	4073	11,7	11,3
primäre Sectiones	2923		
pH-Metrie < 7,00	5	0,2	0,2
pH-Metrie 7,00–7,09	29	1,0	0,6
pH-Metrie 7,10–7,19	90	3,1	3,9
sekundäre Sectiones	3916		
pH-Metrie < 7,00	20	0,5	0,5
pH-Metrie 7,00–7,09	69	1,8	2,1
pH-Metrie 7,10–7,19	302	7,7	8,7
vag.-oper. Entbindungen	2333		
pH-Metrie < 7,00	12	0,5	0,6
pH-Metrie 7,00–7,09	96	4,1	4,6
pH-Metrie 7,10–7,19	563	24,1	23,1

Uterotomie

Vor Eröffnung des Uterus wird der Unterbauch ausgetastet und der Oberbauch, falls erforderlich, durch zwei seitlich eingelegte Tücher abgestopft. Nach Inzision der Plica vesicalis wird der obere Harnblasenpol vorsichtig nach kaudal und lateral teils scharf, teils stumpf gelöst. Das fest auf der Uterusvorderwand haftende Bauchfell wird nach kranial nicht mobilisiert.

Die Eröffnung des Uterus selbst erfolgt im Bereich des unteren Segments durch **isthmischen Querschnitt**. Dazu werden die einzelnen Wandschichten mit schräggeführtem Skalpell (keine Stichinzision) fächerförmig bis zum Amnion gespalten. Ein kräftiges Sauggerät sorgt für ein übersichtliches Operationsfeld. Nach Sprengung der Fruchtblase wird der Schnitt mit den Zeigefingern nach beiden Seiten stumpf erweitert, bis die ganze Hand in den Uterus eingeführt werden kann. Die Lokalisation der Inzisionslinie in der Uteruswand ist entscheidend für die nachfolgende Entwicklung des Kindes und für die spätere Versorgung der Wundränder. Der Schnitt sollte um so höher angelegt werden, je weiter ausgezogen das untere Uterinsegment und je vollständiger der Muttermund eröffnet ist. Liegt die Uterotomie zu tief, so ist der Zugang zum Kind unnötig erschwert, auch besteht die Gefahr des Weiterreißens in die seitlichen Gefäßbündel oder in die Blasenwand; bei zu hoher Schnittführung ist immer mit stärkeren venösen Blutungen zu rechnen, auch ist die exakte Adaptation der ungleich starken Wundränder dann schwieriger [10]. Vor allem bei Frühgeborenen kann die möglichst lange Erhaltung der Fruchtblase die Entwicklung der Kinder erleichtern (sog. Amnionsectio) [40].[1]

[1] Vor allem bei Frühgeborenen kann die möglichst lange Erhaltung der Fruchtblase die Entwicklung der Kinder erleichtern

Der klassische Korpuslängsschnitt ist heute wegen der erhöhten Gefahr der Narbenruptur bei späteren Schwangerschaften aufgegeben, er sollte allenfalls noch Anwendung finden bei geplanter Hysterektomie oder operativer Sterilisation. Diskutiert wird neuerdings verstärkt wieder der isthmische Längsschnitt, vor allem im Zusammenhang mit Frühgeburten. Tatsächlich kann die Uterotomie und die Entwicklung des Kindes bei wenig entfaltetem unterem Uterinsegment schwierig sein. Allerdings sind diese Komplikationen nicht vorauszusagen. Es ist vertretbar, zunächst einen Querschnitt anzulegen und die Wunde bei ungenügender Dehnbarkeit T-förmig nach oben zu erweitern. Der Raumgewinn und der Spannungsverlust sind bei dieser Schnittführung vergleichsweise größer [70, 92, 110].

Entwicklung des Kindes

Die Kinder werden grundsätzlich manuell entwickelt. Voraussetzungen für eine schonende Geburt sind erschlaffte Bauchdecken und ein wehenloser Uterus; zur Relaxierung der Uteruswand hat sich neben den Betamimetika (Fenoterol 20 µg langsam i.v. auch Nitroglycerin (50–100 µm i.v.) bewährt [91]. Der Kopf wird mit der linken Hand des Operateurs in der Führungslinie aus dem Becken herausgehoben und in den Schnitt gebracht, erst dann erfolgt die weitere „Austreibung" unter gleichzeitigem Druck auf den Uterusfundus (Abb. 14-6). Bei großem und tief im Becken stehendem Kopf wird das Kind zunächst an der vorderen Schulter hochgeschoben, bis der Kopf umfahren werden kann (Abb. 14-7). Gelingt das ausnahmsweise nicht, so kann entweder das Kind durch innere Wendung auf den Fuß mit anschließender Extraktion oder mit einer Vakuumglocke entwickelt werden. Die Notwendigkeit für ein vaginales Hochschieben des Kopfes haben wir unter konsequenter Tokolyse nicht mehr gesehen. Auch eine instrumentelle Entwicklung mit der Zange gehört zur Seltenheit [60, 110].

Leitung der Plazentaperiode

Mit der Entwicklung des Kindes wird Oxytocin intravenös (3 IE) zur Auslösung von Nachgeburtswehen gegeben, zuvor wird die intravenöse Tokolyse gestoppt. Nach Lösung wird die Plazenta an der Nabelschnur extrahiert, nur bei starker Blutung wir die Plazenta sofort manuell gelöst. In jedem Fall wird auf Vollständigkeit nachgetastet. Auf eine generelle Kürettage und auch auf die Dilatation des Zervikalkanals von oben her wird verzichtet [64, 103, 110].

Wundversorgung

Die Diskussionen um die beste Versorgung der Uterotomiewunde ist bis heute nicht verstummt. Entscheidend ist der möglichst feste Verschluß zwischen Uterushöhle und Peritonealraum. Im allgemeinen wird der einschichtigen Muskelnaht heute der Vorzug gegeben, wozu wirklich vergleichbare prospektive Untersuchungsreihen allerdings fehlen. Wichtiger als die Fadenführung im einzelnen scheinen uns die Beachtung allgemeiner Grundregeln der chirurgischen Nahttechnik im Hinblick auf Nahtmaterial, Nahtabstand, Fadenstärke und Zugspannung [35, 52, 54, 100, 103, 110].

Wir verschließen die Uteruswunde nach wie vor zweischichtig und sehen darin einen Vorteil sowohl im Hinblick auf die Blutstillung als auch auf die Infektionsprophylaxe. Zunächst werden die beiden Wundwinkel mittels durchgreifender Einzelnähte versorgt, dann werden die dazwischenliegenden Wundränder durch eine fortlaufende Raffnaht adaptiert. Der Faden verläuft extramukös

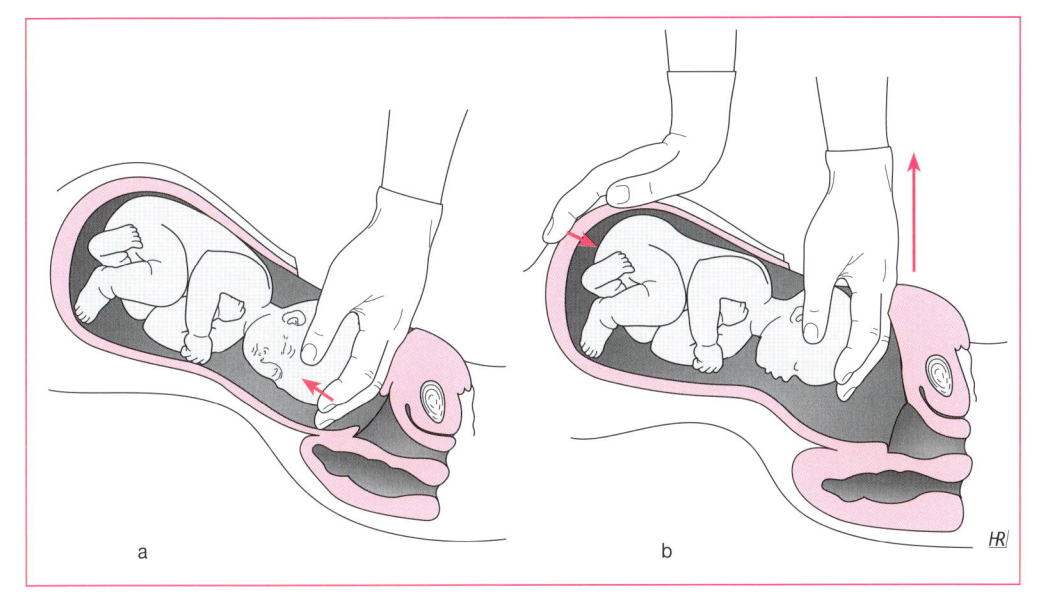

Abb. 14-6
Entwicklung des Kindes bei der Sectio caesarea I:
a) Umfahren und Hochschieben des Kopfes mit der Hand
b) Hervorluxieren des Kopfes, Druck auf den Fundus uteri

(extradezidual), das festsitzende Bauchfell in der Mitte der oberen Wundränder kann mitgefaßt werden. Darüber werden zur Sicherung der ersten Nahtreihe einstülpende Z-Nähte gelegt. Diese Nähte dienen auch der Blutstillung aus Wundrändern und Stichkanälen, aber auch der Festigung der Infektionsbarriere zur Bauchhöhle. Anschließend wird das Wundgebiet mit Hilfe der Blasenfalte gedeckt. Dazu wird eine fortlaufende überwallende Raffnaht gewählt.

Sectiomodifikation nach Joel Cohen und Misgav-Ladach

Joel Cohen publizierte 1972 eine Modifikation des Pfannenstiel-Querschnitts, die in den 90er Jahren als Misgav-Ladach-Technik in Deutschland bekannt wurde und inzwischen weite Verbreitung als „sanfte Sectio" gewann. Die Vertreter dieser Methode führen aus, daß der Blutverlust während der Operation geringer sei, es weniger Wunddehiszenzen gäbe und die Mobilisierung der Patientin rascher erfolgen würde. Signifikante Unterschiede ergeben sich lediglich in den Operationszeiten, da es auch zur „sanften Operationstechnik" gehört, die Bauchdecken möglichst stumpf mit den Fingern zu eröffnen, die Uterotomie nur durch eine Nahtreihe zu versorgen, und die Naht des Blasenperitoneums und des parietalen Peritoneums bei Verschluß des Abdomens zu unterlassen. Der Beweis für die bessere Mobilisierung und das Wohlbefinden der Patientinnen nach der angegebenen Technik muß jedoch erst noch durch kontrollierte Studien, bei denen der Operateur als Begutachter ausgeschaltet ist, erfolgen.

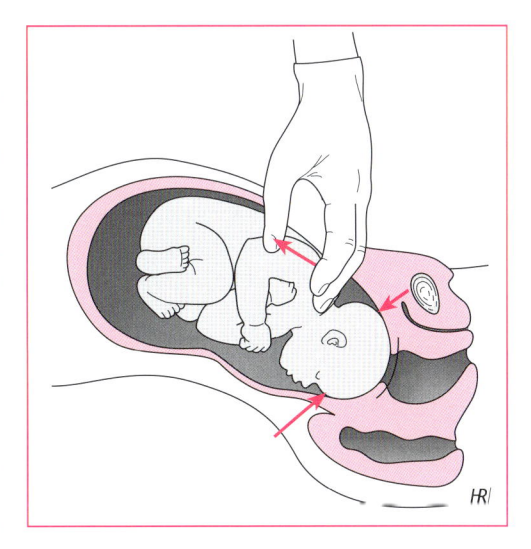

Abb. 14-7
Entwicklung des Kindes bei der Sectio caesarea II: Hochschieben des Kindes an der Schulter.

Besonderheiten

Blutungen: Bei seitlich weitergerissener Uterotomiewunde und stärkeren Blutungen, gleich welcher Genese, sowie vor geplanter Hysterektomie wird der Uterus auf ein feuchtes Tuch vor die Bauchdecken gelagert. Durch die Anspannung im Paragewebe werden die Blutungen deutlich geringer; das erleichtert die übersichtliche Versorgung. Das Wundgebiet wird auch aus dem Bereich der großen Gefäße und der Ureteren herausgezogen.

Atonische Blutungen, vor allem im Zusammenhang mit Implantationsstörungen der Plazenta, bessern sich oft nach sorgfältiger Kürettage; auch eine kurzfristige Tamponade kann helfen. Die Gabe von Uterotonika, insbesondere Prostaglandinen, intravenös oder direkt in das Myometrium appliziert, wirkt unterstüzend. Selbst für den erfahrenen Operateur kann es schwirig sein, das noch tolerierbare Maß an Nachblutung vor Verschluß der Uterotomie richtig einzuschätzen. Im Zweifelsfall sollte eine Hysterektomie erfolgen.

Vorausgegangene Sectio: Als Folge der höheren Kaiserschnittfrequenz wird der Geburtshelfer immer häufiger mit der Situation Zustand nach Sectio caesarea konfrontiert. Der Eingriff kann bei wiederholter Schnittentbindung durch intraabdominale Verwachsungen, breitflächige Narben und ausgedehnte Venenkonvolute im Operationsgebiet erschwert sein. Die Eröffnung der Bauchdecken erfolgt von dem vorhandenen Schnitt aus, nur bei zu erwartenden Zusatzoperationen wird ein Längsschnitt gewählt. Besonderer Sorgfalt bedarf die Spaltung des Peritoneums. Verletzungen der hochgezogenen Harnblase oder adhärenter Darmschlingen kommen vor. Sie werden zunächst abgedeckt und sollten erst nach der Geburt des Kindes versorgt werden. Die Mobilisierung der Blase sollte nicht erzwungen werden, notfalls kann die Eröffnung des Uterus auch ohne vorherige Spaltung des Bauchfells und Ablösung der Blase durch einen höher angelegten Schnitt erfolgen. Ist ohnehin eine Hysterektomie vorgesehen, so wird man den Uterus dort eröffnen, wo es sich am besten anbietet. Die generelle Uterusexstirpation nach einer bestimmten Anzahl von Kaiserschnitten halten wir nicht für erforderlich. Allerdings sollte vor der 3. und weiteren Schnittentbindungen auf die erhöhte Gefährdung durch erneute Schwangerschaften rechtzeitig hingewiesen und die postoperative Sterilisation ausdrücklich angeboten werden.

Narbenrupturen am Uterus nach Schnittentbindungen werden heute infolge Zunahme der Sectiofrequenz insgesamt häufiger beobachtet als früher; bezogen auf die Zahl der Kaiserschnitte ist ihr Anteil jedoch deutlich zurückgegangen (auf < 1 %).[I] Das ist im wesentlichen wohl auf eine verbesserte Operationstechnik und auf eine wirksamere Infektionsprophylaxe zurückzuführen. Narbenrupturen verlaufen gegenüber den klassischen violenten Rupturen weitgehend symptomlos oder gar klinisch stumm. Häufig liegt auch keine komplette Dehiszenz vor, sondern eine gedeckte Ruptur mit erhaltenem Amnion und Peritoneum (sog. Uterusfenster). Profuse Blutungen werden kaum beobachtet. Meistens wird die Narbendehiszenz unerwartet im Verlauf einer wiederholten Schnittbindung entdeckt. Die Uterotomie erfolgt dann unter Einbeziehung des Defekts. Wenn stärkere arterielle Blutungen fehlen, können Narbenrupturen fast immer konservativ unter Erhaltung des Uterus versorgt werden.

Uterusexstirpationen post partum sind meistens Notfalleingriffe; jeder Geburtshelfer sollte daher die einschlägigen Operationstechniken beherrschen [6, 9, 11, 45, 61, 65, 83, 103, 110]. Im Zusammenhang mit der Schnittentbindung kann der Eingriff indiziert sein bei ausgedehnten Uterusrupturen, bei Gefäßzerreißungen, bei nicht beherrschbaren Blutungen aus der Plazentahaftstelle und bei bedrohlichem Amnioninfektionssyndrom mit zu erwartendem septischem Verlauf. Die Hysterektomie allein zum Zweck der Sterilisation lehnen wir als unangemessen ab. Das operative Vorgehen unterscheidet sich prinzipiell nicht von der Uterusexstirpation außerhalb der Schwangerschaft, doch sind einige Besonderheiten zu beachten: Die Präparation ist in den aufgelockerten Gewebeschichten meist erleichtert, der Blutverlust jedoch größer. Der Uterus wird stets vor die Bauchdecken gewälzt. Die Umstechung der Gefäßbündel innerhalb der fingerdick ödematös geschwollenen Ligamente muß behutsam erfolgen; die Fäden schneiden leicht durch, andererseits können sich zu locker geknüpfte Nähte nach Schwinden der Stauung wieder lösen, was zu Nachblutungen führen kann. Die Gefäßstümpfe sollten nach Absetzen des Präparats nochmals kontrolliert und im Zweifelsfall doppelt unterbunden werden. Auf den Verlauf der Ureteren ist besonders zu achten. Die Harnblase läßt sich meist mühelos mobilisieren, doch kann es zu stärkeren Blutungen kommen. Der Übergang von der Zervix zur Vaginalwand ist vor allem bei weit dilatiertem Muttermund von außen topographisch nur schwer zu bestimmen. Wir setzen zunächst dort ab, wo wir die Scheiden-Zervix-Grenze vermuten und resezieren dann, wenn es erforderlich wird, nach. Bei unübersichtlichem Operationssitus empfiehlt es sich ohnehin, den Uterus zunächst suprazervikal zu amputieren und den Zervixstumpf dann nachträglich herauszunehmen. Das gilt um so mehr, als die subtotale Hysterektomie für die meisten Indikationen genügt, mit Ausnahme der Gefäßverletzungen im Uterinastamm.

Zusatzoperationen nach Schnittentbindungen

Zusatzoperationen sind mit einer erhöhten Komplikationsrate verknüpft (Blutungen, Infektionen, Verwachsungen, Ileus). Sie sollten schon deshalb auf das Notwendigste beschränkt werden.[II]

[I] *Narbenrupturen am Uterus nach Schnittentbindungen werden heute infolge Zunahme der Sectiofrequenz insgesamt häufiger beobachtet als früher.*

[II] *Zusatzoperationen sind mit einer erhöhten Komplikationsrate verknüpft.*

Tubensterilisation

Zur Tubensterilisation werden viele Verfahren angegeben [8, 86, 103, 110] (siehe auch Bd. 2, Kap. 10). Jeder Operateur sollte die Methode wählen, mit der er aufgrund langjähriger Erfahrungen vertraut ist. Wir führen bevorzugt auch die Thermokoagulation durch. Spontane Refertilisierungen nach dieser Technik sind uns nicht bekanntgeworden; ernsthafte Komplikationen traten nicht auf. Wichtig ist die Kompression auf einer ausreichend langen Strecke im isthmischen Verlauf der Tube von etwa 2–3 cm vorzunehmen.

Adnexoperationen

Auch hier ist Zurückhaltung geboten. Gestielte Hydatiden werden abgetragen, Hydrosalpingen oder Konglomerattumoren (Tuboovarialzysten) exstirpiert. Das gleiche gilt für Ovarialtumoren, die aber selten sind. Längere Operationszeiten sollten vermieden werden, plastische Maßnahmen werden auf später verschoben. Auf sorgfältige Peritonealisierung ist zu achten.

Uterusoperationen

Hier ist wegen der erhöhten Blutungs- und Infektionsgefahr besondere Zurückhaltung geboten. Das gilt für die Abtragung von Uterussepten, mehr noch für die Myomenukleation. Subseröse gestielte Myome werden entfernt, intramurale Knoten im Schnittbereich enukleiert. Alle anderen Myome werden, soweit sie nicht „ernährungsgestört" sind, belassen. Die Voraussetzungen für eine organerhaltende Myomoperation sind am nicht puerperalen Uterus ungleich günstiger. Bei ausgeprägter Myomatosis sollte im Zweifelsfall, sofern mit der Patientin besprochen, die Hysterektomie durchgeführt werden. Neuere Einzelbeobachtungen stellen das konservative Vorgehen in Frage und empfehlen die komplette Myomenukleation im Anschluß an die Sectio caesarea [40].

Die Notwendigkeit zu einer gleichzeitigen Appendektomie oder Herniotomie haben wir niemals gesehen.

Sectio caesarea in moribunda und in mortua

Vor die Entscheidung, eine Sectio in mortua vorzunehmen, wurden wir in den letzten 20 Jahren nicht mehr gestellt.

Die Sectio in moribunda ist medizinisch und juristisch nicht unbedenklich. Die straf- und zivilrechtlichen Probleme sind komplex. Die Anforderungen an Aufklärung und rechtswirksame Einwilligung sind beträchtlich. Die Operation kann den Tod der Mutter beschleunigen, auch wird von längerem Überleben zum Teil mit Spätschäden berichtet. Wir entschließen uns gelegentlich nach ausführlichen Vorgesprächen mit allen Beteiligten zur Sectiobereitschaft bei geplanten und nicht aufschiebbaren gefährlichen Operationen, z. B. der Versorgung eines Aneurysmas der A. carotis interna, bei Thromboembolien oder intrazerebralen Aneurysmenblutungen.

Inhalt*

- **Einleitung** ... 263
1. Geschichtliche Entwicklung ... 263
2. Zielvorstellungen ... 263
3. Dammschnitt und Einstellung zur Geburt ... 263

- **Häufigkeit der Episiotomie** ... 264

- **Formen der Episiotomie** ... 264
1. Mediane Episiotomie ... 264
2. Mediolaterale Episiotomie ... 265
3. Laterale Episiotomie ... 265
4. Komplette Perineotomie ... 265
5. Zeitpunkt der Durchführung ... 266

- **Indikationen für die Episiotomie** ... 266
1. Materne Indikationen ... 266
2. Fetale Indikationen ... 267

- **Rißverletzungen der Geburtswege** ... 267
1. Klassifikation ... 267
2. Häufigkeit ... 268
3. Risikofaktoren ... 268
4. Strategien zur Vermeidung ... 268

- **Versorgung von Episiotomien und Rißverletzungen** ... 269
1. Anästhesie ... 269
2. Nahttechnik ... 269
3. Nahtmaterial ... 271
4. Nachbehandlung ... 271
5. Sekundärversorgung ... 272

- **Komplikationen der Episiotomie und Rißverletzungen** ... 272
1. Schwellungen und Schmerzen ... 272
2. Dyspareunie ... 273
3. Blutungen und Hämatome ... 273
4. Infektionen ... 273
5. Fistelbildung ... 274
6. Anorektale Inkontinenz ... 274
7. Harninkontinenz ... 274

- **Schlußbetrachtung** ... 275

---

*Das Literaturverzeichnis findet sich in Kapitel 22, S. 385.

15 Episiotomie und Rißverletzungen der Geburtswege

M. Hermsteiner

Einleitung

1 Geschichtliche Entwicklung

Ein Dammschnitt vom Introitus vaginae zum Anus wurde in einer wissenschaftlichen Publikation erstmals 1742 von Ould [26] beschrieben. Doch nicht nur diese mediane Schnittführung fand im 18. und 19. Jahrhundert Befürworter, sondern ebenso die laterale und bilaterale Inzision des Perineums. Die insgesamt geringe Beschäftigung mit dem Thema Episiotomie in dieser Zeit dürfte u. a. vor dem Hintergrund einer ausgesprochen niedrigen Rate von Dammverletzungen ohne Einsatz weiterer Maßnahmen (4-5 %) zu sehen sein [5, 32]. Ritgen [32] entwickelte 1855 eine Methode zur Vermeidung von Dammrissen, die im Anlegen von bis zu 14 kleineren radiären Schnitten bestand. Obwohl bei Anwendung dieser Technik nur in 0,04 % der Entbindungen (n = 4875) eine zusätzliche Verletzung des Dammes zu verzeichnen war, verhinderte der als zu hoch eingestufte Blutverlust eine weitere Verbreitung. Erst mit der Verlagerung von der Haus- zur Klinikgeburt in der ersten Hälfte des letzten Jahrhunderts entwickelte sich die Episiotomie zu einem Standardverfahren in der Geburtshilfe. In Europa und Lateinamerika setzte sich dabei überwiegend die mediolaterale, in Nordamerika die mediane Schnittführung durch. In einigen Ländern, z. B. in Frankreich, wurde die Anwendung der Episiotomie weiterhin restriktiv gehandhabt, während in den USA und Kanada seit etwa 1950 zahlreiche Geburtshelfer sogar die komplette Perineotomie mit willkürlicher Durchtrennung des M. sphincter ani favorisierten [14].

2 Zielvorstellungen

Die von den Befürwortern der routinemäßigen Episiotomie postulierten Vorteile einer operativen Erweiterung des Geburtskanals sind:
- die Vermeidung ausgedehnter Zerreißungen der Vagina, der Vulva und des Perineums
- eine saubere, glatt begrenzte und leicht zu versorgende Inzisionswunde
- eine geringere Häufigkeit von Harn- und Stuhlinkontinenz
- die Prophylaxe von Senkungszuständen des weiblichen Genitales
- eine verkürzte Austreibungsphase mit verminderter Azidosegefahr für das Kind
- die Druckentlastung des kindlichen Kopfes und Schutz vor Hirnblutungen (insbesondere bei Frühgeburten).

Inwieweit die einzelnen Punkte zutreffen bzw. belegt sind, wird im Folgenden näher erläutert und im Abschnitt „Schlußbetrachtung" zusammenfassend diskutiert.

3 Dammschnitt und Einstellung zur Geburt

Trotz insgesamt geringer Komplikationsrate unterliegt die Episiotomie seit Jahren einer zum Teil heftigen Kritik in der Laienpresse und anderen Medien. Schwangere Frauen betrachten nicht selten den Dammschnitt als Zeichen einer vordringlich auf die Bedürfnisse und Einstellungen des medizinischen Personals zugeschnittenen Betreuung während der Entbindung. Im Rahmen einer generellen Skepsis gegenüber der sog. Schulmedizin soll die Geburt als Inbegriff eines „natürlichen" Vorgangs wieder vom tatsächlichen oder vermeintlichen ärztlichen Interventionismus befreit werden. Die damit verbundene Erwartungshaltung gegenüber Hebammen und Geburtshelfern lautet, man müsse nur auf die Episiotomie verzichten, um die Geburtswege weitgehend intakt zu erhalten. Kindliche Indikationen für die Episiotomie (siehe unten) treten dabei völlig in den Hintergrund.

Im krassen Gegensatz zu dieser Tendenz der „Demedizinalisierung" des Gebärens hat nur wenig später die Diskussion um eine generelle Vermeidung langfristiger körperlicher „Schäden", namentlich der Harn- und der Stuhlinkontinenz, durch elektive Schnittentbindung, die sog. „Wunsch-Sektio", eingesetzt [16].

Häufigkeit der Episiotomie

Die Episiotomie ist weltweit der häufigste geburtshilfliche Eingriff.[I] Die Frequenz des Dammschnitts liegt derzeit in Deutschland und den USA bei 50–60 % aller vaginalen Entbindungen, in Kanada bei 38 %, in Frankreich und Großbritannien dagegen nur bei 28 % [14, 31]. Der Eingriff wird bei Erstgebärenden zwei- bis viermal häufiger durchgeführt als bei Mehrgebärenden. Diese Relation findet sich auch bei restriktiver Anwendung (Tab. 15-1). Bei insgesamt rückläufiger Tendenz in den westlichen Industrienationen sind weiterhin deutliche Unterschiede zwischen Klinken der Maximal- und der Regelversorgung, Belegabteilungen und Entbindungshäusern zu verzeichnen – auch bei Berücksichtigung der Unterschiede in den Patientenkollektiven. In den Vereinigten Staaten betrug 1979 die durchschnittliche Episiotomierate 62,5 %, bei Hausgeburten lag sie unter 20 %, in von Hebammen geführten Birthing Centers teilweise unter 10 % [12, 33].

Formen der Episiotomie

1 Mediane Episiotomie

Bei der medianen Episiotomie wird die Schere an der hinteren Kommissur angesetzt, und der Damm wird in der Mittellinie bis zum M. sphincter ani externus durchtrennt, ohne diesen zu verletzen.[II] Der Schnitt teilt das Centrum tendineum in der bindegewebigen Raphe, an der beidseits die paarige M. bulbospongiosus und der M. transversus perinei superficialis inserieren. Somit werden die muskulären Elemente und ebenso die wesentlichen Gefäß- und Nervenäste des Perineums geschont (Abb. 15-1).

Als **Vorteile** gelten die leichte Durchführbarkeit, das günstige Verhältnis von Schnittlänge zu erzielter Erweiterung des Scheideneingangs, die relativ große Zunahme des sagittalen Durchmessers, die eine maximale Schonung der Urethra ermöglichen soll, die symmetrische Druckentlastung, die technisch einfache Naht, die geringe Blutungstendenz, die postpartale Beschwerdearmut bei in der Regel gutem kosmetischem Resultat.

Der **Nachteil** liegt in der begrenzten Erweiterungsmöglichkeit. Gerade weil der Widerstand des Weichteilschlauchs nach Anlegen einer medianen Episiotomie sofort nachläßt, kann beim schnellen Durchtreten des kindlichen Kopfes oder bei schwieriger Schulterentwicklung der Sphinkter durch Weiterreißen geschädigt werden. Die selten praktizierte **J-förmige Erweiterung des Schnitts** um den Sphinkter herum kann bei drohender Ruptur unter Umständen nicht mehr rechtzeitig durchgeführt werden, opfert durch Verlassen der Mittellinie die Vorteile der medianen Episiotomie und ist schwierig zu versorgen [14].

Das Risiko für Dammrisse mit Beteiligung des Schließmuskels nimmt unter Anwendung der medianen Episiotomie zu. Diese Tatsache kann als durch mehrere Meta-Analysen gesichert gelten [6, 31]. Bei der medianen Episiotomie kommt es im Vergleich mit der mediolateralen Schnittführung 3–7mal häufiger zu Verletzungen des analen Schließmuskels [6].[III] Einzelne Studien berichten über eine derartig ausgeprägte Zunahme höhergradiger Dammrisse gegenüber Kollektiven ohne rou-

[I] Die Episiotomie ist weltweit der häufigste geburtshilfliche Eingriff!

[II] Bei der medianen Episiotomie wird die Schere an der hinteren Kommissur angesetzt, und der Damm wird in der Mittellinie bis zum M. sphincter ani externus durchtrennt, ohne diesen zu verletzen!

[III] Bei der medianen Episiotomie kommt es im Vergleich mit der mediolateralen Schnittführung 3–7mal häufiger zu Verletzungen des analen Schließmuskels!

Tabelle 15-1
Häufigkeit von Episiotomie und Rißverletzungen bei restriktiver und liberaler Handhabung des Dammschnitts (modifiziert nach Sleep et al. [39])

	restriktive Anwendung (n = 498)	liberale Anwendung (n = 502)
Episiotomie		
– Erstgebärende	17,9 %	67,1 %
– Mehrgebärende	5,1 %	39,2 %
Dammrisse bei Episiotomie		
– Erstgebärende	2,0 %	10,0 %
– Mehrgebärende	0,7 %	2,8 %
Dammrisse ohne Episiotomie		
– Erstgebärende	51,2 %	18,3 %
– Mehrgebärende	58,9 %	29,3 %
Labienrisse		
– Erstgebärende	32,8 %	22,4 %
– Mehrgebärende	21,9 %	13,4 %
Damm intakt		
– Erstgebärende	30,8 %	14,8 %
– Mehrgebärende	36,0 %	31,8 %

tinemäßigen Dammschnitt (Faktor 4,2 bei Erstgebärenden und Faktor 12,8 bei Mehrgebärenden), daß das regelmäßige Anlegen einer medianen Episiotomie als die geburtshilfliche Maßnahme mit dem größten Risiko für Sphinkterverletzungen bezeichnet werden könnte [15, 37].

2 Mediolaterale Episiotomie

Auch die mediolaterale Episiotomie beginnt am tiefsten Punkt der hinteren Kommissur und richtet sich in einem Winkel von knapp 45 Grad in gerader Linie nach lateral. Durchtrennt werden zwangsläufig der M. bulbospongiosus und der M. transversus perinei superficialis. Außerdem kommt es nicht selten zu einem Anschnitt des M. levator ani; die mit Fettgewebe ausgefüllte Fossa ischiorectalis kann ebenfalls einbezogen sein. Eine Variante besteht darin, den Eingriff in zwei Schritten vorzunehmen: zuerst die kurzstreckige Durchtrennung der hinteren Kommissur in der Mittellinie, danach den Schnitt zur Seite [14].

Der **Vorteil** der mediolateralen Episiotomie liegt in der starken Vergrößerung der Austrittsöffnung für das Geburtsobjekt und in der variablen Erweiterungsmöglichkeit zur Seite.

Nachteile sind die technisch anspruchsvollere Naht, die schwierigen Wundverhältnisse bei zusätzlichen Rißverletzungen und ein gegenüber der medianen Episiotomie erhöhter Blutverlust [14]. Einzelne Untersuchungen finden außerdem eine höhere Rate von Wundheilungsstörungen und längerfristiger Dyspareunie bei dieser Art der Schnittführung (siehe Abschnitt 2 „Dyspareunie").

Die in vielen geburtshilflichen Lehrbüchern wiedergegebene Meinung, die großzügige Anwendung der mediolateralen Episiotomie reduziere die Rate an Dammrissen III.–IV. Grades kann im Licht neuerer Meta-Analysen nicht aufrecht erhalten werden (siehe Abschnitt 1 „Materne Indikationen").

3 Laterale Episiotomie

Der Ausgangspunkt der lateralen Episiotomie liegt lateral und rostral der hinteren Kommissur, etwa bei 7–8 Uhr oder bei 4–5 Uhr (Steinschnittlage). Der Schnitt geht in Richtung des Tuber ischiadicum und involviert den M. bulbospongiosus, den M. transversus perinei superficialis und den M. levator ani. Verletzt werden kann außerdem die Bartholin-Drüse oder deren Ausführungsgang [14].

Aufgrund der wenig vorteilhaften Platzverhältnisse, der starken Traumatisierung, des hohen Blutverlusts und der schlechten Heilungsergebnisse sind die laterale Episiotomie und ihre Erweiterung unter Einbeziehung der tiefen Beckenbodenmuskulatur, der sog. Schuchardt-Schnitt, nur noch von historischem Interesse.

4 Komplette Perineotomie

Die komplette Perineotomie – in der Literatur auch als Perineoproktotomie bezeichnet – stellt lediglich eine Erweiterung der medianen Episiotomie mit „prophylaktischer" Durchtrennung des Sphincter ani externus dar. Sinnvoll im Hinblick auf die spätere Versorgung ist es, auch die Vorderwand des Analkanals und einige Zentimeter der vorderen Rektumwand mit zu durchtrennen, da sie ansonsten regelmäßig einreißt und glatte Schnittränder die Naht technisch erleichtern.

Vorteile gegenüber allen Schnittführungen außerhalb der Mittellinie bestehen darin, daß bei maximalem Raumgewinn nur ein Muskel traumatisiert wird und keine weitere Verletzung des analen Kontinenzorgans zu befürchten ist. Wird die Naht von einem erfahrenen Operator durchgeführt, sollen Heilungs- und Komplikationsraten sich nicht wesentlich von den Zahlen bei medianer Episiotomie unterscheiden. Hierzu liegen nur wenige Daten aus Untersuchungen mit geringer Fallzahl und ohne randomisiert-kontrollierte Studienbedingungen vor [14]. Sind die genannten Voraussetzungen aber nicht erfüllt und treten **Komplikationen** auf, so gestalten sie sich häufig schwerwiegend. Wind- und Stuhlinkontinenz sowie die Ausbildung rektovaginaler Fisteln sind nach Perineotomien eindeutig häufiger anzutreffen als nach anderen Eingriffen am Damm [14].[1]

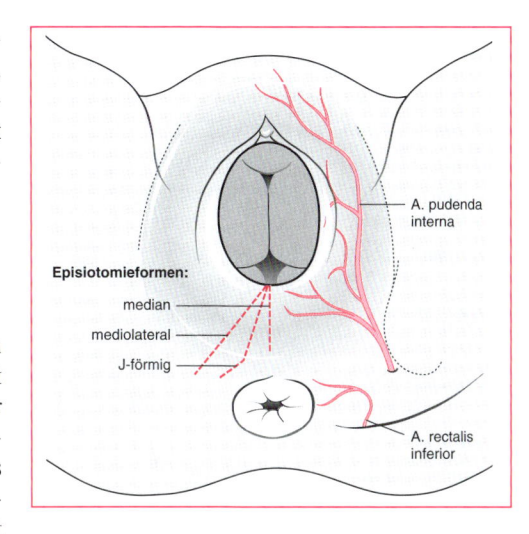

Abb. 15–1
Formen der Episiotomie. Angedeutet sind die wichtigsten perinealen Gefäß(nerven)straßen, die durch Dammschnitt verletzt werden können.

[1] Wind und Stuhlinkontinenz sowie die Ausbildung rektovaginaler Fisteln sind nach Perineotomien eindeutig häufiger anzutreffen als nach anderen Eingriffen am Damm!

5 Zeitpunkt der Durchführung

Der Zeitpunkt für die Durchführung jedweder Episiotomie ist abhängig von der Indikation.! Liegt keine regionale oder lokale Anästhesie vor, sollte der Schnitt in der Wehenakme erfolgen. Zur Vorbereitung vaginal-operativer Entbindungen und bei prophylaktischem Einsatz sollte er bereits angelegt werden, wenn die Leitstelle den Beckenboden erreicht hat. Nur so wird die Austreibungsperiode ausreichend verkürzt und nur so ist eine vorbeugende Wirkung hinsichtlich der Druckschädigung nervaler Strukturen und späterer Harninkontinenz denkbar [44].

Soll die Episiotomie ausschließlich den drohenden Dammriß verhindern, wird sie folgerichtig erst beim sogenannten Durchschneiden des kindlichen Kopfes durchgeführt [14].

Indikationen für die Episiotomie

1 Materne Indikationen

Mit der Ausnahme einer vorausgegangenen Kolpoperineoplastik und anderer, nicht geburtshilflicher operativer Eingriffe an Vagina, Damm und Analregion gibt es kaum zwingende mütterliche Indikationen zur Durchführung einer Episiotomie. Vergleichende Studien, in denen restriktive und routinemäßige Anwendung der Episiotomie gegenübergestellt wurden, belegen, daß bei eingeschränktem Gebrauch der Episiotomie überwiegend die Zahl der Eingriffe aus mütterlicher Indikation sinkt [40].!!

Für die meisten Geburtshelfer steht die postulierte Vermeidung von Zerreißungen der Geburtswege und des analen Kontinenzorgans im Vordergrund. Mit steigender Episiotomiefrequenz nimmt die Häufigkeit einfacher Dammrisse sowie von Labienrissen und anderen anterioren Geburtsverletzungen ab [2, 14, 39]. In einer großen randomisiert-kontrollierten Studie [2] konnte jedoch gezeigt werden, daß eine chirurgische Versorgung von perinealen Wunden in der Gruppe mit restriktiver Handhabung der Episiotomie insgesamt seltener notwendig war als in der Gruppe mit routinemäßiger Durchführung eines Dammschnitts (63,1 bzw. 88,1 %). Dieser Befund steht im Einklang mit älteren, retrospektiven Untersuchungen [14], die ebenso wie neuere Meta-Analysen [31] belegen, daß die relativ geringe Zunahme anteriorer Verletzungen bei gleichzeitiger deutlicher Abnahme perinealer Läsionen in Kollektiven mit zurückhaltendem Gebrauch der Episiotomie zu einer insgesamt reduzierten Morbidität führt. Zudem nehmen Frauen nach Geburten mit spontan aufgetretenen einfachen Dammrissen ihre sexuelle Aktivität früher wieder auf als nach Dammschnitten.!!!

Der Zusammenhang zwischen Episiotomiefrequenz und Häufigkeit von Dammrissen mit Sphinkterbeteiligung erfordert eine differenzierte Betrachtung. Viele Studien zu diesem Thema unterscheiden nicht zwischen den einzelnen Episiotomieformen und nehmen keine Stratifizierung hinsichtlich Parität, Alter, Größe und Gewicht der Mutter, Kindsgewicht, Kindslage und -haltung sowie Durchführung vaginal-operativer Entbindungen vor. Unter weitest möglicher Berücksichtigung solcher Variablen bzw. nach statistischer Korrektur ergibt sich derzeit folgendes Bild:

Wie bereits dargestellt, nimmt die Inzidenz von Dammrissen mit Verletzung des Schließmuskels bei Anwendung der medianen Episiotomie deutlich zu. Wird die mediolaterale Form praktiziert und beruft man sich ausschließlich auf randomisiert-kontrollierte Studien und Studien mit hohen Fallzahlen, so unterscheiden sich Kollektive mit restriktivem und mit liberalem Gebrauch der Episiotomie in der Häufigkeit von höhergradigen Dammrissen nicht signifikant [6, 43].

Die Frage, ob nach Dammrissen mit Sphinkterbeteiligung bei einer weiteren Geburt immer eine Episiotomie anzulegen oder die abdominale Schnittentbindung zu bevorzugen ist, kann wegen zu kleiner Fallzahlen der wenigen Studien zu diesem Problem derzeit nicht abschließend beantwortet werden [15]. Eine möglicherweise besonders zu behandelnde Gruppe stellen Patientinnen mit Sphinkterläsion und transienter postpartaler Stuhlinkontinenz dar (siehe Abschnitt 6 „Anorektale Inkontinenz").

Ähnlich komplex ist die Datenlage hinsichtlich der Vermeidung von späterer Harninkontinenz und von Senkungszuständen des weiblichen Genitales durch Episiotomie (siehe Abschnitt 7 „Harninkontinenz"), da wiederum zahlreiche interferierende Faktoren existieren. In bezug auf den Descensus uteri und begleitende Zysto- wie Rektozelen läßt sich feststellen, daß sie nicht grundsätzlich durch Episiotomie zu verhindern sind und daß Parität, Gewicht sowie Art und Umfang körperlicher Tätigkeit den stärksten Einfluß auf ihre Häufigkeit haben [14, 43].

! *Der Zeitpunkt für die Durchführung jedweder Episiotomie ist abhängig von der Indikation!*

!!! *Frauen nach Geburten mit spontan aufgetretenen einfachen Dammrissen nehmen ihre sexuelle Aktivität früher wieder auf als nach Dammschnitten!*

!! *Bei eingeschränktem Gebrauch der Episiotomie sinkt überwiegend die Zahl der Eingriffe aus mütterlicher Indikation!*

pH-Wert in der Nabelarterie	Erstgebärende (n = 63)		Mehrgebärende (n = 86)	
	ohne Episiotomie n = 15	mit Episiotomie n = 48	ohne Episiotomie n = 35	mit Episiotomie n = 51
< 7,26	10/15 (66,6 %)	23/48 (48 %)	15/35 (42,8 %)	17/51 (33,3 %)
> 7,26	5/15 (33,3 %)	25/48 (52 %)	20/35 (57,1 %)	34/51 (66,7 %)

Tabelle 15-2
Nabelarterien-pH bei Kindern von Erst- und Mehrgebärenden mit und ohne Episiotomie (Daten der Universitäts-Frauenklinik Gießen 1986)

2 Fetale Indikationen

Das Anlegen einer Episiotomie verkürzt nachweislich die Austreibungsperiode.[1] Dieser Effekt wird bei drohender intrauteriner Asphyxie des Feten und allen vaginal-operativen Manövern genutzt. Dennoch sollten die Möglichkeiten der intrauterinen Reanimation durch Akuttokolyse stets ausgeschöpft und keine starren zeitlichen Grenzen für die Dauer der Austreibungsperiode gezogen werden. Eine zu starke Beschleunigung der II. Phase der Geburt durch intensives und langanhaltendes Pressen verursacht ein Absinken des O_2-Partialdrucks (pO_2) im kindlichen Kreislauf bei gleichzeitigem Anstieg des pCO_2. Resultierende fetale Bradykardien, aber ebenso die bereits erwähnten willkürlichen Zeitlimits, sind zu oft Anlaß für eine überstürzte vaginal-operative Geburtsbeendigung [14, 15].

Daß eine generelle Verkürzung der Austreibungsperiode durch obligate Episiotomie für den klinischen Zustand unmittelbar post partum und die weitere Entwicklung der Neugeborenen von Vorteil wäre, läßt sich mittels metaanalytischer Betrachtungen nicht beweisen [43]. In Untersuchungen an ausgewählten Kollektiven zeigt sich allerdings eine Tendenz zu niedrigeren Geburts-pH-Werten im arteriellen Nabelschnurblut, wenn auf einen Dammschnitt verzichtet wird (Tab. 15-2).

Vaginal-operative Entbindungen sollten nach wie vor durch eine Episiotomie vorbereitet werden. Meist erleichtert der erzielte Raumgewinn die Durchführung des jeweiligen Eingriffs erheblich, zudem läßt sich das Verletzungsrisiko für die gebärende Frau bei Forzepsentbindungen minimieren. Das Kind wird zügiger und schonender entwickelt [14, 15, 22, 37]. Dies gilt außer für die Zangenentbindung, wenn auch mit Einschränkungen, für die Vakuumextraktion, die Entwicklung von Kindern aus Beckenendlage und die vaginale Entbindung von Zwillingen.

Ob bei **vaginalen Frühgeburten aus Schädellage** eine obligate Episiotomie, gegebenenfalls mit Einsatz eines Geburtsspekulums, zur Verringerung der Hirnblutungsrate führt, ist umstritten. Zumindest bei sehr kleinen Frühgeborenen (< 1500 g) zeigte sich kein Einfluß der Episiotomiefrequenz auf die Inzidenz periventrikulärer Hämorrhagien und auf die neonatale Mortalität [19]. Das Konzept einer Druckentlastung des kindlichen Kopfes erschien zwar lange Zeit plausibel, wird aber zusätzlich durch mehrere Studien in Frage gestellt, die selbst bei der Gegenüberstellung spontaner vaginaler Geburten und primärer Schnittentbindungen im Kollektiv der kleinen Frühgeburten keine signifikanten Unterschiede in der zerebralen Morbidität nachweisen konnten [36].

Rißverletzungen der Geburtswege

1 Klassifikation

Bei Labien- und Klitorisrissen, anderen sogenannten anterioren Geburtsverletzungen (im Gegensatz zu posterioren Läsionen, d. h. alle Dammrisse) sowie Zervix- und Scheidenrissen existiert eine weitgehend einheitliche Nomenklatur. Differenzen, vor allem zwischen deutschem und englischem Sprachraum, ergeben sich hinsichtlich der Einteilung von Dammrissen (korrekt müßte man von Scheiden-Damm-Rissen sprechen). Gebräuchlich sind die Klassifikationen nach Martius und nach Williams (Abb. 15-2).

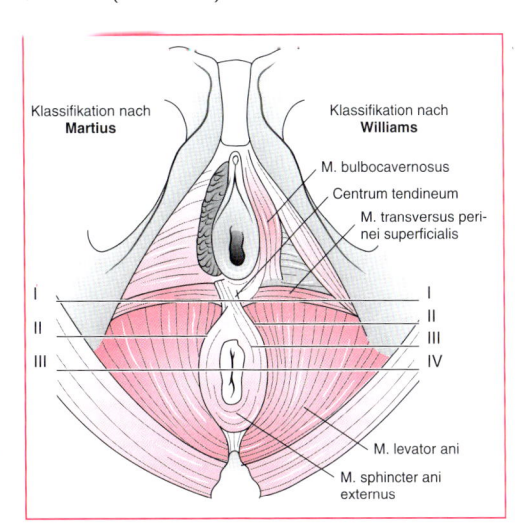

!*Das Anlegen einer Episiotomie verkürzt nachweislich die Austreibungsperiode!*

!!*Vaginal-operative Entbindungen sollten nach wie vor durch eine Episiotomie vorbereitet werden!*

Abb. 15-2
Gebräuchliche Klassifikationen von Dammrissen. Schematisch dargestellt sind die wichtigsten muskulären Elemente von Damm und Beckenboden (nach Hordnes und Bergsjø [15]).

Nach **Martius** werden drei Grade unterschieden [15]:
- **Grad I** umfaßt posteriore Zerreißungen der Vaginalhaut und Einrisse an der Haut des Dammes.
- **Grad II** schließt Verletzungen des M. bulbocavernosus und partielle Sphinkterrisse (sog. Anrisse) ein.
- Bei **Grad III** ist der M. sphincter ani vollständig durchtrennt, mit oder ohne Beteiligung der Rektumschleimhaut.

Williams unterteilt in vier Grade [15]:
- **Grad I** entspricht der Klassifikation von Martius.
- **Grad II** beschreibt weiterreichende Affektionen des Perineums ohne jegliche Beteiligung des Sphinkters.
- **Grad III** erfaßt alle Ausprägungen der Sphinkterverletzung mit Ausnahme von Grad IV.
- Bei **Grad IV** ist zusätzlich die Rektumschleimhaut betroffen.

Als **höhergradige Dammrisse** (severe lacerations) werden die Grade III und IV beider Klassifikationen bezeichnet. Keine der beiden Einteilungen berücksichtigt die seltenen Einrisse des Rektums unmittelbar kranial des Sphinkters, wobei dieser intakt bleibt (sog. Knopflochriß).

Lange wurde eine prognostische Relevanz der Beteiligung der Rektumschleimhaut bestritten. Inzwischen konnte jedoch gezeigt werden, daß Patientinnen mit einer solchen Verletzung auch nach adäquater, unmittelbar postpartaler chirurgischer Versorgung eine reduzierte Kraftentwicklung des Sphincter internus aufweisen [12]. Somit ist bei Dammrissen IV. Grades nach Williams das anale Kontinenzorgan stärker geschädigt als bei Läsionen III. Grades beider Systeme. Will man ähnlich geartete Unterschiede auch in Zukunft erfassen, so erscheint es sinnvoll, die Einteilungskriterien nach Williams zu verwenden.

2 Häufigkeit

Die Inzidenz von **anterioren Geburtsverletzungen** und Dammrissen I. und II. Grades verhält sich umgekehrt proportional zur Episiotomiefrequenz. Die Angaben zur Häufigkeit von anterioren Traumata schwanken zwischen 8 und 33 % [2, 39]. Wird keine Episiotomie durchgeführt, liegt die Rate in der Regel über 20 %. Überwiegend handelt es sich bei anterioren Läsionen um Labienrisse, der Anteil von Verletzungen im Bereich der Klitoris und der Urethra beträgt weniger als 3 % [14]. Bei allen Formen sind Erstgebärende am stärksten betroffen.[!]

Interventionsbedürftige Zervixrisse mit **Verletzung eines Astes der A. uterina** entstehen selten spontan, sondern sind meist Folge von zu früh oder technisch unzureichend ausgeführten vaginal-operativen Entbindungen [29]. Sie sind bei knapp 1 % aller Geburten zu finden [16] und können gemeinsam mit hohen Scheidenrissen, deren Häufigkeit mit 2–3 % angegeben wird [14], auftreten.

Die Frequenz von **Dammrissen I. und II. Grades** liegt in geburtshilflichen Einrichtungen mit routinemäßiger Durchführung einer Episiotomie zwischen 0,7 und 10 % gegenüber 18–59 % bei restriktiver Anwendung [14, 39]. Mehrgebärende sind in beiden Fällen häufiger betroffen als Primiparae (siehe Tab. 15-1).

Angaben zur Rate **höhergradiger Dammrisse** schwanken zwischen Null und mehr als 20 %. Berücksichtigt man ausschließlich Publikationen mit einer Fallzahl über 5000, reduziert sich die Schwankungsbreite auf 0,14–13,0 %. Werden zudem Kollektive mit medianer Episiotomie nicht einbezogen, ergibt sich für Dammrisse III. und IV. Grades eine Häufigkeit von 0,14–1,9 % [4, 15, 43]. Die zitierten Erhebungen erfassen allerdings nur klinisch apparente Läsionen des Sphinkters unmittelbar nach Entbindung. Bei systematischer Untersuchung des analen Kontinenzorgans an Frauen vor und nach vaginaler Geburt mittels Endosonographie und z. T. auch pudendaler Latenzzeitmessungen fand sich eine Prävalenz okkulter Sphinkterverletzungen von 21–35 % bei Erst- und 12–44 % bei Mehrgebärenden [1, 42]!

3 Risikofaktoren

Besonders intensiv wurde die Assoziation unterschiedlicher geburtshilflicher Faktoren mit dem Auftreten höhergradiger Dammrisse untersucht. Dabei ließ sich bei Entbindungen per Forzeps eine Erhöhung des Risikos für diese Art der Geburtsverletzung um das bis zu 11fache feststellen [1, 15, 37]. Höhere Raten fanden sich nur noch beim Vorliegen einer Schulterdystokie [15, 22]. Stützt man sich ausschließlich auf die Meta-Analyse randomisierter prospektiver Studien, ergibt sich eine signifikante Erniedrigung der Zahl höhergradiger Dammverletzungen um 11 bzw. 6 % bei Vermeidung von Forzeps- bzw. Vakuumentbindungen [6].[!!] Auch andere schwerwiegender Geburtsverletzungen, insbesondere Zervixrisse und hohe Scheidenrisse treten im Rahmen von vaginal-operativen Entbindungen, vor allem bei Anwendung einer Geburtszange gehäuft auf [14, 15, 22, 29, 37].

Für den **Einfluß des kindlichen Geburtsgewichts** auf Sphinkterläsionen läßt sich kein sicherer Grenzwert angeben, doch ist bereits bei einem

---

[!!] *Bei Vermeidung von Forzeps- bzw. Vakuumentbindungen ergibt sich eine signifikante Erniedrigung der Zahl höhergradiger Dammverletzungen!*

[!] *Von anterioren Geburtsverletzungen sind Erstgebärende am stärksten betroffen!*

Kindsgewicht über 3600 g das Risiko signifikant erhöht [22]; noch deutlicher ist diese Korrelation bei Werten über 4000 g [15, 17].

Auch eine verlängerte Austreibungsphase (> 2 h) wirkt sich ungünstig aus. Andere Faktoren, z. B. die Form geburtshilflicher Anästhesie oder das Auftreten regelwidriger Schädellagen, scheinen im Hinblick auf höhergradige Dammrisse von geringerer Bedeutung zu sein [15]. Folgende unabhängige Parameter sind jedoch mit einer über durchschnittlichen Rate nahtbedürftiger perinealer Läsionen assoziiert: Primi- bzw. vaginale Nulliparität, mütterliches Alter > 35 Jahre, Einsatz von Oxytozin unter der Geburt, gezieltes anhaltendes Pressen in der Austreibungsperiode, Druck auf den Fundus uteri durch eine Hilfsperson, aufrechte Gebärpositionen und Lagerung in Steinschnitt-Lage mit Beinhaltern [6, 15, 17, 22, 31, 37]. Zur Mehrzahl dieser Merkmale liegen lediglich retrospektive Analysen vor.

4 Strategien zur Vermeidung

Welche geburtshilflichen Manöver könnten helfen, um Geburtsverletzungen zu vermeiden? Die Datenlage ist in diesem Punkt besonders unübersichtlich und auch widersprüchlich. Mittlerweile wurden mehrere prospektive randomisierte Studien zu gängigen Verfahren wie bestimmten Gebärhaltungen und Dammschutz-Techniken durchgeführt und selbst zum Einsatz von warmen Kompressen oder von Gleitmitteln existieren zumindest retrospektive Untersuchungen. Dennoch ist bei der Interpretation solcher Befunde Vorsicht geboten: Zum einen entscheidet bei vielen manuellen Verrichtungen nicht nur die Frage, **was** getan wird, sondern vielmehr die Frage, **wie** diese Tätigkeiten ausgeführt werden, über das Ergebnis. Das „wie" kann aber nur begrenzt wissenschaftlich erfaßt und gemessen werden. Zum anderen lassen sich bestimmte Studienprotokolle, z. B. die Zuordnung einer Patientin zu einer definierten Gebärhaltung, nicht konsequent durchhalten. So befanden sich nur 36 % der Probandinnen, die in der Austreibungsphase eine vertikale Position (aufrecht oder hockend) einnehmen sollten, bei der eigentlichen Entwicklung des Kindes noch in dieser Haltung [6].

Trotz aller Einschränkungen zeichnen sich folgende Tendenzen ab, die in Zukunft noch überzeugender belegt (oder aber widerlegt) werden müssen:

Mitpressen „nach Gefühl" verringert gegenüber angeleitetem Pressen mittels Valsalva-Manöver (einatmen – Luft anhalten – lange drücken) das Risiko für Geburtsverletzungen.[!] Wassergeburten scheinen sich durch eine geringere Rate perinealer Läsionen und vaginal-operativer Entbindungen auszuzeichnen. Vermieden werden sollten im Hinblick auf Geburtsverletzungen vertikale Gebärpositionen ohne Unterstützung durch Gebärhocker oder andere Hilfen, ebenso die Massage des Damms mit Gleitmitteln während der Austreibungsphase. Dagegen ist offenbar der Einsatz warmer Kompressen eher nützlich.

Häufiger intakt bleibt der Damm wahrscheinlich, wenn der Durchtritt des Köpfchens kontrolliert und langsam unter „Zurückstreifen" des Perineums erfolgt [6, 9, 27, 31].[!!]

Versorgung von Episiotomien und Rißverletzungen

1 Anästhesie

Günstig für eine möglichst schmerzfreie Naht der Episiotomie und von Rißverletzungen jeder Art ist eine Leitungs- bzw. Regionalanästhesie, die in Form der Pudendusblockade oder der Periduralanästhesie bereits unter der Geburt angelegt wird. Beide Methoden bieten zudem den Vorteil, daß sie keine Veränderung der anatomischen Gegebenheiten zur Folge haben. Insbesondere die Periduralanästhesie erleichtert die Durchführung vaginal-operativer Entbindungen und die Versorgung von hohen Scheiden- und Zervixrissen.

Liegt keine dieser Anästhesieformen vor und ist eine Naht erforderlich, erfolgt nach Desinfektion die fächerförmige **Infiltration des Dammes** mit 10–30 ml eines Lokalanästhetikums von der Wundfläche aus. Gerade bei „früher" Episiotomie kann eine Lokalanästhesie vor Durchführung des Schnittes von Vorteil sein. Sowohl bei diesem Vorgehen als auch bei der Pudendusanästhesie ist jedoch häufig eine nochmalige Applikation vor der endgültigen Naht erforderlich, um ausreichende Schmerzfreiheit zu erzielen.

2 Nahttechnik

Labienrisse oder -schürfungen lassen sich in der Regel durch wenige Situationsnähte ausreichend versorgen.[!!!] Wenn keine größeren Dehiszenzen oder Blutungen auftreten, müssen derartige Verlet-

[!!] Häufiger intakt bleibt der Damm wahrscheinlich, wenn der Durchtritt des Köpfchens kontrolliert und langsam unter „Zurückstreifen" des Perineums erfolgt!

[!!!] Labienrisse oder -schürfungen lassen sich in der Regel durch wenige Situationsnähte ausreichend versorgen!

[!] Mitpressen „nach Gefühl" verringert gegenüber angeleitetem Pressen mittels Valsalva-Manöver das Risiko für Geburtsverletzungen!

zungen überhaupt nicht genäht werden. Bei Rissen in der Umgebung der Urethra empfiehlt es sich, diese mit einem Katheter zu schienen.

Hohe Scheidenrisse und **blutende Zervixrisse** können nur dann zügig und effizient genäht werden, wenn eine ausreichende Darstellung des Wundgebiets gelingt.[!] Zu diesem Zweck sind breite Plattenspekula, atraumatische Klemmen, mit denen der äußere Muttermund gefaßt wird, eine gute Anästhesie und geschulte Assistenz erforderlich. Während der Vorbereitungen kann durch Kompression mit größeren Tupfern der Blutverlust in Grenzen gehalten werden. Zwar ist es für die Blutstillung essentiell, den oberen Wundwinkel zu umstechen, doch sollte man bei weit nach kranial reichenden Rissen der Zervix die erste Naht an der höchsten bequem und ohne Zeitverlust erreichbaren Stelle legen. An dem geknüpften Faden läßt sich der noch höher gelegene Abschnitt des Risses vorsichtig vorziehen und versorgen. Bei Zervixrissen werden durchgreifende Einzelknopfnähte verwendet, bei hohen Scheidenrissen ist auch eine fortlaufende überwendliche Naht möglich.

Episiotomien und **Dammrisse** werden in drei Schritten mehrschichtig genäht: zunächst die Scheidenhaut, dann die tiefen Schichten des Dammes und zum Schluß die Subkutis und Haut (Abb. 15-3). Zur Anwendung kommen sowohl Einzelknopfnähte als auch die einfache fortlaufende überwendliche Naht. Je weniger Material benutzt

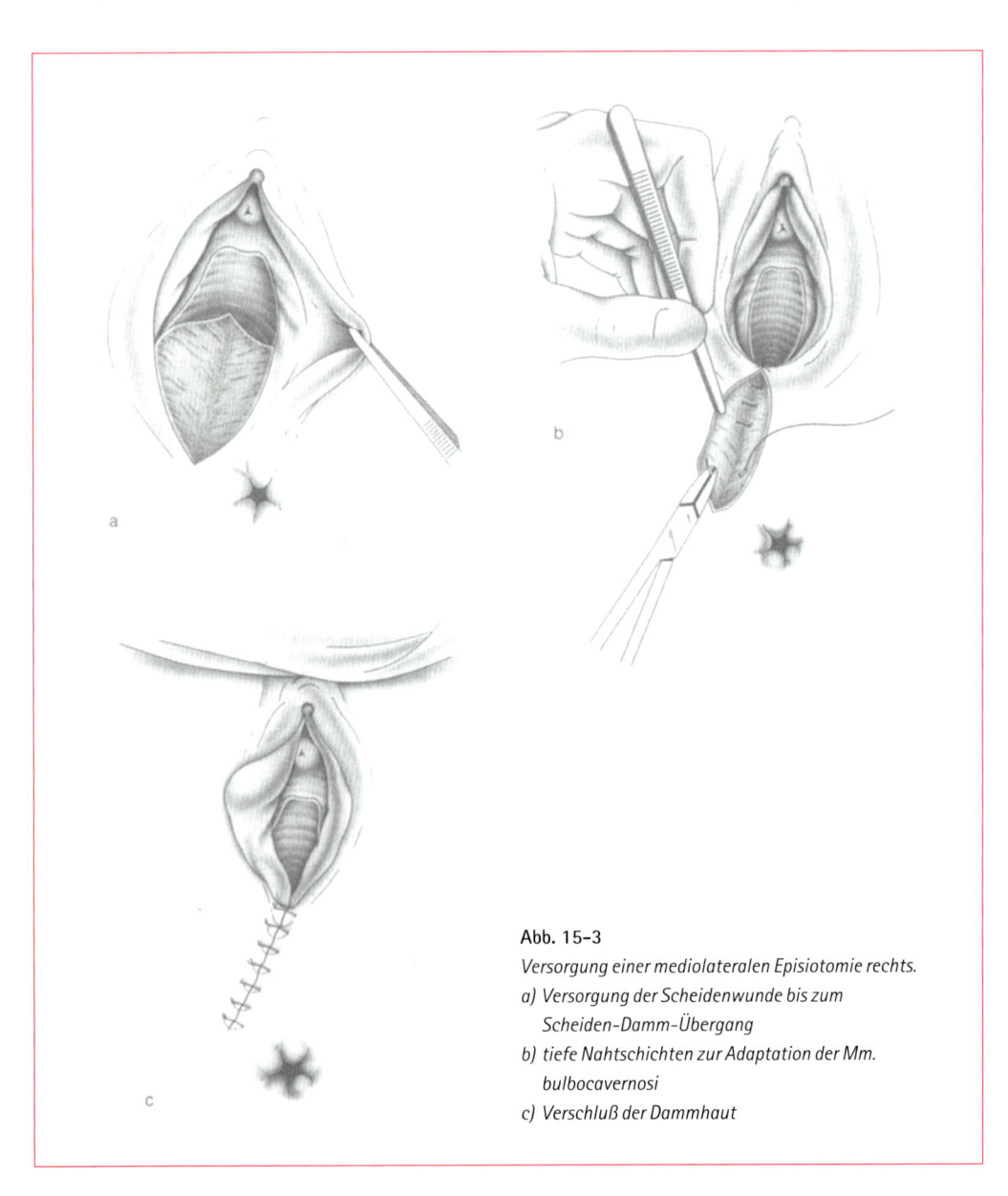

Hohe Scheidenrisse und blutende Zervixrisse können nur dann zügig und effizient genäht werden, wenn eine ausreichende Darstellung des Wundgebiets gelingt!

Abb. 15-3
Versorgung einer mediolateralen Episiotomie rechts.
a) Versorgung der Scheidenwunde bis zum Scheiden-Damm-Übergang
b) tiefe Nahtschichten zur Adaptation der Mm. bulbocavernosi
c) Verschluß der Dammhaut

wird, desto besser ist die Wundheilung.[!] Bevorzugt werden für die Scheide und die tiefen Schichten Stiche, die viel Gewebe fassen, da so Material gespart und durch den Polstereffekt eine bessere Versorgung des Wundgebiets in der Heilungsphase gewährleistet wird. Die Entstehung von Wundtaschen durch zu oberflächliche Nähte ist zu vermeiden.[!!]

Nach Desinfektion der Vulva und des Dammes, sterilem Abdecken und ausreichender Anästhesie des Wundgebiets schiebt man, sofern erforderlich, einen sterilen Tampon hoch in die Scheide, um bessere Sichtverhältnisse zu haben. Spritzende Gefäße müssen gefaßt und umstochen werden. Dann sucht man den oberen Wundwinkel in der Vagina auf und beginnt dort die Naht. Der erste Stich mit Knoten muß oberhalb des Wundwinkels ausgeführt werden, um möglicherweise retrahierte Gefäße zu ligieren.[!!!] Die folgenden Stiche sollten jeweils 1–1,5 cm Vaginalhaut fassen und bis auf den Wundgrund reichen. Der Faden (bei fortlaufender Naht) oder die einzelnen Knoten dürfen nicht zu fest angezogen werden, damit die Durchblutung nicht beeinträchtigt wird. Die vaginale Nahtreihe wird nur wenig oberhalb des Hymenalsaums, der als Orientierung für die symmetrische Adaptation der Wundränder dient, abgeschlossen.

Die tiefen Schichten des Perineums werden mit drei bis fünf Stichen bzw. Einzelknöpfen versorgt. Insbesondere nach mediolateraler Episiotomie muß großer Wert auf die exakte Vereinigung korrespondierender Flächen der meist asymmetrisch klaffenden Wunde gelegt werden. Wie bei der anschließenden Hautnaht sind Hymenalsaum und der Übergang der Haut des Introitus zur äußeren Haut des Dammes hilfreiche Markierungspunkte.

Werden für die Hautnaht Einzelstiche verwendet, greifen diese Subkutis und Haut gemeinsam. Die Fäden dürfen auf keinen Fall unter Spannung stehen. Bei Verwendung einer fortlaufenden Naht empfiehlt es sich, zuerst das subkutane Gewebe vom Introitus ausgehend bis zum kaudalen Ende der Wunde zu vereinigen und den Faden dann streng intrakutan zurück zum Scheideneingang zu führen.

Bei der **kompletten Perineotomie** und bei **höhergradigen Dammrissen** erfolgt die Versorgung der Vagina, der tiefen Schichten des Dammes und der perinealen Haut in gleicher Weise wie bei der Episiotomie. Reicht der vaginale Anteil der Wunde weit nach kranial, empfiehlt es sich, diesen vor der Naht von Rektum und Sphinkter zum Teil oder ganz zu verschließen, um die Sphinkternaht nicht durch späteres Spreizen des Scheideneingangs zu gefährden.

Die gesamte Wunde muß sorgfältig von Stuhlresten und Blutkoageln gereinigt werden. Dann werden die unmittelbar unter der Analhaut gelegenen Sphinkterenden aufgesucht und mit Allis- oder Péan-Klemmen gehalten. Durch Anziehen der Klemmen nähern sich die Wundränder aneinander an. Nun wird die Vorderwand des Rektums einreihig auf Stoß verschlossen. Gefaßt werden dabei perirektales Bindegewebe, Muskularis und Submukosa, jedoch nicht die Darmschleimhaut selbst. Nach der Versorgung des Enddarms erfolgt ein Handschuh- und Instrumentenwechsel.

Der M. sphincter ani externus wird zusammen mit dem Perimysium zirkulär End-zu-End vereinigt. Die bindegewebige Hüllschicht ist das stabilisierende Element. Die ersten Nähte kommen an der dorsalen, rektumnahen Seite zu liegen, die Knoten befinden sich auf der Schnittfläche des Muskels. Dann wird der ventrale Anteil des Sphinkters versorgt, indem wiederum die Hüllschicht und die unmittelbar darunterliegenden Muskelfasern gefaßt werden. Blutungen sind gegebenenfalls durch Elektrokoagulation zu stillen [14]. Als Alternative bietet sich die Overlap-Technik nach Parks und McPartlin an, die sich im Ergebnis nicht von der hier beschriebenen Methode unterscheidet [7].

3 Nahtmaterial

Für **Labien- und klitorisnahe Risse** eignen sich geflochtene, synthetische resorbierbare Fäden aus Polyglykolsäure (Dexon®) oder Polyglaktin (Vicryl®), Stärke 3-0–5-0.

Für **Zervixrisse** benötigt man kräftigeres Material: synthetische Fäden der Stärke 2-0 bis 3-0 oder Katgut Nr. 0 und Nr. 1.

Entsprechendes gilt für Scheidenrisse und den vaginalen Anteil von Episiotomien und Dammrissen. Die tiefen Schichten des Dammes sollten mit Fäden aus Polyglykolsäure oder Polyglaktin der Stärke 2-0 bis 3-0 versorgt werden. Die gleichen Materialien finden sowohl für Rektum und Sphinkter als auch für die Haut des Dammes Verwendung. Der Einsatz von runden, atraumatischen Nadeln empfiehlt sich für alle oben genannten chirurgischen Maßnahmen im geburtshilflichen Bereich.[!!!!]

4 Nachbehandlung

Die höchst unterschiedlichen Gepflogenheiten in der Nachbehandlung von geburtsbedingten Wunden, insbesondere von Sphinkterläsionen, sind bisher nicht auf wissenschaftlicher Basis vergleichend untersucht worden. Aus Umfragen läßt sich ein

---

[!] *Je weniger Material benutzt wird, desto besser ist die Wundheilung!*

[!!] *Die Entstehung von Wundtaschen durch zu oberflächliche Nähte ist zu vermeiden!*

[!!!] *Der erste Stich mit Knoten muß oberhalb des Wundwinkels ausgeführt werden, um möglicherweise retrahierte Gefäße zu ligieren!*

[!!!!] *Der Einsatz von runden, atraumatischen Nadeln empfiehlt sich für alle oben genannten chirurgischen Maßnahmen im geburtshilflichen Bereich!*

Trend zu liberalem Vorgehen erkennen [15]. Auf Maßnahmen wie mehrtägige Bettruhe, Vermeiden fester Nahrung über mehr als 72 Stunden post partum und längerfristige Antibiotikagaben wird inzwischen bei Dammrissen III. und IV. Grades vielerorts verzichtet, ohne daß bisher Berichte über schlechtere Heilungsergebnisse vorliegen. Nahezu einheitlich wird in diesen Fällen über ein bis zwei Wochen mit milden Laxanzien oder Quellmitteln für weichen Stuhlgang gesorgt.

Kontraindiziert sind nach Sphinkterverletzungen stets Einläufe und das Anlegen von Darmrohren.[I] Filmerzeugende Wundsprays sind ebenfalls zu vermeiden, da sich sonst im Wundgebiet eine feuchte Kammer bildet.

Bei starker Traumatisierung oder Kontamination von Geburtsverletzungen und Episiotomien, bei der Versorgung höhergradiger Dammrisse sowie nach manueller Plazentalösung oder Austastung des Uterus sollte im Sinne einer perioperativen Prophylaxe ein- bis zweimalig ein **Breitspektrumantibiotikum** (z. B. Ampicillin/Sulbactam) verabreicht werden.

Während des **Wochenbetts** ist jede Naht im Bereich des Dammes möglichst trockenzuhalten.[II] Die Reinigung sollte mit reichlich klarem Wasser erfolgen. Kurze Sitzbäder (ca. fünf Minuten) mit Kamillenzusatz oder stark verdünnter Kaliumpermanganatlösung werden allgemein als angenehm empfunden. Bei stärkeren Schwellungen und Schmerzen sind gängige **Antiphlogistika** wie Diclofenac oder Ibuprofen (per os oder als Suppositorium) wirksam.

5 Sekundärversorgung

Der **Zeitpunkt** einer Sekundärnaht hängt bei Episiotomien und Dammrissen II. Grades von Ursache und Umfang der Nahtdehiszenz ab.[III] Liegt eine **Infektion** vor, sollte zunächst eine Säuberung der Wunde angestrebt werden, indem sie täglich gespült wird. Ergänzend nimmt die Patientin über fünf bis sieben Tage Sitzbäder mit antiseptischen Lösungen (z. B. PVP-Jod). Nach diesem Zeitintervall ist die Wunde gewöhnlich mit gesundem Granulationsgewebe bedeckt. Antibiotika sind nur bei phlegmonösen Infektionen erforderlich. Ist bereits Epithel von den Hauträndern in die Wunde hineingewachsen, müssen die **Ränder angefrischt** werden. Die Wunde selbst wird mit dem Skalpell vom Grund bis nach außen abgeschabt, Nekrosen werden exzidiert. Im übrigen entspricht die Sekundärnaht der primären Versorgung. Gelegentlich ist eine Drainage notwendig. Eine perioperative antibiotische Therapie wird empfohlen.

Nach mechanischer Wundruptur oder der Ausräumung eines blanden Hämatoms spricht nichts gegen den sofortigen Wiederverschluß der Wunde.

Verheilen Dammrisse mit Sphinkterbeteiligung nicht primär und/oder liegt eine anale Inkontinenz vor, wird allgemein geraten, die Wunde zunächst **sekundär verheilen** zu lassen und nötigenfalls nach drei bis vier Monaten plastisch zu operieren [15]. Mehrere Studien demonstrierten jedoch vergleichbare Resultate bei Sekundärversorgung bereits nach einigen Tagen oder wenigen Wochen [14]. Entscheidend für den weiteren Verlauf dürfte der Zustand des Gewebes und nicht allein der zeitliche Abstand zur Entbindung sein [15].

Komplikationen der Episiotomie und Rißverletzungen

1 Schwellungen und Schmerzen

Mehreren Erhebungen in England und Deutschland zufolge geben 10–60% der befragten Frauen während des Wochenbetts Schmerzen insbesondere beim Sitzen im Bereich der Dammnaht an [14, 30]. Ähnlich wie die Rate der Schwellungen im Wundgebiet ist die Ausprägung der Schmerzsymptomatik im wesentlichen von vier Faktoren beeinflußt: der Fertigkeit des Operators, der Art der Schnittführung bzw. der Lokalisation der Rißwunde, der Nahttechnik und dem Nahtmaterial.

Wurden Dammwunden von erfahrenen Ärzten versorgt, halbierte sich die Zahl der Patientinnen mit postpartalen Schmerzen [14].[IV] Mediane Episiotomien führen zu deutlich weniger Beschwerden als mediolaterale. Über Schmerzen beim Sitzen klagten 19% der Frauen mit medianer gegenüber 30% der Frauen mit mediolateraler Schnittführung [30]. Noch geringer soll die Schmerzfrequenz bei Dammrissen I. und II. Grades [2, 30] sein, was sich meta-analytisch bisher nicht bestätigen ließ.

Die Verwendung einer fortlaufenden Intrakutannaht verringert gegenüber transkutanen Einzelknopfnähten die Inzidenz von Schwellungen und Schmerzen in der ersten Woche post partum.[V] Synthetische resorbierbare Fäden aus Polyglykolsäure und Polyglaktin verursachen eindeutig weniger Beschwerden als Katgut oder Chromkatgut [11, 14, 15]. Über eine noch geringere Rate an kurzfristigen lokalen Problemen wurde bei Einsatz einer zweischichtigen Nahttechnik berichtet, bei der die Hautränder nicht direkt vereinigt werden [11].

2 Dyspareunie

Zwei Monate nach Entbindung haben bis zu 25 % aller Frauen Beschwerden beim Geschlechtsverkehr. Erstgebärende sind häufiger (bis zu 47 %) betroffen als Mehrgebärende [30]. Nach sechs Monaten berichtet immer noch ein Viertel aller Frauen über eine geringere sexuelle Zufriedenheit [38]. Auch nach einem Jahr persistieren Schmerzen beim Koitus in bis zu 15 % der Fälle [14]. Ob Frauen mit Episiotomie häufiger an einer Dyspareunie leiden als Frauen mit Dammrissen I. und II. Grades ist unklar. Die Entwicklung einer Dyspareunie ist von ähnlichen Faktoren bestimmt wie die unmittelbar postpartalen Wundschmerzen. Besonders hartnäckige Beschwerden verursacht die Verwendung von glyzerimprägniertem Katgut bei der Dammnaht [11].!

3 Blutungen und Hämatome

Der durchschnittliche Blutverlust aus einer mediolateralen Episiotomie beträgt 150 ml und ist damit höher als bei der medianen Episiotomie oder bei Dammrissen I. und II. Grades. Ein verstärkter Blutverlust (> 300 ml) aus Schnitten und Rissen im Bereich der Geburtswege tritt bei ca. 10 % der vaginalen Entbindungen auf [14]. In 4–5 % liegt er über 500 ml [24]. In solchen Fällen muß umgehend für eine Stabilisierung des mütterlichen Kreislaufs durch adäquaten Volumenersatz gesorgt werden. Eine frühzeitige und ausreichende Kompression der Wundfläche bis zur endgültigen Versorgung hilft, Blutungen in diesem Umfang zu vermeiden.!!

Oberflächliche Hämatome des Dammes werden nach 6–19 % der Geburten beobachtet [14], häufiger noch treten Suffusionen auf. Sie können in den ersten Tagen des Wochenbetts zu Beschwerden beim Sitzen beitragen, sind aber für den weiteren Heilungsverlauf von untergeordneter Bedeutung.

Ausgedehntere Blutergüsse im Bereich der Vulva, des Dammes und der Fossa ischiorectalis, sog. infralevatorielle Hämatome, entstehen bei 0,5 % der vaginalen Entbindungen [20]. Leitsymptom sind zunehmende Schmerzen und eine in der Regel einseitige, livide Schwellung der Vulva. Risikofaktoren stellen neben Hypertonie und Gerinnungsstörungen vaginal-operative Manöver und eine Varikosis der Vulva dar. Im lockeren paravaginalen Gewebe können innerhalb kurzer Zeit so umfangreiche Blutverluste auftreten, daß sich ein posthämorrhagischer Schockzustand entwickelt. Größere oder schnell wachsende Blutergüsse müssen ausgeräumt und die Wundhöhle hinsichtlich der Blutungsquelle exploriert werden.!!! Im Fall von diffusen Blutungen ist das Einlegen einer Tamponade ratsam, ansonsten kann nach erfolgter Blutstillung eine Saugdrainage verwendet werden.

Eine lebensbedrohliche Situation resultiert aus der zunächst meist unbemerkten Entstehung eines supralevatoriellen Hämatoms. Solche Blutungen in die Parametrien und im Retroperitonealraum finden sich nahezu ausschließlich nach abdominalen Schnittentbindungen und im Zusammenhang mit einer Uterusruptur. Der Kreislaufschock kann erstes und einziges klinisches Hinweiszeichen sein. Supralevatorielle Hämatome erfordern stets eine Laparotomie.!!!!

4 Infektionen

Die Inzidenz von Wundinfektionen bei Episiotomie oder Dammriß beträgt 0,3–3 % [14]. Infektionen führen in der Regel am 4.–7. postpartalen Tag zur Dehiszenz der Naht. Behandlungsbedürftige Wundheilungsstörungen sind nach Dammrissen nicht häufiger [6, 30, 31] oder sogar seltener [2] als nach Episiotomien.

Die einfachste und auch häufigste **Verlaufsform** der Infektion erstreckt sich auf die originäre Wunde und ihre unmittelbare Umgebung. Die Therapie besteht in Eröffnung, Débridement und Spülung. Antibiotikagaben sind nur bei ausgeprägter entzündlicher Reaktion des umliegenden Gewebes oder Zeichen der Allgemeininfektion (z. B. Temperaturerhöhung, Leukozytose) sinnvoll.

Erfaßt die Infektion die Fascia superficialis, kann sie sich entlang dieser Leitschiene im Unterhautfettgewebe auf Gesäß, Oberschenkel und vordere Bauchwand ausdehnen. Intravenöse Gabe von Antibiotika, die das typische Keimspektrum (Streptokokken, Staphylokokken, Enterobakterien und Anaerobier) abdecken, sind therapeutisch ausreichend. In Frage kommen Ampicillin/Sulbactam oder auch Cephalosporine der 2. Generation in Kombination mit Metronidazol oder Clindamycin.

Bessert sich die klinische Symptomatik innerhalb von 24 Stunden nicht und treten Allgemeinreaktionen hinzu, muß an die Entstehung einer **nekrotisierenden Fasziitis** gedacht werden.!!!! Erreger dieses gefährlichen Krankheitsbilds sind toxinbildende Streptokokken der Gruppe A und Anaerobier. Zusätzlich zu einer intensivierten Antibiotikabehandlung (Breitspektrumpenicillin/Cephalosporin plus Aminoglykosid plus Anaerobiermittel) muß in solchen Fällen die operative Ausräumung bereits nekrotischen Gewebes erfolgen.

Außerhalb der industrialisierten Länder ist eine erhöhte Rate **tiefer Wundinfektionen** durch Clostridium perfringens (Gasbrand) zu beachten. Die Therapie besteht wiederum in chirurgischer Herdsanierung und hochdosierter Antibiotikagabe.

5 Fistelbildung

Rektovaginale Fisteln werden in einer Häufigkeit unter 0,6 % der Geburten beobachtet [14]. Sie sind meist Folge unzureichend verheilter Dammrisse III. und IV. Grades, finden sich aber ebenso nach kompletter Perineotomie sowie nach Hämatomen und Infektionen im Bereich von Episiotomien und Geburtsverletzungen. Die Latenz zwischen Geburt und Auftreten einer Fistel schwankt zwischen wenigen Monaten und Jahren.

In der operativen Therapie werden zahlreiche unterschiedliche Verfahren eingesetzt. Ein Entlastungsstoma ist nur selten erforderlich. Details sind den einschlägigen Lehrbüchern und Operationsatlanten zu entnehmen.

6 Anorektale Inkontinenz

Aufgrund definitorischer Probleme und einer gewissen Tabuisierung der Symptome liegen differierende Angaben zur Häufigkeit von Wind- und Stuhlinkontinenz nach vaginaler Entbindung vor. Zudem existieren nur wenige Langzeitstudien.

Gelegentlicher **unwillkürlicher Abgang von Winden** ist in den ersten drei Monaten post partum eine häufige Beschwerde und wird von 14–22% der entbundenen Frauen berichtet. Unterschiede zwischen Kollektiven mit und ohne Episiotomie lassen sich nicht feststellen [3, 6, 30, 31]. Signifikant häufiger sind Frauen mit Dammrissen III. und IV. Grades betroffen [3]. Diese Gruppe weist auch 30 Jahre nach Entbindung eine Windinkontinenz-Rate von über 50% auf [25].

Ebenfalls in den ersten drei Monaten nach vaginaler Entbindung wird von knapp 10% der Frauen mit Episiotomie eine gelegentliche **Stuhlinkontinenz** angegeben [30]. In der Gruppe der Frauen ohne Episiotomie ist die Inzidenz ähnlich oder geringer [1, 6, 30, 31]. Eine Persistenz über diesen Zeitraum hinaus ist selten [15].

Wurde bei der Geburt jedoch der **Sphinkter verletzt** oder willkürlich durchtrennt, hält eine Stuhlinkontinenz geringeren Grades bei 42–50 % der betroffenen Frauen über etliche Monate an [12, 18, 21, 23, 25], bei 7–25 % ist sie dauerhaft. Nach einer weiteren vaginalen Entbindung bei Frauen mit Sphinkterriß und anschließender transienter anorektaler Inkontinenz soll die Rate permanenter Beschwerden besonders hoch sein [23]. Die genauere Analyse zeigt, daß Patientinnen mit Dammrissen IV. Grades nach Williams, d. h. mit Beteiligung der Rektumschleimhaut, mehr als doppelt so häufig an einer Stuhlinkontinenz leiden als Patientinnen mit reiner Sphinkterläsion [12, 13].[!]

Eine längerfristige **anorektale Inkontinenz** nach Geburt ist jedoch nicht per se Ausdruck einer Sphinkterläsion: nur 45 % der betroffenen Frauen weisen Verletzungen des äußeren und/oder inneren Schließmuskels auf, die klinisch oder endosonographisch nachweisbar sind [1]. Umgekehrt leidet aber nur etwa ein Drittel der Frauen mit endosonographischem Nachweis einer Sphinkterverletzung an einer anorektalen Inkontinenz [42].

Andere unabhängige Risikofaktoren für eine anorektale Inkontinenz bestehen in einer Forcepsentbindung und in einem protrahierten Geburtsverlauf, insbesondere in einem langen passiven Abschnitt der Austreibungsphase [1, 42].[!!] Selbst nach Schnittentbindung kann eine anorektale Inkontinenz neu auftreten [1, 25]. Diese Befunde und auch die von vornherein hohe Rate der Stuhlinkontinenz nach Sphinkterverletzung lassen sich möglicherweise dadurch erklären, daß oftmals eine (zusätzliche) Schädigung des N. pudendus vorliegt [40, 35]. Solche Defekte wurden nach klinisch apparenten Sphinkterverletzungen, nach vaginalen Geburten ohne Sphinkterbeteiligung und vor allem nach Forzepsentbindung mit elektrophysiologischen Methoden nachgewiesen [41]. Zusätzlich wird dieses Konzept durch die Beobachtung unterstützt, daß verlängerte pudendale Latenzzeiten einen hohen Vorhersagewert für Rezidive nach Inkontinenzoperationen besitzen, deren Rate bei 30–40% liegt [35].

7 Harninkontinenz

Ähnlich wie bei der Wind- und Stuhlinkontinenz sind passagere Beschwerden in den ersten Monaten nach Geburt häufig. Die Prävalenz der Harninkontinenz nach vaginaler Entbindung beträgt nach 2–3 Monaten 11–25%, nach 4 Monaten ca. 6% und nach einem Jahr noch 3 % [45]. Bemerkenswert ist in diesem Zusammenhang die deutlich höhere Harninkontinenz-Rate (bis zu 32 %!) bei Frauen mit klinisch apparenter Verletzung des analen Sphinkters während der Geburt [45].[!!!]

[!] *Patientinnen mit Dammrissen IV. Grades nach Williams, d. h. mit Beteiligung der Rektumschleimhaut, leiden mehr als doppelt so häufig an einer Stuhlinkontinenz als Patientinnen mit reiner Sphinkterläsion!*

[!!] *Andere unabhängige Risikofaktoren für eine anorektale Inkontinenz bestehen in einer Forcepsentbindung und in einem protrahierten Geburtsverlauf!*

[!!!] *Bemerkenswert ist die deutlich höhere Harninkontinenz-Rate bei Frauen mit klinisch apparenter Verletzung des analen Sphinkters während der Geburt!*

Zwischen dem Vorhandensein einer **operationsbedürftigen Harninkontinenz** nach einem Intervall von mehreren Jahrzehnten und folgenden geburtshilflichen Faktoren ließ sich statistisch eine positive Korrelation identifizieren: Parität, Alter bei der ersten Geburt, kindliches Geburtsgewicht und Durchführung einer Periduralanästhesie [28]. Eine wesentliche Einflußgröße war in dieser Untersuchung aber auch der Body-Mass-Index.

Meta-Analysen der verfügbaren wissenschaftlichen Literatur konnten einen früher häufig postulierten protektiven Effekt der Episiotomie hinsichtlich des Auftretens einer Harninkontinenz nicht belegen [6, 31]. In einer umfangreichen Langzeitstudie an je 1000 Frauen, die über einen Zeitraum von zwei Monaten bis zu zehn Jahren post partum erfaßt wurden, waren hinsichtlich der Inzidenz von Senkungszuständen und Streßinkontinenz auch keine Unterschiede zwischen den Probandinnen, die bei der Entbindung nur „spät" und bei drohendem Einreißen des Dammes eine Episiotomie erhalten hatten, und denjenigen, die mittels Beckenausgangszange und obligater „früher" mediolateraler Episiotomie entbunden wurden, nachweisbar [8].

Tonometrische Untersuchungen der Beckenbodenmuskulatur vor und nach der Geburt zeigen sogar eine relativ ausgeprägte Abnahme der Muskelkraft im Episiotomiekollektiv im Vergleich zu Frauen mit einfachen Dammrissen, intaktem Damm bei vaginaler Entbindung und Sectio caesarea [33]. Ältere Daten weisen keine derartigen Unterschiede aus [34], belegen aber die regenerative Wirkung von gezielten Übungen und sportlicher Aktivität. Deren prophylaktischer Nutzen hinsichtlich einer postpartalen Harninkontinenz kann mittlerweile als gesichert gelten [6, 31].[!]

Endosonographische Studien erbrachten eine deutliche Assoziation zwischen dem sonomorphologischen Nachweis paravaginaler Defekte und dem Risiko für die Entwicklung einer **postpartalen Harninkontinenz.** Diese Defekte waren interessanterweise bei Patientinnen, bei denen nach protrahiertem Geburtsverlauf in der späten Eröffnungsperiode oder in der Austreibungsperiode sekundär zur Sectio caesarea entschieden wurde, häufiger nachzuweisen als nach regelrechter Spontangeburt [45].

Schlußbetrachtung

Aus den hier wiedergegebenen Daten lassen sich für das geburtshilfliche Handeln folgende Konsequenzen ableiten:

Von einer Episiotomie sollte zurückhaltend und überwiegend aus kindlicher Indikation Gebrauch gemacht werden.[!!] In Normalkollektiven sollte eine Dammschnittrate von nicht mehr als 30% angestrebt werden. In den meisten Fällen ist die mediolaterale Schnittführung ratsam. Dammrisse wie -schnitte sollten unter sparsamem Einsatz von feinem synthetischen Material genäht werden. Die Versorgung von Geburtsverletzungen ist keine „Anfängeroperation".[!!!]

Um die Rate späterer Komplikationen wie Harn- und Stuhlinkontinenz zu minimieren, müssen höhergradige Dammrisse und protrahierte Geburtsverläufe vermieden werden. Bei einem geschätzten Geburtsgewicht über 4000 g ist im Einzelfall die elektive Schnittentbindung zu erwägen. Bei den vaginal-operativen Verfahren ist die Vakuum-Extraktion der Zangenentbindung eindeutig vorzuziehen. Sie sollte mit dem Anlegen einer medio-lateralen Episiotomie verbunden werden und unter gleichzeitigem manuellem „Dammschutz" erfolgen. Auch gängige Praktiken wie das gezielte Pressen unter Anleitung müssen neu überdacht werden. Welche Vorteile sog. „alternative" Gebärhaltungen und -verfahren (z.B. Einsatz der Geburtsbadewanne) möglicherweise bieten, ist weiter zu überprüfen. Sie sollten jedoch keinesfalls kategorisch abgelehnt werden.

Und schließlich muß über die Bedeutung eines konsequenten **Beckenbodentrainings** nach der Geburt und einer Vermeidung von Übergewicht energisch aufgeklärt werden.

[!!]Von einer Episiotomie sollte zurückhaltend und überwiegend aus kindlicher Indikation Gebrauch gemacht werden!

[!!!]Die Versorgung von Geburtsverletzungen ist keine „Anfängeroperation"!

[!]Der prophylaktische Nutzen von gezielten Übungen und sportlicher Aktivität hinsichtlich einer postpartalen Harninkontinenz kann als gesichert gelten!

Inhalt*

- **Einleitung** 277

- **Abnabelung** 277
1 Physiologische Grundlagen 277
2 Zeitpunkt der Abnabelung 278
3 Empfehlung zu Lagerung und
  Abnabelungszeitpunkt 278
4 Technik der Abnabelung 279

- **Lösung der Plazenta** 279
1 Lösungsmechanismen 279
2 Lösungszeichen 280
3 Aktives Management der Plazentarperiode 281
3.1 Medikamentöse Prophylaxe 282
3.2 Abnabelung 282
3.3 Aktive Lösung der Plazenta 282

- **Inspektion der Plazenta** 283
1 Größe und Gewicht der Plazenta 283
2 Form der Plazenta 283
3 Mütterliche Seite der Plazenta 284
4 Eihäute 284
5 Nabelschnur 285

- **Komplikationen in der Nachgeburtsperiode** . . . 285
1 Retention der Plazenta 285
2 Geburtsverletzungen 287
3 Blutungen 287
3.1 Allgemeine Gesichtspunkte 287
3.2 Ursachen postpartaler Blutungs-
    komplikationen 287
3.3 Diagnostik und Therapie
    postpartaler Blutungskomplikationen 288

---

*Das Literaturverzeichnis findet sich in Kapitel 22, S. 386.

16 Nachgeburtsperiode

D. Kranzfelder

Einleitung

Die Faszination der Geburt eines Kindes, seine Versorgung und die immer umfangreicher werdende Geburtsdokumentation tragen dazu bei, daß der Nachgeburtsperiode häufig nicht die erforderliche Aufmerksamkeit zuteil wird. Die Vermeidung unnötiger Blutverluste der Mutter ist neben der Versorgung des Neugeborenen die wesentliche Aufgabe des Geburtshelfers und der Hebamme während der Nachgeburtsperiode.[!] Trotz des erfolgreichen Einsatzes von Sekalepräparaten, Oxytocin und Prostaglandinen zur Verminderung des mütterlichen Blutverlusts bleibt die postpartale Blutung immer noch eine der häufigsten Ursachen der mütterlichen Morbidität und Mortalität in der Geburtshilfe.

Aufgrund des klinischen Ablaufs wird bei der Nachgeburtsperiode zwischen **Plazentarperiode** und **Postplazentarperiode** unterschieden. Die Plazentarperiode beginnt unmittelbar nach der Geburt des Kindes und endet mit der Ausstoßung der Plazenta. Die daran anschließende Postplazentarperiode hat keine natürliche Terminierung. Im klinischen Alltag hat sich eine zeitliche Begrenzung auf zwei Stunden nach der Geburt des Kindes bewährt. Die Voraussetzung dafür ist, daß das Cavum uteri leer und der Uterus selbst dauerhaft gut kontrahiert ist.

[!] Die Vermeidung unnötiger Blutverluste der Mutter ist neben der Versorgung des Neugeborenen die wesentliche Aufgabe des Geburtshelfers und der Hebamme während der Nachgeburtsperiode!

Abnabelung

1 Physiologische Grundlagen

Für die Diskussion um den richtigen Zeitpunkt der Abnabelung ist es erforderlich, einige Grundlagen der Beziehung zwischen Plazenta und Fetus zu kennen [11, 12, 19]. Bezogen auf das Körpergewicht des Feten beträgt das gesamte Blutvolumen am Ende der Schwangerschaft in der fetoplazentaren Einheit etwa 115 ml/kg. Davon befinden sich 45 ml/kg oder 40 % in der Plazenta und 70 ml/kg oder 60 % im Feten selbst. Bei maximaler Transfusion können 35 ml/kg aus der Plazenta an das Kind abgegeben werden. Daraus ergibt sich, daß das fetale Blutvolumen von 70 auf 105 ml/kg ansteigen kann. Umgekehrt ist es möglich, daß Blut vom Feten in die Plazenta verlorengeht und ein akuter Volumenmangel eintritt. Der Blutfluß in den Nabelarterien vom Kind zur Plazenta versiegt nach 30 bis 60 Sekunden, während in der Nabelvene das Blut noch ca. drei Minuten von der Plazenta zum Kind fließen kann. Das Ausmaß der plazentaren Transfusion wird sehr stark von der Lage des Neugeborenen im Bezug zum Höhenstand der Plazenta beeinflußt [23].[!!]

Liegt das Neugeborene ca. 40 cm unterhalb der Plazentaebene, tritt der plazentare Blutanteil fast vollständig innerhalb von 30 Sekunden über. Liegt es nur ca. 10 cm tiefer, dann kann über den gesamten Zeitraum von ca. drei Minuten, solange die Nabelvene geöffnet ist, ein kontinuierliches Ansteigen des Blutvolumens beobachtet werden. Wird das Kind auf den Bauch der Mutter gelegt (Leboyer) d. h. ca. 20–40 cm über das Plazentaniveau, so erhöht sich das Blutvolumen nur um ca. 20 ml/kg.

Eine **Zunahme der plazentaren Transfusion** ist zu beobachten bei:
- intrauteriner Asphyxie mit plazentarer Vasokonstriktion und fetaler Vasodilatation
- frühzeitigen Atembemühungen des Neugeborenen
- Lagerung des Kindes unterhalb der Plazenta
- später Abnabelung

Ursachen für eine **Abnahme** der fetalen Blutmenge sind:
- feste Nabelschnurkompression
- akute intrapartale Asphyxie mit plazentarer Vasodilatation und fetaler Vasokonstriktion
- verzögerter Atembeginn des Neugeborenen
- Uterusatonie.

[!!] Das Ausmaß der plazentaren Transfusion wird sehr stark von der Lage des Neugeborenen im Bezug zum Höhenstand der Plazenta beeinflußt!

Während der Geburtshelfer intrapartale Belastungen für den Fetus durch die Wahl des Entbindungsmodus zu beeinflussen versucht, besteht für ihn postpartal die Möglichkeit, den Vitalitätszustand des Neugeborenen durch Änderung der Lagerung des Kindes zur Höhe der Plazenta und des Zeitpunkts der Abnabelung zu verbessern.

2 Zeitpunkt der Abnabelung

Unter **Frühabnabelung** versteht man ein Abklemmen der Nabelschnur nach der Erstversorgung des Neugeborenen, d. h. nach ca. 15–30 Sekunden. Wird die Nabelschnur unmittelbar nach der Geburt des Kindes unterbunden, spricht man von einer **Sofortabnabelung**. Sofort- und Frühabnabelung führen zu einem relativen Volumenmangel;[!] daraus resultiert eine Flüssigkeitsverschiebung in das Gefäßsystem mit Volumenexpansion und Hämodilution. Der Hämatokrit kann unter den optimalen Wert von 50 % fallen; eine meist nur mäßig ausgeprägte Anämie kann sich einstellen. Bei Frühgeburten kann die Abnahme des Hämatokrits auf Werte um 40 % eine Bluttransfusion erforderlich machen. Die Kreislaufparameter werden unmittelbar nach der Geburt sehr stark vom intravasalen Blutvolumen beeinflußt. Früh abgenabelte Kinder zeigen niedrigere Gefäßdrücke, die Mikrozirkulation von Haut und Nieren ist anfangs reduziert. Bei früh abgenabelten Frühgeburten findet man gehäuft ein Atemnotsyndrom. Ursächlich hierfür scheint ein Zusammenspiel von Hypovolämie und Surfactant-Verbrauch. Bei reifen Neugeborenen wird die Atmung durch die Frühabnabelung dagegen nicht beeinträchtigt.

Bei der **Spätabnabelung** wird mit dem Abklemmen der Nabelschnur solange gewartet, bis die Nabelschnurpulsation aufgehört hat. Der Übertritt des plazentaren Blutes kann durch Ausstreichen der Nabelschnur beschleunigt werden. Die Spätabnabelung führt zu einer Volumenexpansion mit einer reaktiven Plasmaelimination und folgendem Hämatokritanstieg.[!!] Für den fetalen Kreislauf bedeutet dies unter anderem eine Erhöhung der intravasalen Druckwerte, einen Anstieg des pulmonalen Druckes und Widerstands sowie eine erhöhte kardiale Belastung. Bereits nach einigen Stunden gleichen sich allerdings die Durchblutungswerte von früh und spät abgenabelten Kindern wieder an.

Im Vergleich zur Frühabnabelung treten Störungen der Atmung bei spät Abgenabelten häufiger auf.[!!!] Tachypnoe, Einziehungen, Stöhnen und andere Zeichen von Atemnot werden beobachtet. Das Bild der „nassen Lunge" ist hier zu nennen, das infolge verzögerter pulmonaler Flüssigkeitselimination bei erhöhtem Blutgehalt in der Lunge entsteht. Auch eine zeitlich begrenzte Beeinträchtigung der Gehirnfunktion kann bei einem Teil der spät abgenabelten Kinder als Folge der Hypervolämie und Polyzythämie eintreten. Neurologische Symptome wie Schläfrigkeit, Trinkschwäche, Muskelhypotonie und Lethargie werden beobachtet. Für die Frühgeborenen bedeutet die Spätabnabelung eine Erhöhung ihrer Eisenvorräte. Dieser Vorteil wird allerdings gemindert durch die Gefahr des verstärkten Ikterus infolge einer vermehrten Bilirubinproduktion.

3 Empfehlung zu Lagerung und Abnabelungszeitpunkt

Die Diskussion der physiologischen Grundlagen sowie der genannten Vor- und Nachteile der Früh- bzw. Spätabnabelung machen deutlich, daß es eine generelle Empfehlung zu Lagerung und Abnabelungszeitpunkt nicht geben kann. Erschwerend kommt hinzu, daß der Geburtshelfer zum Zeitpunkt der Geburt nicht alle das Kind möglicherweise belastenden Faktoren kennt. Trotz dieser Einschränkungen wurden bereits 1984 von Linderkamp allgemeine Richtlinien zu Lagerung und Abnabelungszeitpunkt formuliert [11], die im Prinzip noch heute gültig sind. In Tabelle 16-1 sind die Empfehlungen für unterschiedliche geburtshilfliche Situationen zusammengefaßt.

"Die Spätabnabelung führt zu einer Volumenexpansion mit einer reaktiven Plasmaelimination und folgendem Hämatokritanstieg!

¡Sofort- und Frühabnabelung führen zu einem relativen Volumenmangel!

¡¡¡Im Vergleich zur Frühabnabelung treten Störungen der Atmung bei spät Abgenabelten häufiger auf!

Tabelle 16-1
Abnabelungsmodus bei verschiedenen geburtshilflichen Situationen (nach Linderkamp [11])

Zeitpunkt der Abnabelung	Höhe des Kindes
Sofort abnabeln	Kind in Plazentahöhe
■ nach intrauteriner Asphyxie bei Nabelschnurkompression	
■ Mangelgeborene	
■ Kinder diabetischer Mütter	
■ übertragene Kinder	
■ bei Blutgruppen- bzw. Rhesusunverträglichkeit	
Schnell abnabeln (Nabelschnur ausstreichen)	Kind 30–40 cm unter Plazentahöhe
■ akute intrapartale Asphyxie	
■ Frühgeborene < 1500 g	
Nach 30 Sekunden abnabeln	Kind in Plazentahöhe
■ Schnittentbindung	
Nach 30–60 Sekunden abnabeln	Kind 10–20 cm unter Plazentahöhe
■ gesunde vaginal geborene Kinder	
■ Frühgeborene > 1500 g	

Aus dem Jahre 1999 stammt eine gemeinsame Stellungnahme der Deutschen Gesellschaft für perinatale Medizin, der Gesellschaft für Neonatologie und pädiatrische Intensivmedizin und der Deutschen Gesellschaft für Gynäkologie und Geburtshilfe zum Zeitpunkt des Abnabelns bei der Betreuung des gesunden Neugeborenen [21]. Die hierbei formulierten Leitlinien empfehlen folgendes Vorgehen im Kreißsaal:

1. Das vaginal geborene reife Neugeborene sollte etwa mit Ende der Nabelschnurpulsationen nach etwa 1 bis 1,5 Minuten abgenabelt werden, ohne daß die Nabelschnur zusätzlich ausgestrichen wird. Hat die Geburt in sitzender oder hockender Stellung stattgefunden, kann auch schneller abgenabelt werden.
2. Bei einer Sectio wird das Neugeborene nach Ausstreichen der Nabelschnur zum Kind hin abgenabelt.
3. Bei chronischer Plazentainsuffizienz, deutlicher Übertragung oder diabetischer Fetopathie ist der Hämatokrit beim Kind bei Geburt bereits deutlich erhöht, so daß ein rasches Abnabeln ohne Ausstreichen der Nabelschnur auch bei einer Sectio zu empfehlen ist.
4. Bei fetaler Nabelschnurumschlingung oder einem Nabelschnurknoten sollte, wenn möglich, sofort versucht werden, die Nabelschnur zu lockern und durch Ausstreichen der Nabelschnur dem Kind den in der Regel bestehenden Blutverlust zu retransfundieren.

Möchte der Geburtshelfer die Qualität des Abnabelungsmodus im Einzelfall überprüfen, eignet sich dazu die Hämatokritbestimmung beim Neugeborenen im Alter von 24–48 Stunden. Der optimale Hämatokritwert liegt um 50 %. Werte unter 45 % und über 65 % sind möglicherweise Ausdruck einer nicht optimalen Abnabelungstechnik.

4 Technik der Abnabelung

Für die primäre Abnabelung werden zwei Kocher-Klemmen und eine Schere benötigt. Um für einen postpartal auftretenden Notfall einen schnellen Zugang zum kindlichen Gefäßsystem zu erhalten, wird zunächst lang abgenabelt. Ungefähr 10 cm vom Hautnabel entfernt wird die Nabelschnur im Abstand von 2 cm mit zwei Kocher-Klemmen gefaßt. Eine weitere, dritte Klemme wird ca. 20 cm distal des Kindes gesetzt. Sie sichert Nabelschnurblut, das für die Bestimmung des arteriellen Säure-Basen-Status benötigt wird. Mit einer sterilen Schere wird anschließend die Nabelschnur zwischen den ersten beiden Klemmen durchtrennt. Die endgültige Versorgung des Nabels erfolgt nach der Erstuntersuchung des Kindes und einer unauffälligen Adaptierung an das extrauterine Leben mit einer Kunststoffklemme oder einem dicken Seidenfaden. Klemme oder Faden werden dicht am Hautnabel angesetzt und der überstehende Nabelschnurrest abgesetzt.

Lösung der Plazenta

1 Lösungsmechanismen

In Vorbereitung auf die Geburt wird die Plazentalösung geweblich präpariert [1]. Die Lösung erfolgt in der Spongiosa der Dezidua „in der Mutter". Die zwischen maternen Ausstülpungen und fetalen Zellen bestehenden sog. Septen werden durch eine Art Pseudozystenbildung erweicht und damit die breite Basis der sog. Septen filigranartig verdünnt. Bei der Geburt reißen die schmalen Schenkel, die Plazenta ist gelöst. Der Lösungszeitpunkt ist abhängig vom Geburtseintritt, die Lösung der Plazenta selbst ist eine Funktion der Uterusmechanik. Infolge der Kontraktion und Retraktion des Uterus bei der Geburt kommt es zu einer Verkleinerung der Innenfläche der Gebärmutter und damit zu einer Verschiebung der Grenzflächen im Bereich der Plazentahaftfläche [6]. Da sich die Plazenta selbst nicht verkleinern kann, wird sie dadurch von der Uteruswand abgehoben. In einem Teil der Fälle beginnt die Ablösung der Plazenta schon gegen Ende der Austreibungsperiode. Nach Ablauf der ersten kräftigen Nachgeburtswehen ist die Plazenta im Normalfall vollständig gelöst. Nach neueren sonographischen Untersuchungen dauert die gesamte Plazentarperiode im Mittel 6–7 Minuten, wobei individuelle Schwankungen von 2,5–18,5 Minuten beobachtet werden [9, 10]. Die prophylaktische Gabe von uteruskontrahierenden Substanzen scheint die Dauer der Plazentarperiode nicht zu beeinflussen. Gasanalysen und Messungen des Säure- und Basenhaushalts im Nabelarterien- und Nabelvenenblut weisen darauf hin, daß nach der Geburt kein weiterer Stoffaustausch über die Plazenta mehr erfolgt.

Die **Art der Plazentalösung** ist abhängig von ihrem Sitz, der Uteruskonfiguration und der Uteruskontraktionen. In der Vergangenheit ist man von zwei Arten bei der Plazentalösung, der Lösung nach Schultze (Abb. 16-1) und der Lösung nach Duncan (Abb. 16-2) ausgegangen. Schultze gibt an, daß es in den meisten Fällen zu einer zentralen

Abb. 16-1 a, b
Lösung der Plazenta nach Schultze.

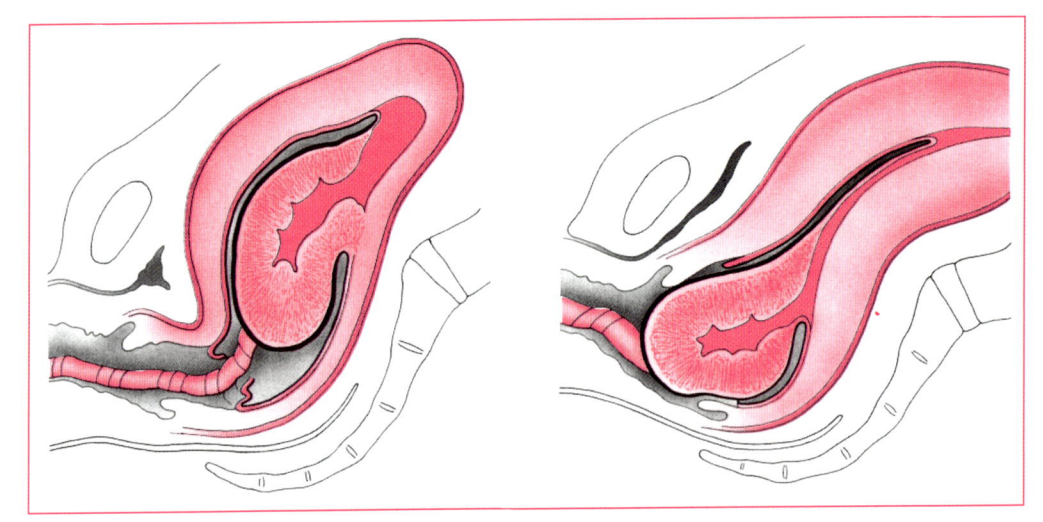

Abb. 16-2 a, b
Lösung der Plazenta nach Duncan.

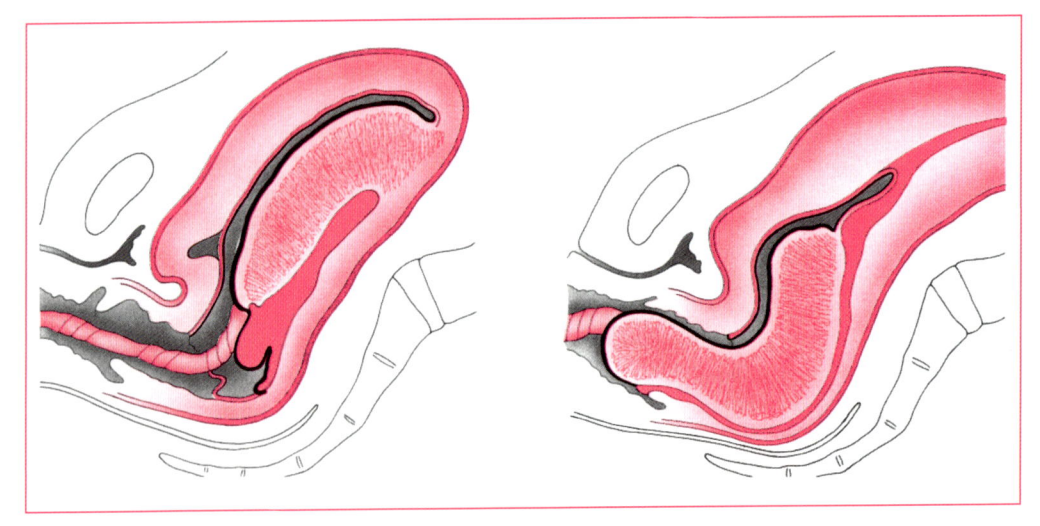

Ablösung der Plazenta mit Ausbildung eines retroplazentaren Hämatoms kommt. Eine Größenzunahme des Hämatoms durch nachfließendes Blut und die treibenden Kräfte der Nachgeburtswehen führen zu einer vollständigen Ablösung der Plazenta und zur Ausstoßung in den Geburtskanal. Duncan beschreibt einen zweiten Lösungsmodus, nämlich, daß die Plazentaablösung initial vom unteren Rand des Uterus beginnt und sich nach oben ohne Ausbildung eines Hämatoms fortsetzt.

Nach neueren ultrasonographischen Untersuchungen muß man davon ausgehen, daß in aller Regel die Ablösung der Plazenta schrittweise vom distalen Pol beginnt, ohne daß es zur Ausbildung eines retroplazentaren Hämatoms kommt [10].

Die **Blutstillung im Plazentabett** erfolgt sowohl durch die Kontraktion des Uterus als auch durch das mütterliche Gerinnungssystem. Neben der unmittelbaren Wirkung der Uteruskontraktionen auf die Gefäße führt die Verschiebung der Schichten im Myometrium zusätzlich zur Abschnürung von Venen und Arterien. Eine schnelle Thrombosierung der eröffneten Gefäße wird durch große Mengen Thromboplastin beschleunigt, die bei der Lösung der Plazenta freigesetzt werden. Die übergroße Bedeutung einer intakten Blutgerinnung wird auch dadurch belegt, daß es während der physiologischen Erschlaffung des Uterus zwischen den Nachgeburtswehen normalerweise zu keiner wesentlichen zusätzlichen Blutung kommt.

2 Lösungszeichen

Uteruszeichen

Während der Nachgeburtsperiode erfährt der Uterus typische Änderungen in Form, Größe und Konsistenz. Unmittelbar nach der Geburt des Kindes steht der Fundus uteri etwa in Höhe des Nabels. Mit zunehmender Ablösung der Plazenta steigt der Uterus nach kranial-rechts. Die Plazenta liegt gelöst im unteren Uterinsegment. Der Fundusstand tastet sich bis zu handbreit über dem Nabel. Das Corpus uteri ist gut kontrahiert, kantig und schmal (Lösungszeichen nach Schröder, Abb. 16-3). Nachdem die Plazenta ausgestoßen ist, kontrahiert sich der Uterus erneut und bewegt sich zurück in die Mittellinie. Der Fundus wird zwischen Symphyse und Nabel getastet. Im Verlauf der folgenden Stunden steigt der Uterus dann wieder etwas höher auf ein bis zwei Querfinger unterhalb des Nabels.

Nabelschnurzeichen

Der Lösungszeitpunkt der Plazenta läßt sich auch aus dem Verhalten der Nabelschnur ableiten. Mit dem Handgriff nach Küstner (Abb. 16-4) wird die Bauchdecke oberhalb der Symphyse in Richtung auf das Promontorium eingedrückt. Ist die Lösung noch nicht erfolgt, so wird die Nabelschnur durch die Abdrängung des Uterus kranialwärts in die Vulva gezogen. Bei gelöster Plazenta verändert sie ihre Lage nicht. Fehlbeurteilungen können auftreten, wenn ein Zervixspasmus die gelöste Plazenta zurückhält. Dies gilt auch für das Ahlfeld-Zeichen. Zur Kontrolle dieses Zeichens befestigt man in der Höhe des Introitus ein Bändchen an der Nabelschnur. Mit Lösung der Plazenta tritt dieses tiefer und entfernt sich von der Vulva. Die Plazenta ist gelöst, wenn die Entfernung zwischen Vulva und Bändchen etwa 10 cm beträgt.

Probezug

Die sicherste Auskunft über den Lösungszustand der Plazenta ergibt ein Probezug an der Nabelschnur.¹ Während die linke Hand Kontakt zum Fundus uteri hält, zieht die rechte Hand in der Führungslinie an der Nabelschnur. Eine gelöste Plazenta läßt sich problemlos damit extrahieren. Nur ein Zervixspasmus kann auch hierbei zu einer Fehlbeurteilung führen.

3 Aktives Management der Plazentarperiode

Das aktive Management der Plazentarperiode beinhaltet die prophylaktische Gabe von kontraktionsfördernden Substanzen, ein frühes Abnabeln und die aktive Lösung der Plazenta. Dieses Vorgehen wurde in der Vergangenheit mit dem Ziel, die postpartale Blutung zu verringern und eine Plazentaretention zu vermeiden, in den meisten Kliniken zu Routine [2, 7]. In den letzten Jahren finden sich immer mehr Mütter, aber auch Geburtshelfer, Hebammen und Kinderärzte, die diesem Vorgehen sehr kritisch gegenüberstehen. Sie stellen die Frage, ob hierbei der physiologische Geburtsablauf nicht nachhaltig gestört wird und daraus Nachteile für Mutter und Kind resultieren.

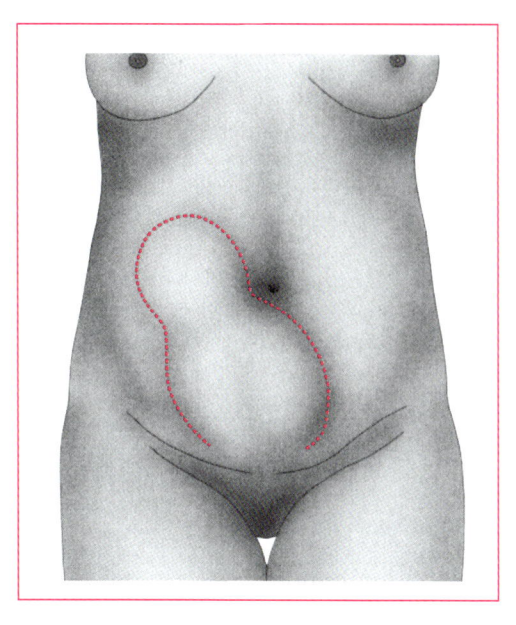

Abb. 16-3
Lösungszeichen nach Schröder.

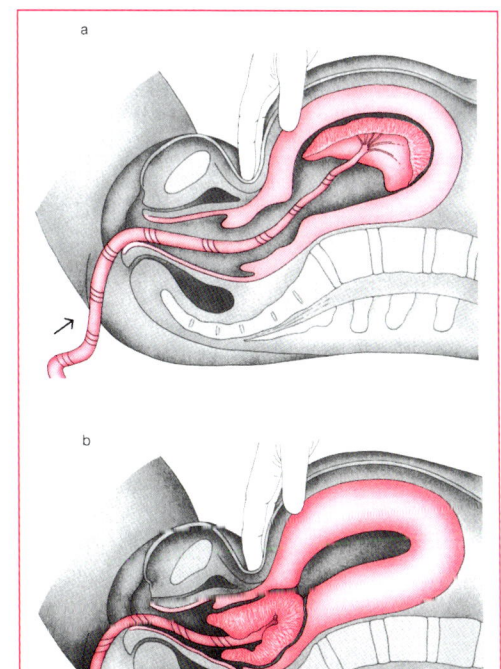

Abb. 16-4
Handgriff nach Küstner.
a) Küstner-Handgriff bei ungelöster Plazenta
b) Küstner-Handgriff bei gelöster Plazenta

¹Die sicherste Auskunft über den Lösungszustand der Plazenta ergibt ein Probezug an der Nabelschnur!

3.1 Medikamentöse Prophylaxe

Mit dem Ziel, die Rate der postpartalen Blutung zu reduzieren und die Plazentarperiode insgesamt zu verkürzen, werden Oxytocin, Ergometrin, eine Kombination von beiden Substanzen und Prostaglandine PGF$_{2\alpha}$ therapeutisch eingesetzt [4, 14, 16, 18]. Die prophylaktische Medikamentengabe erfolgt in den meisten Kliniken unmittelbar nach der Geburt des Kindes. Einzelne Kliniken verabreichen die Prophylaxe bereits nach der Geburt des Kopfes bzw. bei Sichtbarwerden der vorderen Schulter. Hierbei ist auf die größere Gefahr einer Schulterdystokie und eines Dammrisses hinzuweisen.

Am besten bewährt hat sich für die Prophylaxe die intravenöse Gabe von **Oxytocin**. Eine Dosis von 5–10 IE Oxytocin reduziert signifikant den Blutverlust und die Häufigkeit postpartaler Blutungsstörungen. Die Plazentarperiode wird signifikant verkürzt. Mit Ausnahme des Risikos einer geringen Blutdruckerhöhung werden keine relevanten Nebenwirkungen beobachtet. Eine zweite häufig angewandte Substanz ist Methylergometrin. Die Wirkung von **Methylergometrin** in einer Dosis von 0,5 mg ist der von Oxytocin vergleichbar, wobei Zervixspasmen etwas häufiger zu beobachten sind. Nebenwirkungen wie Kopfschmerzen, Übelkeit, Erbrechen sowie die Gefahr einer Blutdruckerhöhung sind stärker ausgeprägt. Die **Kombination** von Oxytocin und Methylergometrin (Syntometrin®) hat sich für die Prävention einer postpartalen Blutung gegenüber Oxytocin alleine als effektiver erwiesen. Da sich mit der Kombination aber auch die Nebenwirkungen und hier vor allem die Gefahr des Blutdruckanstiegs erhöhen, wird der Einsatz von Syntometrin® für die Routineprophylaxe nicht empfohlen. Das synthetische Prostaglandin PGF$_{2\alpha}$ in einer Dosis von 500 mg unmittelbar postpartal intramuskulär verabreicht, reduziert ebenfalls signifikant den postpartalen Blutverlust und verkürzt die Plazentarperiode. Wegen der möglichen Nebenwirkungen und der relativ hohen Kosten kann der Einsatz zur alleinigen Routineprophylaxe allerdings nicht empfohlen werden.

3.2 Abnabelung

In den Abschnitten 2 „Zeitpunkt der Abnabelung" und 3 „Empfehlung zu Lagerung und Abnabelungszeitpunkt" wurde der richtige Zeitpunkt der Abnabelung aus fetaler Sicht erläutert. Die Überlegungen zur aktiven Plazentalösung haben diese fetalen Gesichtspunkte mitzuberücksichtigen. Aus mütterlicher Sicht scheint die Frühabnabelung die Plazentarperiode zu verkürzen. Eine Reduktion der postpartalen Blutungsmenge läßt sich allerdings nicht nachweisen.

3.3 Aktive Lösung der Plazenta

Bei der aktiven Lösung der Plazenta werden die klassischen Lösungszeichen nicht abgewartet.[!] Nach Verabreichung eines kontraktionsfördernden Medikaments und dem Abklemmen und Durchtrennen der Nabelschnur wird im dritten Schritt die Plazenta aktiv gelöst. Dies kann über die Betätigung der Bauchpresse, durch Expression mit der Hand des Geburtshelfers oder durch Zug an der Nabelschnur (cord traction) erfolgen [7].

Bauchpresse: Der Versuch, die Plazenta aktiv durch die Patientin selbst mit Betätigung der Bauchpresse ausstoßen zu lassen, schlägt unmittelbar nach der Geburt in den meisten Fällen fehl.

Expression: Bei den ersten Anzeichen der Lösung wird durch Druck auf den Fundus uteri versucht, die Plazenta zu exprimieren. Die Harnblase sollte hierbei ausreichend leer sein.

Zur Expression wird zunächst eine Wehe angerieben und der Uterus dann mit einer Hand umfaßt. Die Finger liegen mit der Innenfläche an der Hinterwand der Gebärmutter und der Daumen auf der Vorderwand (Credé-Handgriff, Abb. 16-5). Der Uterus wird in die Mittellage gebracht und durch Druck nach kaudal und dorsal die Plazenta in der Führungslinie nach außen gedrückt. Folgen die Eihäute nicht spontan, wird die Plazenta solange gedreht, bis die zu einem Strang zusammengefügten Eihäute folgen. Reißen die Eihäute ab, können die Reste mit einer Klemme gefaßt und vorsichtig extrahiert werden. Ein großer Nachteil der Expression der Plazenta durch den Credé-Handgriff ist dessen Schmerzhaftigkeit. Ein mehrmaliger Anwendungsversuch wird von den meisten Frauen nur sehr schlecht toleriert.

Cord traction: Die Extraktion der Plazenta über den Zug an der Nabelschnur (cord traction) wird heute aus verschiedenen Gründen als die überlegene Methode angesehen. Bei der Extraktion setzt die Krafteinwirkung unmittelbar an der Plazenta an und wirkt nicht indirekt über den durch die Bauchdecken nach unten gepreßten Uterus. Die aufzuwendende Traktionskraft ist geringer und, was besonders erwähnt werden muß, der Zug an der Nabelschnur weitgehend schmerzfrei. Die Extraktion der Plazenta mittels Cord traction reduziert zusammen mit der medikamentösen Prophylaxe den mittleren Blutverlust und verkürzt die Plazentarperiode.[!!]

Unmittelbar nach der Geburt des Kindes legt der Geburtshelfer oder die Hebamme die linke Hand flach

---

[!] *Bei der aktiven Lösung der Plazenta werden die klassischen Lösungszeichen nicht abgewartet!*

[!!] *Die Extraktion der Plazenta mittels Cord traction reduziert zusammen mit der medikamentösen Prophylaxe den mittleren Blutverlust und verkürzt die Plazentarperiode!*

auf die Fundusgegend. Mit der ersten Kontraktion wandert die Hand leicht nach vorne und schiebt den Uterus mit leichtem Druck oberhalb der Symphyse in Richtung Nabel. Dadurch wird der Abknickung der Führungslinie im Bereich des Isthmus entgegengewirkt. Die rechte Hand zieht möglichst nahe der Vulva in der Führungslinie an der mehrmals um die Hand gewickelten Nabelschnur (Abb. 16-6). In den meisten Fällen folgt die Plazenta dem Zug der Nabelschnur sofort.[I]

Wird mit der Extraktion der Plazenta länger als zwei bis drei Wehen gezögert, besteht die Gefahr, daß die Plazenta durch einen inzwischen aufgetretenen Zervixspasmus zurückgehalten wird. Das drohende Einreißen der Nabelschnur wird vom Geübten rechtzeitig bemerkt und kann in der Regel vermieden werden. Sollte es sich dennoch ereignen, dann sollten die klassischen Lösungszeichen abgewartet und die Plazenta anschließend mit dem Credé-Handgriff exprimiert werden. In gleicher Weise wird man vorgehen, wenn sich trotz zweimaligem Versuch im Abstand von zwei bis drei Wehen die Plazenta durch Zug an der Nabelschnur nicht exprimieren läßt. Die Gefahr einer Inversio uteri ist bei dem beschriebenen Vorgehen der aktiven Leitung der Plazentarperiode zu bedenken, ihr Eintritt ist allerdings extrem selten (siehe auch Bd. 7, 4. Aufl., Kap. 11).

Inspektion der Plazenta

Nach Extraktion wird die Plazenta in einer Schale aufgefangen oder noch auf dem Kreißbett für die Inspektion ausgebreitet. Die sorgfältige Kontrolle der Plazenta, der Eihäute und der Nabelschnur hat zum Ziel, deren Vollständigkeit, Form und Konsistenz sowie auffällige makroskopische Veränderungen zu überprüfen. Bei auffälliger Klinik soll die Plazenta vermessen, gewogen und gegebenenfalls histologisch untersucht werden.[II]

1 Größe und Gewicht der Plazenta

Der mittlere Durchmesser der Plazenta variiert zwischen 15 und 20 cm, ihre Dicke zwischen 1,5 und 3,5 cm. Ihre Größe korreliert häufig zur Größe des Kindes, wobei größere Schwankungen möglich sind. Das Plazentagewicht beträgt im Mittel 550 g.

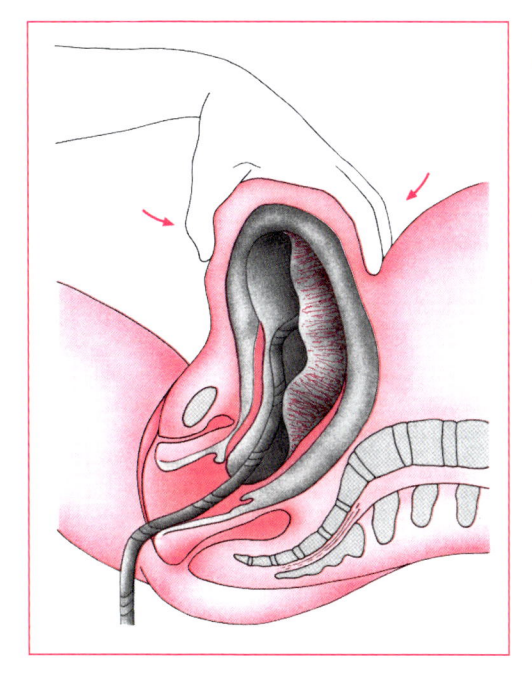

Abb. 16-5
Expression der Plazenta.

[I]*In den meisten Fällen folgt die Plazenta dem Zug der Nabelschnur sofort!*

3.2 Form der Plazenta

Bedingt durch die Form des Cavum uteri, dem sich die Plazenta anpassen muß, ist die Grundfläche außerordentlich vielgestaltig und nur selten kreisrund. Abweichungen von der Kreisform stellen somit keine Besonderheit dar und sind ohne Bedeutung. Wenn die Plazenta in mehrere Lappen geteilt ist, spricht man von einer Placenta bi-, tri- oder multilobata bzw. -partita. Die Lappen sind durch Gefäßbrücken verbunden. Die Gefahr beim Vorliegen solcher Besonderheiten besteht in der Retention eines Lappens im Uterus oder der Gefahr der

[II]*Bei auffälliger Klinik soll die Plazenta vermessen, gewogen und gegebenenfalls histologisch untersucht werden!*

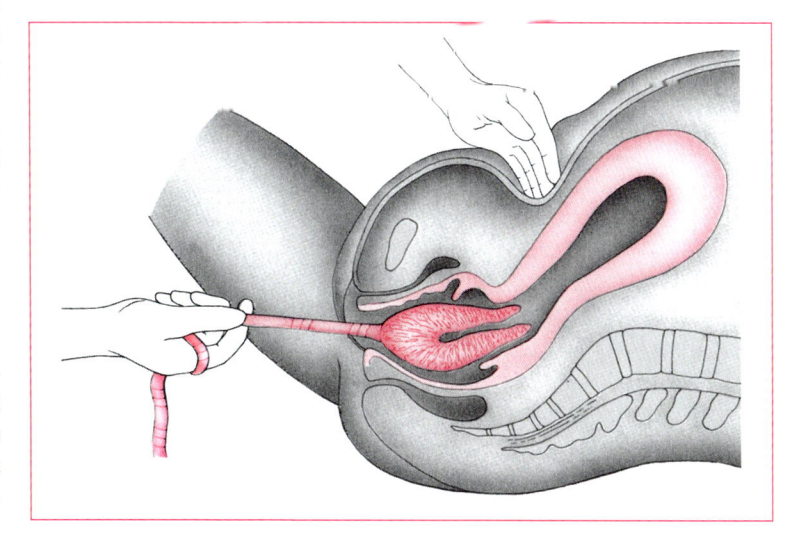

Abb. 16-6
Extraktion der Plazenta.

Verblutung des Kindes, wenn beim Einreißen der Eihaut Gefäße verletzt werden. Eine seltene Anomalie stellt die Placenta fenestrata dar, bei der partiell das Zottengewebe atrophisch geworden und in den Gewebslücken nur noch Amnion und Chorion vorhanden sind. Bei der Placenta marginata und der Placenta circumvallata haben die Zotten die ursprünglich angelegte Chorionplatte überschritten. Die fetale Seite der Plazenta ist in diesen Fällen deutlich kleiner als die materne Seite (Placenta extrachorialis). Die Placenta membranacea hat eine auffallend große Oberfläche und ist besonders dünn. Sie kann Anlaß zu Lösungsstörungen geben. Bei besonders schweren Plazenten sollte nach Erkrankungen der Mutter und des Kindes gefahndet werden (Diabetes mellitus, Morbus haemolyticus neonatorum, Infektionen wie Lues und Zytomegalie).! Eine untergewichtige Plazenta deutet auf eine chronische Plazentainsuffizienz hin.

!*Bei besonders schweren Plazenten sollte nach Erkrankungen der Mutter und des Kindes gefahndet werden!*

3 Mütterliche Seite der Plazenta

Die Plazenta wird mit den Kotyledonen nach oben ausgebreitet. Oberflächliche Blutreste werden vorsichtig abgewischt. Die Oberfläche erscheint in einem perlmuttartigen Glanz, hervorgerufen durch Deziduareste.

Festsitzende Koagel weisen auf zurückliegende, mehr oder weniger alte **Blutungen** hin. Sie sind, abhängig von ihrer Lage und ihrem Umfang, Zeichen einer vorzeitigen Lösung oder, bei randständigem Sitz, Zeichen einer abgelaufenen Randsinusblutung. Ältere umschriebene Blutungen sind häufig nur noch als bindegewebig umgewandelte Narben zu erkennen. Nicht selten findet man besonders an der Basalplatte diffuse Kalkinkrustationen, die als körnige weiße Stippchen imponieren. Es handelt sich dabei um eine organeigentümliche Reaktion, die ätiologisch noch nicht endgültig geklärt ist und diagnostisch nicht überbewertet werden darf. Weiterhin sind Infarkte der Plazenta relativ oft zu beobachten. Sie haben eine sehr unterschiedliche Genese und sind nur von klinischer Bedeutung, wenn die Austauschfläche für die Versorgung des Kindes zu klein wird.

Geschwülste der Plazenta sind selten; Ausgangspunkt einer tumorösen Entwicklung können, neben dem Zytotrophoblasten, die Gefäße und das Bindegewebe sein (Chorionepitheliom, Chorionkarzinom, Chorioangiofibrom). Größere Tumoren sind häufig mit einem Hydramnion und kindlichen Fehlbildungen vergesellschaftet.

Klinisch wichtig ist der **Ausschluß von Verletzungen der Plazentaoberfläche**, die entweder durch Einrisse oder eine partielle Plazentaretention bedingt sein können. Für die Prüfung der Vollständigkeit werden eventuell aufgelagerte Koagel, auch die festsitzenden, vorsichtig unter fließendem Wasser abgewischt. Einrisse lassen sich dadurch erkennen, daß sich ihre Ränder zwanglos aneinanderfügen, wenn man den Plazentarand mit den Händen leicht anhebt (Abb. 16-7). Ein größerer Plazentadefekt wird hierbei sichtbar. Kleinere Plazentalücken können allerdings unentdeckt bleiben. Die früher häufiger geübte Milchprobe kann hierbei für die Differentialdiagnose hilfreich sein. Ist ein Plazentadefekt gesichert oder bestehen berechtigte Zweifel an der Vollständigkeit, dann muß eine Nachtastung oder eine Kürettage zur Vermeidung einer verstärkten postpartalen Blutung oder Infektion durchgeführt werden.!!

!!*Ist ein Plazentadefekt gesichert oder bestehen berechtigte Zweifel an der Vollständigkeit, dann muß eine Nachtastung oder eine Kürettage zur Vermeidung einer verstärkten postpartalen Blutung oder Infektion durchgeführt werden!*

Abb. 16-7
Kontrolle der mütterlichen Seite der Plazenta.

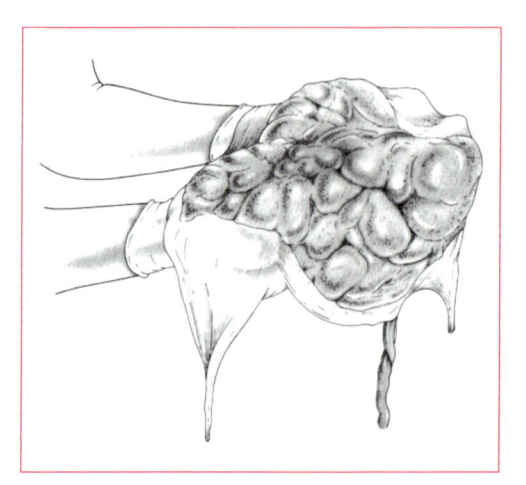

4 Eihäute

Bei der Prüfung der Eihäute gilt es, deren Vollständigkeit und eventuelle Gefäßabrisse am Rande und in den Eihäuten zu erkennen. Weiterhin ist auf ihre Farbe und Zeichen einer Amnioninfektion zu achten. Für die Inspektion reißt man den an der Geburtsstelle des Kindes eröffneten Eihautsack weiter auf und mustert die Eihäute der auf der mütterlichen Seite liegenden Plazenta im Gegenlicht abschnittsweise durch (Abb. 16-8). Erhebt sich der Verdacht, daß ein größeres Eihautstück fehlt, dann sollte im Geburtskanal danach gefahndet und es gegebenenfalls extrahiert werden. Eine instrumentelle Entleerung des Uterus wegen eines Eihautrests ist normalerweise nicht erforderlich.

Der nächste Blick gilt den **Gefäßen** und einem möglichen Gefäßabriß. In der Regel sind die Eihäute gefäßfrei. Eine Ausnahme ist die Insertio velamentosa (Abb. 16-9). Bei dieser gar nicht so selten zu beobachtenden Variante inseriert die Nabelschnur außerhalb der Plazenta in den Eihäuten. Findet sich unter der Geburt vor oder neben dem vorangehenden Teil eine Insertio velamentosa, kann es bei starker Wehentätigkeit oder nach Blasensprung durch Komprimierung der Gefäße oder einen Gefäßabriß zu einer akuten kindlichen Notsituation kommen. Postpartal liefert die Inspektion der Plazenta häufig erst die dafür nötige Erklärung. Weiterhin stößt man häufiger auf aberrierende Gefäße, die von der Plazenta kommend über Abschnitte der Eihäute verlaufen und zur Plazenta zurückkehren. Diese Gefäße sind nur dann von klinischer Bedeutung, wenn ihr Verlauf unterbrochen ist, z. B. am Rand der Plazenta oder in den Eihäuten. In diesen Fällen muß eine zurückgebliebene Nebenplazenta sicher ausgeschlossen werden. Auch an einen möglichen fetalen Blutverlust ist zu denken.

Normalerweise sind die Eihäute klar und transparent. Eine gelblich-grüne Verfärbung des Amnions kommt bei Mekoniumabgang und einer Hyperbilirubinämie vor. Ursächlich hierfür kann eine kindliche Asphyxie und ein Morbus haemolyticus neonatorum sein. Eine Amnioninfektion ist auszuschließen, wenn die Eihäute infolge von Leukozytenansammlungen milchig-trüb verfärbt sind. In schweren Fällen findet sich häufig zusätzlich ein fötider Geruch. Bei sicheren Hinweisen auf eine Amnioninfektion sollte eine histologische Untersuchung der Plazenta und ein bakteriologischer Abstrich veranlaßt werden.

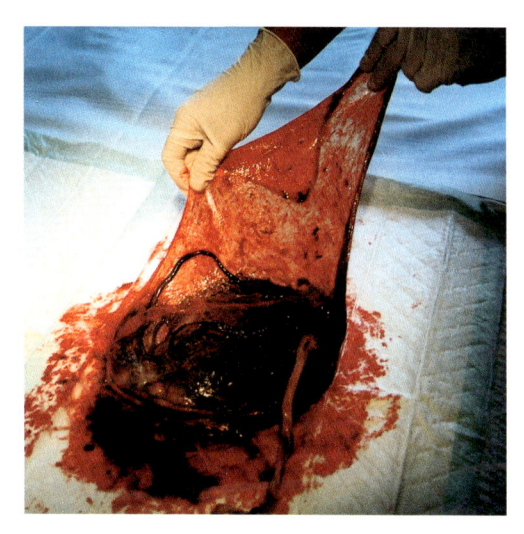

Abb. 16-8
Kontrolle der fetalen Seite der Plazenta bei Insertio velamentosa:
Im Gegenlicht sind die in der hochgehaltenen Eihaut verlaufenden Gefäße deutlich sichtbar.

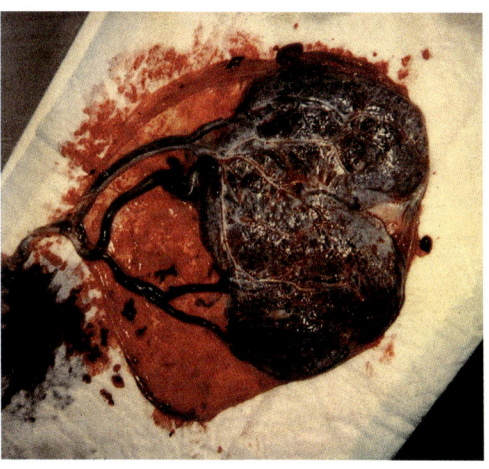

Abb. 16-9
Plazenta mit Insertio velamentosa.

5   Nabelschnur

Die Nabelschnur hat im Mittel eine Länge von 60–70 cm mit erheblichen Abweichungen. Eine Korrelation der Nabelschnurlänge mit der Größe und dem Gewicht des Kindes und der Parität findet sich nicht. Die Dicke der Nabelschnur beträgt 1,2–2 cm. Sie wird bestimmt durch den Gehalt an Wharton-Sulze, einer Mischung von Mukopolysacchariden. Diese umlagern die Nabelvene und die beiden Nabelarterien und erlauben bei ausreichender Menge als Verschiebepuffer Bewegungen, Torsionen und echte Knoten, ohne daß eine Kompression der Blutgefäße entstünde.

Echte Knoten und mehrfache **Nabelschnurumschlingungen** sind bei langer Nabelschnur häufiger. Fehlt die Wharton-Sulze oder ist sie nur mäßig ausgebildet, kann es infolge einer festen Anspannung und mehrfachen Torsion der Nabelschnur zu einer kritischen Unterversorgung des Kindes mit Blut bis zum Todesfall inklusive Sekundentod kommen. Ungefährlich dagegen ist der häufig zu beobachtende unechte Nabelschnurknoten. Man versteht darunter eine Aussackung einer oder mehrerer Gefäßwände. Bei weniger als 1% der geborenen Kinder findet sich nur eine Nabelschnurarterie. In diesen Fällen werden gehäuft Herz- und Gefäßfehlbildungen sowie Fehlbildungen im Urogenitalbereich beobachtet.

Komplikationen in der Nachgeburtsperiode

1   Retention der Plazenta

Die Retention der Plazenta, die eine manuelle Lösung erforderlich macht, ist ein relativ seltenes Ereignis.

Zwei **Ursachen** können dafür verantwortlich sein. Einmal kann ein Spasmus im Bereich des un-

16 Nachgeburtsperiode
D. Kranzfelder

Abb. 16-10
Uteroplazentare Beziehungen bei abnormer Plazentainsertion.

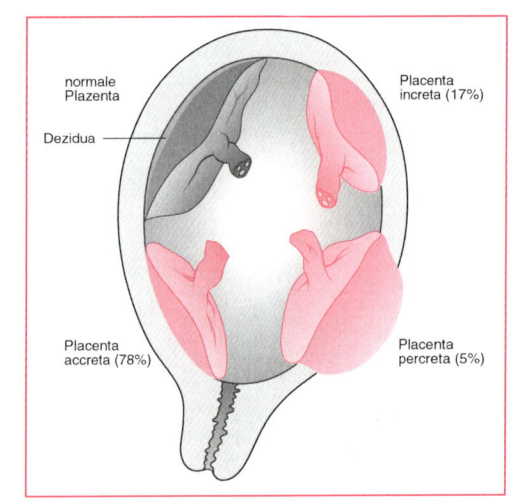

[!] Die Unterscheidung, ob es sich um eine normal inserierte Placenta adhaerens oder um eine der drei genannten anatomisch fehlerhaft in tiefere Schichten infiltrierenden Formen handelt, ist für die Mutter von vitaler Bedeutung!

[!!] Handelt es sich um einen persistierenden Zervixspasmus oder um eine Placenta adhaerens, läßt sich die Plazenta in aller Regel ohne größere Mühe gewinnen!

Abb. 16-11
Manuelle Lösung der Plazenta.

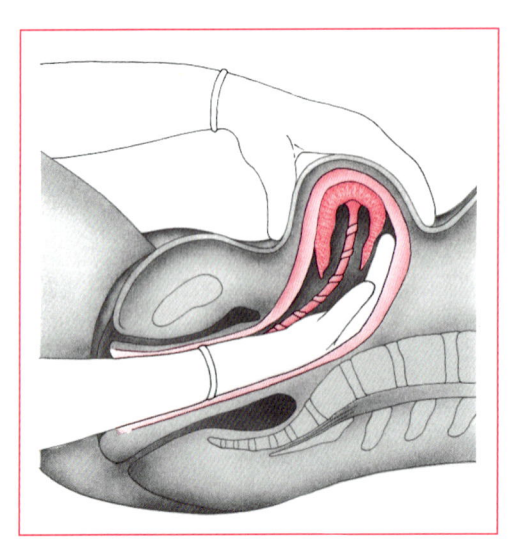

[!!!] Stellt sich für den erfahrenen Geburtshelfer heraus, die Plazenta läßt sich nicht lösen, dann wird er wegen der Gefahr der Uterusruptur den manuellen Lösungsversuch abbrechen und eine Uterusexstirpation anschließen!

teren Uterinsegments die gelöste Plazenta im Cavum uteri zurückhalten. Im anderen Fall löst sich die Plazenta nur teilweise oder überhaupt nicht von der Uteruswand. Ursache der spasmusbedingten Retention der Plazenta ist häufig ein zu langes Zögern bei der aktiven Gewinnung der Plazenta. Bei Durchführung einer aktiven Blutungsprophylaxe mit Sekalepräparaten oder Oxytocin verbleiben in der Regel nur die ersten beiden Kontraktionen nach der Geburt, um die Nachgeburt durch Zug an der Nabelschnur problemlos zu extrahieren. Danach hat sich meist bereits ein Zervixspasmus ausgebildet, der über 10–20 Minuten anhält und die Plazenta zurückhält.

Bleibt die Lösung der Plazenta teilweise oder vollständig aus, können dafür verschiedene Ursachen verantwortlich sein. Einmal können unzureichende Nachwehen ein Abscheren der Plazentafläche verhindern (Placenta adhaerens). Zum anderen kann die Plazenta fehlerhaft angelegt sein [4]. So können Chorionzotten die Decidua spongiosa überschreiten und in die Decidua basalis einwachsen (Placenta accreta), in das Myometrium eindringen (Placenta increta) oder auch dieses durchwandern (Placenta percreta). Die Abbildung 16-10 zeigt die uteroplazentare Beziehung der beschriebenen Plazentainsertionen und ihre prozentuale Häufigkeit. Abnorm haftende Plazentainsertionen finden sich fast ausschließlich bei Mehrgebärenden. Anamnestisch sind oft uterine Entzündungen, eine oder mehrere Kürettagen oder eine Sectio caesarea vorausgegangen. Bei Vorliegen einer Placenta praevia ist vermehrt eine Koinzidenz mit einer Placenta accreta zu beobachten.

Die Unterscheidung, ob es sich um eine normal inserierte Placenta adhaerens oder um eine der drei genannten anatomisch fehlerhaft in tiefere Schichten infiltrierenden Formen handelt, ist für die Mutter von vitaler Bedeutung.[!] Die Verdachtsdiagnose wird bei dem Versuch der manuellen Lösung gestellt. In der Klinik hat es sich bei fehlender bedrohlicher Blutung eingebürgert, bei einer Plazentaretention 30 Minuten abzuwarten. Hat sich bis dahin trotz Anwendung des Credé-Handgriffs und Zug an der Nabelschnur die Plazenta nicht lösen lassen, werden diese Eingriffe in Vollnarkose bzw. in Periduralanästhesie wiederholt. Bleibt auch dieser Versuch erfolglos, wird die manuelle Plazentalösung angeschlossen.

Technik der manuellen Plazentalösung

Unter aseptischen Bedingungen geht der Operateur mit möglichst spitz gehaltener Hand in das Cavum uteri ein (Abb. 16-11). Er orientiert sich an der angespannten Nabelschnur. Während sich eine Hand im Uterus befindet, hält die freie Hand von außen den Fundus entgegen. Unter sorgfältiger Führung der äußeren Hand wird der Rand der Plazenta aufgesucht und mit den Fingerspitzen versucht, die Plazenta von der Uteruswand nach und nach zu trennen. Handelt es sich um einen persistierenden Zervixspasmus oder um eine Placenta adhaerens, läßt sich die Plazenta in aller Regel ohne größere Mühe gewinnen.[!!] Nach Entfernung der Plazenta überprüft die im Uterus verbleibende Hand noch einmal die Haftfläche auf Plazentareste. Stellt sich für den erfahrenen Geburtshelfer heraus, die Plazenta läßt sich nicht lösen, dann wird er wegen der Gefahr der Uterusruptur den manuellen Lösungsversuch abbrechen und eine Uterusexstirpation anschließen.[!!!] Zum Glück ist dies allerdings nur sehr selten erforderlich.

2 Geburtsverletzungen

Die verschiedenen Formen der Uterusruptur, ihre klinische Symptomatik und Therapie werden in Band 7 (4. Aufl.), Kapitel 9, besprochen. Ursache, Versorgung und Komplikationen von Verletzungen des Muttermunds, der Scheide, des Dammes und der Labien werden in Kapitel 15 abgehandelt.

3 Blutungen

3.1 Allgemeine Gesichtspunkte

Die vielerorts übliche postpartale Blutungsprophylaxe mit Uterotonika verringert in geringem Umfang den postpartalen Blutverlust und reduziert die postpartalen Blutungskomplikationen. Der mittlere Blutverlust bei einer normalen vaginalen Geburt ohne medikamentöse Blutungsprophylaxe wird mit 180–370 ml angegeben. Hinzuzurechnen sind Blutverluste aus der Episiotomiewunde oder anderen Geburtsverletzungen mit einem zusätzlichen mittleren Volumen von 130–250 ml. Da die Abschätzung des tatsächlichen Blutverlusts für die Komplikationsrate der Nachgeburtsperiode von großer Bedeutung ist, legen wir in unserer Klinik sehr viel Wert darauf, daß die frisch Entbundene auf eine Steckschüssel gesetzt und die abfließende Blutmenge darin gesammelt wird. Zur besseren Abschätzung des Blutverlusts sei erwähnt, daß eine Nierenschale aus Metall ca. 600 ml, eine aus Pappe ca. 800 ml Blut aufnehmen kann. Bei Durchführung einer Sectio caesarea ist mit einem bis zum Doppelten höheren Blutverlust zu rechnen.[1] Die Erfahrung zeigt, daß gesunde Schwangere einen Blutverlust bis zu 1000 ml (ca. 15 % ihres Blutvolumens) in der Regel ohne klinisch relevante Symptome tolerieren. Erst bei einer Abnahme des Blutvolumens von mehr als 20 % sind Zeichen des hämorrhagischen Schocks und Störungen der Hämostase zu erwarten.

3.2 Ursachen postpartaler Blutungskomplikationen

Eines der Probleme der geburtshilflichen Blutung ist, daß deren Ausmaß prospektiv häufig nicht richtig abgeschätzt werden kann und die verlorengegangene Blutmenge unterschätzt wird. In der Literatur spricht man von einer **verstärkten Nachgeburtsblutung**, wenn der Blutverlust während der ersten vier Stunden nach der Geburt 500 ml übersteigt. Als Ursachen einer verstärkten Nachgeburtsblutung können atonische Nachblutung, geburtstraumatische Verletzungen, Lösungsstörungen der Plazenta, Inversio uteri und akut erworbene und angeborene Hämostasestörungen unterschieden werden.

Um eine lebensbedrohliche Gerinnungsstörung als Endpunkt einer erfolglosen Blutungstherapie vermeiden zu können, muß im Einzelfall sehr rasch die Blutungsursache differentialdiagnostisch abgeklärt und therapiert werden.

Atonische Nachblutung

Die am häufigsten auftretende postpartale Blutungskomplikation ist die atonische Nachblutung.[!!] Als prädisponierende Faktoren gelten vor allem der überdehnte Uterus, ein Hydramnion und große Kinder, eine übermüdete Uterusmuskulatur nach protrahiertem Geburtsverlauf und langdauernder Oxytocininfusion, eine primäre oder sekundäre Wehenschwäche, eine Chorioamnionitis, ein Uterus myomatosus, eine Uterusfehlbildung, Status nach operativer Entbindung und Status nach postpartaler Atonie bei vorausgegangener Geburt.

Klinik: Bei der atonischen Nachblutung tastet sich der Uterus schlaff und weich an, der Fundus steht weit über dem Nabel. Zunächst blutet es häufig unbemerkt in das Cavum uteri und erst verzögert kommt es schwallartig zum Blutaustritt aus der Scheide. Die sich im Uterus sammelnden Blutmengen können 500–1000 ml erreichen. Eine trügerische Diskrepanz zwischen Blutverlust nach außen und sich ausbildendem hämorrhagischem Schock kann daraus resultieren.

Geburtstraumatische Verletzungen

Geburtstraumatische Verletzungen stehen ursächlich an 2. Stelle in der Häufigkeit postpartaler Blutungen. Auf Geweberverletzungen im Bereich der Zervix, der Scheide, des Dammes und der Labien wurde bereits eingegangen. Die häufigste Geburtsverletzung ist die Episiotomie.[!!!] Ihre Anwendung variiert in den verschiedenen Kliniken zwischen 50 und 80 %. Im eigenen Klientel hat sich gezeigt, daß bei Verzicht auf eine Episiotomie es in 60 bis 70 % zu Scheiden-, Labien- und Dammrissen kommt. Bei Durchführung einer prophylaktischen Episiotomie treten diese Zusatzverletzungen deutlich seltener auf [20].

Klinik: Der Verdacht auf Vorliegen einer Verletzungsblutung ergibt sich aus dem Geburtsverlauf und dem Blutungsbeginn bereits kurz vor oder unmittelbar nach der Geburt des Kindes. Abhängig von der Schwere der Verletzung findet sich

---

!!Die am häufigsten auftretende postpartale Blutungskomplikation ist die atonische Nachblutung!

!Bei Durchführung einer Sectio caesarea ist mit einem bis zum Doppelten höheren Blutverlust zu rechnen!

!!!Die häufigste Geburtsverletzung ist die Episiotomie!

eine unterschiedlich starke, kontinuierliche Blutung nach außen. Im Gegensatz zur atonischen Nachblutung tastet man den Uterus bei alleiniger geburtstraumatischer Verletzung gut kontrahiert.[1]

Postpartale Schmerzen im Unterbauch, Druck auf Blase oder Rektum, Harnverhalt oder unerklärter Harndrang und eine Diskrepanz zwischen weitgehendem Fehlen einer auffälligen Blutung nach außen und zunehmenden Zeichen eines Kreislaufversagens müssen differentialdiagnostisch an ein Hämatom denken lassen. Abhängig von der Lokalisation unterscheidet man infralevatorielle Hämatome im Bereich der Vulva, des Dammes und der Ischiorectalgrube von supralevatoriellen Hämatomen im Bereich des Parakolpiums und der Parametrien.

Lösungsstörung der Plazenta

Ein retinierter Plazentarest als Ursache einer postpartalen Blutungskomplikation ist ein eher seltenes Ereignis. Auf mögliche Ursachen einer Plazentaretention wurde bereits eingegangen. Die Verdachtsdiagnose ergibt sich aus der Inspektion der Plazenta oder bei einer pathologischen Blutung ex utero.

Klinik: Abhängig von der Größe und dem Sitz des zurückgebliebenen Plazentarestes kann der Uterus gut bis mäßig kontrahiert sein. Die Blutungsstärke ist abhängig von diesen beiden Größen und kann erheblich variieren.

Inversio uteri

In der Literatur wird dieses seltene Ereignis mit einer Häufigkeit von 1:20000 angegeben (siehe auch Bd. 7, 4. Aufl., Kap. 11). Neben akuten Schmerzen und Zeichen des Schocks ist die foudroyante Blutung in der Plazentarperiode eines der Symptome der akuten und subakuten Inversio uteri.

Akut erworbene und angeborene Hämostasestörungen

Der Eintritt eines hypovolämischen Schocks und einer Hämostasestörung (**Verlustkoagulopathie**) als Folge einer geburtshilflichen Blutung ist eine äußerst gefährliche Komplikation und noch immer eine der wichtigsten Ursachen der Müttersterblichkeit. Ab einem Blutverlust von 1200–1500 ml ist mit dem Eintritt einer **Verlustkoagulopathie** zu rechnen. Richtungsweisend ist eine Verminderung der Thrombozytenzahl auf unter 80000/ml und des Fibrinogenspiegels auf unter 1 g/l. Ursächlich für die Verlustkoagulopathie sind nicht erkannte oder unzureichend versorgte Verletzungen der Geburtswege und die nicht zu beherrschende Uterusatonie.[2] Abhängig von der Schwere der Blutungsstörung kann es neben der Verlustkoagulopathie vor allem nach vorzeitiger Plazentalösung (Fruchtwasserembolie), Eklampsie und HELLP-Syndrom, intrauterinem Fruchttod und septischem Schock zusätzlich zur Ausbildung einer **Verbrauchskoagulopathie** mit disseminierter intravasaler Gerinnung (DIG), generalisierter Mikrozirkulationsstörung und letztlich zum Multiorganversagen kommen. Die Unterscheidung zwischen beiden Koagulopathieformen ist hierbei häufig nicht mehr möglich.

Neben den akut erworbenen Hämostasestörungen können in seltenen Fällen postpartale Blutungen auch durch **angeborene Mangelzustände plasmatischer Gerinnungsfaktoren** (z.B. v.-Willebrand-Jürgens-Syndrom) oder vaskuläre Erkrankungen zustande kommen. Derartige Erkrankungen sind zumeist bereits vor der Schwangerschaft anamnestisch bekannt und bleiben häufig durch die gesteigerte Produktion von Gerinnungsfaktoren in graviditate klinisch inapparent (siehe auch Bd. 7, 4. Aufl., Kap. 3).

Klinik: Das aus der Scheide fließende Blut gerinnt abhängig von der Schwere der Gerinnungsstörung immer weniger. Infolge des starken kontinuierlichen Blutverlusts kommt es zur Ausbildung eines hämorrhagischen Schocks.

3.3 Diagnostik und Therapie postpartaler Blutungskomplikationen

Um bei einer verstärkten postpartalen Blutung rasch therapieren zu können, muß durch ein standardisiertes Vorgehen mittels eines Ausschlußverfahrens die richtige Diagnose gestellt werden [17, 22]. Zuallererst wird man nach den beiden häufigsten Ursachen einer verstärkten Blutung, der Uterusatonie und der Verletzung der Geburtswege, fahnden. Handelt es sich um eine Uterusatonie, wird der Uterus kräftig mit dem Credé-Handgriff ausgedrückt, um das im Cavum uteri angesammelte Blut nach außen zu entleeren. Da sich nur ein leerer Uterus vollständig zusammenziehen kann, wird anschließend mit leicht massierenden Bewegungen versucht, eine Wehe anzuregen und damit den Uterus zu tonisieren. Das Auflegen einer Eisblase auf den Unterbauch verstärkt die Uteruskontraktion. Besteht der Verdacht auf eine volle Harnblase, ist diese als vermeintliche Wehenbremse zu katheterisieren. Zeitgleich erfolgt die intravenöse Gabe von Wehenmitteln.

---

[1] *Im Gegensatz zur atonischen Nachblutung tastet man den Uterus bei alleiniger geburtstraumatischer Verletzung gut kontrahiert!*

[2] *Ursächlich für die Verlustkoagulopathie sind nicht erkannte oder unzureichend versorgte Verletzungen der Geburtswege und die nicht zu beherrschende Uterusatonie!*

Der initialen Gabe von 1 ml Methergin® i.m. oder i.v. oder 1 ml Syntometrin® i. m. oder i.v. folgt die Schnellinfusion eines Oxytocintropfs (10–20 IE Oxytocin in 500 ml 5 %iger Glucoselösung, Infusionsgeschwindigkeit 500 ml/Stunde). Kommt die Blutung nicht zum Stehen, ist unverzüglich die intravenöse bzw. lokale Prostaglandingabe angezeigt [5]:

Prostaglandine (PG) systemisch:
- $PGF_{2\alpha}$-Dinoprost i. v. (Minprostin $F_{2\alpha}$ ®) [5 µg auf 1000 ml Ringer-Lösung = 5 µg/ml, 30–100 (150) µg/min; maximale Infusionsdauer 2 Tage]
- PGE_2-Derivat Sulproston i.v. (Nalador®) (500 µg auf 250 ml NaCl 0,9% = 2 µg/ml, 4–17 (33) µg/min binnen 30–120 min) oder 250–500 µg i. m. alle 2 h (maximale Gesamtdosis 1500 µg)

Prostaglandine [11] (PG) lokal:
- $PGF_{2\alpha}$-Dinoprost intrakavitär (5 µg = 1 Amp. 1:20 verdünnen, alle 1–2 h 1–3 mg über Foley-Katheter instillieren; maximal 2–3 Installationen
- $PGF_{2\alpha}$-Dinoprost intramyometran 0,2–2 mg (transkutan, transzervikal oder unter Sicht in den Fundus)
- $PGF_{2\alpha}$-Dinoprost intrakavitär (Tamponade in Lösung tränken aus 10 mg PG $F_{2\alpha}$ und 40 ml NaCl; maximal 3mal wiederholen)

Ist der Uterus weiterhin nicht ausreichend kontrahiert oder neigt er zu neuerlichen Atonien, muß er so lange gehalten werden, bis die Blutung sistiert oder eine andere Blutungsursache ausgeschlossen ist.! Der Uterus wird gehalten, indem man den Fundus von oben fest mit dem Daumen vorne und den vier Fingern hinten faßt. Bei hochgradiger atonischer Blutung sollte weiterhin versucht werden, die Aorta mit der Faust gegen die Wirbelsäule 15 bis 20 Minuten abzudrücken. Für eine weitergehende Uteruskompression sollte der Hamilton- oder der Fritsch-Handgriff angewandt werden [7]. Während der Uterus gehalten wird, erfolgt durch eine 2. Person die Revision der Geburtswege. Bei der Spekulumeinstellung sowie der Zervixrevision ist auf optimale Sichtverhältnisse und ausreichende Assistenz zu achten.

Gleichzeitig mit den geschilderten Maßnahmen wird bei persistierender Uterusblutung noch einmal die Vollständigkeit der Plazenta überprüft und gegebenenfalls eine Ausschabung mit der großen Bumm-Kürette vorgenommen. Hierzu wird die vordere Muttermundslippe mit zwei Kugelzangen gefaßt und anschließend mit leichter Hand die Kürette in die Uterushöhle eingeführt. Um der Gefahr einer Perforation vorzubeugen, umfaßt die freie Hand den Uterus im Fundusbereich und verfolgt die Lage und Bewegung der Kürette. Wegen des Schwierigkeitsgrads des Eingriffs und der Verletzungsgefahr sollte die postpartale Kürettage nur von erfahrenen Geburtshelfern durchgeführt werden.!!

Kann die postpartale Blutung nicht ausreichend schnell therapiert werden, muß frühzeitig an die Ausbildung einer Verlust- und Verbrauchskoagulopathie gedacht werden. Rechtzeitig veranlaßte Gerinnungsanalysen erlauben eine gezielte medikamentöse Substitution mit Gerinnungsfaktoren, Erythrozytenkonzentraten oder Blutkonserven (siehe auch Bd. 7, 4. Aufl., Kap. 3).

Werden alle genannten diagnostischen und therapeutischen Schritte rechtzeitig bei Eintritt einer verstärkten Blutung veranlaßt, können dramatische Blutungsverläufe fast immer vermieden werden.

Läßt sich aber eine postpartale Uterusblutung konservativ nicht ausreichend therapieren, dann können notfallmäßig verschiedene invasive Verfahren zur Anwendung kommen. Zuerst sollte an eine relativ einfache Maßnahme der Uterustamponade gedacht werden [15]. Die Ligatur der Aa. uterinae bzw. Aa. iliacae internae sind wenig geübt und technisch schwierig. Im Jahr 1997 hat B. Lynch eine eigene Nahttechnik zur Blutstillung publiziert [3]. Bei der B-Lynch-Naht wird der Uterus durch eine fortlaufende, im Bereich der Vorder- und Hinterwand des unteren Uterinsegmentes verankerte und beidseits über dem Fundus geführte „Hosenträgernaht" komprimiert.

Eine weitere Alternative zur Tamponade oder Ligatur stellt die angiographische Embolisierung beider Aa. iliacae internae dar [8].

Kann der Blutverlust mit den genannten Verfahren nicht ausreichend reduziert werden bzw. sind die technischen Voraussetzungen nicht gegeben, dann ist die Uterusexstirpation indiziert.

Inhalt*

■	**Einleitung**	291	8	Milchstau	301
			9	Mastitis	301
■	**Rückbildungsvorgänge**	291	9.1	Erreger und Übertragungsweg	301
1	Rückbildungsvorgänge am Uterus	291	9.2	Klinik und Therapie	302
2	Rückbildungsvorgänge an der Zervix	292	9.3	Mastitis und Stillen	302
3	Rückbildungsvorgänge am Scheideneingang und an der Vagina	292	9.4	Abszedierende Mastitis	302
4	Wochenfluß	292	■	**Betreuung im Wochenbett**	302
5	Rückbildungsvorgänge im Kreislauf und Blutbild	293	1	Routineuntersuchungen	303
			2	Allgemeine Körperpflege	303
6	Rückbildungsvorgänge an der Niere und den ableitenden Harnwegen	293	3	Kontrolle von Damm und Vulva	303
			4	Kontrolle der Uterusrückbildung	303
■	**Laktation**	293	5	Kontrolle der Blasen- und Darmfunktion	303
1	Aufbau der weiblichen Brustdrüse	293	6	Impfprophylaxe	304
2	Entwicklung der Brust während der Schwangerschaft	294	7	Wochenbettgymnastik	304
			8	Ernährung	304
3	Laktogenese	294	■	**Komplikationen im Wochenbett**	305
4	Muttermilch	294	1	Blutungen	305
4.1	Kolostrum und Übergangsmilch	294	1.1	Uterine Blutungen	305
4.2	Reife Muttermilch	294	1.2	Rißblutungen und Geburtsverletzungen	306
5	Stillen	295	2	Fieber nach der Geburt	306
5.1	Vorbereitung auf das Stillen	295	2.1	Milchstau und Mastitis	306
5.2	Erstes Anlegen des Kindes	295	2.2	Zystitis und Pyelonephritis	306
5.3	Stillpositionen	295	2.3	Gestörte Wundheilung	307
5.4	Stilldauer und Stillrhythmus	296	2.4	Endometritis und Endomyometritis	307
5.5	Genußmittel während der Stillperiode	296	2.5	Puerperalsepsis	308
5.6	Arzneimittel während der Stillperiode	297	2.6	Thrombophlebitis	308
5.6.1	Medikamente mit Einfluß auf die Laktation	297	2.7	Infektionen durch Streptokokken der Gruppe A	308
5.6.2	Spezielle Arzneimittel	297	2.8	Ovarialvenen-Thrombophlebitis	309
5.7	Umweltgifte und Stillen	299	3	Tiefe Venenthrombose	309
6	Kontrazeption während der Stillperiode	300	4	Psychische Reaktionen im Wochenbett	310
6.1	Natürlicher Empfängnisschutz	300	4.1	Sogenannte Heultage	310
6.2	Chemische und mechanische Kontrazeption	300	4.2	Wochenbettdepression	310
6.3	Sterilisation	300	4.3	Wochenbettpsychose	311
6.4	Hormonelle Kontrazeption	300	5	Symphysenschaden	311
7	Abstillen	300			

*Das Literaturverzeichnis findet sich in Kapitel 22, S. 386.

17 Wochenbett

D. Kranzfelder

Einleitung

Unter dem Wochenbett versteht man die Zeitspanne von Ausstoßung der Plazenta bis zur weitgehenden Rückbildung der schwangerschaftstypischen und geburtsbedingten Veränderungen. Dies geschieht im wesentlichen innerhalb von 6–8 Wochen, wobei eine vollständige Rückkehr zu den Verhältnissen vor der Schwangerschaft naturgemäß nicht möglich ist.

Für jede Frau bedeutet das Wochenbett eine große Herausforderung und Anspannung. Neben den mit subjektiven Beschwerden einhergehenden Rückbildungs- und Wundheilungsvorgängen gilt es für die Mutter, eine innige Verbindung zu ihrem Kind aufzubauen, seine Ernährung zu sichern und sich selbst und das Kind in das tägliche Leben, in die Familie und die Berufstätigkeit einzugliedern. Das Verschwinden der Großfamilie, die Berufsausbildung der Frau und ein verändertes Partnerverhalten führen häufig zu weiteren belastenden Problemen.

Der gesellschaftliche Wandel hat auch im klinischen Wochenbett zu Veränderungen geführt. Die zunehmende Zahl von ambulanten Geburten und in geringem Umfang von Hausgeburten sowie die immer kürzer werdende Liegedauer der Wöchnerinnen in den Kliniken haben die Wochenbettbetreuung sowohl inhaltlich als auch organisatorisch verändert. Neben dem Klinikpersonal beteiligen sich heute ambulant tätige Hebammen und niedergelassene Ärzte zunehmend an der Betreuung der Wöchnerinnen. In der Klinik sollte zwischen einer normal verlaufenden Geburt und einer Problemschwangerschaft und Problemgeburt unterschieden werden. Nur die kranke Schwangere und Wöchnerin bedarf einer intensiveren medizinischen Aufmerksamkeit und Betreuung. Eine Mutter mit einer normal verlaufenden Geburt erwartet heute keine bevormundende Betreuung mehr, sondern eine ganzheitliche Pflege und Unterweisung, die sie auf die Bewältigung der neuen Aufgaben vorbereitet. Unsere ärztliche Fürsorge kann sich hierbei auf das notwendigste beschränken. Eine kooperative Zusammenarbeit von Ärzten, Hebammen und Kinderkrankenschwestern im stationären und ambulanten Bereich wird dieser Aufgabe am besten gerecht und sollte die strenge Krankenhausordnung ersetzen.

Rückbildungsvorgänge

1 Rückbildungsvorgänge am Uterus

Der Uterus, der während der Schwangerschaft sein Gewicht von 50–100 g auf ca. 1000 g am Termin mehr als verzehnfacht, kehrt nach der Geburt bereits nach zwei Wochen wieder ins kleine Becken zurück und erreicht nach sechs Wochen normalerweise seine Ausgangsgröße und sein Ausgangsgewicht. Sofort nach der Geburt kommt es infolge von Muskelkontraktionen zu einer Verkleinerung der Uterusinnenfläche und damit auch der Plazentahaftstelle um die Hälfte. In den ersten drei Tagen ist eine Einwanderung von Granulozyten und mononukleären Zellen in das angrenzende Endometrium und die oberflächlichen Abschnitte des Myometriums im Bereich der Plazentawunde zu beobachten. Bereits am 7. Tag finden sich Anzeichen für eine Regeneration der Endometriumdrüsen und des Endometriumstromas [2, 4].

Ebenfalls in den ersten Tagen nach der Geburt wird die Dezidua in den oberflächlichen Schichten nekrotisch und demarkiert sich gegen tiefere Schichten. Diese nehmen, ihrer ursprünglichen Herkunft folgend, an der Wiederherstellung des Endometriums teil. Nach sechs Wochen finden sich nur noch vereinzelt Deziduazellen. Während der ersten Tage post partum bilden Leukozyten und Lymphozyten einen antibakteriellen Schutzwall gegenüber den tieferen Schichten des Endometriums. Eine bakterielle Keimbesiedelung des Uterus findet sich selten. Während die Leukozyten bereits nach dem 10. Tag rasch wieder verschwinden, finden sich dann verstärkt Plasmazellen. Plasmazellen und Lymphozyten lassen sich über mehrere Monate noch im endometroiden Stroma nachweisen.

Die **Blutstillung** sofort nach der Geburt beruht einmal auf der Kontraktion der Muskelanteile in den arteriellen Gefäßwänden und zum anderen erfolgt sie durch eine Kompression der Gefäße infolge der Kontraktion der Uterusmuskulatur. In den ersten postpartalen Tagen verstärken entzündungsbedingte Reaktionen zusätzlich die Blutstillung. In den Venen führen Thrombose, Hyalinisierung und endophlebitische Veränderungen zum Verschluß. Eine Hyalinisierung und obliterative fibrinoide Endarteriitis sind Ursachen des Verschlusses arterieller Gefäße.

Die Wiederherstellung des Endometriums außerhalb der Plazentahaftstelle ist zwei bis drei Wochen nach der Entbindung weitgehend abgeschlossen. An der Insertionsstelle der Plazenta dauert dieser Prozeß wesentlich länger und beträgt zwischen sechs und acht Wochen [2].

2 Rückbildungsvorgänge an der Zervix

Geburtsbedingt ist die Zervix unmittelbar nach der Geburt ausgeweitet und zeigt Einrisse, eine ödematöse Auflockerung und Einblutungen. Schon nach den ersten postpartalen Tagen beginnt sie sich wieder zu formieren [5, 8]. Das in der Schwangerschaft hypertrophierte Zervixstroma bildet sich zurück, Einblutungen und Ödeme verschwinden. Am 3. postpartalen Tag ist der Zervikalkanal für zwei Finger, ab dem 10.–12. Tag nur noch im äußeren Anteil für einen Finger eingängig. Der innere Muttermund ist nur noch so weit geöffnet, daß die Lochien noch abfließen können. Nach sechs Wochen ist die Zervix wieder weitgehend formiert [4].

Abb. 17-1
Veränderung der Lochien im Ablauf des Wochenbetts.

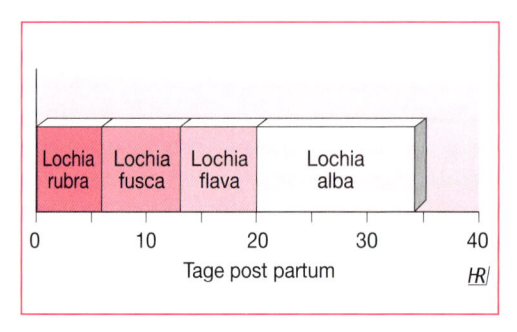

3 Rückbildungsvorgänge am Scheideneingang und an der Vagina

Auch der Scheideneingang und die Vagina erholen sich relativ rasch von der Erweiterung und Traumatisierung der Geburt. Trotz Ödembildung, Hämatom, Verletzungen und bakterieller Besiedelung ist die Heilungstendenz fast ausnahmslos gut. Bereits eine Woche nach einer Geburt ist der Scheideneingang häufig schon fast geschlossen, und die Vagina läßt bereits wieder eine tonisierte Muskulatur ertasten.

Im weiteren Verlauf des Wochenbetts geht die Auflockerung des Gewebes zurück. Infolge des relativen Hormonmangels während der Stillperiode kommt es oft sogar zu einer überschießenden Regression und Atrophie der Scheide und des Scheideneingangs. Wöchnerinnen beklagen sich während der Stillperiode und gelegentlich auch schon bei der ersten Kontrolluntersuchung nicht selten über eine allzu enge und berührungsempfindliche Scheide. Ursächlich hierfür ist wesentlich häufiger eine Atrophie als eine vermeintlich zu eng genähte Episiotomie.

4 Wochenfluß

Der vor allem aus dem Uterus stammende **Wochenfluß** wechselt in Menge und Zusammensetzung (Abb. 17-1) in Abhängigkeit von der Größe der Plazentahaftfläche, der Uterusrückbildung und der Heilungsvorgänge. Qualität und Quantität sind deshalb sehr stark individuellen Schwankungen unterworfen. Der Wochenfluß, der zunächst für einige Stunden blutig ist und kräftig fließt (Lochia rubra) vermindert sich bis zum 3. oder 4. Tag post partum und wird rötlich-braun, blutig-serös und dünnflüssig (Lochia fusca bzw. Lochia serosa). Nach zehn bis zwölf Tagen wird das Wochensekret schleimig-eitrig, schmutzig-gelb und dickflüssig und hat einen typischen, leicht faden Geruch (Lochia flava). Im Einzelfall ist es nichts Ungewöhnliches, wenn der gelbliche Wochenfluß bis zur ersten Kontrolluntersuchung nach sechs Wochen anhält. Bei den meisten Wöchnerinnen folgt den gelblichen Lochien nach ca. drei Wochen ein grauweißer, wäßrig-schleimiger Wochenfluß (Lochia alba). Nach etwa sechs Wochen ist die Wundheilung abgeschlossen, und der Lochialfluß sistiert. Das Stillen selbst beinflußt die Dauer des Wochenflusses nicht.

Nicht selten findet sich, verursacht durch die Wundheilung der Plazentahaftstelle, eine plötzlich einsetzende, aber nur vorübergehende Zunahme der uterinen Blutung zwischen dem 7. und 14. postpartalen Tag. Hört diese Blutung nicht nach wenigen Stunden auf, muß an die Möglichkeit der Retention eines Plazentarests gedacht werden.[1] Die Sonographie ist für die Beurteilung der abnormen postpartalen Blutung sehr nützlich. Ein leerer Uterus mit einem klaren Mittelecho ist leicht zu unterscheiden von einem Uterus mit einem durch geronnenes Blut oder einen Plazentarest erweiterten Kavum.

5 Rückbildungsvorgänge im Kreislauf und Blutbild

Nach der Geburt verringert sich das **Plasmavolumen** infolge des intra- und frühen postpartalen Blutverlusts um 500–1000 ml, wobei erhebliche individuelle Unterschiede bestehen. Durch einen Rücktransport von Flüssigkeit aus dem extrazellulären Raum in das Gefäßsystem kommt es aber dennoch in den folgenden Tagen zu einer vorübergehenden Zunahme des zirkulierenden Blutvolumens, und bei der Wöchnerin macht sich eine forcierte Harnflut bemerkbar. In den folgenden Wochen steigt der Hämatokrit wieder an und erreicht zusammen mit den anderen zellulären Blutbestandteilen (unter anderem Leukozyten, Thrombozyten) in der Regel spätestens vier bis sechs Wochen post partum wieder die prägraviden Werte.

Auch die **Blutsenkungsgeschwindigkeit**, die in der Schwangerschaft erhöht ist, normalisiert sich in den ersten Wochen nach der Entbindung.

Unmittelbar nach der Geburt steigt die während der Schwangerschaft bereits erhöhte **Pulsfrequenz** noch einmal für 30–60 Minuten leicht an, um dann in den folgenden Stunden wieder auf Normwerte von durchschnittlich 80 Schlägen pro Minute abzufallen.

Der **Blutdruck**, der kurz nach der Entbindung im Mittel um ca. 5 % diastolisch wie systolisch ansteigt, fällt bei nicht hypertensiv vorbelasteten Wöchnerinnen schon sehr bald wieder auf Normwerte.

Für viele Frauen hinterläßt die Schwangerschaft und Geburt eine Verschlechterung der Venenzeichnung insbesondere der unteren Extremitäten. Obgleich die Rückbildung der erweiterten Venen relativ langsam erfolgt, bleibt bei vor allem konstitutionell vorbelasteten Frauen eine mehr oder weniger ausgeprägte **Varikosis** zurück. Das Tragen von Stützstrümpfen, das nächtliche Hochlegen der Beine und intensive gymnastische und balneotherapeutische Übungen können zumindest einer weiteren Verschlechterung der Varikosis vorbeugen.

6 Rückbildungsvorgänge an der Niere und den ableitenden Harnwegen

Die während der Schwangerschaft zu beobachtende Dilatation des Ureters und des Nierenbeckens läßt sich sonographisch sechs Wochen nach der Entbindung nicht mehr nachweisen. Die glomeruläre Filtrationsrate, die sehr früh in der Schwangerschaft um bis zu 50 % ansteigt, fällt postpartal spätestens nach acht Wochen wieder auf Normwerte ab. In den ersten Tagen nach der Geburt begünstigt sie eine erhöhte Harnausscheidung. Des weiteren kehrt die in der Schwangerschaft erhöhte endogene Creatinin-Clearance postpartal innerhalb der ersten acht Wochen zur Norm zurück. Ein weiterer Parameter der Nierenfunktion, der Nierenplasmastrom, normalisiert sich ebenfalls, allerdings erst 50–60 Wochen nach der Geburt. Eine Ursache für die lange Zeitspanne ist nicht bekannt.

Laktation

1 Aufbau der weiblichen Brustdrüse

Die Brustdrüse ist aus 15–24 Drüsenlappen aufgebaut. Ihre Form erhält sie durch lockeres Fettbindegewebe, das die Drüsenlappen umgibt und sie mit Blut- und Lymphgefäßen sowie Nerven versorgt. Die Basis des Drüsenlappens bilden die Alveolen (Milchbläschen, Abb. 17-2). Die Alveolen bestehen aus zur Milchbildung befähigten Zellen, die korbartig von Muskelzellen umhüllt sind. Die Alveolen

[1] *Hört die uterine Blutung nicht nach wenigen Stunden auf, muß an die Möglichkeit der Retention eines Plazentarests gedacht werden!*

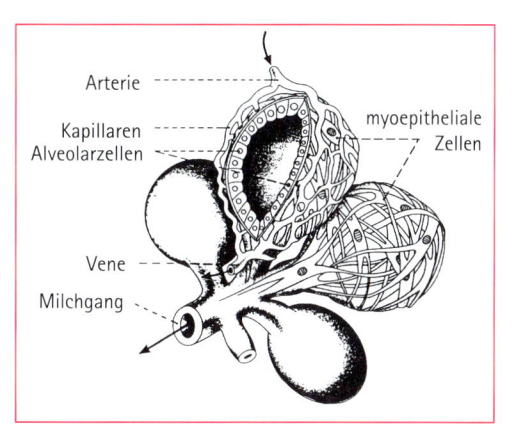

Abb. 17-2
Schematischer Aufbau eines Brustdrüsenlobulus.

entleeren sich über kleine Ausführungsgänge (Ductuli), die dann in größere Milchgänge münden (Ductus). Die großen Milchgänge erweitern sich unter dem Warzenhof zu den sog. Milchseen, die während der Laktation als Milchspeicher dienen. Über die Brustwarze treten die Milchgänge nach außen. Da sich in der Brustwarze benachbarte Gänge manchmal vereinigen, ist die Zahl der Mündungen meist kleiner als die Zahl der Lappen (siehe auch Bd. 8, Kap. 12).

2 Entwicklung der Brust während der Schwangerschaft

Schon sehr früh nach dem Eintritt einer Schwangerschaft bilden die Milchgänge unter dem Einfluß einer Reihe von Hormonen, unter anderem Östrogene, Progesteron, Prolactin, humanes Chroriongonadotropin, Glukokortikoide, Insulin, Thyroxin und Wachstumshormone, neue Sprossen. Die Brustdrüsen werden größer und voller, die Brustwarzen empfindlicher und der Warzenhof stärker pigmentiert. Das die Drüsenlappen umgebende Gefäßnetz nimmt an Volumen zu, das subkutane Venengeflecht wird verstärkt sichtbar.

3 Laktogenese

Unter dem Einfluß von Prolactin, HCG (human chorionic gonadotropin) und hPL (humanem plazentarem Laktogen) werden die Alveolarzellen zur Milchbildung angeregt. Das aus dem Corpus luteum und der Plazenta stammende Progesteron und vor allem Östrogen wirken dieser Stimulation allerdings vor der Geburt entgegen und sorgen dafür, daß die Milchbildung erst nach der Geburt beginnt. Mit dem Ausstoßen der Plazenta sinkt der Spiegel an freiem Progesteron und freien Östrogenen abrupt ab. Durch die Aufhebung der hemmenden Wirkung dieser Hormone und der Stimulation des Prolactin-releasing-Faktors (PRF) kann Prolactin seine Wirkung an den Alveolarzellen voll entfalten. Ab dem 2.-3. postpartalen Tag kommt es zu dem sog. **Milcheinschuß** der Brust.[!] Die Brustdrüsen werden prall, hart und häufig schmerzhaft. Die oberflächliche Gefäßzeichnung wird noch prominenter. Die Milchbildung wird über einen Reflexbogen gesteuert und unterhalten. Durch das Saugen des Kindes an der Brust kommt es zu einer episodischen Prolactinfreisetzung aus dem Vorderlappen der Hypophyse.

Der **Milchspendereflex** muß in den ersten Tagen erst gebahnt werden. Er ist in hohem Maße durch psychische Faktoren beeinflußbar. Ebenso wie die Milchproduktion wird auch die Milchfreigabe reflektorisch über Hautreize an der Brustwarze während des Stillens vermittelt. Nervale Reize stimulieren im Hinterlappen der Hypophyse die Ausschüttung des Hormons Oxytocin. Oxytocin, das auch für die Wehenauslösung verantwortlich ist, regt die Muskelzellen der Alveolen zur Kontraktion an und preßt damit die Milch durch die Milchgänge hinaus [14, 16, 18].

4 Muttermilch

4.1 Kolostrum und Übergangsmilch

Die **Vormilch (Kolostrum)** wird bereits während der Schwangerschaft gebildet und dient dazu, die Ernährung des Neugeborenen zwischen Geburt und Milcheinschuß zu überbrücken. Die Vormilch (≈ 1. Woche) ist eine gelbe, dickflüssige Milch, die gleich nach der Geburt abgegeben wird. Im Vergleich zur reifen Milch enthält sie mehr Proteine und Mineralien, weniger Fett, aber mehr fettlösliche Vitamine und vor allem viele immunkompetente Zellen und Immunglobuline, insbesondere IgA [11, 17]. IgA kleidet die hochdurchlässige Darmwand aus und schützt so zusammen mit den anderen Immunfaktoren das Neugeborene vor Infektionen.[!!] Das Kolostrum fördert die schnelle Passage des Mekoniums und ist sehr leicht verdaulich.

Nach einigen Tagen wird die **Übergangsmilch** (≈ 2. Woche) gebildet, und zwar um so schneller, je öfter das Kind angelegt wird.

4.2 Reife Muttermilch

Der allmähliche Übergang zur reifen Muttermilch dauert bis etwa zwei Wochen nach der Geburt. Die reife Muttermilch enthält alle für die Ernährung eines Säuglings erforderlichen Proteine, Fette, Kohlenhydrate, Mineralien, Spurenelemente und Vitamine. Einschränkungen (zum Teil umweltbedingt) gelten unter Umständen für Jod sowie die Vitamine B12 (Veganer) und D. Der Nährwert der Muttermilch (im Mittel 67 kcal/100 ml) reicht normalerweise für die ersten sechs Lebensmonate aus, wobei individuelle Unterschiede zu berücksichtigen sind. Der Hauptbestandteil der Muttermilch ist mit über 85 % Wasser.[!!!] Ein Überschuß an Wasser kommt dem hohen Flüssigkeitsbedarf des Säuglings in gesunden und kranken Tagen entgegen. Am Anfang der Stillmahlzeit ist die Milch wäßriger, am Ende hat sie einen hohen Fettgehalt. Um den Hunger zu stillen, muß das Kind so lange an einer Brust

---

[!!] IgA kleidet die hochdurchlässige Darmwand aus und schützt so zusammen mit den anderen Immunfaktoren das Neugeborene vor Infektionen!

[!] Ab dem 2.-3. postpartalen Tag kommt es zu dem sog. Milcheinschuß der Brust!

[!!!] Der Hauptbestandteil der Muttermilch ist mit über 85 % Wasser!

trinken, bis es genügend Kalorien aufgenommen hat.[!] Wenn es kurz trinkt, wird stärker der Durst gelöscht.

Eine detaillierte Übersicht über die Zusammensetzung der Muttermilch und Kuhmilch sowie die Ernährung von Neugeborenen findet sich bei [15].

5 Stillen

5.1 Vorbereitung auf das Stillen

Um ein erfolgreiches Stillen zu ermöglichen, sollte bereits im Rahmen der Schwangerschafts-Vorsorgeuntersuchungen auf das Stillen eingegangen werden und besonders über die gesundheitlichen Vorteile informiert werden (u. a. Mitgabe von Stillempfehlungen). Erwartet eine Frau ihr erstes Kind, können hierbei wichtige Fragen frühzeitig beantwortet werden. Liegen schon Stillerfahrungen vor, können mögliche frühere negative Erlebnisse relativiert und vor allem Ängste abgebaut werden. In unserer Klinik hat es sich bewährt, im Rahmen der Geburtsvorbereitung offene Fragen von Hebammen und Kinderschwestern beantworten zu lassen. Für die Entwicklung einer vertrauensvollen Beziehung ist es nützlich, bei dieser Gelegenheit auf den Routineablauf im Kreißsaal, auf der Wochenstation und im Kinderzimmer einzugehen [6, 14, 16, 18].

5.2 Erstes Anlegen des Kindes

Um die in der Schwangerschaft entstandene innige Verbindung von Mutter und Kind durch die Geburt nicht abrupt zu unterbrechen, wird das Neugeborene gleich nach der Geburt, wenn immer es möglich ist, auf den Bauch der Mutter gelegt und mit einem warmen trockenen Tuch zugedeckt. Die lang ersehnte freudige erste direkte Kontaktaufnahme außerhalb des Mutterleibs zwischen den Eltern und ihrem Kind sollte hierbei nicht unnötig gestört werden.

Wie Beobachtungen von Widstrom [35] zeigten, nimmt das Kind schon bald selbst Kontakt zur weiblichen Brust auf. Nach 15 Minuten relativer Inaktivität können am kindlichen Mund erste spontane Saugbewegungen beobachtet werden, und es beginnt die Brust zu suchen. Dazu bewegt es seinen Kopf hin und her und versucht mit kriechenden Bewegungen sich der Brust zu nähern. Nach im Mittel 34 Minuten bewegt es zum erstenmal die Hand zum Mund, nach durchschnittlich 55 Minuten hat es die Brustwarze gefunden und beginnt zu saugen. 30–50 Minuten nach der Geburt ist der kindliche Saugreflex am stärksten.[!!] Danach nimmt er langsam ab und gewinnt erst 2–3 Tage später wieder an Intensität. Wenn der natürliche Rhythmus gestört wird, d. h. Babys zum ersten Mal angelegt werden, bevor sie bereit sind oder nachdem deren Saugreflex nachgelassen hat, ergeben sich daraus häufig Frustrationen für Mutter und Kind [14, 15, 18].

Zahlreiche Untersuchungen belegen, daß ein früher Stillbeginn einen günstigen Effekt auf das weitere Stillen hat [14, 16]. In keiner Studie konnte bisher allerdings eine kritische Zeitspanne definiert werden, nach der ein zu später Stillbeginn zu einer Beeinträchtigung der Stilleistung führt.

5.3 Stillpositionen

Ein wichtiger Faktor für die Vermeidung von entzündeten, verletzten Brustwarzen und für ein erfolgreiches dauerhaftes Stillen ist die richtige Stillposition [14, 16, 18]. Das Kind kann prinzipiell in jeder Lage gestillt werden.[!!!] Wichtig ist, daß es ohne Drehung von Kopf und Rumpf die Brust erreichen kann. Dies gelingt, wenn die Mutter ihr Kind frontal Bauch an Bauch, das Gesäß des Kindes ganz nah herangezogen, anlegt. Um den Saugreflex des Kindes auszulösen, berührt die Mutter mit der Brustwarze die Lippen des Kindes, bis das Kind daraufhin den Mund weit öffnet. Anschließend zieht sie es ganz an die Brust heran, so daß es nicht nur die Warze, sondern einen möglichst großen Teil des Warzenhofs und des Brustgewebes im Mund hat.

Der Saugvorgang wird von Woolridge [39] folgendermaßen beschrieben: Bei richtig angelegtem Kind berührt die Brustwarze den kindlichen Gaumen und löst hierdurch den Saugreflex aus. Die Zunge wird über die Zahnleiste nach außen geschoben. Hierdurch kann sie mit wellenförmigen Bewegungen die Milchseen wirksam ausstreichen (Abb. 17-3). Um eine Überbeanspruchung und Verletzung der Brustwarze zu vermeiden, sollte das zwischen Zunge und Gaumen befindliche Brustgewebe den

Abb. 17-3
Diagramm des kindlichen Saugens an der Brust.
a) Anlegen des Babys an der Brust
b) richtige Position der Mamille im Mund des Babys

[!] *Um den Hunger zu stillen, muß das Kind so lange an einer Brust trinken, bis es genügend Kalorien aufgenommen hat!*

[!!!] *Das Kind kann prinzipiell in jeder Lage gestillt werden!*

[!!] *30–50 Minuten nach der Geburt ist der kindliche Saugreflex am stärksten!*

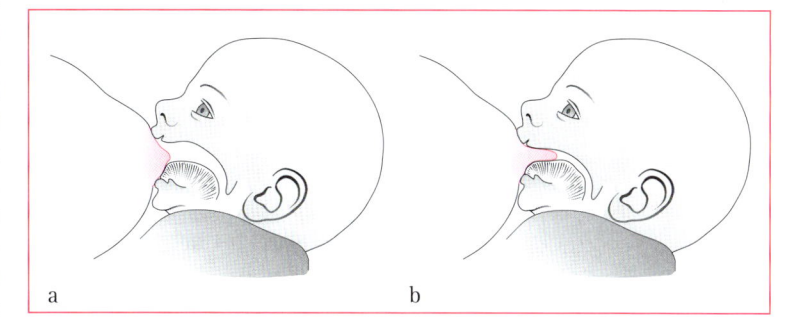

kindlichen Mund nicht verlassen. Günstig für die Entleerung der Brust ist es, wenn Lippe, Zahnleiste und Zunge die Mundhöhle des Kindes so abdecken, daß ein Vakuum aufgebaut wird.

5.4 Stilldauer und Stillrhythmus

Über viele Jahre war es üblich, das Stillen einem festen Rhythmus zu unterwerfen. Fünf Mahlzeiten pro Tag in vierstündigen Abständen mit einer achtstündigen Nachtpause waren dabei die Regel. Jede Mahlzeit sollte 10, höchstens 20 Minuten nicht überschreiten. Die Kinder wurden hierbei häufig unzureichend ernährt, ein Zufüttern war erforderlich. Dies führte oft dazu, daß die Mütter psychisch und physisch erschöpft waren, die Kinder sich schlecht entwickelten und unruhig wurden und das Stillen dann vorzeitig abgebrochen worden ist. Viele Aspekte einer physiologischen Ernährung blieben dabei unberücksichtigt. Dazu einige Beispiele:

Der **Wasser- und Fettgehalt der Muttermilch** ist unterschiedlich. Während die ersten Portionen der Milch wasserreich und fettarm sind, nimmt gegen Ende der Mahlzeit der Fettgehalt zu und der Wassergehalt ab. Hat ein Kind Durst, muß es öfter kürzer gestillt werden.! Soll der Hunger gestillt werden, muß es so lange angelegt werden, bis die kalorienreiche spätere Milch aufgenommen werden kann. Weiterhin kennt jede Kinderkrankenschwester die unterschiedlichen Temperamente der einzelnen Kinder (vom „Träumer" bis zum „Räuber"). Bei den meisten Kindern ist es nicht möglich, ihr Trinkverhalten durch ein starres Schema festzulegen. Sie werden wütend, schreien und sind nur schwer wieder an die Brust zu bekommen.

Die vorliegenden Erfahrungen und Studienvergleiche lassen es sinnvoll erscheinen, das Kind selbst darüber entscheiden zu lassen, wann, wie oft und welche Mengen es trinken möchte.!!

Unterschiedlicher Schlaf-Wach-Rhythmus, Wachstumsschübe, große Hitze, Unruhe und Anstrengung verändern die tägliche Nahrungsaufnahme. Die Beobachtung des kindlichen Verhaltens und eine entsprechende Beratung der Mutter helfen beiden, sich beim Stillen aufeinander einzustellen.

Zusammenfassend kann folgende **Empfehlung zur richtigen Handhabung des Stillens** gegeben werden [6, 14, 16, 18]:
- Das Kind muß bequem Bauch an Bauch angelegt werden. Der Mund des Kindes soll möglichst viel vom Warzenhof und Brustgewebe umschließen.
- Das Kind sollte alle zwei bis drei Stunden angelegt werden, tagsüber bei Bedarf noch öfter; schläfrige Kinder sollen geweckt werden.
- Kinder, die auf einen Satz nicht mehr richtig trinken, sollen an der anderen Brust angelegt werden; der Wechsel kann mehrmals wiederholt werden.
- Schnuller und Fläschchen sollen, soweit möglich, vermieden werden.
- Die Mutter soll sich auf die kindlichen Bedürfnisse einstellen und zur eigenen Schonung übermäßige physische und seelische Belastungen möglichst geringhalten.

5.5 Genußmittel während der Stillperiode

Alkohol

Ethanol geht wegen seines niedrigen Molekulargewichts und seiner Fett- und Wasserlöslichkeit rasch in die Muttermilch über. Bereits nach Einnahme geringer Mengen finden sich in der Muttermilch Konzentrationen, die denen im mütterlichen Plasma gleichen. Nach starkem Alkoholkonsum übersteigt die Ethanolkonzentration in der Muttermilch sogar die im mütterlichen Plasma um bis zu 40 %. Größere Mengen von Ethanol beeinträchtigen dosisabhängig die mütterliche zentrale Oxytocinfreisetzung und führen über eine Hemmung des Laktationsreflexes zu einer verminderten Milchsekretion.!!! Bei den Säuglingen kann es wegen des noch nicht voll ausgebildeten hepatischen Enzymmusters bei ständiger Alkoholzufuhr zu einer Kumulation kommen. Da der Alkohol auch den Geschmack der Muttermilch verändern kann, kann sich daraus eine Ablehnung der Muttermilch ergeben. Bei mäßigem Alkoholkonsum (z. B. 1–2mal wöchentlich ein Glas Sekt) sind jedoch keine nennenswerten Nebenwirkungen zu erwarten. Wenn eine Mutter einmal in kleiner Menge Alkohol trinken möchte, dann sollte sie dies nach dem Stillen tun, wenn eine längere Stillpause abzusehen ist [14, 27].

Bei chronischem oder exzessivem Alkoholkonsum muß abgestillt werden.!!!!

Nikotin

Nikotin reichert sich rasch und in relativ hoher Konzentration in der Muttermilch an. Ein Zigarettenkonsum von mehr als 20 Stück pro Tag kann beim Kind zu Erbrechen, Durchfällen, Tachykardie, Unruhe, Koliken und einem geringen Saugvermögen führen. Die Milchsekretion kann sich dabei vermindern. Wegen der relativ kurzen Halbwertszeit des Nikotins von ca. 90 Minuten sollte eine Mutter, die unbedingt eine Zigarette rauchen möchte, dies ein bis zwei Stunden vor der nächsten

---

!Hat ein Kind Durst, muß es öfter kürzer gestillt werden!

!!!Größere Mengen von Ethanol beeinträchtigen dosisabhängig die mütterliche zentrale Oxytocinfreisetzung und führen über eine Hemmung des Laktationsreflexes zu einer verminderten Milchsekretion!

!!Es ist sinnvoll, das Kind selbst darüber entscheiden zu lassen, wann, wie oft und welche Mengen es trinken möchte!

!!!!Bei chronischem oder exzessivem Alkoholkonsum muß abgestillt werden!

Stillzeit tun. Die Zahl der gerauchten Zigaretten sollte auf maximal fünf pro Tag begrenzt werden.

Eine noch größere Gefährdung für das Kind geht vom Passivrauchen aus.! Neben der zusätzlichen Nikotinaufnahme durch die Atmung kommt es vermehrt zu Erkrankungen der oberen Luftwege [14, 27].

Insgesamt ist aus der Sicht des Kindes zu fordern, wenn nicht bereits während der Schwangerschaft, so sollte spätestens ab der Geburt der häusliche Lebensraum des Kindes zu einer Nichtraucherzone erklärt werden.

Koffein

Koffein, enthalten in Kaffee, Tee und verschiedenen Limonaden, geht ebenfalls fast sofort in die Muttermilch über. Auch hierbei ist wegen des noch nicht ausgereiften Enzymmusters mit einer Kumulation zu rechnen. Ein Genuß von bis zu vier Tassen Kaffee bzw. 300 mg Koffein pro Tag scheint von den meisten Säuglingen toleriert zu werden. Ist ein Neugeborenes unter der Aufnahme großer Koffeinmengen unruhig oder zittrig, sollte ursächlich an einen zu hohen Koffeingenuß der Mutter gedacht werden.

Drogen

Rauschmittel wie Marihuana, Heroin und Kokain sind plazentagängig und treten in die Muttermilch über. Wegen ihrer suchterzeugenden Wirkung ist auch beim Neugeborenen mit schweren Entzugserscheinungen zu rechnen.!! Stillen sollte deshalb untersagt werden. Auch Methadon geht in geringen Mengen in die Muttermilch über. Deshalb muß auch bei einer Methadontherapie in Substitutionsdosen vom Stillen abgeraten werden [10, 14, 27].

5.6 Arzneimittel während der Stillperiode

Werden Medikamente während der Stillzeit eingenommen, dann ist deren Wirkung auf das Kind zu berücksichtigen.!!! Erschwerend für eine Risikoabschätzung sind die häufig unzureichenden Kenntnisse über Resorption, Verstoffwechselung, Kumulation und Ausscheidung der Stoffe im kindlichen Organismus. Aus diesen Gründen sollte die Medikamentengabe bei stillenden Müttern auf das unvermeidliche Maß beschränkt und nur Medikamente verabreicht werden, über die langjährige klinische Erfahrungen vorliegen.

Grundsätzlich problematisch ist die Gabe bzw. Anwendung folgender Medikamente [27]:
- Zytostatika
- Radionukleide
- Kombinationstherapie mit mehreren Psychopharmaka oder Antiepileptika
- Jodhaltige Kontrastmittel, jodhaltige Expektoranzien und großflächige jodhaltige Desinfektion.

Übergroße Vorsicht und Angst vor möglichen Arzneimittelwirkungen auf das Kind dürfen andererseits nicht dazu führen, daß notwendige Behandlungen der Mutter unterbleiben. Wenn berechtigte Bedenken bestehen und die Therapie nur über einen überschaubaren Zeitraum notwendig ist, kann die Milch abgepumpt und verworfen werden. In besonderen Fällen sollte abgestillt werden.

In den folgenden Abschnitten sind die Medikamente nach Indikationen gegliedert. Die Auflistung erfolgt unter dem Vorbehalt, daß aufgrund neuer wissenschaftlicher Erkenntnisse besonders Empfehlungen zur Anwendung von Medikamenten in der Stillzeit raschen Änderungen unterliegen [10, 14, 19, 27].

5.6.1 Medikamente mit Einfluß auf die Laktation

Arzneimittel mit antidopaminerger Wirkung wie Phenothiazine, Haloperidol, Metoclopramid (Paspertin®) und andere Dopaminantagonisten können über eine Erhöhung der Prolactinsekretion die **Milchproduktion anregen**. Einzelgaben von Metoclopramid sind zu vertreten, eine Dauermedikation ist wegen des ungeklärten Einflusses auf das zentrale Nervensystem des Kindes nicht zu verantworten. Oxytocin (z.B. Syntocinon®) verstärkt den Milchfluß. Bei einem Milchstau gilt es als Mittel der Wahl.

Diuretika, Östrogene und Ergotaminabkömmlinge wie Bromocriptin (Pravidel®), Cabergolin (Dostinex®), Pergolid, Lisurid (Dopergin®, Cuvalit®), Metergolin (Liserdol®) und Methylergometrin (Methergin®) können die **Milchmenge reduzieren**. Mit der Gabe von z.B. einer halben bis einer ganzen Tablette Pravidel® täglich kann dies bei einem übermäßigen Milcheinschuß therapeutisch genutzt werden. Zum medikamentösen Abstillen werden Bromocriptin, Lisurid oder Metergolin eingesetzt. Wegen der Beobachtung einzelner zum Teil gravierender Nebenwirkungen werden in den USA Prolactinantagonisten für die Indikation „Abstillen" nicht mehr verordnet (siehe auch Abschnitt 7 „Abstillen").

5.6.2 Spezielle Arzneimittel

Analgetika, Opioide und Lokalanästhetika

Paracetamol (z. B. Paracetamol ratiopharm®, ben-u-ron®) in Einzeldosen bis 1 g ist unter den Analgetika während der Stillzeit das Mittel der Wahl.!!!! Die gelegentliche Einnahme von Acetylsalicylsäure (z. B. Aspirin®, ASS ratiopharm®) bis 1,5 g/die ist

!Eine noch größere Gefährdung für das Kind geht vom Passivrauchen aus!

!!Wegen der suchterzeugenden Wirkung von Rauschmitteln ist auch beim Neugeborenen mit schweren Entzugserscheinungen zu rechnen!

!!!Werden Medikamente während der Stillzeit eingenommen, dann ist deren Wirkung auf das Kind zu berücksichtigen!

!!!!Paracetamol in Einzeldosen bis 1 g ist unter den Analgetika während der Stillzeit das Mittel der Wahl!

vertretbar. Von den nichtsteroidalen Antiphlogistika sind Ibuprofen (z.B. Ibuhexal®, Dolgit®), Diclofenac (z.B. Diclo-Wolff®, Voltaren®) und Serrapeptase (Aniflazym®) zulässig. Nicht eingenommen werden sollten Metamizol (z.B. Novalgin®) und Indometacin (z.B. Amuno®, Indomed®).

Opioidanalgetika, z.B. Pethidin (Dolantin®) sollten in der Stillzeit möglichst nur kurzfristig angewandt werden. Wegen der atemdepressiven Wirkung ist bei Kindern mit Apnoeneigung generell besondere Vorsicht geboten. Codein (in Kombination mit Paracetamol oder Acetylsalicylsäure), Fentanyl und Morphin sind je nach Indikation die Opioidanalgetika der ersten Wahl.

Alle **Lokalanästhetika** (z.B. Xylocain®, Ultracain®) mit Ausnahme von Prilocain (Xylonest®) können bei einmaliger Anwendung verwendet werden.

Die heute für eine moderne Narkose verwendeten Anästhetika stellen keine Kontraindikation für das Stillen dar.[I]

Antiallergika, Antiasthmatika und Hustenmittel

Antiallergika der ersten Wahl für die Stillzeit sind: Dimetinden (Fenistil®), Loratadin (Lisino®) und Letirizin (Zyrtec®).

Antiasthmatika: Bei den Sympathomimetika sind Terbutalin (z.B. Bricanyl®), Salbutamol (z.B. Sultanol®) und Fenoterol (Berotec®) in der Stillzeit erlaubt. Auch Theophyllinpräparate (z.B. Euphyllin®) können bei moderater Dosierung gegeben werden. Diprophyllen (Ozothin®) dagegen ist zu meiden. Kortikosteroide (z.B. Decortin®, Urbason®) können in niedriger Dosierung (10-80 mg/die) als unbedenklich angesehen werden. Auch bei einer kurzdauernden Hochdosisbehandlung braucht das Stillen nicht unterbrochen werden.

Hustenmittel: Von den Expektoranzien sind Acetylcystein (z.B. Fluimucil®), Ambroxol (Mucosolvan®) und Bromhexin (z.B. Bisolvon®) gut verträglich. Eine absolute Kontraindikation besteht für Kalium jodatum. Bei der medikamentösen Hustenbekämpfung sind eine Inhalationstherapie und Expektoranzien die Mittel der ersten Wahl. Einzelgaben von Dextromethorpthan (Neotussan®) oder Codein (z.B. Codipront®) sind erlaubt, sollten aber nur bei langanhaltendem, quälendem Husten gegeben werden. Pentoxyverin (z.B. Sedotussin®) ist kontraindiziert.

Antibiotika und Chemotherapeutika

Eine strenge Kontraindikation besteht nur für Chloramphenicol und eingeschränkt für alle Gyrasehemmstoffe. Co-trimoxazol (z.B. Co-trimoxazol®) und Trimethoprim können, wenn wirklich indiziert, gegeben werden. Penizillinderivate (z.B. Isocillin®, Amoxypen®), Cephalosporine (z.B. Ceporexin®, Oracef®), Erythromycin (z.B. Erythrocin®) und Roxythromycin (z.B. Rulid®) sind die Mittel der Wahl.

Aminoglykoside können ebenfalls während der Stillzeit eingesetzt werden. Tetrazykline (z.B. Doxycyclin) sollten nur bei vitaler Indikation gegeben werden.

Die Behandlung mit Metronidazol (z.B. Clont®, Arilin®) bei Trichomoniasis ist in der Stillzeit möglich. Der mehrtägigen vaginalen Applikation ist eine orale Einmaldosis von 2 g vorzuziehen. Wenn möglich, sollte die Metronidazolapplikation abends nach der letzten Stillmahlzeit erfolgen, um durch die nächtliche Stillpause die Exposition weiter zu verringern. Virustatika (z.B. Zovirax®) können lokal und oral, aber nicht parenteral angewandt werden.

Antimykotika

Nystatin (z.B. Candio Hermal®, Moronal®), Clotrimazol (z.B. Canesten®, Mykofugin®) und Miconazol (z.B. Daktar®) sind unter den lokal anzuwendenden Antimykotika Mittel der ersten Wahl. Bei zwingend indizierter systemischer Therapie sollte Fluconazol (z.B. Fungata®) verabreicht werden.

Herz- und Kreislaufmittel

Für die antihypertensive Therapie geeignet sind einige Betarezeptorenblocker (z.B. Beloc®, Dociton®), Hydralazine (z.B. Nepresol®, Trepress®) und Alphamethyldopa (z.B. Methyldopa Stada®, Presinol®). Während Clonidin (z.B. Catapresan®) kontraindiziert ist, kann der ACE-Hemmstoff Captopril (z.B. Lopirin®, Tensobon®) in Ausnahmefällen gegeben werden, wenn die erstgenannten Substanzen nicht ausreichen. Digoxine (z.B. Lanicor®, Novodigal®) und Methyldigoxin (z.B. Lanitop®) können unbendenklich eingenommen werden. Antiarrhythmika (z.B. Xylocain®-, Chinidin duriles®) können bei strenger Indikationsstellung gegeben werden. Calciumantagonisten wie Verapamil (z.B. Isoptin®) und Nifediprin (z.B. Adalat®) sind ebenfalls ohne Einschränkungen erlaubt.

Schilddrüsenmedikamente

Zur Substitutionstherapie kann L-Thyroxin (z.B. Euthyrox®) unbedenklich gegeben werden. Für eine begründete Jodsubstitution der Mutter mit bis zu 300 mg/die sollte gesorgt werden (1 g jodiertes Salz enthält 76 mg Jod).[II] Von den Thyreostatika ist

Propylthiouracil (z.B. Propycil®) erlaubt und sollte Methimazol (Favistan®) und Carbimazol (z. B. Carbimazol-Henning®) vorgezogen werden.

Antidiabetika

Während Insulin unbedenklich gegeben werden kann, sollten Tolbutamid (Rastinon®) und Sulfonylharnstoffe (z.B. Glibenclamid®) möglichst nicht eingenommen werden.

Magen-Darm-Mittel

Gegen **Laxanzien** wie Bisacodyl (z.B. Dulcolax®) und Natrium- und Magnesiumsulfat bestehen keine Bedenken. Bei Natriumpicosulfat (Laxoberal®) muß wegen der drastischen Wirkung eine Überdosierung vermieden werden.

Antazida mit den Inhaltsstoffen Magnesiumaluminiumhydroxid, Calciumcarbonat, Magnesiumsilikat (z.B. Maalox®, Aludrox®, Solugastril® Gelusil®-Lac), Magaldrat (z. B. Glysan®) und Suclafat (z. B. Ulcogant®) können unbedenklich eingenommen werden. Gegen Blähungen kann unter anderem Dimeticon (z.B. Sab simplex®) gegeben werden.

Die notwendige therapeutische Einnahme von **Salazosulfapyridin** (z.B. Azulfidine®) und Mesalazin (z.B. Salofalk®) bei Colitis ulcerosa und M. Crohn muß unter sorgfältiger Beobachtung des Kindes erfolgen.

Antiepileptika

Alle Antiepileptika gehen, wenn auch in unterschiedlicher Menge, in die Muttermilch über. Bei der Notwendigkeit einer Therapie müssen die Kinder deshalb gut auf mögliche Nebenwirkungen wie Trinkschwäche, Erbrechen und Müdigkeit beobachtet werden. Die geringsten Bedenken bestehen gegen Valproinsäure (z.B. Convulex®) und Phenytoin (z.B. Phenhydan®). Bei der Einnahme von Carbamazepin (z.B. Tegretal®) und Primidon (z.B. Mylepsinum®) muß gegebenenfalls der Wirkspiegel bei Mutter und Kind bestimmt werden.

Psychopharmaka

Von den verschiedenen Psychopharmaka können Lormetazepam (z.B. Ergocalm®) ohne unerwünschte kindliche Nebenwirkungen gegeben werden.! Die Gabe von Oxazepam (z. B. Adumbran®), Amitriptylin (z.B. Saroten®) und Imipramin (z.B. Tofranil®) sollte nur unter strenger Indikationsstellung und Beobachtung des Kindes (Atemdepression, Trinkschwäche) gegeben werden. Bei regelmäßiger Einnahme von Diazepam (z. B. Valium®) muß mit einer Sedierung schon bei einer täglichen Dosis von nur 6 bis 10 mg/die gerechnet werden. Das Neuroleptikum Chlorpromazin (z. B. Megaphen®, Propaphenin®) und die Antidepressiva Doxepin (z.B. Aponal®) und Lithium (z. B. Lithium-Duriles®) sollten, wenn möglich, während der Stillzeit nicht eingesetzt werden. Kann aus mütterlicher Indikation auf Lithium nicht verzichtet werden und soll nicht abgestillt werden, kann bei genauer klinischer Beobachtung und möglichst niedriger therapeutischer Dosis unter Bestimmung der Lithiumkonzentration im Plasma und in der Muttermilch das Stillen erlaubt werden.

Antikoagulanzien

Von den gerinnungshemmenden Substanzen können Heparine (z.B. Calciparin®, Liquemin®), wie auch niedermolekulare Präparate (z.B. Mono-Embolex®, Fragmin®, Clexane® u. a.) ohne Risiko eingesetzt werden, da sie weder in die Muttermilch übergehen noch auf oralem Weg die Gerinnung beeinflussen.!! Cumarinderivate wie Warfarin (Coumadin®), Acenocoumarol (Sintrom®) und Phenoprocomon (z. B. Marcumar®) verlangen eine strenge Indikationsstellung. Eine prophylaktische Vitamin-K-Gabe beim Säugling wird empfohlen.

Radionuklide, Zytostatika

Der Einsatz von Radionukliden und Zytostatika ist kontraindiziert.!!!

5.7 Umweltgifte und Stillen

Die Herstellung von Industrie- und Umweltchemikalien sowie ihre Entsorgung führen zu einer hohen Schadstoffbelastung sowohl unserer Nahrungskette als auch von Wasser und Luft. In diesem Zusammenhang sind besonders die halogenierten Kohlenwasserstoffe (CKW) zu nennen, von denen ein Großteil toxisch und fast für alle Lebewesen und Organsysteme schädigend wirken. CKW sind lipophil und werden im Fettgewebe von Tier und Mensch und auch schon bei Neugeborenen eingelagert. Obgleich die politischen Anstrengungen der letzten Jahre zu einer merkbaren Reduktion der Schadstoffbelastung in unserer Umwelt geführt haben, sind regional unterschiedlich noch ausreichend Risiken vorhanden. Trotz der vielen offenen Fragen im Zusammenhang mit der Umweltbelastung und der Rückwirkung der einzelnen Substanzen auf unseren Organismus besteht Einigkeit darüber, daß die Vorteile des Stillens die möglichen

!!Heparine, wie auch niedermolekulare Präparate, können ohne Risiko eingesetzt werden!

!!!Der Einsatz von Radionukliden und Zytostatika ist kontraindiziert!

!Lormetazepam kann ohne unerwünschte kindliche Nebenwirkungen gegeben werden!

Nachteile der Belastung der Muttermilch eindeutig übertreffen. Eine Stilldauer von mindestens 4–6 Monaten wird empfohlen [14, 15, 16, 24, 33, 34].[!]

> [!] *Eine Stilldauer von mindestens 4–6 Monaten wird empfohlen!*

6 Kontrazeption während der Stillperiode

6.1 Natürlicher Empfängnisschutz

Die Dauer des vollen Stillens, die Häufigkeit des täglichen Anlegens des Kindes und das Alter einer Frau haben einen entscheidenden Einfluß auf den Zeitpunkt der auftretenden ersten Ovulation nach der Entbindung [4, 40]. Im allgemeinen kann davon ausgegangen werden, daß bei vollem Stillen in den ersten 10-12 Wochen ein hoher Empfängnisschutz besteht, bei vielen Frauen noch Monate über diesen Zeitpunkt hinaus.[!!] Ehepaare, die bereits vor der Schwangerschaft mit der Methode der natürlichen Familienplanung vertraut waren, können diese jetzt mit relativ hoher Sicherheit ebenfalls anwenden (siehe auch Bd. 2, Kap. 9). Wem dies allerdings zu unsicher ist, der muß auf eine andere kontrazeptive Maßnahme ausweichen.

> [!!] *Bei vollem Stillen besteht in den ersten 10-12 Wochen ein hoher Empfängnisschutz!*

6.2 Chemische und mechanische Kontrazeption

Nach Abklingen des Wochenflusses können Kondome und die im Handel erhältlichen spermaziden Substanzen (z. B. Patentex® Oval N) unbedenklich angewandt werden. Bei der Benutzung eines Diaphragmas ist die häufig noch unzureichende Rückbildung des Geburtskanals und des Beckenbodens zu berücksichtigen (siehe auch Bd. 2, Kap. 8).

Vier bis sechs Wochen nach der Geburt kann bereits eine Kupferspirale eingelegt werden. Für Frauen, die ihre Familienplanung zumindest vorläufig als abgeschlossen betrachten, steht das gelbkörperhormonhaltige Intrauterinsystem (Mirena®) zur Verfügung. Wegen des häufig noch relativ weiten Zervikalkanals kann die Spirale allerdings leichter verrutschen oder direkt ausgestoßen werden. Eine sonographische Lagekontrolle nach der ersten Regelblutung wird angeraten (siehe auch Bd. 2, Kap. 7).

6.3 Sterilisation

Eine dauerhafte Unterbrechung der Eileiter ist sowohl im Rahmen eines Kaiserschnitts als auch im frühen Wochenbett möglich (siehe auch Bd. 2, Kap. 10). Wegen der nur langsam erfolgenden Rückbildung des Uterus und der Tubenwand sollte laparoskopisch eine Sterilisation üblicherweise nicht vor dem 5. Wochenbettstag durchgeführt werden. Die nur geringe Versagerrate der Methode nimmt bei Durchführung zu einem späteren Zeitpunkt weiter ab und wird mit 1 bis 2 pro 1000 angegeben.

6.4 Hormonelle Kontrazeption

Viele Frauen haben in der Stillzeit einen natürlichen Vorbehalt gegen eine hormonelle Kontrazeption. Wegen sehr unterschiedlicher Untersuchungsergebnisse und zahlreicher unbeantworteter Fragen bezüglich der Hormonwirkung beim Kind empfiehlt das Expert Committee on Maternal and Child Health der WHO während des Stillens vor allem in der frühen Phase nach der Entbindung möglichst auf die Pille zu verzichten. Eine **Kontraindikation** gegen die Verwendung hormoneller Kontrazeptiva besteht jedoch nur für Präparate, die Cyproteronacetat enthalten.

Als weitgehend gefahrlos gilt die Einnahme einer rein gestagenhaltigen Pille, der sog. **Minipille**. Die hierin enthaltenen Gestagene Norethisteronacetat bzw. Levonorgestrel gehen nur in geringsten Mengen in die Muttermilch über und scheinen die Milchmenge nicht zu beeinflussen. Eine geringe Änderung der Milchzusammensetzung ist möglich. Die Einnahme der Minipille sollte kontinuierlich ohne eine Pause zu einer festen Tageszeit erfolgen.

Über eine alternative Gestagenapplikation, der subcutanen Einlage eines ethonogestrenhaltigen Implantates liegen noch keine ausreichenden Erfahrungen in der Stillzeit vor und es sollte deshalb zum jetzigen Zeitpunkt nur bei strenger Indikationsstellung angewandt werden.

Obgleich Kontrazeptiva, die Östrogen-Gestagen-Kombinationen enthalten, wegen ihrer möglichen Nebenwirkungen in der Stillzeit nicht Mittel der ersten Wahl sind, besteht keine Kontraindikation gegenüber ihrer Einnahme.

7 Abstillen

Aus persönlichen oder – seltener – medizinischen Gründen kann es notwendig sein, primär oder sekundär abzustillen.

Dies ist medikamentös durch eine **Hemmung der Prolactinsekretion** zu erreichen. Die am häufigsten eingesetzten Substanzen sind hierbei Bromocriptin (Pravidel®) in einer Dosis von zweimal 2,5 mg/die über 14 Tage, Lisurid (Dopergin®) in einer Dosis von zwei- bis dreimal 0,2 mg über 14 Tage und Metergolin (Liserdol®) in einer Dosis von drei- bis viermal 4 mg/die über sieben bis zehn Tage. Drei Tage nach dem Sistieren des Milchflusses kann die Behandlung beendet werden. Bei allen Substanzen sind die Kontraindikationen zu beachten.

Als **Nebenwirkungen** werden leichte Übelkeit, Erbrechen, Kopfschmerz und Schwindelgefühl beobachtet. Diese sind im allgemeinen nur von vorübergehender Natur. Gegebenenfalls kann die Dosis zeitweise verringert werden. In den USA wurden in der letzten Jahren zum Teil gravierende Nebenwirkungen, in einigen Fällen mit Todesfolge, unter der Einnahme von Bromocriptin beobachtet. Es wurde deshalb dort die Indikation „Abstillen" für alle Prolactinantagonisten aufgehoben. Diese Entscheidung führt dazu, daß auch hierzulande die Indikation zum Abstillen mit Prolactinhemmstoffen sehr viel strenger gestellt wird. Im Einzelfall allerdings sollte wegen der langjährigen Erfahrungen Bromocriptin den anderen genannten Prolactinhemmstoffen vorgezogen werden. Die früher vorwiegend zum primären Abstillen benutzte hochdosierte Östrogengabe wird heute wegen der damit verbundenen Nebenwirkungen und Gefahren nicht mehr angewandt.

In jüngster Zeit wird von vielen Frauen wegen der möglichen Nebenwirkungen des medikamentösen Abstillens das **natürliche Abstillen** wieder bevorzugt. Bei der Notwendigkeit des plötzlichen Abstillens wird folgendes Vorgehen empfohlen[14, 16]:
- festes Hochbinden der Brüste mit einem engen Tuch
- Verminderung der täglichen Trinkmenge auf ca. 500 ml
- bei Bedarf Ausdrücken von etwas Milch zur Vermeidung eines Milchstaus
- Kühlung der Brust durch Quark- oder Eiswickel

Die zusätzliche Gabe von Phytolacca als Einzelgabe in Hochpotenz oder frequenter Niedrigdosierung kann das Abstillen positiv unterstützen.

8 Milchstau

Milchstau und Mastitis treten bevorzugt in der 2.-3. Woche post partum auf, werden aber auch während der gesamten Stillzeit beobachtet. Erstgebärende sind häufiger betroffen als Mehrgebärende. Klinisch sind beide Krankheitsbilder wegen ihres fließenden Überganges schwer voneinander abzugrenzen.

Symptome: Abhängig vom Schweregrad des Milchstaus können gespannte, pralle, druckdolente Brüste, keine oder nur mäßige Besserung nach dem Stillen, gerötete und überwärmte Haut, wunde Brustwarzen, vergrößerte axilläre Lymphknoten, allgemeines Krankheitsgefühl mit Kopf- und Gliederschmerzen sowie erhöhte Temperaturen beobachtet werden.

Ursachen sind: Abflußbehinderungen infolge eines gestörten Milchspendereflexes mit unzureichender Oxytocinausschüttung, mangelnde Entleerung der Brust durch falsche Stillpraxis, wunde Brustwarzen und zu lange Stillpausen, mechanische Abflußbehinderungen infolge von Narben und unterbrochener Milchgänge nach Gewebeentnahme, Reduktionsplastik und versprengtes Mammagewebe.

Therapie: Die Betreuung und Therapie bei Stillproblemen muß die Unerfahrenheit, Unsicherheit und das häufig leicht verletzbare Selbstvertrauen der Wöchnerin berücksichtigen. Wesentlich ist, daß die therapeutischen Maßnahmen dem Schweregrad des Milchstaus angepaßt sind und zur Betreuung möglichst erfahrene Fachkräfte herangezogen werden. Bei der Behandlung des Milchstaus haben sich folgende Maßnahmen bewährt [14, 16]:
- Schonung und Ruhe für Mutter und Kind
- Überprüfung der Stillposition und des Stillens
- Ausstreichen der Brust
- lokale Maßnahmen wie z.B.: feuchtwarme Kompressen, heiße Dusche (vor dem Stillen), Kälte (nach dem Stillen), kalte Alkohol- oder Arnikaumschläge, Auflagen mit entzündungshemmendem Gel oder Quark
- Verminderung der Milchsekretion durch eine niedrige Dosierung eines Prolactinhemmers (z. B. 1/2-1 Tbl. Bromocriptin).

Kommt es trotz der angegebenen Therapiemaßnahmen innerhalb von mehreren Stunden bis maximal zwei Tagen nicht zu einer Normalisierung der Beschwerden oder gar zu einer Verschlechterung, dann deutet dies auf eine Mastitis hin, und gezielte weitere Therapieschritte sind erforderlich

9 Mastitis

9.1 Erreger und Übertragungsweg

Staphylococcus aureus ist in mehr als 90 % der nachgewiesene Keim bei einer akuten Mastitis puerperalis [20].[1] Die Übertragung erfolgt in den meisten Fällen durch den Mund des Kindes, der in den ersten Lebenstagen zunehmend mit den Keimen seiner Umgebung besiedelt wird. Eine Woche nach der Geburt läßt sich schon bei 80 % der gestillten Kinder Staphylococcus aureus in der Mundhöhle nachweisen. Die Muttermilch selbst ist ebenfalls sehr häufig mit diesem Keim kontaminiert. Die Keimzahl ist allerdings unter normalen Verhältnissen mit weniger als 10⁴ Keimen/ml relativ gering.

Staphylococcus aureus ist in mehr als 90 % der nachgewiesene Keim bei einer akuten Mastitis puerperalis!

Zwei **Wege der Mastitisentstehung** werden unterschieden: Einmal kann es infolge eines Milchstaus zu einer übermäßigen Keimvermehrung kommen, zum anderen können über eine wunde Brustwarze und Rhagaden Keime in die Brust eindringen und über Lymphbahnen verschleppt werden. Eine hämatogene Aussaat ist für die bekannten Keime dabei sehr selten. Ob es sich bei einer eingetretenen Mastitis um eine interstitielle oder parenchymatöse Verlaufsform handelt, kann, da beide Formen meist ineinander übergehen, nicht unterschieden werden und hat auch für den klinischen Verlauf nur eine geringe Bedeutung (siehe auch Bd. 8, Kap. 12, Abschnitt 2 „Mastitis puerperalis").

9.2 Klinik und Therapie

Symptome der Mastitis sind:
- Zeichen des Milchstaus
- Schüttelfrost und Fieber über 39 °C
- Leukozytose über 18 000/mm^3
- schmerzhafte Rötung und Überwärmung, meist auf nur eine Brust beschränkt.

Die **Therapie** besteht aus den folgenden Maßnahmen:
- Lokalbehandlung wie beim Milchstau
- strenger Bettruhe
- Prolactinhemmer
- Antibiotikagabe
- Abpumpen der Milch bzw. Weiterstillen
- natürlichem Abstillen.

Um ein Weiterstillen zu ermöglichen, sollte die Dosis des Prolactinhemmers möglichst niedrig und die Therapiedauer dem klinischen Beschwerdebild angepaßt sein. In schweren Fällen ist zu entscheiden, ob man zusätzlich ein gegen Staphylokokken wirksames Antibiotikum einsetzt (z.B. penicillinasefestes Penicillin, Cephalosporine der 2. Generation oder Makrolide).

9.3 Mastitis und Stillen

Im Gegensatz zu früher ist man heute der Meinung, daß es bei der Mastitis besser ist, die Brust zu entleeren als sie ruhigzustellen. Ob die entzündete Brust beim Stillen für einige Stunden ausgespart und gegebenenfalls nur abgepumpt wird, sollte von den Beschwerden abhängig gemacht werden. Die klinische Erfahrung zeigt, daß es bei der Fütterung von staphylokokkenreicher Muttermilch nur sehr selten zu einer Infektion des Kindes kommt.[!] Reife, gesunde Kinder sollten deshalb unter sorgfältiger Beobachtung weitergestillt werden bzw. die abgepumpte Milch verfüttert bekommen. Für den Fall, daß die Möglichkeit einer Keimzahlbestimmung besteht, gilt eine Keimzahl von > 10^3/ml Milch als Grenzwert, ab dem für 3 Tage nicht mehr gestillt, abgepumpt und die Milch verworfen werden sollte [15, 20, 21].

9.4 Abszedierende Mastitis

Bei unzureichender oder zu spät einsetzender Therapie besteht die Gefahr eines Fortschreitens der Entzündung mit Ausbildung eines Abszesses. Konservative Therapiemaßnahmen müssen hierbei erfolglos bleiben. Ist die Entzündung noch nicht ausreichend abgegrenzt, kann eine lokale Wärmeapplikation das Einschmelzen des Abszesses beschleunigen.

Eine abszedierende Mastitis sollte unter funktionellen und kosmetischen Gesichtspunkten behandelt werden.[!] Bei kleineren Abszessen ist es häufig ausreichend unter Antibiotikaschutz nur zu punktieren. Ist eine Inzision erforderlich, dann sollte unabhängig von der Lage des Abszesses innerhalb der Brust ein Bardenheuer-Bogenschnitt in der Submammarfalte erfolgen. Für eine befriedigende Abszeßentleerung werden die Abszeßhöhle stumpf erweitert und die Wundhöhle durch einen dicken Drainageschlauch offengehalten. Mehrmals täglich durchgeführte Spülungen mit Polyvidonjodlösung lassen die entzündliche Reaktion rasch abklingen. In der Regel wird während der Akutphase die Milch abgepumpt und verworfen. Ob während der chirurgischen Intervention nicht doch weitergestillt werden kann, muß vom Einzelfall abhängig gemacht werden [5, 20, 21].

Betreuung im Wochenbett

Die in vielen Kliniken noch übliche Trennung der Zuständigkeit für Uterus und Pflege der Wöchnerin auf der einen Seite und Brustpflege, Stillen und Pflege des Kindes auf der anderen Seite sollte zugunsten einer ganzheitlichen Betreuung von Mutter und Kind aufgegeben werden. Diese Aufgabe sollte von Hebammen, Kranken- und Kinderkrankenschwestern sowie Ärzten gemeinsam unter Einbeziehung des Kreißsaalpersonals wahrgenommen werden. Aufgabe und Ziel einer ganzheitlichen Betreuung muß es sein, die Gesundheit von Wöchnerin und Kind zu gewährleisten, Wünsche und individuelle Vorgaben der Eltern mitzuberücksichtigen, sie unterstützend zu beraten und anzuleiten und sie auf die neue Aufgabe im Umgang mit ihrem Kind vorzubereiten. Erfolgt eine ambulante Entbindung oder frühzeitige Entlassung der Wöchnerin, ist dafür Sorge zu tragen, daß die häusliche Betreuung durch eine Hebamme und einen Kinderarzt am besten schon vor der Entbindung sichergestellt ist.

1 Routineuntersuchungen

Nach einer normal verlaufenen Spontangeburt müssen einmal täglich Blutdruck, Puls und Temperatur kontrolliert werden.[!] Die Kontrolle des kleinen Blutbilds erfolgt am 1. oder 2. Wochenbettstag. Bei einem Kaiserschnitt wird wie nach einer Laparotomie verfahren. Zusätzliche Untersuchungen sind abhängig von geburtshilflichen und internistischen Besonderheiten.

2 Allgemeine Körperpflege

Nach einer normalen Geburt ist eine Wöchnerin in der Regel fast immer in der Lage, die allgemeine Körperpflege selbst zu übernehmen. Sobald sie sich von den Geburtsstrapazen ausreichend erholt hat und ihr Kreislauf stabil ist, kann sie duschen und auch ihre Haare waschen. Damit durch das ablaufende Shampoo die Brustwarzen nicht unnötig gereizt werden, sollte dies zeitlich getrennt erfolgen. Beim Abtrocknen ist darauf zu achten, daß für Ober- und Unterkörper verschiedene Handtücher benutzt und diese häufig gewechselt werden.

3 Kontrolle von Damm und Vulva

Um ein Hämatom, eine Schwellung und Wundheilungsstörungen rechtzeitig erkennen zu können und damit unnötige Schmerzen zu verhindern, sollte der Damm- und Vulvabereich täglich inspiziert werden. Um die **Wundheilung bei Verletzungen** der Geburtswege und des Dammes nicht zu gefährden, ist darauf zu achten, daß die Vorlagen zur Aufnahme des infektiösen Wochenflusses oft genug gewechselt werden und der Dammbereich täglich mehrmals, besonders nach der Defäkation, gespült und gereinigt wird. Als Spülflüssigkeit dient lauwarmes Leitungswasser, dem Kamille zugesetzt werden kann. Die Verwendung von antiseptischen Lösungen ist in der Regel nicht erforderlich.

Zur **Pflege der Dammnaht** werden Sitzbäder mit Zusatz von Eichenrindenextrakt, Kaliumpermanganat oder Kamille ab dem 2. bis 3. Wochenbettstag mehrmals täglich für mehrere Minuten empfohlen. Bei einer entzündeten Dammnaht oder bei Schmerzen sollten diese Maßnahmen intensiviert und ergänzt werden. Lindernd wirken während der ersten Tage lokale Eiskrawatten, ein Kältebad und gegebenenfalls die Entfernung eines unter Spannung stehenden Fadens der Dammnaht. Übersteigen die Gewebespannung und die Schmerzen das erträgliche Maß, dann sollten großzügig Antiphlogistika und Analgetika eingesetzt werden. Hat sich ein großes Hämatom entwickelt, dann muß im Einzelfall entschieden werden, ob eine Hämatomausräumung und Drainage erforderlich sind.

4 Kontrolle der Uterusrückbildung

Nachwehen können besonders am ersten Tag sehr schmerzhaft sein und Analgetika erforderlich machen.[!!] Ihre Intensität läßt gewöhnlich schon bald nach. Sie treten dann gewöhnlich nur noch während des Stillens verstärkt auf.

Die **Rückbildung des Uterus** und die Beschaffenheit der Lochien werden täglich kontrolliert.[!!!] Nach dem ersten Wochenbettstag tritt der Fundus uteri bei regelrechter Rückbildung 1 bis 2 cm tiefer, bei einem sektionierten Uterus verläuft die Rückbildung langsamer. Eine Subinvolutio wird bei regelmäßigen Kontrollen leicht erkannt.

5 Kontrolle der Blasen- und Darmfunktion

Im Zusammenhang mit der Geburt treten häufig Irritationen von Blase, Harnröhre und Rektum auf, die das Ingangkommen der spontanen Blasen- und Darmentleerung verzögern [47]. Meist normalisiert sich der Zustand ohne Abführmaßnahmen spätestens am 2. oder 3. Wochenbettstag. Schmerzen durch Hämorrhoiden, einen Hämorrhoidalprolaps oder eine Thrombosierung können reflektorisch ebenfalls zu Stuhlverhaltung führen.[!!!!] Milde Abführmaßnahmen, Eiskühlung, Tampositorien, mit Salben getränkte Läppchen und eventuell eine chirurgische Intervention können erforderlich werden. Als Abführmittel haben sich neben vielen Hausrezepten ballaststoffreiche Kost, Leinsamen, Bohnenkaffee, oral einzunehmende Laxanzien, ein Mikroklist oder ein Einlauf bewährt.

Relativ häufig klagen Wöchnerinnen postpartal darüber, daß sie kein richtiges **Gefühl für die Blasenfüllung** haben oder den Urin nicht immer kontrolliert zurückhalten können. Auch diese Schwierigkeiten klingen in der Regel nach einigen Tagen ab. Probleme können allerdings länger bestehen, wenn präpartal bereits Störungen bestanden haben oder

---

[!] *Nach einer normal verlaufenen Spontangeburt müssen einmal täglich Blutdruck, Puls und Temperatur kontrolliert werden!*

[!!] *Nachwehen können besonders am ersten Tag sehr schmerzhaft sein und Analgetika erforderlich machen!*

[!!!] *Die Rückbildung des Uterus und die Beschaffenheit der Lochien werden täglich kontrolliert!*

[!!!!] *Schmerzen durch Hämorrhoiden, einen Hämorrhoidalprolaps oder eine Thrombosierung können reflektorisch ebenfalls zu Stuhlverhaltung führen!*

es bei einer verzögerten Austreibungsperiode oder erschwerten Zangen- bzw. Vakuumgeburt zu einer übermäßigen Dehnung des Stützgewebes von Blase und Harnröhre gekommen ist. Besteht der Verdacht auf eine Überlaufblase, dann sollte dieser sonographisch durch eine Restharnbestimmung abgeklärt werden und die Blase gegebenenfalls mehrmals nach ordentlicher Desinfektion katheterisiert werden. Eine kurzfristige medikamentöse Behandlung mit Parasympathomimetika (z. B. Doryl®) oder mit Cholinesterasehemmern (z. B. Ubretid®) ist nur in Ausnahmen erforderlich. Bei bestehender Harninkontinenz sollte besonders nachdrücklich auf die Bedeutung und Wirkung einer konsequenten Beckenbodengymnastik hingewiesen werden.[!] Finden sich Hinweise für eine Blaseninfektion, muß vor einer gezielten Therapie unter sterilen Kautelen Urin abgenommen und ein Urinsediment sowie eine bakteriologische Keimbestimmung veranlaßt werden.

6 Impfprophylaxe

Bei einer **rhesus-negativen Mutter** ist zur Vermeidung einer Rhesus-Sensibilisierung unmittelbar nach der Geburt die Blutgruppe des Kindes zu bestimmen. Ist das Kind rhesus-positiv und weist die Mutter noch keine Antikörper auf (indirekter Coombs-Test negativ), erfolgt die prophylaktische Gabe von Anti-D-Immunglobulin.[!!] Dazu werden 200–300 mg Immunglobulin Anti-D i. v. oder i. m. innerhalb der ersten 48 (spätestens 72) Stunden nach der Entbindung appliziert. Bei Verdacht auf eine fetomaternale Makrotransfusion muß eine höhere Anti-D-Dosis nachgespritzt werden (siehe auch Bd. 5, Kap. 17, Abschnitt 4 „Prophylaxe").

Eine **Aktivimpfung gegen Röteln** sollte bei Wöchnerinnen vorgenommen werden, bei denen keine oder nur eine zweifelhaft sichere Immunität (HAH-Titer ‚1:32 oder ‚1:16 und kein spezifischer IgG-Nachweis) nachgewiesen werden kann. Für die Immunisierung stehen verschiedene subkutan zu applizierende Aktivimpfstoffe zur Verfügung [7, 27] (siehe auch Bd. 5, Kap. 22, Röteln, Abschnitt 4 „Therapie und Prophylaxe").

7 Wochenbettgymnastik

Ziel der Wochenbettgymnastik ist die Rückbildung der schwangerschaftsbedingten Veränderungen bei der Körperhaltung, der Beckenboden- und Bauchmuskulatur und dem Bandapparat der Gebärmutter und des Beckens.

Zusammen mit der Geburtsvorbereitung kann eine konsequente **Wochenbettgymnastik** negative Einflüsse verhindern und einer möglichen späteren Senkung mit oder ohne Harninkontinenz vorbeugen bzw. die Beschwerden abschwächen. Mit dem Kreislauftraining und leichten gymnastischen Übungen kann nach einer normal verlaufenden Geburt schon sehr früh, d. h. nach der ersten erholsamen Nacht begonnen werden. Häufiges Aufstehen und die selbständige Übernahme der Körperpflege aktivieren zusätzlich den Kreislauf und intensivieren den Stoffwechsel. Die Teilnahme am „Rooming-in" unterstützt diese Maßnahmen.

Die wichtigste Grundlage der Rückbildung ist die **Korrektur der Haltung**, besonders im Beckenbereich. Alle durch die Schwangerschaft verlagerten Organe müssen wieder zu ihrer ursprünglichen anatomischen Lage zurückkehren.[!!!] Die Bauchlage ist hierbei besonders förderlich. Sie verstärkt gleichzeitig die Nachwehen und den Wochenfluß. Zur Stabilisierung der Muskulatur ist es besonders wichtig, die Beckenboden- und Bauchmuskulatur isoliert und gemeinsam zu erspüren und zu trainieren. Um den Beckenboden unmittelbar nach der Geburt noch zu schonen, werden die ersten Übungen zunächst im Liegen durchgeführt. Bewegungsübungen in Rückenlage mit hochgelagerten Beinen verstärken und beschleunigen zusätzlich die Entwässerung des Körpers.

In den ersten Tagen nach der Geburt genügt es, 15 Minuten einmal täglich intensiv zu üben. Zusätzlich soll das zurückkehrende Gefühl für den Beckenboden und die Bauchmuskulatur dazu genutzt werden, die Muskulatur mehrmals am Tag bewußt anzuspannen und zu entlasten. Bei der Miktion kann versucht werden, den Harnstrahl mehrmals zu unterbrechen. Die tägliche Beckenbodenwahrnehmung sollte als präventive Maßnahme dauerhaft beibehalten werden.[!!!!]

Ab der 3. Woche nach der Geburt hat es sich bewährt, die Rückbildungsgymnastik in der Gruppe auf eine Stunde pro Woche zu konzentrieren. Insgesamt sollte die Rückbildungsgymnastik über einen Zeitraum von mindestens 7–10 Wochen fortgeführt werden.[!!!!!]

8 Ernährung

Die stillende Wöchnerin muß bei ihrer Ernährung sowohl auf den eigenen vermehrten Energiebedarf (ca. 600 kcal zusätzlich) als auch auf den Nährwert ihrer Muttermilch achten. Der Nährwert hängt dabei im wesentlichen von den eigenen Ernährungs-

gewohnheiten ab. Als allgemeine Richtlinie für eine richtige Ernährung können gelten:
- **häufigeres Essen** und kleinere Mahlzeiten
- **vielseitige Ernährung:** täglich reichlich Getreide in Form von Brot, Reis, Nudeln und Müsli; viel frisches Gemüse, Rohkost und Salat, Obst, Milch und Milchprodukte; häufig Kartoffeln, weniger Wurst und Fleisch, dafür mindestens einmal pro Woche Seefisch; Verwendung von hochwertigen Pflanzenölen (z. B. Distelöl, Keimöl, Sonnenblumenöl), da dieses reich an mehrfach ungesättigten Fettsäuren ist
- **Trinken** nach Durstgefühl, aber mindestens 2 Liter (Leitungs- oder Mineralwasser, verdünnte Frucht- und Gemüsesäfte).

Grundsätzlich können während der Stillzeit alle Lebensmittel gegessen werden, die zu einer vollwertigen Kost gehören.[I] Die Mutter sollte ihr Kind beobachten, wie es auf die Ernährung reagiert.[II] Manche Kinder werden wund, wenn die Mutter säurereiches Obst (z. B. Orangen, Grapefruit, Kiwifrüchte) ißt bzw. Säfte aus Zitrusfrüchten trinkt. Empfindliche Babys reagieren aber auch auf andere Obstsorten. Prinzipiell ist zu empfehlen, immer nur eine Obstsorte auszuprobieren, um den Überblick zu behalten. Obstsäfte sollten nur verdünnt getrunken werden. Blähungen treten häufig bei bestimmten Gemüsesorten auf, z. B. bei Weiß-, Rot- oder Blumenkohl, Hülsenfrüchten (Erbsen, Linsen, Bohnen), Zwiebeln, Knoblauch und Gurkensalat. Verweigert ein Kind die Muttermilch, dann können dafür auch intensive Geschmacks- und Geruchsstoffe bzw. Knoblauch und Zwiebeln verantwortlich sein.

Vitamine: Oft liegt in Schwangerschaft und Stillzeit ein Mangel an Eisen und bestimmten Vitaminen (B1, B6, Folsäure) im Blut vor. Symptome wie Müdigkeit, Konzentrationsschwäche und Blutarmut können auf diesen Mangel hinweisen. Bei der Auswahl der Speisen ist besonders auf einen hohen Gehalt dieser Stoffe zu achten [33].

Komplikationen im Wochenbett

1 Blutungen

Blutungen im Wochenbett sind bei gewissenhafter Inspektion der Plazenta und fachgerechter Versorgung der Geburtsverletzungen selten. Sie können durch uterine Ursachen oder Verletzungen bedingt sein.

1.1 Uterine Blutungen

Puerperale Blutungen aus dem Uterus können folgende Ursachen haben:
- unkomplizierte Subinvolutio
- Retention von Plazenta- oder Eihautresten
- Endometritis
- funktionell-endokrine Störungen

In den ersten postpartalen Tagen wird von Wöchnerinnen gelegentlich über eine mäßig verstärkte Blutung mit spontanem Abgang von Gewebestücken, besonders nach dem Aufstehen, berichtet. Hierbei handelt es sich in der Regel um Koagel und gelöste Eihautreste, die aus dem Uterus ausgestoßen werden. Die Blutung schwächt sich nach dem Gewebeabgang deutlich ab.

Blutet es später, vor allem zwischen der 2.–4. Woche post partum, ist ursächlich an ein zurückgebliebenes, nicht vollständig gelöstes **Plazentastück** oder an einen **Plazentapolypen** zu denken. Der Plazentapolyp vergrößert sich durch schichtweises Anlagern von geronnenem Blut an die aufgeraute Oberfläche. Eine bakterielle Besiedelung des Polypen und des angrenzenden Endomyometriums ist möglich.

Die Endometritis gilt als die zweithäufigste Blutungsursache im Wochenbett.[III] Bleibt die Infektion auf das Endometrium beschränkt, findet sich außer einer leichten, in der Stärke und Dauer variierenden Blutung keine weitere klinische Symptomatik.

Gegen Ende des Wochenbetts kann eine **funktionell-endokrine Störung**, hervorgerufen durch eine erhöhte Östrogenaktivität bei noch unzureichender Progesteroneinwirkung, zu einer verstärkten Blutung führen.

Diagnostik: Soweit ein aus dem Uterus ausgestoßenes Gewebestück aufgefangen wurde, wird es auf Plazentareste hin untersucht. Anschließend wird die Höhe des Fundusstands und der Tonus der Gebärmutter überprüft. Ein größerer Plazentapolyp kann nicht selten im geöffneten Zervikalkanal getastet oder bei der Spekulumeinstellung gesehen werden. Mit Hilfe der Sonographie gelingt es heute relativ leicht, das Cavum uteri darzustellen und retiniertes Gewebe zu lokalisieren (Abb. 17-4). Ein Temperaturanstieg oder eine Erhöhung der Entzündungsparameter finden sich bei einem Plazentapolypen eher selten.

Therapie: Bei einer Subinvolutio oder einfachen Endometritis ist die Gabe von Uterotonika indiziert. Retiniertes Gewebe im Cavum uteri muß ent-

---

[I] *Grundsätzlich können während der Stillzeit alle Lebensmittel gegessen werden, die zu einer vollwertigen Kost gehören!*

[II] *Die Mutter sollte ihr Kind beobachten, wie es auf die Ernährung reagiert!*

[III] *Die Endometritis gilt als die zweithäufigste Blutungsursache im Wochenbett!*

Abb. 17-4
Sonographischer Befund eines Plazentarests im Cavum uteri.

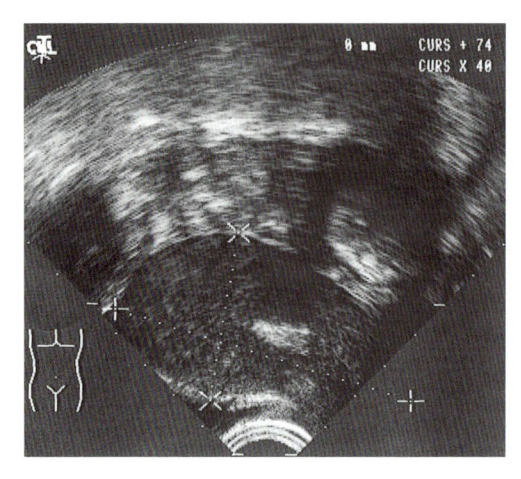

!*Retiniertes Gewebe im Cavum uteri muß entfernt werden!*

!!*Bei der instrumentellen Ausräumung des Cavum uteri ist die große Perforationsgefahr der Uteruswand zu berücksichtigen!*

fernt werden.! Bei ausreichend weit geöffnetem Zervikalkanal kann versucht werden, mit dem Finger das Kavum zu entleeren; in den meisten Fällen ist es aber erforderlich, in Vollnarkose die Gewebereste instrumentell mit einer großen stumpfen Kürette zu entfernen. Um der Gefahr einer iatrogenen Infektion zu begegnen, erfolgt der Eingriff unter einer eintägigen Antibiotikaprophylaxe. Gibt es bereits Hinweise für eine manifeste Infektion, ist zur Verhinderung einer möglichen Sepsis eine mehrtägige Antibiotikatherapie erforderlich. Bei der instrumentellen Ausräumung des Cavum uteri ist die große Perforationsgefahr der Uteruswand zu berücksichtigen.!! Bei einem schlecht kontrahierten Uterus reduziert eine intravenöse Oxytocingabe präoperativ die Perforationsgefahr.

1.2 Rißblutungen aus Geburtsverletzungen

Geburtsbedingte Gefäßverletzungen werden meist entweder durch eine starke Blutung nach außen oder eine Hämatombildung erkannt. Abhängig von der Ausdehnung und Lokalisation wird ein Hämatom aber nicht selten erst am 2. oder 3. Wochenbettstag diagnostiziert, wenn die geburtsbedingten Beschwerden nicht nachlassen und gezielt nach einer Ursache gefahndet wird.

Therapie: Eine akute Blutung infolge einer gelösten Ligatur oder aus einem retrahierten, zunächst spastisch verengten Gefäß wird ligiert; Hämatome werden drainiert. Bei der Ausräumung der Hämatome lassen sich in den allermeisten Fällen keine isolierten Gefäße als Blutungsursache mehr ausmachen. Eine Antibiotikagabe ist bei einer großen Hämatombildung anzuraten. Neben einer antiphlogistischen Therapie sind resorptive Maßnahmen für die Rückbildung von Induration und Schwellung förderlich.

2 Fieber nach der Geburt

Wird der Wochenbettverlauf durch auftretendes Fieber kompliziert, dann ist zu klären, ob ursächlich eine verminderte Flüssigkeitszufuhr oder eine genitale oder extragenitale Infektion verantwortlich ist. Auch beim Milcheinschuß kann gelegentlich eine Temperaturerhöhung beobachtet werden.

Historisch definiert ist der Begriff des **Wochenbettfiebers** (Puerperalfieber, Kindbettfieber). Unter Wochenbettfieber werden alle Infektionen zusammengefaßt, die ihren Ausgang von den Genitalorganen nehmen und zu rektal gemessenen Temperaturen von mehr als 38°C nach dem 1. und vor dem 11. postpartalen Tag führen. Aus prognostischen und therapeutischen Gründen ist es wichtig, den Zeitpunkt des Eintritts, die Höhe und die Dauer des Fiebers zu bewerten. Je nach Ausbreitung und Schweregrad können subfebrile Temperaturen oder plötzliche Fieberzacken auftreten. Neben dem Fieber sind weitere Symptome zu beobachten, z. B. schlechte Uterusrückbildung, fötide Lochien, Kantenschmerz des Uterus, Schmerzen im Bereich der ableitenden Harnwege, Spannen, Schmerzen und Rötung der Brust, ausstrahlende Schmerzen in das Bein, lokale Venenentzündungen, allgemeines Krankheitsgefühl, Unruhe, Pulsbeschleunigung, Übelkeit, Kopf- und Gliederschmerzen.

Durch einfaches frühzeitiges Handeln können schwere Infektionen meist verhindert werden.

Im klinischen Alltag hat es sich bei Fieber bewährt, alle häufig im Wochenbett zu beobachtenden Ursachen der Reihe nach diagnostisch abzufragen und für den Einzelfall an die seltenen Fieber erzeugenden Komplikationen zu denken: Milchstau, Mastitis, Zystitis und Pyelonephritis, gestörte Wundheilung, Endo- bzw. Endomyometritis, Puerperalsepsis, Thrombophlebitis, Infektionen durch Streptokokken der Gruppe A, Ovarialvenen-Thrombophlebitis [9].

2.1 Milchstau und Mastitis

Eine Fieberursache ab dem 3.-4. Wochenbettstag kann ein Milchstau und etwas später eine Mastitis sein. Ursachen, Symptome und Therapie sind in den Abschnitten 8 „Milchstau" und 9 „Mastitis" zusammengefaßt.

2.2 Zystitis und Pyelonephritis

Geburtstraumatische Schäden und häufiges Katheterisieren bei postpartaler Blasenentleerungsstörung mit Restharnbildung begünstigen die Entstehung einer **Zystitis**. Diagnose und Therapie erfolgen wie außerhalb einer Schwangerschaft.

Bei der **Pyelonephritis** im Wochenbett handelt es sich meistens um ein Rezidiv einer bereits in der Schwangerschaft vorhandenen Nierenbeckenentzündung. Im Gegensatz zur einfachen Zystitis ist die Pyelonephritis nahezu immer mit einer Temperaturerhöhung verbunden. Die antibiotische Therapie der Pyelonephritis richtet sich nach dem Ergebnis der Keimaustestung und muß mögliche Auswirkungen auf das Stillen berücksichtigen. Die Therapie stützt sich vor allem auf Penizilline und Cephalosporine. Die Dauer der Therapie sollte wegen der Rezidivgefahr eine Woche nicht unterschreiten.

2.3 Gestörte Wundheilung

Wundheilungsstörungen im Bereich der Geburtswege, der Uteruswunde und der Bauchdecken bei Sectio caesarea können subfebrile, selten febrile Temperaturen meist erst ab dem 2. postpartalen Tag hervorrufen. Die Beschwerden sind in der Regel lokal umschrieben.

Die **Therapie** besteht aus:
- lokaler Wundbehandlung
- Sitzbädern
- Antiphlogistikagabe
- Antibiotikagabe (bei Temperaturen > 38°C)
- gegebenenfalls Hämatomausräumung.

Steht eine Sectionarbe unter Spannung oder liegt bereits eine Dehiszenz vor, sollte frühzeitig die Naht teilweise oder ganz eröffnet werden, um eine effiziente lokale Behandlung zu ermöglichen. Diese sollte so lange fortgesetzt werden, bis die Sekundärheilung abgeschlossen ist oder eine Sekundärnaht mit Anfrischung der Wundränder erfolgen kann.

Eine Sekundärnaht einer klaffenden Scheiden- oder Dammverletzung ist nur selten erforderlich, da die Granulation aus der Tiefe relativ rasch fortschreitet und in aller Regel zu einer befriedigenden Wundadaptierung führt.

2.4 Endometritis und Endomyometritis

Die häufigste Ursache des Wochenbettfiebers [9, 21, 22, 26] ist die Endometritis.[I] Frauen, bei denen in der Schwangerschaft insbesondere B-Streptokokken, Ureaplasmen oder Gardnerella vaginalis im Zervixabstrich nachgewiesen worden sind, entwickeln signifikant häufiger eine Wochenbettinfektion. Die Endometritis puerperalis ist fast immer durch eine Aszension von Keimen aus der Scheide verursacht. Es gibt eine Reihe von **Faktoren, die die Entstehung einer Infektion begünstigen:**
- vorzeitiger Blasensprung
- lange Geburtsdauer mit häufigen Untersuchungen
- vaginale und uterine operative Eingriffe (Vakuum- oder Zangenextraktionen, manuelle Plazentalösung, Zervixrevision, Naht von Geburtsverletzungen)
- Sectio caesarea
- verzögerte Uterusrückbildung
- pathogene Keime (A-Streptokokken, Staphylococcus aureus)
- hohe Keimzahl anderer Bakterien, z.B. bei der Aminkolpitis
- Anämie
- Immunsuppression
- Diabetes mellitus.

Die Infektion ist bei leichten Fällen der Endometritis puerperalis auf die oberflächlichen Gewebereste, vor allem die zurückgebliebenen Deziduareste und eventuell zurückgebliebene Eihäute beschränkt. Bei schweren Verläufen haben die Keime den leukozytären Schutzwall, der der Infektionsabwehr dient, penetriert und sind in die angrenzenden oberen Schichten des Myometriums eingedrungen. Ein fieberhafter Verlauf der Endometritis deutet auf eine umschriebene Mitbeteiligung des Myometriums hin [2].[II]

Als **Erreger** des Puerperalfiebers werden alle aeroben und anaeroben Keime wie Escherichia coli, Proteus, Klebsiellen, Pseudomonas, Mykoplasmen, Streptokokken, Staphylokokken, Gardnerella vaginalis, Chlamydien, Bacteroides, Clostridien und Peptokokken nachgewiesen. Bei der bakteriologischen Diagnostik findet sich fast immer eine Mischinfektion.

Die typischen **Symptome** sind:
- subfebrile Temperaturen
- nachlassender, fötider Wochenfluß, häufig Lochialstau
- Subinvolutio uteri (relativ zu großer, weicher, druckdolenter Uterus)
- gelegentlich leichte Blutung
- allgemeines uncharakteristisches Krankheitsgefühl
- Stirnkopfschmerz

Die **Therapie** besteht aus:
- einer vaginalen Untersuchung, gegebenenfalls mit Erweiterung des Zervikalkanals
- kontraktionsfördernde Maßnahmen (Oxytocininfusion, Stillen, Regulieren der Blasen- und Darmfunktion)
- lokale warme oder kalte Umschläge
- Mobilisierung.

Kommt es unter diesen Maßnahmen nicht zur baldigen Entfieberung, muß eine **antibiotische Therapie** begonnen werden. Um pathogene Keime wie Streptokokken, Staphylokokken oder E. coli rechtzeitig zu erkennen, muß vor der Antibiotikagabe ein

---

[II] *Ein fieberhafter Verlauf der Endometritis deutet auf eine umschriebene Mitbeteiligung des Myometriums hin!*

[I] *Die häufigste Ursache des Wochenbettfiebers ist die Endometritis!*

Zervixabstrich zur bakteriologischen Diagnostik entnommen werden. Die Auswahl des Antibiotikums richtet sich nach dem klinischen Verlauf und, falls bei Therapiebeginn bekannt, nach dem Erreger:

- Ampicillin (z.B. Amblosin®, Binotal®), dreimal 2 g/die i.v.
- Zephalosporine der 2. Generation (z.B. Zinacef®, Spicef®, Mandokef®)
- abhängig von der Schwere der Infektion ist ein gegen Anaerobier wirksames Präparat (z.B. Clont®, Flagyl®, Simplotan®) hinzuzufügen

Wegen der Gefahr einer tödlichen Puerperalsepsis soll bei klinischem Verdacht hoch dosiert werden.

2.5 Puerperalsepsis

Bei nicht rechtzeitiger oder unzureichender Behandlung einer Endomyometritis kann es zur Sepsis [22, 26, 36, 37] kommen. Diesem lebensbedrohlichen Krankheitsbild liegt eine Einschwemmung von virulenten Keimen in die Blutbahn zugrunde. Ausgehend von einer Endomyometritis bilden sich Mikroabszesse in der Uteruswand und infizierte Gefäßthromben, die als septischer Streuherd den Krankheitsprozeß unterhalten. Die Mehrzahl der Fälle einer Puerperalsepsis wird heute im Zusammenhang mit einer Sectio caesarea beobachtet. In seltenen Fällen kann auch eine Thrombophlebitis im kleinen Becken Ausgangsherd der Sepsis sein.

Symptome: Krankheitszeichen sind im Beginn oft spärlich und werden leicht übersehen, zumal auch das Befinden der Wöchnerin zunächst nicht sehr gestört sein muß. Das septische Zustandsbild wird vor allem durch die hohen, meist abendlichen Temperaturspitzen (39 °C), häufig mit Schüttelfrost, angezeigt. Bei fortschreitender Sepsis verstärkt sich das Krankheitsgefühl rasch. Angst und Unruhe treten ein, die Atmung und der Puls sind beschleunigt, Zeichen eines Subileus mit Abgang von dünnflüssigem Stuhl treten hinzu. Wegen des möglichen Übergangs der Puerperalsepsis in einen septischen Schock und in eine disseminierte intravasale Gerinnung besteht höchste Lebensgefahr.

Die Diagnostik beruht auf:
- Abnahme einer Blutkultur getrennt für aerobe und anaerobe Keime
- Bestimmung der Entzündungsparameter, Differentialblutbild und Gerinnungsanalyse.

Therapie: Bei Verdacht auf eine Puerperalsepsis ist eine hochdosierte, möglichst breit wirksame Antibiotikatherapie unverzüglich einzuleiten. Folgende Kombinationen können unter anderem eingesetzt werden [31]:

- Imipenem (Zienam®)
- Clindamycin (Sobelin®)
- Cefotaxim (Claforan®).

Die Therapie erfolgt unter intensivmedizinischer Überwachung. Kommt es nicht sehr rasch zu einer Besserung der Krankheitssymptome, muß rechtzeitig eine operative Revision eingeleitet werden. Neben der Drainage von Abszessen muß der Uterus als meist primärer Sepsisherd notfalls mitentfernt werden.

2.6 Thrombophlebitis

Die **oberflächliche Thrombophlebitis** ist an der lokalen Rötung, Schwellung und Druckschmerzhaftigkeit im Bereich der betroffenen Vene, die meist als derber Strang tastbar ist, relativ leicht diagnostizierbar. Treten zusätzlich Schmerzen im weiteren Gefäßverlauf auf, vor allem beim Stehen, und finden sich subfebrile Temperaturen, können dies Symptome einer beginnenden **tiefen Bein- oder Beckenvenenthrombose** sein (siehe auch Abschnitt 3 „Tiefe Venenthrombose"). Die Therapie der oberflächlichen Thrombophlebitis unterscheidet sich nicht von der außerhalb der Schwangerschaft und des Wochenbetts.

2.7 Infektionen durch Streptokokken der Gruppe A

Besonders gefürchtet ist die Infektion mit Streptokokken der Gruppe A. Diese insgesamt sehr seltene Infektion wird in den letzten Jahren zunehmend häufiger beobachtet [12, 22]. Die auch als Erreger des Kindbettfiebers bekannten Keime bewirken – ausgehend von einer kleinen Scheiden-, Damm- oder Sectiowunde – wegen ihrer besonderen enzymatischen Fähigkeiten eine sehr rasche Gewebepenetration mit Befall zunächst der Parametrien und des Endomyometriums. In wenigen Stunden geht die Infektion über auf die Adnexe, den Peritonealraum und gipfelt schließlich in einer Sepsis mit wegen Toxinausschüttung häufig letalem Ausgang. Im Lochialsekret lassen sich massenhaft grampositive Kokken nachweisen. Als weiterer möglicher Streuherd der Infektion gilt der Pharynxbereich, der bei der Intubation im Rahmen der Sectio berührt wird.

Wegen der sehr raschen Progredienz fehlen fast immer sichere lokale Infektionszeichen. Ein Temperaturanstieg kann anfänglich ebenfalls fehlen. Die Wöchnerin macht einen zunehmend kranken Eindruck, ihre Schmerzsymptomatik ist meist uncharakteristisch. Schon sehr früh finden sich Zeichen und Symptome des septischen Schocks, wie Oligurie, Herzinsuffizienz und Blutdruckabfall. Der klinische Verlauf ähnelt häufig dem durch Staphylokokken ausgelösten Toxic-shock-Syndrom.

Therapie: Nur durch eine sehr frühzeitige antibiotische Therapie kann ein häufig letaler Verlauf verhindert werden.! Die Behandlung erfolgt unter intensivmedizinischer Betreuung. Geeignete Antibiotika sind z. B.:
- Penicillin G (diverse Präparate), 20–30 Mio. E i.v. zwei- bis dreimal pro die
- Ampicillin (z. B. Binotal®) dreimal 2 g pro die i.v.
- Mezlocillin (Baypen®) dreimal 5 g pro die i.v.
- Piperacillin (Pipril®) drei- bis viermal 2 g pro die i.v.

2.8 Ovarialvenen-Thrombophlebitis

Die puerperale Ovarialvenen-Thrombophlebitis ist eine sehr seltene (0,05 %), aber schwere Komplikation, die fast immer eine Folgeerkrankung einer phlegmonösen Endomyometritis im Wochenbett ist. Auffallend häufig ist eine operative oder komplizierte vaginale Entbindung vorausgegangen. In der überwiegenden Mehrzahl der Fälle ist die rechte Ovarialvene betroffen. Die klinischen Symptome treten häufig am 2.–7. Tag postpartum auf und ähneln denen der Endomyometritis und der Pyelonephritis. Wegen der Seltenheit des Auftretens und des untypischen gynäkologischen Befunds wird die richtige Diagnose meist erst im Rahmen einer Laparotomie zum Ausschluß einer Appendizitis oder Peritonitis gestellt [36, 37].

Die **Symptome** sind:
- Fieber
- Leukozytose
- fötide Lochien
- Übelkeit, Erbrechen
- Blasen- und Darmentleerungsstörungen, geblähter Bauch
- weicher, druckdolenter Uterus
- ausgeprägter Flankenschmerz
- Psoasschmerz
- Sepsis

Die **Diagnostik** beruht auf:
- dem Nachweis einer Endomyometritis
- einem von abdominal tastbaren, druckdolenten, walzenförmigen Tumor über der betroffenen Adnexe
- dem Ultraschall-Doppler-Befund
- der Computer- oder Magnetresonanztomographie.

Therapie: Bei klinischem Verdacht und unkompliziertem Verlauf ist zunächst eine konservative Therapie mit Antibiotika (z.B. Penizilline oder Zephalosporine in Kombination mit Metronidazol) und parenteral zu applizierenden Antikoagulanzien angezeigt. Kommt es zu keiner raschen Besserung des Krankheitsbilds, müssen, wie auch bei septischen oder embolischen Komplikationen, alle infektiösen Herde und thrombosierten Venen reseziert werden. Der chirurgische Eingriff kann dabei von der Ligatur der Ovarialvenen bis zur Hysterektomie mit ein- oder beidseitiger Adnexektomie reichen.

3 Tiefe Venenthrombose

Veränderungen im Gerinnungs- und Fibrinolysesystem (erhöhte Konzentration von Fibrinogen, Faktor VII, VIII und X), eine verminderte fibrinolytische Aktivität und eine zunehmende venöse Rückflußbehinderung durch den wachsenden Uterus und den kindlichen Kopf oder Steiß führen während der Schwangerschaft zu einer Thromboseneigung (siehe auch Bd. 5, Kap. 8). Innerhalb von 14 Stunden post partum sind die Gerinnungswerte wieder normalisiert.

Die Rate der tiefen Venenthrombosen wird in der Schwangerschaft mit 0,03–0,3 % angegeben und unterscheidet sich damit nur unwesentlich von den Werten der Normalbevölkerung. Im Wochenbett steigt die Thromboserate um den Faktor 3 bis 4 an. Als prädisponierende Faktoren gelten hierbei die Sectio caesarea, eine höhere Kinderzahl, das fortgeschrittene Alter und die angeborene Thrombophilie.

Die tiefe Bein- oder Beckenvenenthrombose ist auch heute noch wegen der Gefahr der Abschwemmung des Thrombus mit nachfolgender fulminanter Lungenembolie eine der häufigsten maternen Todesursachen.!!

Im Gegensatz zur oberflächlichen Thrombophlebitis, bei der Rötung, Schwellung und Druckschmerzhaftigkeit im Bereich der betroffenen Vene relativ leicht die Diagnose sichern, ist die Diagnosestellung bei der tiefen Venenthrombose wegen der zu Beginn der Erkrankung häufig noch uncharakteristischen Krankheitszeichen schwieriger. Die **Symptome** sind:
- subfebrile Temperaturen
- ansteigende Pulsfrequenz
- Schmerzen im Gefäßverlauf
- Wadenschmerz
- Rückflußstau
- Zunahme des Oberschenkelumfangs
- unsymmetrischer Druckschmerz der Parametrien
- Ausbildung eines Umgehungskreislaufs (V. epigastrica superficialis)
- Spontan- und Druckschmerz in der Leistengegend.

Diagnose: Am sichersten läßt sich die klinische Verdachtsdiagnose einer tiefen Bein- oder Becken-

---

!Nur durch eine sehr frühzeitige antibiotische Therapie kann ein häufig letaler Verlauf verhindert werden!

!!Die tiefe Bein- oder Beckenvenenthrombose ist auch heute noch wegen der Gefahr der Abschwemmung des Thrombus mit nachfolgender fulminanter Lungenembolie eine der häufigsten materen Todesursachen!

venenthrombose mit der Phlebographie sichern [13].[1] Wegen der Strahlenbelastung sollte in den Kliniken, die über eine farbkodierte Duplex-Sonographieeinheit verfügen, diese Methode der Phlebographie vorgeschaltet werden. Ausreichende Erfahrung vorausgesetzt, kann auch mit dieser Methode die Diagnose bestätigt werden.

Die **Therapie** beruht auf:
- strenger Bettruhe
- Antikoagulanzien (30000–50000 IE Heparin i. v. pro 24 Stunden unter Kontrolle der Gerinnung)
- Thrombolyse mittels Streptokinase, Urokinase oder evtl. rekombinantem Gewebe-Plasminogen-Aktivator
- Thrombektomie.

Die Festlegung der Therapie [29, 30, 36, 37] erfolgt in enger Kooperation mit den Internisten und den Gefäßchirurgen. Eine fibrinolytische Therapie ist in den ersten Tagen post partum wegen der zu hohen Blutungsgefahr kontraindiziert.

Prophylaxe: Wöchnerinnen mit hohem Thromboembolierisiko sollen eine Low-dose-Heparinprophylaxe erhalten.[II] Ob eine prophylaktische Heparingabe bei Sectiopatientinnen ohne zusätzliche Risikofaktoren nützlich ist, konnte bisher nicht nachgewiesen werden. Dennoch wird in den meisten Kliniken bei Sectio eine medikamentöse Thromboseprophylaxe mit zweimal 5000 IE Heparin pro die oder z. B. einmal 2500 IE Fragmin® P pro die, beginnend sechs bis zwölf Stunden post partum bis zur vollständigen Mobilisierung der Wöchnerin durchgeführt.

Wöchnerinnen mit thromboembolischen Komplikationen in der Schwangerschaft werden auch im Wochenbett mit einer therapeutischen Dosis von Heparin behandelt. Die Therapiedauer richtet sich nach dem Einzelfall. Sie sollte mindestens 4–6 Wochen betragen [13, 29, 30].

4 Psychische Reaktionen im Wochenbett

Psychische Veränderungen im Zusammenhang mit Entbindung und Wochenbett sind weit verbreitet. Hinsichtlich Schweregrad und Krankheitswert sind verschiedene psychische Störungen im Wochenbett zu unterscheiden [4, 25, 28, 32, 38] (siehe auch Bd. 5, Kap. 19). Eine Risikoabschätzung für die Entwicklung einer späteren postpartalen Depression bereits im frühen Wochenbett ermöglich die Edinburgh Postnatal Depression Scale (EPDS) [3], (siehe auch Band 5, Kapitel 19).

4.1 Sogenannte Heultage

Den sog. Heultag, auch Baby Blues genannt, eine kurzlebige, relativ harmlose psychische Verstimmung, kennt jede Hebamme und jeder Geburtshelfer; jede Wöchnerin hofft, daß sie verschont bleibt. Bei bis zu 70 % der Wöchnerinnen werden relativ unvermittelt auftretende Symptome wie Verletzlichkeit, Traurigkeit, scheinbar grundloses Weinen, Ängste, Reizbarkeit und vorübergehende Schlafstörungen beobachtet. Die Verstimmung kann an jedem Tag zwischen dem 3. und 10. Wochenbettstag eintreten, wobei ein Maximum zwischen dem 3. und 5. Tag zu beobachten ist. Eine Beziehung der Erkrankung zum Verlauf der Entbindung scheint nicht zu bestehen. Ebenso gibt es keine Hinweise, daß ökonomische oder soziale Ursachen von Bedeutung für die Verstimmung sind. Häufig wird der postpartal eintretende steile Abfall der Steroidhormonkonzentrationen für das Stimmungstief verantwortlich gemacht. Hormonelle Unterschiede zwischen Frauen mit und ohne Depression im Wochenbett konnten bisher allerdings nicht gefunden werden. Interessant ist die Beobachtung, daß bei diesen Verstimmungen gehäuft erniedrigte Tryptophankonzentrationen im Serum gefunden wurden [4]. Dies kann auf Beziehungen zum Serotoninstoffwechsel hinweisen.

Da die Symptome meist nach einigen Stunden bis zu einem Tag wieder verschwunden sind, erübrigt sich eine spezielle Therapie. Menschliche Zuwendung und Verständnis, Schonung und Aufklärung helfen der Betroffenen über das vorübergehende Phänomen hinwegzukommen.

4.2 Wochenbettdepression

Wochenbettdepressionen werden mit einer Häufigkeit von 10–15 % aller Geburten angegeben. Seit der Einführung der ganzheitlichen Wochenbettbetreuung, der Intensivierung des frühen Mutter-/ Kindkontaktes und der zunehmenden Stillförderung scheinen die klinischen Fälle deutlich rückläufig zu sein. Das Beschwerdebild ist geringer als bei der Wochenbettpsychose, aber ausgeprägter als bei dem relativ harmlosen Heultag. Der Beginn ca. 2–3 Wochen post partum ist eher schleichend und fällt oft in die erste Zeit nach der Entlassung aus der Entbindungsklinik.

Die **Symptomatik** der Wochenbettdepression unterscheidet sich nicht von depressiven Verstimmungszuständen außerhalb der Gravidität.[III] Symptome wie unbegründete Traurigkeit, Versagensängste (schlechte Mutter, Unfähigkeit zur Liebe), Antriebslosigkeit, Müdigkeit, Schuldgefühle und Angstzu-

---

[I] *Am sichersten läßt sich die klinische Verdachtsdiagnose einer tiefen Bein- oder Beckenvenenthrombose mit der Phlebographie sichern!*

[II] *Wöchnerinnen mit hohem Thromboembolierisiko sollen eine Low-dose-Heparinprophylaxe erhalten!*

[III] *Die Symptomatik der Wochenbettdepression unterscheidet sich nicht von depressiven Verstimmungszuständen außerhalb der Gravidität!*

stände werden in unterschiedlicher Ausprägung beobachtet.

Obgleich die **Ursachen** für eine Wochenbettdepression im einzelnen nicht geklärt sind, kann davon ausgegangen werden, daß es sich um ein multifaktorielles Geschehen handelt und körperliche, soziale und psychische Faktoren für die Entstehung der Erkrankung eine große Rolle spielen. In Anbetracht der großen Bedeutung der Schilddrüse für das körperliche und seelische Wohlbefinden und ihrer funktionellen Veränderung während Schwangerschaft, Wochenbett und Stillzeit, sollte bei Patienten mit einer Wochenbettdepression die Schilddrüsenfunktion überprüft werden.

Therapie: Bei **leichter bis mäßiger Symptomatik** muß versucht werden, durch Gespräche, Einbeziehung der Familie, Entlastung von häuslicher Arbeit und Verantwortung sowie Ermöglichung von längeren Schlafzeiten die körperliche Regeneration und das Selbstvertrauen wieder zu stärken. Bei **anhaltender und schwerer Depression** ist die Hinzuziehung eines Psychiaters für die Diagnosesicherung und Therapiedurchführung erforderlich. Häufig muß eine Therapie mit antidepressiven Substanzen über mehrere Monate durchgeführt werden. Wenn es das klinische Beschwerdebild und die Dosierung der Psychopharmaka zulässt, sollte auf alle Fälle weiter gestillt werden.

4.3 Wochenbettpsychose

Die schwersten psychischen Störungen im Zusammenhang mit einer Entbindung sind die Wochenbettpsychosen, die mit einer Häufigkeit von 0,1 bis 0,3 % angegeben werden. Der Krankheitsbeginn fällt bei den meisten Wöchnerinnen in die ersten beiden Wochen post partum. Wegen der potentiellen Gefahr, die von der Wochenbettpsychose für Mutter und Kind ausgeht, sollte dem Geburtshelfer die initiale Symptomatik und die mögliche Dynamik des Verlaufs mit Auftreten schwerster Angst- und Erregungszustände bekannt sein. Besonders häufig auftretende Symptome zu Beginn der Psychose sind: Angst, Unruhe, depressive Verstimmung, Schlafstörungen, Verhaltensauffälligkeiten, Erregungszustände sowie Wahn- und halluzinatorische Erlebnisse. In der Regel tritt nicht ein einzelnes Symptom, sondern mehrere in Kombination auf.

Wird eine Wöchnerin wegen derartiger Symptome auffällig, muß an eine Wochenbettpsychose gedacht werden und ein Psychiater hinzugezogen werden. Unter anderem wegen der hohen Suizidgefahr ist die Einweisung einer erkrankten Patientin in eine psychiatrische Klinik meist nicht zu umgehen.[1]

5 Symphysenschaden

Eine vermehrte Durchblutung und ödematöse Gewebeauflockerung lassen die Ileosakralfugen und den Symphysenspalt in der Gravidität breiter werden. Sonographisch zeigt sich eine Erweiterung des

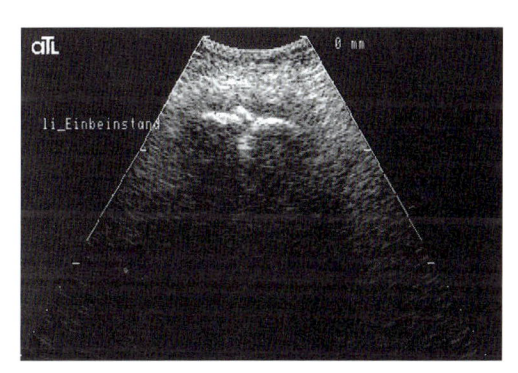

Abb. 17-5
Überdehnung des Symphysenspaltes zwei Tage post partum.

a) sonographisches Korrelat

b) röntgenologisches Korrelat

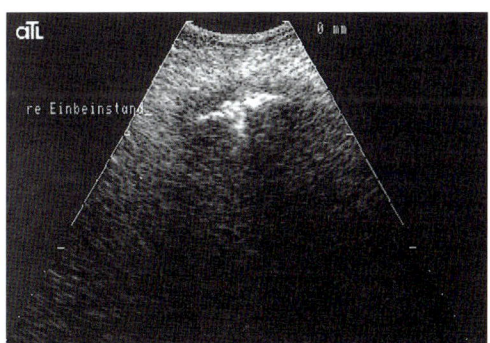

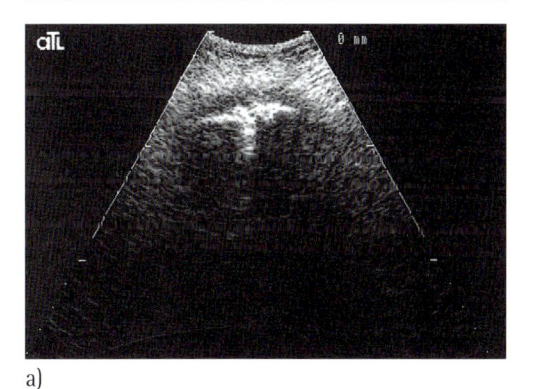

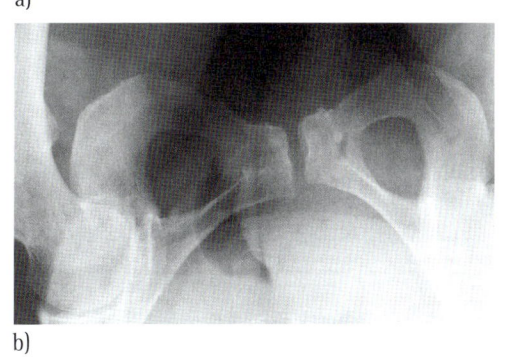

[1]Unter anderem wegen der hohen Suizidgefahr ist die Einweisung einer erkrankten Patientin in eine psychiatrische Klinik meist nicht zu umgehen!

Symphysenspalts von 4 auf 7 mm. Trotz dieser physiologischen Auflockerung des mütterlichen Beckenrings können vereinzelt in der Gravidität, besonders aber unter der Geburt, Läsionen der Symphyse beobachtet werden[1, 5]. Die Veränderungen reichen von der Überdehnung des Symphysenspalts bis zur Ruptur. Ursächlich werden neben geburtstraumatischen Vorgängen (operative Entbindung, großes Kind) individuelle pathologische Bindegewebereaktionen bei der Auflockerung des Bandapparats verantwortlich gemacht.

Die **Symptome** sind:
- Spontan- und Druckschmerz über der Symphyse und den Ileosakralgelenken
- Kraftlosigkeit der Beine
- Gangunsicherheit bzw. Watschelgang
- Schmerzen beim Heben und Drehen des Beines
- ausstrahlende Schmerzen in die Leistenregion
- Rotationshaltung der Beine.

Diagnostik: Die Darstellung des Symphysenschadens gelingt sowohl mit der Sonographie (Abb. 17-5a) als auch mit der Röntgenuntersuchung (Abb. 17-5b). Zur Darstellung der Symphysenruptur ist neben der Ruheaufnahme eine Aufnahme im Stehen mit jeweils wechselndem Standbein erforderlich.

Therapie: Die Schmerzen verschwinden relativ rasch unter körperlicher Schonung und Bettruhe. Die Dauer der Immobilisation richtet sich nach der Schwere des Symphysenschadens. Für die Beurteilung des Therapieerfolgs ist die sonographische Verlaufskontrolle besonders geeignet. Der therapeutische Wert von stabilisierenden Beckenbandagen ist nicht sicher belegt. Eine operative Therapie sollte den schweren Verlaufsformen vorbehalten bleiben.

Das Neugeborene

*Das Literaturverzeichnis findet sich in Kapitel 22, S. 387.

18 Versorgung des Neugeborenen aus Sicht des Geburtshelfers

A. Feige

Auch in der derzeit gültigen Weiterbildungsordnung für die Ärzte Bayerns – Neufassung vom 1. Oktober 1993, zuletzt geändert am 8. Oktober 2000 – werden im Leistungskatalog „Richtlinien über den Inhalt der Weiterbildung gemäß § 4" 20 Erstversorgungen des Neugeborenen einschließlich der primären Reanimation gefordert. Unter dem Buchstaben 7 B 1 – fakultative Weiterbildung spezielle Geburtshilfe und Perinatalmedizin – werden 50 Erstversorgungen des Neugeborenen einschließlich der primären Reanimation gefordert [3].

Aus dem Umstand, daß in zunehmendem Maße die Geburt von Risikokindern aus Risikoschwangerschaften in Zentren erfolgt bzw. zur Geburt dieser Risikokinder der Neugeborenen-Notarztdienst zugezogen wird, resultiert die Tatsache, daß der Weiterbildungsassistent in der Geburtshilfe die Technik zur Versorgung der Neugeborenen nach pathologischer Schwangerschaft und Geburt nicht mehr trainiert, und deshalb nicht mehr beherrscht. In Kliniken niedrigerer Versorgungsstufe entfällt das Training, wenn man bedenkt, daß nur bei 5 % der Neugeborenen Reanimationsmaßnahmen erforderlich sind.[!] So besteht die Aufgabe des Geburtshelfers darin, festzustellen, ob ein Neugeborenes Auffälligkeiten aufweist und gegebenenfalls palliative Maßnahmen ergreift bis der zugezogene Neonatologe die spezielle und möglicherweise kausale Behandlung übernimmt (siehe auch Kap. 19).

Die **Zustandsdiagnostik des Neugeborenen** erfolgt durch Beurteilung nach dem Apgar-Score (Tab. 18-1) der Azidität des kindlichen Blutes sowie der Beobachtung auf Hinweise für Fehlbildungen (siehe auch Kap. 19).

Der Geburtshelfer und die Hebamme [2] sind verantwortlich für die **Identifikation des Neugeborenen**, die möglichst in Anwesenheit von Kindsmutter oder Kindsvater durch zwei voneinander unabhängige Systeme durchgeführt werden sollte.[!!] Das Kind erhält ein Namensbändchen mit dem Namen der Mutter sowie einer Nummer. Diese Nummer und der Name der Mutter werden auf der Kinderkurve, die am Kinderbett befestigt ist, dokumentiert.

In der Regel wird das Neugeborene als Ausdruck einer kultischen Handlung in den meisten Kliniken gebadet. Eine medizinische Indikation zum **Baden von Neugeborenen** besteht lediglich bei Kindern HIV-positiver Mütter.[!!!] Das abgetrocknete und angezogene Kind verbleibt in den ersten zwei Lebensstunden post partum mit der Mutter auf dem Kreißsaal. In der Zeit werden Mutter und Kind in nicht vorgeschriebenen Abständen von der Hebamme im Hinblick auf ihre vorhandenen Vitalfunktionen kontrolliert. Danach erfolgt die Verlegung des Kindes und der Mutter auf die Wochenstation, wo bei gesunden Kindern keine weiteren Überwachungsmaßnahmen erforderlich sind.

[!!] Der Geburtshelfer und die Hebamme sind verantwortlich für die Identifikation des Neugeborenen!

[!!!] Eine medizinische Indikation zum Baden von Neugeborenen besteht lediglich bei Kindern HIV-positiver Mütter!

[!] Bei nur 5 % der Neugeborenen sind Reanimationsmaßnahmen erforderlich!

Parameter	Gewichtung der einzelnen Parameter			Beurteilung nach 1,5 und 10 min		
	0	1	2	1 min	5 min	10 min
Kolorit	blaßblau	zyanotisch bis blau-rot	rosig			
Atmung	keine	schwach, unregelmäßige Schnappatmung	kräftig, schreiend			
Tonus	schlaff, keine Spontanbewegung	vermindert, wenig Spontanbewegung	Beugetonus, gute Spontanbewegung			
Reaktion auf äußere Reize	keine	gering	lebhaft			
Herzschlag	kein	< 100	> 100			

Tab. 18-1
Apgar-Schema zur Beurteilung der Vitalität in den ersten Lebensminuten.

Inhalt*

- **Definitionen** 317
- **Das gesunde Neugeborene** 317
1 Postnatale Adaptation 317
2 Erstversorgung und Untersuchung des gesunden Neugeborenen 319
3 Screening-Untersuchungen 320
4 Routineversorgung des Neugeborenen in den ersten Lebenstagen 320
5 Ernährung des Neugeborenen und jungen Säuglings 320

- **Das kranke Neugeborene** 322
1 Postnatale Asphyxie des Neugeborenen 322
2 Erkrankungen der Atmungsorgane 324
2.1 Nasse Lunge-Syndrom 324
2.2 Mekoniumaspirations-Syndrom 325
2.3 Pneumonien 325
2.4 Fehlbildungen im Bereich der Atemwege 326
3 Erkrankungen von Herz und Kreislauf 327
3.1 Angeborene Herzfehler 327
3.2 Erkrankungen des Myokards 327
3.3 Herzrhythmusstörungen 328
3.4 Persistierender fetaler Kreislauf 328
3.5 Hydrops fetalis 328
4 Erkrankungen des Blutes 329
5 Erkrankungen des Magen-Darm-Traktes und der Bauchwand 331
6 Erkrankungen des Urogenitaltrakts 332
7 Störungen des Stoffwechsels 332
8 Icterus neonatorum 333
9 Infektionen 335
9.1 Allgemeininfektionen 335
9.2 Lokale Manifestationen von Neugeboreneninfektionen 336
10 Geburtstraumen 337
11 Erkrankungen des zentralen Nervensystems ... 338
12 Drogenentzugserscheinungen 340

*Das Literaturverzeichnis findet sich in Kapitel 22, S. 387.

19 Das gesunde und kranke Neugeborene

H. B. von Stockhausen

Definitionen

Die Neugeborenenperiode umfaßt den Zeitraum, in dem sich alle Lebensfunktionen an die extrauterinen Bedürfnisse anpassen. Es ist zu beachten, daß der Begriff des Neugeborenen unabhängig von der Tatsache Verwendung findet, ob es sich um ein Frühgeborenes (Geburt vor der vollendeten 37. Gestationswoche) oder um ein Reifgeborenes (Geburt nach der 37. Gestationswoche) handelt. Auch wenn die Neugeborenenperiode in der Regel mit der reizlosen Abheilung des Nabels abgeschlossen ist, hat man sich weltweit auf 28 Tage für diesen so wichtigen Lebensabschnitt geeinigt. Entsprechend sind alle Todesfälle bis zum Ende der 4. Lebenswoche als „neonatale Sterblichkeit" definiert. Bis zum Ende des 7. Lebenstages spricht man von „früher Neonatalperiode". Die frühe neonatale Sterblichkeit bis zum 7. Lebenstag ergibt zusammen mit allen Totgeburten über 499 g Geburtsgewicht die „perinatale Sterblichkeit".

Das gesunde Neugeborene

1 Postnatale Adaptation

Jedes Organ wie auch der gesamte Stoffwechsel des Neugeborenen müssen sich mit der Abnabelung funktionell auf ihre neuen Aufgaben umstellen. Entscheidend für die Lebensfähigkeit eines Kindes sind die Adaptation des fetalen Kreislaufs, das Einsetzen der Atmung sowie die Regulation des Wärme- und Energiehaushaltes, auf deren Besonderheiten kurz eingegangen werden soll.[1]

Umstellung des Kreislaufs

Entsprechend der ursprünglichen frühembryonalen Anlage als zweikammeriger Muskelschlauch arbeiten bis zur Geburt beide Herzhälften in Parallelschaltung, so daß auch komplexe Fehlbildungen für den Feten hämodynamisch keine Rolle spielen. Als Folge der Engstellung des pulmonalen Gefäßbettes passieren nur 5–10 % des fetalen Blutvolumens die Lunge, während andererseits die Aorta in das Niederdrucksystem der Plazenta mündet. Die Folge ist der physiologische Rechts-links-Shunt des Feten über Foramen ovale und Ductus arteriosus.

Abnabelung und erster Atemzug haben unmittelbar nach Geburt den größten Einfluß auf den Kreislauf. So wird durch die Abnabelung der Widerstand in der Aorta erhöht, während die Vorlast des rechten Vorhofs und Ventrikels zurückgeht. Gleichzeitig kommt es als Folge einer akuten Dilatation der kleinen Lungenarterien während der ersten Atemzüge zu einem Abfall des Drucks im Pulmonalkreislauf und damit zu einem dramatischen **Anstieg der Lungenperfusion.** Für die lebenswichtige Erweiterung der kleinen Lungengefäße werden Prostaglandine (PGI2) und NO verantwortlich gemacht [48]. Mit zunehmender Durchblutung der Lunge wird dem linken Vorhof über die Lungenvenen ein größeres Blutvolumen zugeführt. Die daraus resultierende Druckumkehr im Bereich der Vorhöfe bewirkt einen funktionellen **Verschluß des Foramen ovale.** Nicht ganz so schnell erfolgt der **Verschluß des Ductus arteriosus.** So entwickelt sich zunächst ein Links-rechts-Shunt, wodurch vermehrt sauerstoff-

[1] *Entscheidend für die Lebensfähigkeit eines Kindes sind die Adaptation des fetalen Kreislaufs, das Einsetzen der Atmung sowie die Regulation des Wärme- und Energiehaushaltes!*

reiches Blut den Ductus passiert und vorübergehend eine zusätzliche Steigerung der Lungendurchblutung zu beobachten ist [45]. Während intrauterin Hypoxämie und Prostaglandine den Ductus offen halten, bewirkt der postnatale Anstieg des Sauerstoffpartialdruckes eine Hemmung der Prostaglandinsynthese in der Ductuswand. Die Folge ist eine Kontraktion des muskelfaserreichen Ductus, dessen Verschluß in der Regel 24 bis max. 48 Stunden nach der Geburt abgeschlossen ist. Mit dem Verschluß der fetalen Shunts ist aus der Parallelschaltung ein Hintereinander beider Herzhälften mit zwei funktionell getrennten Kreisläufen entstanden.[1]

Der erste Atemzug

Bereits in der 11. Gestationswoche können erste Atembewegungen des Feten sonographisch beobachtet werden. Die fetale Atmung ist intermittierend und hochfrequent [4–5/Sekunde] bei nur sehr geringem Atemhub. Die Atemperioden nehmen im Laufe der Schwangerschaft zu und finden vorwiegend während der REM-Phasen des Feten statt. Unter der Geburt wie auch bei jeder Hypoxämie des Feten wird die Atmung unterdrückt [20]. In extremen Situationen mit starker Azidose und Hyperkapnie kann bereits intrauterin am Ende der Schwangerschaft eine Schnappatmung auftreten. Neben den oberflächlichen raschen Atembewegungen hat der Fet schon frühzeitig mehrmals täglich einen Schluckauf, wobei es jeweils bei verschlossener Glottis zu einer maximalen Zwerchfellkontraktion kommt. Während der Schluckauf als wichtiges Krafttraining für das Zwerchfell angesehen wird, dient die fetale Atmung der Einübung der Neurone vom Atemzentrum und über die Steuerung des intrabronchialen Drucks auch dem Lungenwachstum [15, 20]. So haben fehlende Atembewegungen oder der Verlust der Lungenflüssigkeit, z. B. durch äußeren Druck auf den Thorax bei einem Oligohydramnion, eine Lungenhypoplasie zur Folge.

Die Lunge als primäres Hohlorgan ist bei Geburt also nicht atelektatisch, sondern mit Lungenflüssigkeit gefüllt. Während der Geburt des Kopfes wird bei Schädellage der Brustkorb stark komprimiert, so daß durchschnittlich 30–40 ml Lungenflüssigkeit aus den oberen Luftwegen herausgepreßt werden. Nach einer primären Apnoe von 2 bis max. 30 Sekunden beginnt die Atmung mit der **ersten Inspiration**. Dabei vermag das reife Neugeborene durch Kontraktion des gut trainierten Zwerchfells je nach Bedarf einen intrapleuralen Druck von –20 bis max. –70 cm zu erzeugen (Abb. 19-1a). Es ist bemerkenswert, daß im Gegensatz zu einer künstlichen Insufflation der Lunge bei einem apnoischen Neugeborenen (Abb. 19-1b) kein Eröffnungsdruck beobachtet wird. Das Volumen des ersten Atemzuges beträgt 20–40 ml, von denen etwa 40 % nach der ersten Ausatmung als Basis der späteren funktionellen Residualkapazität (FRC) in der Lunge verbleiben. Die Voraussetzung für die Vermeidung eines an sich zwangsläufigen Kollaps der Alveolen am Ende der Ausatmung ist die Freisetzung von Surfactant (siehe Band 7, Kap. 26).

Die **erste Exspiration** erfolgt aktiv mit der Bauchmuskulatur und ist häufig mit dem ersten Schrei verbunden, wobei zunächst durch Verschluß der Glottis ein stark positiver intrathorakaler Druck von 30–40 cm H_2O erzeugt wird. Der positive Druck während der Exspiration beschleunigt die Abpressung der intrabronchialen und intraalveolären Lungenflüssigkeit in das Lungeninterstitium, von wo diese über die Lymphwege und durch den rasch einsetzenden pulmonalen Blutfluß abdrainiert wird.

Abb. 19-1
Druck-Volumen-Diagramme des ersten Atemzugs nach Spontangeburt (a) und bei Insufflation der Atemwege über einen Trachealtubus (nach Karlberg [21] und Vyas et al. [43]).

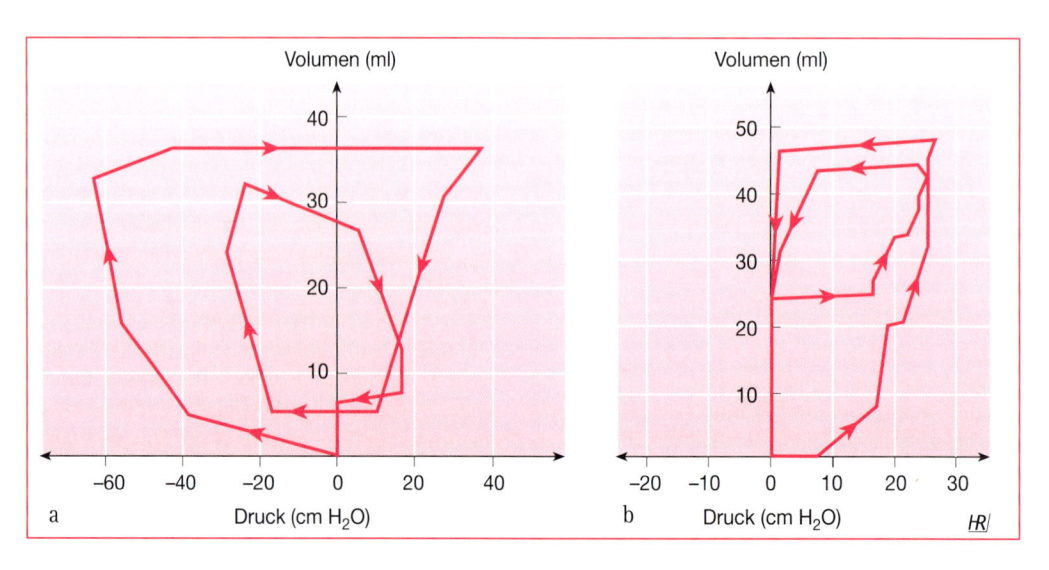

---

[1] Mit dem Verschluß der fetalen Shunts ist aus der Parallelschaltung ein Hintereinander beider Herzhälften mit zwei funktionell getrennten Kreisläufen entstanden!

Eine zusätzliche Voraussetzung für die normalerweise schon nach wenigen Minuten vollständige Belüftung der Lunge ist die akute Umstellung des Organs von aktiver Sekretion (Chloridkanäle) während der Fetalzeit auf aktive Resorption (cAMP-abhängige Natriumkanäle) durch β-adrenerge Katecholamine unter der Geburt [6].

Als **Stimulus für den ersten Atemzug** werden neben biochemischen Faktoren wie Azidose und Hyperkapnie eine Reihe von sensiblen Reizen wie Kälte, Berührung, Helligkeit oder Geräusche sowie die Aufhebung des Eintauchreflexes verantwortlich gemacht.[!] Bemerkenswert ist, daß auch nach Geburt über direkte Beeinflussung des Atemzentrums eine Hypoxie den Atemantrieb hemmt, eine leichte Sauerstoffdusche ihn jedoch fördert. Diese im Gegensatz zum späteren Verhalten paradoxe Wirkung auf Sauerstoff ist sinnvoll, da physiologischerweise der Sauerstoffpartialdruck (PO_2) in den ersten Minuten nach der Geburt von 10–20 mmHg auf 70–90 mmHg ansteigt. Mitverantwortlich für dieses Verhalten sind auch die dem Atemzentrum vorgeschalteten Chemorezeptoren im Glomus caroticum, die beim Feten und anfangs auch noch beim Neugeborenen auf einen sehr niedrigen PO_2-Grenzwert eingestellt sind. Erst ein bis zwei Tage nach Geburt werden bei reifen Neugeborenen (bei unreifen Neugeborenen wesentlich später) die Chemorezeptoren durch ein sog. „Resetting" auf die im extrauterinen Leben physiologisch hohen PO_2-Grenzwerte neu programmiert [20].

Energie- und Wärmehaushalt

Bis zur Geburt sind Sauerstoffverbrauch und Energieumsatz des Feten relativ gering, da mit Ausnahme des Wachstums und der Herzfunktion nur wenig Energie notwendig ist. Mit der Abnabelung ändert sich die Situation schlagartig. So wird abrupt die Zufuhr von Nahrungsstoffen unterbrochen, während gleichzeitig verschiedene Organfunktionen aktiviert werden und das Kind seine Körpertemperatur selbständig aufrechterhalten muß. Auf der anderen Seite wird bei normaler Ernährung mit Muttermilch erst am 6.–10. Lebenstag eine Nahrungsmenge erreicht, die für einen anabolen Stoffwechsel ausreichend ist.[!!] Bis dahin lebt das Kind von seinen körpereigenen Energiereserven in Gestalt von Glykogen, Fett und Muskeleiweiß. Der Glykogenvorrat des reifen normalgewichtigen Neugeborenen reicht nur für 12–24 Stunden. Sehr frühzeitig muß also eine Glukoneogenese aus Muskeleiweiß einsetzen. Zusätzlich ist aber von dem großen Fettdepot das durch adrenerge Fasern versorgte braune Fett im Bereich der großen Venen rasch mobilisierbar. Das Neugeborene erhält seine Körpertemperatur überwiegend durch die β-Oxydation von Fettsäuren im braunen Fettgewebe.[!!!] Im übrigen kann der hohe Energiebedarf des Gehirns beim Neugeborenen nicht nur aus Glukose, sondern auch aus Ketonkörpern und Laktat gedeckt werden. Das gesunde Neugeborene kann also die ersten Lebenstage ohne zusätzliche Energie- und Wasserzufuhr sehr gut überstehen. Die Voraussetzung hierzu ist allerdings, daß unnötige Belastungen wie Hypo- und Hyperthermie oder eine Hypoxie vermieden werden.

2 Erstversorgung und Untersuchung des gesunden Neugeborenen

Das Neugeborene wird unmittelbar nach Geburt mit einem vorgewärmten, sterilen Frottee- oder Moltontuch **abgetrocknet**, was zugleich ein guter Stimulus für die Atmung ist. Ein vitales reifes Neugeborenes sollte **nicht abgesaugt** werden, da diese Maßnahme das Kind unnötig belästigt und ohnehin meist nur sinnvoll ist, wenn sie vor dem ersten Atemzug erfolgt. Rasches Einsetzen der Atmung, ein guter Muskeltonus mit gebeugten Armen und Beinen und eine Rekapillarisierungszeit < 3 Sekunden sprechen für eine gute Vitalität.

Nach der Abnabelung wird das Kind erstmalig der Mutter auf die Brust gelegt, wobei je nach den gegebenen Umständen die Mutter das Abreiben und Aufnehmen des Kindes auch selber vornehmen kann. Soweit kein Polyhydramnion bestand und das Kind auch nicht auffällig röchelt und speichelt, wird bereits jetzt das erste Anlegen an der Brust empfohlen. Bei besonders lebhaften Saugreflexen in dieser Phase sind die Folgen für den Stillerfolg sehr positiv [24].

Nach dem ersten Anlegen erfolgt die weitere Versorgung und erstmalige Untersuchung des Neugeborenen. So wird der Nabel abgeklemmt und die Haut mit einem feucht-warmen sterilen Tuch, wenn notwendig, von Blut und Mekonium gereinigt. Diese Maßnahme kann auch im Rahmen des traditionellen Neugeborenenbades durchgeführt werden. Die Vernix caseosa sollte jedoch nicht mit entfernt werden, da sie bakteriostatische Eigenschaften besitzt und innerhalb von 24 Stunden resorbiert wird.

Vor dem Wickeln erfolgt die **erste gründliche Untersuchung**, um Geburtsverletzungen oder leicht erkennbare Fehlbildungen wie z. B. Gaumenspalte, Choanalatresie, Oesophagusatresie und Analatresie zu erkennen. Die Sondierung des Magens wird nur

[!] Als Stimulus für den ersten Atemzug werden neben biochemischen Faktoren wie Azidose und Hyperkapnie eine Reihe von sensiblen Reizen wie Kälte, Berührung, Helligkeit oder Geräusche sowie die Aufhebung des Eintauchreflexes verantwortlich gemacht!

[!!!] Das Neugeborene erhält seine Körpertemperatur überwiegend durch die β-Oxydation von Fettsäuren im braunen Fettgewebe!

[!!] Bei normaler Ernährung mit Muttermilch wird erst am 6.–10. Lebenstag eine Nahrungsmenge erreicht, die für einen anabolen Stoffwechsel ausreichend ist!

dann empfohlen, wenn ein Polyhydramnion, vermehrter Speichelfluß oder eine Atembehinderung bestehen. Zeichen der Unreife oder Übertragung werden registriert. Bis auf die Akren ist die Haut rosig, und die Atmung sollte trotz noch bestehender Unregelmäßigkeiten keine Zeichen der Behinderung aufweisen. Bei der Palpation des Abdomens sollte zumindest eine massive Organomegalie (Leber, Milz, Nieren) auffallen. Auf der Schnittfläche des Nabelstumpfes ist die regelrechte Zahl der Gefäße zu beachten. Im übrigen werden die Körpermaße wie Gewicht, Länge und Kopfumfang erhoben und die gewonnenen Daten zur Erkennung eines gestörten oder disproportionierten Wachstums mit einem Perzentilendiagramm verglichen. Anschließend verbleiben Mutter und Kind die ersten zwei Stunden nach Geburt noch im Kreißsaal, wobei regelmäßig auf die Vitalität des Kindes geachtet werden muß.

3 Screening-Untersuchungen

Die wichtigste Screening-Untersuchung ist eine gründliche **U2-Vorsorgeuntersuchung** des Neugeborenen am 3.–10. Lebenstag.¹ Die meisten angeborenen strukturellen Fehlbildungen lassen sich auf diese Weise erkennen. Bei auffälligen Befunden sind ergänzende Ultraschalluntersuchungen insbesondere des Kopfes und des Abdomens indiziert.

Die frühzeitige Diagnose einer **Hüftgelenksdysplasie** hat sicher Vorteile für die Therapie. Dennoch haben sich 1996 die Fachgesellschaften und Berufsverände der Kinderärzte und Orthopäden geeinigt, daß die Sonographie des Hüftgelenks in der Neugeborenenperiode durchgeführt werden kann, bei der U3 im Alter von 4–6 Wochen jedoch durchgeführt werden muß [1].

Besonders bewährt haben sich seit Jahren Screening-Untersuchungen zur **Früherkennung angeborener Stoffwechselerkrankungen**, die beim Neugeborenen noch nicht durch Symptome auffallen, später aber rasch zu irreversiblen Schäden oder gar zum Tod führen können wie z. B. Hypothyreose, Phenylketonurie und Galaktosämie. Durch den zunehmenden Einsatz der Tandem-Massenspektroskopie können zur Zeit in verschiedenen Laboratorien mehr als ein Dutzend weitere angeborene Stoffwechselerkrankungen erkannt werden wie u. a. das adreno-genitale Syndrom, Ahorn-Sirup-Krankheit, Homocystinurie, Tyrosinose sowie Störungen der Fettsäureoxidation und des Stoffwechsels organischer Säuren (z.B. Glutarazidurie Typ I und Methylmalonazidurie). Mit den neueren Methoden ist der 3. Lebenstag der ideale Abnahmezeitpunkt für Screening-Untersuchungen. Aber auch nach einer ambulanten Geburt ist sicherheitshalber immer eine Blutabnahme durchzuführen, auch wenn danach zuhause am 3.–5. Tag eine Kontrolluntersuchung erfolgen sollte.

4 Routineversorgung des Neugeborenen in den ersten Lebenstagen

In den ersten 12 Stunden sollte routinemäßig wiederholt nach dem Kind geschaut werden, ob die Adaptation von Atmung und Kreislauf regelrecht verlaufen. Eine leichte Akrozyanose ist in dieser Phase noch als physiologisch zu bezeichnen. Dagegen bedürfen zunehmende Tachypnoe (Frequenz über 50/min), anhaltendes Stöhnen mit Einziehungen, ein grau-blasses Aussehen wie aber auch eine verlangsamte Atmung mit auffälliger muskulärer Hypotonie unbedingt der Abklärung durch einen Neonatologen. Ist die Beurteilung eines Neugeborenen erschwert wie z. B. bei Übertragung, Dystrophie, Anämie oder einer leicht verzögerten Adaptation, ist heute der großzügige Einsatz der Pulsoxymetrie zur genauen Beurteilung der Sauerstoffsättigung in jedem Kreißsaal obligatorisch.

Das Wochenbett sollten Mutter und Kind in sehr engem Kontakt verbringen. Aus neonatologischer Sicht ist ein Rooming-in über 24 Stunden und die damit verbundene Selbstversorgung des Kindes durch die Mutter zu empfehlen. Stillfähigkeit und Stilldauer werden eindeutig verbessert und andererseits das kindliche Keimspektrum schneller dem der Eltern angeglichen [24]. Ein Bad ist bereits in den ersten Lebenstagen erlaubt und sollte zu Übungszwecken von der Mutter selbst durchgeführt werden. Auch durch regelmäßiges Einölen des ganzen Körpers läßt sich die physiologische Schuppung des Neugeborenen nicht verhindern, sondern allenfalls aufschieben. Die unförmige Nabelklemme wird spätestens am 2.–3. Lebenstag entfernt. Im übrigen wird der Nabel trocken und sauber gehalten und allenfalls mit einem Alkoholtupfer nach dem Bade abgetupft. Jede Art von Verband hemmt die Austrocknung des Nabels und fördert eine Infektion.

5 Ernährung des Neugeborenen und jungen Säuglings

Die **Vorteile einer Ernährung mit Muttermilch** sind belegt und weltweit akzeptiert (Tab. 19-1). Daran

> ¹Die wichtigste Screening-Untersuchung ist eine gründliche U2-Vorsorgeuntersuchung des Neugeborenen am 3.–10. Lebenstag!

ändert auch nichts die Tatsache, daß der Mensch als Endglied der Nahrungskette logischerweise viele der fettlöslichen Schadstoffe und Umweltgifte in seinem Fettkörper speichert und diese zu einem Teil von der stillenden Frau mit der Milch wieder ausgeschieden werden. Zur Verminderung der Freisetzung von Schadstoffen wird empfohlen, daß Mütter ihr Körpergewicht während der Laktationsperiode möglichst halten.[!] Auch das **Problem der Medikamente** wird beim Stillen meist überbewertet. Die Indikation zur Einnahme eines Medikamentes sollte während der Stillzeit gründlich überlegt werden, dennoch sind nur wenige Substanzen als kontraindiziert zu bezeichnen (Tab. 19-2). Die meisten häufig eingesetzten Präparate bei Wöchnerinnen wie Analgetika, Antibiotika, β-Rezeptorenblocker und andere Antihypertensiva, Anästhetika, Antiepileptika, Sedativa und Antikoagulantien sind bei entsprechender Indikation kein Grund zum Abstillen.

Nach dem ersten Stillversuch unmittelbar nach Geburt sollte ein Neugeborenes am 1.–5. Lebenstag bei jedem Wachwerden, bevor es zu schreien beginnt, möglichst 8–12 Mal pro Tag, jeweils an beiden Brüsten ad libitum angelegt werden. Frühes und häufiges Anlegen garantieren den besten Stillerfolg und verhindern eine zu starke Gewichtsabnahme und eine Hyperbilirubinämie [10, 47].[!!]

Die Vermeidung von Brustwarzenproblemen ist vor allem abhängig von der Überwachung der richtigen Anlegepraxis durch in der Laktationsberatung gut ausgebildete Hebammen und Schwestern. Wichtige Voraussetzung für ein erfolgreiches Stillen ohne schmerzhafte Brustwarzen ist allerdings, bereits während der letzten Schwangerschaftsmonate eine adäquate Brustwarzenpflege durchzuführen.[!!!] Die früher empfohlenen Abreibungen und Massagen zur vermeintlichen Abhärtung der Brustwarzen sind dringend zu unterlassen, da hiermit der physiologische schützende Talgfilm der Montgomeryschen Drüsen zerstört wird. Außer mit klarem kaltem Wasser sollten keine Waschungen der Brust vor Geburt erfolgen [24].

Eine **Zufütterung** eines gesunden, normalgewichtigen Neugeborenen mit Wasser, Tee, Glukoselösung oder gar Nahrung ist in Anlehnung an die Richtlinien der American Academy of Pediatrics und der Deutschen nationalen Stillkommission **zu unterlassen**, solange das Neugeborene nicht 10 % oder mehr seines Geburtsgewichts verloren hat oder andere medizinische Indikationen im Einzelfall bestehen [3, 27]. Ist eine Zufütterung nicht zu umgehen, wird im allgemeinen eine hypoallergene industrielle Milch zur Nachfütterung nach dem Anlegen empfohlen, solange noch eine gewisse Aussicht auf einen Stillerfolg besteht.

- artspezifische Zusammensetzung der Nahrung mit besonderer Berücksichtigung des Stoffwechsels und der Funktion des kindlichen Verdauungstrakts
- Resorption von Nahrungsstoffen inkl. Vitaminen und Spurenelementen besser als aus Kuhmilchpräparaten
- spezifische Antikörper (IgA) gegen enterale Infektionen durch Bakterien und Viren
- zellulärer Infektionsschutz durch Makrophagen
- unspezifische Schutzstoffe bzw. Inhibine gegen bakterielle Infektionen (z.B. Kompliment, Lysozym, Laktoferrin, Neuraminsäure, Linolsäure)
- langkettige, mehrfach ungesättigte Fettsäuren
- epidermaler Wachstumsfaktor zur Stimulierung der Teilungsrate der Darmepithelien
- Schutz vor frühzeitiger Sensibilisierung gegen Fremdeiweiß
- Keimarmut
- Verbesserung der Beziehung zwischen Mutter und Kind

■ Bromide	■ H$_2$-Antagonisten
■ Chlortalidon	■ Methimazol
■ Clemastin	■ Pentoxyverin
■ Goldsalze	■ Sekalealkaloide
■ Gyrasehemmer	■ Zytostatika

Bei der U2-Untersuchung oder vor Entlassung aus der geburtshilflichen Klinik sollte mit der Mutter ein Gespräch über die Ernährung des Kindes geführt werden, um diesen Bereich nicht gänzlich den Medien und Laien zu überlassen (Abb. 19-2). Durch folgende Merksätze läßt sich die Ernährung des Neugeborenen kurz **zusammenfassen**:

- Gesunde Neugeborene werden ab der 1. Lebensstunde angelegt und bedürfen keiner zusätzlichen Flüssigkeitszufuhr.
- Bei einem Gewichtsverlust von mehr als 10 % des Geburtsgewichtes wird zunächst die Zufütterung einer hypoallergenen Nahrung empfohlen, bevor bei wirklicher Hypogalktie auf eine normale Anfangsnahrung übergegangen wird.
- Ist eine Mutter nicht bereit ihr Kind zu stillen, oder besteht tatsächlich ganz selten eine Kontraindikation, wird dem Neugeborenen ab 1. Lebenstag ad libitum eine sogenannte Anfangsnahrung angeboten.
- Bei voll gestillten Kindern wie auch bei Säuglingen, die eine sogenannte Anfangsnahrung (früher adaptierte Nahrung) erhalten, ist auch während der heißen Sommermonate oder bei vermeintlichen Blähungen (es handelt sich meist um Völlegefühl nach Überfütterung und unzureichendem Aufstoßen) die Zufütterung von Tee überflüssig (keine Nuckelflasche mit oder ohne Zucker!). Die einzige Ergänzung zur Nahrung ist

Tabelle 19-1
Wichtigste Vorteile einer Ernährung mit Muttermilch

[!] *Zur Verminderung der Freisetzung von Schadstoffen wird empfohlen, daß Mütter ihr Körpergewicht während der Laktationsperiode möglichst halten!*

Tabelle 19-2
Während der Stillzeit kontraindizierte Medikamente (nach Hill und Szefler [18] und Schaefer und Bunjes [39])

[!!] *Frühes und häufiges Anlegen garantieren den besten Stillerfolg und verhindern eine zu starke Gewichtsabnahme und eine Hyperbilirubinämie!*

[!!!] *Wichtige Voraussetzung für ein erfolgreiches Stillen ohne schmerzhafte Brustwarzen ist, bereits während der letzten Schwangerschaftsmonate eine adäquate Brustwarzenpflege durchzuführen!*

Abb. 19-2
Schematische Darstellung der Ernährung des gesunden Säuglings im ersten Lebensjahr.

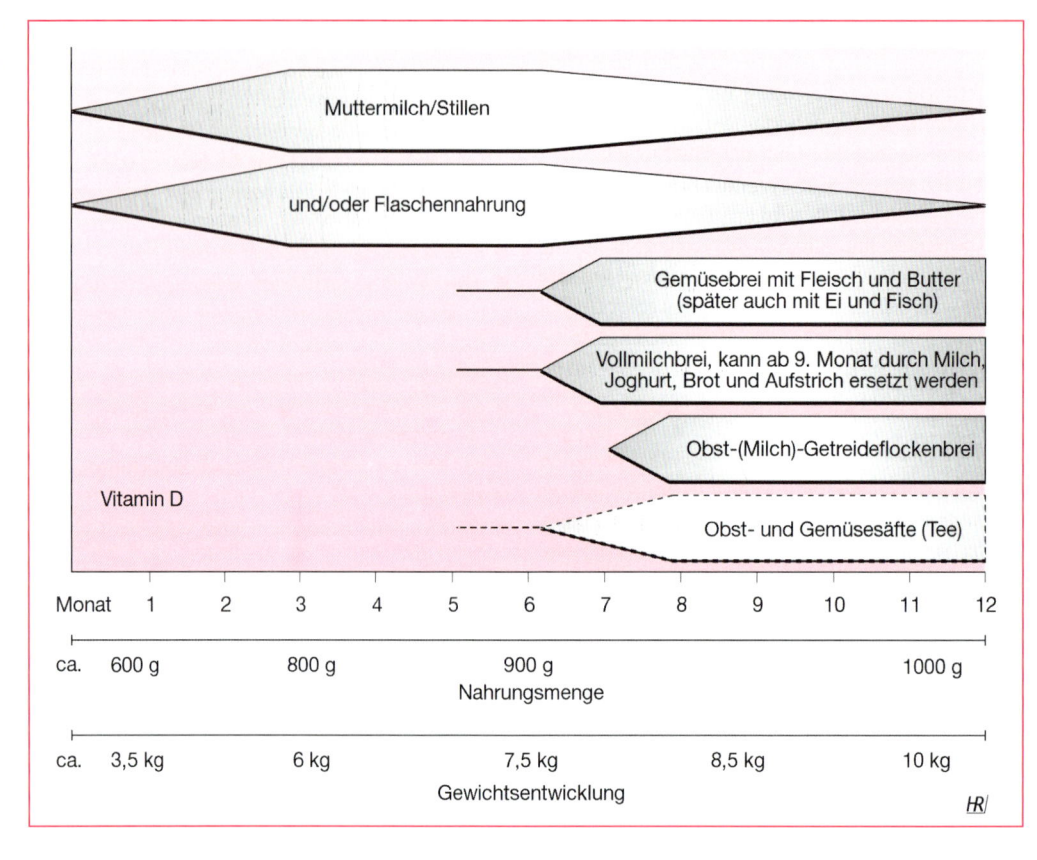

die tägliche Gabe von Vitamin D-Fluor-Tabletten mit 500 Einheiten Vitamin D und 1/4 mg Fluor ab 6. Lebenstag über mindestens 1 Jahr, wobei nur im Frühjahr und Sommer, jedoch nicht im Herbst oder Winter diese wichtige Prophylaxe beendet werden sollte.

Bis zum Durchbruch der ersten Zähne ist das Kind ein Säugling, für den Muttermilch bzw. Flaschenmilch die einzige adäquate Nahrung darstellt.[1] Erst mit dem Erscheinen der ersten Zähne im Alter von 5-6 Monaten hat das Kind Anspruch auf eine Beikost in Form von Breien. Ein bis zwei Stillmahlzeiten dürfen so lange beibehalten werden, wie es der Milchfluß und das Kind zulassen. Mit der zunehmend größeren Energiedichte durch Breie und auch erstes Brot hat die zusätzliche Zufuhr von Obst- und Gemüsesäften sowie Tees für das Kind einen ernährungsphysiologischen Sinn.

[1] *Bis zum Durchbruch der ersten Zähne ist das Kind ein Säugling, für den Muttermilch bzw. Flaschenmilch die einzige adäquate Nahrung darstellt!*

Das kranke Neugeborene

Die Morbidität des Neugeborenen ist in erster Linie geprägt durch die Pathologie der Adaptation, die erhöhte Neigung zu bakteriellen Infektionen und durch die unmittelbaren Folgen angeborener Fehlbildungen. Verständlicherweise sind sogenannte Risikoneugeborene wie unreife Frühgeborene, Mehrlinge, Neugeborene mit intrauteriner Wachstumsretardierung oder Hypertrophie und Neugeborene nach intrauterinem Sauerstoffmangel in besonderem Maße von Adaptationsstörungen betroffen.

1 Postnatale Asphyxie des Neugeborenen

Definition und Pathophysiologie der Asphyxie: Die wohl wichtigste und dramatischste Adaptationsstörung des Neugeborenen ist das Ausbleiben bzw. das unzureichende Einsetzen der Atmung nach Geburt. Nur in solchen Fällen (Apgar 0-3) sollte man von einer Asphyxie des Neugeborenen sprechen. Leider wird mit dem Begriff Asphyxie von

Geburtshelfern und Neonatologen häufig zu großzügig umgegangen. So bedeutet das griechische Wort Asphyxie auf Deutsch Pulslosigkeit und ist damit gleichzusetzen mit dem Begriff Scheintod. Im Gegensatz zum irreversibel eingetretenen Tod ist bei einer Asphyxie noch eine Reanimation möglich.[1] Entscheidend ist nur wie schnell dieser Zustand durchbrochen wird, da ein möglicher bleibender Schaden alleine von der Länge einer Asphyxie und der daraus resultierenden Hypoxie abhängt.

Bedeutsam ist, daß nach den klassischen Versuchen von Dawes eine Asphyxie beim Neugeborenen in **drei Phasen** abläuft [9]. Zunächst besteht nach Geburt eine primäre Apnoe bei oft gleichzeitiger Bradykardie. Der pH-Wert in der Nabelarterie kann noch fast normal sein. Mit Zunahme der Hypoxie sowie Hyperkapnie und Azidose setzt nach einigen Minuten eine Schnappatmung ein, die für viele Neugeborene vor Beginn der modernen Perinatalmedizin ein wirkungsvoller Mechanismus zur Selbstwiederbelebung war. Führt die Schnappatmung nicht zu einer spontanen Erholung, sondern zu einer weiteren Zunahme der Hypoxie und Azidose, kommt es schließlich zu einer sekundären Apnoe, aus der eine spontane Erholung nicht mehr möglich ist. Der Nabelarterien-pH liegt deutlich unter 7,0. Während der primären Apnoe kann jederzeit unterstützt durch äußere Stimuli die Atmung noch regelrecht einsetzen, doch wird man heute nicht abwarten, bis die Schnappatmung beginnt.

Therapie der Neugeborenenasphyxie: Die Schwierigkeit bei der Therapie einer Asphyxie besteht darin, bei einem primär nicht atmenden Neugeborenen zwischen primärer und sekundärer Apnoe zu unterscheiden. Während es im ersteren Fall unterstützt durch äußere Stimuli, Sauerstoff und eventuelle kurze Maskenbeatmung in der Regel zu einer raschen Erholung kommt, darf bei einer sekundären Apnoe mit aktiven Reanimationsmaßnahmen wie Intubation und Beatmung nicht gezögert werden (Tab. 19-3). Die genaue Kenntnis des Geburtsverlaufs und der damit möglichen Ursachen der Asphyxie sollten die beste Hilfe sein (Tab. 19-4).

Wer Geburtshilfe betreibt, muß auch bei strengster Selektion aller Risikogeburten mit einer Neugeborenenasphyxie jederzeit rechnen. Entsprechend

[1] Im Gegensatz zum irreversibel eingetretenen Tod ist bei einer Asphyxie noch eine Reanimation möglich!

---

1. Unregelmäßige/keine Atmung, Herzfrequenz > 100, Apgar 4–6, Rekapillarisierungszeit meist noch < 3 Sekunden
   - Abtrocknen, Warmhalten, Stimulieren, Kitzeln der Fußsohle, O_2-Maske vor das Gesicht halten
   - keine Besserung: Rachen und Nase absaugen, evtl. Maskenbeatmung
   - keine Besserung: Intubation und Beatmung
   - (bei bekannter Gabe von atemdepressiven Medikamenten an die Mutter Versuch mit 0,2 mg/kg Naloxon i.m.)
2. Keine Atmung (primäre Apnoe), Herzfrequenz unter 100/min, Rekapillarisierungszeit über 3 Sekunden, Apgar 1–3
   - Abreiben, Rachen und Nase absaugen, Maskenbeatmung mit O_2
   - keine Besserung: Intubation und Beatmung
   - bei ausbleibender Besserung siehe unter 3.
3. Sekundäre Apnoe, Herzfrequenz unter 60/min, Rekapillarisierungszeit unendlich, Apgar 0–1, Nabelarterien-pH unter 7,0 („weiße Asphyxie")
   - Absaugen unter Sicht, Intubation und Beatmung: 3 bis 5 Blähatemzüge (Inspirationszeit 3 bis 6 Sekunden, Druck 25 cm oder mehr, falls keine Thoraxexkursion zu beobachten ist, PEEP 5 bis 6 cm, FiO_2 1,0). Anschließend Beatmungsfrequenz 40 bis 60, bei gleichzeitig notwendiger Thoraxkompression 30 bis 40/min. (Atemzeitverhältnis 1:1, Druck, PEEP und FiO_2 nur bei Besserung reduzieren)
   - nach 30 Sekunden Beatmung Herzfrequnz noch unter 60/min: Jetzt Thoraxkompression mit beiden Daumen nach Umgreifen des Thorax mit beiden Händen, 100/min im Verhältnis 3:1 zur Beatmung, jedoch nicht gleichzeitig
   - nach 30 Sekunden Herzfrequenz noch unter 60/min: Endotracheale Applikation von 0,2 bis 0,5 ml/kg (100 bis 250 µg/kg) Suprarenin 1:2000 (Suprarenin 1:1 mit 0,9%igem NaCl verdünnt) und Fortsetzung von Beatmung und Thoraxkompression
   - bei ausbleibender Besserung intratracheale Gabe von Suprarenin wiederholen oder nach Nabelvenenkanülierung 0,1 bis 0,5 ml/kg (10 bis 50 µg/kg) Suprarenin 1:10000 rasch intravenös und Fortsetzung von Beatmung und Thoraxkompression.
   - bei ausbleibender oder zögernder Besserung Volumengabe erwägen (10 bis 20 ml einer isotonen Kristalloidlösung (z. B. Ringerlaktat, Sterofundin, physiologische Kochsalzlösung) oder bei Verdacht auf Anämie Erythrozytenkonzentrat (0 Rh-negativ), kein Albumin oder Serum.
   - bei bekannter schwerer Azidose im Nabelarterienblut (BE unter minus 20) oder ausbleibender Besserung trotz suffizienter Beatmung Pufferung mit 1 bis 2 mmol $NaHCO_3$/kg, 1:1 verdünnt mit 5%iger Glukose langsam i. v. innerhalb von 2 bis 4 Minuten. Eventuelle Wiederholung möglichst nach Kontrolle des Säure-Base-Status.
   - nach erfolgreicher Reanimation immer Blutzucker und Säure-Base-Status kontrollieren zur Klärung der weiteren Beatmung und Infusionstherapie. Bei Blutzucker unter 60 Elektrolytlösung 5 % Glukose zusetzen. Nach vollständiger Reanimation immer Verlegung in Perinataltzentrum oder Kinderklinik.

Tabelle 19-3
Therapie der Neugeborenenasphyxie (16, 35)

Tabelle 19-4
Ursachen einer verlängerten postnatalen Apnoe

Verlängerte primäre Apnoe
- Vaguseffekt nach akuter Schädeldekompression (z. B. nach Sturzgeburt oder schwieriger Schädelentwicklung, Geburtstraumen des ZNS)
- Vaguseffekt nach zu intensivem primärem Absaugen, insbesondere bei Frühgeborenen
- Hypokapnie der Mutter nach Hyperventilation unter der Geburt
- starke Unreife
- akute Anämie
- atemdepressive Medikamente und Narkotika

Sekundäre Apnoe
- schwere und bereits länger anhaltende intrauterine Hypoxämie (CTG-Veränderungen, schwere Azidose bei Mikroblutuntersuchungen, pH < 7,0)

Tabelle 19-5
Ursachen einer Atemnot bei Neugeborenen

Obstruktion der Luftwege
- Choanalatresie
- Stridor congenitus
- Trachealstenose, Tracheomalazie
- Pierre-Robin-Sequenz

Erkrankungen der Lunge
- infantiles und erworbenes Atemnotsyndrom (iRDS und aRDS)
- Mekoniumaspiration
- Pneumonie
- Flüssigkeitslunge
- Pneumothorax
- Chylo- und Hydrothorax

Fehlbildungen von Lunge und Thorax
- Lungenhypoplasie
- Lungenzysten und -sequester
- Zwerchfellhernie, Enterothorax, Dysplasie des Thoraxskeletts

Extrapulmonale Ursachen
- Herzfehler
- persistierende fetale Zirkulation
- zentralnervöse Ursachen (z. B. Zwerchfellparese, Myopathie)
- Anämie, Polyzythämie

trägt der **Geburtshelfer** die Verantwortung für Ausrüstung und ständige Einsatzbereitschaft eines **Reanimationsplatzes für Neugeborene** sowie für die rechtzeitige Anwesenheit eines in der Neugeborenenreanimation geübten Arztes (Neonatologe, Anästhesist oder Geburtshelfer selbst). Unzureichender Erfolg einer Reanimation spricht entweder für eine bereits fortgeschrittene intrauterine Hypoxie mit irreversibler Schädigung des Feten oder für insuffiziente bzw. zu zögernd einsetzende Reanimationsmaßnahmen nach Geburt. Kommt es erst sekundär nach Geburt zu einer Hypoxie des Neugeborenen trotz suffizienter Reanimationsmaßnahmen, so können eine hochgradige Lungenhypoplasie (z. B. Potter-Sequenz, Enterothorax), schwere Fehlbildungen der oberen Luftwege oder eine asphyxierende Thoraxdysplasie die Ursache sein, doch sollten diese Diagnosen heute bereits pränatal sonographisch gestellt worden sein.

2 Erkrankungen der Atmungsorgane

Bereits die normale Lunge des Neugeborenen ist durch eine sehr niedrige Compliance charakterisiert, die mit 5 ml/cm H_2O nur etwa 1/20 des Erwachsenenwertes beträgt. Umgekehrt ist der Thorax bei paralleler Rippenstellung noch sehr instabil und besitzt eine hohe Compliance. Das Neugeborene hat praktisch ausschließlich eine Bauchatmung. Bei Atemnot wird das Atemminutenvolumen weniger durch Vergrößerung des Atemzugvolumens als durch Steigerung der Atemfrequenz (bis max. 150/min) erhöht. Als Folge dieser atemphysiologischen Besonderheiten führen alle Erkrankungen mit einer erschwerten Ventilation zu einem charakteristischen klinischen Bild der Atemnot mit Tachypnoe, Stöhnen bei der Ausatmung und typischen sternalen und intercostalen Einziehungen (Tab. 19-5). Die wichtigste Atemstörung des Neugeborenen, das Atemnot- oder Surfactantmangelsyndrom, wird im Band 7 abgehandelt.

2.1 Nasse Lunge-Syndrom

Die bei weitem häufigste pulmonale Adaptationsstörung des reifen Neugeborenen ist das nasse Lunge-Syndrom (wet-lung-disease), das entsprechend dem klinischen Verlauf auch transitorische Tachypnoe genannt wird. Es handelt sich um eine verzögerte Resorption und Drainage des Lungenwassers, die signifikant häufiger bei Knaben, Makrosomie, verlängerter Geburt, nach Sectio und bei Frühgeborenen beobachtet wird [34]. Die Atemfrequenz kann bis auf 100/min erhöht sein. Hinzu kommt ein leichtes exspiratorisches Stöhnen, während stärkere Einziehungen in der Regel nicht beobachtet werden. Passager kann ein erhöhter Sauerstoffbedarf bestehen, doch ist in den meisten Fällen die Symptomatik am 2.–3. Lebenstag wieder verschwunden.

In der Regel genügt es, diese Kinder zur besseren Beobachtung in einen Inkubator mit der Möglichkeit der Sauerstoffzufuhr zu legen. Die Notwendigkeit atemunterstützender Maßnahmen oder gar einer Beatmung ist selten gegeben. Dennoch kann die Differentialdiagnose zwischen einem Nasse-Lunge-Syndrom, einem Mantelpneumothorax, einem leichten Atemnotsyndrom eines nicht ganz reifen Neugeborenen oder einer beginnenden Pneumonie z. B. durch B-Streptokokken schwierig sein. Daher ist bei anhaltender oder gar zunehmender Tachydyspnoe über die ersten zwei Lebensstunden hinaus immer die Hinzuziehung eines Neonatologen erforderlich.[1]

2.2 Mekoniumaspirations-Syndrom

Intrauteriner Mekoniumabgang wird bei 5–8 % aller Schwangerschaften beobachtet und ist die Folge einer passageren Hypoxämie des Feten und der damit verbundenen vermehrten Ausschüttung von Katecholaminen. Nur bei zunehmender Azidose mit der Auslösung einer fetalen Schnappatmung kann bereits intrauterin mekoniumhaltiges Fruchtwasser aspiriert werden. Die Gefahr einer massiven tiefen Mekoniumaspiration besteht jedoch erst postnatal, wenn mit der ersten Inspiration größere Mekoniummengen aus dem Nasenrachenraum bis tief in die kleinen Bronchien gelangen (Abb. 19-3). Von dort ist das Mekonium auch durch eine Lavage kaum noch zu entfernen. Das Mekonium kann teilweise oder vollständig kleinere Bronchien verstopfen und damit die Bildung von Atelektasen oder eines Emphysems verursachen.

Trotz der Gefahr einer Fremdkörperpneumonie, insbesondere bei bakterieller Kontamination, kommt es in den meisten Fällen zu einer raschen Resorption des Mekoniums. So kann wohl bei der Hälfte aller Schwangerschaften mit mekoniumhaltigem Fruchtwasser beim Neugeborenen eine Mekoniumaspiration nachgewiesen werden, doch kommt es nur bei höchstens 10 % dieser Kinder zu dem gefürchteten Mekoniumaspirations-Syndrom. Wenn intrauterin wiederholt und anhaltend eine Hypoxämie zu Mekoniumabgang, aber auch zu Schnappatmung und Zentralisation des fetalen Kreislaufs geführt hat, besteht postnatal die Gefahr eines persistierenden pulmonalen Hypertonus mit Rechts-links-Shunt. Unzureichende postnatale Betreuung und Unterschätzung der Situation können diese Gefahr erheblich vergrößern [46]. Trotz intensiver Beatmung mit hohen Drucken und 100 % Sauerstoff ist in solchen Fällen keine ausreichende Oxygenierung des Kindes zu erreichen. Es handelt sich damit um eine der schwierigsten und gefürchtetsten Situationen der neonatalen Intensivmedizin, die heute neben zahlreichen anderen Maßnahmen nur durch Inhalation von NO zur pulmonalen Gefäß-

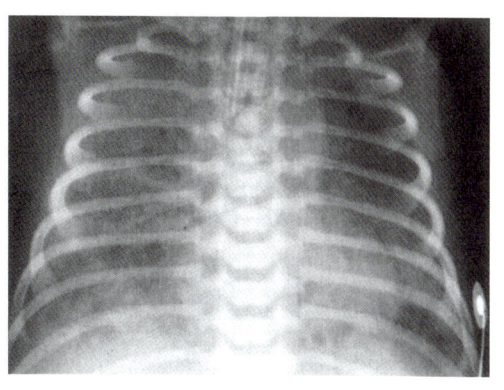

Abb. 19-3
Röntgen-Thoraxaufnahme eines Neugeborenen mit massiver Mekoniumaspiration.

[1]*Bei anhaltender oder gar zunehmender Tachydyspnoe über die ersten zwei Lebensstunden hinaus ist immer die Hinzuziehung eines Neonatologen erforderlich!*

erweiterung oder nicht selten durch eine extrakorporale Membranoxygenierung (ECMO) des Blutes zu beherrschen ist.

Die wichtigsten **prophylaktischen Maßnahmen** des Geburtshelfers zur Vermeidung des gefürchteten, aber heute erfreulicherweise seltenen Mekoniumaspirations-Syndroms sind:

- Rechtzeitige Erkennung einer intrauterinen Notsituation des Feten bei mekoniumhaltigem Fruchtwasser.
- Gründliches Absaugen des Nasenrachenraumes nach Entwicklung des Kopfes vor Geburtsbeendigung bzw. nach Sectio vor Beginn der Atmung.
- Keine Maskenbeatmung bei verzögert oder unzureichend einsetzender Spontanatmung.
- Großzügige Inspektion des Larynx mit dem Intubationsspatel und gezieltes Absaugen.
- Rascher Entschluß zur Intubation, wenn grünes Sekret aus dem Larynx abgesaugt werden kann oder der Apgar ≤ 6 ist, um anschließend über den Tubus tief absaugen bzw. wiederholt Spülungen mit physiologischer NaCl-Lösung durchführen zu können.

2.3 Pneumonien

Neugeborenenpneumonien können bereits pränatal durch transplazentare Übertragung von Erregern wie Treponema pallida, Listerien oder Zytomegalieviren entstehen und nach der Geburt eine schwere Tachydyspnoe verursachen. Sehr viel häufiger sind Pneumonien als Folge einer Aspiration von Keimen unter der Geburt (z. B. B-Streptokokken, E. coli, Klebsiella pneumoniae). Es kann sich aber auch um nosokomiale Problemkeime (z. B. Staphylokokkus aureus, Enterobakter spezies, Pseudomonas) handeln, die durch Unsauberkeit bei Reanimationsmaßnahmen in die tiefen Luftwege gelangt sind.

Jede Pneumonie äußert sich **klinisch** durch Symptome der Atemnot. Eine rasch zunehmende Kreislaufsymptomatik (blaß-graues Aussehen, Marmorierung der Haut, verlängerte Rekapillarisierungszeit) spricht für eine systemische Infektion. Bei jeder in den ersten zwei Lebensstunden zunehmenden oder nach der zweiten Lebensstunde beginnenden Atemnot eines Neugeborenen ist an eine Pneumonie bzw. septische Infektion zu denken.[!] Nach der üblichen infektiologischen Diagnostik muß sofort mit einer antibiotischen Behandlung begonnen werden.[!!] Die **Prognose** ist meist gut, wenn die Behandlung nicht zu spät beginnt und ein aRDS oder gar ein PFC-Syndrom sich entwickelt.

2.4 Fehlbildungen im Bereich der Atemwege

Zahlreiche Fehlbildungen des Respirationstraktes und des Thorax können postnatal zu erheblichen Atemstörungen führen (Tab. 19-5). Nur die wichtigsten Veränderungen können besprochen werden.

Eine **doppelseitige Choanalatresie** fällt bereits unmittelbar nach der Geburt auf, da das zyanotische Neugeborene hochgradige sternale Einziehungen bietet und nur beim Schreien kurzfristig rosig wird. Über einen Güdel- oder einen oralen Wendel-Tubus, der über den Zungengrund hinaus in den Hypopharynx eingeführt wird, kann dem Neugeborenen zunächst rasch geholfen werden.

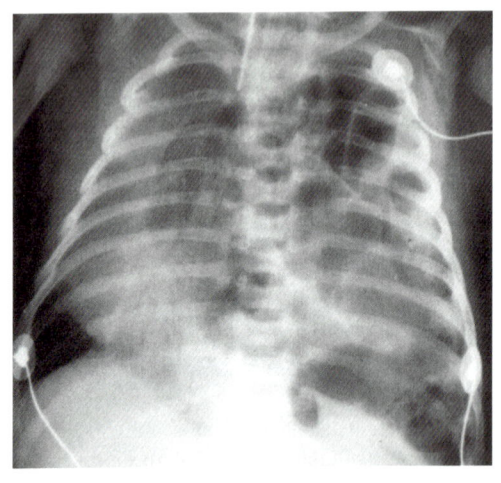

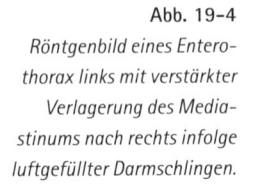

Diagnostische und therapeutische Probleme macht der **Stridor congenitus**, der das führende Symptom aller anatomischen und funktionellen Stenosen im Bereich von Pharynx, Larynx oder Trachea ist. Die häufigste Ursache ist eine Malazie von Epiglottis, Kehlkopf oder Trachea, doch können auch eine Struma congenita, Hämangiome, Lymphangiome, zervikale Halszysten, ein doppelter Aortenbogen oder eine Pierre-Robin-Sequenz (Retrognathie des Unterkiefers, kleine, unbewegliche und zurückgesunkene Zunge, häufig Spalte des weichen Gaumens) die Ursache sein. Bedeutsam ist die häufige Lageabhängigkeit eines Neugeborenenstridors. Notwendigkeit einer weiterführenden Diagnostik und Behandlung richten sich mehr nach dem Grad der klinischen Symptomatik als nach der Ätiologie. Werden keine Zeichen einer schweren Atemnot mit Zyanose in Ruhe oder bei Belastung (Trinken) beobachtet, sollte man zunächst zurückhaltend sein.

Die wichtigste Fehlbildung der Lunge ist die **Lungenhypoplasie**, deren Ursache eine primäre Entwicklungsstörung oder sehr viel häufiger eine sekundäre Beeinträchtigung der fetalen Lungenentwicklung durch ganz verschiedene mechanische und funktionelle Behinderungen sein kann (z. B. einseitige Zwerchfellhernie, größere Lungenzysten und Lungensequester, kongenitale zystische adenomatoide Malformation einzelner Lungenlappen, Deformierung des Thoraxskeletts, chronisches Oligohydramnion). Die Lungenhypoplasie ist kombiniert mit einer Reduktion der intrapulmonalen Gefäße, so daß nicht selten ein persistierender pulmonaler Hypertonus mit Rechts-links-Shunt über die fetalen Blutwege besteht. Besonders beim angeborenen Enterothorax kann dieses Problem, selbst nach erfolgreich durchgeführter Operation, noch in 30–50 % der Fälle zum Tode führen. Wichtig ist, daß ein Enterothorax bereits pränatal sonographisch entdeckt wird, damit zur Vermeidung einer Aufdehnung des Darmes durch Luft (Abb. 19-4) auf keinen Fall eine Maskenbeatmung vorgenommen, sondern das Kind sofort intubiert wird.

Für den Geburtshelfer ist von größtem Interesse, daß nicht nur bei der Potter-Sequenz, sondern auch bei einem Oligohydramnion anderer Ursache (z. B. Blasensprung vor der 24. Woche) eine Lungenhypoplasie entstehen kann [32].[!!!] Schwerste Atemnot oder gar eine nicht mögliche Reanimation können die Folge sein. Bei näherer Betrachtung fallen diese Kinder durch typische Stigmata auf. Sie sind dystroph, haben ein auffallend greisenhaftes Gesicht mit knorpelarmen, dysplastischen Ohren (Abb. 19-5), eine Cutis laxa sowie plumpe Hände und Füße mit zum Teil deutlichen Fehlstellungen.

[!] Bei jeder in den ersten zwei Lebensstunden zunehmenden oder nach der zweiten Lebensstunde beginnenden Atemnot eines Neugeborenen ist an eine Pneumonie bzw. septische Infektion zu denken!

[!!] Nach der üblichen infektiologischen Diagnostik muß sofort mit einer antibiotischen Behandlung begonnen werden!

Abb. 19-4 *Röntgenbild eines Enterothorax links mit verstärkter Verlagerung des Mediastinums nach rechts infolge luftgefüllter Darmschlingen.*

[!!!] Für den Geburtshelfer ist von größtem Interesse, daß nicht nur bei der Potter-Sequenz, sondern auch bei einem Oligohydramnion anderer Ursache eine Lungenhypoplasie entstehen kann!

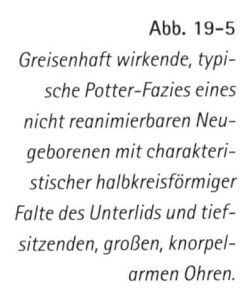

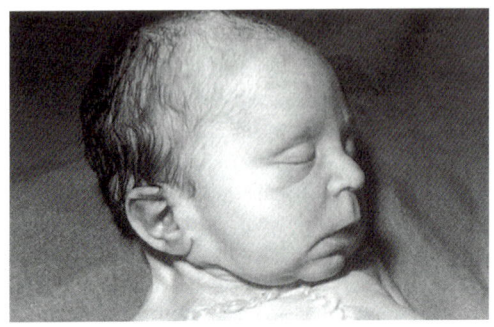

Abb. 19-5 *Greisenhaft wirkende, typische Potter-Fazies eines nicht reanimierbaren Neugeborenen mit charakteristischer halbkreisförmiger Falte des Unterlids und tiefsitzenden, großen, knorpelarmen Ohren.*

3 Erkrankungen von Herz und Kreislauf

Als Folge der erheblichen Umstellungsvorgänge des Kreislaufs spielen Erkrankungen des kardiovaskulären Systems in der Neugeborenenperiode eine große Rolle. Nicht selten stehen Atemnot und Zyanose auch hier ganz im Vordergrund der klinischen Symptomatik. Im Gegensatz zu einer Zyanose bei respiratorischen Problemen oder bei einer ausgeprägten Polyzythämie kommt es nach Gabe von Sauerstoff bei einer kardialen Zyanose zu keiner nennenswerten Besserung.

3.1 Angeborene Herzfehler

Mit einem angeborenen Herzfehler muß bei 8,8 ‰ aller Neugeborenen gerechnet werden [11]. Er ist die häufigste Todesursache bei reifen Neugeborenen.[I] Gut 2/3 aller angeborenen Herzfehler fallen durch ihre klinische Symptomatik bereits in der Neugeborenenperiode auf. Im Vordergrund stehen Zeichen einer Herzinsuffizienz (Trinkunlust, auffällige Gewichtszunahme, Unruhe, Schwitzen, Blässe, Tachypnoe, Hepatomegalie) und eine Zyanose, während Herzgeräusche in der Neugeborenenperiode nur ein unzuverlässiges Symptom sind. Eine besonders einfache Methode zur Erkennung zahlreicher hämodynamisch relevanter Herzfehler ist, die Hand auf das Herz zu legen. Kräftige Pulsationen im Sternumbereich sowie ein präkardiales Schwirren sind immer pathologisch.[II]

Für die unmittelbare Neugeborenenperiode ist die rasche Diagnose der sogenannten **kritischen Herzfehler** von größter Bedeutung [28]. Sie haben einen Anteil von 10 % der angeborenen Herzfehler und sind entweder kaum behandelbar oder müssen einer möglichst raschen Therapie zugeführt werden müssen (Tab. 19-6). Nur auf diese Fehlbildungen soll kurz eingegangen werden, während alle übrigen Herzfehler, wie z. B. Ventrikelseptumdefekt, Vorhofseptumdefekt oder persistierender Ductus arteriosus nur selten schon in der Neugeborenenperiode hämodynamisch auffällig sind.

Die **Transposition von Aorta und Arteria pulmonalis** ist der häufigste angeborene zyanotische Herzfehler. Kommt es zum Verschluß des Foramen ovale und des Ductus arteriosus, ist ohne einen zusätzlichen Septum- oder Vorhofsdefekt ein weiteres Leben nicht möglich. Unter den Zeichen der Atemnot, Hypoxie und einer metabolischen Azidose versterben die Kinder im Kreislaufschock. Bei jeder ungeklärten Zyanose ist daher zur raschen Diagnose eine Echokardiographie durchzuführen.[III]

- Transposition der großen Arterien und Venen (mit Zyanose)
- präduktale Aortenisthmusstenose (Zyanose bei offenem Duktus)
- kritische Aortenstenose (Zyanose bei offenem Duktus)
- hypoplastisches Linksherzsyndrom (Zyanose bei offenem Duktus)
- Pulmonalatresie, kritische Pulmonalstenose (Zyanose)
- Trikuspidalatresie (Zyanose)
- Truncus arteriosus communis (mit Zyanose)

Tabelle 19-6
Kritische Herzfehler beim Neugeborenen

Die **Therapie** der Wahl ist zunächst ein Offenhalten des Ductus arteriosus durch Infusion von Prostaglandin E_1 [41] und dann eine möglichst baldige operative Korrektur (Switch-Operation) in einem geeigneten Herzzentrum. Nur wenn die Wiedereröffnung des Ductus arteriosus nicht ausreichend gelingt, wird heute noch eine Arterioseptostomie mit Hilfe eines Ballonkatheters nach Rashkind durchgeführt.

Auch bei der **präductalen Aortenstenose** sowie allen **Herzfehlern mit kritischer Rechtsherzobstruktion** (Pulmonalatresie, kritische Pulmonalstenose, Tricuspidalatresie) ist das Offenhalten des Ductus durch Prostaglandine die wichtigste palliative Maßnahme, bis eine operative Total- oder Teilkorrektur möglich ist.

Ist die Aortenstenose (oder -atresie) mit einer Mitralstenose (oder -atresie) und einer starken Unterentwicklung der linken Herzkammer kombiniert, so sprechen wir von einem **hypoplastischen Linksherz-Syndrom**. Bei diesen Patienten erfolgt die gesamte Versorgung des großen Kreislaufs über den Ductus arteriosus. Mit zunehmender Obstruktion des Ductus kommt es zu einem Zusammenbruch des Kreislaufs mit fehlenden peripheren Pulsen, Blässe, Anurie und Ileus. Das Zustandsbild wird nicht ganz selten mit einem septischen Schock verwechselt. Trotz heute durchführbarer palliativer Operationen (z. B. nach Norwood) ist ohne eine Herztransplantation ein längeres Überleben nicht möglich [30].

3.2 Erkrankungen des Myokards

Schon beim Neugeborenen kann sich pränatal (Zytomegalie) oder perinatal (Coxsackie-B) nach Übertragung durch die Eltern oder Pflegepersonal eine lebensbedrohliche **Myokarditis** mit ausgedehnten Muskelfasernekrosen entwickeln.

Die häufigste **Kardiomyopathie** wird bei der diabetischen Fetopathie als Folge von Glykogeneinlagerungen in Form einer symmetrischen Septumhypertrophie beobachtet [44]. Nach gelegentlichen Problemen in den ersten Tagen ist die Prognose je-

[I]*Angeborene Herzfehler sind die häufigste Todesursache bei reifen Neugeborenen!*

[II]*Kräftige Pulsationen im Sternumbereich sowie ein präkardiales Schwirren sind immer pathologisch!*

[III]*Bei jeder ungeklärten Zyanose ist zur raschen Diagnose eine Echokardiographie durchzuführen!*

doch gut. Wichtig ist, daran zu denken, daß nach einer schweren perinatalen Hypoxie neben einer möglichen Hirnschädigung auch eine hypoxische Kardiomyopathie ein lebensbegrenzender Faktor sein kann.

Die Klinik von Myokarditis und Kardiomyopathie ist charakterisiert durch die Zeichen einer akuten Herzinsuffizienz (Atemnot, Oligurie, Ödeme, Hepatomegalie). Die Diagnose wird am einfachsten sonographisch gestellt, wobei sich eine hochgradige Einschränkung der Kontraktilität und der Auswurfleistung zeigt.

3.3 Herzrhythmusstörungen

Harmlose **Extrasystolen** lassen sich beim Feten und Neugeborenen sehr häufig registrieren. Auch Bradykardien bis unter 100 Schläge pro Minute sind beim gesunden Neugeborenen ohne klinische Bedeutung, wenn sie bevorzugt im Tiefschlaf auftreten. Bei einer Herzfrequenz unter 80–50/min kann nicht ganz selten ein totaler **AV-Block** vorliegen. Ohne einen zusätzlichen Herzfehler tolerieren die Kinder den AV-Block relativ gut, doch kann gelegentlich ein Schrittmacher notwendig sein. Gefürchtet ist ein AV-Block als Komplikation eines Lupus erythematodes der Mutter.

Eine **paroxysmale supraventrikuläre Tachykardie** kann intrauterin wie auch postnatal bei längerem Bestehen von Frequenzen über 250/min zu einer Herzinsuffizienz führen. Nicht ganz selten ist eine intrauterine Tachykardie Ursache eines Hydrops fetalis. Da Digitalis und Betablocker plazentagängig sind, ist eine Therapie des Feten über die Mutter indiziert [26]. Ein akuter Anfall einer paroxysmalen Tachykardie läßt sich postnatal rasch und risikoarm durch i. v.-Injektion von Adenosin unterbrechen [33].

Ventrikuläre Tachykardien sind bei Neugeborenen sehr selten und werden bevorzugt bei einer lebensbedrohlichen Hyperkaliämie beobachtet.

Schließlich ist bedeutsam, daß auch Tokolytika gelegentlich eine Tachykardie und auch eine Herzinsuffizienz beim Feten und Neugeborenen auslösen können [22].

3.4 Persistierender fetaler Kreislauf

Bleibt der pränatal physiologisch hohe Druck im Lungenkreislauf auch nach Geburt bestehen, oder steigt er sekundär wieder auf Druckwerte an, die über dem Körperkreislauf liegen, hat dies für das Neugeborene fatale Folgen. Da der intrauterine physiologische Rechts-links-Shunt über den Ductus arteriosus und das Foramen ovale erhalten bleibt, spricht man von einem Persistieren der fetalen Zirkulation (PFC-Syndrom). Erreicht der Rechts-links-Shunt 90 % des zirkulierenden Blutvolumens, so ist das Neugeborene trotz Beatmung mit 100 % Sauerstoff nicht lebensfähig.

Die Ursachen eines PFC-Syndroms können vielfältig sein (Tab. 19-7). Von besonderer Bedeutung ist, daß alle Zustände, die mit einer massiven Hypoxämie, Hyperkapnie und Azidose einhergehen, zu einer Kreislaufzentralisation führen und damit in charakteristischer Weise beim Neugeborenen ein PFC-Syndrom auslösen können. Klinisch ist ein PFC-Syndrom manchmal schwer von einer Transposition der großen Gefäße zu unterscheiden. Hier muß die Echokardiographie weiterhelfen. Wichtigste prophylaktische Maßnahmen sind Kenntnis und Vermeidung auslösender Ursachen, da in schweren Fällen nur eine NO-Inhalationstherapie unter Beatmung und/oder eine aufwendige extrakorporale Membranoxygenierung (ECMO) den letalen Ausgang verhindern können.

3.5 Hydrops fetalis

Trotz einer sehr unterschiedlichen Ätiologie ist ein Hydrops fetalis nahezu immer die unmittelbare Folge einer Störung der Herzkreislauffunktion, oder er hat umgekehrt erhebliche Auswirkungen auf Herz und Kreislauf. Für jeden Neonatologen ist der Hydrops fetalis eine echte Herausforderung, da in Abhängigkeit vom Ausmaß der begleitenden Fehlbildungen heute mehr als 50 % der Neugeborenen überleben können. Ohne Berücksichtigung des mittlerweile sehr seltenen Hydrops bei Rh-Inkompatibilität muß bei 0,3 ‰ aller Neugeborenen mit einem Hydrops gerechnet werden.

Die Liste der **Ursachen** eines Hydrops fetalis ist mittlerweile fast unüberschaubar groß. Nach einer Metaanalyse von 1333 nicht immunologisch bedingten Fällen der Literatur [25] sind die häufigsten Ursachen kardiovaskuläre Erkrankungen, Chromo-

---

Tabelle 19-7 *Ursachen eines PFC-Syndroms (Persistieren der fetalen Zirkulation)*

Primäres PFC-Syndrom
- idiopathisches PFC-Syndrom
- angeborene Mediahyperplasie der Pulmonalarterien
- Lungenhypoplasie (z. B. Zwerchfellhernie, zystisch adenomatoide Malformation der Lunge)

Sekundäres PFC-Syndrom
- perinatale und postnatale Asphyxie
- Mekoniumaspirationssyndrom
- B-Streptokokken-Pneumonie und -Sepsis
- Spannungspneumothorax
- Hyperviskosität des Blutes (Polyzythämie)
- Atemnotsyndrom

somenanomalien, schwere Anämien, Fehlbildungen von Lunge und Thorax sowie fetofetale Transfusionen (Tab. 19-8). Nur bei etwa 13,4 % ließ sich keine plausible Erklärung für den Hydrops finden.

Ein häufiges **Begleitphänomen** eines Hydrops fetalis ist ein Polyhydramnion, wohl als Folge der regelmäßig bestehenden Behinderung des Schluckaktes. Wichtig ist, daß die Diagnose eines Hydrops fetalis bereits vor Geburt sonographisch gestellt wird, um rechtzeitig Vorbereitungen zur Reanimation zu ermöglichen.[!]

Die therapeutischen Maßnahmen unmittelbar nach Geburt sind im Prinzip immer ähnlich mit Ausnahme der supraventrikulären Tachykardie (siehe Abschnitt 3.3). So wird ein Neugeborenes mit einem ausgeprägten Hydrops fetalis sofort intubiert. Kommt es unter Beatmung mit Sauerstoff und hohen Drucken nicht zu ausreichenden Thoraxexkursionen, so müssen Pleuraergüsse angenommen werden, die durch sofortige Pleurapunktion entlastet werden müssen. Bei stark aufgetriebenem Abdomen ist meist auch eine Aszitespunktion notwendig. Anschließend erfolgt das Einführen eines Nabelvenen- und Nabelarterienkatheters, um den zentralen Venendruck und den arteriellen Blutdruck zu messen. Bei erhöhtem Venendruck (über 12 cm H_2O) ist ein Aderlaß indiziert. Meist besteht eine deutliche Anämie (Hämatokrit!), so daß ein partieller Blutaustausch mit Erythrozytenkonzentrat der Blutgruppe 0 Rh negativ angeschlossen werden muß.

4 Erkrankungen des Blutes

Während der Schwangerschaft nehmen Hämoglobinkonzentration, Hämatokritwert und Erythrozytenzahl bei gleichzeitiger Abnahme der mittleren Erythrozytengröße (MCV) zu. Als Folge der physiologischen Transfusion von Plazentablut in den ersten 1–2 Lebensminuten steigen Hämoglobinkonzentration und Hämatokrit bis zum 2. Lebenstag an. Danach kommt es bis zum 3. Lebensmonat zu einem kontinuierlichen Abfall bei weiterem Rückgang des MCV (Tab. 19-9). Die Sauerstoffdissoziationskurve ist bei Geburt infolge des hohen Anteils von fetalem Hämoglobin noch stark nach links verschoben. Das bedeutet, daß bei hoher Sauerstofftransportkapazität die Sauerstoffaufnahme auch bei behinderter Atmung erleichtert, die Sauerstoffabgabe jedoch erschwert ist.

Anämie

In Anbetracht der komplizierten Adaptation von Atmung und Kreislauf braucht das Neugeborene eine ausreichende Menge an Hämoglobin. Bei einem Hämoglobinwert unter 15 g/dl in den ersten 3 Lebenstagen wird von einer Anämie gesprochen. Bei Werten unter 12 g/dl und zusätzlicher Atemstörung ist in der Regel eine Transfusion indiziert.

Ursachen einer Neugeborenenanämie sind Blutungen unter der Geburt, fetoplazentare Blutverschiebungen infolge Nabelschnurknoten oder mehrfacher Nabelschnurumschlingung, fetomaternelle oder fetofetale Transfusionen sowie innere Blutungen nach Geburtstraumen. Eine hämolytische Anämie infolge einer Blutgruppeninkompatibilität sollte durch serologische Untersuchungen bereits pränatal bekannt sein. Im Zweifelsfall muß bei einer Anämie eine Hämolyse ausgeschlossen werden.[!!]

Besonders nach einer perinatalen Asphyxie („weiße Asphyxie") und bei übertragenen Neugeborenen kann die Erkennung einer Anämie Schwierigkeiten bereiten. Neben Blässe sind Tachypnoe

Ursächliche Erkrankung	Anzahl
Kardiovaskuläre Erkrankungen	370 (27,8 %)
■ Tachyarrhythmien	116
■ Bradyarrhythmien	23
■ erhöhte Volumenbelastung (z.B. Teratom, Riesenhämangiom, Chorangiom)	54
■ Linksherzhypoplasie	30
■ Rechtsherzhypoplasie (inkl. Ebstein)	19
■ AV-Kanal	26
■ vorzeitiger Verschluß des Foramen ovale	10
■ vorzeitiger Verschluß des Ductus arteriosus	2
Chromosomenanomalien	172 (12,9 %)
■ Turner-Syndrom	95
■ Down-Syndrom	48
Anämien (nicht immunologisch)	136 (10,2 %)
■ α-Thalassämie	113
■ fetomaternale Transfusion	10
Lungen- und Thoraxfehlbildungen	132 (9,9 %)
■ zystische adenomatoide Malformationen	31
■ Chylothorax	27
■ Lungensequester und Lungentumoren	24
■ Chondrodystrophie	28
Fetofetale Transfusionen (Häufigkeit bei Spender und Empfänger wie 1:1,3)	86 (6,5 %)
Infektionen	59 (4,4 %)
■ Parvoviren B 19	27
■ Zytomegalie	12
Fetale Hypomobilität	42 (3,2 %)
Angeborene Stoffwechselerkrankungen	20 (1,5 %)
Verschiedene andere Ursachen	137 (10,3 %)
Hydrops ohne plausible Ätiologie	197 (13,4 %)

Tabelle 19-8
Wichtigste Ursachen eines Hydrops fetalis und ihre Häufigkeit, zusammengestellt aus 1333 nichtimmunologisch bedingten Fällen der Literatur (verändert nach Machin [25])

[!]*Wichtig ist, daß die Diagnose eines Hydrops fetalis bereits vor Geburt sonographisch gestellt wird, um rechtzeitig Vorbereitungen zur Reanimation zu ermöglichen!*

[!!]*Im Zweifelsfall muß bei einer Anämie eine Hämolyse ausgeschlossen werden!*

Tabelle 19-9
Die wichtigsten hämatologischen Daten im Nabelschnurblut sowie im Verlauf der ersten sechs Lebensmonate (zusammengestellt aus Daten der Documenta Geigy [12] und Klaus und Fanaroff [23])

Alter	Hämoglobin (g/l)	HbF (%)	Hämatokrit (%)	Erythrozyten (10^6/mm^3)	MCV (μm^3)	Retikulozyten (‰)	Leukozyten (10^3/mm^3)	Neutrophile (10^3/mm^3)	Lymphozyten (10^3/mm^3)
Nabelschnur	16,8 (14,2–20,7)	80	53	5,25	107	45 (30–70)	18,1 (9,0–30,0)	11,0 (6,0–26,0)	5,5 (2,0–11,0)
1. Tag	18,4 (15,4–21,4)	77	58 (44–70)	5,5 (4,5–6,5)	108	42 (15–65)	18,9 (9,4–34,0)	11,5 (5,0–21,0)	5,8 (2,0–11,5)
3. Tag	17,8 (15,5–22,0)	–	55 (45–68)	5,3 (4,5–6,3)	107	41 (13–60)	–	–	–
1. Woche	17,0 (14,0–20,0)	75	51 (41–61)	5,2 (4,4–5,9)	103	10 (5–15)	12,2 (5,0–21,0)	5,5 (1,5–19,0)	5,0 (2,0–17,0)
2. Woche	15,5 (13–18,5)	71	46 (36–56)	5,0 (4,0–5,5)	–	8 (3–13)	11,4 (5,0–20,0)	4,5 (1,0–9,5)	5,5 (2,0–17,0)
4. Woche	13,5 (11,5–15,5)	60	37 (29–45)	4,5 (3,9–5,2)	100	8 (3–13)	10,8 (5,0–19,5)	3,8 (1,0–9,0)	6,0 (2,5–16,5)
3. Monat	12,0 (10,0–14,0)	23	34 (28–40)	3,8 (3,0–4,0)	88	19 (10–35)	11,5 (6,0–17,5)	3,8 (1,0–9,0)	6,8 (3,5–14,5)
6. Monat	12,2 (10,5–13,5)	5	37 (30–43)	4,2 (3,5–5,0)	77	8 (3–13)	11,9 (6,0–17,5)	3,8 (1,0–8,5)	7,3 (4,0–13,5)

und Tachykardie die wichtigsten **Symptome**. Bei Verdacht auf eine Blutungsanämie unter der Geburt sollte der Hämatokritwert im Nabelschnurblut bestimmt werden, um rasch eine Transfusion mit Erythrozytenkonzentrat (0 Rh neg.) durchführen zu können.

Polyzythämie

Bei einem venösen Hämatokrit über 65 % bzw. einem kapillären HK über 70 % sprechen wir von einer Polyzythämie. Sie wird bei dystrophen Neugeborenen nach chronischer Plazentainsuffizienz, diabetischer Fetopathie sowie besonders häufig nach zu später Abnabelung beobachtet. Die Viskosität des Blutes kann so ansteigen, daß ernste Komplikationen auftreten können (z. B. pulmonaler Hypertonus, Herzinsuffizienz, Krampfanfälle, Hirnblutungen, nekrotisierende Enterokolitis, Nierenvenenthrombose, Niereninsuffizienz sowie verstärkter Ikterus und Hypoglykämie). Bei klinischer Symptomatik (Belastungszyanose, Apathie oder Zittrigkeit, Trinkunlust, Erbrechen, Atemnot) ist ein partieller Blutaustausch mit Albumin oder Plasma (10–20 ml/kg) indiziert [31].

Morbus hämorrhagicus neonatorum

Bis auf Thrombozyten, Fibrinogen, Faktor V und VIII sind alle Gerinnungsfaktoren beim Neugeborenen erniedrigt, obwohl Blutungs- und Gerinnungszeit im Vergleich zum Erwachsenen verkürzt sind und andererseits Thrombosen und Embolien sehr selten auftreten. Dennoch muß bei 2-3 % aller Neugeborenen mit einer vermehrten Blutungsneigung gerechnet werden, wobei Geburtshämatome nicht mitgezählt werden. Kongenitale Koagulopathien machen sich nur selten, z. B. in Form einer Spätblutung aus dem Nabelstumpf, bereits in der Neugeborenenperiode bemerkbar.

Am häufigsten sind **Produktionskoagulopathien** infolge eines Vitamin-K-Mangels. Die Versorgung des Neugeborenen mit Vitamin K ist sehr anfällig, da Vitamin K schlecht plazentagängig ist und vielfältige Faktoren die Vitamin-K-Versorgung des Feten und Neugeborenen zusätzlich beeinflussen können (Tab. 19-10). Besonders bei gestillten Kindern kann sich ein Vitamin-K-Mangel noch im Alter von 2–16 Wochen durch eine intrazerebrale Blutung manifestieren.[I] Aus diesem Grund wird eine Vitamin-K-Prophylaxe bei Neugeborenen in den meisten Ländern durchgeführt, wobei in der Bundesrepublik die orale Gabe von je 2 mg Konakion® am ersten und fünften Lebenstag sowie bei der U3 etabliert ist [13].

Bemerkenswert ist, daß die Gerinnungsparameter bei einer Meläna oder Hämatemesis nur relativ selten verändert sind. Hier werden verschlucktes mütterliches Blut oder lokale Ursachen wie hämorrhagische Gastritis und Streßulzera angeschuldigt.

Relativ häufig werden **Thrombozytopenien** bei Neugeborenen beobachtet, die bei Werten unter 30 000 zu vermehrter Blutungsbereitschaft führen können. Ihre Ätiologie ist vielfältig und kann mütterliche Ursachen (Isoantikörper gegen fetale Thrombozyten, Autoantikörper gegen Thrombozyten wie beim Morbus Werlhoff [ITP] oder Lupus erythematodes) oder kindliche Ursachen haben (pränatale und perinatale Infektionen, Polyzythämie, Wachstumsretardierung, Verbrauchskoagulopathie). Gerade bei der ITP können bei noch aktiver Erkrankung der Mutter bei bis zu 85 % der Kinder zum Teil therapiepflichtige passagere Thrombozytopenien auftreten. Sind die Thrombozyten der Mutter zum Zeitpunkt der Geburt normal oder hat sie in den letzten 14 Tagen Steroide erhalten, werden nur geringe Veränderungen beim Kind beobachtet.

Schwere **Verbrauchskoagulopathien** sind heute in der Neonatalperiode relativ selten. Sie treten meist als Begleitphänomen eines Schocks bei Sepsis oder nach schwerer Asphyxie auf. Ist der Schock als Ursache der Gerinnungsstörung beherrschbar, normalisiert sich die Gerinnung spontan.

5 Erkrankungen des Magen-Darm-Traktes und der Bauchwand

Erkrankungen des Magen-Darm-Kanals

Die Erkrankungen des Magen-Darm-Kanals sind in der Neugeborenenperiode geprägt durch die Schwierigkeit, zwischen häufigen passageren Adaptationsstörungen und anatomischen Fehlbildungen zu unterscheiden. Die wichtigsten **Leitsymptome** sind vermehrter Speichelfluß, Nahrungsverweigerung, Schluckstörungen, Erbrechen, aufgetriebenes Abdomen und mangelhafte Mekoniumentleerung. Bei einem Polyhydramnion läßt sich bereits prä-

- Vitamin-K-Mangel der Mutter (z. B. pflanzenarme Ernährung, Abführmittelabusus, Malabsorption, chronische Cholestase)
- Vitamin-K-Antagonisten in der Schwangerschaft (Cumarin)
- Antiepileptika in der Schwangerschaft (Diphenylhydantoin, Primidon, Barbiturate)
- Rifampicin in der Schwangerschaft
- Unreife des Neugeborenen
- später Nahrungsbeginn, Muttermilch, parenterale Ernährung, verminderte Vitamin-K-Resorption (z. B. Kurzdarm, Cholestase)
- Vitamin-K-Verwertungsstörung bei akuten und chronischen Lebererkrankungen

natal eine Obstruktion des proximalen Intestinums vermuten, was sonographisch bei gestauten Darmschlingen bestätigt werden kann.

Die wichtigste Fehlbildung ist die **Oesophagusatresie**, die auf 3 000 Geburten einmal zu erwarten ist. Bei 90 % der Fälle liegt eine oesophago-tracheale Fistel vor. Wegen der großen Gefahr einer Aspiration sollte die Fehlbildung vor der ersten Fütterung erkannt werden. Bei jedem Polyhydramnion und/oder vermehrtem Speichelfluß ist eine diagnostische Magensondierung daher obligat.[II]

Darmatresien können im Duodenum prä- und postpapillär, im Verlauf des ganzen Dünndarms sowie im distalen Rektum vorkommen. Im distalen Ileum handelt es sich nicht selten um einen Mekoniumileus bei Mukoviszidose, doch können auch ein Volvulus, ein paralytischer Ileus infolge Sepsis oder Schock oder eine ausgeprägte Aganglionose des Dickdarms (Hirschsprung) Ursache einer Passagestörung sein. Je distaler die Obstruktion liegt, desto später kommt es zu galligem Erbrechen (nicht galliges Erbrechen nur bei präpapillärer Atresie) und desto stärker ist die abdominelle Auftreibung.

Die **Analatresie** sollte bei der Erstuntersuchung des Neugeborenen entdeckt werden, so daß vor Beginn einer klinischen Symptomatik ein Colostoma angelegt werden kann. Häufig bestehen perianale Fisteln, die auch in die Vagina oder die Harnwege münden können. In der Regel erfolgt die operative Korrektur in Form einer Durchzugsplastik mit 3–6 Monaten.

Das gesunde Neugeborene setzt das erste Mekonium innerhalb der ersten 24 Stunden ab.[III] Ursache einer verzögerten Entleerung kann ein **Mekoniumpfropf** sein. Nach Sondierung des Anus mit einem Darmrohr kommt es zu einer schlagartigen Entleerung des Mekoniums, wobei ihm oft ein weißlich schleimiger Pfropf aufsitzt. Nach Entleerung des Mekoniums sind am 3.–4. Lebenstag die soge-

---

Tabelle 19-10
Ursachen eines Mangels der von Vitamin K abhängigen Faktoren (II, VII, IX, X)

[I]*Besonders bei gestillten Kindern kann sich ein Vitamin-K-Mangel noch im Alter von 2–16 Wochen durch eine intrazerebrale Blutung manifestieren!*

[II]*Bei jedem Polyhydramnion und/oder vermehrtem Speichelfluß ist eine diagnostische Magensondierung obligat!*

[III]*Das gesunde Neugeborene setzt das erste Mekonium innerhalb der ersten 24 Stunden ab!*

nannten Übergangsstühle besonders bei gestillten Kindern sehr dünnbreiig, zerhackt und mit Schleim durchsetzt. Gelegentlich kann es jedoch auch bei Neugeborenen bereits zu infektiösen Durchfällen bevorzugt durch Rota-Viren kommen.

Fehlbildungen der Bauchwand und des Nabel

Fehlbildungen der Bauchwand und des Nabels sind nicht ganz selten. So spricht ein nässender Nabel nach der 2. Lebenswoche für einen persistierenden Ductus omphaloentericus oder einen Urachusgang. Bei einer **Omphalocele**, die Pflaumen- bis Kindskopfgröße erreichen kann, haben sich Darmschlingen und sehr häufig auch die deformierte Leber in die Nabelschnur entwickelt. Dagegen ist eine Gastroschisis eine sekundär entstandene, stets rechts paraumbilical liegende Bauchwandspalte, durch die der größte Teil der Eingeweide völlig frei vor die Bauchwand prolabiert ist.

Bei beiden Fehlbildungen wird der primäre chirurgische Bauchwandverschluß angestrebt. Trotz einer oft langen postoperativen Intensivtherapie ist die Prognose sehr gut, so daß auf keinen Fall ein Schwangerschaftsabbruch indiziert ist. Wichtige Voraussetzung für den Erfolg ist eine Entbindung durch primäre Sectio, wobei diese wegen der Gefahr der Einklemmung und Darmnekrose bei der Gastroschisis möglichst vor Beendigung der 36. Gestationswoche durchgeführt werden sollte. Bei einer Gastroschisis wie auch einer sehr großen Omphalocele sollte zur Vermeidung einer Auftreibung des Darms keine Maskenbeatmung erfolgen, sondern bei Bedarf die sofortige Intubation durchgeführt werden.

6 Erkrankungen des Urogenitaltrakts

Von allen Fehlbildungen betreffen etwa 35 % den Bereich der Urogenitalorgane. Harnabflußstörungen haben postnatal die größte Bedeutung.! Sie werden meist ebenso wie die doppelseitige Nierenagenesie (nicht lebensfähige Potter-Sequenz), die autosomal rezessive polyzystische Nierendysplasie (Potter 1) oder die multizystische Dysplasie (Potter 2) vom Geburtshelfer bereits pränatal sonographisch entdeckt.

Die doppelseitige Nierenagenesie ist eine Indikation zum **Schwangerschaftsabbruch**.!! Bei allen übrigen Fehlbildungen einschließlich der Harnabflußstörungen kann die normale Geburt abgewartet werden. Erst postnatal wird durch gezielte Diagnostik geklärt, ob ein aktives Vorgehen, wie z. B. bei der subvesicalen Stenose, notwendig ist, oder ob wie in den meisten Fällen abgewartet werden kann.

Besonders vielfältig sind **Fehlbildungen des äußeren Genitale**. Sie reichen vom einfachen Maldescensus testis über eine Hypospadie bis zur Blasenekstrophie. Wegen der praktischen Bedeutung soll hier nur erwähnt werden, daß eine Phimose bei Knaben physiologisch ist und erst im 3. Lebensjahr eine vollständige Lösung der Verklebung zwischen Glans und Vorhaut erwartet werden darf. Zur Vermeidung einer sekundären narbigen Phimose sind jegliche Manipulationen zu unterlassen und eine Balanitis mit Kamillosanumschlägen zu behandeln. Bei der Primäruntersuchung von weiblichen Neugeborenen sollten die großen Labien gespreizt werden, um eine pathologische Klitorishypertrophie oder eine Hymenalatresie zu erkennen. Ein völliges Fehlen des regelmäßig vorhandenen weißlich-glasigen Fluors im Scheidenvorhof ist für eine Hymenalatresie verdächtig.

7 Störungen des Stoffwechsels

Hypoglykämie

Die bei weitem häufigste Stoffwechselstörung in der Neugeborenenperiode ist die Hypoglykämie, wobei es sich in den meisten Fällen um ein transitorisches Adaptationsphänomen handelt.!!! Nach Unterbrechung des Plazentakreislaufes fällt der Blutzucker ab, bis er normalerweise nach 1–2 Stunden mit Einsetzen der physiologischen Gegenregulation langsam wieder ansteigt. Man spricht daher auch erst von einer Hypoglykämie, wenn der Blutzucker am ersten Lebenstag unter 30 und danach unter 45 mm/dl liegt.

Eine **klinische Symptomatik** setzt erst bei einem noch tieferen Zuckerwert ein. Sie ist wenig charakteristisch und kann von Hyperexzitabilität mit Myoklonien und Krämpfen bis zu Apathie, Trinkunlust, Zyanose, Apnoen und Bradykardie reichen.

Bevorzugt tritt eine Hypoglykämie bei bestimmten **Risikogruppen** (Asphyxie, Hypothermie, Unreife, hochgradige Dystrophie und Hypertrophie, diabetische Fetopathie, Rh-Erythroblastose, Polyzythämie) auf, deren Kompensationsmechanismen unzureichend sind. Bei diesen Kindern sollte am 1. Lebenstag im Alter von 2 Stunden der Blutzucker untersucht werden und bei niedrigen Werten weitere Kontrollen nach 2, 4, 6, 9, 12, 18 und 24 Stunden erfolgen. Bleibt der Blutzucker niedrig, wird in häufigen kleinen Dosen Dextroneonat® oder besser bis zum Milcheinschuß eine hypoallergene Nah-

---

!!!Die bei weitem häufigste Stoffwechselstörung in der Neugeborenenperiode ist die Hypoglykämie, wobei es sich in den meisten Fällen um ein transitorisches Adaptationsphänomen handelt!

!Harnabflußstörungen haben postnatal die größte Bedeutung!

!!Die doppelseitige Nierenagenesie ist eine Indikation zum Schwangerschaftsabbruch!

rung ad libitum zugefüttert. Nur wenn der Blutzucker unter den Grenzwerten bleibt und vor allem eine klinische Symptomatik besteht, muß das Kind zur weiteren Diagnostik und Therapie in eine Kinderklinik verlegt werden. Gerade bei Kindern diabetischer Mütter ist man heute bestrebt unter entsprechender Kontrolle die **natürlichen Gegenregulationsmechanismen** abzuwarten. Je niedriger der Blutzucker der Mutter bei Geburt ist, desto geringer ist das Risiko einer neonatalen Hypoglykämie [4].[!] Frühgeburtlichkeit und Sectio sind allerdings bei diabetischen Müttern zu vermeiden, da der physiologische Geburtsstreß beim reifen Neugeborenen Lipolyse und Glukoneogenese besser in Gang bringt [8].

Hypokalzämie

Auch der Kalziumspiegel des Neugeborenen fällt mit Unterbrechung des mütterlichen Angebots postnatal ab, bis eine ausreichende hormonelle Gegenregulation einsetzt. Mit Zunahme der Aktivität der Nebenschilddrüse sowie der enteralen Aufnahme von Kalzium und Phosphat aus der Milch normalisieren sich ab dem 3. bis 5. Lebenstag die Kalziumwerte rasch. Grundsätzlich wird eine sehr häufige, meist **harmlose frühe Form** der Hypokalzämie in den ersten 3 Lebenstagen von einer späten Form am Ende der 1. Lebenswoche unterschieden.

Die klinische Bedeutung der relativ seltenen **späten Form** ist sehr viel größer. Ihre Ursache kann ein Hypoparathyreoidismus des Kindes wie z. B. bei DiGeorge-Syndrom, ein Hyperparathyreoidismus der Mutter oder eine zu hohe Phosphatzufuhr durch Kuhmilch sein. Klinische Symptome in Form von Hyperexzitabilität, gesteigerten Eigenreflexen, Muskelzittern und evtl. Krämpfen sind allerdings weniger vom Gesamtkalzium als von der Höhe des ionisierten Kalziums bzw. dem Gesamteiweiß abhängig. Die Prognose ist auch bei der späten Form meist gut, doch sollte in jedem Fall, zumindest vorübergehend, parenteral oder oral Kalzium substituiert werden.

Metabolische Azidose

Eine metabolische Azidose beim Neugeborenen ist in der Regel die Folge eines Laktatanstiegs.[!!] Meist entsteht diese im Verlauf einer perinatalen Hypoxie. Nach erfolgreicher Reanimation mit Beherrschung von Atmung und Kreislauf kommt es zu einer raschen spontanen Besserung, so daß eine Puffertherapie, wie schon erwähnt, nur selten notwendig ist. Hält eine metabolische Azidose in den ersten Lebenstagen an, bzw. entsteht sie erst nach Nahrungszufuhr im Verlauf der 1. Woche, muß der Verdacht auf eine angeborene Stoffwechselstörung geäußert und eine entsprechende Diagnostik eingeleitet werden, insbesondere wenn auch niedrige Blutzuckerwerte auffallen.

Adrenogenitales Syndrom

Erwähnt werden sollte eine sehr typische Stoffwechselstörung, die heute durch das Screeningprogramm bei Neugeborenen bereits früh diagnostiziert wird. Es handelt sich um das adrenogenitale Syndrom, das als autosomal-rezessives Leiden auf einer Biosynthesestörung des Cortisols beruht und mit einer Häufigkeit von 1:4000 auftritt. In den meisten Fällen liegt ein 21-Hydroxylasemangel vor. Die gestörte Cortisol-Synthese führt zu einer Überfunktion des Hypophysenvorderlappens mit konsekutiver Nebennierenrindenhyperplasie und gesteigerter Produktion von Androgenen, deren Bildung aus gemeinsamen Vorstufen der Steroidhormone regelrecht ist.

Die Folge ist eine bereits im Fetalleben einsetzende Virilisierung des äußeren Genitales bei Mädchen bis hin zu einem Pseudohermaphroditismus. Bei Mädchen kann daher die Verdachtsdiagnose relativ leicht schon bei Geburt gestellt werden, während Knaben lediglich durch ein vergrößertes und stark pigmentiertes Genitale auffallen. Ist gleichzeitig die Aldosteronsynthese gestört, kommt es zum Salzverlust, so daß Trinkunlust, Erbrechen, Exsikkose und eine typische Konstellation der Serumelektrolyte mit Hyponatriämie und Hyperkaliämie an die richtige Diagnose denken lassen. Während die Substitution von Kochsalz sowie Cortisol und Aldosteron den Allgemeinzustand rasch bessern, sind bei Mädchen leider nicht selten plastische Operationen des äußeren Genitale notwendig.

8 Icterus neonatorum

Pathophysiologie: Der Ikterus ist das häufigste postnatale Adaptationsphänomen.[!!!] Bei jedem Neugeborenen ist das indirekte Bilirubin über den später physiologischen Wert von 0,5–1 mg/dl erhöht. Etwa 70 % haben eine sichtbare Gelbfärbung der Haut (> 5 mg/dl) zwischen dem 3. und 5. Lebenstag und bei 8–10 % überschreitet die Bilirubinkonzentration 16 mg/dl.[!!!!]

Wichtigste **Ursachen** des Neugeborenenikterus sind die Abnabelung (nur indirektes Bilirubin ist plazentagängig), eine unterschiedliche Aktivität der Hämoxygenase (Bilirubinbildung) und der Gluku-

---

[!] *Je niedriger der Blutzucker der Mutter bei Geburt ist, desto geringer ist das Risiko einer neonatalen Hypoglykämie!*

[!!] *Eine metabolische Azidose beim Neugeborenen ist in der Regel die Folge eines Laktatanstiegs!*

[!!!] *Der Ikterus ist das häufigste postnatale Adaptationsphänomen!*

[!!!!] *Etwa 70 % der Neugeborenen haben eine sichtbare Gelbfärbung der Haut zwischen dem 3. und 5. Lebenstag!*

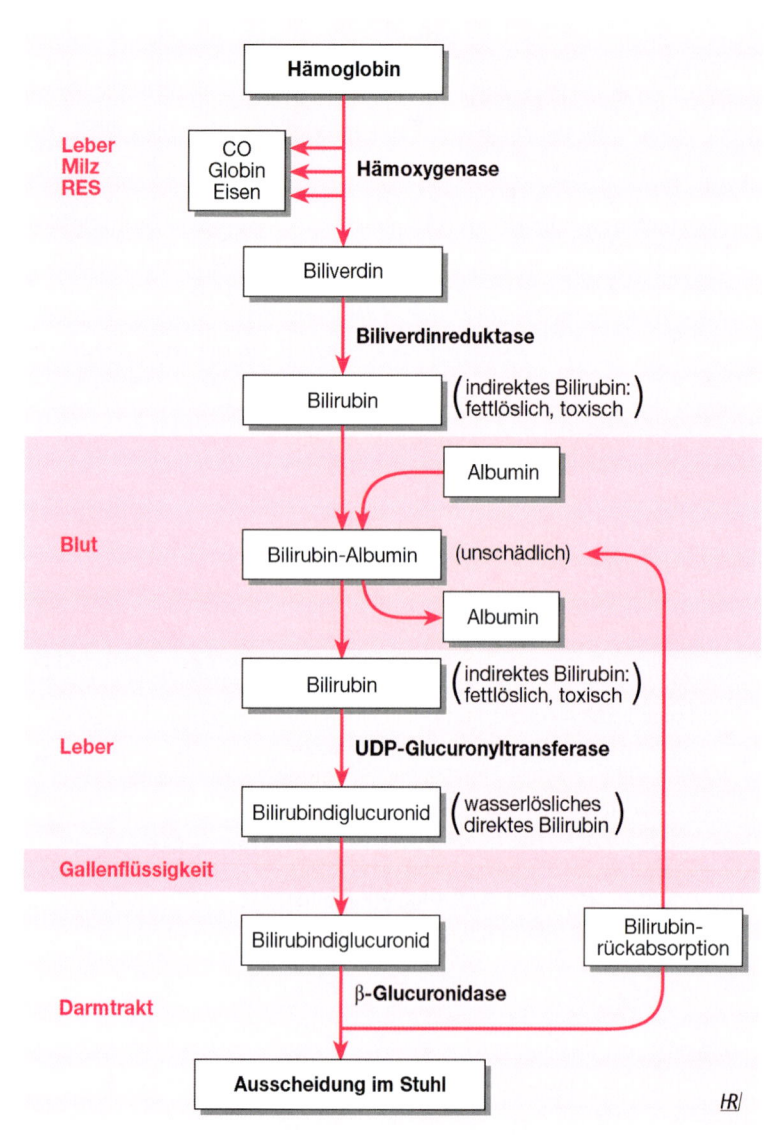

Abb. 19-6
Vereinfachte Darstellung des Bilirubinstoffwechsels einschließlich seines enterohepatischen Kreislaufs beim Neugeborenen.

ronyltransferase sowie ein gesteigerter enterohepatischer Bilirubinkreislauf in den ersten Lebenswochen als Folge einer noch erhöhten Aktivität der β-Glukuronidase im Darm. (Abb. 19-6). Bei gestillten Kindern bleibt die Aktivität der β-Glukuronidase länger erhalten als bei künstlicher Ernährung. Zusätzlich verstärkt werden kann ein Ikterus durch einen vermehrten Blutabbau bei Polyzythämie oder Hämatomen (Ausnahme Kephalhämatom), intestinalen Obstruktionen sowie natürlich durch eine Hämolyse. Auffällig ist, daß bei Übertragung und EPH-Gestose sowie Alkohol-, Nikotin- und vor allem Kokainabusus der Neugeborenenikterus abgeschwächt auftritt. Manches spricht dafür, daß Bilirubin als potentes Antioxydans für das Neugeborene mit physiologischen Vorteilen verbunden ist [40].

Die verbreitete Überbewertung des Neugeborenenikterus liegt in der **Furcht vor einem Kernikterus** begründet. In der Tat vermag die Präzipitation von Bilirubinsäure an phospholipidreichen Ganglienzellmembranen bevorzugt im Bereich der Stammganglien bei extrem hohen Bilirubinspiegeln mit Übersättigung oder Störung der Bilirubin-Albumin-Bindung zu einem Kernikterus mit Todesfolge oder bleibenden Schäden führen. In einer bereits vorgeschädigten Zelle (Azidose, Hypoxie, Membranschaden, Unreife) kann freies Bilirubin leichter zu einem Stoffwechselgift werden, wobei durch das vermehrt anfallende freie Eisen bei einer Hämolyse (Rh-Erythroblastose) die Gefahr zusätzlich erhöht wird [5]. Durch die Einführung der Austauschtransfusion bei einem Bilirubinspiegel über 20 mg/dl konnte die Häufigkeit eines Kernikterus bei einem hämolytischen Ikterus infolge Blutgruppeninkompatibilität bei reifen Neugeborenen auf Null gesenkt werden. Als Folge der üblichen Anti-D-Prophylaxe bei Rh-negativen Müttern ist der Morbus hämolyticus neonatorum heute eine Seltenheit (Band 5, Kap. 17). In den letzten Jahren wurde von zahlreichen Neonatologen erkannt, daß die Therapiegrenzen für Austauschtransfusionen und Phototherapie bei einer Rh-Erythroblastose nicht ohne weiteres auf einen normalen Neugeborenenikterus übertragen werden können, da hier offensichtlich erst bei weit höheren Bilirubinkonzentrationen (> 30 mg/dl) die Gefahr für einen Kernikterus besteht [2].

Diagnostik

Ein Morbus hämolyticus neonatorum infolge einer Blutgruppenunverträglichkeit sollte durch entsprechende serologische Untersuchungen bei der Mutter bereits bei Geburt ausgeschlossen sein. Ist ein Ikterus das einzige Symptom eines sonst unauffälligen Neugeborenen, genügt die Untersuchung des Gesamtbilirubins [29]. Differentialdiagnostische Erwägungen und insbesondere eine Verlegung in eine Kinderklinik sind daher nicht notwendig. Um allerdings einen gelegentlich sehr frühzeitig einsetzenden Ikterus rechtzeitig zu erkennen und um auch unnötig viele schmerzhafte Blutabnahmen zu vermeiden, wird für alle Neugeborenen ab dem 2. Lebenstag zweimal täglich ein transcutanes Bilirubin-Screening (Minolta Air Shield Transcutan Bilimeter®) empfohlen. Da das Gerät keine absoluten Werte mißt und die einzelnen Geräte auch nicht sicher untereinander vergleichbar sind, ist zunächst die Ermittlung einer Eichkurve im Vergleich zu den eigenen Laborwerten bei Neugeborenen notwendig. Nach Festlegung eines Screeninggrenzwertes (15–20) werden nach eigenen Untersuchungen im Mittel 70–80 % der schmerzhaften Blutabnahmen überflüssig. Vor Beginn einer Therapie wie auch zur Kontrolle eines Behandlungserfolges sind natürlich Bilirubinbestimmungen im Serum erforderlich. Werden neben dem Symptom Ikterus weitere Auffälligkeiten bei einem Neugeborenen beobachtet (z. B. Blässe, Erbrechen, aufgetriebenes Abdomen, verlängerte Rekapillarisierungszeit, entfärbter Stuhl), ist selbstverständlich eine weitere diagnostische Abklärung notwendig.[!]

Therapie

Die einzige weltweit akzeptierte Behandlungsmethode bei einem verstärkten Neugeborenenikterus ist die **Phototherapie** mit blauem, weißem oder auch grünem Licht.[!!] Trotz relativ geringer Rate an Nebenwirkungen sollte sie nicht ohne strenge Indikation eingesetzt werden. Es ist belegt, daß die Wirkung der Phototherapie desto schneller einsetzt, je höher der Bilirubinwert ist. Die in der Abbildung 19-7 dargestellten Therapiegrenzen für Früh- und Neugeborene aller Gewichtsklassen entsprechen den Angaben verschiedener namhafter englisch- und deutschsprachiger Autoren sowie den Empfehlungen der American Academie of Pediatrics [2]. Es wird eine absolute (Kurve 1) von einer relativen Therapiegrenze (Kurve 2) unterschieden. Letztere wird bei allen Neugeborenen mit einem vermeintlich höheren Risiko angewendet. Ein erhöhtes Risiko besteht bei einer Hämolyse z. B. infolge einer Blutgruppenunverträglichkeit sowie nach Hypoxie, Azidose, Hirnblutungen, Meningitis und in geringerem Maße auch bei einem besonders schnellen Bilirubinanstieg (> 6 mg/12 Std.) in den ersten beiden Lebenstagen. Zum Stillen wird die Phototherapie jeweils unterbrochen. Bei Abfall der Bilirubinwerte um 4 mg unterhalb der absoluten bzw. relativen Therapiegrenze, wird die Phototherapie zunächst beendet und nur bei erneutem Anstieg des Bilirubins fortgesetzt. Eine Austauschtransfusion ist in der Regel heute nur noch indiziert, wenn ein massiver Morbus hämolyticus neonatorum mit gleich-zeitiger transfusionspflichtiger Anämie vorliegt.

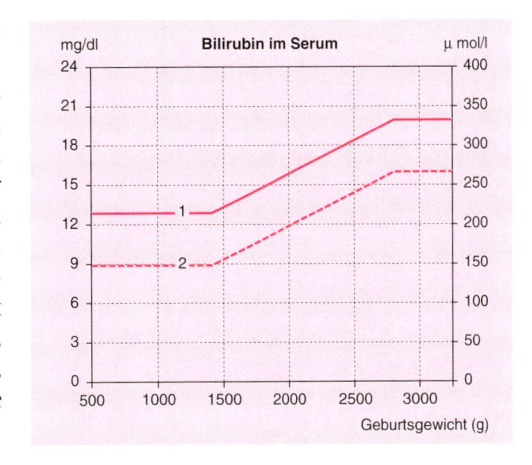

Abb. 19-7
Phototherapiegrenzen beim Icterus neonatorum in Abhängigkeit vom Geburtsgewicht. Kurve 1: absolute Therapiegrenze bei klinisch gesunden Früh- und Neugeborenen. Kurve 2: relative Therapiegrenze bei Risikokindern (z. B. bei Blutgruppeninkompatibilität mit Hämolyse, Hypoxämie, Azidose, Schock, Sepsis, Hirnblutungen) sowie bei einem sehr schnellen Bilirubinanstieg (> 6 mg/12 Stunden) an den ersten beiden Lebenstagen.

9 Infektionen

9.1 Allgemeininfektionen

Infektionswege und Erreger

Infektionen des Neugeborenen lassen sich nach dem **Infektionszeitpunkt** in pränatale, perinatale und neonatale sowie nach dem **Infektionsweg** in vertikale und horizontale einteilen. Bei vertikaler Infektion wird das Kind entweder hämatogen über die Plazenta oder aufsteigend über die Geburtswege von der Mutter infiziert, während bei einem horizontalen Infektionsweg die Umgebung für die postnatale Infektion verantwortlich zu machen ist. Das Erregerspektrum ist je nach Infektionszeitpunkt und Infektionsweg verschieden.

Pränatale Infektionen können zu jedem Zeitpunkt der Schwangerschaft durch sehr unterschiedliche Erreger (Viren, Bakterien, Protozoen, Pilze) bedingt sein. Insgesamt ist die Durchlässigkeit der Plazenta jedoch gering und zudem für die einzelnen Keime höchst unterschiedlich. Einige Erreger (z. B. Röteln, Varizellen, Zytomegalie, Syphilis, Toxoplasmen) können intrauterin Embryopathien und Fetopathien verursachen und zudem auch postnatal noch floride sein (siehe auch Bd. 5, Kap. 22).

Generell ist die Kontamination des Kindes mit Keimen der Geburtswege als physiologisch anzusehen. Dennoch können eine Reihe von primär pathogenen Keimen (z. B. Hepatitis B, HIV, Herpes simplex, Staphylococcus aureus) sowie potentiell pathogenen **Keimen der Geburtswege** (z. B. B-, C-, und D-Streptokokken, E. coli, Staphylococcus epidermidis, Anaerobier, Chlamydien, Ureoplasmen, Pilze) zu perinatalen Infektionen führen. Bei den neonatalen, meistens nosokomialen Infektionen handelt es sich dagegen bevorzugt um sogenannte hospitale Problemkeime wie z. B. Staphylococcus

---

[!]*Werden neben dem Symptom Ikterus weitere Auffälligkeiten bei einem Neugeborenen beobachtet, ist eine weitere diagnostische Abklärung notwendig!*

[!!]*Die einzige weltweit akzeptierte Behandlungsmethode bei einem verstärkten Neugeborenenikterus ist die Phototherapie!*

aureus, Staphylococcus epidermidis, Klebsiella pneumoniae, Enterobacter und Pseudomonas. Insgesamt werden Neugeboreneninfektionen bei weitem häufiger durch Bakterien als durch Viren verursacht, doch können gelegentlich auch Rota-, Adeno- oder Coxsackie-Viren eine Rolle spielen.

Diagnose

Beginnt die Erkrankung des Neugeborenen in den ersten 2 (bis 3) Tagen (Early-onset-Form), so ist die Infektion perinatal bzw. intranatal von der Mutter erworben.[!] Charakteristisch ist, daß Geburtskomplikationen und ein sogenanntes Amnioninfektions-Syndrom häufig vorausgehen. Bei Erkrankungsbeginn nach dem 3. Lebenstag (Late-onset-Form) erfolgte die Infektion horizontal durch die Umgebung.

Die **klinische Symptomatik** ist bei frühem und spätem Beginn nur gering unterschiedlich, auch wenn bei frühem Beginn die Atemnot sehr im Vordergrund steht. Im übrigen sind schwere Allgemeinsymptome als Ausdruck der in der Regel septischen Infektion charakteristisch wie z. B. Trinkunlust mit vermehrten Magenresten und Erbrechen, paralytischer Ileus, Apnoen, leicht erhöhte oder erniedrigte Temperatur, Apathie, grau-blasses Aussehen mit verlängerter Rekapillarisierungszeit (über 3 sec). Bei jedem klinischen Verdacht ist eine sofortige Blutkultur und bei Beginn nach dem 3. Tag auch eine Urinkultur sowie evtl. eine Lumbalpunktion notwendig.[!!] Bei der Frühform werden mikrobiologische Untersuchungen des Magensafts und von Ohrabstrichen empfohlen [37]. Eine septische Infektion gilt auch ohne positive Blutkultur als gesichert, wenn neben der klinischen Symptomatik mindestens zwei Laborparameter wie C-reaktives Protein und Blutbild (Leukopenie und/oder erhöhte Ratio [> 0,2] von unreifen zur Gesamtzahl der Granulozyten) auffällig sind [37].[!!!]

Therapie

Bei der Frühform wird meist eine Kombination von Ampicillin mit einem Aminoglykosid bevorzugt, während bei der Spätform neben Aminoglykosiden Cephalosporine der 3. Generation oder Breitbandpenicilline und häufig auch Vancomycin erforderlich sind [37]. Eine antibiotische Therapie wird bei Neugeborenen grundsätzlich intravenös durchgeführt, da nur auf diese Weise ausreichende und gut steuerbare Blutspiegel zu erzielen sind.[!!!!]

9.2 Lokale Manifestationen von Neugeboreneninfektionen

In keinem Alter ist die Gefahr einer Sepsis auch bei lokaler Infektion so groß wie in der Neugeborenenperiode. Daher sollen einige relevante Organmanifestationen kurz besprochen werden.

Meningitis: Erfreulicherweise wird eine Neugeborenenmeningitis in den letzten 10–15 Jahren sehr viel seltener beobachtet. Die wichtigsten Erreger sind E. coli und B-Streptokokken. Neben den Zeichen der Allgemeininfektion fallen die Neugeborenen entweder durch Apathie oder durch Berührungsempfindlichkeit, Krämpfe und eine vorgewölbte Fontanelle auf.

Harnwegsinfektionen: Bei jedem klinischen V. a. eine Allgemeininfektion des Neugeborenen nach dem 3. Lebenstag ist durch mikroskopische und mikrobiologische Untersuchung des Urins eine Harnwegsinfektion auszuschließen.

Nabelinfektion: Schmieriger Nabelgrund und ein geröteter und geschwollener Nabelring weisen auf eine beginnende Nabelinfektion hin. Besteht ein geröteter Strang oberhalb des Nabels liegt bereits die gefürchtete Thrombophlebitis der Nabelvene vor, die innerhalb kürzester Zeit zu einer Sepsis und abszedierenden Pneumonie führen kann. Am Anfang genügt nach gründlicher Reinigung ein Tupferverband mit Polyvidon-Jod-Salbe, bei V. a. Thrombophlebitis ist jedoch eine sofortige intravenöse antibiotische Therapie indiziert.[!!!!!]

Hautinfektionen: Größere Blasen auf gerötetem Grund mit anfangs wäßrigem und später trübem Inhalt sprechen für einen Pemphigus neonatorum (Impetigo bullosa). Diese früher im Neugeborenenzimmer gefürchtete Hautinfektion kann endemisch auftreten und zu einer septischen Erkrankung führen. Im Bläscheninhalt wird Staphylococcus aureus gefunden. Differentialdiagnostisch läßt sich der Pemphigus neonatorum im allgemeinen leicht von den völlig harmlosen weißen kleinen Pusteln eines Exanthema allergicum toxicum neonatorum abgrenzen, das gelegentlich bereits bei Geburt besteht und deren Inhalt steril ist und zahlreiche eosinophile Granulozyten enthält. Sehr ernst zu nehmen ist eine rasche generalisierte Ausbreitung oberflächlicher, bald platzender Blasen, die die Haut wie nach einer Verbrühung aussehen lassen. Hier handelt es sich um eine Dermatitis exfoliativa Ritter von Rittershain, die durch ein exfoliatives Toxin von Staphylococcus aureus der Phagengruppe II, Typ 71 ausgelöst wird [14]. Ohne intensive antibiotische, kreislaufstabilisierende und lokale Therapie verläuft diese Erkrankung meist letal.

[!] Beginnt die Erkrankung des Neugeborenen in den ersten 2–3 Tagen so ist die Infektion perinatal bzw. intranatal von der Mutter erworben!

[!!!!!] Bei V. a. Thrombophlebitis ist eine sofortige intravenöse antibiotische Therapie indiziert!

[!!] Bei jedem klinischen Verdacht auf eine septische Infektion ist eine sofortige Blutkultur und bei Beginn nach dem 3. Tag auch eine Urinkultur sowie evtl. eine Lumbalpunktion notwendig!

[!!!] Eine septische Infektion gilt auch ohne positive Blutkultur als gesichert, wenn neben der klinischen Symptomatik mindestens zwei Laborparameter wie C-reaktives Protein und Blutbild auffällig sind!

[!!!!] Eine antibiotische Therapie wird bei Neugeborenen grundsätzlich intravenös durchgeführt, da nur auf diese Weise ausreichende und gut steuerbare Blutspiegel zu erzielen sind!

Die häufigste Hautinfektion des Neugeborenen wird durch **Candida albicans** ausgelöst.[I] Nach Kontamination und Besiedelung der Mundhöhle unter der Geburt können schon bald vermehrt Pilzsporen mit dem Stuhl ausgeschieden werden. Unterstützt durch eine Windeldermatitis der in den ersten Tagen besonders empfindlichen Haut kann es von der Analregion ausgehend zu einer flächenhaften Ausbreitung kommen. Charakteristisch sind konfluierende rote Papeln mit einer zarten Schuppenkrause. Trotz extrem geringer Gefahr einer Pilzsepsis sollte neben häufigem Wickeln eine konsequente lokale Therapie mit antimykotischen Cremes und Suspensionen durchgeführt werden. Die prophylaktische Gabe eines oralen Antimykotikums wird dagegen nicht empfohlen.

Infektionen des Auges: Die Konjunktiven sind häufig Eintrittspforte für die verschiedensten Keime unter der Geburt. Eine spezifische aber auch unspezifische Reizkonjunktivitis (z.B. nach Credéscher Prophylaxe) mit sichtbarem eitrigem Sekret ist ein sehr häufiges Symptom bei Neugeborenen.[II] Zunächst wird das Auge mit einem sterilen Tupfer, angefeuchtet mit steriler physiologischer Kochsalzlösung, gut gereinigt. Nur bei anhaltender eitriger Sekretion ist nach einem Abstrich zur mikrobiologischen Untersuchung für einige Tage eine Behandlung mit Ecolicin® Augentropfen (Erythromycin plus Colistin) zu empfehlen. Am meisten gefürchtet wird bis heute die **Gonoblennorrhoe**, die bereits am 1.-2. Lebenstag ausbricht und durch eine exzessive Lidschwellung gekennzeichnet ist. Das zunächst seröse Sekret wird rasch blutig und eitrig. Ohne rasche Therapie mit Penicillin war in früheren Jahren der Verlust des Auges kaum zu vermeiden. Die schlechte Prognose der Gonoblennorrhoe war die Begründung für die Einführung der sehr erfolgreichen Credèschen Prophylaxe (1881) mit je einem Tropfen einer 1%igen Lösung von Argentum nitricum in beide Augen. Die gesetzliche Vorschrift ihrer Durchführung wurde in der Bundesrepublik wegen Rückgangs der Gonorrhoe aufgehoben. Dennoch wird die Credè-Prophylaxe vielerorts noch empfohlen, da bei frühzeitiger Durchführung neben gramnegativen Keimen und Staphylokokken auch Chlamydien erfaßt werden können [17]. Seit einiger Zeit bestehen auch gute Erfahrungen mit 2,5 %igem Polyvidon-Jod, da es neben Bakterien auch Viren zu inaktivieren vermag [19].

10   Geburtstraumen

Ernste Geburtsverletzungen sind als Erfolg der modernen Geburtshilfe sehr selten geworden. Kleinere Traumen wie Hämatome oder Druckmarken können dagegen fast als physiologisch für ein Neugeborenes bezeichnet werden. Am häufigsten sind **Petechien** oder **flächenhafte Blutungen** im Bereich des vorangehenden Körperteils sowie subkonjuktivale Blutungen der Augen. Gelegentlich kann der ganze Kopf einschließlich des Gesichtes blau verfärbt sein, so daß eine Zyanose vorgetäuscht wird. Im Gegensatz zu einer Zyanose läßt sich die Verfärbung nicht wegdrücken. Es handelt sich hier um ein sogenanntes **Stauungsgesicht**, das nach einer Sturzgeburt oder einer Nabelschnurumschlingung auftreten kann.

Die **Geburtsgeschwulst**, das Caput succedaneum, ist besonders ausgeprägt nach einer Vakuumextraktion oder einer verlängerten Austreibungsphase. Sie besteht nur aus einem Ödem mit geringer Einblutung. Gelegentlich kann sich allerdings ein ausgedehntes fluktuierendes Kopfschwartenhämatom entwickeln mit größeren Blutverlusten und Gefahr eines Volumenmangelschocks.

Von der Geburtsgeschwulst ist das **Kephalhämatom** zu unterscheiden, das mit einer Inzidenz von 0,5-2,5 % zu den häufigsten Geburtsverletzungen gehört. Es handelt sich um eine arterielle Blutung zwischen Periost und Knochen, die zu einer Abhebung des Periosts meist erst im Verlauf des 2. Lebenstages führt. Das Kephalhämatom überschreitet im Gegensatz zum Kopfschwartenhämatom nie die Schädelnähte und kann gelegentlich auch mehrere Schädelknochen befallen (Abb. 19-8). Nicht ganz selten können zusätzliche Knochenfissuren bestehen. Die Resorption des nicht gerinnenden Blutes im Kephalhämatom dauert Wochen bis Monate und führt daher nicht zu einem verstärkten Ikterus.[III] Die Prognose ist gut, doch können extrem große Kephalhämatome durch Verkalkung eine Schädeldeformität verursachen. Aus diesem Grund punktieren wir Kephalhämatome mit einem geschätzten Inhalt über 25 ml Blut zwischen dem 5. und 10. Lebenstag und legen anschließend zur Vermeidung einer Nachblutung einen Druckverband

[I] Die häufigste Hautinfektion des Neugeborenen wird durch Candida albicans ausgelöst!

[II] Eine spezifische aber auch unspezifische Reizkonjunktivitis mit sichtbarem eitrigem Sekret ist ein sehr häufiges Symptom bei Neugeborenen!

[III] Die Resorption des nicht gerinnenden Blutes im Kephalhämatom dauert Wochen bis Monate und führt daher nicht zu einem verstärkten Ikterus!

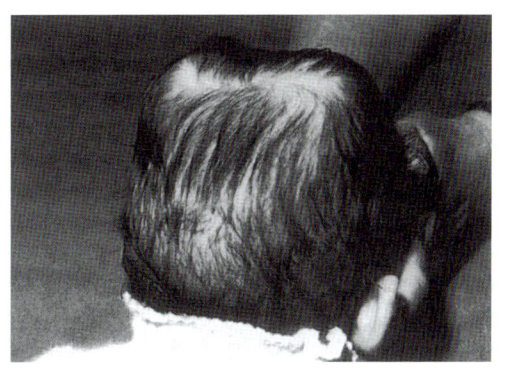

Abb. 19-8
Drei Kephalhämatome bei einem Neugeborenen im Bereich beider Scheitelbeine und des Os occipitale.

an. Bei strenger Asepsis ist die Furcht vor einer Infektion unbegründet.

Die häufigste **Knochenverletzung** ist die Claviculafraktur, die sowohl bei Beckenendlage wie Schädellage auftreten kann. Im allgemeinen läßt sie sich auch ohne Röntgenbild schon am 1. oder 2. Lebenstag leicht diagnostizieren. Immer dann, wenn der Verlauf der Clavicula nicht eindeutig zu palpieren ist, muß eine Fraktur angenommen werden.[I] In der Regel schont das Kind den befallenen Arm. Die Fraktur heilt ohne Therapie folgenlos aus. Man sollte die Eltern allerdings darauf hinweisen, daß nach etwa 10 Tagen ein ca. walnußgroßer Kallustumor auffällig wird. Sehr selten können auch Frakturen der langen Röhrenknochen oder eine Epiphysenlösung des Humeruskopfes auftreten. Ihre Prognose ist ebenfalls gut. Auch Schädelfrakturen sind möglich, doch bleiben sie bis auf die chirurgisch zu versorgende Impressionsfraktur meist unentdeckt.

Nach schwieriger Entwicklung der Schulter oder bei Beckenendlage können **Einrisse und Blutungen im Bereich des M. sternocleidomastoideus** auftreten. Postnatal fällt erst einige Tage später eine derbe Schwellung des Muskels auf. Durch Schrumpfungsprozesse und Fehlhaltungen kann ein Schiefhals entstehen, der zu Schädeldeformitäten (Plagiozephalus) und einer Skoliose der Wirbelsäule führen kann. Viel häufiger ist der Schiefhals mit Plagiozephalus bereits durch eine intrauterine Zwangshaltung des Feten entstanden. In jedem Fall sind Lagerung des Kopfes und eine krankengymnastische Therapie notwendig.

Die Entwicklung von sehr großen Neugeborenen – insbesondere bei Beckenendlage – kann zu **Quetschungen, Dehnungen** oder gar zum **Zerreißen von peripheren Nerven** führen. Am häufigsten ist eine Läsion der peripheren Äste des N. facialis, die sich ohne jede Therapie vollständig zurückbildet. Ernster zu bewerten sind Schädigungen des Plexus brachialis. Werden die Nervenfasern der Segmente C5 und C6 geschädigt, spricht man von einer oberen Plexusläsion (Erbsche Lähmung). Der gestreckte und nach innen rotierte Arm hängt in der Schulter schlaff herab. Die Hand ist normal beweglich. Der Moro- und Bizepssehnen-Reflex fehlen. Bei ausgedehnter Läsion können auch die benachbarten Segmente C4 und C7 betroffen sein, so daß zusätzlich eine Lähmung des Zwerchfells besteht. Sehr viel seltener kommt es zu einer **unteren Plexuslähmung (Klumpke)** mit Schädigung der Segmente C8 und Th1. Hier wird das Handgelenk im Sinne der Fallhand schlaff gebeugt gehalten. Als Begleitsymptom kann ein Horner-Syndrom mit enger Pupille und Ptosis des Oberlides bestehen (Abb. 19-9). Plexuslähmungen nehmen unter krankengymnastischer Behandlung meist einen guten Verlauf. Bei einem Ausriß der Nervenwurzeln besteht jedoch eine lebenslange Parese. Für den Bereich C5 bis C6 hat seit einigen Jahren der Versuch einer Nervennaht im Alter von etwa 6 Monaten Aussicht auf Erfolg.

Lebensbedrohlich können sehr selten **Organverletzungen von Leber, Milz und Nebennieren** sein. In der Regel treten sie nur bei Entwicklung ausgesprochen makrosomer Kinder oder bei bereits pränatal bestehender Hepatosplenomegalie auf, wie z. B. bei Rh-Inkompatibilität. Ohne rasche chirurgische Intervention und sofortige Bluttransfusionen kann der Tod eintreten. Nicht selten laufen Verletzungen innerer Organe zweizeitig ab.[II] Zunächst besteht nur ein subkapsuläres Hämatom der Leber oder Milz, das erst nach einigen Tagen einreißt und dann sozusagen völlig überraschend zu einem lebensbedrohlichen Schock infolge Blutung in die Bauchhöhle führt.

Lange Zeit wurden von allen Geburtstraumen **intrakranielle Blutungen** am meisten gefürchtet. Sowohl Blutungen der hinteren Schädelgrube nach Einriß des Tentoriums oder der V. galeni magna wie auch ausgedehnte subdurale und subarachnoidale Hämatome sind heute eine ausgesprochene Rarität.

11 Erkrankungen des zentralen Nervensystems

Auch für wenig Erfahrene sollten folgende Symptome auf eine Erkrankung bzw. ernste Störung des ZNS hinweisen: fehlende Trinklust verbunden mit Apathie und Hypotonie, Hyperexzitabilität mit Muskelzittern, Hypertonus der Muskulatur, schrilles, etwas unmotiviertes Schreien, asymmetrische Bewegungsmuster und Lähmungen, Neugeborenenkrämpfe und Apnoen. Diese Symptome weisen auf eine Schädigung des ZNS durch Hypoxie, eine intrakranielle Blutung, eine Meningoenzephalitis oder eine angeborene Stoffwechselstörung hin. Es

[I] *Immer dann, wenn der Verlauf der Clavicula nicht eindeutig zu palpieren ist, muß eine Fraktur angenommen werden!*

[II] *Nicht selten laufen Verletzungen innerer Organe zweizeitig ab!*

Abb. 19-9
Makrosomes Neugeborenes (5200 g) mit Horner-Symptomkomplex, Zwerchfellparese rechts und schlaffer Lähmung des ganzen rechten Armes infolge eines Plexusabrisses.

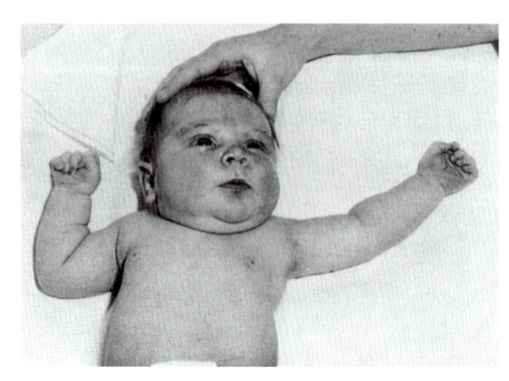

sind daher neben einer ausführlichen neurologischen Untersuchung weiterreichende diagnostische Maßnahmen indiziert wie z.B. Ultraschall des Schädels in Kombination mit dopplersonographischen Untersuchungen des Blutflusses, EEG, evozierte Potentiale, Lumbalpunktion, Augenhintergrunduntersuchung sowie evtl. ein Kernspintomogramm.

Hypoxisch-ischämische Enzephalopathie

Eine hypoxisch-ischämische Enzephalopathie (HIE) ist eine Hirnschädigung infolge Hypoxie und/oder einer unzureichenden Hirndurchblutung wie z. B. bei länger bestehendem Kreislaufschock.

Über die **Pathophysiologie** einer HIE bestehen heute relativ klare Vorstellungen [42]. Als Folge einer akuten Hypoxie (z. B. vorzeitige Plazentalösung, Nabelschnurknoten) kommt es zu einer massiven Freisetzung von exzitatorischen Aminosäuren wie z.B. Glutamat, die zu einer Aktivierung der NMDA (N-Methyl-D-Aspartat) und non-NMDA-Rezeptoren der Neurone führen. Über Aktivierung der Kalziumkanäle oder akuten Einstrom von Natrium und Wasser kommt es zu einem Neuronenuntergang [42].

Das **Schädigungsmuster** reifer Neugeborener spiegelt die Regionen höchster Glutamat-Rezeptorendichte wieder. So werden bevorzugt Hippocampus, Mittelhirn, Hirnstamm, Kleinhirn sowie die Basalganglien und der Thalamus geschädigt. Ist die Hypoxie weniger akut oder die Folge einer zerebralen Minderdurchblutung (Schock) sind bevorzugt Grenzregionen der großen Hirnarterien beiderseits parasagittal befallen.

Das Ausmaß einer Schädigung ist vom Grad und der Dauer einer Hypoxie abhängig. Für die **Bewertung einer perinatalen Asphyxie** ist nach Volpe die Erkenntnis entscheidend, daß nur dann bei reifen Neugeborenen mit einem bleibenden Zerebralschaden zu rechnen ist, wenn in den ersten Lebenstagen klinische Symptome einer HIE bestehen. Etwas vereinfacht wird die klinische Symptomatik einer HIE in drei **Schweregrade** eingeteilt (Tab. 19-11), wobei im Stadium I praktisch alle Kinder gesund überleben, im Stadium II bei etwa 1/5 der Patienten mit einer spastischen Zerebralparese gerechnet werden muß und im Stadium III entweder die Kinder versterben oder einen schweren zerebralen Schaden aufweisen [36].

Für die **Prognose** sind folgende Befunde erschwerend: Anhaltende Lethargie und Koma über den 3. Lebenstag hinaus, fehlender Husten- und Schluckreflex, schwer unterbrechbare Krampfanfälle bereits am 1. Lebenstag, wiederholte Apnoen sowie eine starke Depression des EEG. Umgekehrt ist bedeutsam, daß nur bei rund 20 % aller Kinder mit einer spastischen Zerebralparese eine perinatale Asphyxie vorausgegangen ist [42].

Neugeborenenkrämpfe

Bei fast 1 % aller Neugeborenen können zerebrale Anfälle beobachtet werden, die in der Regel ganz anders als bei älteren Kindern aussehen und sich oft nur schwer von Muskelzittern oder Myoklonien abgrenzen lassen.! Nach Volpe werden beim Neugeborenen sogenannte subtile Anfälle (z. B. Blinzeln, Schmatzen, wiederholtes Gähnen, Zuckungen in einem Zeh oder Finger, Apnoen) von generalisierten tonischen Streckkrämpfen (schlechte Prognose), fokalen und multifokalen klonischen Anfällen sowie myoklonischen Anfällen (sehr selten) unterschieden [42]. Die Ursache von Neugeborenenkrämpfen ist vielfältig (Tab. 19-12).

Schweregrad 1: Hyperexzitabilität, Neugeborenenreflexe gesteigert, meist gute Trinkfreude
Schweregrad 2: Lethargie, Hypotonie, Neugeborenenreflexe geschwächt, verminderte oder fehlende Trinklust
Schweregrad 3: Koma, völlige Schlaffheit, Neugeborenenreflexe nicht auslösbar

Tabelle 19-11
Schweregradeinteilung einer hypoxisch-ischämischen Enzephalopathie (nach Sarnat und Sarnat [38])

Elektrolytstörungen
- Hypokalzämie
- Hypomagnesiämie
- Hyponatriämie und Wasserintoxikation
- Hypernatriämie

Stoffwechselstörungen
- Hypoglykämie
- Störungen des Aminosäurenstoffwechsels
- Kernikterus
- Vitamin-B_6-Mangel

Perinatale Enzephalopathien
- Blutungen
- Schädel-Hirn-Trauma
- hypoxische Schäden, Ödem

Infektionen
- Meningitis
- Enzephalitis

Erkrankungen von Herz und Kreislauf
- Ischämie
- Hypoxämie
- Hyperviskosität (Polyzythämie)

Fehlbildungen und Tumoren

Intoxikationen, Drogenentzug

Idiopathische Krämpfe (Fünftagekrämpfe)

Tabelle 19-12
Ätiologie von Neugeborenenkrämpfen

!*Bei fast 1 % aller Neugeborenen können zerebrale Anfälle beobachtet werden!*

Die Prognose ist je nach der Grundkrankheit sehr unterschiedlich. So beträgt ihre Letalität 10–15 %. Bei 20–30 % muß mit einer späteren Behinderung oder Epilepsie gerechnet werden, während 50 bis 60 % im weiteren Verlauf völlig gesund sind. Die beste Prognose haben offensichtlich die sogenannten „5 Tage Krämpfe", während Anfälle am 1. oder nach dem 7. Lebenstag eher eine schlechte Prognose haben. Jeder Krampfanfall bedarf einer raschen Therapie (Barbiturate) und einer weiteren Diagnostik.[!]

Fehlbildungen des ZNS

Fehlbildungen des zentralen Nervensystems sind relativ häufig und sehr vielfältig. In diesem Rahmen sollen nur die dysrhaphischen Störungen sowie der angeborene Hydrozephalus kurz erwähnt werden.

Das Spektrum der **dysrhaphischen Fehlbildungen** reicht vom Anenzephalus und der totalen Rachischisis des Rückenmarks über die Enzephalozele und Myelomeningozele bis zur harmlosen Spina bifida occulta. Die schwersten Formen sind nicht oder kaum mit dem Leben vereinbar. Myelomeningozelen treten bevorzugt im Lumbalbereich auf und heilen auch ohne Operation häufig spontan ab. Aus diesem Grund ist wegen der besseren Prognose immer eine Frühoperation in den ersten Lebenstagen indiziert.

Bei einer **Myelomeningozele** bestehen in Abhängigkeit von der Segmenthöhe und dem Ausmaß des Defekts bereits bei Geburt Lähmungen von Blase und Mastdarm sowie häufig auch Teillähmungen der unteren Extremitäten bis hin zu einem kompletten Querschnitt. Nach erfolgreichem operativem Verschluß der Zele entwickelt sich mit großer Wahrscheinlichkeit ein shuntpflichtiger Hydrozephalus, soweit dieser nicht schon bei Geburt bestand. 90 % der Patienten mit einer Myelomeningozele haben zusätzlich eine Chiari II-Malformation, die gelegentlich Schluck- und Atemstörungen verursacht. Hinzu kommen schließlich rezidivierende Harnwegsinfekte infolge der Blasenentleerungsstörung.

Auch wenn die Prognose kleiner tief sitzender Zelen meist gut ist und alle Patienten bei überwiegend regelrechter geistiger Funktion einen großen Lebenswillen aufweisen, gehört die Myelomeningozele mit einer Häufigkeit von 1–2 ‰ zu den schwersten und deprimierendsten Fehlbildungen. Um so wichtiger ist es daher, daran zu denken, daß die Häufigkeit dieser Fehlbildung durch eine Folsäureprophylaxe vor Beginn einer Schwangerschaft auf etwa 0,3 ‰ reduziert werden kann [7].

Eine einfache, aber unter Umständen folgenschwere dysrhaphische Störung ist der **Dermalsinus**. Er liegt lumbal oder gelegentlich auch occipital im Bereich der Wirbelsäule. Es handelt sich um einen engen Verbindungskanal zwischen der Haut und dem Subarachnoidalraum, an dessen Ende ein Dermoid auf das Rückenmark drückt und zu funktionellen Ausfällen führen kann. Die winzige äußere Öffnung ist häufig durch starke Behaarung oder ein kleines Lipom auffällig. Ein Dermalsinus kann Eintrittspforte für lebensbedrohliche Meningitiden sein.[!!] Er sollte möglichst bald nach seiner Entdeckung operativ entfernt werden.

Ein **Hydrozephalus des Neugeborenen** kann prä-, peri- und postnatal entstehen und in ausgeprägten Fällen zum Geburtshindernis werden. Infektionen (z. B. Toxoplasmose), Fehlbildungen oder eine Aquäduktstenose können die Ursache sein. Therapiebedürftig ist nur der Hydrozephalus mit einem pathologischen Wachstum.[!!!] Durch Druck auf das Mittelhirn bieten solche Kinder ein charakteristisches Sonnenuntergangsphänomen der Augen. Die Prognose eines Kindes mit Hydrozephalus hängt einzig und allein von der Menge des erhaltenen Hirngewebes ab und kann im Einzelfall trotz notwendiger Shuntoperation sehr gut sein.

12 Drogenentzugserscheinungen

Neugeborene von Müttern mit Drogenabusus während der Schwangerschaft (z. B. Heroin, Methadon, Kokain, Codein, Barbiturate, Diazepam, Alkohol) zeigen in etwa 70 % der Fälle Entzugssymptome, die bei Heroin bis zu 3 Wochen, bei Methadon und Babituraten 6 Wochen und länger anhalten können. Die relativ unspezifischen Symptome wie Zittrigkeit, Irritabilität und Hyperaktivität, Niesen, Gähnen, schrilles Schreien, kurze Schlafphasen, Tachypnoe mit Alkalose, Trinkschwäche, Erbrechen, anhaltende Durchfälle, Fieber und Krämpfe können unmittelbar postnatal, jedoch nicht selten auch erst nach einer Woche beginnen. Insgesamt werden Wachstumsretardierung und auch ein Mikrozephalus bei diesen Neugeborenen häufiger beobachtet. In der Regel bedürfen diese Kinder einer klinischen Beobachtung und Therapie, wobei im Vordergrund eine Sedierung mit Phenobarbital steht. Bei anhaltenden Durchfällen kann die Gabe von Opiumtinktur notwendig sein. In der Regel sollten Neugeborene von drogenabhängigen Müttern nicht gestillt werden.

[!] Jeder Krampfanfall bedarf einer raschen Therapie und einer weiteren Diagnostik!

[!!] Ein Dermalsinus kann Eintrittspforte für lebensbedrohliche Meningitiden sein!

[!!!] Therapiebedürftig ist nur der Hydrozephalus mit einem pathologischen Wachstum!

Intrauteriner Kindstod

Inhalt*

- **Pathologie des intrauterinen Fruchttods** 343
1. Definition und Häufigkeit 343
2. Ätiologie 344
3. Postmortale Veränderungen der Frucht 345

- **Klinische Symptome bei intrauterinem Fruchttod** . 346

- **Diagnostische Maßnahmen bei intrauterinem Fruchttod** 346

- **Komplikationen bei intrauterinem Fruchttod** ... 348

- **Therapie des intrauterinen Fruchttods** 348
1. Geburtseinleitung 348
2. Überwachung während und nach der Geburt .. 349
3. Vorgehen bei intrauterinem Tod eines Zwillings 350

- **Wichtige Maßnahmen bei der Abklärung eines intrauterinen Fruchttods** 351
1. Dokumentation auffälliger Befunde 351
2. Chromosomenanalyse 351
3. Pathologisch-anatomische Untersuchungen ... 351
4. Serologische Untersuchungen 352

- **Beratung der Schwangeren nach einer Totgeburt** . 352

- **Präventivmaßnahmen bei bekannten Risiken für einen intrauterinen Fruchttod** 353

*Das Literaturverzeichnis findet sich in Kapitel 22, S. 388.

20 Diagnose und Therapie des intrauterinen Fruchttods

S. Schmidt, W. Heyl, W. Rath

Pathologie des intrauterinen Fruchttods

1 Definition und Häufigkeit

Eine einheitliche internationale Definition für die Totgeburt existiert bisher nicht. Obgleich die WHO eine Totgeburt als intrauterinen Fruchttod vor kompletter Expulsion oder Extraktion unabhängig vom Schwangerschaftsalter ansieht, besteht derzeit international keine einheitliche Auffassung zu den Kriterien Geburtsgewicht und Schwangerschaftsalter [1]. So ist im Raum des Vereinigten Königreiches (England, Schottland und Wales) die Grenze der Definition derzeit nicht durch das Gewicht sondern durch die Schwangerschaftswoche gegeben [47, 11].

Darüber hinaus erfolgte eine Veränderung des dortigen Personenstandsgesetzes im Jahre 1992. Damals wurde die Grenze von der 28. SSW auf die 24. SSW herabgesetzt.

Auch für die Evaluation der Daten „confidential inquiries" – CESDI vertrauliche Befragungen – ergibt sich hieraus die Notwendigkeit der Berücksichtigung dieser Definitionsänderung bei Beurteilung der epidemiologischen Daten vor und nach 1992 [14].

Dies macht die Vergleichbarkeit von internationalen Statistiken schwierig. Als meldepflichtige Totgeburt galt bislang in Deutschland ein intrauterin abgestorbener Fetus mit einem Geburtsgewicht von mindestens 1000 g. Nach Änderung des Personenstandsgesetzes der Bundesrepublik Deutschland ab dem 1. April 1994 (13. Verordnung zur Änderung der Verordnung zur Ausführung des Personenstandsgesetzes vom 24. März 1994, § 29 Abs. 2 und 3) müssen jetzt auch die Feten ab einem Gewicht von 500 g erfaßt werden. Analog hierzu wird im amerikanischen Schrifttum die Rate an Infants mortuus definiert als die Rate von totgeborenen Kindern pro 1000 Kindern die mit > 500 g geboren werden als „still birth rate" bezeichnet [2, 3, 10, 16].

Nach den Daten der Hessischen Perinatalerhebung von 1990–2000 fand sich in Hessen unter 610 583 Kindern in 0,34 % der Fälle eine Totgeburt bei einer perinatalen Gesamtmortalität von 0,47 % [62] (Abb. 20-1). Wie aus Tabelle 20-1 hervorgeht, setzt sich die perinatale Mortalität heute überwie-

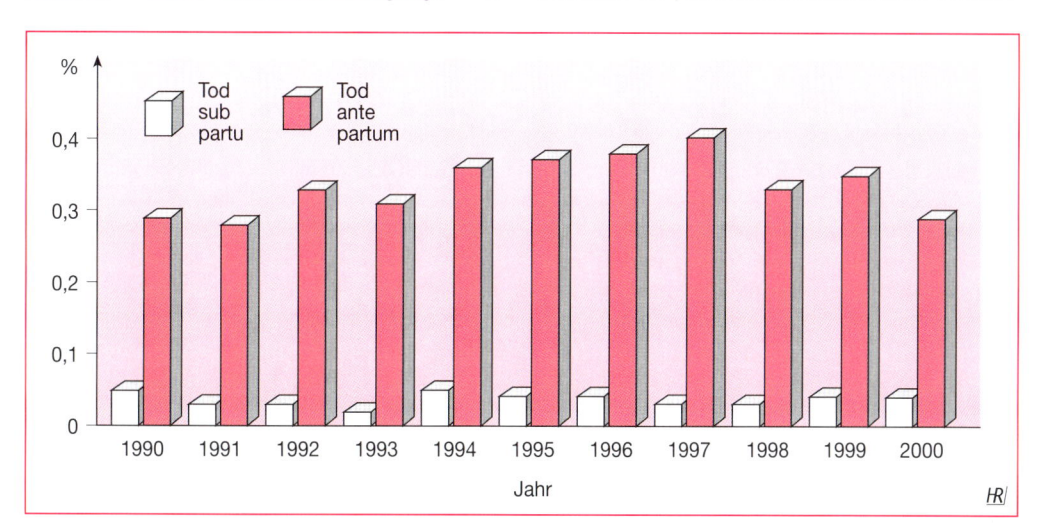

Abb. 20-1

Entwicklung der Totgeburtlichkeit in Hessen in den Jahren 1990–2000 (Daten der Hessischen Perinatalerhebung) HEPE. Zu beachten ist die Veränderung im Personenstandsgesetz von 1994 (Gewichtsgrenze 500 g statt 1000 g), welche einen scheinbaren Anstieg der APM verursacht.

Tabelle 20-1
Perinatale Mortalität in Hessen 1991 (n = 57 503; Daten der Hessischen Perinatalerhebung 1991 [50])

Totgeburten	0,32 %
Tod sub partu	0,03 %
Neonatale Mortalität	0,19 %
Gesamte perinatale Mortalität	0,51 %

Abb. 20-2
Antepartuale Mortalität (APM) bezogen auf das Gestationsalter [62].

!! *In bis zu 50 % der Fälle bleibt die Ursache für das Absterben eines Kindes ungeklärt!*

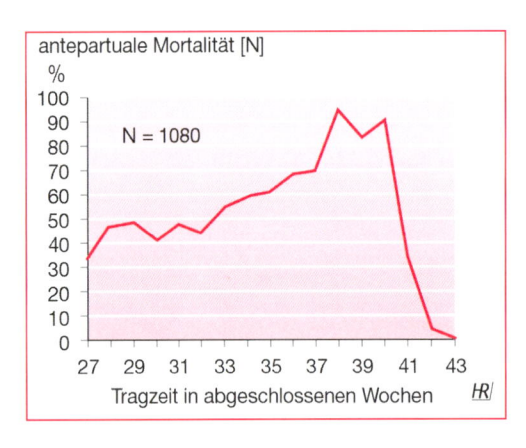

Tabelle 20-2
Ursachen für einen intrauterinen Fruchttod (in Prozent)

■ **Maternale Ursachen**	
– Gestose	19–30
– Diabetes	5–11
– Lupus erythematodes	3–29
– Antiphospholipidsyndrom	5–40
– Infektionen	4
■ **Fetale Ursachen**	
– Malformationen	15–35
– Chromosomenaberrationen	5–6
■ **Plazenta und Nabelschnur**	
– Nabelschnurkomplikationen	10–20
– Nabelschnurknoten	0,6–7
– Plazentainsuffizienz mit fetaler Wachstumsretardierung	10–37
– Plazentalösung	7–15
– feto-maternale Tranfusion	3–5

!!! *Die größte Gefahr für den Fetus besteht beim unentdeckten Gestationsdiabetes!*

! *Die perinatale Mortalität setzt sich heute überwiegend aus intrauterin verstorbenen Feten zusammen!*

gend aus intrauterin verstorbenen Feten zusammen.! Die Entwicklung der Totgeburtenhäufigkeit innerhalb der perinatalen Mortalität in den Jahren 1981–1991 zeigt, daß nach Überwiegen der neonatal verstorbenen Kinder Anfang der 80er Jahre in der Folgezeit eine deutliche Verschiebung hin zu den Totgeburten stattgefunden hat [50, 64].

Die Differenzierung der verstorbenen Kinder nach Gewichtsklassen ergab eine Häufung der Totgeburten nach der 36. Schwangerschaftswoche (Abb. 20-2) [62]. Diese Zahlen verdeutlichen, daß dem Problem des intrauterin abgestorbenen Kindes, vor allem bei bekannten Risikofaktoren in höherem Schwangerschaftsalter, durch eine Intensivierung der Schwangerenvorsorge besondere Aufmerksamkeit gewidmet werden sollte [5, 7, 63, 66, 69, 71].

2 Ätiologie

Innerhalb der möglichen Ursachen für einen intrauterinen Fruchttod kann man zwischen mütterlichen, kindlichen und plazentaren Ursachen unterscheiden (Tab. 20-2). Ungeachtet der oft multifaktoriellen Ursachen für eine Totgeburt (z. B. Kombinationen aus Gestose, Wachstumsretardierung und vorzeitiger Plazentalösung) bleibt in bis zu 50 % der Fälle die Ursache für das Absterben des Kindes ungeklärt [26, 59].!!

Bei den **mütterlichen Ursachen** dominieren Erkrankungen wie Gestationshypertonie, Diabetes mellitus Typ I, der unentdeckte Gestationsdiabetes, Alkohol- und Drogenabusus, Autoimmunerkrankungen und Infektionskrankheiten. Die meisten der genannten Erkrankungen führen über eine verminderte uteroplazentare Durchblutung zur chronischen Plazentainsuffizienz bis hin zum intrauterinen Fruchttod.

Der **Diabetes mellitus** kann einerseits über eine Fetopathia diabetica metabolica zur akuten Plazentainsuffizienz führen, andererseits besteht die Gefahr einer chronischen Plazentainsuffizienz mit nachfolgender fetaler Retardierung bei der Fetopathia diabetica vasalis. In den Daten der Hessischen Perintalerhebung findet sich auch für die Jahre 1995 bis 2000 eine erhebliche Risikokumulation mit einer Odds Ratio von 1,9 im Fall des Diabetes mellitus. Auch für den Gestationsdiabetes wurde eine OR von 1,7 errechnet [49, 58, 62]. Die größte Gefahr für den Fetus besteht beim unentdeckten Gestationsdiabetes.!!! Nach einer Analyse von 309 Totgeburten fand Weiss in 11,6 % der Fälle einen unerkannten Gestationsdiabetes als Todesursache (siehe auch Bd. 5, Kap. 11) [69a].

Ein erhöhtes Totgeburtenrisiko findet sich auch bei **Erkrankungen des rheumatischen Formenkreises,** vor allem bei Lupus erythematodes und beim Antiphospholipidsyndrom [65]. Hier zeigt sich eine direkte Abhängigkeit des Totgeburtenrisikos von der Höhe des Antiphospholipidantikörper-Titers [33]. Die Ursache hierfür liegt einerseits in einer durch Vaskulopathie bedingten plazentaren Durchblutungsstörung mit erhöhtem Gestoserisiko und fetaler Wachstumsretardierung, andererseits besteht eine direkt endothelschädigende Wirkung des IgG. Im Tiermodell ließ sich die direkte abortive Wirkung des IgG von antiphospholipidantikörperpositiven Frauen mit Totgeburt oder rezidivierenden Aborten in der Vorgeschichte nachweisen [8] (siehe auch Bd. 5, Kap. 11).

Eine besondere Rolle spielen bei den Infektionen die Listeriose, die Zytomegalie und die Ringelröteln-Parvovirus B19 (siehe auch Bd. 5, Kap. 22).

Weiterhin erscheint das mütterliche Übergewicht nach den Daten der Hessischen Perinatalerhebung als erhebliches Risiko bezüglich eines intrauterinen Fruchttodes. Im Vergleich mit der normgewichtigen Schwangeren ist bei Adipositas (BMI 30-39,9) dieser Risikozuwachs bezüglich eines intrauterinen Fruchttods mit einem Wert der Odds Ratio von 1,6 bei extremer Adipositas (BMI > 40) sogar mit 2,5 zu errechnen [62].

Zu den häufigsten Ursachen von Seiten des Kindes zählen schwere Fehlbildungen und Chromosomenanomalien.

Bis zu 95 % aller Fälle von chromosomalen Störungen bei Totgeburten beruhen auf numerischen Aberrationen [4]. Vorwiegend handelt es sich hierbei um Triploidien, Monosomien und Trisomien. Strukturelle Aberrationen findet man seltener. Insgesamt ist allerdings davon auszugehen, daß die Häufigkeit von chromosomalen Veränderungen als Ursache für einen intrauterinen Fruchttod mit zunehmendem Schwangerschaftsalter abnimmt (Tab. 20-3).

Kindliche Fehlbildungen sind in bis zu 25 % der Fälle bei Totgeburten nachzuweisen. Diese Situation hat sich auch nach Einführung von ultrasonographischen Untersuchungen zum Fehlbildungsausschluß nicht geändert [23, 24, 26]. Zu den häufigsten mit einem intrauterinen Fruchttod assoziierten Fehlbildungen zählen Neuralrohrdefekte, Omphalozelen und die Gastroschisis [32]. Eine Übersicht hierzu gibt Tabelle 20-4 [9].

Nabelschnurkomplikationen, die zu einer Totgeburt führen können, sind: Nabelschnurumschlingungen, Nabelschnurtorsionen, Nabelschnurvorfall und Einriß der Nabelschnurgefäße bei Insertio velamentosa [70]. Eine wesentliche Ursache für eine Nabelschnurumschlingung liegt in einer Überlänge der Nabelschnur von mehr als 80 cm [70].

Als plazentare Ursachen gelten die vorzeitige Plazentalösung, häufig in Kombination mit traumatischen Ereignissen oder bei hypertensiven Schwangerschaftserkrankungen und deren Komplikationen, sowie die Placenta praevia. Mit Auftreten einer vorzeitigen Lösung steigt die Gefahr eines intrauterinen Fruchttodes auch heute noch auf das Dreifache an, wie eine bivariate Analyse der Daten der Hessischen Perinatalerhebung aus den Jahren 1995-2000 zeigt [62].

Darüber hinaus kommen dem feto-maternalen und bei Mehrlingsschwangerschaften dem feto-fetalen Transfusionssyndrom auf plazentarer Ebene eine besondere Bedeutung zu. Ein feto-fetales Transfusionssyndrom entwickelt sich bei 15 % der monochorialen Zwillingsschwangerschaften und ist unbehandelt mit einer antepartualen Mortalität von 80 % belastet [67].

Tabelle 20-3
Häufigkeit chromosaler Aberrationen vom Schwangerschaftsalter bei intrauterinem Fruchttod und Aborten
(nach Angell et al. [4])

Gestationsalter (Wochen)	Chromosomenanomalien (%)
< 8	27,1
8-11	53,3
12-15	47,9
16-19	23,8
20-23	11,9
24-27	13,2
– Totgeburten > 27 SSW	6,0
– neonatal Verstorbene	5,5

Tabelle 20-4
Häufige nichtchromosomale Fehlbildungen in Kombination mit Totgeburtlichkeit
(nach Hall [32])

Fehlbildung	Häufigkeit (alle Geburten)	Totgeburten
– Neuralrohrdefekt	1,55/1000	10-72
– diabetische Mutter und Fehlbildung	1/1000	12
– Amnionbandsyndrom	1/1200-3000	15
– Potter-Sequenz	1/4000	24
– Omphalozele	1/3200	33-50
– Gastroschisis	1/8000	33-50
– Hydrozephalus	1/1000	12-25
– thanatophorer Zwergwuchs	1/4100	23
– Arthrogryposis	1/5000-10000	?

Bei Einlingsschwangerschaften findet sich bei intrauterinem Fruchttod in 4,7 % der Fälle eine relevante fetomaternale Transfusion [60].

3 Postmortale Veränderungen der Frucht

Bereits wenige Stunden nach Eintritt des Todes treten autolytisch bedingte Mazerationen auf. Diese werden je nach Ausprägungsgrad und Zeitspanne zwischen intrauterinem Fruchttod und Diagnosestellung in Mazerationen I., II. und III. Grades unterteilt. Zunächst findet sich eine hämorrhagische Verfärbung der Haut mit Bildung von Blasen im Sinne einer Mazeration I. Grades. Im Verlauf der nächsten 48 Stunden lösen sich die Hautblasen in Fetzen ab (Mazeration II. Grades). Später kommt es durch fortwährende autolytische Prozesse zur Kolliquation innerer Organe. Bauch und Thoraxhöhle füllen sich mit sanguinolenter Flüssigkeit (Mazeration III. Grades).

Trotz der Einteilung in unterschiedliche Mazerationsgrade läßt sich der Zeitpunkt des intrauterin eingetreten Todes nur ungenau festlegen. Verschiedene Einflüsse vermögen den Ablauf der Mazeration zu beschleunigen bzw. zu verlangsamen. Beim Amnioninfektionssyndrom kommt es z. B. zu einer erhöhten lytischen Aktivität und damit zu einer beschleunigt ablaufenden Mazeration.

!!!!*Das entscheidende Kriterium zur Diagnosesicherung des intrauterinen Fruchttods ist die fehlende fetale Herztätigkeit im Real-time-Mode (B-mode)!*

!*Als Leitsymptom des drohenden intrauterinen Fruchttods jenseits der 18. Schwangerschaftswoche gilt vor allem das Sistieren von Kindsbewegungen!*

Klinische Symptome bei intrauterinem Fruchttod

Als Leitsymptom des intrauterinen Fruchttods jenseits der 18. Schwangerschaftswoche gilt vor allem das Sistieren von Kindsbewegungen.! Diesem Symptom geht häufig eine hyperaktive Phase voraus.

Weitere von der Mutter bemerkte Symptome sind, neben nachlassender Brustspannung und plötzlichem Milcheinschuß, Gewichtsabnahme mit Tiefertreten des Uterus und ein verminderter Symphysen-Fundus-Abstand. Ein unspezifisches Fremdkörpergefühl im Unterbauch kann – bedingt durch die passive Mitbewegung des abgestorbenen Feten – vor allem bei Drehbewegungen und beim Laufen auftreten. Alle diese Symptome sind als Alarmzeichen zu sehen und bedürfen der sorgfältigen Überprüfung.

Diagnostische Maßnahmen bei intrauterinem Fruchttod

Entscheidend für die Diagnose intrauteriner Fruchttod ist der fehlende Nachweis kindlicher Herzaktionen durch apparative Methoden.!!

Kardiotokographie

Bei der Kardiotokographie sind folgende Probleme zu beachten: Zum einen kann die Ableitung der fetalen Herztöne im Kardiotokogramm (CTG) zwischen der 26. und 30. Schwangerschaftswoche in Einzelfällen Schwierigkeiten bereiten, zum anderen ist die Herztonregistrierung bei Adipositas oder Hydramnion nicht selten erschwert, so daß fehlende Herztöne im CTG keine sicheren Hinweise für das Vorliegen eines intrauterinen Fruchttods sind [15].!!! Darüber hinaus werden immer wieder maternale elektrokardiale Signale, wie z. B. bei der mütterlicher Tachykardie, als kindliche Herztöne fehlgedeutet [19, 48]. Im Zweifelsfall sollte der mütterliche Puls synchron zur CTG-Ableitung kontrolliert werden. Auch bei der internen CTG-Ableitung sind falsch-positive kindliche Herztöne bei intrauterinem Fruchttod kasuistisch beschrieben worden [34].

Sonographie

Das entscheidende Kriterium zur Diagnosesicherung des intrauterinen Fruchttods ist der Nachweis der fehlenden fetalen Herztätigkeit im Real-time-Mode (B-mode).!!!! Diese schwerwiegende Diagnose sollte – wenn möglich – durch zwei unabhängige Untersucher in jeweils mehrminütigen Kontrollen gestellt werden [51]. Weitere Möglichkeiten durch Ultraschalluntersuchungen bieten sich unter Zuhilfenahme der **M-mode-(Motion-mode)** Technik. Hierbei wird im Ultraschall das Herz in Höhe der Ventilebene eingestellt. Bei fehlenden Herzwand- und -klappenbewegungen muß die Diagnose intrauteriner Fruchttod gestellt werden. Mit Hilfe der Doppler-Sonographie ist es ebenfalls möglich, die fehlende Herztätigkeit sicher nachzuweisen. Lediglich als Zusatzkriterium sind fehlende Kindsbewegungen zu werten.

Zeichen der beginnenden Mazeration lassen sich auch im Ultraschall zuverlässig nachweisen. So zeigt Abbildung 20-3 das Bild der überlappenden Schädelnähte (overlapping cranial sutures) in Analogie zum radiologisch definierten Spalding-Zeichen. Abbildung 20-4 läßt die hydropischen Zeichen des in Mazeration befindlichen Kindes im Rumpfbereich erkennen.

Ein weiterer Vorteil der Ultraschalltechnik liegt in der Möglichkeit, bei nachgewiesenem intrauterinem Fruchttod bereits präpartal nach den **zugrundeliegenden Ursachen** zu fahnden. Dies gilt vor allem für mit dem Leben nicht zu vereinbarende komplexe Fehlbildungen sowie Störungen im Plazenta- bzw. Amnionbereich.

Abbildung 20-5a zeigt das ausgeprägte Bild eines **Amnionbändersyndroms** mit Gliedmaßenfehlstellung, teilweiser Abscherung der Haut und der Abdominalwand und der dadurch verursachten Eventeration des Darmes und der Oberbauchorgane. Nach der Geburt ließen sich die deletären Folgen des Amnionbands am Feten erkennen (Abb. 20-5b).

Andere Methoden

Zur Diagnosesicherung ist die **Amniozentese** nur bedingt geeignet. Zwar wird das Fruchtwasser bei intrauterinem

!!*Entscheidend für die Diagnose intrauteriner Fruchttod ist der fehlende Nachweis kindlicher Herzaktionen durch apparative Methoden!*

!!!*Fehlende „Herztöne" im CTG sind keine sicheren Hinweise für das Vorliegen eines intrauterinen Fruchttods!*

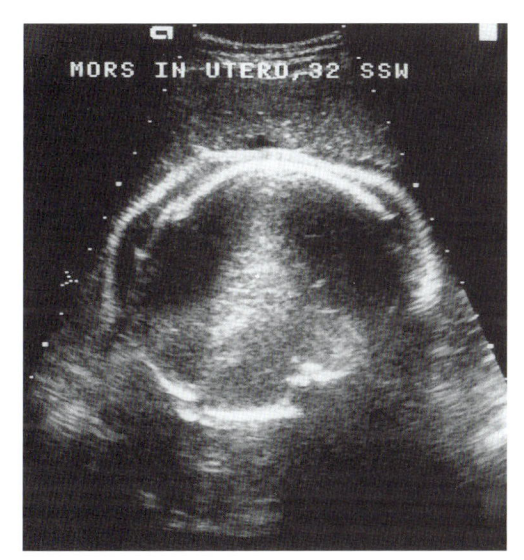

Abb. 20-3
Überlappende Schädelnähte (overlapping cranial sutures) im Ultraschallbild.

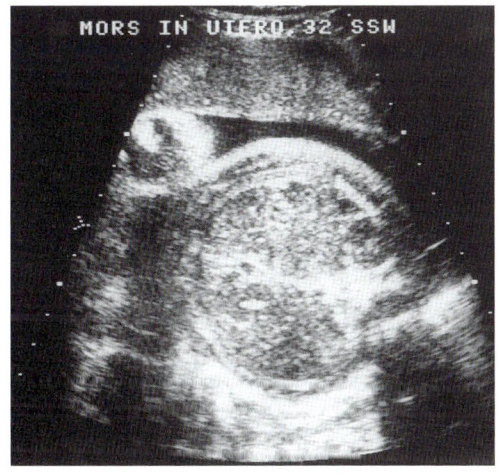

Abb. 20-4
Mazerationszeichen am Rumpf im Ultraschallbild.

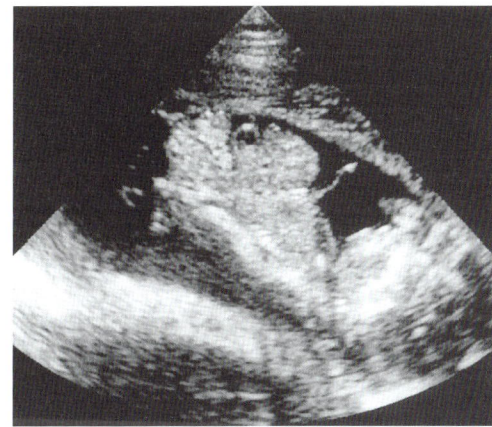

Abb. 20-5
Amnionbändersyndrom.
a) Ultraschallbild, in dem das quer verlaufende Amnionband und die Eventeration deutlich erkennbar sind.

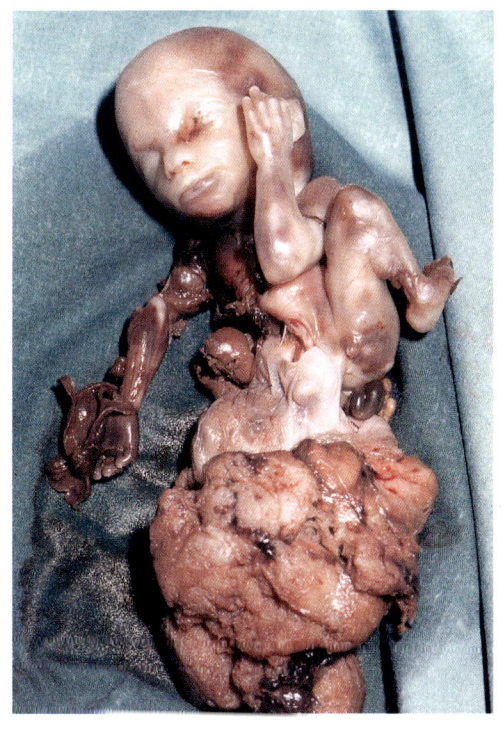

b) totgeborener Fetus mit Amnionbändersyndrom (18. Schwangerschaftswoche).

Fruchttod als „mißfarben" bezeichnet, dies kann allerdings auch bei Zustand nach intraamnialen Blutungen beobachtet werden. Der hauptsächliche Nutzen der Amniozentese liegt in der Möglichkeit der weiteren Diagnostik, vor allem zur Gewinnung von Fruchtwasser zur Karyotypisierung, zum Erregernachweis bei Infektionsverdacht und zur Delta-E-Bestimmung bei Verdacht auf Rhesus-Inkompatibilität.

Historische Bedeutung haben die **röntgenologischen Zeichen** des intrauterinen Fruchttods wie z. B. die vermehrte Gasansammlung in fetalen Gefäßen und Weichteilen, das Halo-Zeichen um Kopf und Rumpf (welches jedoch bei Hydrops fetalis ebenfalls nachweisbar ist) und das sog. Spalding-Zeichen als Ausdruck der beginnenden Mazeration des Feten sowie die abnorme Verkrümmung der Wirbelsäule [51]. Heute sind die radiologischen Verfahren vollständig durch die Ultraschalltechnik abgelöst worden, zumal sie die Röntgenuntersuchung sowohl hinsichtlich Sensitivität und Spezifität als auch durch die Einfachheit der Methode bei weitem übertrifft.

Komplikationen bei intrauterinem Fruchttod

Eine gefürchtete Komplikation nach intrauterinem Fruchttod stellt das sog. **Dead-fetus-Syndrom** dar. Hierbei handelt es sich um eine eher schleichend verlaufende Gerinnungsstörung mit einem Fibrinogenabfall unter 150 mg/dl und einer Thrombozytopenie von weniger als 100 000/ml. Die Häufigkeit wird in der Literatur mit 10–20 % angegeben, wobei die prozentuale Häufigkeit stark vom Zeitraum der fetalen Retention abhängt.

Nach etwa fünf Wochen muß in 25–40 % mit einer **Koagulopathie** gerechnet werden [19]. Heute stellt die Gerinnungsstörung beim intrauterinen Fruchttod ein seltenes Ereignis dar (ca. 1–2 %), da einerseits durch die Intensivierung der Schwangerenvorsorge unter Einbeziehung sonographischer Verfahren die Diagnose frühzeitig gestellt wird, andererseits nach Diagnosesicherung das aktive Vorgehen (siehe Abschnitt 1 „Geburtseinleitung") zu einer raschen Schwangerschaftsbeendigung führt.

Zu den **Ursachen**, die für das Dead-fetus-Syndrom verantwortlich sind, zählt in erster Linie die Freisetzung von fetalem Gewebethromboplastin in den mütterlichen Kreislauf [1]. Auch der Übertritt von fetalen proteolytischen Enzymen wird als Auslöser der intravasalen Gerinnung mit gleichzeitig erhöhter Fibrinolyseaktivität diskutiert. Dabei können Veränderungen der Hämostase bereits wenige Stunden nach Eintritt des intrauterinen Fruchttods entstehen. Da das Intervall zwischen dem Absterben des Kindes und dem Behandlungsbeginn meist unklar ist, sollte zum Ausschluß einer Hämostasestörung sofort nach der Diagnosesicherung des intrauterinen Fruchttods ein kompletter Gerinnungsstatus mit Bestimmung des Fibrinogens, der Thrombozyten, des AT III sowie der PTT und des Quickwertes durchgeführt werden. Richtungsweisend für einen intravaskulären Verbrauch von Gerinnungsfaktoren sind ein Abfall des Fibrinogens unter 150 mg/dl, der Thrombozytenzahl unter 100 000/ml, ein signifikanter Abfall des Antithrombin III, eine Verlängerung der Thrombinzeit sowie ein Anstieg der D-Dimere [35].

Die **klinischen Zeichen** der Koagulopathie treten meist erst nach der Entleerung des Uterus in Erscheinung; nur in Einzelfällen wurden hämorrhagische Diathesen mit subkutanen und submukösen Blutungen bereits präpartal beschrieben.

Auch nach Absterben eines Zwillings kann es zur Ausbildung einer Koagulopathie kommen. In dieser Situation müssen somit auch die Gerinnungsparameter mehrfach pro Woche bestimmt werden [41].

Therapie des intrauterinen Fruchttods

Ungeachtet der Tatsache, daß heute ein aktives Vorgehen beim intrauterinen Fruchttod die Regel sein sollte, ist zu berücksichtigen, daß es bei abwartender Haltung in über 75 % der Fälle zu einem Spontanabort (-geburt) innerhalb von 14 Tagen kommt [19]. Dabei hängt diese Latenzzeit vor allem vom Gestationsalter ab: Je früher in der Schwangerschaft der Fetus abstirbt, desto länger dauert diese Latenzzeit.

1 Geburtseinleitung

Aufgrund der psychischen und physischen Belastung der Schwangeren ergibt sich im Allgemeinen unmittelbar nach Diagnosesicherung die Indikation zur Beendigung der Schwangerschaft. Dabei hängt das weitere geburtshilfliche Vorgehen vor allem vom Schwangerschaftsalter und der Reife der Zervix ab. Bei reifen Muttermundverhältnissen ist häufig die intravenöse Infusion von Oxytocin in ansteigender Dosierung ausreichend, sofern sich der Uterus als sensitiv gegen Oxytocin erweist. In über 90 % der Fälle liegt jedoch eine unreife Zervix vor, so daß der Anwendung von Prostaglandinen mit ihrem pharmakologischen Synergismus aus zervixreifender und myometriumstimulierender Wirkung der Vorzug zu geben ist. Zudem ist mit Prostaglandinen zu jedem Zeitpunkt der Gravidität eine erfolgreiche Schwangerschaftsbeendigung zu erreichen, wobei zur Behandlung abgestorbener Schwangerschaften geringere Prostaglandindosen erforderlich sind als zur Beendigung vitaler Graviditäten [53] (siehe auch Bd. 2, Kap. 13).

Grundsätzlich stehen zur Behandlung des intrauterinen Fruchttods die Anwendung nativer Prostaglandine (PGE_2, $PGF_{2\alpha}$) oder die uterusselektiver, vollsynthetischer Prostaglandinderivate zur Verfügung (Sulproston, Gemeprost), die eine längere Halbwertszeit und ein geringeres substanzspezifisches Risiko aufweisen als die natürlichen Prostaglandine [57].

Vorgehen in der 16. bis 24. Schwangerschaftswoche

Aufgrund der 10-30fach höheren abortiven Potenz und der geringeren Rate systemischer Begleitwirkungen werden heute vor allem synthetische Prostaglandinanaloga eingesetzt, von denen das Sulproston (Nalador® 500) als intravenöse (Dosierung: 1,7-8,3 µg/min) Applikationsform zugelassen wurde. Bei der intravenösen Anwendung entspricht dieses einer Infusomatengeschwindigkeit von 10-55 ml/Stunde nach einer Vorbereitung einer Sulprosten-Infusion mit 500 ml/NaCl und 500 µg Nalador.

Die Höchstdosis von 1500 µg Nalador muß beachtet werden [57].

Trotz hoher Wirksamkeit der Methode ist die alleinige intravenöse Sulprostoninfusion mit der Immobilisierung der Patientin bei zum Teil langer Infusionsdauer und dem Auftreten von Infusionsphlebitiden an der Injektionsstelle belastet [57]. Gerade bei unreifer Zervix ergeben sich dabei nicht selten lange, die Patientin belastende Induktions-/Abortintervalle, frustrane Einleitungsversuche und in Einzelfällen schwere Komplikationen wie Zervix- oder Uterusrupturen [57]. In der klinischen Praxis hat sich daher folgendes **Vorgehen** bewährt:

- medikamentöse Zervixreifung durch unter Umständen wiederholte intrazervikale Applikationen von 500 µg Prostaglandin-E2-(PGE2-)Gel (Prepidil®-Gel, Cerviprost®) oder vaginale Anwendung von 1 mg Gemeprost (Cergem®)*
- Anschließend: Weheninduktion durch intravenöse Gabe von Sulproston (Nalador 500®)

Als **Alternative** kommt die serielle Applikation von 1 mg Gemeprost als Vaginalsuppositorium in drei- bis sechsstündlichen Intervallen in Frage [40]. Bei Schwangerschaftsbeendigung im II. Trimenon darf mit dieser Methode bei im Mittel drei bis vier Applikationen in durchschnittlich 11-16 Stunden mit einer erfolgreichen Abortinduktion gerechnet werden; dabei lag die Rate unerwünschter Begleitwirkungen zwischen 14 und 35 % [54].

Nach den Ergebnissen nationaler und internationaler Studien ist die wiederholte Gabe von Gemeprost das zur Zeit wirksamste Verfahren der Schwangerschaftsbeendigung im II. Trimenon [40, 54].

Vorgehen ab der 24. Schwangerschaftswoche

Prinzipiell trifft das für die 16.-24. Schwangerschaftswoche angegebene Vorgehen auch für die Behandlung des intrauterinen Fruchttods jenseits der 24. Schwangerschaftswoche zu. Bei zunehmender Sensitivität von Zervix und Myometrium gegenüber Prostaglandinen im weiteren Schwangerschaftsverlauf wird häufig ab der 34./36. Schwangerschaftswoche ein Procedere gewählt, das sich von dem der prostaglandininduzierten Geburtseinleitung beim lebenden Kind nicht unterscheidet. So erfolgt bei unreifer Zervix (Bishop-Score 5; siehe auch Kap. 3) die intrazervikale Applikation von 500 mg PGE_2-Gel in sechsstündlichen Intervallen, bei reifer Zervix, wiederholte Gabe der 3-mg-PGE_2-Vaginaltablette (6-8-stündliche Abstände) bzw. die intravenöse Infusion von Oxytocin. Dabei kommt es in über 90 % der Fälle zu einer Schwangerschaftsbeendigung innerhalb von 24-30 Stunden [55].

Von besonderer klinischer Bedeutung ist, daß gerade bei diesen stark belasteten Patientinnen die Indikation zur Gabe von **Analgetika** oder zur Anwendung der **Periduralanästhesie** großzügig zu stellen ist. Eine ausreichende Analgesie und vor allem die enge **psychische Betreuung** dieser Schwangeren vor, während und nach der Geburt des toten Kindes sollten unverzichtbare Bestandteile der Behandlung sein [56].!

Nur in Ausnahmefällen (z. B. Placenta praevia totalis, vorzeitige Lösung), dürfte eine **Sectio parva** zur Schwangerschaftsbeendigung erforderlich werden; dies gilt vor allem dann, wenn bei unreifer und rigider Zervix kein vaginales Vorgehen möglich ist. Bei geöffnetem oder gut dilatierbarem Muttermund und vitaler Indikation zur Schwangerschaftsbeendigung (z. B. lebensbedrohliche Blutung bei vorzeitiger Lösung) kann bis zur ca. 24. Schwangerschaftswoche ein abdominal-operativer Eingriff durch eine vaginale Extraktion (manuell oder instrumentell) vermieden werden. Dies setzt allerdings im Hinblick auf das Risiko einer iatrogenen Uterusverletzung eine entsprechende Erfahrung des Operators mit dieser Methode voraus. Nach dem Eingriff ist auf eine optimale Uterustonisierung zu achten.

2 Überwachung während und nach der Geburt

Die **medikamentöse Geburtseinleitung mit Prostaglandinen** hat dann unter intensiver Überwachung der Patientin zu erfolgen. Hierzu gehören Blutdruck- und Pulsmessungen in 30-60-minütigen Abständen, die Kontrolle der Nierenfunktionen durch Einfuhr- und Ausfuhrkontrollen sowie die Durch-

(*Empfehlung des Arbeitskreises Prostaglandine in der Gynäkologie und Geburtshilfe 1994)

!*Eine ausreichende Analgesie und vor allem die enge psychische Betreuung dieser Schwangeren vor, während und nach der Geburt des toten Kindes sollten unverzichtbare Bestandteile der Behandlung sein!*

führung von Blutbild- und Gerinnungsanalysen mindestens einmal täglich, bei zusätzlicher Pathologie (z. B. Verdacht auf Amnioninfektionssyndrom, Blutungen) auch häufiger. Hinweisend für einen intravaskulären Verbrauch von Gerinnungsfaktoren sind ein Abfall des Fibrinogens unter 150 mg/dl, der Thrombozytenzahl unter 100000/ml, ein signifikanter Abfall des Antithrombin III sowie eine Verlängerung der Thrombinzeit. Frühindikatoren einer intravasalen Gerinnungsaktivierung, wie die Bestimmung der D-Dimere, des löslichen Fibrins und der Thrombin-Antithrombin-III-Komplexe (TAT) stehen in der klinischen Routine meist nicht zur Verfügung. Bei Verminderung des Hämostasepotentials (z. B. Fibrinogenspiegel,120 mg/dl) sollte rechtzeitig Fresh-frozen-Plasma (FFP) verabreicht werden. Die Indikation zur Gabe von Thrombozytenkonzentraten stellt sich erst bei einer Thrombozytopenie unter 50 000/ml, die allerdings bei unkompliziertem intrauterinen Fruchttod extrem selten ist [35].

Von besonderer geburtshilflicher Bedeutung sind regelmäßige (ca. 6-8-stündliche) Kontrollen des Zervixstatus sowie eine Überwachung der Wehenfrequenz, gegebenenfalls durch ein Tokogramm, um rechtzeitig Überstimulierungen des Uterus, die im Hinblick auf die Eröffnung des Muttermunds meist ineffizient sind, zu erkennen.

Bei **Zustand nach Sectio caesarea** oder **vorangegangener Myomenukleation** mit Eröffnung des Cavum uteri ist besondere Vorsicht geboten, da in diesen Fällen bei unkontrollierter Überstimulierung des Uterus und mangelnder Zervixreifung das Risiko für eine Uterusruptur erhöht ist. Die Forderung nach einer routinemäßigen intrauterinen Druckmessung ist nach unserer Auffassung in diesen Fällen nicht zwingend geboten, da hierdurch die Uterusruptur meist nicht zu verhindern ist.

Bei **traumatischer Geburtsbeendigung** (z. B. Sectio parva, zerstückelnde Operationen mit hohem Blutverlust) ist - sofern die Gerinnungsparameter im Normbereich liegen - eine Low-dose-Heparinmedikation zur Prävention thromboembolischer Erkrankungen indiziert. Eine Antibiotikagabe ist zu empfehlen bei protrahierten Verläufen mit häufigen vaginalen Untersuchungen, Hinweisen auf eine intrauterine Infektion oder nach instrumenteller Uterusentleerung. Nach Abort oder Geburt des abgestorbenen Feten sollte auch an eine effektive **Laktationshemmung** (z. B. mit Bromocriptin, 2-mal 1 Tablette) gedacht werden, ebenso wie an eine gute Uterustonisierung durch die Applikation von Secalepräparaten.[1]

3 Vorgehen bei intrauterinem Tod eines Zwillings

Das Absterben eines Zwillings ist bei einer Häufigkeit von 0,5-8 % [27] mit einer erhöhten perinatalen Mortalität auch für den verbleibenden Fetus sowie mit einem erhöhten Risiko für das Auftreten einer maternalen Verbrauchskoagulopathie verbunden. Aussagekräftige Studien aus der Literatur liegen hierzu aber nicht vor. In jedem Fall sind auch bei Absterben eines Zwillings Kontrollen des Blutbilds und der Gerinnungsparameter erforderlich.

Die **Prognose für das überlebende Kind** ist vor allem abhängig davon, ob es sich um eine mono- oder bichoriale Geminischwangerschaft handelt (siehe auch Bd. 7, 4. Aufl., Kap. 28). Nach einer Literaturzusammenstellung von Fusi und Gordon [27] ergaben sich in 50 Fällen von monochorialen Schwangerschaften für die zunächst überlebenden Feten eine Mortalität von 12 % und neurologische Störungen in 26 % der Fälle. Eine bessere Prognose ist bei bichorialen Zwillingsgraviditäten zu erwarten.

In jedem Fall sind regelmäßige **CTG-Kontrollen des überlebenden Zwillings** - wenigstens ein- bis zweimal wöchentlich - ab der 28. Schwangerschaftswoche durchzuführen. Zusätzlich können dopplersonographische Untersuchungen in ein- bis zweiwöchigen Abständigen frühzeitig Hinweise auf eine Störung der fetoplazentaren Durchblutung liefern. Bei den wöchentlich vorzunehmenden Ultraschallkontrollen sollte den sonographischen Hinweisen auf eine Herzinsuffizienz des Kindes, wie Flüssigkeitseinlagerung in der Subkutis, Ausbildung von Aszites, Pleuraergüssen oder Hydrops, besondere Aufmerksamkeit geschenkt werden.

Das **geburtshilfliche Vorgehen** richtet sich vor allem nach der Reife und dem geschätzten Gewicht des überlebenden Kindes. Aufgrund des erhöhten fetalen Risikos sollte eine Schwangerschaftsbeendigung bei einem Schätzgewicht des Kindes von 2000 g angestrebt werden, bei zusätzlichem Risiko (z. B. Schwangerschaftshypertonie) auch früher.

Eine Verbesserung der kindlichen Prognose durch eine **primäre abdominale Schnittentbindung** läßt sich nicht nachweisen, jedoch ist diese indiziert bei intrauterinem Fruchttod des 1. Zwillings mit Zeichen der beginnenden Mazeration und niedrigem Geburtsgewicht des lebenden Zwillings. Gleiches gilt auch bei Hinweisen auf eine beginnende Gerinnungsstörung aus mütterlicher Indikation.

---

[1] Nach Abort oder Geburt eines abgestorbenen Feten sollte auch an eine effektive Laktationshemmung gedacht werden, ebenso wie an eine gute Uterustonisierung durch die Applikation von Secalepräparaten!

Wichtige Maßnahmen bei der Abklärung eines intrauterinen Fruchttods

1 Dokumentation auffälliger Befunde

Im Hinblick auf eine möglichst vollständige Klärung der Todesursachen und eine Abschätzung des potentiellen Wiederholungsrisikos, insbesondere bei nachweisbaren Fehlbildungen und Chromosomenaberration, ist eine sorgfältige und umfaßende Dokumentation aller am toten Kind erkennbaren auffälligen Befunde sowie die Veranlassung einer Reihe von Maßnahmen erforderlich. Dabei sollten die in Tabelle 20-5 zusammengefaßten Maßnahmen Anwendung finden.

Nach sorgfältiger **Inspektion** des Kindes erfolgt zusätzlich die Feststellung des **Geschlechts**, der **Länge** und des **Gewichts**. Bei äußerlich erkennbaren **Fehlbildungen** müssen diese präzise beschrieben und, wenn möglich, fotodokumentiert werden. Hierbei sollten nicht nur grobe Fehlbildungen wie Gastroschisis, Omphalozele, Anenzephalus usw. Aufmerksamkeit finden, sondern auch auf Dysproportionen und Dysmorphien geachtet werden, die erste Hinweise auf ein komplexes Fehlbildungssyndrom geben. Dabei ist eine möglichst vollständige und detaillierte Auflistung der Fehlbildungen von unverzichtbarem Wert für die spätere Zuordnung zu einem genetischen Syndrom und demzufolge für die Abschätzung des Wiederholungsrisikos.

Mazerationen können im Einzelfall die Beurteilung äußerer Fehlbildungen erschweren.

Bei **Dysproportionen** und Verdacht auf **Skelettfehlbildungen** sollte auf jeden Fall eine Röntgenuntersuchung des Kindes durchgeführt werden.

Die Betrachtung der **Plazenta** im Hinblick auf ein retroplazentares Hämatom bzw. auf Zeichen der Abruptio placentae sowie die Inspektion der Nabelschnur auf Torsion, Umschlingung oder Knotenbildung sind für die Beurteilung der Todesursache des Kindes unerläßlich.

2 Chromosomenanalyse

Bei dem Verdacht auf Chromosomenanomalien ermöglicht die Fetalblutgewinnung aus den Nabelschnurgefäßen oder aus dem kindlichen Herzen eine zytogenetische Untersuchung zur Chromosomenanalyse. Hierfür eignet sich auch ein Stück steril gewonnener Achillessehne zur Karyotypisierung aus Fibroblastenkulturen.

3 Pathologisch-anatomische Untersuchungen

Zwingend erforderlich ist eine pathologisch-anatomische Untersuchung des Feten. Hierbei lassen sich auch bei makroskopisch unauffälligen Kindern Hinweise auf eine eventuell vererbbare Fehlbildung und zusätzliche Informationen über die mögliche Ursache des intrauterinen Fruchttods finden. Dabei sollte gewährleistet sein, daß diese Untersuchungen in einem pathologischen Institut durchgeführt werden, welches Erfahrungen auf dem Gebiet der Feto- bzw. Embryopathologie aufweist. Die zuvor bestehende Diagnose konnte durch Autopsie in 14 % geändert und in weiteren 26 % ergänzt werden [9].

In jedem Fall ist auch eine sorgfältige **histologische Begutachtung** der Plazenta erforderlich, um plazentare Ursachen des intrauterinen Fruchttods auszuschließen oder zu bestätigen. Dies gilt auch für die Beurteilung der Nabelschnur (z. B. Gefäßanomalien). Die Kenntnis der Kausalität und das daraus resultierende Wiederholungsrisiko ist die

---

Tabelle 20-5
Aktionsplan nach Geburt eines abgestorbenen Kindes (nach Jovanovic und Rauskolb [39])

■ Sofortmaßnahmen
1. Inspektion und Beschreibung des Kindes: Mazerationsgrad, sichtbare Fehlbildungen, Geschlecht, Gewicht, Länge
2. Fetales Blut entnehmen (steril, aus Nabelschnur oder Herz)
   – zur Chromosomenanalyse: 1- oder 2-ml-Spritze, mit Heparin benetzt
   – für Erregernachweis: 1–2 ml Nativblut, Infektionsserologie
3. Abstrich entnehmen von Ohr, Mundhöhle, Haut zum Erregernachweis (Listeriose, Zytomegalie, pathogene Keime)
4. Gewebeentnahme für Fibroblastenkulturen (Chromosomenanalyse), meist aus der Achillessehne unter sterilen Bedingungen
   – Verschicken in NaCl-Lösung oder Nährmedium
   – Lagerung im Kühlschrank oder bei Zimmertemperatur (nicht im Brutschrank) über Nacht oder Wochenende

■ Weitere Maßnahmen
5. Fotodokumentation
6. Röntgendokumentation (bei Skelett- und Extremitätenfehlbildungen)
7. pathologisch-anatomische Untersuchung

Grundlage der Beratung bezüglich des Risikos vor einer erneuten Schwangerschaft [61].

4 Serologische Untersuchungen

Bei Verdacht auf eine intrauterine Infektion als Todesursache des Kindes kann auch postmortal der Versuch eines **Erregernachweises** aus fetalem Blut und Fruchtwasser unternommen werden, alternativ sind Abstriche aus Ohr, Mund und Plazenta durchzuführen. Eine Übersicht über die Untersuchungen bei Verdacht auf Infektionen gibt Tabelle 20-6.

Bei der Mutter sollte innerhalb der ersten zwei bis drei Tage nach Geburt des abgestorbenen Feten ein oraler **Glucosetoleranztest** vorgenommen werden, da dem Diabetes mellitus als Ursache einer Totgeburt eine besondere Bedeutung zukommt.

Ebenso sollte der **Kleihauer-Betke-Test** zum Nachweis fetaler Zellen im mütterlichen Blut bei Verdacht auf feto-maternales Transfusionssyndrom durchgeführt werden [17, 45] (siehe auch Bd. 5, Kap. 17).

[1] Es sind alle diagnostischen Maßnahmen durchzuführen, die zu einer Klärung der Todesursache des Kindes beitragen!

Beratung der Schwangeren nach einer Totgeburt

Unabhängig von der erheblichen psychischen und physischen Belastung der Schwangeren kommt der **Ursachenfindung** nach einer Totgeburt eine besondere Bedeutung zu. Dies betrifft zum einen die psychische Verarbeitung des Ereignisses Totgeburt (Frage nach der Schuld), zum anderen die unausweichliche Frage der Patientinnen nach dem Wiederholungsrisiko. Insofern sind alle diagnostischen Maßnahmen durchzuführen, die zu einer Klärung der Todesursache des Kindes beitragen.[1]

Vor allem die Angst der Schwangeren vor dem Wiederholungsrisiko, welches in der Literatur mit 13 % angeben wird, und die Möglichkeit zur Prävention von Risiken bestimmen die Einstellung der Patientin zu einer erneuten Schwangerschaft [22]. Unter diesen Gesichtspunkten ist ein abschließendes intensives Aufklärungsgespräch mit der Schwangeren und ihrem Partner unerlässlich [37, 38]. Dabei sind mütterliche Risikofaktoren (z. B. Nikotinabusus), die ursächlich an der Plazentainsuffizienz beteiligt sein könnten, offen anzusprechen, andererseits kann bei unvermeidbaren Todesursachen (z. B. Nabelschnurknoten) die Schwangere

Tabelle 20-6 Diagnostisches Vorgehen bei intrauterinem Fruchttod und Verdacht auf Infektion (nach Jovanovic und Rauskolb [39])

Verdachtsdiagnose	Listeriose	Zytomegalie	Toxoplasmose	Erythema infectiosum (Ringelröteln) Parvovirus B19
Erregernachweis bei der Mutter aus:				
– Blut	+			+
– Rachen	+	+		+
– Vagina/Zervix	+	+		
– Urin	+	+		
Erregernachweis beim Kind aus:				
– Fruchtwasser	+	+	+	+
– Plazentaabstrich	+		+	
– Plazentahistologie	+		+	
– Nabelschnurblut	+	+	+	+
– Ohrabstrich	+			
Serologische Reaktionen bei Mutter und Kind:	Agglutinationstest gegen O- und H-Antigene: Titer > 1 : 200 diagnostisch bedeutsam	KRB (Komplementbindungsreaktion) IgG- und IgM-Antikörper	KRB (Komplementbindungsreaktion) IFT (indirekte Immunofluoreszenz) IFT-IgM-Antikörper IHAT (indirekter Hämagglutinationshemmtest)	IGM-Antikörper IgG-Antikörper

von oft bestehenden irrationalen Schuldkomplexen entlastet werden (siehe auch Kap. 21). Die unmittelbare Periode nach einer Totgeburt ist gekennzeichnet durch eine psychische Akutreaktion nicht nur bei der betroffenen Frau sondern auch bei der Familie [52]. Der Phase ausgesprochener Ängstlichkeit folgt die Gefahr einer Depression. In einer prospektiven Verlaufsstudie waren Somatisierungen auf dieser Grundlage häufig [38]. Erst nach einem Jahr fand sich eine Befundung entsprechend der Vergleichsgruppe. Aus diesem Grund wird unter Berücksichtigung der Vermeidung einer psychischen Belastung der Folgeschwangerschaft ein Intervall von zumindest 1 Jahr empfohlen [37, 52].

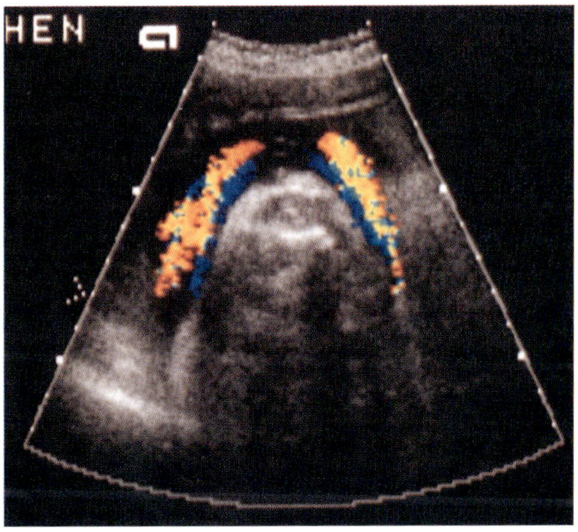

Abb. 20-6
Nabelschnurumschlingung um den Hals sub partu im Farb-Doppler.

Präventivmaßnahmen bei bekannten Risiken für einen intrauterinen Fruchttod

Eine sichere Prävention des intrauterinen Fruchttods ist selbstverständlich nicht möglich, jedoch sollten Risikokonstellationen rechtzeitig erfaßt und zusätzliche diagnostische und – sofern möglich – präventive Maßnahmen eingeleitet werden [63]. Trotz Intensivierung der apparativen Überwachung durch CTG und US im Rahmen der Schwangerenvorsorge konnte die Rate an antepartualer Mortalität nur gering beeinflußt werden [62].

Möglicherweise liegt die Potenz in der Kombination von Risikoverdichtung durch Anamnese und köperliche Untersuchung vor dem Einsatz der apparativen Verfahren [64].

Es ist davon auszugehen, daß bei retrospektiver Betrachtung mehr als ein Drittel aller Fälle von intrauterinem Fruchttod als vermeidbar bezeichnet werden müssen, zumal noch immer 40 % der intrauterinen Wachstumsretardierungen unerkannt bleiben. Bei Evaluation der Fälle von intrauterinem Fruchttod durch die CESDI (confidential reprots into Stillbirth) wird diese Vermeidbarkeit im Einzelfall verdeutlicht [14].

Durch den gezielten Einsatz der **Doppler-Sonographie** bei Patientinnen mit plazentarem Risiko (z. B. Schwangerschaftshypertonie, Nikotinabusus) könnte es in Zukunft gelingen, die Inzidenz des intrauterinen Fruchttods zu reduzieren. Auf die Evidenz der differenzierten Abklärung von suspekten Befunden durch die Dopplersonographie sei an dieser Stelle hingewiesen [6, 7]. Von Bedeutung für die Beurteilung der klinischen Wertigkeit ist die Frühzeitigkeit des Warnhinweises beim Einsatz des biophysikalischen Überwachungsverfahrens. Hier kommt der Dopplersonographie die Indikation der langfristigen Veränderung zu Gute: Beim direkten Vergleich zwischen dem Zeitpunkt des ersten Gefahrenhinweises zeigt sich eine Vorwarnzeit von bis zu 26 Tagen. Allerdings ist diese Vorwarnzeit sowohl nach der 29. SSW als auch bei Vorliegen eines SIH-Syndroms verkürzt [5, 7, 28, 29].

Mittels farbkodierter Doppler-Sonographie läßt sich auch die Nabelschnurumschlingung mit hoher Sensitivität und Spezifität nachweisen [21]. Abbildung 20-6 zeigt eine Nabelschnurumschlingung um den Hals des Kindes. Diese Methode scheint allerdings eher die kindliche Morbidität als die Mortalität senken zu können.

Da der unentdeckte Gestationsdiabetes ein erhebliches Risiko für die Totgeburtlichkeit darstellt [31], sollte zu dessen Früherkennung der Forderung der Arbeitsgemeinschaft Diabetes und Schwangerschaft Rechnung getragen werden, ein **generelles Schwangerschafts-Screening auf Gestationsdiabetes** zwischen der 24. und 28. Schwangerschaftswoche als einem oralen Glucosebelastungstest einzuführen [18]. Durch diese Maßnahme ließe sich der Anteil an entdeckten Gestationsdiabetikerinnen, die einer adäquaten Therapie zugeführt werden können, deutlich erhöhen (siehe auch Bd. 5, Kap. 11). Als problematisch gilt derzeit die Uneinheitlichkeit der Empfehlung hinsichtlich der Glucosebewertung 50 g versus 75 g sowie die diskrepante Interpretation der Meßdaten. Somit ist die Abklärung des Gestationsdiabetes noch kein standardisierter und obligater Anteil der Schwangerenvorsorge.

International einheitliche und allgemein akzeptierte Kriterien zur Beurteilung der diagnostischen

Tabelle 20-7 *Biophysikalisches Profil. Jeder Parameter wird mit einem Punktwert von 0 oder 2 belegt und die Punkte addiert, um einen Gesamt-Score zu ermitteln (nach Manning et al. [42])*

Biophysikalische Paramater	normal (Punktwert = 2)	pathologisch (Punktwert = 0)
Atembewegungen	≥ 1 Episode ≥ 30 s in 30 min	keine Episode ≥ 30 s
Kindsbewegungen	≥ 3 Rumpf/Extremitätenbewegungen in 30 min	≤ 2 Bewegungen in 30 min
Fetaler Tonus	≥ 1 Episode aktiver Streckung mit anschließender Beugung des Rumpfs oder der Extremitäten; Öffnen und Schließen der Hand symbolisiert normalen Tonus	Langsame Streckung mit nur partieller Beugung oder Bewegung der Extremitäten in Streckung oder fehlende Bewegungen
Nonstreßtest	≥ 2 Akzelerationen über 15 Schläge/min und 15 s in 20 min während Kindsbewegungen	< 2 Akzelerationen in 20 min
Fruchtwassermenge	> 2 cm größter vertikaler Fruchtwasser-Pool	≤ 2 cm größter vertikaler Fruchtwasser-Pool

Tabelle 20-8 *Schwangerschaftsüberwachung bei Patientinnen mit systemischem Lupus erythematodes (nach Floyd und Roberts [25])*

Untersuchungen	I. Trimenon	II. Trimenon	III. Trimenon
Gynäkologe/Rheumatologe	alle 2 Wochen	alle 2 Wochen	wöchentlich
Ultraschall	sobald Schwangerschaftstest positiv	ab 20. SSW monatlich	monatlich
Fetale Überwachung			wöchentlich
Laborparameter			
Blutbild	x	x	x
24-Std.-Urin Gesamteiweiß Creatinin-Clearance	x		x
Urinkultur	x	x	x
Antiphospholipidantikörper	x		
Anti-Rho (Anti-SSA) Anti-LA (Anti-SSB)	x		

Schwellen im OGTT existieren zur Zeit nicht. Die von O'Sullivan 1964 etablierten Grenzwerte, die in unterschiedlichen Umrechnungen und Anpassungen verwendet werden, erfassen nicht das Risiko für kindliche Morbidität, sondern das Risiko der Mutter, nach der Schwangerschaft einen Diabetes zu entwickeln [49]. Die von Carpenter und Coustan errechneten diagnostischen Schwellenwerte lagen nach einem direkten Vergleich der Methoden durch Sacks [58] im venösen Vollblut vs. Glukoseoxidase im venösen Plasma – auf der Basis einer von ihnen empirisch ermittelten Umrechnungsformel im 95%-Vertrauensintervall der Ursprungsmethode [8a]. Die Ergebnisse einer weltweiten multizentrischen Studie (APO = Hyperglycemia and Adverse Perinatal Qutcome-Studie) mit dem Ziel der Evaluierung von Grenzwerten, die mit einer erhöhten kindlichen Morbidität assoziiert sind, werden frühestens im Jahr 2004 erwartet.

Zur **Einstufung von Risikopatientinnen** und zur Erfassung einer fetalen Gefährdung dient im besonderen Maße das biophysikalische Profil nach Manning [43, 44]. In diesem Score gehen die in Tabelle 20-7 aufgeführten Kriterien zur Beurteilung des fetalen Befindens ein. Bei normalem Score von über 8 sind keine weiteren geburtshilflichen Maßnahmen erforderlich, bei einem Score von 0-2 sollte die Schwangerschaft unabhängig vom Gestationsalter unverzüglich beendet werden. Eine Analyse von 26780 Risikoschwangerschaften zeigte bei Patientinnen mit einem Score von 0 eine Totgeburtenrate von 17,8 % gegenüber 1,4 % in der Gruppe der Patientinnen mit einem Gesamt-Score von 8 oder mehr [44]. Auch scheint dieser Score geeignet eine rechtzeitige Indikation zur operativen Intervention zu ermöglichen, wie eine Analyse der entwicklungsphysiologischen Parameter von Kindern im Alter von 3 Jahren belegt [30, 44].

Im Hinblick auf präventive medikamentöse Maßnahmen waren erste Publikationen über den Einsatz von **Acetylsalicylsäure** (ASS) bei Risikopatientinnen für hypertensive Schwangerschaftserkrankungen vielversprechend [68]; diese Erwartungen haben sich spätestens nach Veröffentlichung der CLASP-Studie 1994 [12] nicht erfüllt, bei der die Risikozuordnung nach Einschätzung des behandelnden Arztes erfolgte. Danach profitieren diese Schwangeren weder hinsichtlich einer signifikanten Reduktion der Häufigkeit an Präeklampsien noch an der von Totgeburten von einer prophylaktischen oder therapeutischen Low-dose-ASS-Medikation [12]. Bei Risikopatientinnen unterschied sich die Inzidenz des intrauterinen Fruchttods mit 2,7 % in der ASS-Gruppe von der Plazebogruppe mit 2,8 % nicht signifikant [13, 22]. Neuerliche Metaanalysen von randomisierten Studien lassen wiederum ein klinischen Benefit im Fall von Patientinnen mit pathologischem A.-uterina-Fluß in der Frühschwangerschaft erwarten.

Das **Antiphospholipidsyndrom** mit und ohne gleichzeitig bestehendem Lupus erythematodes läßt sich nach Dudley und Branch [20] mittels 60–80 mg ASS pro Tag in Kombination mit 40 mg Prednisolon ab der 12. Schwangerschaftswoche günstig beeinflussen. Die schwangerschaftsüberwachenden Maßnahmen bei bekanntem Lupus erythematodes sind in Tabelle 20-8 zusammengefaßt. Deren konsequente Beachtung dürfte zu einer Senkung der Totgeburtenrate bei diesem Krankheitsbild führen.

Bei bestehender **chronischer Plazentainsuffizienz** und **intrauteriner Wachstumsretardierung** haben bisher sämtliche therapeutische Ansätze zu keiner sicher belegbaren und anhaltenden Verbesserung der perinatalen Ergebnisse geführt [30].[1]

[1] Bei bestehender chronischer Plazentainsuffizienz und intrauteriner Wachstumsretardierung haben bisher sämtliche therapeutische Ansätze zu keiner sicher belegbaren und anhaltenden Verbesserung der perinatalen Ergebnisse geführt!

Inhalt*

- Einleitung 357
- Was sind die Besonderheiten der Trauer um ein Neugeborenes?............. 358
- Vorbereitung auf die Geburt eines intrauterin verstorbenen Kindes 359
- Begleitung bei einer Notfall-Situation unter der Geburt 359
- Begleitung beim Tode des Kindes......... 360
- Wochenbett der trauernden Mutter 361
- Nachsorge 361
- Schlußbemerkungen 362
- Zusammenfassung der wichtigsten Grundsätze 362

*Das Literaturverzeichnis findet sich in Kapitel 22, S. 389.

21 Umgang mit dem intrauterinen und perinatalen Kindstod

S. Börgens

„Du warst ein Lied in mir/das nie gesungen wurde/nur gehört von mir/ es klang wie früher Sommerwind/auf grünem Haferfeld/so Anfang Juni/ wie Saitenspiel so sanft der Ton/das Bild so rasch verweht"

(Hermine Ehrenberg: Kindertotenlied) [5]

Einleitung

Bei aller berechtigten Genugtuung über die erfreuliche Entwicklung der perinatalen Sterblichkeit in Deutschland (vgl. [12]) darf nicht vergessen werden, daß immer noch alljährlich tausende Familien in Deutschland von diesem Schicksalsschlag getroffen werden. Es soll im folgenden aufgezeigt werden, wie in der ersten Zeit nach einem Kindstod die Weichen für eine gelingende Trauerverarbeitung gestellt werden und daß deshalb Ärzte, Hebammen und Pflegepersonal eine große Verantwortung tragen: Ihr Beistand ist nicht nur eine mitmenschliche Aufgabe, sondern auch **wirksame Sekundärprävention für eine etwaige erneute Schwangerschaft** [9].

Daß Geburt und Tod Hand in Hand gehen, wird von den Eltern als widernatürlich und sinnlos erlebt [8]. Was früheren Generationen noch geläufig war, daß nämlich Schwangerschaft und Geburt höchst kritische Lebensphasen für die Mutter und das Kind sind, ist durch den medizinischen Fortschritt aus dem Bewußtsein geschwunden. Um so größer sind der Schock und die Bestürzung, wenn das Unvorhergesehene eintritt. Für Angehörige des Personals ist dies gleichfalls eine sehr belastende Situation. Durch ihre Ausbildung auf **Handeln in umschriebenen Problemsituationen** vorbereitet, fühlen sie sich häufig überfordert, **wenn nichts (mehr) zu machen ist**.

Wenn hier verschiedene Empfehlungen für den Umgang mit dem intrauterinen und perinatalen Kindstod ausgesprochen werden, so ist doch grundlegend wichtig, der Mutter bzw. den Eltern nie etwas aufzuzwingen. **Anregungen und Vorschläge** sind hilfreich, **Vorschriften** berücksichtigen nicht die unterschiedlichen persönlichen Voraussetzungen. In der Schocksituation, in der sich die Betroffenen meist befinden, ist es wesentlich, ihnen für die anstehenden Entscheidungen Zeit zu lassen. Anderseits sollte im geburtshilflichen Team ein **ausreichender Informationsstand** vorhanden sein, um die Eltern über rechtliche und organisatorische Rahmenbedingungen sofort zutreffend in Kenntnis zu setzen. – Es soll zunächst erläutert werden, was die besondere Trauerreaktion um ein Neugeborenes ausmacht.

Was sind die Besonderheiten der Trauer um ein Neugeborenes?

Die Heftigkeit der Trauerreaktion um ein Neugeborenes ist der Trauer bei anderen schwerwiegenden Verlusten ebenbürtig [10]. Verschiedene psychologische Theorien (vgl. [1, 3, 6, 7]) beschreiben das Wesen der Trauer. Die meisten stimmen darin überein, daß ein zeitlich gerichteter Prozeß der Trauer zu beobachten ist: zunächst eine **Phase des Schocks**, der Betäubung, des Nichtwahrhaben-Wollens, in der nur noch mechanisch, scheinbar ohne innere Beteiligung, reagiert wird; danach die **Phase der Auseinandersetzung**, begleitet von Verzweiflung, Deprimiertheit, sozialem Rückzug, auch Aggressivität und Wut, in der der erlittene Verlust zur Gänze erkannt und in seinen Auswirkungen auf das eigene Weiterleben erfahren wird; und schließlich eine **Phase der relativen Befriedung**, in der eine Anpassung an das Leben ohne das verlorene Liebesobjekt stattfindet und wieder neue befriedigende soziale Kontakte geknüpft werden können.

Die Selbsterfahrung von Trauernden sperrt sich häufig gegen solche linearen Modelle. Die gelegentlich zu findenden zeitlichen Angaben über die Dauer der einzelnen Trauerphasen sind mit großen Vorbehalten aufzunehmen, zumal die interindividuelle Variabilität sehr groß ist. Starke Assoziationen mit dem Verlust (z. B. Jahrestag des Todes, Aufenthalt am Ort des Todes) führen zum erneuten Aufflackern der Trauer, ohne daß dies als pathologisch anzusehen wäre.

Trauer setzt eine vorangegangene emotionale Bindung an ein Liebesobjekt voraus [3]. Die Fähigkeit des Menschen, gefühlsmäßige Bindungen zu anderen Menschen einzugehen und auf ihren Weggang mit Trauer zu reagieren, ist wesentlich für die Funktionsfähigkeit unserer sozialen Organisationsformen [1]. Mit Freud [6] stimmen alle späteren Theoretiker überein, daß Trauern ein aktiver psychischer Vorgang des Sich-Lösens von einem Zusammenleben mit der geliebten Person ist, daß also nicht einfach „die Zeit alle Wunden heilt". Verhaltenstheoretisch gesprochen, findet eine emotionale Habituation statt [15]: durch die wiederholte Konfrontation mit dem Gedanken und dem Gefühl des Verlustes verliert die Trauer allmählich ihre Schärfe, was ein gelegentliches Wiederaufleben, wie oben beschrieben, nicht ausschließt.

Der Tod des Kindes stellt für Mütter den schmerzlichsten Verlust ihres Lebens dar.[1] Übereinstimmend wird von einer leiblich spürbaren Betroffenheit berichtet: „Es ist, als ob ein Stück von mir abgestorben sei"; dies auch beim Tod älterer Kinder. Die lebensgeschichtliche Kontinuität von Schwangerschaft, Geburt und Erziehung verbindet die Mutter enger mit ihren Kindern als mit anderen Personen. Die emotionale Verbindung zwischen Mutter und Kind stellt sich bereits in der Schwangerschaft her, teils auf objektiv nachweisbarer, meist endokriner Grundlage, teils über die Hoffnungen, Phantasien und Pläne, die die Mutter bzw. die Eltern um das entstehende Leben entwickeln [4, 10, 16]. Wahrnehmung von Kindsbewegungen, visuelle Erfahrung über die Ultraschalldiagnostik, möglicherweise Kenntnis des Geschlechts mit definitiver Namenswahl verstärken die Bindung der Mutter, mit natürlichen Einschränkungen auch die des Vaters, an das Kind. Das Kind wird zunehmend als eigenständiges Wesen wahrgenommen.

Stirbt das Kind im Mutterleib oder während bzw. nach der Geburt, so beginnt ein Trauerprozeß, der von zwei Gesetzmäßigkeiten geleitet wird:

a) je stärker und positiver die Bindung, desto heftiger die Gefühlsbewegung der Trauer;
b) je eindeutiger und klarer die Beziehung, einschließlich der Tatsache des Todes, desto unkomplizierter der Trauerprozeß.

Aus diesen beiden Sätzen leiten sich im wesentlichen die Hinweise ab, wie trauernde Mütter in der Klinik und in der Nachsorge zu begleiten sind.

Die grundsätzliche Besonderheit der mütterlichen Trauer um ein Neugeborenes ist, daß sie, genau besehen, zwei Beweggründe hat:

a) den Verlust eines einmaligen Menschen, dessen Persönlichkeit, über die in der Schwangerschaft spekuliert wurde, nun für immer unbekannt bleiben wird; und
b) das existentielle Versagen der Fähigkeit, Leben zu bewahren und in die Welt zu bringen.

Dieses Versagensgefühl kann durch den Begriff „Schuldgefühl" nur ganz unzureichend beschrieben werden. Konkretere Schuldgefühle über etwaige Versäumnisse und Fehler in der Schwangerschaft treten außerdem als ein Versuch der Ursachenforschung auf. Die Unterscheidung zwischen Trauer („Weltentwertung") und Depression („Selbstentwertung") erscheint deshalb bei frühem Kindsverlust oft fließend. Erst nach einem Jahr können Mütter, deren Bewältigungsressourcen offenbar unzureichend waren und die wenig Unterstützung erfahren haben, anhand ihrer Depressivität von Müttern mit gelingender Trauerreaktion unterschieden werden [2].

Die Tiefe der Trauer um ein Neugeborenes wird von Außenstehenden meist unterschätzt; gängige

---

[1] *Der Tod des Kindes stellt für Mütter den schmerzlichsten Verlust ihres Lebens dar!*

Tröstungsformeln wie „Sie sind ja noch jung und können noch weitere Kinder bekommen" kränken die trauernde Mutter zusätzlich, da sie die Einmaligkeit des verstorbenen Kindes außer acht lassen. Die Frage einer erneuten Schwangerschaft sollte auch im ärztlichen Gespräch nur unter dem Gesichtspunkt behandelt werden, ob und wann sie medizinisch möglich und unproblematisch ist, nicht als Trost.

Vorbereitung auf die Geburt eines intrauterin verstorbenen Kindes

Als erstes sei erwähnt, daß, zumindest im Umgang mit den Betroffenen, die medizinische Nomenklatur „Intrauteriner Fruchttod" und „Ausstoßung" zu vermeiden ist. Wehkamps [17] Grundsatz: „Es war eine Schwangerschaft – es ist eine Geburt – es war und ist ein Kind" kann hier Richtschnur der Wortwahl und der inneren Einstellung sein. Daß die übliche Wortwahl den Versuch einer emotionalen Distanzierung von einem Geschehen darstellt, das auch für den Arzt (hier wie im ganzen Kapitel auch: die Ärztin) oder die Hebamme schmerzlich ist, ist offenkundig.

Häufig wird der Tod des Kindes bei einer Routineuntersuchung in der frauenärztlichen Praxis festgestellt. Arzt und Helferinnen sollten sich einerseits nicht scheuen, die Patientin ihre Anteilnahme spüren zu lassen, aber auch für sie, die sich in einem absoluten Schockzustand befindet, sorgen. Keinesfalls soll sie allein den Heimweg antreten. Wenn es nicht medizinisch geboten ist, sollte man sie nicht bedrängen, sofort die Klinik aufzusuchen und die Geburt einleiten zu lassen; manchen Frauen hilft es – bei Kontrolle der Blutgerinnungsparameter –, sich daheim einige Tage zu fassen und auf die Entbindung unter so anderen Vorzeichen vorzubereiten. Optimal wäre es, wenn bereits zu diesem Zeitpunkt eine Leidensgenossin einer Selbsthilfe-Organisation wie REGENBOGEN (Anschrift siehe unter 7) der Mutter beistehen könnte. Umgekehrt haben viele Mütter nach dem intrauterinen Tod ihres Kindes panische Furcht, durch Zersetzungsprodukte „vergiftet" zu werden; diese Furcht sollte man ansprechen und zerstreuen.

Eine vergleichbare, noch belastendere Problematik ist gegeben, wenn aufgrund einer medizinischen Indikation eine Abruptio vorgenommen werden soll. Hier wird letztendlich die Entscheidung über Leben und Tod in die Hand der Mutter gelegt. Die schwerwiegenden Gewissenskonflikte, die dies hervorrufen kann, und die Einsamkeit der Trauer danach können hier nur angedeutet werden; bei Lothrop [13] wird dies ausführlich dargestellt.

Nach der Aufnahme in die Klinik, im Kreißsaal, sollte der Partner oder eine andere Vertrauensperson der Mutter immer anwesend sein und sie durch die Geburt begleiten. Es sollte vorab erklärt werden, daß ein durch wehenfördernde Mittel eingeleiteter Geburtsvorgang schmerzhafter ist und weniger Wehenpausen bietet. Deshalb sollten Schmerzmittel angeboten und in ausreichender Menge verabreicht werden, auch eine peridurale Anästhesie.! Manche Frauen verzichten aber auch in dieser Situation bewußt auf Schmerzmittel; dies ist zu respektieren. Bewußtseinstrübende Mittel sind, wenn irgend möglich, zu vermeiden, gemäß dem erwähnten Grundsatz, daß der Trauerprozeß desto unkomplizierter verläuft, je eindeutiger die Bindung und die Tatsache des Todes erfahren werden konnten.

Unter der Geburt sollten häufiger als gewöhnlich der Kontakt und das Gespräch mit der Mutter gesucht werden. Die sehr wichtige Frage, ob die Eltern das Kind nach der Geburt sehen wollen, sollte rechtzeitig und behutsam angesprochen werden. Es sollte erwähnt werden, daß es nach den Erfahrungen betroffener Eltern günstiger für den Trauerprozeß ist, wenn eine konkrete Erinnerung an das Kind besteht und Gelegenheit bestand, von ihm Abschied zu nehmen.

Begleitung bei einer Notfall-Situation unter der Geburt

Häufig macht eine Komplikation nach vorhergehendem problemlosen Schwangerschafts- oder Geburtsverlauf ein rasches Eingreifen erforderlich, für eingehende Erklärungen bleibt keine Zeit. Dies sollte aber der Patientin eindeutig signalisiert werden, verbunden mit dem Versprechen, die Erklärungen nachzuholen. In den Fällen, wo eine Notsectio mit Vollnarkose notwendig wird und das Kind dann letztlich doch nicht gerettet werden kann, befindet sich die Mutter in einer schmerzvollen Situation:

!Schmerzmittel sollten angeboten und in ausreicheder Menge verabreicht werden, auch eine peridurale Anästhesie!

Der symbiotische Zustand der Schwangerschaft wurde abrupt beendet, sie leidet unter den körperlichen Nachwirkungen der Operation, und ihr Kind ist verschwunden. Im Regelfall, falls es nicht direkt verstorben ist, befindet es sich auf einer neonatologischen Intensivstation. Hier sollten alle Phantasie und Organisationsgeschick investiert werden, um der Mutter baldigst den Kontakt zu ihrem Kind zu ermöglichen. In den ersten Stunden und Tagen kann auch ein Foto des Kindes einen kleinen Trost darstellen.

Manche Eltern, deren Kind eine infauste Prognose hat, ziehen sich bereits vor dem Tod innerlich von ihm zurück und vermeiden die Besuche bei ihm, in der Annahme, wenn sie keine intensive Bindung zu ihm aufbauten, sei der Schmerz bei seinem Tod nicht so groß. Dies ist zunächst zutreffend, aber, wie erwähnt, der Verlauf der Trauer wird durch eine eindeutige Bindung günstig beeinflußt. Sowohl die gynäkologischen als auch die pädiatrischen Mitarbeiter sollten daher die Mutter bzw. die Eltern zur Kontaktaufnahme ermutigen und ihnen behilflich sein. Wenn möglich, sollte das Kind die Muttermilch bekommen. Viele Mütter, die meinen, hier etwas versäumt zu haben, machen sich nach dem Tode des Kindes Vorwürfe.

Auf die Möglichkeit einer Taufe oder Aussegnung durch Klinikseelsorger sollte hingewiesen werden. Auch religiös indifferente Menschen empfinden es meist als tröstlich, wenn ihr Kind durch die Namensgebung und Segnung in die menschliche Gemeinschaft aufgenommen wird. Überhaupt kann der Trost, der für die Eltern darin besteht, wenn ihr Kind namentlich benannt und somit als Individuum akzeptiert wird, nicht hoch genug bewertet werden.

Begleitung beim Tode des Kindes

Langjährige Erfahrungen in der Trauerbegleitung [13] sprechen dafür, jedes Kind, das definitiv als Mensch erkennbar ist, den Eltern zu zeigen. Das Vorgehen unterscheidet sich nicht danach, ob das Kind bereits intrauterin oder erst postnatal verstorben ist. Es wird gewaschen, wenn möglich richtig bekleidet und den Eltern übergeben. Sie sollten einen eigenen, ungestörten Raum und ausreichend Zeit zur Verfügung haben, um von ihrem Kind Abschied zu nehmen. Seelsorgerlicher Beistand kann auch zu diesem Zeitpunkt angeboten werden. Auch anderen Familienangehörigen (Großeltern, Geschwistern) sollte die Gelegenheit zum Abschied gegeben werden; dies erleichtert die innerfamiliäre Trauerverarbeitung und gegenseitige Unterstützung. Wenn es die Eltern im ersten Schock ablehnen, ihr Kind zu sehen, sollte man ihnen Zeit einräumen, diese Entscheidung noch einmal zu überdenken. In jedem Falle sollten Fotos des Kindes gemacht werden und die Eltern darüber informiert werden, daß und bei welcher Stelle der Klinik (z. B. Archiv) sie diese Fotos sehen können. Auch andere Erinnerungsgegenstände, wie Namensbändchen, Haarsträhne, Hand- und Fußabdruck können den Eltern helfen, ihr Kind als real zu erleben.

Häufig wird eingewendet, daß man den Eltern den Anblick mißgebildeter oder bereits entstellter Kinder ersparen solle. Lothrops [13] Erfahrungen zeigen aber, daß kaum je die tatsächliche Verunstaltung so schlimm ist wie die Schimären, die die Mütter sonst in ihrer Phantasie entwickeln. Mit ein wenig Geschick können viele Mißbildungen durch Verhüllung mit einem Tuch verborgen werden. Primär geht es darum, den Eltern die eindeutige Anerkennung der Realität, daß ihr Kind tot ist, zu ermöglichen. Gerade im Falle einer Narkose-Schnittentbindung kann sonst der Beginn eines gesunden Trauerprozesses verhindert werden, wie es Lothrop [13] an zahlreichen Fallbeispielen belegt.

Die Eltern sollten darauf hingewiesen werden, daß grundsätzlich jedes Kind bestattet werden kann. Nach der Personenstandsverordnung vom 1. 4. 1994 sind alle Kinder, die mehr als 500 g wiegen und/oder Lebenszeichen gezeigt haben, zu registrieren und entsprechend auch als „Leiche" zu behandeln. Die entsprechenden Bestattungsvorschriften der Bundesländer sind z. Zt. stark im Umbruch. Vielerorts sind in den letzten Jahren auch Gräberfelder für kleinere, nicht bestattungspflichtige Kinder geschaffen worden. In ihrem Rundschreiben 210/99 vom 7. 9. 1999 hat die Deutsche Krankenhaus-Gesellschaft eine Empfehlung an ihre Mitglieder ausgesprochen, würdige und dem ethischen Empfinden entsprechende Bestattungsmöglichkeiten für alle Feten vorzusehen und sie nicht als „ethischen Abfall" zu entsorgen. Hier sollte sich das geburtshilfliche Personal über die Gegebenheiten vor Ort informieren, um den Eltern die Alternativen aufzeigen zu können. Eine leider kostspielige Bestattung in einem Kinder-Reihengrab ist immer möglich, vielerorts auch die Beilegung in ein etwa vorhandenes Grab eines Verwandten. – Auch die Einrichtung eines Grabes, die im ersten Schock oft als zusätzliche Erschwernis empfunden wird, kann den weiteren Trauerprozeß erleichtern.

!*Die Eltern sollten darauf hingewiesen werden, daß grundsätzlich jedes Kind bestattet werden kann!*

Die Frage einer Obduktion sollte mit Feingefühl angesprochen werden. Eltern stimmen ihr meist zu, wenn sie ihnen zur Abklärung der Todesursache oder im Hinblick auf das genetische Risiko bei einer weiteren Schwangerschaft ausreichend motiviert wird. Unrealistische Vorstellungen über das Ausmaß der Verstümmelung des Kindes bei der Untersuchung sollten zerstreut werden.

Wochenbett der trauernden Mutter

Die Art der stationären Unterbringung der trauernden Wöchnerin sollte mit ihr abgesprochen werden. Den meisten Frauen ist der Anblick oder auch das Geschrei anderer gesunder Babys schwer erträglich. Hier sollte erwogen werden, sie auf eine allgemeine gynäkologische Station zu verlegen. Wenn die Mutter auf eigenen Wunsch auf der Wochenstation bleiben will, so muß gewährleistet sein, daß alle Beschäftigten um ihr Schicksal wissen und nichtsahnende Gratulationen zur Geburt vermieden werden.

Ärzte, Hebammen und Pflegepersonal sind im Umgang mit trauernden Wöchnerinnen immer wieder gefordert, gegen unbewußtes Vermeidungsverhalten anzugehen. Ein offener Umgang, Signalisierung von Gesprächsbereitschaft und Beantwortung aller Fragen, die die Mutter beschäftigen, namentliche Nennung des Kindes und Vermittlung von weiteren Ansprechpartnern (z. B. Selbsthilfegruppe, Klinikseelsorger, Bestattungsunternehmen) sind hilfreich. Der Eindruck, eine Frau sei sehr gefaßt und „komme gut zurecht", kann trügen. Möglicherweise befindet sie sich dann noch in der Schockphase der emotionalen Erstarrung. Eine behutsame Unterstützung kann ihr ihren eigenen Zustand erklären und sie darauf hinweisen, daß sie mit heftigeren Reaktionen in der Zukunft zu rechnen hat. Für die dann aufbrechenden Emotionen kann der Hinweis auf Gesprächspartner mit Qualifikation in Trauerbegleitung oder Psychotherapie hilfreich sein.

Die körperlichen Beschwerden des Wochenbetts erhalten subjektiv ein anderes Gewicht, wenn sie nicht durch ein gesundes Kind „belohnt" werden [14]. Es sollte der Patientin jedwede Erleichterung, z. B. durch Schmerzmittel, gewährt werden. Wegen der Behinderung des Trauerprozesses und der emotionalen Habituation sind **Sedativa oder Tranquilantien kontraindiziert**, mit zwei Ausnahmen: zur punktuellen Behandlung eines Zustands psychischer Dekompensation und zur Behandlung der Schlaflosigkeit.

Trauernde Wöchnerinnen haben häufig Schwierigkeiten mit dem Abstillen. Prolaktin-Antagonisten können den Milchfluß nicht zuverlässig unterdrücken, vor allem bei Frauen mit Stillerfahrung und demnach gut gebahntem Milchfluß-Reflex. Es kann dies als Ausdruck des ins Leere laufenden Brutpflege-Instinktes, also als organisches Trauersymptom, verstanden werden. Die produzierte Milchmenge ist gering, so daß in der Regel nach einer anfänglichen medikamentösen Therapie naturmedizinische Maßnahmen wie Bandagieren der Brust, Reduzierung der Flüssigkeitszufuhr und Trinken von Salbeitee völlig ausreichen. Der Milchfluß-Reflex bleibt gelegentlich mehrere Monate bestehen.

Der Entlassungstermin ist, wenn irgend vertretbar, so zu wählen, daß der Mutter eine Teilnahme an der Bestattung des Kindes möglich ist. Beim Entlassungsgespräch sollten vom verantwortlichen Arzt weitere Gespräche zur Klärung von offengebliebenen Fragen angeboten werden. Insbesondere der Obduktionsbefund sollte mit den Eltern nach ca. sechs Wochen ausführlich besprochen werden, falls nicht die Patientin dessen Besprechung mit ihrem Frauenarzt wünscht. Der Gesprächstermin nach sechs Wochen gibt Gelegenheit, sich über den Trauerprozeß zu informieren. Eine ungünstige Verarbeitung wird signalisiert durch emotionale Erstarrung, Weigerung, über den Verlust zu sprechen, oder heftige, nicht mehr nachvollziehbare Aggressivität gegen den Arzt oder sonstige Personen.

Nachsorge

Die gynäkologische Nachsorge wird in der Regel in den Händen des niedergelassenen Arztes, auch der niedergelassenen Hebamme zur Wochenbettpflege, liegen. Beider Mitmenschlichkeit und Offenheit im Gespräch sind gefordert. Sie sollten von sich aus nachfragen, ob die Patientin Gelegenheit hat, ihren Verlust zu reflektieren und zu verarbeiten, und ob sie sich durch Angehörige und Freunde ausreichend unterstützt fühlt. Der Patientin sollten die Anschriften von **Selbsthilfe-Organisationen** (REGENBOGEN „Glücklose Schwangerschaft" e.V., In der Schweiz 9, 72636 Frickenhausen oder www.initiative-regenbogen.de; Verwaiste Eltern in Deutschland e.V., Fuhrenweg 3, 21391 Reppenstedt oder www.veid.de)

¹Wegen der Behinderung des Trauerprozesses und der emotionalen Habituation sind Sedativa oder Tranquilantien kontraindiziert!

mitgeteilt werden. Diese bieten nicht nur örtliche Gesprächskreise an, sondern auch Trauerbegleitung in Eltern-Seminaren, vermitteln Brief- und Telefonpartner und geben Buchempfehlungen. Das Buch von Lothrop [13] kann hilfreich für die trauernde Mutter sein und gibt zahlreiche weiterführende Hinweise. Es muß auch akzeptiert werden, **daß Trauerverarbeitungsweisen individuell sehr unterschiedlich sind und keine verbindlichen Ratschläge von Außenstehenden möglich sind,** sich so und nicht anders zu verhalten. Wichtig ist nur, daß überhaupt eine Entwicklung der Trauer erkennbar ist.

Probleme in der Partnerschaft der trauernden Eltern, auch ihrer sexuellen Beziehung, sind sehr häufig. Die stärkere leibseelische Betroffenheit der Mutter führt zu heftigeren emotionalen Reaktionen, während für den Vater, allein schon durch das meist sofortige Gefordertsein im Beruf, „das Leben weitergehen muß". Für viele Paare ist es schmerzlich, erkennen zu müssen, daß sie sich in der schwersten Belastungsprobe ihrer Beziehung gegenseitig nicht so beistehen können wie erhofft. Die Wiederaufnahme der sexuellen Beziehung, vom Mann als Ausdruck von Nähe und auch Trost erwünscht, wird von der Frau vielfach abgelehnt oder nur widerwillig akzeptiert, da sie eine viel engere gedankliche und gefühlsmäßige Beziehung zwischen dem Verkehr und der Schwangerschaft, also auch dem eingetretenen Schicksalsschlag, erlebt. Der Arzt sollte für diese Problematik sensibilisiert sein und gegebenenfalls das Paar in eine Beratungsstelle weitervermitteln.

Eine erneute Schwangerschaft wird um so problematischer verlaufen, je weniger der Trauerprozeß vorangekommen ist. Zeitliche Empfehlungen lassen sich wegen der großen individuellen Variabilität kaum geben. Es sollte der Mutter klar sein, daß ein weiteres Kind das verstorbene Kind nicht ersetzen kann und daß die erneute Schwangerschaft durch das „Wiedereinsetzen in den alten Zustand" die Trauer teilweise wiederaufleben läßt und keine unbeschwerte Zuversicht über den glücklichen Ausgang der Schwangerschaft mehr möglich ist. Auch hier kann die Aussprache mit Leidensgenossinnen in vergleichbarer Situation sehr entlastend sein.

Zahlreiche epidemiologische Studien (vgl. [11]) belegen, daß ein totes Kind in der Anamnese ein gewichtiger Risikofaktor für eine erneute Schwangerschaft ist. Sowohl medizinische als auch psychologische Gründe sprechen also für eine engmaschige Überwachung der Schwangerschaft. Selbst wenn in den Augen des Arztes die Selbstbeobachtung der Schwangeren leicht hypochondrische Züge hat, so sollte er doch alle diagnostischen Maßnahmen anbieten, die geeignet sind, sie zuversichtlicher zu stimmen. Eine suggestiv-beruhigende Ansprache mit der Betonung der Schwangerschaftsfortschritte, verbunden mit Verständnis für ihre Befürchtungen, ist die geeignete Haltung.

Die Trauer um das verstorbene Kind als Individuum besteht in milderer Form immer fort, meist das ganze Leben. Ein weiteres, gesundes Kind kann aber zweifellos eine große Tröstung für das leibseelische Versagensgefühl und den frustrierten Mutterinstinkt – auch den Vaterinstinkt – darstellen. In den Fällen, in denen eine weitere Schwangerschaft nicht möglich ist, wird auch um diesen Verlust getrauert. Der Arzt soll auch hierin der Patientin beistehen und sie zu Überlegungen anregen, ob für sie eine Adoption oder Pflegschaft möglich wäre.

Schlußbemerkungen

Zahlreiche Untersuchungen belegen, daß verdrängte Trauer Spätfolgen in Form psychiatrischer oder psychosomatischer Krankheiten haben kann [3]. Oft bricht auch nach einem neuerlichen schweren Verlust die alte Trauer wieder auf. Ein bewußtes Durchleben und Durchleiden fördert die seelische Gesundung und ermöglicht die Fortführung eines erfüllten und sinnvollen Lebens. Alle Beteiligten bei dem schmerzlichen Geschehen des intrauterinen und perinatalen Kindstodes können dazu beitragen, daß der Tod des Kindes kein „Schwarzes Loch" [9] bleibt, verdrängt, totgeschwiegen und nie verarbeitet, sondern daß die trauernde Mutter, aufgefangen von einem liebevollen und unterstützenden Netz, ihre **seelischen Selbstheilungskräfte** aktivieren kann.

Zusammenfassung der wichtigsten Grundsätze

- Durch Ausdrucksweise und Verhalten soll das verstorbene Kind als **einmaliges Individuum** akzeptiert werden.
- Ein bewußtes Erkennen und Durchleben der Situation (Anschauen des Kindes, Schaffung von Erinnerungsstücken, Riten wie Taufe, Bestat-

---

!!!Verdrängte Trauer kann Spätfolgen in Form psychiatrischer oder psychosomatischer Krankheiten haben!

!Eine erneute Schwangerschaft wird um so problematischer verlaufen, je weniger der Trauerprozeß vorangekommen ist!

!!Ein totes Kind in der Anamnese ist ein gewichtiger Risikofaktor für eine erneute Schwangerschaft!

tung) fördert die Eindeutigkeit der Beziehung, verstärkt damit möglicherweise die unmittelbare Trauer, aber erleichtert den Trauerprozeß.
- Den Bedürfnissen und Wünschen der trauernden Wöchnerin ist weitestgehend zu entsprechen.
- Die Gabe von bewußtseinstrübenden Mitteln behindert den Prozeß der emotionalen Auseinandersetzung.
- Selbsthilfegruppen können eine wichtige Hilfe im Durchleben der Trauer sein und sollten deshalb empfohlen werden.
- Eine erneute Schwangerschaft stellt immer eine starke Belastung dar; Ernstnehmen der Sorgen, engmaschige Überwachung und suggestiv-beruhigende Haltung mit Betonung der Fortschritte der Schwangerschaft sind geboten.

Inhalt

- Literatur zu Kapitel 1 365
- Literatur zu Kapitel 2 365
- Literatur zu Kapitel 3 368
- Literatur zu Kapitel 4 369
- Literatur zu Kapitel 5 370
- Literatur zu Kapitel 6 371
- Literatur zu Kapitel 7 371
- Literatur zu Kapitel 8 372
- Literatur zu Kapitel 9 377
- Literatur zu Kapitel 10 380
- Literatur zu Kapitel 11 381
- Literatur zu Kapitel 12 381
- Literatur zu Kapitel 13 382
- Literatur zu Kapitel 14 383
- Literatur zu Kapitel 15 385
- Literatur zu Kapitel 16 386
- Literatur zu Kapitel 17 386
- Literatur zu Kapitel 18 387
- Literatur zu Kapitel 19 387
- Literatur zu Kapitel 20 388
- Literatur zu Kapitel 21 389

22 Literatur

Literatur zu Kapitel 1

1. Bayerisches Landesamt für Statistik und Datenverarbeitung: Bericht über das bayerische Gesundheitswesen für das Jahr 1992. 100. Band, München 1994.
2. Berg, D., J. Süss: Die erhöhte Mortalität in der Geburtshilfe. Geburtsh. u. Frauenheilk. 54 (1994) 131.
3. Berufsverband der Frauenärzte: Änderung des Personenstandsgesetzes und Auswirkungen auf Lebend-, Fehl- und Totgeburten. Frauenarzt 36 (1995) 604.
4. Beske, F., J. G. Brecht, A. M. Rinkemeier: Das Gesundheitswesen in Deutschland. 2. Aufl. Dtsch. Ärzteverlag Köln 1995.
5. Bundesärztekammer: Ärztliche Versorgung in Deutschland. Ärztestatistik zum 31. Dezember 1999. Dtsch. Ärztebl. (Suppl.) (2000) 3-11.
6. Deutsche Gesellschaft für Gynäkologie und Geburtshilfe: Mindestanforderungen an prozessuale, strukturelle und organisatorische Voraussetzungen für geburtshilfliche Abteilungen. Frauenarzt 36 (1995) 27.
7. Hickl, E.-J.: Die Bedeutung der Regionalisierung. In: Bolte, A., F. Wolff (Hrsg.): Hochrisikoschwangerschaft, S. 253-259. Steinkopff, Darmstadt 1989.
8. Hoppe, J. D.: Die Weiterbildungsordnung. Von der Schildcrordnung zum integralen Bestandteil der Bildung im Arztberuf. In: Jachertz, N. (Hrsg.): Gestalten statt verwalten. S. 133. Dtsch. Ärzteverlag Köln 1997.
9. Künzel, W.: Gynäkologie und Geburtshilfe an deutschen Hochschulen. Empfehlungen der Deutschen Gesellschaft für Gynäkologie und Geburtshilfe. Frauenarzt 36 (1995) 621-622.
10. Künzel, W.: Gynäkologie und Geburtshilfe in Deutschland. Gynäkologe 35 (2000) 744-748.
11. Neumeyer, E.: Qualitätssicherung in der außerklinischen Geburtshilfe. Kommentierung der bundesweiten Erhebung außerklinischer Geburten 1997-1998. BDH e.V. (Bund Deutscher Hebammen), BfHD e.V. (Bund freiberuflicher Hebammen Deutschlands), Berlin 2000.
12. Papiernik, E., J. Zeitlin, D. W. A. Milligan et al.: Variations in the organization of obstetric and neonatal intensive care in Europe. Prenat. Med. 4 (1999) 73-87.
13. Ratzel, R.: Professional aspects of OB/Gyn in Germany. Europ. J. Obstet. Gynec. 63 (1995) 1-5.
14. Roemer, V. M.: Die Regionalisierung in der Geburtshilfe aus forensischer Sicht. Gynäkologe 27 (1994) 229-238.
15. Roemer, V. M.: Anmerkungen zur Struktur der Geburtshilfe in Deutschland, Teil 1. Frauenarzt 36 (1995) 991.
16. Roemer, V. M., S. Ramb: Zentralisierung in der Geburtshilfe: Pro und Contra. Z. Geburtsh. Neonat. 200 (1996) 2-12.
17. Salanave, B., M.-H. Bouvier-Colle, N. Varnoux et al.: Classification differences and maternal mortality: a European study. International Journal of Epidemiology 28 (1999) 64-69.
18. Scheele, Berufsverband der Frauenärzte, persönliche Mitteilungen.
19. Schneider, H.: Die Bedeutung der Regionalisierung in der Geburtshilfe für die Qualität der Versorgung und die Entwicklung der Perinatalmedizin. In: Feige, A., M. Hansmann, E. Saling (Hrsg.): Pränatal- und Geburtsmedizin, S. 50-55. H.U.F.-Verlag Mühlheim/Ruhr 1994.
20. Statistisches Bundesamt (Hrsg.): Statistisches Jahrbuch 2001 für die Bundesrepublik Deutschland. Graphische Betriebe GmbH, Wiesbaden 2001.
21. Stockhausen, H. B. von: die perinatale und neonatale Mortalität und das Personenstandsgesetz in der Bundesrepublik. Dtsch Ärztebl. 49 (1993) 3312.
22. Thieme, C.: Wie hoch ist das tatsächliche Mortalitäts-Risiko einer Hausgeburt? Frauenarzt 31 (1990) 647.
23. Vogt, G.: Ärztliche Selbstverwaltung im Wandel. Eine historische Dokumentation am Beispiel der Ärztekammer Nordrhein. Dtsch. Ärzteverlag Köln 1998.
24. Welsch, H.: Das gestationsbedingte materne Mortalitätsrisiko gestern und heute. Frauenarzt 13 (1992) 727
25. Welsch, H.: Mütterliche Sterblichkeit in Bayern. Ursachen, Trends, Einzelschicksale. Arch. Gynec. 257 (1995) 206-215.
26. Wulf, K.-H. Regionalisierung und Konzentration der Geburtshilfe in der Bundesrepublik. In: Hickl, E. (Hrsg.): Aktuelle Probleme in der klinischen Geburtshilfe und Gynäkologie, S. 19-22. Enke, Stuttgart 1989.

Literatur zu Kapitel 2

1. Alder, C., S. Aebi, M. Bernhard: Der Stellenwert der radiologischen Beckenmessung. Geburtsh. u. Frauenheilk. 47 (1987) 483-486.
2. Allen, R. E., G. L. Hosker, A. R. Smith et al.: Pelvic floor damage and childbirth: a neurophysiological study. Br. J. Obstet. Gynaecol. 97 (1990) 770-779.
3. Al-Mufti, R., A. McCarthy, N. M. Fisk: Obstetricians' personal choice and mode of delivery. Lancet 347 (1996) 544.
4. Anthuber, C. A. S., B. Föst, G. Huber et al.: Manometrische und klinische Langzeitergebnisse nach Dammriss III.Grades. Gynäkol. Geburtsh. Rundsch. 35 Suppl. (1995) 137-141.
5. Anthuber, C. S. M., T. Dimpfl, T. Müller-Felber, et al.: Parity and denervation of the external anal sphincter and puborectalis muscle: a histomorphological study. Neurourol. Urodyn. 15 (1997) 366-367.
6. Baudeloque, J. L.: Principles sur l'art des accouchements. Paris 1775.
7. Bauer, M., R. Schulz-Wendtland, G. De Gregorio, G. Sigmund: Geburtshilfliche Beckenmessung mittels Kernspintomographie (MRI): klinische Erfahrungen bei 150 Patientinnen. Geburtsh. u. Frauenheilk. 52 (1992) 322-326.
8. Bek, K. M., S. Laurberg: Risks of anal incontinence from subsequent vaginal delivery after a complete obstetric anal sphincter tear. Br. J. Obstet. Gynaecol. 99 (1992) 724-726.
9. Borell, U., I. Fernström: Das weibliche Becken in Schwangerschaft und Geburt. In: Käser, O., V. Friedberg, K. G. Ober, K. Thomsen, J. Zander (Hrsg.): Gynäkologie und Geburthilfe, 2. Aufl., Bd. 2, Teil 1. Thieme, Stuttgart-New York 1981.
10. Borgatta, L., Piening, S. L., W. R. Cohen,: Association of episiotomy and delivery position with deep perineal laceration during spontaneous delivery in nulliparous women. Am. J. Obstet. Gynecol. 160 (1989) 294-297.
11. Burnett, S. J., C. T. Speakman, M. A. Kamm et al.: Confirmation of endosonographic detection of external anal sphincter defects by simultaneous electromyographic mapping. Br. J. Surg. 78 (1991) 448-450.
12. Burnett, S. J., C. Spence-Jones, C. T. Speak-

man et al.: Unsuspected sphincter damage following childbirth revealed by anal endosonography. Br. J. Radiol. 64 (1991) 225-227.
13. Caldwell, W. E., H. C. Moloy: Anatomical variations in the female pelvis and their effect on labor with a suggested classification. Amer. J. Obstet. Gynec. 26 (1933) 479.
14. Caldwell, W. E., H. C. Moloy, D. A. D'Esposo: Further studies on pelvic architecture. Amer. J. Obstet. Gynec. 28 (1934) 482.
15. Chaliha, C., V. Kalia, S. L. Stanton et al.: Antenatal prediction of postpartum urinary and fecal incontinence. Obstet. Gynecol. 94 (1999) 689-694.
16. Combs, C. A., P. A. Robertson, R. K. Laros Jr.: Risk factors for third-degree and fourth-degree perineal lacerations in forceps and vacuum deliveries. Am. J. Obstet. Gynecol. 163 (1990) 100-104.
17. Cook, T. A., N. J. Mortensen: Management of faecal incontinence following obstetric injury. Br J Surg. 85 (1998) 293-299.
18. Cutner, A., L. D. Cardozo, C. J. Benness: Assessment of urinary symptoms in early pregnancy. Br J. Obstet. Gynaecol. 98 (1991) 1283-1286.
19. Dainer, M., C. D. Hall, J. Choe et al.: Pregnancy following incontinence surgery. Int. Urogynecol. J. Pelvic Floor Dysfunct. 9 (1998) 385-390.
20. Dainer, M. J.: Vaginal birth and natural outcome. Curr. Opin. Obstet. Gynecol. 11 (1999) 499-502.
21. Deen, K. I., D. Kumar, J. G. Williams et al.: The prevalence of anal sphincter defects in faecal incontinence: a prospective endosonic study. Gut. 34 (1993) 685-688.
22. DeLancey, J. O.: Structural aspects of the extrinsic continence mechanism. Obstet. Gynecol. 72 (1988) 296-301.
23. DeLancey, J. O.: Anatomy and physiology of urinary continence. Clin. Obstet. Gynecol. 33 (1990) 298-307.
24. DeLancey, J. O., R. A. Starr: Histology of the connection between the vagina and levator ani muscles. Implications for urinary tract function. J. Reprod. Med. 35 (1990) 765-771.
25. DeLancey, J. O.: Childbirth, continence, and the pelvic floor. N. Engl. J. Med. 329 (1993) 1956-1957.
26. Demirci, F., S.Ozden, Z. Alpay et al.: The effects of vaginal delivery and cesarean section on bladder neck mobility and stress urinary incontinence. Int. Urogynecol. J. Pelvic Floor Dysfunct. 12 (2001) 129-133.
27. Deventer, H.: Operationes chirurgicae novum lumen exhibentes obstetricantibus. Leyden 1701.
28. Dimpfl, TH. U., B. Schuessler: Incidence and cause of postpartum urinary incontinence. Europ. J. Obstet. Gynecol. Reprod. Biol. 43 (1992) 29-33.
29. Dimpfl, T., C. Jaeger, W. Mueller-Felber et al.: Myogenic changes of the levator ani muscle in premenopausal women: the impact of vaginal delivery and age. Neurourol. Urodyn. 17 (1998) 197-205.
30. Dudenhausen, J. W., P. Rumler-Detzel: [Cesarean section by patient request-permissive obstetrics or acceptable as self-determined delivery?]. Z. Geburtshilfe Neonatol. 204 (2000) 125-127.
31. Eason, E., M. Labrecque, G. Wells et al.: Preventing perineal trauma during childbirth: a systematic review. Obstet. Gynecol. 95 (2000) 464-471.
32. Engel, A. F., M. A. Kamm, C. I. Bartram et al.: Relationship of symptoms of faecal incontinence to specific sphincter abnormalities. Int. J. Colorectal. Dis. 10 (1995) 152-155.
33. Faltin, D. L., M. Boulvain, O. Irion et al.: Diagnosis of anal sphincter tears by postpartum endosonography to predict fecal incontinence. Obstet. Gynecol. 95 (2000) 643-647.
34. Faridi, A., W. Rath: Anal incontinence after vaginal delivery: a prospective study in primiparous women. Br. J. Obstet. Gynaecol. 106 (1999) 1107.
35. Faridi, A., S. Willis, P. Schelzig et al.: Occult sphincter defects due to childbirth: a prospective study. Europ. J. Obstet. Gynecol. Reprod. Biol. 91 (2000) 19.
36. Fritsch, H.: [Clinical anatomy of the continence organ]. Zentralbl. Chir. 121 (1996) 613-616.
37. Frohlich, B., H. Hotzinger, H. Fritsch: Tomographical anatomy of the pelvis, pelvic floor, and related structures. Clin. Anat. 10 (1997) 223-230.
38. Frudinger, A., C. I. Bartram, J. A. Spencer et al.: Perineal examination as a predictor of underlying external anal sphincter damage. Br. J. Obstet. Gynaecol. 104 (1997) 1009-1013.
39. Fynes, M., V. Donnelly, M. Behan et al.: Effect of second vaginal delivery on anorectal physiology and faecal continence: a prospective study. Lancet 354 (1999) 983-986.
40. Geissbühler, V., J. Eberhard: Waterbirths: a comparative study. Fetal Diagn. Ther. 15 (2000) 291-300.
41. Gilpin, S. A., J. A. Gosling, A. R.Smith et al.: The pathogenesis of genitourinary prolapse and stress incontinence of urine. A histological and histochemical study. Br. J. Obstet. Gynaecol. 96 (1989) 15-23.
42. Green, J. R., S. L. Soohoo: Factors associated with rectal injury in spontaneous deliveries. Obstet. Gynecol. 73 (1989) 732-738.
43. Greulich, W. W., H. Thoms: The growth and development of the pelvis of individual girls before, during and after puberty. Yale J. Biol. Med. 17 (1944) 91.
44. Group, A. E. T. C.: Routine vs selective episiotomy: a randomized trial. Lancet 342 (1993) 1517-1518.
45. Groutz, A., G. Fait, J. B. Lessing et al.: Incidence and obstetric risk factors of postpartum anal incontinence. Scand. J. Gastroenterol. 34 (1999) 315-318.
46. Haadem, K., S. Ohrlander, G. Lingman: Long-term ailments due to anal sphincter rupture caused by delivery--a hidden problem. Eur. J. Obstet. Gynecol. Reprod. Biol. 27 (1988) 27-32.
47. Haadem, K., J. A. Dahlstrom, G. Lingman: Anal sphincter function after delivery: a prospective study in women with sphincter rupture and controls. Eur. J. Obstet. Gynecol. Reprod. Biol. 35 (1990) 7-13.
48. Haadem, K., L. Ling, M. Ferno et al.: Estrogen receptors in the external anal sphincter. Am. J. Obstet. Gynecol. 164 (1991) 609-610.
49. Helwig, J. T., J. M. Thorp, W. A. Bowes Jr.: Does midline episiotomy increase the risk of third- and fourth-degree lacerations in operative vaginal deliveries? Obstet. Gynecol. 82 (1993) 276-279.
50. Henriksen, T. B., K. M. Bek, M. Hedegaard et al.: Episiotomy and perineal lesions in spontaneous vaginal deliveries. Br. J. Obstet. Gynaecol. 99 (1992) 950-954.
51. Henry, M. M.: The role of pudendal nerve innervation in female pelvic floor function. Curr. Opin. Obstet. Gynecol. 6 (1994) 324-5.
52. Hickl, E., H. Franzki: Indikationen zur Sectio caesarea-Zur Frage der sog. Sectio auf Wunsch. Gynäkologe 35 (2002) 197-202.
53. Hillebrenner, J., S. Wagenpfeil, R. Schuchardt et al.: [Initial experiences with primiparous women using a new kind of Epi-no labor trainer]. Z. Geburtshilfe Neonatol. 205 (2001) 12-19.
54. Hohenauer, L.: Intrauterine Wachstumskurven für den deutschen Sprachraum. Z. Geburtsh. Perinat. 184 (1980) 167.
55. Jackson, S., C. Barry, G. Davies et al.: Duration of second stage of labour and epidural anaesthesia: effect on subsequent urinary symptoms in primiparous women. Neurourol. Urodyn. 14 (1995) 498-499.
56. Johanson, R. B., B. K. Menon: Vacuum extraction versus forceps for assisted vaginal delivery. Cochrane Database Syst. Rev. 2 (2000)
57. Juenemann, K. P., T. F. Lue, R. A. Schmidt et al.: Clinical significance of sacral and pudendal nerve anatomy. J. Urol. 139 (1988) 74-80.
58. Kamm, M. A.: Faecal incontinence. Bmj. 316 (1998) 528-532.
59. Kammerer-Doak. D. N., A. B. Wesol, R. G. Rogers et al.: A prospective cohort study of women after primary repair of obstetric anal sphincter laceration [In Process Citation]. Am. J. Obstet. Gynecol. 181 (1999) 1317-1323.
60. King, J. K., Freeman, R. M.: Is antenatal bladder neck mobility a risk factor for postpartum stress incontinence? Br. J. Obstet. Gynaecol. 105 (1998) 1300-1307.
61. Kirchhoff, H.: Das lange Becken. Thieme, Stuttgart 1949.
62. Kirchhoff, H., H. Schmidt-Matthiesen: Physiologie und Pathologie des Beckens und der weichen Geburtswege. In: Wulf, K.-H. (Hrsg.), begr. von H. Schwalm, G. Döderlein: Klinik der Frauenheilkunde und Geburtshilfe, 1. Aufl., Bd. 2, S. 183-287. Urban & Schwarzenberg, München–Berlin 1964.
63. Klein, M. C., R. J. Gauthier, J. M. Robbins et al.: Relationship of episiotomy to perineal trauma and morbidity, sexual dysfunction, and pelvic floor relaxation. Am. J. Obstet. Gynecol. 171 (1994) 591-8.
64. Kraemer, M., M. Sailer, K. H. Fuchs et al.: [Etiology and epidemiology of anal incontinence]. Zentralbl. Chir. 121 (1996) 624-631.
65. Krue, S., H. Jensen, A. O. Agger et al.: The influence of infant birth weight on post partum stress incontinence in obese women. Arch. Gynecol. Obstet. 259 (1997) 143-145.
66. Kühnert, M., A. Kühnert: Use of magnetic resonance imaging (MRI) in pelvimetry. In: Langnickel, D. (ed.): Problems of the Pelvic

Passageway, pp. 26–37. Springer, Berlin–Heidelberg– New York 1987.
67. Legino, L. J., M. P. Woods, W. F. Rayburn et al.: Third- and fourth-degree perineal tears. 50 year's experience at a university hospital. J. Reprod. Med. 33 (1988) 423-426.
68. Mant, J., R. Painter, M. Vessey: Epidemiology of genital prolapse: observations from the Oxford Family Planning Association Study. Br. J. Obstet. Gynaecol. 104 (1997) 579-585.
69. Meyer, S., P. De Grandi, A. Schreyer et al.: The assessment of bladder neck position and mobility in continent nullipara, mulitpara, forceps-delivered and incontinent women using perineal ultrasound: a future office procedure? Int. Urogynecol. J. Pelvic Floor Dysfunct. 7 (1996) 138-146.
70. Meyer, S., O. Bachelard, P. De Grandi: Do bladder neck mobility and urethral sphincter function differ during pregnancy compared with during the non-pregnant state? Int. Urogynecol. J. Pelvic Floor Dysfunct. 9 (1998) 397-404.
71. Moller Bek, K., S. Laurberg: Intervention during labor: risk factors associated with complete tear of the anal sphincter. Acta Obstet. Gynecol. Scand. 71 (1992) 520-524.
72. Morkved, S., K. Bo: Prevalence of urinary incontinence during pregnancy and postpartum. Int. Urogynecol. J. Pelvic Floor Dysfunct. 10 (1999) 394-8.
73. Naegele, F. K.: Das schräg verengte Becken. Von Zabern, Mainz 1839.
74. Nelson, R., N. Norton, E. Cautley et al.: Community-based prevalence of anal incontinence. Jama 274 (1995) 5595-61.
75. Paterson-Brown, S., N. M. Fisk: Caesarean section: every woman's right to choose? Curr. Opin. Obstet. Gynecol. 9 (1997) 351–355.
76. Paterson-Brown, S.: Should doctors perform an elective caesarean section on request? Yes, as long as the woman is fully informed. Bmj. 317 (1998) 462-463.
77. Peschers, U., G. Schaer, C. Anthuber et al.: Changes in vesical neck mobility following vaginal delivery. Obstet. Gynecol. 88 (1996) 1001-1006.
78. Peschers, U. M., G. N. Schaer, J. O. DeLancey et al.: Levator ani function before and after childbirth. Br. J. Obstet. Gynaecol. 104 (1997) 1004-8.
79. Pfammatter, T., B. Marincek, G. K. von Schulthess, J. W. Dudenhausen: MR-pelvimetrische Referenzwerte. Fortschr. Röntgenstr. 153 (1990) 706–710.
80. Poen, A. C., R. J. Felt-Bersma, G. A. Dekker et al.: Third degree obstetric perineal tears: risk factors and the preventive role of mediolateral episiotomy. Br. J. Obstet. Gynaecol. 104 (1997) 563–566.
81. Poen, A. C., R. J. Felt-Bersma, R. L. Strijers et al.: Third-degree obstetric perineal tear: long-term clinical and functional results after primary repair. Br. J. Surg. 85 (1998) 1433–1438.
82. Rasmussen, K. L., S. Krue, L. E. Johansson et al.: Obesity as a predictor of postpartum urinary symptoms. Acta Obstet. Gynecol. Scand. 76 (1997) 359–362.
83. Rieger, N., A. Schloithe, G. Saccone et al.: A prospective study of anal sphincter injury due to childbirth. Scand. J. Gastroenterol. 33 (1998) 950-955.
84. Robert, H. L. F.: Beschreibung eines im höchsten Grade quer verengten Beckens. Karlsruhe und Freiburg 1842.
85. Robinson, J. N., E. R. Norwitz, A. P. Cohen et al.: Predictors of episiotomy use at first spontaneous vaginal delivery. Obstet. Gynecol. 96 (2000) 214-218.
86. Rockner, G., A. Henningsson, V. Wahlberg et al.: Evaluation of episiotomy and spontaneous tears of perineum during childbirth. Scand. J. Caring. Sci. 2 (1988) 19-24.
87. Rockner, G., V. Wahlberg, A. Olund: Episiotomy and perineal trauma during childbirth. J. Adv. Nurs. 14 (1989) 264-8.
88. Rockner, G., A. Jonasson, A. Olund: The effect of mediolateral episiotomy at delivery on pelvic floor muscle strength evaluated with vaginal cones. Acta Obstet. Gynecol. Scand. 70 (1991) 51-54.
89. Rockner, G., A. Olund: The use of episiotomy in primiparas in Sweden. A descriptive study with particular focus on two hospitals. Acta Obstet. Gynecol. Scand. 70 (1991) 325-330.
90. Samuelsson, E. C., F. T. Arne Victor, G. Tibblin et al.: Signs of genital prolapse in a Swedish population of women 20 to 59 years of age and possible related factors. Am. J. Obstet.Gynecol. 180 (1999) 299-305.
91. Samuelsson, E., L. Ladfors, U. B. Wennerholm et al.: Anal sphincter tears: prospective study of obstetric risk factors. Bjog. 107 (2000) 926-931.
92. Sandridge, D. A., J. M. Thorp Jr., P. Roddenberry et al.: Vaginal delivery is associated with occult disruption of the anal sphincter mechanism. Am. J. Perinatol. 14 (1997) 527-533.
93. Sato, T., F. Konishi, H. Minakami et al.: Pelvic floor disturbance after childbirth: vaginal delivery damages the upper levels of sphincter innervation. Dis. Colon Rectum 44 (2001) 1155-1161.
94. Schlensker, K.-H.: Ultraschallmessungen der Conjugata vera obstetrica. Geburtsh. u. Frauenheilk. 39 (1979) 333–337.
95. Sellheim, H.: Die Geburt des Menschen. Dtsch. Frauenheilk. Bd. 1. Bergmann, Wiesbaden 1913.
96. Shafik, A.: A new concept of the anatomy of the anal sphincter mechanism and the physiology of defecation: mass contraction of the pelvic floor muscles. Int. Urogynecol. J Pelvic Floor Dysfunct. 9 (1998) 28-32.
97. Shiono, P., M. A. Klebanoff, J. C. Carey: Midline episiotomies: more harm than good? Obstet Gynecol 75 (1990) 765-770.
98. Signorello, L. B., B. L. Harlow, A. K. Chekos et al.: Midline episiotomy and anal incontinence: retrospective cohort study. Bmj. 320 (2000) 86-90.
99. Skoner, M. M., W. D. Thompson, V. A. Caron: Factors associated with risk of stress urinary incontinence in women. Nurs. Res. 43 (1994) 301-306.
100. Sleep, J., A. Grant, J. Garcia et al.: West Berkshire perineal management trial. Br. Med. J. (Clin Res Ed) 289 (1984) 587-590.
101. Sleep, J., A. Grant: West Berkshire perineal management trial: three year follow up. Br. Med. J. (Clin Res Ed) 295 (1987) 749-751.
102. Smellie, W.: A Treatise on the Theory and Practice of Midwifery. Wilson & Durham, London 1752.
103. Smith, A. R., G. L. Hosker D. W. Warrell: The role of pudendal nerve damage in the aetiology of genuine stress incontinence in women. Br. J. Obstet. Gynaecol. 96 (1989) 29-32.
104. Snooks, S. J., M. Setchell, M. Swash et al.: Injury to innervation of pelvic floor sphincter musculature in childbirth. Lancet 2 (1984) 546-550.
105. Snooks, S. J., M. Swash, M. M. Henry et al.: Risk factors in childbirth causing damage to the pelvic floor innervation. Br. J. Surg. 72 Suppl. (1985) S15-17.
106. Snooks, S. J., M. Swash, M. M. Henry et al.: Risk factors in childbirth causing damage to the pelvic floor innervation. Int. J. Colorectal. Dis. 1 (1986) 20-24.
107. Sorensen, M., T. Tetzschner, O. O. Rasmussen et al.: Sphincter rupture in childbirth. Br. J. Surg. 80 (1993) 392-4.
108. Stanton, S. L., R. Kerr-Wilson, V. G. Harris: The incidence of urological symptoms in normal pregnancy. Br. J.Obstet. Gynaecol. 87 (1980) 897-900.
109. Stelzner, F.: [Fascia skeleton of the abdominal cavity-hernia and anorectal incontinence]. Langenbecks Arch. Chir. 376 (1991) 108-120.
110. Stelzner, F.: The organ of continence and incontinence. Dis. Colon Rectum 34 (1991) 514-515.
111. Stoeckel, W.: Lehrbuch der Gynäkologie und Geburtshilfe, 16. Aufl. DeGruyter, Berlin-New York 1961.
112. Sultan, A. H., M. A. Kamm, C. I. Bartram et al.: Anal sphincter trauma during instrumental delivery. Int. J. Gynaecol. Obstet. 43 (1993) 263-270.
113. Sultan, A. H., M. A. Kamm, C. N. Hudson et al.: Anal-sphincter disruption during vaginal delivery. N. Engl. J. Med. 329 (1993) 1905-1911.
114. Sultan, A. H., M. A. Kamm, C. N. Hudson: Pudendal nerve damage during labour: prospective study before and after childbirth. Br. J. Obstet. Gynaecol. 101 (1994) 22-28.
115. Sultan, A. H., M. A. Kamm, C. N. Hudson et al.: Third degree obstetric anal sphincter tears; risk factors and outcome of primary repair. Bmj. 308 (1994) 887-891.
116. Sultan, A. H., A. K. Monga, S. L. Stanton: The pelvic floor sequelae of childbirth. Br. J. Hosp. Med. 55 (1996) 575-579.
117. Sultan, A. H., R. B. Johanson, J. E. Carter: Occult anal sphincter trauma following randomized forceps and vacuum delivery. Int. J. Gynaecol. Obstet. 61 (1998) 113-9.
118. Sultan, A. H., A. K. Monga, D. Kumar et al.: Primary repair of obstetric anal sphincter rupture using the overlap technique. Br. J. Obstet. Gynaecol. 106 (1999) 318-323.
119. Tetzschner, T., M. Sorensen, O. O. Rasmussen et al.: Pudendal nerve damage increases the risk of fecal incontinence in women with anal sphincter rupture after childbirth. Acta Obstet. Gynecol. Scand. 74 (1995) 434-440.
120. Tetzschner, T., M. Sorensen, G. Lose et al.: Anal and urinary incontinence in women with obstetric anal sphincter rupture. Br. J. Obstet. Gynaecol. 103 (1996) 1034-1040.
121. Thacker, S. B., H. D. Banta: Benefits and

risks of episiotomy: an interpretive review of the English language literature, 1860-1980. Obstet Gynecol Surv 38 (1980) 322-338.
122. van Geelen, J. M., W. A. Lemmens, T. K. Eskes et al.: The urethral pressure profile in pregnancy and after delivery in healthy nulliparous women. Am. J. Obstet. Gynecol. 144 (1982) 636-649.
123. Venkatesh, K. S., P. S. Ramanujam, D. M. Larson et al.: Anorectal complications of vaginal delivery. Dis. Colon Rectum 32 (1989) 1039-1041.
124. Viktrup, L., G. Lose, M. Rolff et al.: The symptom of stress incontinence caused by pregnancy or delivery in primiparas. Obstet. Gynecol. 79 (1992) 945-949.
125. Viktrup, L., G. Lose: Epidural anesthesia during labor and stress incontinence after delivery. Obstet. Gynecol. 82 (1993) 984-986.
126. Viktrup, L. G. Lose: The risk of stress incontinence 5 years after first delivery. Am. J. Obstet. Gynecol. 185 (2001) 82-87.
127. Wilson, P. D., R. M. Herbison, G. P. Herbison: Obstetric practice and the prevalence of urinary incontinence three months after delivery. Br. J. Obstet. Gynaecol. 103 (1996) 154-161.
128. Wischnik, A., E. Nalepa, K. J. Lehmann et al.: [Prevention of human birth trauma I. Computer-assisted simulation of delivery using magnetic resonance tomography and finite element analysis]. Geburtshilfe Frauenheilkd. 53 (1993) 35-41.
129. Zetterstrom, J., A. Mellgren, L. L. Jensen et al.: Effect of delivery on anal sphincter morphology and function. Dis. Colon Rectum 42 (1999) 1253-1260.
130. Zetterstrom, J. P., A. Lopez, B. Anzen et al.: Anal incontinence after vaginal delivery: a prospective study in primiparous women. Br. J. Obstet. Gynaecol. 106 (1999) 324-330.

Literatur zu Kapitel 3

1. Adelstein, R. S., M. A. Conti, D. R. Hathaway, C. B. Klee: Phosphorylation of smooth muscle myosin light chain kinase. J. biol. Chem. 253 (1978) 8347-8350.
2. Ahner, R., H. Kiss, C. Egarter et al.: Fetal fibronectin as a marker to predict the onset of term labor and delivery. Amer. J. Obstet. Gynec. 172 (1995) 134.
3. Benham, C. D.: ATP-activated channels gate calcium entry in single smooth muscle cells dissociated from rabbit ear artery. J. Physiol. (Lond.) 419 (1989) 689.
4. Bennett, P. R., M. P. Rose, L. Myatt: Preterm labor: stimulation of arachidonic acid metabolism in human amnion by bacterial products. Amer. J. Obstet. Gynec. 156 (1987) 649.
5. Caldeyro-Barcia, R.: Physiology of uterine contractions. Clin. Obstet. Gynec. 3 (1960) 386.
6. Carsten, M. E., J. D. Miller: Ca^{2+} release by inositol triphosphate from Ca^{2+}-transporting microsomes derived from uterine sarcoplasmatic reticulum. Biochem. biophys. Res. Commun. 130 (1985) 1027.
7. Casey, L., P. C. MacDonald: Initiation of labor in women. In: Huszar, G. (ed.): The Physiology and Biochemistry of the Uterus in Pregnancy and Labor. CRC Press, Boca Raton 1986.
8. Chacko, S., M. A. Conti, R. S. Adelstein: Effect of phosphorylation of smooth muscle myosin on action activation and Ca^{2+} regulation. Proc. nat. Acad. Sci. (Wash.) 74 (1977) 129.
9. Challis, J. R. G., Matthews, S. G., Van Meir, C., Ramirez, M. M.: The placental corticotropin-releasing hormone-adrenocorticotropin axis. Plazenta 16 (1995) 481.
10. Chen, C. L. C., Chang, C. C., Krieger, D. T., Bardin, C. W.: Expression and regulation of proopiomelanocortin-like gene in the ovary and placenta. Endocrinol 118 (1986) 2382.
11. Chow, L., S. J. Lye: Expression of the gap junction protein connexin-43 is increased in the human myometrium toward term and with the onset of labor. Amer. J. Obstet. Gynec. 170 (1994) 788.
12. Clifton, V. L., Read, M. A., Leitch, I. M., Boura, A. L. A., Robinson, P. J., Smith, R.: Corticotropin-releasing hormone induced vasodilatation in the human fetal placental circulation. J Clin Endocrinol Metabol 79 (1994) 666.
13. Cole, W. C., R. E. Garfield: Evidence for physiological regulation of gap junction permeability. Amer. J. Physiol. 251 (1986) C411.
14. Conrad, J. K., K. Ueland: Reduction of the stretch modulus of human cervical tissue by prostaglandin E2. Amer. J. Obstet. Gynec. 126 (1976) 218.
15. Coster, W. de, A. Goethals, M. Vandierendonck, M. Thiery, R. Derom: Labor induction with prostaglandin F2 alpha: influence on psychomotor evolution of the child in the first 30 months. Prostaglandins 12 (1976) 559.
16. Egarter, C., P. Husslein: Biochemistry of myometrial contractility. Bailliére's Clin. Obstet. Gynaec. 4 (1992) 755.
17. Fan, Y. D., J. G. Pastorek, J. M. Miller, J. Mulvey: Acute pyelonephritis in pregnancy. Amer. J. Perinat. 4 (1987) 324.
18. Frydman, R., H. Fernandez, J. C. Pous, A. Ulmann: Mifepristone (RU 486) and late pregnancy termination: a double-blind study of two different doses. Hum. Reprod. 3 (1988) 803.
19. Frydman, R., C. Lelaidier, C. Baton-Saint-Mleux, H. Fernandes, M. Vial, P. Bourget: Labor induction in women at term with mifepristone RU 486: a double blind, randomised, placebo-controlled study. Obstet. and Gynec. 80 (1992) 972.
20. Fuchs, A. R., F. Fuchs: Physiology of parturition. In: Gabbe, S. G., J. R. Niebühl, J. I. Simpson (eds.): Obstetrics, Normal and Problem Pregnancies. Churchill Livingstone, New York 1986.
21. Fuchs, A. R., F. Fuchs, P. Husslein, M. Fernström, M. S. Soloff: Oxytocin receptors in pregnant human uterus and the regulation of oxytocin action during pregnancy and parturition. Amer. J. Obstet. Gynec. 150 (1984) 734.
22. Fuchs, F.: Prevention of prematurity. Amer. J. Obstet. Gynec. 126 (1976) 809.
23. Garfield, R. E., M. E. Bleunerhassett, M. S. Miller: Control of myometrial contractility: role and regulation of gap junctions. Oxford Rev. reprod. Biol. 10 (1988) 436.
24. Garfield, R. E., J. M. Gasc, E. E. Baulieu: Effect of the antiprogesterone RU 486 on preterm birth in the rat. Amer. J. Obstet. Gynec. 157 (1987) 1281.
25. Garfield, R. E., M. S. Kannan, E. E. Daniel: Gap junction formation in myometrium: control by estrogens, progesterone and prostaglandins. Amer. J. Physiol. 238 (1980) C81.
26. Garfield, R. E., D. Merrett, A. K. Grover: Gap junction formation and regulation in myometrium. Amer. J. Physiol. 239 (1980) C217.
27. Garfield, R. E., C. Yallampalli: Control of myometrial contractility on labor. In: Chwalisz, K., R. E. Garfield (eds.): Basic Mechanisms Controlling Term and Preterm Birth. Ernst Schering Research Foundation, Springer, Berlin-Heidelberg-New York 1993.
28. Goerttler, K.: Die Struktur der Wand des menschlichen Uterus. Arch. Gynäk. 205 (1968) 334.
29. Gustavii, B.: Sweeping of the fetal membranes by a physiologic saline solution: effect on decidual cells. Amer. J. Obstet. Gynec. 120 (1974) 531.
30. Gyetvai, K., Hannah, M. E., Hodnett, E. D., Ohlsson, A.: Tocolytics for preterm labor: a systematic review. Obstet Gynecol, 94 (1999) 869-77.
31. Hollingsworth, M., T. Amédée, D. Edwards et al.: The relaxant action of BRL 34915 in rat uterus. Brit. J. Pharmacol. 91 (1987) 803.
32. Hollingsworth, M., S. Downing: Calcium entry blockers and the uterus. Med. Sci. Res. 16 (1988) 1.
33. Hurwitz, L.: Pharmacology of calcium channels and smooth muscle. Amer. Rev. Pharmacol. Toxicol. 26 (1986) 225.
34. Husslein, P.: Die Bedeutung von Oxytocin und Prostaglandinen für den Geburtsmechanismus beim Menschen. Wien. klin. Wschr. 96 (1984) Suppl. 155.
35. Husslein, P., C. Egarter: Über die Ursachen des Wehenbeginns beim Menschen. Z. Geburtsh. Perinat. 198 (1994) 163.
36. Huszar, G., D. Cabrol, F. Naftolin: The relationship between myometrial contractility and cervical maturation in pregnancy and labor. In: Huszar, G. (ed.): The Physiology and Biochemistry of the Uterus in Pregnancy and Labor. CRC Press, Boca Raton 1986.
37. Huszar, G., J. R. Roberts: Biochemistry and pharmacology of the myometrium and labor: regulation at the cellular and molecular levels. Amer. J. Obstet. Gynec. 142 (1982) 225.
38. Huxley, H. E.: The Croonian Lecture 1970. The structural basis of muscular contraction. Proc. roy. Soc. Lond. B 178 (1071) 131.
39. Inoue, R., K. Kitamura, H. Kuriyama: Acetylcholine activates single sodium channels in smooth muscle cells. Pflügers Arch. 410 (1987) 69.
40. Inoue, Y., U. Sperelakis: Gestational change in Na+ and Ca^{2+} channel current densities in rat myometrial smooth muscle cells. Amer. J. Physiol. C 658 (1991) 260.

41. Ito, K., T. Ikemoto, S. Takakura: Involvement of Ca2+-influx-induced Ca^{2+} release in contraction of intact vascular smooth muscles. Amer. J. Physiol. 261 (1991) H1464.
42. Jones, S. A., Challis, J. R. G.: Steroid, corticotropin-releasing hormone, ACTH, and prostaglandin interactions in the amnion and placenta of early pregnancy in man. J Endocrinol, 125 (1990) 153.
43. Karalis, K. P., Majzoub, J. A.: Regulation of the human placental corticotropin releasing hormone gene by progesterone. 76th Annual Meeting of Endocrinology, Abstr. 803 (1994).
44. Kawarabayshi, T., M. Ikeda, H. Sugimori, H. Nadao: Spontaneous electrical activity and effects of noradrenaline in pregnant human myometrium recorded by the single sucrose gap method. Acta physiol. hung. 67 (1986) 71.
45. Kitazawa, T., S. Kobayshi, T. Horiuti, A. V. Somlyo, A. P. Somlyo: Receptor-coupled permeabilized smooth muscle: role of the phosphatidylinositol cascade, G-protein and modulation of the contractile response to Ca^{2+}. J. biol. Chem. 264 (1989) 5339.
46. Lang, L. M., E. C. Beyer, A. L. Schwartz, J. D. Gislin: Molecular cloning of a rat uterine gap junction protein and analysis of gene expression during gestation. Amer. J. Physiol. 260 (1991) E787.
47. Lees, C., S. Campbell, E. Janniaux et al.: Arrest of preterm labour and prolongation of gestation with glyceryl trinitrate, a nitric oxide donor. Lancet 343 (1994) 1325.
48. Liggins, G. C.: The role of cortisol in preparing the fetus for birth. Reprod Fertil Devel 6 (1994) 141.
49. Lye, S. J., C. L. Freitag.: An in vitro model to examine the electromyographic activity of isolated myometrial smooth muscle. J. Reprod. Fertil. 82 (1988) 51.
50. MacKenzie, L. W., R. E. Garfield: Hormonal control of gap junctions in the myometrial gap junction: in vitro studies. In: Jones, C. (ed.): Physiological Development of Fetus and Newborn, p. 411. Academic Press, London 1985.
51. MacKenzie, L. W., R. E. Garfield: Hormonal control of gap junction in the myometrium. Amer. J. Physiol. 249 (1985) C296.
52. Mahendroo, M. S., Porter, A., Russell, D. W., Word, R. A.: The parturition defect in steroid 5a-reductase type I knockout mice is due to impaired cervical ripening. Molec Endocrinol 13 (1999) 981-92.
53. Marbaix, E., J. Donnez, P. C. Courrtoy, Y. Eckhout: Progesterone regulates the activity of collagenase and related gelatinases A and B in human endometrial explants. Proc. nat. Acad. Sci. (Wash.) 89 (1992) 11789.
54. Michell, R. H.: Inositol phospholipids and cell surface receptor function. Biochim biophys. Acta (Amst.) 415 (1975) 81.
55. Mitchell, B. F., Schmid, B.: Oxytocin and its receptor in the process of parturition. J Soc Gynecol Invest 8 (2001) 122-33.
56. Moncada, S., R. M. G. Palmer, E. A. Higgs: Nitric oxide: physiology, pathophysiology and pharmacology. Pharmacol. Rev. 43 (1991) 109.
57. Moonen, P., G. Klotz, M. J. Keirse: Distribution of prostaglandin endoperoxide synthase and prostaglandin synthese in late pregnant uterus. Amer. J. Obstet. Gynec. 93 (1986) 255.
58. Morrison, J. C., J. R. Albert, B. N. McLaughlin, N. S. Whitworth, W. E. Roberts, R. W. Martin: Oncofetal fibronectin in patients with false labor as a predictor of preterm delivery. Amer. J. Obstet. Gynec. 168 (1993) 538.
59. Nishikori, K., H. Maeno: Close relationship between adenosine 3',5'-monophosphate-dependent endogenous phosphorylation of a specific protein and stimulation of calcium uptake in rat uterine microsomes. J. biol. Chem. 154 (1979) 609.
60. Nishimori, K., Young, L. J., Guo, Q., Wang, Z., Insel, T. R., Matzuk, M. M.: Oxytocin is required for nursing but is not essential for parturition or reproductive behaviour. Proc Natl Acad Sci 93 (1996) 11699-704.
61. Obringk, B. A.: A study of the interactions between monomeric tropocollagen and glycosaminoglycans. Europ. J. Biochem. 33 (1973) 387.
62. Ohya, Y., N. Sperelakis: Fast Na$^+$ and slow Ca^{2+} channels in single uterine muscle cells from pregnant rats. Amer. J. Physiol. 257 (1989) C409.
63. Parkington, H. C., H. A. Coleman: The role of membrane potential in the control of uterine motility. In: Carsten, M. E., J. D. Miller (eds.): Uterine Function: Molecular and Cellular Aspects, p. 195. Plenum, New York 1990.
64. Peracchia, C.: Structural correlates of gap junction permeation. Int. Rev. Cytol. 66 (1980) 81.
65. Petraglia, F., Genazzani, A. D., Aguzzoli, L., Gallinelli, A., DeVita, D., Caruso, A., Genazzani, A. R.: Pulsatile fluctuations of plasma gonadotropin-releasing hormone and corticotropin-releasing factor levels in healthy pregnant women. Acta Obstet Gynecol Scand 73 (1994) 284.
66. Potter, J. D., P. Strag-Brown, P. L. Walker, S. Iida S.: Ca2+ binding to calmodulin. Meth. Enzymol. 102 (1983) 135.
67. Potter, E., Behan, D. P., Fischer, W. H., Linton, E. A., Lowry, P. J., Vale, W. W.: Cloning and characterization of the cDNAs for human and rat corticotropin releasing factor-binding proteins. Nature 349 (1991) 423.
68. Puri, C. P., R. E. Garfield: Changes in hormone levels on gap junctions in the rat uterus during pregnancy and parturition. Biol. Reprod. 27 (1982) 967.
69. Quartero, H. W. P., Fry, C. H.: Placental corticotropin releasing factor may modulate human parturition. Placenta 10 (1989) 439.
70. Rath, W., P. Theobald, H. Kühnle, W. Kuhn: Prostaglandin-induced changes in the pregnant human cervix. In: Toppozada, M., M. Bydgeman, E. S. E. Hafez (eds.): Prostaglandins and Fertility Regulation, p. 207. MTP Press, Lancaster 1984.
71. Riley, S. C., Challis, J. R. G.: Corticotropin-releasing hormone production by the placenta and fetal membranes. Placenta 12 (1991) 105.
72. Roberts, A. K., Monzon-Bordonaba, F., Van Deerlin, P. G., Holder, J., Macones, G. A., Morgan, M. A., Strauss, J. F., Parry, S.: Association of polymorphism within the promotor of the TNF-a gene with increased risk of preterm premature rupture of the fetal membranes. Am J Obstet Gynecol 180 (1999) 1297-1302.
73. Romero, R., R. Gomez, P. Baumann, M. Mazor, D. Cotton: The role of infection and cytokins in preterm parturition. In: Chwalisz, M., R. E. Garfield (eds.): Basic Mechanisms Controlling Term and Preterm Birth. Springer, Berlin–Heidelberg– New York 1993.
74. Sellheim, H.: Die Geburt des Menschen. Dtsch. Frauenheilk. 1 (1913) 1.
75. Shapiro, S., R. R. Monson, D. W. Kaufman, V. Siskind, O. P. Heinonen, D. Slone: Perinatal mortality and birth weight in relation to aspirin taken during pregnancy. Lancet I (1976) 1375.
76. Sugimoto, Y., Segi, E., Tsuboi, K., Ichikawa, A., Narumiya, S.: Female reproduction in mice lacking the prostaglandin F receptor. Roles of prostaglandin and oxytocin receptors in parturition. Adv Exper Med Biol 449 (1998) 317-21.
77. Tanfin, Z., O. Goureau, G. Milligan, S. Harbon: Characterization of G proteins in rat myometrium: a differential modulation of G,2a and G,3a during gestation. FEBS Lett. 278 (1991) 4.
78. Thomas, G. B., J. Jones, A. Sbarra: Isolation of Chlamydia trachomatis from the amniotic fluid. Obstet. and Gynec. 76 (1990) 519.
79. Thornton, S., Vatish, M., Slater, D.: Oxytocin antagonists: clinical and scientific considerations. Exp Physiol 86 (2001) 297-302.
80. Toro, L., E. Stefani, S. Erulkar: Hormonal regulation of potassium currents in single myometrial cells. Proc. nat. Acad. Sci. (Wash.) 87 (1990) 2892.
81. Tsuboi, K., Sugimoto, Y., Iwane, A., Ymamoto, K., Yamamoto, S., Ichikawa, A.: Uterine expression of prostaglandin H2 synthase in late pregnancy and during parturition in PG F receptor-deficient mice. Endocrinology 141 (2000) 315-24.
82. Uldbjerg, N., G. Ekman, A. Malmstroem, K. Olsson, U. Ulmsten: Ripening of the human uterine cervix related to changes in collagen glycosaminoglycans and collagenolytic activity. Amer. J. Obstet. Gynec. 147 (1983) 662.
83. Verhoeff, A., R. E. Garfield: Ultrastructure of the myometrium and the role of gap junctions in myometrial function. In: Huszar, G. (ed.) The Physiology and Biochemistry of the Uterus in Pregnancy and Labor. CRC Press, Boca Raton 1986.
84. Wetzstein, R., K. H. Renn: Zur Anordnung der glatten Muskulatur im Corpus uteri des Menschen. Anat. Anz. 126 (1970) 461.
85. Winkler, M., Kemp, B., Fischer, D. C., Ruck, P., Poth, D., Rath, W.: Tissue concentrations of endothelial cell adhesion molecules in the lower uterine segment during term parturition. Obstet Gynecol 95 (2000) 363-366.

Literatur zu Kapitel 4

1. Capeless, E. L., Clapp, J. F.: When do cardiovascular parameters return to their preconception values? Amer. J. Obstet. Gynec. 165 (1991) 883.

2. Huch, R., A. Huch: Maternal and fetal acid-base balance and blood gas measurement. In: Beard, R. W., P. W. Nathanielsz (eds.): Fetal Physiology and Medicine. The Basis of Perinatology. Marcel Dekker, New York–Basel 1994.
3. Kjeldsen, J.: Hemodynamic Investigations During Labour and Delivery. Fadl's Forlag, København–Århus–Odense 1979.
3a. Lang, U., R. S. Baker, J. Khoury, K. E. Clark: Effects of chronic reductions in uterine blood flow on fetal and placental growth in the sheep. Am. J. Physiol. 279 (2000) R53–59.
4. Lee, W., R. Rokey, J. Miller, D. B. Cotton: Maternal hemodynamic effects of uterine contractions by M-mode and pulsed-Doppler echocardiography. Amer. J. Obstet. Gynec. 161 (1989) 974–977.
5. Lehmann, V., R. Wettengel, G. Hempelmann: Untersuchungen zur Hämodynamik unter der Geburt. Z. Geburtsh. Perinat. 176 (1972) 403–408.
6. Lehmann, V., H. Wulf: Der Einfluß der Wehentätigkeit auf den Säure-Basen-Haushalt der Mutter. Arch. Gynäk. 203 (1966) 205.
7. Patton, D. E., W. Lee, J. Miller, M. Jones: Maternal, uteroplacental, and fetoplacental hemodynamic and Doppler velocimetric changes during epidural anesthesia in normal labor. Obstet. and Gynec 77 (1991) 17–19 (IMD59103).
8. Robson, S. C., R. J. Boys, C. Rodeck, B. Morgan: Maternal and fetal haemodynamic effects of spinal and extradural anaesthesia for elective caesarean section. Brit. J. Anaesth. 68 (1992) 54–59.
9. Ueland, K., R. E. Gills, J. M. Hansen: Maternal cardiovascular dynamics. I. Caesarean section under subarachnoid block anesthesia. Amer. J. Obstet. Gynec. 100 (1968) 42.
10. Ueland, K., J. M. Hansen: Maternal cardiovascular dynamics. II. Posture and uterine contractions. Amer. J. Obstet. Gynec. 103 (1969) 1.
11. Ueland, K., J. M. Hansen: Maternal cardiovascular dynamics. III. Labor and delivery under local and caudal anesthesia. Amer. J. Obstet. Gynec. 103 (1969) 8.
12. Wulf, K.-H., W. Künzel, V. Lehmann: Clinical aspects of placental exchange. In: Longo, L., H. Bartels (eds.): Respiratory Gas Exchange and Blood Flow in the Placenta. DHEW Publ. (NIH) (1972) 73-361.

Literatur zu Kapitel 5

1. Bitzer, J., M. Stauber: Psychosomatic Obstetrics and Gynecology, Proceedings. Monduzzi Editore, Bologna 1995.
2. Chalmers, B., W. Wolman: Social support in labour. J. psychosom. Obstet. Gynaec. 14 (1993) 1–15.
3. Chertok, L.: Über die Entwicklung der psychologischen Analgesie in der Geburtshilfe. Psyche (Stuttg.) 11 (1957) 543–557.
4. Deutsch, H.: Psychologie der Frau, Bd. 2. Huber, Bern–Stuttgart 1954.
5. Dick-Read, G.: Mutterwerden ohne Schmerz. Hoffmann und Campe, Hamburg 1950.
6. Enkin, M. W.., S. L. Smith, S. W. Dermer et al.: An adequately controlled study of the effectiveness of PPM training. In: Psychosomatic Medicine in Obstetrics and Gynaecology, 3rd International Congress, London, pp. 62–67. Karger, Basel 1972.
7. Erbslöh, J.: Phänomenologie akuter Angstzustände unter der Geburt. Med. Welt (1968) 1–15.
8. Hertz, D. G., H. Molinski: Psychosomatik der Frau. Springer, Berlin–Heidelberg–New York 1980.
9. Husslein, H.: Drug psychoprophylaxis during labour. In: Psychosomatic Medicine in Obstetrics and Gynaecology, 3rd International Congress, London, pp. 229–234, Karger, Basel 1972.
10. Huttel, F. A.: Eine quantitative Auswertung psychoprophylaktischer Geburtsvorbereitung. Inauguraldissertation, Hamburg 1973.
11. Kästner, R., M. Stauber: Die frühe Mutter-Eltern-Kind-Beziehung. In: Stauber, M., H. Kentenich, D. Richter (Hrsg.): Psychosomatische Geburtshilfe und Gynäkologie. Springer, Heidelberg 1999.
12. Kentenich, H., M. Rauchfuß, J. Bitzer: Mythos Geburt. Psychosozial Verlag, Gießen 1996.
13. Kentenich, H., M. Stauber: Die individuelle Geburt – Ergebnisse aus einer Longitudinaluntersuchung. Geburtsh. u. Frauenheilk. 45 (1985) 153–160.
14. Klaus, M., J. Kennell, S. Robertson et al.: Effects of social support during parturition. Brit. med. J. 293 (1986) 585–587.
15. Klaus, H. M., J. H. Kennell: Auswirkungen früher Kontakte zwischen Mutter und Neugeborenem auf die spätere Mutter-Kind-Beziehung. In: Biermann, G. (Hrsg.): Jahrbuch der Psychohygiene. Reinhardt, München 1974.
16. Klaus, M., J. Kennell: Continous emotional support during labor. In: Wijma, K., von Schoultz, B. (eds.): Reproductive life. Parthenon Publishing Group, Great Britain, 1992.
17. Knaapen, M. C.: Carrying hands: physical contact with children elucidated from the viewpoint of haptonomy. Tijdschr Ziekenverpl 22, 39 (8) (1986) 236–239.
18. Krebs, G. In: Prill, H. J., D. Langen (Hrsg.): Der psychosomatische Weg. S. 111–115, Schattauer, Stuttgart 1983.
19. Lamaze, F., P. Vellay: L'accouchement sans douleur par la methode psychophysique. Gaz. med. France 23 (1952) 1445–1460.
20. Lukas, K. H.: Die psychologische Geburtserleichterung. Schattauer, Stuttgart–New York 1968.
21. Lukas, K. H.: Psychologische Aspekte der Geburtshilfe. Dtsch. Ärztebl. 10 (1972) 555.
22. Molinski, H.: Die unbewußte Angst vor dem Kind. Kindler, München 1972.
23. Müller, C.: Ist der Geburtsschmerz ein bedingter Reflex nach Pawlow? Schweiz. Rundschau Med. Prax. 9,1 (1958).
24. Neuhaus, W.: Theorie und Praxis der Geburtsvorbereitung. In: Stauber, M., H. Kentenich, D. Richter: Psychosomatische Geburtshilfe und Gynäkologie. Springer, Heidelberg 1999.
25. Nikolajew, A. P.: zitiert nach F. A. Huttel: Eine quantitative Auswertung psychoprophylaktischer Geburtsvorbereitung. Inauguraldissertation, Hamburg 1973.
26. Noble, E.: Haptonomy. Birth 23 (3) (1996) 181.
27. Poettgen, H.: Die Integration des autogenen Trainings in die geburtshilfliche Psychoprophylaxe. Geburtsh. u. Frauenheilk. 31 (1971) 150.
28. Prill, H. J.: Zur psychischen Reifung der Schwangeren. Gynaecologia 144 (1957) 231–242.
29. Prill, H. J.: Forderungen der Kreißenden an eine psychologische Geburtsleitung. Vortrag auf dem 2. Internationalen Kongreß für psychosomatische Geburtshilfe und Gynäkologie, Wien (nicht veröffentlicht) 1965.
30. Prill, H. J.: Schmerzbeeinflussung durch autogenes Training in der Geburtshilfe. Psychother. and Psychosom. 14 (1966) 429.
31. Prill, H. J.: Zur Kritik der Lehre Pawlows und der aus ihr entwickelten Psychoprophylaxie. Materia Medica Nordmark 20 (1968) 9.
32. Prill, H. J.: Das autogene Training in Gynäkologie und Geburtshilfe. In: Prill, H. J., D. Langen (Hrsg.): Der psychosomatische Weg zur gynäkologischen Praxis, S. 116–122. Schattauer, Stuttgart–New York 1983.
33. Richter, D.: Geburtsvorbereitung – eine präventiv psychologische Aufgabe familienorientierter Geburtshilfe. Therapiewoche 30 (1980) 612.
34. Richter, D.: Was bedeutet umfassende Geburtsvorbereitung? In: Prill, H. J., D. Langen (Hrsg.): Der psychosomatische Weg zur gynäkologischen Praxis, S. 123–126. Schattauer, Stuttgart–New York 1983.
35. Richter, D., M. Stauber: Gynäkologie und Geburtshilfe. In: Uexküll, T. v., et al. (Hrsg.): Psychosomatische Medizin, 5. Aufl., S.1024 bis 1056. Urban & Schwarzenberg, München–Wien– Baltimore 1996.
36. Ruppin, E., S. Bäßmann, C. Dreesen et al.: Testpsychologische Untersuchungen über den Effekt der Psychoprophylaxe nach Read. Deutscher Kongreß für Perinatale Medizin 1977 (nicht veröffentlicht).
37. Stauber, M.: Psychosomatische Aspekte der perinatalen Medizin. Habilitationsvortrag, Berlin 1977.
38. Stauber, M.: Psychohygienische Aspekte in der perinatalen Medizin. Fortschr. Med. 21 (1979) 1013.
39. Stauber, M.: Psychosomatische Aspekte in der Geburtshilfe. Dtsch. Ärztebl. 797 (1979).
40. Stauber, M.: Psychohygienische Forderungen an die heutige Geburtshilfe. In: Hillemanns, H. G.,. H. Steiner, D. Richter (Hrsg.): Die humane, familienorientierte und sichere Geburt. Thieme, Stuttgart–New York 1983.
41. Stauber, M.: Derzeitiger Stand einer sicheren, psychosomatisch orientierten Geburtshilfe. Frauenarzt 3 (1985) 47–50.
42. Stauber, M.: Theorie und Praxis der Geburtsvorbereitung. Gynäkologe 22 (1989) 84–89.
43. Stauber, M.: Psychosomatische Geburtsvorbereitung. In: Beck, L., W. Dieck (Hrsg.): Analgesie und Anästhesie in der Geburtshilfe. Thieme, Stuttgart–New York 1992.
44. Stauber, M., P. Diederichs: Psychosomatische Probleme in der Geburtshilfe und Gynäkologie. Springer, Berlin–Heidelberg–New York 1987.
45. Stauber, M. et al.: Psychosomatische Geburshilfe und Gynäkologie, Springer, Heidelberg 1999.
46. Stauber, M., T. Weyerstahl: Gynäkologie und Geburtshilfe, S. 48 ff.. Thieme, Stuttgart–New York 2001.

47. Stauber, M., T. Weyerstahl: Gynäkologie u. Geburtshilfe, Thieme Stuttgart-New York 2001.
48. Uexküll, T. v.: Psychosomatic Medicine, S. 695 ff.. Urban & Schwarzenberg,. München-Wien-Baltimore 1997.
49. Veldman, F.: Philosophy behind science. Confirming affectivity the dawn of human life: the pre-, peri- and postnatal affective-confirming. Haptonomic accompaniment of parents and their child. Neuroendocrinol Lett 22 (4) (2001) 295-304
50. Velvovsky, I., K. Platonow, V. Ploticher et al.: Painless Childbirth through Psychoprophylaxis, p. 334. Foreign Languages Publishing House, Moscow 1960.
51. Walcher, W.: Psychosomatische Geburtsvorbereitung an der Univ.-Frauenklinik Graz, 11. Internationaler Kongreß für psychosomatische Geburtshilfe und Gynäkologie, Basel 1995.
52. Winzeler, H.: Lamaze contra Read – Zur Diskussion über schmerzlose oder natürliche Geburt. Neue Züricher Zeitung, 20. 7. 1958.
53. Wunderle, S.: Untersuchungen zur Situation der Geburtshilfe an der I. Universitäts-Frauenklinik München unter besonderer Berücksichtigung psychosozialer Aspekte. Inauguraldissertation, Ludwigs-Maximilians-Universität München 1992.

Literatur zu Kapitel 6

1. Arbeitsgemeinschaft für Medizinrecht der Deutschen Gesellschaft für Gynäkologie und Geburtshilfe: Empfehlungen zur Dokumentation der Geburt – Das Partogramm. Frauenarzt 39 (1998) 1061.
2. Bundesanzeiger Nr. 37 v. 22. Febr. 1996: Richtlinien des Bundesausschusses der Ärzte und Krankenkassen über die ärztliche Betreuung während der Schwangerschaft und nach der Entbindung (Mutterschafts-Richtlinien).
3. Caffier, H., W. Künzel: Keimzahlbestimmungen im Fruchtwasser bei interner Kardiotokographie. In: Dudenhausen, J. W., E. Saling (Hrsg.): Perinatale Medizin, Bd. V, S. 100-109. Thieme, Stuttgart New York 1973.
4. Caldeyro-Barcia, R., H. Alvarez: Abnormal uterine action in labour. J. Obstet. Gynaec. Brit. Emp. 59 (1952) 646.
5. Caldeyro-Barcia, R., J. J. Poseiro: Physiology of the uterine contraction. Clin. Obstet. Gynec. 3 (1960) 386.
6. Carach, V., F. Botet, J. Sentis, R. Almirall, E. Perez-Picanol: Administration of Antibiotics to patients with rupture of membranes at term. A prospective, randomized, multicentric study. Collaborative Group on PROM. Acta Obstet. Gynaecol. Scand. 77 (1998) 298.
7. Dudenhausen, J. W.: Diagnostik und Prophylaxe der aszendierenden bakteriellen Infektion in der Geburtshilfe. Hebamme 1 (1988) 33.
8. Ismail, M. A., J. J. Zinaman, R. I. Lowensohn, A. H. Mioawad: The significance of C-reactive protein levels in women with premature rupture of membranes. Amer. J. Obstet. Gynec. 151 (1985) 541.
9. Ketscher, K.-D., U. Retztke, K. Herrmann: Möglichkeiten der geburtshilflichen Beckendiagnostik. Zbl. Gynäk. 110 (1988) 179.
10. Künzel, W.: Der heutige Kreißsaal - Notwendiges, Umstrittenes und Verzichtbares. Hebamme 1 (1988) 85.
11. Lundh, C., G. Lindmark, H. Wildbrand: Reliability of radiographic pelvimetry. Acta Obstet. Gynaec. Scand. 65 (1986) 411.
12. Müller, H., F. Kubli: Das Amnioninfektionssyndrom und die vorzeitige Amnionruptur: die manifesten und die drohenden unspezifischen intrauterinen Infektionen des letzten Schwangerschaftdrittels. Z. Geburtsh. Perinat. 179 (1975) 77.
13. Plotz, E. J., K. Schander: Der vorzeitige Blasensprung (ein schriftliches Symposium). Geburtsh. U. Frauenheilk. 37 (1977) 997.
14. Ratzel, R.: Organisatorische Verantwortungsbereiche in der modernen Geburtshilfe – Kooperation, Delegation, Risikoprophylaxe. Frauenarzt 33 (1992) 119.
15. Spätling, L., H. Hötzinger, A. Wischnik: Kernspintomographische Untersuchungen zur Beckendiagnostik. Gynäkologe 23 (1990) 279.
16. Suonio, S., S. Saarikosi, E. Räty, I. Vohlonen: Clinical assessment of pelvic cavity and outlet. Arch. Gynec. 239 (1986) 11.
17. Weidinger, H.: Tokolyse beim vorzeitigen Blasensprung? In: Künzel, W., S. Darda (Hrsg.): Tokolyse – Stellenwert beim vorzeitigen Blasensprung, bei gestörtem intrauterinen Wachstum und bei operativen Entbindungen., S. 1-15. Springer, Berlin-Heidelberg-New-York 1984.
18. Weiss, P. A. M., W. Walcher, J. Haas, R. Winter: Grazer Frühgeborenenanalyse: Vorzeitiger Blasensprung (VBS) bei extremer Frühgeburt (EFG). Geburtsh. u. Frauenheilk. 12 (1998) 632.
19. Wischnik, A., T. Wener, K. Bohndorf: Zur Prävention des menschlichen Geburtstraumas. Geburtsh. u. Frauenheilk. 59 (1999) 77.
20. Wulf, K. H.: Der unzeitige Blasensprung. In: Dudenhausen, J. W., E. Saling (Hrsg.): Perinatale Medizin, Bd. XI, S. 217-225. Thieme, Stuttgart-New York 1986.

Literatur zu Kapitel 7

1. Ahner, R., C. Egarter, H. Kiss et al.: Fetal fibronectin as a selection criterion for induction of term labor. Amer. J. Obstet. Gynec. 173 (1995) 1513-1517.
2. Ahner, R., H. Kiss H., C. Egarter et al.: Fetal fibronectin as a marker to predict the onset of term labor and delivery. Amer. J. Obstet. Gynec. 172 (1995) 134.
3. Bakketeig, L., P. Bergsjo: Post-term pregnancy: magnitude of the problem. In: Chalmers, I., M. Enkin, M. J. N. C. Keirse (eds.): Effective Care in Pregnancy and Childbirth, pp. 765-775. Oxford University Press, Oxford 1989.
4. Beazeley, J. M., B. Aldermann: Neonatal hyperbilirubinaemia following the use of oxytocin in labour. Brit. J. Obstet. Gynaec. 82 (1975) 265.
5. Bickenbach, W.: Die Übersterblichkeit der Kinder bei übertragenen Schwangerschaften. Geburtsh. u. Frauenheilk. 7 (1947) 3.
6. Calder, A. A.: Cervical ripening. In: Bygdeman M., G. Berger, L. Keith (eds.): Prostaglandins and Their Inhibitors in Clinical Obstetrics and Gynecology. MTP Press, Lancester 1986.
7. Clifford, S. H.: Postmaturity with placental dysfunction: clinical syndrome and pathologic findings. J. Pediatr. 44 (1954) 3.
8. Crowley, P.: Post-term pregnancy: induction or surveillance? In: Chalmers, I., M. Enkin, M. J. N. C. Keirse (eds.): Effective Care in Pregnancy and Childbirth, pp. 776-791. Oxford University Press, Oxford 1989.
9. Egarter, C., K. Philipp, D. Skodler, E. Kofler: Uterusaktivität bei Geburtseinleitung durch vaginale Applikation von PGE2 Tabletten. Z. Geburtsh. Perinat. 190 (1986) 129.
10. Egarter, C., P. Husslein, W. F. Rayburn: Uterine hyperstimulation after low-dose PGE2 therapy: tocolytic treatment in 181 cases. Amer. J. Obstet. Gynec. 163 (1990) 794.
11. Egarter, C., P. Husslein: Überstimulierung bei elektiver Geburtseinleitung mit intravaginaler PGE2-Applikation. Z. Geburtsh. Perinat. 190 (1986) 87.
12. Ekman, G., A. Forman, K. Marsal, U. Ulmsten: Intravaginal versus intracervical application of PGE2 in viscous gel for cervical priming and induction of labor at term in patients with an unfavourable cervical state. Amer. J. Obstet. Gynec. 147 (1983) 657.
13. Elder, M. G.: Uterine ruptur with the use of vaginal PGE2 (letter). Amer. J. Obstet. Gynec. 150 (1984) 342.
14. Fonseca, W., Mota, F. S. B., Coelho, H.L.L.: Misoprostol and congenital malformations. Lancet 338 (1991) 56.
15. Goeschen, K.: Wie sollten Prostaglandine zur Geburtseinleitung angewendet werden? Gyne 2 (1994) 29.
16. Gruenwald, P.: The fetus in prolonged pregnancy. Amer. J. Obstet. Gynec. 89 (1964) 503.
17. Haller, U., F. Kubli, P. Husslein: Prostaglandine in der Gynäkologie und Geburtshilfe. Springer, Berlin – Heidelberg – New York 1988.
18. Hannah, M. E., W. J. Hannah, J. Hellmann, S. Hewson, R. Milner, A. Willan: Induction of labour compared with serial antenatal monitoring in post-term pregnancy. New Engl. J. Med. 326 (1992) 1587.
19. Herabutya, Y., P. O. Prasertsawat, T. Tongyai, N. Isarangura, N. Ayudthya: Prolonged pregnancy: the management dilemma. Int. J. Gynec. Obstet. 37 (1992) 253.
20. Hosemann, H.: Normale und abnorme Schwangeschaftsdauer. In: Seitz, L., A. I. Amreich (Hrsg): Biologie und Pathologie des Weibes, Bd. 7, S. 828. Urban & Schwarzenberg, Berlin 1952.
21. Husslein, P., C. Egarter, H. Salzer, W. Genger, P. Scvelda: Geburtseinleitung mit 3 mg PGE2-Vaginaltabletten: eine Renaissance der programmierten Geburt? Geburtsh. u. Frauenheilk. 46 (1986) 83-87.
22. Husslein, P., R. Reichel, K. Goeschen, M. Rasche, H. Sinzinger: Plasma concentration of 13,14-dihydro-15-keto-PGE2 (PG EM) after various ways of cervix ripening with PGE2. Prostaglandins 28 (1984) 209.

23. Husslein, P., W. Grünberger, E. Kofler: Prostaglandine in der Geburtshilfe. Münchn. med. Wschr. 125 (1983) 648.
24. Husslein, P.: Die Bedeutung von Oxytocin und Prostaglandinen für den Geburtsmechanismus beim Menschen. Wien. klin. Wschr. 96 (1984) 155.
25. Husslein, P.: Terminüberschreitung und Gefährdung des Feten. In: Dudenhausen, J. W. (ed.): Perinatale Medizin, S. 50. Thieme, Stuttgart–New York 1986.
26. Karim, S. M. M., S. D. Sharma: Oral administration of prostaglandins for induction of labour. Brit. med. J. I (1971) 260.
27. Keirse, M. J.: Prostaglandins in preinduction cervical ripening. J. reprod. Med. 38 (1993) 89.
28. Kofler, E., C. Egarter, P. Husslein: Erfahrungen an 2132 Geburtseinleitungen durch intravaginale Applikation von PGE2-Tabletten. Geburtsh. u. Frauenheilk. 46 (1986) 863.
29. Lange, A. P.: Induction of labor. In: Bygdeman, M., G. Berger, L. Keith (eds.): Prostaglandins and Their Inhibitors in Clinical Obstetrics and Gynecology. MTP Press, Lancester 1986.
30. Macer, J., D. Buchanan, M. L. Yonekura: Induction of labor with prostaglandin E2 vaginal suppositories. Obstet. and Gynec. 63 (1984) 664.
31. MacKenzie, I. Z., S. Bradley, M. R. Embrey: Vaginal PG and labour induction for patients previously delivered by caesarean section. Brit. J. Obstet. Gynaec. 91 (1984) 7.
32. Naegele, H. F.: Lehrbuch der Geburtshilfe. Zabern, Mainz 1869.
33. Prins, R. P., D. R. Neilson, R. N. Bolton, C. Marc III, P. Watson: Preinduction cervical ripening with sequential use of prostaglandin E2 gel. Amer. J. Obstet. Gynec. 154 (1986) 1275.
34. Rabl, M., Jura, E., Yüksel, M., Egarter, Ch.: A randomized trial of vaginal prostaglandin E2 for induction of labor: Insert versus tablet. J Reprod Med 2001.
35. Rayborn, W. F.: Clinical experience with a controlled-release, prostaglandin E2 intravaginal insert in the USA. Brit. J. Obstet. Gynaec. 104 Suppl. 15 (1997) 8–12.
36. Roberts, L. J.: The management of prolonged pregnancy: an analysis of women's attitudes before and after term. Brit. J. Obstet. Gynaec. 98 (1991) 1102–1106.
37. Sawai, S. K., M. C. Williams, W. F. O'Brien, J. L. Angel, D. S. Mastrogiannis, L. Johnson: Sequential outpatient application of intravaginal prostaglandin E2 gel in the management of postdates pregnancies. Obstet. and Gynec. 78 (1991) 19–23.
38. Seitschik, J., M. L. Chatkoff, R. H. Hayashi: Intrauterine pressure waveform characteristic of spontaneous and oxytocin- or prostaglandin-F2_-induced labor. Amer. J. Obstet. Gynec. 127 (1977) 223.
39. Shetty, A., Danielian, P., Templeton, A.: A comparison of oral and vaginal misoprostol tablets in induction of labour at term. Br J Obstet Gynaecol 108 (2001) 238-43.
40. Simmons, K., W. Savage: Neonatal death associated with induction of labour with intravaginal PGE2: case report. Brit. J. Obstet. Gynec. 91 (1984) 958.
41. Wing, D.A., Jones, M.M., Rahall, A., Goodwin, T.M., Paul, R.H.: A comparison of misoprostol and prostaglandin E2 gel for preinduction cervical ripening and labor induction. Am J Obstet Gynecol 172 (1995) 1804-10.
42. Zahradnik, H.P.: Mißbrauch von Misoprostol zur Abortinduktion. Dtsch.Med.Wschr. 117 (1992) 1735.

Literatur zu Kapitel 8

1. Aarnoudse, J. G.: Fetal scalp circulation as recorded by laser Doppler flowmetry. In: Geijn, H. P. van, F. J. A. Copray (eds.): A Critical Appraisal of Fetal Surveillance, pp. 587–582. Elsevier Science – Excerpta Medica, Amsterdam–London–New York 1994.
2. Abrams, R., D. Caton, L. B. Curet, G. Crenshaw, L. Mann, D. H. Barron: Fetal brain-maternal aorta temperature differences in sheep. Amer. J. Physiol. 217 (1969) 1619–1622.
3. Adamson, K., jr.: The role of thermal factors in fetal and neonatal life. Pediatr. Clin. North Amer. 13 (1966) 599–619.
4. Amer-Wahlin, I., C. Hellsten, H. Noren et al.: Cardiotocography only versus cardiotocography plus ST analysis of fetal electrocardiogram for intrapartum fetal monitoring: a Swedish randomized controlled trial. Lancet 358 (2001) 534-8.
5. Anyaegbunam, A. M., A. Ditchik, R. Stoessel, M. S. Mikhail: Vibroacoustic stimulation of the fetus entering the second stage of labor. Obstet. and Gynec. 83 (1994) 963–966.
6. Arulkumaran, S., H. Lilja, K. Lindecrantz, S. S. Ratnam, A. S. Thavarasah, K. G. Rosen: Fetal ECG waveform analysis should improve fetal surveillance in labour. J. perinat. Med. 18 (1990) 13–22.
7. Ayres-de Campos, D., J. Bernades, A. Garrido et al.: SisPorto 2.0: a program for automated analysis of cardiotocograms. J. Matern. Fetal. Med. 9 (2000) 311-8.
8. Bauer, R., M. Schwab, R. M. Abrams et al.: Electrocortical and heart rate response during vibroacoustic stimulation in fetal sheep. Amer. J. Obstet. Gynec. 177 (1997) 66-71.
9. Beard, R. W.: Fetal blood sampling. Brit. J. hosp. Med. 3 (1970) 523.
10. Berg, D., K. Hammacher, K. Gärtner et al.: Untersuchungen zur Genese der Herzfrequenzalterationen am ausgetragenen Schaf-Feten. Arch. Gynäk. 211 (1971) 270.
11. Bergmans, M. G. M., H. P. van Geijn, T. Weber, C. Nickelsen, S. Schmidt, P. P. van den Berg: Fetal transcutaneous pCO$_2$ measurements during labor. Europ. J. Obstet. Gynec. 51 (1993) 1–7.
12. Bernades, J., D. Ayres-de-Campos, A. Costa-Pereia et al.: Objective computerizes fetal heart rate analysis. Internat. J. Gynec. Obst. 62 (1998) 141–147.
13. Boos, R., D. Heinrich, D. Muliawan, H. Rüttgers, U. Mittmann, F. Kubli: In vivo performance of the pH tissue electrode during acute acid-base changes in the dog. Arch. Gynec. 226 (1978) 45.
14. Boos, R., H. Rüttgers, D. Muliawan, D. Heinrich, F. Kubli: Continuous measurement of tissue pH in the human fetus. Obstet. Gynec. Surv. 35 (1980) 1.
15. Bowe, E. T., R. T. Beard, M. Finster et al.: Reliability of fetal blood sampling. Amer. J. Obstet. Gynec. 107 (1970) 279.
16. Braems, G., W. Künzel, U. Lang: Transcutaneous pCO2 during labor: a comparison with fetal blood gas analysis and transcutaneous pO2. Europ. J. Obstet. Gynec. 52 (1993) 81–88.
17. Bretscher, J., E. Saling: Der Einfluß einer Sauerstoffatmung der Mutter auf den Feten. Anaesthesist 15 (1966) 136–137.
18. Buschmann, J.: Oxycardiotokographie (OCTG): Die Anwendung der Transmissionspulsoximetrie in der Geburtshilfe, eine Einführung. Arch. Gynec. 254 (1993) 1516–1518.
19. Caffier, H., K.-H. Wulf: Zur Frage einer Anaerobiose und einer Azidose des Feten unter der Geburt. Z. Geburtsh. Gynäk. 166 (1967) 124.
20. Caldeyro-Barcia, R., C. Casacuberta, R. Bustos, G. Guissi, L. Escarcena, C. Mendez-Bauer: Correlation of intrapartum changes in fetal heart rate with fetal blood oxygen and acid-base state. In: Adamsons, K. (ed.): Diagnosis and Treatment of Fetal Disorders, p. 205. Springer, Berlin–Heidelberg–New York 1967.
21. Carbonne, B., C. Cudeville, H. Sivan et al.: Fetal oxygen saturation measured by pulse oximetry during labour with clear meconium-stained amniotic fluid. Europ. J. Obstet. Gynecol. Reprod. Biol. 72, Suppl. (1997) 51–55.
22. Cazares, S., M. Moulden, W. G. Redman, L. Tarassenko: Tracking poles with an autoagressive model: a confidence index for analysis of the intrapartum cardiotocogram. Med. Eng. Phys. 23 (2001) 603–14.
23. Cefalo, R. G., A. E. Hellegers: The effects of maternal hyperthermia on uterine and placental blood flow. In: Moawad, A. H., M. D. Lindheimer (eds.): Uterine and Placental Blood Flow, p. 185. Masson, New York–Paris 1982.
24. Chelius, H. H., W. Künzel: Der Einfluß der maternen Ventilation auf die Blutgase und den Säure-Basen-Status des Feten unter Streßbedingungen. Tierexperimentelle Untersuchungen. Z. Geburtsh. Perinat. 176 (1972) 444–452.
25. Chung, D. Y., Y. B. Sim, K. T. Park et al.: Spectral analysis of the fetal heart rate variability as a predictor of intrapartum fetal distress. Internat. J. Gynec. Obstet. 73 (2001) 109–116.
26. Clark, S. L., M. L. Gimovsky, F. C. Miller: Fetal heart rate response to scalp blood sampling. Amer. J. Obstet. Gynec. 144 (1982) 706.
27. Cohn, H. E., W. R. Cohen, G. J. Piasecki, B. T. Jackson: The effect of hyperglycemia on acid-base and sympathoadrenal responses in the hypoxemic fetal monkey. J. devel. Physiol. 17 (1992) 299–304.
28. Davies, M. G., K. R. Green: Fetal pulse

oximetry – a preliminary report on sensor precision determined by dual sensor studies. Europ. J. Obstet. Gynecol. Reprod. Biol. 72, Suppl. (1997) 35–42.
29. Dawes, G. S., M. Moulden, C. W. G. Redman: Criteria for the design of the fetal heart rate analysis systems. Int. J. Biomed. Comput. 25 (1990) 287–294.
30. Dawes, G. S., M. Moulden, C. W. G. Redman: The advantages of computerized fetal heart rate analysis. J. Perinat. Med. 19 (1991) 39–45.
31. Dawes, G. S., M. Lobb, M. Moulden, C. W. G. Redman, T. Wheeler: Antenatal cardiotocogram quality and interpretation using computers. Brit. J. Obstet. Gynaec. 99 (1992) 791–797.
32. Dawes, G. S., M. Moulden, C. W. G. Redman: Short-term fetal heart rate variation, decelerations, and umbilical flow velocity waveforms before labor. Obstet. and Gynec. 80 (1992) 673–678.
33. Dawes, G. S., M. Moulden, O. Sheil, C. W. G. Redman: Approximate entropy, a statistic of regularity, applied to fetal heart rate data before and during labor. Obstet. and Gynec. 80 (1992) 763–768.
34. Dawes, G. S.: Computerized Measurement of Fetal Heart Rate Variation Antenatally and in Labour. Vol. 17, Recent Advances in Obstetrics and Gynecology (series ed.: J. Bonnar). Churchill Livingstone, Edinburgh–London–Melbourne 1992.
35. Dudenhausen, J. W.: Fetalblutanalyse zur subpartualen Überwachung des Feten. In: Dudenhausen; J. W. (Hrsg.): Praxis der Perinatalmedizin, S. 297–307. Thieme, Stuttgart–New York 1984.
36. East, C. E., P. B. Colditz: Effect of maternal epidural analgesia on fetal intrapartum oxygen saturation. Am. J. Perinatol. 19 (2002) 119–26.
37. Edrich, T., G. Rall, R. Knitza: Fetal pulse oximetry: influence of tissue blood content and hemoglobin concentration in new in-vitro model. Europ. J. Obstet. Gynecol. Reprod. Biol. 72, Suppl. (1997) 29–34.
38. Eguiluz, A., A. López Bernal, K. McPherson et al.: The use of the intrapartum fetal blood lactate measurements for the early diagnosis of the fetal distress. Am. J. Obstet. Gynecol. 147 (1983) 949–54.
39. Elimian, A., R. Figueroa, N. Tejani: Intrapartum assessment of the fetal wellbeing: a comparison of scalp stimulation with scalp blood pH sampling. Obstet. Gynecol. 89 (1997) 373–6.
39a. Elliot, J. P., W. H. Clewell, E. Hutson: Fetal recoil during labour evaluate fetal well-being when heart rate monitoring is not informative. Obstet. Gynecol. 89 (1997) 800–2.
40. Fauter, W.: Geburtsschäden aus der Sicht eines Haftpflichtversicherers: kaufmännische und versicherungstechnische Aspekte des Haftpflichtrisikos Gynäkologie. Frauenarzt 33 (1992) 153.
41. Feige, A., W. Künzel, M. Cornely, H. J. Mitzkat: Die Beziehung von Glucosestoffwechsel und Säure-Basen-Status des Feten während der Geburt. In: Dudenhausen, J. W., E. Saling, E. Schmidt (Hrsg.): Perinatale Medizin Bd. 6. Thieme, Stuttgart–New York 1974.
42. Feige, A., W. Künzel, M. Cornely, H. J. Mitzkat: Die Beziehung zwischen Glukosekonzentration und Säure-Basen-Status im maternen und fetalen Blut während der Geburt. Z. Geburtsh. Perinat. 180 (1976) 106.
43. Feige, A., W. Künzel, H. J. Mitzkat: Fetal and maternal blood glucose, insulin and acid-base observations following maternal glucose infusion. J. perinat. Med. 5 (1977) 84.
44. FIGO – International Federation of Gynaecology and Obstetrics: Guidelines for the use of fetal monitoring. Int. J. Gynaec. Obstet. 25 (1987) 159–167.
45. FIGO – International Federation of Gynaecology and Obstetrics: Richtlinien für die Anwendung der Kardiotokographie. Zbl. Gynäk. 110 (1988) 193–202.
46. Fischer, W. M. (Hrsg.): Kardiotokographie. Diagnostische Methoden in der Perinatologie, 3. Aufl. Thieme, Stuttgart–New York 1981.
47. Fischer, D. J., M. A. Heymann, A. M. Rudolph: Fetal myocardial oxygen and carbohydrate consumption during acutely induced hypoxemia. Amer. J. Physiol. 242 (1982) H657–H661.
48. Flynn, A. M., J. Kelly: The continuous measurement of tissue pH in the human fetus during labour using a new application technique. Brit. J. Obstet. Gynaec. 87 (1980) 666.
49. Fouron, J. C., Y. Korcaz, B. Leduc: Cardiovascular changes associated with feta breathing. Amer. J. Obstet. Gynec. 123 (1975) 868.
50. Frank, P. H., A. Vandenbussche, D. Oepkes, M. J. N. C. Keirse: The merit of routine cord blood pH measurement at birth. J. Perinat. Med. 27 (1999) 158–165.
51. Gardmark, S., G. Gennser, L. Jacobson, G. Rooth, J. Thorell: Influence on fetal carbohydrate and fat metabolism and on acid-base balance of glucose administration to the mother during labour. Biol. Neonate 26 (1975) 129.
52. Gardosi, J. O., M. Carter, T. Becket: Continuous intrapartum monitoring of fetal oxygen saturation. Lancet II (1989) 692–693.
53. Gardosi, J. O., C. M. H. Schram, E. M. Symonds: Adaptation of pulse oximetry for fetal monitoring during labour. Lancet 337 (1991) 1265–1267.
54. Gardosi, J. O., D. Daminanou, C. M. H. Schram: Inappropriate sensor application in pulse oximetry. Lancet 340 (1992) 920.
55. Gardosi, J. O., C. M. H. Schram: Fetal pulse oximetry. In: Geijn, H. P. van, F. J. A. Copray (eds.): A Critical Appraisal of Fetal Surveillance, pp. 567–576. Elsevier Science – Excerpta Medica, Amsterdam–London–New York 1994.
56. Gibbs, R. S., H. M. Listwa, J. A. Read: The effect of internal fetal monitoring on maternal infection following cesarian section. Obstet. Gynec. 48 (1976) 653.
57. Gilbert, R. D., H. Schröder, T. Kawamura, P. S. Dale, G. G. Power: Heat transfer pathways between fetal lamb and ewe. J. Appl. Physiol. 59 (1985) 634–638.
58. Gilbert, R. D., L. Lis, L. D. Longo: Temperature effects on oxygen affinity of human fetal blood. J. Development Physiol. 7 (1985) 299–304.
59. Greene, K. R., K. G. Rosen: Lond term ST waveform changes in the ovine fetal electrocardiogram: the relationship to spontaneous labour and intrauterine death. Clin. Phys. Physiol. Meas. Suppl. B (1989) 33–40.
60. Greiss, F. C. jr.: Uterine vascular response to hemorrhage during pregnancy. Obstet. Gynec. 27 (1966) 549.
61. Hahn, A.: Quantitative Analyse der fetalen Herzfrequenz während der Geburt. Inauguraldissertation, Universität Gießen 1992.
62. Hammacher, K.: Neue Methoden zur selektiven Registrierung der fetalen Herzschlagfrequenz. Geburtsh. u. Frauenheilk. 22 (1962) 1542.
63. Hammacher, K.: Die kontinuierliche elektronische Überwachung der fetalen Herztätigkeit vor und während der Geburt. In: Käser, O., V. Friedberg, K. G. Ober, K. Thomsen, J. Zander (Hrsg.): Gynäkologie und Geburtshilfe, 1. Aufl., Bd. II, S. 793. Thieme, Stuttgart 1967.
64. Hansen, P. P., G. Thomsen, N. J. Secher, T. Weber: Transcutaneous carbon dioxide measurement in the fetus during labour. Amer. J. Obstet. Gynec. 150 (1984) 43–48.
65. Harris, J. L., T. R. Krueger, J. T. Parer: Mechanisms of the late decelerations of the fetal heart rate during hypoxia. Amer. J. Obstet. Gynec. 142 (1982) 410–415.
66. Haverkamp, A., W. A. Bowes: Uterine perforation. A complication of continuous fetal monitoring. Amer. J. Obstet. Gynec. 110 (1971) 667.
67. Haverkamp, A. D., M. Orleans, S. Langendoerfer, J. McFee, J. Murphy, H. E. Thompson: A controlled trial of the differential effects of intrapartum fetal monitoring. Amer. J. Obstet. Gynec. 142 (1979) 399–408.
68. Heinrich, J., G. Seidenschnur, H. Hopp, E. Koepcke, M. Rißmann: Kardiotokographie, geburtsmedizinische Entscheidung und perinatologische Ergebnisse. Zbl. Gynäk. 97 (1975) 257–270.
69. Heinrich, J.: Elective fetal monitoring and obstetrical operative frequency. Europ. J. Obstet. Gynaec. 14 (1982) 143.
70. Hessische Perinatalerhebung 1992/93. Kassenärztliche Vereinigung Hessen. Unveröffentlichte Daten.
71. Hiett, A. K., L. D. Devoe, A. Youssef, P. Gardner, M. Black: A comparison of visual and automated methods of analyzing fetal heart rate tests. Amer. J. Obstet. Gynec. (1993) 1517–1521.
72. Hochberg, H. M., N. H. Lauersen, M. E. D. George, A. van Poznak: A study of the pH monitor in cats. Arch. Gynec. 226 (1978) 39.
73. Hohmann, M., W. Künzel: die Normalisierung der fetalen Herzfrequenz und des fetalen Blutdrucks nach Reduktion

der uterinen Durchblutung. Z. Geburtsh. Perinat. 190 (1986) 1-8.
74. Holst, N., G. Jenssen, G. Burhol, R. Jorde, J. M. Maltau: Plasma vasoactive intestinal polypeptide, insulin, gastric inhibitory polypeptide, and blood glucose in later pregnancy and during and after delivery. Amer. J. Obstet. Gynec. 155 (1986) 126-131.
75. Hon, E. H.: An Atlas of Fetal Heart Rate Pattern. Harty Press, New Haven 1968.
76. Huch, A., R. Huch, J. F. Lucey (eds.): Continuous Transcutaneous Blood Gas Monitoring. Birth Defects 15 (1979).
77. Huch, A.: Fetal tcPO2 and tcPCO2 monitoring. In: Geijn, H. P. van, F. J. A. Copray (eds.): A Critical Appraisal of Fetal Surveillance, pp. 555-561. Elsevier Science - Excerpta Medica, Amsterdam-London-New York 1994.
78. Huch, A., R. Huch, G. Rooth: Guidelines for blood sampling and measurement of pH and blood gas values in obstetrics. Europ. J. Obstet. Gynec. 54 (1994) 165-175.
79. Huch, R., F. Fallenstein, D. Seiler, D. W. Lübbers, A. Huch: tc-pCO2-state of development. Birth Defects 15/4 (1979) 413.
80. Huch, R., A. Huch, D. W. Lübbers: Transcutaneous pO2. Thieme, Stuttgart 1981.
81. Huch, R., A. Lysikiewicz, K. Vetter, A. Huch: Fetal transcutaneous carbon dioxide tension: promising experiences. J. perinat. Med. 10 (1982) 104.
82. Huch, R., A. Huch: Maternal and fetal acid-base balance blood gas measurement. In: Beard, R. W., P. W. Nathanielsz (eds.): Fetal Physiology and Medicine. The Basis of Perinatology, 2nd ed., p. 713. Dekker, New York-Basel-London 1984.
83. Ikenoue, T., C. B. Martin jr., Y. Murata, B. B. Ettinger, P. S. Lu: Effect of acute hypoxemia and respiratory acidosis on the fetal heart rate in monkeys. Amer. J. Obstet. Gynec. 141 (1981) 797.
84. Ingemarsson, I., S. Arkulkumaran: Reactive fetal heart rate response to vibroacoustic stimulation in fetuses with low scalp blood pH. Br. J. Obstet. Gynaecol. 96 (1989) 562-565.
85. Irion, O., P. Stuckelberger, J.-M. Moutquin et al.: Is intrapartum vibratory acoustic stimulation a valid alternative to fetal scalp pH determination? Br. J. Obstet. Gynaecol. 103 (1996) 642-647.
86. Itskovitz, J., B. W. Goetzmann, A. M. Rudolph: The mechanism of late deceleration of the heart rate and its relationship to oxygenation in normoxemic and chronically hypoxemic fetal lambs. Amer. J. Obstet. Gynec. 142 (1982) 66.
87. Jaisle, F.: Die Geburtsüberwachung in der Diskussion. Frauenarzt 36 (1995) 901.
88. James, D., O. Morishima, D. Daniel, T. Bowe, H. Cohen, W. Niemann: Mechanism of late deceleration of the fetal heart rate. Amer. J. Obstet. Gynec. 113 (1972) 578.
89. James, L. S., M. N. Yeh, H. O. Morishima et al.: Umbilical vein occlusion and transient acceleration of the fetal heart rate. Amer. J. Obstet. Gynec. 126 (1976) 276.
89a. Jensen, A., W. Künzel: Catecholamine release and transcutaneous pO2 in the sheep fetus following hypoxic stress. In: 28th Annual Meeting of the Society for Gynecologic Investigation, March 1981 in St. Louis. Scientific Abstracts, No. 42.
90. Jensen, A., W. Künzel, E. Kastendieck: Transcutaneous pO2 and norepinephrine release in the fetal sheep after repetitive reduction of uterine blood flow. In: Huch, R., A. Huch (eds.): Continuous transcutaneous blood gas monitoring. Reproductive Medicine Series, Vol. 8, No. 8. pp. 591-602. Dekker, New York 1983.
91. Jensen, A., W. Künzel: The difference between fetal and transcutaneous pO2 during labour. Gynec. Obstet. Invest. 11 (1980) 249.
92. Jensen, A., W. Künzel, M. Hohmann: Fetal organ blood flow (FOBF) and its redistribution after repetitive hypoxic stress. Pflügers Arch./Europ. J. Physiol., Suppl. 394 (1982) R 20.
93. Jensen, A.: Das Schocksyndrom des Feten. Med. Welt 38 (1987) 1072.
93a. Jensen, A., R. Schumacher: Intrakranielle Blutungen: Ursache, Diagnostik und Bedeutung. Gynäkologe 20 (1987) 52.
94. Jensen, O. H. R., G. Narverud: Fetal heart rate decelerations and umbilical cord blood gas values. Europ. J. Obstet. Gynec. 53 (1994) 103-106.
95. Johnson, N., J. Gupta, V. A. Johnson, H. McNamara, I. A. Montague, E. D. van Oud gaarden: Fetal monitoring in labour with pulse oximetry. In: Spencer, J. A. D., R. H. T. Ward (eds.): Intrapartum Fetal Surveillance, pp. 317-327. RCOG Press, London 1993.
96. Jung, H., P. Abramowski, F. K. Klöck, W. Schwenzel: Zur Wirkung von a- und b-adrenergen Substanzen am menschlichen Uterus und Nebenwirkungen auf Mutter und Kind. Geburtsh. und Frauenheilk. 31 (1971) 11.
97. Junge, H. D.: Die Wirkung von Atropin auf die Herzfrequenz des Feten sub partu. In: Saling, E. (Hrsg.): Fortschritte der perinatalen Medizin. Thieme, Stuttgart 1971.
98. Junge, H. D., W. Künzel, F. K. Klöck: Acute reduction of uterine blood flow and fetal heart rate changes in pregnant sheep near term. J. perinat. Med. 5 (1977) 39-55.
99. Junge, H. D.: Behavioural states and state-related heart rate and motor activity patterns in the newborn infant and the fetus ante partum. Europ. J. Obstet. Gynaec. 10 (1980) 239-246.
100. Junge, H. D.: Present and future technical advances in fetal heart rate monitoring. In: Künzel, W. (ed.): Fetal Heart Rate Monitoring, p. 53. Springer, Berlin-Heidelberg-New York 1985.
101. Kast, A., M. Hermer: Beta-adrenoceptor tocolysis and effects on the heart of fetus and neonate: a review. J. perinat. Med. 21 (1993) 97-106.
102. Kastendieck, E., W. Künzel, J. Kirchhoff: Der Einfluß von Th 1165a auf die metabolische Azidose des Feten während der Austreibungsperiode: ein Beitrag zur Frage der intrauterinen Reanimation. Z. Geburtsh. Perinat. 178 (1974) 439-443.
103. Kastendieck, E., W. Moll: The placental transfer of lactate and bicarbonate in the guinea-pig. Pflügers Arch. 370 (1977) 165-171.
104. Kastendieck, E., W. Künzel: Der Einfluß des diaplazentaren Bicarbonattransfers auf die metabolische Azidose des Feten. Experimentelle Ergebnisse und klinische Bedeutung für Diagnose und Therapie der fetalen Azidose. Z. Geburtsh. Perinat. 183 (1979) 35-44.
105. Kastendieck, E., A. Jensen, W. Künzel: Intrauterine reanimation of fetal distress using Partusisten during the second stage of labor. In: Jung, H., G. Lamberti (eds.): Beta-Mimetic Drugs in Obstetrics and Perinatology, p. 186. Thieme, Stuttgart-New York 1982.
106. Kastendieck, E., G. Yilmar, A. Jensen, G. Horner: Die fetomaternale Blutanalyse (FMBA) zur Diagnose der Hypoxie des Feten sub partu. Z. Geburtsh. Perinat. 190 (1986) 14-23.
107. Kawamura, T., R. D. Gilbert, G. G. Power: Effect of cooling and heating on the regional distribution of blood flow in fetal sheep. J. develop. Physiol. 8 (1986) 11-21.
108. Klöck, F. K.: Überwachung und Leitung der Austreibungsperiode unter neuzeitlichen Gesichtspunkten. In: Dudenhausen, J. W., E. Saling (Hrsg.): Perinatale Medizin, Bd. 5. Thieme, Stuttgart 1974.
109. Knitza, R., G. Rall, J. Buschmann: Ein neues Verfahren zur Messung der Sauerstoffsättigung des Feten sub partu. Arch. Gynec. 254 (1993) 1515-1516.
110. Krüger, K., M. Kublickas, M. Westgren: Lactate in scalp and cord blood from fetuses with omnious fetal heart rate patterns. Obstet. Gynecol. 92 (1998) 918-22.
111. Krüger, K., B. Hallberg, M. Blennow et al.: Predictive value of fetal scalp blood lactate concentration and pH as markers of neurologic disability. Am. J. Obstet. Gynecol. 181 (1999) 1072-8.
112. Kubli, F., H. Rüttgers, K. Wernicke: Proceedings of the first international workshop on continuous tissue pH measurements in obstetrics. Arch. Gynec. 226 (1978) 1.
113. Kuhnert, M., B. Seelbach-Goebel, M. Butterwegge: Predictive agreement between the fetal arterial oxygene saturation and fetal scalp pH: results of the German multicenter study. Am. J. Obstet. Gynecol. 178 (1998) 330-5.
114. Künzel, W., H. H. Denning, H. Caffier, H. Wulf: Der Säure-Base-Status in der Neugeborenenperiode. Zeitschrift für Geburtshilfe und Gynäkologie 170 (3) (1969) 231-242.
115. Künzel, W., H. Wulf: Der Einfluß der maternen Ventilation auf die aktuellen Blutgase und den Säure-Basen-Status des Feten. Z. Geburtsh. Gynäk. 172 (1970) 1-24.
116. Künzel, W.: Der Zusammenhang zwischen Durchblutung und Gefäßwiderstand des Uterus. In: Saling, E., J. W.

Dudenhausen (Hrsg.): Perinatale Medizin Bd. 3, S. 668. Thieme, Stuttgart–New York 1972.
117. Künzel, W.: Die Beziehung zwischen der Herzfrequenz des Feten und dem pO_2, pCO_2 und pH im fetalen Blut während der Eröffnungsperiode und am Ende der Austreibungsperiode. Z. Geburtsh. Perinat. 176 (1972) 275.
118. Künzel, W.: Die plazentare Transfusion. Med. Mschr. 2 (1972) 57.
119. Künzel, W., J. Reinecke: Der Einfluß von Th 1165a auf die Gaspartialdrücke und auf kardiovaskuläre Parameter von Mutter und Fetus. Zugleich eine quantitative Analyse der Wehentätigkeit. Z. Geburtsh. Perinat. 177 (1973) 81.
120. Künzel, W., J. Reinecke: Wirkung von Th 1165a auf den pO_2, pCO_2, und pH-Wert des fetalen Blutes und die Herzfrequenz des Feten unter der Geburt. Arch. Gynäk. 214 (1973) 189.
121. Künzel, W., W. Mestwerdt: Die Anwendung von Tokolytika während der Geburt. Niedersächs. Ärztebl. 22 (1973) 716.
122. Künzel, W., F. K. Klöck, H. D. Junge, W. Moll: Uterine blood flow, oxygen uptake and vascular resistance of pregnant sheep near term. J. perinat. Med. 2 (1974) 101.
123. Künzel, W.: Die Beziehung zwischen fetaler Herzfrequenz und Base Excess am Ende der Austreibungsperiode. In: Dudenhausen, J.W., E. Saling (Hrsg.): Perinatale Medizin, Bd. 5, S. 236. Thieme, Stuttgart 1974.
124. Künzel, W., M. Cornely: Dip area of fetal heart rate and its relationship to acid-base-observations of fetus and mother during labor. J. perinat. Med. 4 (1976) 271.
125. Künzel, W., E. Kastendieck: Uterine blood flow, fetal oxygenation and beta-mimetic drugs (Partusisten). In: Weidinger, H. (ed.): Labour Inhibition. Betamimetic Drugs in Obstetrics, p. 87. Fischer, Stuttgart 1977.
126. Künzel, W., L. I. Mann, A. Bhakthavathsalan, J. Airomlooi, M. Liu: The effect of umbilical vein occlusion on fetal oxygenation, cardiovascular parameters and fetal electroencephalogram. Amer. J. Obstet. Gynec. 128 (1977) 201.
127. Künzel, W., L. I. Mann, A. Bhakthavathsalan, J. Airomlooi: Der Einfluß der reduzierten uterinen und umbilikalen Durchblutung auf die O_2-Versorgung, die Herzfrequenz, den arteriellen Blutdruck und das Elektroenzephalogramm des Feten. In: Husslein, H. (Hrsg.): Gynäkologie und Geburtshilfe. S. 123. Egermann, Wien 1977.
128. Künzel, W., I. Vogel: Die routinemäßige Bestimmung der Gaspartialdrücke und des Säure-Basen-Status im Nabelschnurblut. In: AutoAnalyzer-Innovationen, Bd. I. Sektion Medizin. Technicon Symposium. Technicon GmbH, Bad Vilbel 1979.
129. Künzel, W., L. I. Mann, A. Bhakthavathsalan, J. Airomlooi: Cardiovascular, metabolic and fetal brain function observation following total cord occlusion. J. perinat. Med. 8 (1980) 73.
130. Künzel, W., C. S. Kurz, E. Kastendieck: Die Variabilität der fetalen Herzfrequenzreaktion auf die Reduktion der uterinen Durchblutung. Z. Geburtsh. Perinat. 185 (1981) 343.
131. Künzel, W.: Umbilical circulation: physiology and pathology. J. perinat. Med. 9, Suppl. 1 (1981) 68–71.
132. Künzel, W., E. Kastendieck, M. Hohmann: Heart rate and blood pressure response and metabolic changes in the sheep fetus following reduction of uterine blood flow. Gynec. obstet. Invest. 15 (1983) 300.
133. Künzel, W.: Geburtsleitung: Therapeutische Konsequenzen in fetaler Hypoxämie und Azidose. In: Dudenhausen, J. W. (Hrsg.): Praxis der Perinatalmedizin, S. 335. Thieme, Stuttgart–New York 1984.
134. Künzel, W.: Die biochemische Kontrolle als Alternative zur Überwachung des Feten während der Austreibungsperiode? Gynäk. Rdsch. 25, Suppl. 2 (1985) 65–80.
135. Künzel, W.: Vorzeitiger Blasensprung und fetale Oxygenation. Arch. Gynec. 238 (1985) 226–234.
136. Künzel, W.: Das fetale Schocksyndrom. Z. Geburtsh. Perinat. 190 (1986) 177.
137. Künzel, W., A. Jensen, G. Braems, U. Lang, V. Jovanovic: Advantages of biophysical fetal monitoring during labor. In: Belfort, P., J. A. Pinotti, T. K. A. B. Eskes (eds.): Pregnancy and Labour. Proceedings of the 12th World Congress of Obstetrics and Gynecology in Rio de Janeiro, 1988, pp. 169–177. Parthenon, Carnforth/Lancs. 1989.
138. Künzel, W.: Überwachung des Feten während der Geburt. In: Künzel, W., K.-H. Wulf (Hrsg.): Physiologie und Pathologie der Geburt I. Klinik der Frauenheilkunde und Geburtshilfe, 2. Aufl., Bd. 7/I. Urban & Schwarzenberg, München–Wien–Baltimore 1990.
139. Künzel, W.: Conflict in interpreting randomized trial – the exampel of fetal heart rate monitoring. Intern. J. Gynaec. Obstet. (Suppl.) 70 (2001) 5.
140. Künzel, W. (Hrsg.): CTG-Buch. 1. Auflage, S.82. Urban & Fischer Verlag, München–Jena 2002.
141. Kurjak, A., J. W. Dudenhausen, M. Kos et al.: Doppler information pertaining to the intrapartum period. J. Perinat. Med. 24 (1996) 271–276.
142. Kurz, C. S., W. Künzel: Fetale Herzfrequenz, Dezelerationsfläche und Säure-Basen-Status bei Entbindung aus Beckenendlage und Schädellage. Z. Geburtsh. Perinat. 181 (1977) 9.
143. La Gamma, E. F., A. N. Krauss, P. A. M. Auld: Tissue surface pH monitoring during reduced blood flow: metabolic implications and sources of error. J. perinat. Med. 10 (1982) 174.
144. Langer, B., B. Carbonne, F. Goffinet et al.: Fetal pulse oximetry and fetal heart rate monitoring during stage II of labour. Eur. J. Obstet. Gynecol. Reprod. Biol. 72, Suppl. (1997) 57–62.
145. Ledger, W. J.: Complications associated with invasive monitoring. Semin. Perinatol. 2 (1978) 187.
146. Lilja, H., K. R. Greene, K. Karlsson, K. G. Rosen: ST waveform changes of the fetal electrocardiogram during labour: a clinical study. Brit. J. Obstet. Gynaec. 92 (1985) 611–617.
147. Lilja, H., S. Arulkumaran, K. Lindecrantz, S. S. Ratnam, K. G. Rosen: Fetal ECG during labour: a presentation of a microprocessor. J. biomed. Eng. 10 (1988) 348–350.
148. Lin, C.-C., B. Vassallo, R. Mittendorf: Is intrapartum vibroacoustic stimulation an effective predictor of fetal acidosis? J. Perinat. Med. 29 (2001) 506–512.
149. Löfgren, O.: Continuous transcutaneous carbon dioxide monitoring of the fetus during labor. Crit. Care Med. 9 (1981) 750.
150. Löfgren, O.: Continuous transcutaneous carbon dioxide monitoring in fetal surveillance during labor. In: Huch, R., A. Huch (eds.): Continuous Transcutaneous Blood Gas Monitoring, p. 629. Dekker, New York–Basel 1983.
151. Low, J. A., S. R. Pancham, D. Worthington, R. W. Boston: Acid-base, lactate and pyruvate characteristics of the normal obstetric patient and fetus during the intrapartum period. Am. J. Obstet. Gynecol. 120 (1974) 862–7.
152. Low, J. A., M. J. Cox, E. J. Karchmar et al.: The prediction of intrapartum fetal metabolic acidosis by fetal heart rate monitoring. Amer. J. Obstet. Gynec. 139 (1981) 299.
153. Lübbers, D. W., U. Grossmann: Gas exchange through the human epidermis as a basis of tc-pO_2 and tc-pCO_2 measurements. In: Huch, R., A. Huch (eds.): Continuous Transcutaneous Blood Gas Monitoring, p. 1. Dekker, New York–Basel 1983.
154. Lumley, J., P. Renou, W. Newman, C. Wood: Hyperventilation in obstetrics. Amer. J. Obstet. Gynec. 103 (1969) 847.
155. Lumley, J. 1980, zitiert bei Jaisle F in: Der Frauenarzt 36 (1995) 901–909.
156. Luzietti, R., R. Erkkola, U. Hasbargen et al.: European community multicentre trial „fetal ECG analysis during labour": the P-R interval. J. Perinat. Med. 25 (1997) 27–34.
157. Lysikiewicz, A., K. Vetter, R. Huch, A. Huch: Fetal transcutaneous pCO_2 during labor. In: Huch, R., A. Huch (eds.): Continuous Transcutaneous Blood Gas Monitoring, p. 641. Dekker, New York–Basel 1983.
158. MacDonald, D., A. Grant, M. Sheridan-Pereira, P. Boylan, I. Chalmers: The Dublin randomized controlled trial of intrapartum fetal heart rate monitoring. Amer. J. Obstet. Gynec. 152 (1985) 524–539.
159. Mahomed, K., R. Nyoni, T. Mulambo, J. Kasule, E. Jacobus: Randomised controlled trial of intrapartum fetal heart rate monitoring. Brit. med. J. 308 (6927) (1994) 497–500.
160. Mann, L.: Fetal brain metabolism and function. In: Mann, L., M. A. Friedrich (eds.): Clinical Obstetrics and Gynecology, p. 638. Harper & Row, Hagerstown/Md.–New York–San Francisco 1970.

161. Martin, C. B.: Physiology and clinical use of fetal heart rate variability. Clin. Perinat. 9 (1982) 339.
162. Mendez-Bauer, C., A. Ruiz Canseco, M. Andujar Ruiz et al.: Early decelerations of the fetal heart rate from occlusion of the umbilical cord. J. perinat. Med. 6 (1978) 69–79.
163. Moll, W., E. Kastendieck: Accumulation and disappearance of lactate in a fetus with a hemochorial placenta: the role of placental transfer and fetal metabolism. J. perinat. Med. 6 (1978) 246–254.
164. Moll, W., W. Kastendieck, G. Girard: Transfer of bicarbonate in a hemochorial placenta. In: Bauer, C., G. Gros, H. Bartels (eds.): Biophysics and Physiology of Carbon Dioxide, pp. 390–398. Springer, Berlin–Heidelberg–New York 1980.
165. Morishima, H. O., S. S. Daniel, K. Adamsons, L. S. James: Effects of positive pressure ventilation of the mother upon the acid-base state of the fetus. Amer. J. Obstet. Gynec. 93 (1965) 269.
166. Morishima, H. O., B. Glaser, D. V. M. Neimann, L. S. James: Increased uterine activity and fetal deterioration during maternal hyperthermia. Amer. J. Obstet. Gynec. 121 (1975) 531–538.
167. Mueller-Heubach, E.: Fetal heart rate response to hypoxia in the subhuman primate. In: Künzel, W. (ed.): Fetal Heart Rate Monitoring, p. 114. Springer, Berlin–Heidelberg–New York 1985.
168. Murata, Y., E. J. Quilligan, Y. Ninomiya et al.: Variable fetal heart rate decelerations and electrocortical activities. Amer. J. Obstet. Gynec. 170 (1994) 689–692.
169. Newbold, S., T. Wheeler, F. Clewlow: The effect of uterine contractions on the T/QRS ratio of the fetal electrocardiogram. J. Perinat. Med. 23 (1995) 459–466.
170. Nijland, R., H. W. Jongsma, J. G. Nijhuis, B. Oeseburg: Accuracy of fetal pulse oxymetry and pitfalls in measurements. Europ. J. Obstet. Gynecol. Reprod. Biol. 72, Suppl. (1997) 21–27.
171. Nordström, L., I. Ingemarsson, M. Kublickas et al.: Scalp blood lactate – a new test strip method for monitoring fetal well-being in labour. Br. J. Obstet. Gynaecol. 102 (1995) 894–9.
172. Nyman, M., M. Barr, M. Westgreen: A four-year follow-up of hearing and development in children exposed in utero to vibro-acoustic stimulation. Br. J. Obstet. Gynaecol. 99 (1992) 685–688.
173. Ohel, G., A. Simon, Y. Beyth et al.: Intrapartum vibroacoustic stimulation in cases of normal and abnormal fetal heart rate patterns. Gynecol. Obstet. Invest. 21 (1986) 1.
174. Parer, J. T.: Handbook of Fetal Heart Rate Monitoring. Saunders, Philadelphia 1983.
175. Patrick, J., J. Challis: Measurement of human fetal breathing movements in health pregnancies using a real-time scanner. Semin. Perinatol. 4 (1980) 275.
176. Paul, R. H.: Clinical fetal monitoring: experiences on an large clinical service. Amer. J. Obstet. Gynec. 113 (1972) 573.
177. Peabody, J. L., M. M. Willis, G. A. Gregory, J. W. Severinghaus: Reliability of skin (tc) pO2 electrode heating power as a continuous noninvasive indicator of mean arterial pressure in sick newborns. In: Huch, A., R. Huch, J. F. Lucey (eds.): Continuous Transcutaneous Blood Gas Monitoring. Birth Defects Vol. 15, 4/1979.
178. Peebles, D. M., A. D. Edwards, J. S. Wyatt et al.: Changes in human fetal cerebral hemoglobin concentration and oxygenation during labor measured by near infrared spectroscopy. Amer. J. Obstet. Gynec. 166 (1992) 1369–1373.
179. Pello, L. C., S. K. Rosevear, G. S. Dawes, M. Moulden, C. W. G. Redman: Computerized fetal heart rate analysis in labor. Obstet. and Gynec. 78 (1991) 602–610.
180. Philipson, E. H., S. C. Kalhan, M. M. Riha, R. Pimentel: Effects of maternal glucose infusion on fetal acid-base status in human pregnancy. Amer. J. Obstet. Gynec. 4 (1987) 866–873.
180a. Polzin, G. B., K. J. Blakemore, R. H. Petrie, E. Amon: Fetal vibro-acoustic stimulation: Magnitude and duration of fetal heart rate accelerations as marker of fetal health. Obstet. Gynecol. 72 (1998) 621.
181. Renou, P., W. Newman, C. Wood: Autonomic control of fetal heart rate. Amer. J. Obstet. Gynec. 105 (1969) 949.
182. Richardson, B.S., L. Carmichael, J. Homan, J. E. Patrick: Electrocortical activity, electroocular activity, and breathing movements in fetal sheep with prolonged and graded hypoxemia. Amer. J. Obstet. Gynec. 167 (1992) 553–558.
183. Rippert, C. H., J. Hüter, F. Kubli, C. Meyer: Medikamentöse Therapie der hyperaktiven und diskoordinierten Wehentätigkeit sub partu. In: Saling, E., J. W. Dudenhausen (Hrsg.): Perinatale Medizin Bd. 3, p. 278. Thieme, Stuttgart–New York 1972.
184. Rivard, G., E. K. Motoyama, F. M. Acheson, C. D. Cook, E. O. R. Reynolds: The relation between maternal and fetal oxygen tensions in sheep. Amer. J. Obstet. Gynec. 97 (1967) 925–930.
185. Roemer, V. M., D. G. Kieback, K. Bühler: Zur Frage der fetalen Überwachung sub partu in der Bundesrepublik Deutschland. II. Mitteilung: Einfluß von Klinikgröße und Klinikart auf die Überwachungspraxis. Geburtsh. u. Frauenheilk. 46 (1986) 340.
186. Rolfe, P., Y. Wickramasinghe, F. Faris et al.: Development and use of near infrared spectroscopy (NIRS) for perinatal applications. In: Geijn, H. P. van, F. J. A. Copray (eds.): A Critical Appraisal of Fetal Surveillance, pp. 615–621. Elsevier Science – Excerpta Medica, Amsterdam –London–New York 1994.
187. Rosén, K. G., R. Luzietti: The fetal electrocardiogram as a sign of the fetal asphyxia: experimental data with a clinical implementation. J. perinat. Med. 14 (1986) 355–363.
188. Rosen, K. G.: Alterations in the fetal electrocardiogram as a sign of fetal asphyxia: experimental data with a clinical implementation. J. perinat. Med. 14 (1986) 355–363.
189. Rudelstorfer, R., G. Simbruner: Heat flux from the fetal scalp during labor and fetal outcome. Arch. Gynec. 233 (1983) 85–91.
190. Rudelstorfer, R., K. Tabsh, A. Khoury et al.: Heat flux and oxygen consumption of the pregnant uterus. Amer. J. Obstet. Gynec. 154 (1986) 462–470.
191. Rudelstorfer, R., G. Simbruner, V. Sharma, H. Janisch: Scalp heat flux and its relationship to scalp blood pH of the fetus. Amer. J. Obstet. Gynec. 157 (1987) 372–377.
192. Rudelstorfer, R., G. Simbruner, W. Neunteufel, S. Nanz: Wärmeflußmessung vom fetalen Skalp und Kardiotokographie zur Vorhersage von Azidosezuständen sub partu: ein Vergleich zweier Methoden. Geburtsh. u. Frauenheilk. 50 (1990) 278–285.
193. Rüttgers, H., D. Muliawan, R. Boos, F. Kubli: Influence of sterilization and temperature changes on the in vitro characteristics of the pH electrode. Arch. Gynec. 226 (1978) 25.
194. Rüttgers, H., R. Boos: Kontinuierliche Gewebe-pH-Messung unter der Geburt: In: Dudenhausen, J. W. (Hrsg.): Praxis der Perinatalmedizin, S. 308. Thieme, Stuttgart 1984.
195. Sakai, M., S. Kozuma, T. Okai et al.: Doppler blood flow velocity waveforms of the umbilical artery during variable decelerations in labor. International Journal of Gynecology and Obstetrics 59 (1997) 207–211.
196. Saling, E.: The measurement of fetal heart-rate and acid-base balance. In: Huntingford, P. J., R. W. Beard, F. E. Hytten, J. W. Scopes (eds.): Perinatal Medicine, p. 13. Karger, Basel 1971.
197. Saling, E.: Continuous pH-measurement during labor. In: Thalhammer, O., K. Baumgarten, A. Pollak (eds.): Perinatal Medicine, 6th European Congress, p. 91. Thieme, Stuttgart–New York 1979.
198. Samueloff, A., O. Langer, M. Berkus, N. Field, E. Xenakis, L. Ridgway: Is fetal heart rate variability a good predictor of fetal outcome? Acta obstet. gynaec. scand. 73 (1994) 39–44.
199. Schenk, D., H. Rüttgers, F. Kubli: Intrapartale Tokolyse zur Vermeidung der geburtshilflichen Notoperation. Gynäkologe 8 (1975) 28–32.
200. Schiff, E., S. Lipitz, E. Sivan et al.: Acoustic stimulation as a diagnostic test: Comparison with oxytocin challenge test. J. Perinat. Med. 20 (1992) 275–279.
201. Schmidt, S., K. Langner, J. Gesche, J. W. Dudenhausen, E. Saling: Der transkutane gemessene Kohlendioxidpartialdruck beim nichthypoxischen Feten während der Geburt. Geburtsh. u. Frauenheilk. 43 (1983) 538–545.
202. Schmidt, S., K. Langner, J. W. Dudenhausen, E. Saling: Kombinierte Messung von transkutanem pCO2 und pO2 des Feten sub partu. Arch. Gynec. 235 (1983) 657.
203. Schmidt, S., K. Langner, J. Gesche, J. W.

Dudenhausen, E. Saling: Correlation between transcutaneous pCO$_2$ and the corresponding values of fetal blood: a study at a measuring temperature of 39°C. Europ. J. Obstet. Gynaec. 17 (1984) 387–395.
204. Schmidt, S., K. Langner, J. W. Dudenhausen, E. Saling: Measurement of transcut aneous pCO$_2$ and pO$_2$ in the fetus during labor. Arch. Gynec. (1985) 145–155.
205. Schmidt, S., S. Koslowski, F. Sierra et al.: Clinical usefulness of pulse oximetry in the fetus with non-reassuring heart rate pattern? J. Perinat. Med. 28 (2000) 298–305.
206. Schmidt, S., C. M. Schwärzler, F. Sierra et al.: Fetale Laserspektroskopie während mütterlicher O$_2$-Atmung. Z. Geburtshilfe Neonatol. 205 (2001) 33-7.
207. Schneider, H.: Bedeutung der intrapartalen Asphyxie für die Entstehung von kindlichen Hirnschäden. Geburtsh. u. Frauenheilk. 53 (1993) 369–378.
208. Schneider, H.: Kritische Evaluation des CTG. Gynäkologe 29 (1996) 3–11.
209. Schneider, K. T. M., J. Gnirs: Stellenwert der Dopplersonographie sub partu. 29 (1996) 45–51.
210. Schulte, F. J.: Prä- vs. intra- vs. postnatale Hirnschädigung auch unter forensischen Gesichtspunkten. Frauenarzt 32 (1991) 11–20.
211. Schwarcz, R., G. Strada Saenz, O. Althabe, J. Fernandez-Funes, L. Alvarez, R. Caldeyro-Barcia: Compression received by the head of the human fetus during labor. In: Angle, C. (ed.): Physical Trauma as an Etiological Agent in Mental Retardation. Fourth Multidisciplinary Conference on the Etiology of Mental Retardation, Omaha 1968. Natl. Inst. of Neurol. Diseases and Stroke. US Govt. Printing Office, Bethesda/Md. 1970.
212. Shelley, H. J., J. M. Bassett: Control of carbohydrate metabolism in the foetus and newborn. Brit. med. Bull. 31 (1975) 37.
213. Shircy, T., J. St Pierre, J. Winkelman: Cord lactate, pH and blood gases from healthy neonates. Gynecol. Obstet. Invest. 41 (1996) 15-9.
214. Simbruner, G., R. Rudelstorfer, O. Ipsiroglu: Monitoring fetal scalp heat. In: Geijn, H. P. van, F. J. A. Copray (eds.): A Critical Appraisal of Fetal Surveillance, p. 583. Else vier Science – Excerpta Medica, Amsterdam–London–New York 1994.
215. Skupski, D. W., C. R. Rosenberg, G. S. Eglington: Intrapartum fetal stimulation tests: a metaanalysis. Obstet. Gynecol. 99 (2002) 129–34.
216. Small, M. L., M. Beall, L. M. Platt, D. Dirks, H. Hochberg: Continuous tissue pH monitoring in the term fetus. Amer. J. Obstet. Gynec. 161 (1989) 323–329.
217. Smith, N. C., W. P. Soutter, F. Sharp: Fetal scalp blood lactate as an indicator of intrapartum hypoxia. Br. J. Obstet. Gynaecol. 90 (1983) 821–31.
218. Stamm, O., U. Latscha, P. Janecek, A. Campana: Kontinuierliche pH-Messung am kindlichen Kopf post partum und sub partu. Z. Geburtsh. Perinat. 178 (1974) 368.
219. Stiller, R., R. von Mering, V. Konig et al.: How well does reflectance pulse oyimetry reflect intrapartum fetal acidosis? Am. J. Obstet. Gynecol. 186 (2002) 1351–7.
220. Sturbois, G., S. Uzan, D. Rotten, G. Breart, C. Sureau: Continuous subcutaneous measurement in human fetuses. Amer. J. Obstet. Gynec. 128 (1977) 901.
221. Timor-Tritsch, L. E., J. Dierker, I. Zador, R. H. Hertz, M. G. Rosen: Fetal movements associated with fetal heart rate accelerations and decelerations. Amer. J. Obstet. Gynec. 131 (1978) 276.
222. Van den Berg, B. B., G. A. Dildy, A. Luttkus: The efficacy of intrapartum fetal surveillance when fetal pulse oximetry is added to cardiotocography. Europ. J. Obstet. Gynecol. Reprod. Biol. 72, Suppl. (1997) 67–72.
223. Vintzileos, A. M., A. Antsaklis, I. Varvarigos, C. Papas, I. Sofatzis, J. T. Montgomery: A randomized trial of intrapartum electronic fetal heart rate monitoring versus intermittent ausculation. Obstet. and Gynec. 81 (1993) 899–907.
224. Wakatsuki, A., Y. Murata, Y. Ninomiya, N. Masaoka, J. G. Tyner, K. K. Kutty: Autonomic nervous system regulation of baseline heart rate in the fetal lamb. Amer. J. Obstet. Gynec. 167 (1992) 519–523.
225. Walker, D., A. Walker, C. Wood: Temperature of the human fetus. J. Obstet. Gynaec. Brit. Cwlth. 76 (1969) 503.
226. Weber, T., C. Nickelsen: Techniques for the future: pH measurements. In: Spencer, J. A. D., R. H. T. Ward (eds.): Intrapartum Fetal Surveillance, p. 301. RCOG Press, London 1993.
227. Westgate, J., H. Maureen, J. S. H. Curnow, R. K. Greene: Plymouth randomized trial of cardiotocogram only versus ST waveform plus cardiotocogram for intrapartum monitoring in 2400 cases. Amer. J. Obstet. Gynec. 169 (1993) 1151–1160.
228. Westgren, M., M. Divon, M. Horal et al.: Routine measurements of umbilical artery lactate levels in the prediction of perinatal outcome. Am. J. Obstet. Gynecol. 173 (1995) 1416-22.
229. Willcourt, R. J., J. C. King, J. T. Queenan: Maternal oxygenation administration and the fetal transcutaneous pO$_2$. Amer. J. Obstet. Gynec. 146 (1983) 754.
230. Wood, C.: Use of fetal blood sampling and fetal heart rate monitoring. In: Adam sons, K. (ed.): Diagnosis and Treatment of Fetal Disorders. pp. 163–174. Springer, New York 1967.
231. Wood, C.: Fetal monitoring: physiologic factors influencing FHR. In: International Federation for Medical and Biological Engineering (ed.): Proceedings of the 9th International Conference on Medical and Biological Engineering. Melbourne/Australia 1971.
232. Wulf, H., H. Manzke: Das Säure-Basen-Gleichgewicht zwischen Mutter und Frucht. Z. Geburtsh. Gynäk. 162 (1964) 225.
233. Wulf, H.: The oxygen and carbon dioxide tension gradients in the human placenta at term. Amer. J. Obstet. Gynec. 88 (1964) 38–44.
234. Wulf, H., W. Künzel, V. Lehmann: Vergleichende Untersuchungen der aktuellen Blutgase und des Säure-Basen-Status im fetalen und maternen Kapillarblut während der Geburt. Z. Geburtsh. Gynäk. 167 (1967) 113–155.
235. Wulf, K.-H., W. Künzel, V. Lehmann: Clinical aspects of placental exchange. In: Longo, L., H. Bartels (eds.): Respiratory Gas Exchange and Blood Flow in the Placenta. DHEW Publ. (NIH) (1972) 73–361.
236. Wulf, K.-H.: History of fetal heart rate monitoring. In: Künzel, W. (ed.): Fetal Heart Rate Monitoring. Clinical Practice and Pathophysiology, p. 3. Springer, Berlin–Heidelberg–New York 1985.
237. Wyatt, J. S., D. M. Peebles: Near infrared spectroscopy and intrapartum fetal surveillance. In: Spencer, J. A. D., R. H. T. Ward (eds.): Intrapartum Fetal Surveillance, pp. 329–346. RCOG Press, London 1993.
238. Zimmer, E. Z., Y. Paz, J. A. Copel, Z. Weiner: The effect of uterine contractions on intrapartum fetal heart rate analyzed by a computerized system. Am. J. Obstet. Gynecol. 178 (1998) 436–40.

Literatur zu Kapitel 9

1. Adamson, T. M., Brodecky, V., Lambert, T. F., Maloney, J. E., Ritchie, B. C., Walker, A. M.: Lung liquid production and composition in the „in utero" fetal lamb. Austr. J. Exp. Biol. Med. Sci. 53 (1975) 65.
2. Albrecht, H.: Einfluß der lumbalen Katheterperiduralanästhesie auf den Geburtsverlauf. Gynäkologe 22 (1989) 1-5.
3. Albrecht, H.: Zur Beurteilung des Höhenstandes des kindlichen Schädels im weiblichen Becken zur Abschätzung des vaginaloperativen Risikos. Frauenarzt 35 (1994) 1053–1056.
4. Albrecht, H., J. Morgenstern, K. Strasser: Der Einfluß der Katheterperiduralanästhesie auf die Dauer der Austreibungsperiode, vaginal-operative Entbindungsfrequenz und den Neugeborenenzustand. In: Husslein, H. (Hrsg.): Gynäkologie und Geburtshilfe, S. 447-450. Egermann, Wien 1977.
5. Albrecht, H., K. Strasser: Lumbale und kaudale Peridural- und Spinalanästhesie. In: Käser, O., V. Friedberg, K. G. Ober, K. Thomsen, J. Zander (Hrsg.): Gynäkologie und Geburtshilfe, 2. Aufl., Bd. II/2. Thieme, Stuttgart–New York 1981.
6. Allen, R. H., Sorab, J., Gonik, B.: Risc factors for shoulder dystocia: an engineering study of clinician-applied forces. Obstet. Gynecol. 77 (1991) 352.
7. Allen, R. H., Bankoski, B. R., Butzin, C. A., Nagey, D. A.: Comparing clinician-applied loads for routine, difficult, and shoulder dystocia deliveries. Am. J. Obstet. Gynecol. 171 (1994) 1621.
8. Alvarez, H., R. Caldeyro-Barcia: The normal and abnormal contractile waves of the ute-

rus during labour. Gynaecologia (Basel) 138 (1954) 190.
9. Arbeitsgemeinschaft Medizinrecht. Empfehlungen zur Schulterdystokie. Erkennung, Prävention und Management. Frauenarzt 39 (1998) 1369.
10. Bahr, F. R.: Akupunktur in der Gynäkologie und Geburtshilfe. Gynäkologe 27 (1994) 369–374.
11. Bartl, W., G. Bernaschek, G. Wolf: Zur sonographischen Diagnose des Kanalbeckens. Wien. klin. Wschr. 96 (1984) 276.
12. Bates, R. G., C. W. Helm, A. Duncan, D. K. Edmonds: Uterine activity in the second stage of labour and the effect of epidural analgesia. Brit. J. Obstet. Gynaec. 92 (1985) 1246.
13. Beller, K. F.: Schulterdystokie: Anmerkung zu der Arbeit von Carl. J. Pallerstein. Semin. Frauenarzt. 4 (1995) 18–21.
14. Beller, F. K.: Häufigkeit und Ursachen der Oberarm-Plexus-Lähmungen beim Neugeborenen. Eine Übersicht und Grundlage für juristische Überlegungen. Z. Geburtsh. Neonatol. 204 (2000) 163.
15. Berger, R., E. Sawodny, G. Bachmann, S. Hermann, W. Künzel: Kernspintomographie: prognostische Bedeutung bei Vorliegen einer Beckenendlage. In: Künzel, W., M. Kirschbaum (eds.): Gießener Gynäkologische Fortbildung 1993. 18. Fortbildungskurs für Ärzte der Frauenheilkunde und Geburtshilfe, S. 81–88. Springer, Berlin–Heidelberg–New York 1993.
16. Bösenberg, H.: Persönliche Stellungnahme zum Geburtsvorgang im Wasser. Institut für Hygiene, Letter, 22.4.1998.
17. Borell, U., J. Fernström: Der Geburtsmechanismus. In: Käser, O., V. Friedberg, K. G. Ober, K. Thomsen, J. Zander (Hrsg.): Gynäkologie und Geburtshilfe, 2. Aufl., Bd. II/2. Thieme, Stuttgart–New York 1981.
18. Brunner, J. P., Drummond, S. B., Meenan, A. L., Gaskin, I. M.: All-fours maneuver for reducing shoulder dystocia during labor. J. Reprod. Med. 43 (1998) 439.
19. Burger, P.: Einiges über den tiefen Querstand. Gynaecologia (Basel) 157 (1964) 135.
20. Caldeyro-Barcia, R., J. Poseiro: Physiology of the uterine contraction. Clin. Obstet. Gynec. 3 (1960) 386.
21. Chen, H. F., K. K. Chu: Double-lined nomogram of cervical dilatation in Chinese primigravidas. Acta obstet. gynaec. scand. 65 (1986) 573–575.
22. Combs, C. A., N. B. Singh, J. C. Khoury: Elective induction versus spontaneous labor after sonographic diagnosis of fetal macrosomia. Obstet. and Gynec. 81 (1993) 492–496.
23. Cotton, D. B.: Pathologie der Geburt. In: Niswander, K. R. (Hrsg.): Manual der Geburtshilfe. Enke, Stuttgart 1985.
24. Cretius, K.: Die Geburt. In: Schwalm, H., G. Döderlein (Hrsg.): Klinik der Frauenheilkunde und Geburtshilfe, 1. Aufl., Bd. II. Urban & Schwarzenberg, München 1964.
25. Cucco, U. P.: Face presentation. Amer. J. Obstet. Gynec. 94 (1966) 1085.
26. Danforth, D. N.: Obstetrics and Gynecology, 3rd ed. Harper & Row, Hagerstown–New York–San Francisco 1977.
27. Daschner, F.: Infektionsgefahr bei Wassergeburt. Gynäkol. Prax. 23 (1999) 441–442.
28. Delpapa, E. H., E. Mueller-Heubach: Pregnancy outcome following ultrasound diagnosis of macrosomia. Obstet. and Gynec. 78 (1991) 340–343.
29. Deutinger, J., G. Bernaschek: Die vaginosonographische Pelvimetrie als neue Methode zur sonographischen Bestimmung der inneren Beckenmaße. Geburtsh. u. Frauenheilk. 46 (1986) 345.
30. Dubois, J., O. Chervant-Breton, A. Ramee et al.: Ou se situe le detroit superieur? Quelle est sa forme et son role dans le mecanisme de l'engagement? Rev. franç. Gynec. 75 (1980) 651.
31. Dudenhausen, J. W.: Unterwassergeburt. Perinat. Med. 4 (1992) 57.
32. Dudenhausen, J. W., Eldering, G., Grauel, E. L., Groneck, P., Huch, R., Husslein, P., Moll, W., Pohlandt, F., Schneider, K. T. M., Zimmermann, R.: Stellungnahme zur Wassergeburt. Frauenarzt 41 (2000) 1029–1032.
33. Duignan, N. M., J. W. W. Studd, A. O. Hughes: Characteristics of normal labour in different racial groups. J. Obstet. Gynaec. Brit. Cwlth. 82 (1975) 593.
34. Ekman, G., N. Uldbjerg, A. Malmström et al.: Increased postpartum collagenolytic activity in cervical connective tissue from women treated with prostaglandin E2. Gynec. obstet. Invest. 16 (1983) 292.
35. Eldering, G. : Die sanfte und sichere Geburtshilfe. „Alternative" - komplementäre Wege. Gynäkologe 32 (1999) 31-38.
36. Eldering, G., K. Selke, O. Bonifer, M. Langer: Komplementäre Medizin. Wassergeburt. In: H. Schneider, P. Husslein, K. T. M Schneider (eds.): Geburtshilfe. S. 999–1005. Springer, Berlin–Heidelberg–New-York, 2000.
37. Ferguson, J. E., Sistrom, C. L.: Can fetal-pelvic disproportion be predicted? Clin. Obstet. Gynecol. 43 (2000) 247.
38. Fischer, W. M.: Grundlagen und klinische Wertigkeit der Kardiotokographie. In: Fischer, W. M. (Hrsg.): Kardiotokographie. Diagnostische Methoden in der Perinatologie. Thieme, Stuttgart–New York 1981.
39. Floberg, J., P. Belfrage, M. Carlsson, H. Ohlsen: The pelvic outlet. A comparison between clinical evaluation and radiologic pelvimetry. Acta obstet. gynaec. scand. 65 (1986) 321.
40. Friedman, W. A.: The graphic analysis of labor. Amer. J. Obstet. Gynec. 68 (1954) 1568.
41. Friedman, F. A.: Primigravid labor; graphostatistical analysis. Obstet. and Gynec. 6 (1955) 567.
42. Friedman, F. A., B. Kroll: Computer analysis of labour progression. J. Obstet. Gynec. Brit. Cwlth. 76 (1969) 1075.
43. Friedman, E. A., M. R. Sachtleben: Station of fetal presenting part. V. Protracted descent patterns. Obstet. and Gynec. 36 (1970) 558.
44. Gee, H.: The interaction between cervix and corpus uteri in the generation of intra-amniotic pressure in labour. Europ. J. Obstet. Gynaec. 16 (1983) 243.
45. Gherman, R. B., Goodwin, T. M., Ouzounian, J. G., Miller, D. A., Paul, R. H. P. Brachial plexus palsy associated with caesarean section: An in utero injury? Am. J. Obstet. Gynecol. 177 (1997) 1162.
46. Gilbert, W. M., Nesbitt, T. S., Danielsen, B.: Associated factors in 1611 cases of brachial plexus injury. Obstet. Gynecol. 93 (1999) 536.
47. Gilbert, R. E., Tookey, P. A.: Perinatal mortality and morbidity among babies delivered in water: surveillance study and postal survey. Brit. Med. J. 319: (1999) 483-487.
48. Goeschen, K., E. Saling: Induktion der Zervixreife mit Oxytocin- versus PGF2a-Infusion versus PGE2-Gel intrazervikal bei Risikoschwangeren mit unreifer Zervix. Geburtsh. u. Frauenheilk. 42 (1982) 810.
49. Gonik, B., C. A. Stringer, B. Held: An alternate maneuver for management of shoulder dystocia. Amer. J. Obsetet. Gynec. 145 (1983) 882–885.
50. Graves, G. R., T. F. Baskett, J. H. Gray, E. R. Luther: Vaginale Verabreichung verschieden hoher Dosen eines Prostaglandin-E2-haltigen Gels und die Wirkung auf die Cervixreifung und Wehenauslösung. Amer. J. Obstet. Gynec. 151 (1985) 178.
51. Greenhill, J. P.: Anatomy, anomalies, and prolapse of the umbilical cord. Clin. Obstet. Gynaec. 5 (1962) 982.
52. Gross, T. L., Sokol, R. J., Williams, T., Thompson, K.: Shoulder dystocia: a fetal-physician risk. Am. J. Obstet. Gynecol. 156 (1987) 1408.
53. Halberstadt, E.: Wandlungen in der fetalen Indikation zur Sectio caesarea. In: Künzel, W. (Hrsg.): Gießener Gynäkologische Fortbildung 1985, XIV. Fortbildungskurs für Fachärzte der Frauenheilkunde und Geburtshilfe. Springer, Berlin–Heidelberg–New York 1985.
54. Hales, K. A., W. F. Rayburn, G. L. Turnbull, H. D. Christensen, E. Patatanian: Double-blind comparison of intracervical and intravaginal prostaglandin E2 for ripening and induction of labor. Amer. J. Obstet. Gynec. 171 (1994) 1087–1091.
55. Hannah, W. J.: Management of relative fetopelvic disproportion. In: Langnickel, D. (ed.): Problems of the Pelvic Passageway. Springer, Berlin-Heidelberg-New York 1987.
56. Hashimoto, T., H. Furuya, M. Fujita et al.: Biodynamik der Cervixdilatation bei Geburtswehen. Acta obstet. gynaec. jap. 32 (1980) 1865.
57. Heinzl, S., M. S. Ramzin, M. Schneider et al.: Priming der Zervix mit Prostaglandin-Gel bei unreifer Geburtssituation am Termin. Z. Geburtsh. Perinat. 184 (1980) 395.
58. Hessische Perinatalerhebung 1986–1987. Kassenärztliche Vereinigung Hessen (unveröffentlichte Daten).
59. Hormel, K., W. Künzel: Der totale Muttermundsverschluß: Prävention von Spätaborten und Frühgeburten. Gynäkologe 28 (1995) 181–186.
60. Husslein, P., W. Grünberger, J. Huber: Lokale Prostaglandinapplikation mittels Portiokappe: eine neue Methode der Geburtseinleitung: Z. Geburtsh. Perinat. 184 (1980) 267.
61. Hoyme, U. B.: Unterwassergeburt. Nachdruck aus Hyg. Med. 25 (2000) 94-96, Nr. 3. Frauenarzt 41 (2000) 1344-1348.
62. Jackson, G. M., H. T. Sharp, M. W. Varner: Cervical ripening before induction of labor: a randomized trial of prostaglandin E2 gel

versus low-dose oxytocin. Amer. J. Obstet. Gynec. 171 (1994) 1092–1096.
63. Jennett, R. J., Tarby, T. J., Kreinick, C. J. Brachial plexus palsy: An old problem revisited. Am. J. Obstet. Gynecol. 166 (1992)1673.
64. Johnson, P.: Birth under water – to breathe or not to breathe. Br. J. Obstet. Gynecol. 103 (1996) 202.
65. Jung, H.: Pathologie der Wehentätigkeit: uterine Dystokie. Gynäkologe 7 (1974) 68.
66. Jung, H.: Physiologie und Pathologie der Wehentätigkeit. In: Käser, O., V. Friedberg, K. G. Ober, K. Thomsen, J. Zander (Hrsg.): Gynäkologie und Geburtshilfe, 2. Aufl., Bd. II/2. Thieme, Stuttgart–New York 1981.
67. Käser, O., M. Hohl: Die letzten Schwangerschaftswochen und der Geburtsbeginn. In: Käser, O., V. Friedberg, K. G. Ober, K. Thomsen, J. Zander (Hrsg.): Gynäkologie und Geburtshilfe, 2. Aufl., Bd. II/2: Thieme, Stuttgart–New York 1981.
68. Käser, O., R. Richter: Geburt aus Kopflage. In: Käser, O., V. Friedberg, K. G. Ober, K. Thomsen, J. Zander (Hrsg.): Gynäkologie und Geburtshilfe, 2. Aufl., Bd. II/2. Thieme, Stuttgart–New York 1981.
69. Kastendieck, E.: Vorbereitung operativer Entbindungen als Indikation zur Tokolyse. Künzel, W., S. Darda (Hrsg.): Tokolyse. Springer, Berlin–Heidelberg–New York 1984.
70. Karlberg, P., Adams, A., Geubelle, R., Wallgren, G.: Alterations of the infant's thorax during vaginal delivery. Acta Obstet. Gynec. 41 (1962) 223.
71. Kirchhoff, H.: Der Geburtsmechanismus beim „Langen Becken". Geburtsh. u. Frauenheilk. 34 (1974) 418.
72. Kirchhoff, H.: Das „Enge Becken": das Mißverhältnis als Ursache für Geburtsverlaufs-Komplikationen für Mutter und Kind. Z. Geburtsh. Perinat. 180 (1976) 95.
73. Klockenbusch, W.: Physiologie und Pharmakologie der Prostaglandine. In: Somville, T., W. Rath (eds.): Prostaglandine. Aktualisierte Anwendung in Geburtshilfe und Gynäkologic. Socio Medico, Germering 1994.
74. Kühnert, M., E. Halberstadt: Beckenmessung mit der Kernspintomographie. Arch. Gynec. 254 (1993) 1521–1522.
75. Künzel, W.: Fetal Heart Rate Monitoring – Clinical Practice and Pathophysiology. Springer, Berlin–Heidelberg–New York 1983.
76. Künzel, W., M. Kirschbaum, G. Link, E. Wachholz: Der totale Muttermundverschluß: Prophylaxe von intrauterinen Infektionen während der Schwangerschaft. In: Künzel, W., H. Gips (Hrsg.): Gießener Gynäkologische Fortbildung 1987. Springer, Berlin–Heidelberg–New York 1987.
77. Künzel, W.: Wassergeburt – eine Geburt ohne Risiko? Vorbehalte zu einem neuen Entbindungsverfahren. Gynäkol. Prax. 23 (1999) 437–441.
78. Kuzniar, B., S. Lembrych: Effect of cervix preparation for the course of labour induced with prostaglandin F2a. Gin. pol. 55 (1984) 497.
79. Landes, P.: Dystocie des epaules. Rev. franç. Gynéc. 77 (1982) 335–339.
80. Lindgren, L.: The lower part of the uterus during the first stage of labour in occipitoanterior vertex presentation: studies by means of intrauterine tocography. Acta obstet. gynaec. scand. 34, Suppl. 2 (1955) 1.
81. Lindgren, L.: Der Biomechanismus der Cervixdilatation während der Geburt. Gynäk. Rdsch. 11 (1971) 237.
82. Lindgren, L., N. Fagerlund: Uterine motility and resistance of the lower parts of the uterus at the onset of labor. Acta obstet. gynaec. scand. 44 (1965) 265.
83. Link, G., W. Künzel: Die Behandlung und Überwachung von Patienten mit Frühgeburtszeichen bis zur 32. Woche der Schwangerschaft. Gynäkologe 20 (1987) 20–31.
84. Lundh, C., G. Lindmark, H. Wilbrand: Reliability of radiographic pelvimetry: a methodological study. Acta obstet. gynaec. scand. 65 (1986) 411.
85. Lurie, S., A. Ben-Arie, Z. Hagay: The ABC of shoulder dystocia management. Asia-Oceania J. Obstet. Gynaec. 20 (1994) 195–197.
86. Macara, L. M., K. W. Murphy: The contribution of dystocia to the cesarean section rate. Amer. J. Obstet. Gynec. 171 (1994) 71–77.
87. Martius, G.: Lehrbuch der Geburtshilfe, 12. Aufl. Thieme, Stuttgart–New York 1988.
88. Martius, G.: Grundlagen des geburtshilflich-entbindenden Operierens. In: G. Martius, W. Rath (eds.): Praxis der Frauenheilkunde, Band II: Geburtshilfe und Perinatologie. Thieme, Stuttgart –New-York, 1998.
89. Matthiessen, V. H., L. Beck: Transvaginale Leitungsanästhesien. In: Käser, O., V. Friedberg, K. G. Ober, K. Thomsen, J. Zander (Hrsg.): Gynäkologie und Geburtshilfe, 2. Aufl., Band II/2. Thieme, Stuttgart–New York 1981.
90. Meltzer, R. M., M. R. Sachtleben, E. A. Friedman: Brow presentation. Amer. J. Obstet. Gynec. 100 (1968) 255.
91. Morgan, M. A., G. R. Thurnau, J. I. Fishburne: The fetal-pelvic index as an indicator of fetal-pelvic disproportion: a preliminary report. Amer. J. Obstet. Gynec. 155 (1986) 608.
92. Morrison, J. C., J. R. Sanders, E. F. Magann, W. L. Wiser: The diagnosis and management of dystocia of the shoulder. Surg. Gynec. Obstet. 175 (1992) 515–522.
93. Motter, W. J., P. A. M. Weiß: Der Zeitpunkt der Amniotomie: sein Einfluß auf Mutter und Kind. Wien. klin. Wschr. 96 (1984) 446.
94. Nesbitt, T. S., Gilbert, W. M., Herrchen, B.: Shoulder dystocia associated risd factors with macrosomic infants born in California. Am. J. Obstet. Gynecol. 179 (1998) 476.
95. Nocon, J. J., D. K. McKenzie, L. J. Thomas, R. S. Hansell: Shoulder dystocia, an analysis of risks and obstetric maneuvers. Amer. J. Obstet. Gynec. 168 (1993) 1732–1737.
96. O'Driscoll, K., M. Foley, D. MacDonald: Active management of labor as an alternative to cesarean section for dystocia. Obstet. and Gynec. 63 (1984) 485.
97. O'Leary, J. A.: Cephalic replacement for shoulder dystocia: present status and future role of the Zavanelli maneuver. Obstet. and Gynec. 82 (1993) 847–850.
98. O'Leary, J. A., A. Cuva: Abdominal rescue after failed cephalic replacement. Obstet. and Gynec. 80 (1992) 514–516.
99. Peel, J., G. V. P. Chamberlain: Cesarean section 1949–64. Obstet. Gynaec. Brit. Cwlth. 75 (1968) 1282.
100. Peisner, D. B., M. G. Rosen: Latent phase of labor in normal patients: a reassessment. Obstet. and Gynec. 66 (1985) 664.
101. Peisner, D. B., M. G. Rosen: Transition from latent to active labor. Obstet. and Gynec. 68 (1986) 448–451.
102. Philpott, R. H.: Graphic records in labour. Brit. med. J. 6 (1972) 163.
103. Pobedinsky, N. M., E. A. Chernukha, Z. V. Novikova et al.: The course and outcome of labour in a transverse contracted pelvis. Akus. i Gin. (Mosk.) 5 (1981) 39.
104. Posner, L. B., E. J. Rubin, A. C. Posner: Face and brow presentation. Obstet. and Gynec. 21 (1963) 745.
105. Pschyrembel, W., J. W. Dudenhausen: Praktische Geburtshilfe, 17. Aufl. De Gruyter, Berlin–New York 1991.
106. Rasmussen, B. R., K. E. Mosgaard: Macrosomia: diagnosis, delivery and complications. Ugeskr. Laeger. (Kbh.) 155 (1993) 3185–3190.
107. Rippert, C., J. Hüter, F. Kubli, C. Meyer: Medikamentöse Therapie der hyperaktiven, hypertonen und diskoordinierten Wehentätigkeit sub partu. Geburtsh. u. Frauenheilk. 32 (1972) 393).
108. Roemer, V. M., H. Buess, K. Harms: Zum Problem der Leitung der Austreibungs- und Preßperiode. Arch. Gynäk. 222 (1977) 29.
109. Romoff, A.: Shoulder dystocia: Lessons from the past and emerging concepts. Clin. Obstet. Gynecol. 43 (2000) 226.
110. Sandberg, E. C.: The Zavanelli maneuver extended: progression of a revolutionary concept. Amer. J. Obstet. Gynec. 158 (1988) 1347–1353.
111. Sarno, A. P., W. N. Hinderstein, R. A. Staiano: Fetal macrosomia in a military hospital: incidence, risk factors, and outcome. Mil. Med. 156 (1991) 55–58.
112. Schander, K., K. Schumann: Die cervikale Dystokie. Gynäkologe 7 (1974) 102.
113. Schmidt, W., G. Widmaier, B. Arabin et al.: Die Zervix-Reifung am Termin, ein Vergleich von drei Methoden: Oxytocin-Infusion, Prostaglandin-F2a-Gel intracervikal. Geburtsh. u. Frauenheilk. 42 (1981) 6.
114. Schneider-Affeld, F.: Geburtspositionen. Frauenarzt 34 (1993) 267–273.
115. Schwenzer, Th.: Die Schulterdystokie und ihre forensischen Aspekte. Gynäkologe 27 (1994) 222.
116. Schwenzer, Th.: Schulterdystokie und Plexusparese. Gynäkologe 34 (2001) 752.
117. Sellers, S. M., M. D. Mitchell, A. B. Anderson, A. C. Turnbull: The relation between release of prostaglandins at amniotomy and subsequent onset of labour. Brit. J. Obstet. Gynaec. 88 (1981) 1211.
118. Speer, Ch. P.: Physiologie und Pathologie des Neugeborenen. In: G. Martius, W. Rath (eds.): Praxis der Frauenheilkunde, Band II: Geburtshilfe und Perinatologie Thieme Stuttgart–New-York 1998.
119. Stark, D. D., S. M. McCarthy, P. A. Filly, J. T. Parer, H. Hricak, P. W. Callen: Pelvimetry by magnetic resonance imaging. Amer. J. Roentgenol. 144 (1985) 947.

120. Steer, P. J., D. J. Little, N. L. Lewis, M. C. M. E. Kelly, R. W. Beard: Uterine activity in induced labour. J. Obstet. Gynaec. Brit. Cwlth. 82 (1975) 433.
121. Tchobroutsky, C., Merlet, C., Rey, P.: The diving reflex in rabbit, sheep and newborn lamb and its afferent pathways. Resp. Phys. 8 (1969) 108.
122. Thiessen, P.: Geburtshilfliche Untersuchungsmethoden und Geburtsmechanismus. Zbl. Gynäk. 81 (1959) 1899.
123. Thöni, A., Mussner, K.: Die Wassergeburt: Bericht nach einem Jahr Erfahrung am Krankenhaus Sterzing. Frauenarzt 40 (1999) 229–232.
124. Ulmsten, U., L. Wingerup, P. Belfrage et al.: Intracervical application of prostaglandin gel for induction of term labor. Obstet. and Gynec. 59 (1982) 336.
125. Watson, A., Bowes, Jr.: Clinical Aspects of Normal and Abnormal Labor. In: R. K. Creasy, R. Resnik (eds.): Maternal-Fetal Medicine. 4th Edition. W. B. Saunders Company. Philadelphia 1999.
126. Wessel, J., Dudenhausen, J. W.: Erbsche Lähmung ohne Schulterdystokie: Neuere Aspekte bei der gutachterlichen Beurteilung. Vorstellungen zur vorgeburtlichen Entstehung kindlicher Plexusläsionen. Geburtsh. Frauenheilk. 60 (2000) 238.
127. Wieczorek, E., K. A. Sobiech: Oxytocinase-Aktivität unter der Geburt mit Epiduralanästhesie. Acta obstet. gynaec. scand. 59 (1980) 421.
128. Zahn, V.: Uterine contractions during pregnancy. J. perinat. Med. 12 (1984) 107.
129. Zahn, V., B. Ostarek: Cerviport: ein Gerät zur kontinuierlichen Messung der Muttermundsweite unter der Geburt. Z. Geburtsh. u. Perinat. 189 (1985) 125.

Literatur zu Kapitel 10

1. ACOG practice patterns: External Cephalic version. International J. Gynaec. Obstet. 59 (1997) 73–80.
2. Albrechtsen, S., L. M. Irgens: Epidemiology and aetiology of breech presentation. In: Künzel, W. (Hrsg.): Breech delivery. European Practice in Gynaecology and Obstetrics, S. 15–25, Elsevier, Paris 2002.
3. Berg, D., H. Albrecht, J. W. Dudenhausen et al.: Bericht der Standardkommission „Beckenendlage". Z. Geburtsh. u. Perinat. 188 (1984) 100.
4. Berger, R., E. Sawodny, G. Bachmann, S. Herrmann, W. Künzel: The prognostic value of magnetic resonance imaging for the management of breech delivery. Europ. J. Obstet. Gynaec. 55 (1994) 97.
5. Berger, R., S. Bender, S. Sefkow, V. Klingmüller, W. Künzel, A. Jensen: Peri/intraventricular haemorrhage: a cranial ultrasound study on 5286 neonates. Europ. J. Obstet. Gynaec. Repr. Biology. 75 (1997) 191–203.
6. Bock, R. W.: Juristische Aspekte der Beckenendlagengeburt. In: Feige, A., M. Krause. (Hrsg.): Beckenendlage, S. 211–232, Urban&Schwarzenberg, München-Wien-Baltimore 1998.
7. Boos, R., D. Rabe, H. J. Hendrik, W. Schmidt: Geburten aus Beckenendlage – geburtshilfliche und antepartale ultrasonographische Befunde. Z. Geburtsh. u. Perinat. 189 (1985) 130.
8. Boos, R., J. H. Hendrik, W. Schmidt: Das fetale Lageverhalten in der zweiten Schwangerschaftshälfte bei Geburten aus Beckenendlage und Schädellage. Geburtsh. u. Frauenheilk. 47 (1987) 341.
9. Bung, P., R. Huch, A. Huch: Ist die „Indische Wendung" eine erfolgreiche Methode zur Senkung der Beckenendlagefrequenz? Geburtsh. u. Frauenheilk. 47 (1987) 202.
10. Cockburn, K. G., R. F. Drake: Transverse and oblique lie of the foetus. Aust. N. Z. J. Obstet. Gynaec. 8 (1968) 211.
11. Dufour, P.: Breech position at term – external cephalic version: when and how? In: Künzel, W. (Hrsg.): Breech delivery. European Practice in Gynaecology and Obstetrics, S. 39–52, Elsevier, Paris 2002.
12. Dufour, P.: Preterm breech: foetal morbidity and mortality in vaginal delivery of the breech. In: Künzel, W. (Hrsg.): Breech delivery. European Practice in Gynaecology and Obstetrics, S. 175–193, Elsevier, Paris 2002.
13. Edwards, R. L., H. O. Nicholson: The management of the unstable lie in late pregnancy. J. Obstet. Gynaec. Brit. Cwlth. 76 (1969) 713.
14. Feige, A : Eine Antwort auf die Hannah-Studie. Geburtsh Frauenheilk. 62 (2002) 500-504.
15. Fortunato, S. J., L. J. Mercer, D. S. Guzick: External cephalic version with tocolysis factors associated with success. Obstet. and Gynec. 72 (1988) 59–61.
16. Giffei, J. M.: Beckenendlage – äußere Wendung. In: Dudenhausen, J. W. (Hrsg.): Praxis der Perinatalmedizin. Thieme, Stuttgart–New York 1984.
17. Gifford, D. S., E. Keeler, K. L. Kahn: Reductions in cost and cesarean rate by routine use of external cephalic version: a decision analysis. Obstet. and Gynec. 85 (1995) 930–936.
18. Gimovsky, M., R. H. Paul: Breech presentation. In: C. J. Pauerstein (ed.): Clinical Obstetrics. Wiley Medical, New York-Chichester-Brisbane 1987.
19. Göttlicher, S., J. Madjaric: Die Lage der menschlichen Frucht im Verlauf der Schwangerschaft und die Wahrscheinlichkeit einer spontanen Drehung in die Kopflage bei Erst- und Mehrgebärenden. Geburtsh. u. Frauenheilk. 45 (1985) 534.
20. Hannah, M. E., W. J. Hannah, S. A. Hewson, E. D. Hodnett, S. Saigal, A. R. Willan: Planned caesarean section versus planned vaginal birth for breech presentation at term: a randomised multicentre trial. Lancet. 356 (2000) 1375-1383.
21. Harris, B. A., J. W. Epperson: An analysis of 131 cases of transverse presentation. Amer. J. Obstet. Gynec. 59 (1950) 1105.
22. Hecklinger, P.: Die Ursachen der Beckenendlage unter besonderer Berücksichtigung der alten Erstgebärenden. Z. Geburtsh. Gynäk. 155 (1960) 300.
23. Henner, H., O. Wolf-Zimper, H. Rüttgers, U. Haller, F. Kubli: Häufigkeit und Verteilung von Beckenendlagen in der Schwangerschaft und bei Geburt. Z. Geburtsh. Perinat. 179 (1975) 17.
24. Hermsteiner, M. G. Bachmann: Breech position at term: pelvimetry and foetometry as decision-making methods. In: Künzel, W. (Hrsg.): Breech delivery. European Practice in Gynaecology and Obstetrics, S. 65–78, Elsevier, Paris 2002.
25. Hourihane, M. J.: Etiology and management of oblique lie. Obstet. and Gynec. 32 (1968) 512.
26. Hughey, M. J.: Fetal position during pregnancy. Amer. J. Obstet. Gynec. 153 (1985) 885.
27. Kainer, F., B. Pertl, C. Netzbandt, C. Fast: Der Einfluß der Ultraschalluntersuchung bei der äußeren Wendung der Beckenendlage. Geburtsh. u. Frauenheilk. 54 (1994) 108–110.
28. Kasby, C. B., V. Poll: The breech head and its ultrasound significance. Brit. J. Obstet. Gynaec. 89 (1982) 106.
29. Kasule, J., T. H. Chimbira, M. Brown: Controlled trial of external cephalic version. Brit. J. Obstet. Gynaec. 92 (1985) 14.
30. Kirkinen, P., P. Ylöstalo: Ultraschalluntersuchung vor äußerer Wendung bei Beckenendlage. Gynec. Obstet. Invest. 13 (1982) 90.
31. Kirschbaum, M., M. Hermsteiner, W. Künzel: Vaginale und abdominale Entbindung der Beckenendlage. Der Gynäkologe. 31 (1998) 761–771.
32. Kirschbaum, M., R. H. Bödeker, K. Münstedt, W. Künzel: Der Stellenwert der präpartualen sonographischen Gewichtsschätzung bei Beckenendlagen. Geburtsh. u. Frauenheilk. 52 (1992) 264–269.
33. Kirschbaum, M., W. Künzel: Alternative methods in the management of breech presentations. In: Künzel, W. (Hrsg.): Breech delivery. European Practice in Gynaecology and Obstetrics, S. 57–64, Elsevier, Paris 2002.
34. Kirschbaum, M., W. Künzel: Unkonventionelle Methoden bei der Leitung der Beckenendlage. Gynäkologe 27 (1994) 391–395.
35. Köppel, R., J. Benz: Äußere Wendung der Beckenendlage – eine Möglichkeit zur Senkung der Sectiorate und der kindlichen Morbidität. Geburtsh. u. Frauenheilk. 46 (1986) 710.
36. Kornman, M. T., K. T. Kimball, K. O. Reeves: Preterm external cephalic version in an outpatient environment. Amer. J. Obstet. Gynec. 172 (1995) 1734–1741.
37. Krause, M., A. Feige: Präpartale Betreuung und Überwachung der Schwangeren bei Beckenendlageneinstellung des Fetus. In: Feige, A., M. Krause. (Hrsg.): Beckenendlage, S. 31–61, Urban&Schwarzenberg, München-Wien-Baltimore 1998.
38. Krebs, L., J. Langhoff-Roos: Breech presentation at term: indications for secondary caesarean section. In: Künzel, W. (Hrsg.): Breech delivery. European Prac-

tice in Gynaecology and Obstetrics, S. 127–137, Elsevier, Paris 2002.
39. Krebs, L., J. Langhoff-Roos: Breech presentation: neonatal morbidity and mortality after vaginal and abdominal delivery at term. In: Künzel, W. (Hrsg.): Breech delivery. European Practice in Gynaecology and Obstetrics, S. 149–163, Elsevier, Paris 2002.
40. Künzel, W., M. Kirschbaum: Management of vaginal delivery in breech presentation at term. In: Künzel, W. (Hrsg.): Breech delivery. European Practice in Gynaecology and Obstetrics, S. 97–126, Elsevier, Paris 2002.
41. Künzel, W.: Recommendations of the FIGO commitee on perinatal health on guidelines for the management of breech delivery. Europ. J. Obstet. Gynaec. 58 (1995) 89–92.
42. Laros, R. K., T. A. Flanagan, S. J. Kilpatrick: Management of term breech presentation: a protocol of external cephalic version and selective trial of labor. Amer. J. Obstet. Gynec. 172 (1995) 1916–1925.
43. Lippmann, V.: zitiert nach Martius, G.: Lehrbuch der Geburtshilfe, 8. Aufl., S. 280. Thieme, Stuttgart–New York 1974.
43a. Martius, G.: Lehrbuch der geburtshilfe. Thieme, Stuttgart–New York 1974.
44. Martius, G.: Differentialdiagnose in Geburtshilfe und Gynäkologie, Bd. I (Geburtshilfe). Thieme, Stuttgart–New York 1987.
45. Martius, G.: Geburtshilfliche Operationen. Thieme, Stuttgart– New York 1978.
46. Martius, G.: Pathologie der Geburt. In: Martius, G. (Hrsg.): Lehrbuch der Geburtshilfe, S. 365–442. Thieme, Stuttgart– New York 1988.
47. Mehl, L. E.: Hypnosis and conversion of the breech to the vertex presentation. Arch. fam. Med. 3 (1994) 881–887.
48. Miller, E.-C., L. Kouam: Zur Häufigkeit von Beckenendlagen im Verlauf der Schwangerschaft und zum Zeitpunkt der Geburt. Zbl. Gynäk. 103 (1981) 105.
49. Morrison, J. C., R. E. Myatt, J. H. Martin et al.: External cephalic version of the breech presentation under tocolysis Amer. J. Obstet. Gynec. 154 (1986) 900–903.
50. Ogedengbe, O. K., O. Okikiolu, R. I. Macrae, O. F. Kusin-Osagie: Erect lateral pelvimetry and the outcome of labor in Lagos. J. nat. med. Assoc. 85 (1993) 41.
51. Phelan, J. P., L. E. Stine, E. Mueller, D. McCart, S. Yeh: Observations of fetal heartrate characteristics related to external cephalic version and tocolysis. Amer. J. Obstet. Gynec. 149 (1984) 658.
52. Pschyrembel, W., J. W. Dudenhausen: Praktische Geburtshilfe mit geburtshilflichen Operationen. De Gruyter, Berlin–New York 1986.
53. Rabinovici, J., C. Barkai, J. Shalev, D. M. Serr, S. Mashiach: Impact of a protocol for external cephalic version under tocolysis at term. Isr. J. med. Sci. 22 (1986) 34–40.
54. Roumen, F. J. M. E.:Breech position at term: indications for primary caesarean section. In: Künzel, W. (Hrsg.): Breech delivery. European Practice in Gynaecology and Obstetrics, S. 79–87, Elsevier, Paris 2002.
55. Rydhstroem, H.: Is there a justification for caesarean section in preterm breech presentation? In: Künzel, W. (Hrsg.): Breech delivery. European Practice in Gynaecology and Obstetrics, S. 165–173, Elsevier, Paris 2002.
56. Sandhu, S. K.: Transverse lie. J. Indian med. Ass. 68 (1977) 205.
57. Schrage, R.: Zur Ätiologie der Beckenendlage. Z. Geburtsh. u. Perinat. 177 (1973) 431.
58. Soerens, T., T. Bakke: The length of the human umbilical cord in vertex and breech presentations. Amer. J. Obstet. Gynec. 154 (1986) 1086.
59. Stark, D. D., S. M. McCarthy, R. A. Filly, J. T. Parer, H. Hricak, P. W. Callen: Pelvimetry by magnetic resonance imaging. Amer. J. Roentgenol. 144 (1985) 947.
60. Tompkins, P.: An inquiry into the causes of breech presentation. Amer. J. Obstet. Gynec. 51 (1946) 595.
61. Vartan, C. K.: The behaviour of the fetus in utero with special reference to the incidence of breech presentation. J. Obstet. Gynaec. Brit. Emp. 52 (1945) 417.
62. Westgren, M., H. Edvall, L. Nordström, E. Svalenius: Spontaneous cephalic version of breech presentation in the last trimester. Brit. J. Obstet. Gynaec. 92 (1985) 19.
63. Yates, M. J.: Transverse foetal lie in labour. J. Obstet. Gynaec. Brit. Cwlth. 71 (1964) 245.
64. Zhang, J., W. A. Bowes, J. A. Fortney: Efficacy of external cephalic version: a review. Obstet. and Gynec. 82 (1993) 306–312.

Literatur zu Kapitel 11

1. Franitza, M., A. Wischnik: Geburtshilfliche Akupunktur in der Routine einer Großklinik. In: Römer, A., M. Weigel, W. Zieger: Akupunkturtherapie in Geburtshilfe und Frauenheilkunde. S. 30. Hippokrates Verlag Stuttgart 1998.
2. Heine, H.: Zur Morphologie der Akupunkturpunkte. Dtsch. Z. Akupunktur. 4 (1987) 75
3. nach Melzack und Wall
4. Pfeiffer, K. A., D. Krebs: Akupunktur unter der Geburt. In: Römer, A., M. Weigel, W. Zieger: Akupunkturtherapie in Geburtshilfe und Frauenheilkunde. S. 114. Hippokrates Verlag Stuttgart 1998.
5. Pomeranz, B., R. Chang: Suppression of noxious response in single neurons of cat spinal court by electro acupuncture and its reversal by the opiate antagonist naloxone. In: The Endorphins Advances in Biochemial Psychopharmacology 18, p. 351. Raven Press New York 1978.
6. Pomeranz, B.: Wissenschaftliche Grundlagen der Akupunktur. In: Stux, G., N. Stiller, B. Pomeranz: Akupunktur – Lehrbuch und Atlas. S. 3–39. Springer Verlag Berlin/Heidelberg/New York 1989.
7. Römer, A.: Veränderungen von Zervixreife und Geburtsdauer nach geburtsvorbereitender Akupunkturtherapie. Geburtshilfe und Frauenheilkunde Thieme Verlag Stuttgart 60 (2000) 513–518.
8. Römer, A.: Akupunktur für Hebammen, Geburtshelfer und Gynäkologen. 3. Auflage. Hippokrates Verlag Stuttgart 2002.
9. Wall, P. D.: Acupuncture revisited. New Sci. Oct. 3 (1974) 31–34.

Literatur zu Kapitel 12

1. Brett, B., M.D. Gutsche: Spinal and epidural analgesia for obstetrics. In American Society of Anesthesiologists. Chapter 264. Annual Refresher Course Lectures, New Orleans, 1996.
2. Caton, D.: The Obstetric Patient. In: Kirby, R. R., N. Gravenstein (eds.): Clinical Anesthesia Practice, pp. 1082–1109. Saunders, Philadelphia–London–Toronto 1994.
3. Deutsche Gesellschaft für Anästhesiologie und Intensivmedizin. Berufsverband Deutscher Anästhesisten (Hrsg.): Ein Beitrag zur Qualitätssicherung in der Anästhesiologie, 2. Aufl. Perimed, Erlangen 1991.
4. Mendelson, G. L.: The aspiration of stomach contents into the lungs during obstetrical anaesthesia. Amer. J. Obstet. Gynec. 52 (1946) 19.
5. Meuser, T., Eichler, F., Grond, S., Winkler, B., Lehmann, K.A.: Anästhesieverfahren zur Sectio caesarea in Deutschland, Anaesthesist 47 (1998), 557–564.
6. Schneider, M.C., Alon, E.: Die geburtshilfliche Epiduralanalgesie, Anaesthesist 45 (1996) 393–409.
7. Schwender, D., Pollwein, B., Peter, K.: Geburtshilfliche Anästhesie und mütterliche Mortalität, Anästh. Intensivmed. 31 (1990) 291–297.
8. Shnider, S. M., G. Levinson: Anesthesia for Obstetrics. In: Miller, R. D. (ed.): Anesthesia, 4th ed., pp. 2031–2076. Churchill Livingstone, New York–Edinburgh–London 1994.
9. Standl, Th., Wilhelm, S., Gnirke, A., Hüneke, B.: Aktuelle Entwicklungen der geburtshilflichen Regionalanästhesie, Anästhesiol. Intensivmed. Notfallmed. Schmerzther. 34 (1999) 648–658.
10. Wulf, H., S. Schulzeck: Anästhesie für die Sectio caesarea – Aktueller Wissensstand. In: Deutsche Akademie für Anästhesiologische Fortbildung, Refresher Course Nr. 24, Springer, Berlin 1998, 109–120.

Literatur zu Kapitel 13

1. Allen, R. E., G. L. Hosker, A. R. Smith, D. W. Warell: Pelvic floor damage and childbirth: a neurophysiological study. Brit. J. Obstet. Gynaec. 97 (1990) 770–779.
2. Arya, L. A., N. D. Jackson, D. L. Myers, A. Verma: Risk of new-onset urinary incontinence after forceps and vacuum delivery in primiparous women. Am. J. Obstet. Gynecol. 185 (2001) 1318–1323.

3. Berkus, M. D., R. S. Ramamurthy, P. S. O'Connor, K. Brown, R. H. Hayashi: Cohort study of silastic abstetric vacuum cup deliveries. I. Safety of the instrument. Obstet. and Gynec. 66 (1985) 503–509.
4. Bofill, J. A., O. A. Rust, M. Devidas et al.: Neonatal cephalohematoma from vacuum extraction. J. reprod. Med. 42 (1997) 565–569.
5. Bonar, K. D., A. M. Kaunitz, L. Sanchez-Ramos: The effect of obstetric resident gender on forceps delivery rate. 182 (2000) 1050–1051.
6. Brun del Re, R.: Die geburtshilflichen Operationen. In: Käser, O., V. Friedberg, K.-G. Ober, K. Thomsen, J. Zander (Hrsg.): Gynäkologie und Geburtshilfe, 2. Aufl., Bd. II/2, S. 18 ff. Thieme, Stuttgard–New York, 1981.
7. Chenoy, R., R. Johanson: A randomised prospective study comparing delivery with metal and silicone rubber vacuum extractor cups. Brit. J. Obstet. Gynaec. 99 (1992) 360–363.
8. Dell, D. L., S. E. Sightler, W. C. Plauché: Soft cup vacuum extraction: a comparison of outlet delivery. Obstet. and Gynec. 66 (1985) 624–628.
9. Evelbauer, K.: Vakuum-Extraktion. Arch. Gynäk. 198 (1963) 523.
10. Ezenagagu, L. C., R. Kakaria, J. A. Bofill: Sequential use of instruments at operative vaginal delivery: is it safe? Am. J. Obstet. Gynecol. 180 (1999) 1446–1449.
11. Gardella, C., M. Taylor, T. benedetti et al.: The effect of sequential use of vacuum and forceps for assisted vaginal delivery on neonatal and maternal outcomes. Am. J. Obstet. Gynecol. 185 (2001) 896–902.
12. Gitsch, E., E. Reinold: Indikation und Technik der operativen vaginalen Geburtsbeendigung bei Schädellagen. Zbl. Gynäk. 106 (1984) 653–659.
13. Govaert, P., P. Vanhaesebrouck, C. De Praeter, K. Moens, L. Leroy: Vacuum extraction, bone injury and neonatal subgaleal bleeding. Europ. J. Pediat. 151 (1992) 532–535.
14. Handa, V. L., B. H. Danielsen, W. M. Gilbert: Obstetric anal sphincter lacerations. Obstet. Gynecol. 98 (2001) 225–230.
15. Hanigan, W. C., A. M. Morgan, L. K. Stahlberg, J. L. Hiller: Tentorial hemorrhage associated with vacuum extraction. Pediatrics 85 (1990) 534–539.
16. Hein, H. W., M. Meyenburg: Die kontrollierte Vacuumextraktion. In: Dudenhausen, J. W., E. Saling (Hrsg.): Perinatale Medizin Bd. IX. Thieme, Stuttgart–New York 1982.
17. Hessische Perinatalerhebung HEPE 1995–2000. Qualitätssicherung in der Geburtshilfe und Neonatologie. Geschäftsstelle Qualitätssicherung Hessen, Eschborn.
18. Hillier, C. E. M., R. B. Johanson: Worldwide survey of assisted vaginal delivery. Int. J. Genaec. Obstet. 47 (1994) 109–114.
19. Huch, A.: Frühgeburt. Die Grenze der operativen Intervention. In: Künzel, W., M. Kirschbaum (Hrsg.): Gießener Gynäkologische Fortbildung 1989. Springer, Berlin–Heidelberg–New York 1989.
20. Jensen, A., V. Klingmüller, S. Sefkow: Hirnblutungsrisiko in Früh- und Reifegeborenen: eine prospektive sonographische Untersuchung an 2781 Neugeborenen. Ber. Gynäk. Geburtsh. 125 (1988) 583.
21. Johanson, R. B., C. Rice, M. Doyle et al.: A randomised prospective study comparing the new vacuum extractor policy with forceps delivery. Brit. J. Obstet. Gynaec. 100 (1993) 524–530.
22. Johanson, R. B., B. K. Menon: Vacuum extraction versus forceps for assisted vaginal delivery. Cochrane Database Syst. Rev. 2 (2000) CD000224.
23. Kehrer, F. A.: Ueber ein modificiertes Verfahren beim Kaiserschnitte. Arch. Gynäk. 19 (1882) 1–33.
24. Klyszejko, C., W. Ilnicki, D. Klyszejko, J. Kozma, S. Donotek: Urethral diverticulum developing after forceps delivery. Ginekologia Polska (Warszawa) 56 (1985) 769–771.
25. Kozak, J. L., D. J. Weeks: U. S. Trends in Obstetric Procedures, 1990-2000. Birth 29 (2002) 157–161.
26. Krause, W., J. Frenzel, M. Raphael, W. Michels: Die Stellung der Trial-Vakuumextraktion im Rahmen der geburtshilflichen Operationen bei der Schädellage. Geburtsh. u. Frauenheilk. 45 (1985) 539–545.
27. Kuit, J. A., H. G. Eppinga, H. C. Wallenburg, F. J. Huikeshoven: A randomized comparison of vacuum extraction delivery with a rigid and a pliable cup. Obstet. and Gynec. 82 (1993) 280–284.
28. Leeuw de J. W., P. C. Struijk, M. E. Vierhout, H. C. Wallenburg: Risk factors for third degree perineal ruptures during delivery. BJOG 108 (2001) 383–387.
29. Loghis, C., E. Pyrgiotis, N. Panayotopoulos, L. Batalias, E. Salamalekis, P. A. Zourlas: Comparison between metal cup and silicone rubber cup vacuum extractor. Europ. J. Gynaec. 45 (1992) 173–176.
30. Malmström, T.: Vacuum extractor: indications and results. Acta obstet. gynaec. scand. 43 (1964) 1.
31. Mann, L. I.: The effect of head compression on FHR, brain metabolism and function. Obstet. and Gynec. 39 (1972) 721.
32. Mellier, G., M. A. Delille: Urinary disorders during pregnancy and post-partum. Rev. Franç. Gynéc. Obstét. 85 (1990) 525–528.
33. Meyer, S., P. Hohlfeld, C. Achtari et al.: Birth trauma: short and long term effects of forceps delivery compared with spontaneous delivery on various pelvic floor parameters. BJOG 107 (2000) 1360–1365.
34. Notzon, F. C., P. Bergsjö, S. Cole, L. M. Irgens, A. K. Dalveit: International collaborative effort (ICE) on birth weight, plurality, perinatal and infant mortality. IV. Differences in obstetrical delivery practice: Norway, Scotland and the United States. Acta obstet. gynaec. scand. 70 (1991) 451–460.
35. Ngan, H. Y., P. Miu, L. Ko, H. K. Ma: Long-term neurological sequelae. Aust.-N. Z. J. Obstet. Gynaec. 30 (1990) 111–114.
36. Palaric, J. C., P. Bourgeois-Dujois, F. Jacquemard, P. Poulain, J. Y. Grall, J. R. Giraud: Management of persistent posterior occipital presentation: 253 extractions by forceps. J. Gynéc. Obstét. Biol. Reprod. (1991) 723–728.
37. Poma, P. A.: Vanashing forceps delivery: Am. J. Perinatol. 16 (1999) 227–231.
38. Punnonen, R., P. Aro, A. Kuukankorpi, P. Pystynen: Fetal and maternal effects of forceps and vacuum extraction. Brit. J. Obstet. Gynaec. 93 (1986) 1132–1135.
39. Revah, A., Y. Ezra, D. Farine, K. Ritchie: Failed trial of vacuum or forceps-maternal and fetal outcome. Am. J. Obstet. Gynecol. 176 (1997) 200–204.
40. Robertson, P. A., R. K. Larso, R. L. Zhao: Neonatal and maternal outcome in low-pelvic and mid-pelvic operative deliveries. Amer. J. Obstet. Gynec. 162 (1990) 1436–1442.
41. Robson, S., B. Pridmore: Have Kielland forceps reached their "use by" date? Aust. N. Z. J. Obstet. Gynaecol. 39 (1999) 301–304.
42. Royal College of Obstetricians and Gynaecologists: Instrumental vaginal delivery. Guideline No 26 (2000).
43. Seidman, D. S., A. Laor, R. Gale, D. K. Stevenson, S. Mashiach, Y. L. Danon: Long-term effects of vacuum and forceps deliveries. Lancet 337 (1991) 1583–1585.
44. Shaver, D. C., H. S. Bada, S. B. Korones, G. D. Anderson, S. P. Wong, K. L. Arheart: Early and late intraventricular hemorrhage. Obstet. and Gynec. 80 (1992) 831–837.
45. Sipli, W., H. A. Krone: Ein neues Zangenmodell. Bamberger Divergenzzange. Geburtsh. u. Frauenheilk. 36 (1976) 592.
46. Warfield, C. A.: Obturator neuropathy after forceps delivery. Obstet. and Gynec. 64 (1984) 47–48.
47. Weisbach, W., K. Menzel, R. Laube, F. Wagner, W. Niedner, K. H. Jäger: Die Auswirkungen verschiedener zur Forcepsentbindung angewandter mütterlicher Anästhesieverfahren auf die kardiopulmonale Adaption des Neugeborenen, 1. Mitt.: Die Beeinflussung der pulmonalen Adaption. Zbl. Gynäk. 107 (1985) 545–549.
48. Weisbach, W., K. Menzel, R. Laube, F. Wagner, W. Niedner, K. H. Jäger: Die Auswirkungen verschiedener zur Forcepsentbindung angewandter mütterlicher Anästhesieverfahren auf die kardiopulmonale Adaption des Neugeborenen, 2. Mitt.: Die Beeinflussung der kardialen Adaption. Zbl. Gynäk. 107 (1985) 550–556.
49. Wen, S. W., S. Liu, S. Kramer et al.: Comparison of maternal and infant outcomes between vacuum extraction and forceps deliveries. Am. J. Epidemiol. 153 (2001) 103–107.
50. Williams, M. C., R. A. Knuppel, W. F. O'-Brien, A. Weiss, K. S. Kanarek: A randomized comparison of assisted

vaginal delivery by obstetric forceps and polyethylene vacuum cup. Obstet. and Gynec. 81 (1993) 688-694.
51. Williams, M. C., R. A. Knuppel, W. F. O'-Brien, A. Weiss, W. N. Spellacy, M. Pietrantoni: Obstetric correlates of neonatal retinal hemorrhage. Obstet. and Gynec. 81 (1993) 688-694.
52. Woyton, J., M. Geneja, A. Riess et al.: Comparative analysis of forceps and vacuum extractor procedures in own material. Ginekologia Polska (Warszawa) 56 (1985) 177-181.
53. Yancey, M. K., A. Herpolsheimer, G. D. Jordan, W. L. Benson, K. Brady: Maternal and neonatal effects of outlet forceps delivery compared with spontaneous vaginal delivery in term pregnancies. Obstet. and Gynec. 78 (1991) 646-650.

Literatur zu Kapitel 14

1. Adam, C., A. C. Allen, T. F. Baskett: Twin delivery: influence of the presentation and method of delivery on the second twin. Amer. J. Obstet. Gynec. 165 (1991) 23-27.
2. Amirikia, H., B. Zarewych, T. N. Evans: Caesarean section: a 15-year review of changing incidence, indications, and risks. Amer. J. Obstet. Gynec. 140 (1981) 81-90.
3. Bailer, P.: Aus der Geschichte des Kaiserschnitts. Geburtsh. u. Frauenheilk. 38 (1978) 334-341.
4. Bailit, J. L., S. M. Downs, J. M. Thorp: Reducing the caesarean delivery risk in elective inductions of labour: a decision analysis. Paediatr. Perinat. Epidemiol. 16 (2002) 90-96.
5. Beck, A., C. Vutuc: Die Mortalität und Letalität der Sectiocaesarea. Geburtsh. u. Frauenheilk. 44 (1984) 421-424.
6. Beck, C. T., H. Klingemann, W. Dallacker, B. Dräger: Der notfallmäßige Kaiserschnitt: Analyse von 143 Notsectionen. Geburtsh. u. Frauenheilk. 52 (1992) 96-102.
7. Berchuck, A., R. J. Sokol: Previous cesarean section, placenta increta, and uterine rupture in second-trimester abortion. Amer. J. Obstet. Gynec. 115 (1983) 766-767.
8. Bukovsky, I., D. Schneider, Z. Weinraub, S. Arieli, P. Schreyer, E. Caspi: Sterilization at the time of cesarean section: tubal ligation or hysterectomy? Contraception 28 (1983) 349-356.
9. Chestnut, D. H., R. D. Eden, S. A. Gall, R. T. Parker: Peripartum hysterectomy: a review of cesarean and postpartum hysterectomy. Obstet. and Gynec. 65 (1985) 365-370.
10. Chmelik, V., K. Suk: Sectio caesarea spiralis: Hysterographie. Zbl. Gynäk. 104 (1982) 1537-1540.
11. Clark, S. L., S. Y. Yeh, J. P. Phelan, S. Bruce, R. H. Paul: Emergency hysterectomy for obstetric hemorrhage. Obstet. and Gynec. 64 (1984) 376-380.
12. Crawford, J. S.: Some maternal complications of epidural analgesia for labour. Anaesthesia 40 (1985) 1219-1225.
13. Danforth, D. N.: Cesarean section. J. Amer. med. Ass. 253 (1985) 811-818.
14. Demianczuk, N. N., D. J. Hunter, D. W. Taylor: Trial of labor after previous cesarean section: prognostic indicators of outcome. Amer. J. Obstet. Gynec. 142 (1982) 640-642.
15. DeMot, R. K., H. F. Sandmire: The Green Bay cesarean section study. I. The physician factor as a determinant of cesarean birth rates. Amer. J. Obstet. Gynec. 162 (1990) 1593-1602.
16. DeMot, R. K., H. F. Sandmire: The Green Bay cesarean section study. II. The physician factor as a determinant of cesarean birth rates for failed labor. Amer. J. Obstet. Gynec. 166 (1992) 1799-1810.
17. Deutsche Gesellschaft für Gynäkologie und Geburtshilfe: Zur Frage der erlaubten Zeit zwischen Indikationsstellung und Sectio (E-E-Zeit) bei einer Notlage. Gynäk. Geburtsh. 3 (1992) 261-262.
18. Dick, W., E. Traub: Anästhesiebedingte mütterliche Mortalität während der Geburt. Anästhesist 34 (1985) 481-488.
19. Di Maio, H., R. K. Edwards, T. Y. Euliano et al.: Vaginal birth after cesarean delivery: an historic cohort cost analysis. Am. J. Obstet. Gynecol. 186 (2002) 890-892.
20. Eglinton, G. S., J. P. Phelan, S. Yeh, F. P. Diaz, T. M. Wallace, R. H. Paul: Outcome of a trial of labor after prior cesarean delivery. J. reprod. Med. 29 (1984) 3-8.
21. Eisenkop, S. M., R. Richman, L. D. Platt, R. H. Paul: Urinary tract injury during cesarean section. Obstet. and Gynec. 60 (1982) 591-596.
22. Evans, L. C., C. A. Combs: Increased maternal morbidity after cesarean delivery before 28 weeks of gestation. Int. J. Gynaec. Obstet. 40 (1993) 227-233.
23. Feldman, G. B., J. A. Freiman: Prophylactic cesarean section at term? New Engl. J. Med. 312 (1985) 1264-1267.
24. Fischbach, F., W. Loos, R. Thurmayr, A. Michelson, A. Bauerfeind, H. Graeff: Perioperative Antibiotikaprophylaxe mit Cefoxitin bei Kaiserschnitt: Handhabung und Nutzen. Geburtsh. u. Frauenheilk. 46 (1986) 706-707.
25. Gibbs, R. S., J. D. Blanco, P. J. St. Clair: A case-control study of wound abscess after cesarean delivery. Obstet. and Gynec. 62 (1983) 498-501.
26. Gleicher, N.: Cesarean section rates in the United States. J. Amer. med. Ass. 252 (1984) 3273-3276.
27. Goeschen, K., M. Pluta, G. Train, E. Saling: Geburtsleitung nach vorausgegangener Sectio: Wie gefährlich ist ein vaginaler Entbindungsversuch? Z. Geburtsh. Perinat. 186 (1982) 291-299.
28. Gordon, D., J. Milberg, J. Daling, D. Hickok: Advanced maternal age as a risk factor for cesarean delivery. Obstet. and Gynec. 77 (1991) 493-497.
29. Gould, D., B. Davey, R. Stafford: Socioeconomic differences in rates of cesarean section. Obstet. Gynec. Surv. 45 (1990) 54-56.
30. Gross, T. L.: Operative considerations in the obese pregnant patient. Clin. Perinat. 10 (1983) 411-421.
31. Guillemette, J., W. D. Fraser: Differences between obstetricians in caesarean section rates and the management of labor. Brit. J. Obstet. Gynaec. 99 (1992) 105-108.
32. Gummerus, M.: Das Toxic-Shock-Syndrom nach Schnittentbindung. Zbl. Gynäk. 105 (1983) 1413-1415.
33. Haegglund, L., K. K. Christensen, P. Christensen, C. Kamme: Risk factors in cesarean section infection. Obstet. and Gynec. 62 (1983) 145-150.
34. Hanson, H. B.: Current use of the extraperitoneal cesarean section: a decade of experience. Amer. J. Obstet. Gynec. 149 (1984) 31-34.
35. Hauth, J. C., J. Owen, R. O. Davis: Transverse uterine incision closure: one versus two layers. Amer. J. Obstet. Gynec 167 (1992) 1108-1111.
36. Helmy, W. H., A. S. Jolaoso, O. O. Ifaturoti et al.: The decision-to-delivery interval for emergency caesarean section: is 30 minutes a realistic target? BJOG 109 (2002) 505-509.
37. Henriksen, H. M.: Maternal complications after delivery by caesarean section. Z. Geburtsh. Perinat. 185 (1981) 351-353.
38. Hessische Perinatalerhebung HEPE 1995 bis 2000. Qualitätssicherung in der Geburtshilfe und Neonatologie. Geschäftsstelle Qualitätssicherung Hessen, Eschborn.
39. Hickl, E. J.: Der Kaiserschnitt im Spannungsfeld der Geburtshilfe. Gynäk. Geburtsh. Rundsch. 32, Suppl. 1 (1992) 35-46.
40. Hillemanns, H. G.: Zur Operationstechnik der Schnittentbindung. Geburtsh. u. Frauenheilk. 48 (1988) 20-28.
41. Hirsch, H. A., E. Neeser: Zur Wirksamkeit der perioperativen Antibiotikaprophylaxe bei Hysterektomien und abdominalen Schnittentbindungen. Geburtsh. u. Frauenheilk. 44 (1984) 8-13.
42. Hochuli, E., W. K. Marti: Der Kaiserschnitt: Indikationen, Frequenzen, perioperative und perinatale Morbidität/Mortalität. Ergebnisse aus einer schweizerischen Pilotstudie 1982 mit 41 teilnehmenden Kliniken (Arbeitsgemeinschaft schweizerischer Frauenkliniken). Gynäk. Rdsch. 23 (1983) 33-41.
43. Hochuli, E., H. P. Vogt: Kaiserschnitt und Infektrisiko. Geburtsh. u. Frauenheilk. 44 (1984) 767-771.
44. Hodgkinson, R., R. Glassenberg, T. H. Joyce, D. W. Coombs, G. W. Ostheimer, C. P. Gibbs: Comparison of cimetidine (Tagamet) with antacid for safety and effectiveness in reducing gastric acidity before elective cesarean section. Anesthesiology 59 (1983) 86-90.
45. Hohlweg-Majert, P., R. Geisbuesch: Sectio caesarea mit nachfolgender Hysterektomie. Geburtsh. u. Frauenheilk. 45 (1985) 167-169.
46. Huch, A., R. Chaoui, R. Huch (Hrsg.): Sectio caesarea. 1. Aufl. UNI-MED, Bremen 2001.
47. Hurry, D. J., B. Larsen, D. Charles: Effects of postcesarean section febrile morbidity on subsequent fertility. Obstet. and Gynec. 64 (1984) 256-260.
48. Jakobi, P., A. Weisman, E. Paldi: Reversing the upward trend in the cesarean section rate. Europ. J. Obstet. Gynaec. 25 (1987) 105-113.
49. Josephson, A.: An epidemiologic study of postcesarean infection. Amer. J. Infect. Control 12 (1984) 19-25.
50. Khoury, A. D., M. L. Moretti, J. R. Barton, D. C. Shaver, B. M. Sibai: Fetal blood sampling in patients undergoing elective cesarean

section: a correlation with cord blood gas values obtained at delivery. Amer. J. Obstet. Gynaec. 165 (1991) 1026–1029.
51. Klein, M., T. Waldhor, C. Vutuc, A. Beck: Frequency of cesarean sections in Austria. Gynäkol. Geburtshilfliche Rundsch. 40 (2000) 125-129.
52. Klug, P. W., H. G. K. Mayer, T. Hohweg: Die Bedeutung der Operationstechnik bei der Verhütung infektiöser Komplikationen nach Kaiserschnitt. Zbl. Gynäk. 108 (1986) 1046–1052.
53. Knoche, E., W. Dick, E. Traub, I. Maier: Untersuchungen zur Effektivität der geburtshilflichen Periduralanästhesie. II. Sectio caesarea. Reg. Anästh. 5 (1982) 73–77.
54. Koppel, E., B. Struzyk, J. Zbieszczyk: Kaiserschnitte mit Anwendung einschichtiger transisthmischer Uterusnaht. Zbl. Gynäk. 105 (1983) 1522–1525.
55. Kozinsky, Z., H. Orvos, T. Zoboki et al.: Risk factors for cesarean section of primiparous women aged over 35 years. Acta. Obstet. Gynecol. Scand. 81 (2002) 313-316.
56. Künzel, W., B. Misselwitz, K. Manolopoulos, S. Miller: Geburtshilfe an der Grenze der Lebensfähigkeit. In: Künzel, W., M. Kirschbaum: Gießener Gynäkologische Fortbildung 1999.Springer,Berlin-Heidelberg-New-York 2000.
57. Lavin, J. P., R. J. Stephens, M. Miodovnik, T. P. Barden: Vaginal delivery in patients with a prior cesarean section. Obstet. and Gynec. 59 (1982) 134–148.
58. Levin, D. K., C. Gorchels, R. Andersen: Reduction of post-cesarean section infectious morbidity by means of antibiotic irrigation. Amer. J. Obstet. Gynec. 147 (1983) 273–277.
59. Lilford, R. J., H. van Coeverden de Groot, P. Moore: The relative risk of cesarean section (intrapartum and elective) and vaginal delivery: a detailed analysis to exclude the effects of medical disorders and other acute preexisting physiological disturbances. Brit. J. Obstet. Gynaec. 97 (1990) 883–892.
60. Lippert, T. H.: Bimanual delivery of the fetal head at cesarean section with the head in midcavity. Arch. Gynec. 234 (1983) 59–60.
61. Lohe, K. J., B. Lampe, H. Graeff, K. Holzmann, J. Zander: Die Hysterektomie bei Sepsis nach Kaiserschnitt. Geburtsh. u. Frauenheilk. 43 (1983) 27–32.
62. MacKenzie, I. Z., I. Cooke: What is a reasonable time from decision-to-delivery by caesarean section? Evidence from 415 deliveries. BJOG 109 (2002) 498-504.
63. May, A. E., S. M. Yentis: Up, up and away: watching the Cesarean section rate rise. Anaesthesia 57 (2002) 317-318.
64. McCurdy, C. M. jr., E. F. Magann, C. J. McCurdy, A. K. Saltzman: The effect of placental management at cesarean delivery on operative blood loss. Amer. J. Obstet. Gynec. 167 (1992) 1363–1367.
65. McNulty, J. V.: Elective cesarean hysterectomy resvisited. Amer. J. Obstet. Gynec. 149 (1984) 29–30.
66. Mentzel, H.: Sectio bei Frühgeburt aus der Sicht des Neonatologen: Indikation und Grenzen. Gynäkologe 17 (1984) 243–249.
67. Miller, P. J., J. A. Searcy, D. L. Kaiser: The relationship between surgeon experience and endometritis after cesarean section. Surg. Gynec. Obstet. 165 (1987) 535–539.
68. Mor-Yosef, S., A. Samueloff, B. Modan, D. Navot, J. G. Schenker: Ranking the risk factors for cesarean: logistic regression analysis of a nationwide study. Obstet. and Gynec. 75 (1990) 944–947.
69. Morgan, B. M., J. M. Aulakh, J. P. Barker, P. W. Reginald, T. Goroszeniuk, A. Trojanowski: Anaesthetic morbidity following caesarean section under epidural or general anaesthesia. Lancet I (1984) 328–330.
70. Neeser, E., U. Niehues, H. A. Hirsch: Mütterliche Morbidität nach Sectio: Vergleich von isthmokorporalem Längsschnitt und isthmischem Querschnitt bei Frühgeburten. Geburtsh. u. Frauenheilk. 48 (1988) 8–12.
71. Nielsen, T. F., K. H. Hoekegard: Postoperative cesarean section morbidity: a prospective study. Amer. J. Obstet. Gynec. 146 (1983) 911–915.
72. Nielsen, T. F., K. H. Hoekegard: The course of subsequent pregnancies after previous cesarean section. Acta obstet. gynaec. scand. 63 (1984) 13–16.
73. Nielsen, T. F., K. H. Hoekegard: Caesarean section and intraoperative surgical complications. Acta obstet. gynaec. scand. 63 (1984) 103–108.
74. Nielsen, Th. F., K. H. Hoekegard: The incidence of acute neonatal respiratory disorders in relation to mode of delivery. Acta obstet. gynaec. scand. 63 (1984) 109–114.
75. NIH Consensus development task force statement on cesarean childbirth. Amer. J. Obstet. Gynec. 139 (1981) 902–909.
76. Notzon, F. C., P. J. Placek, S. M. Tafel: Comparisons of national cesarean-section rates. New Engl. J. Med. 316 (1987) 386–389.
77. Parazzini, F., N. Pirotta, C. Vecchia, L. Fedele: Determinants of cesarean section rates in Italy. Brit. J. Obstet. Gynaec. 99 (1992) 203–206.
78. Parilla, B. V., S. L. Dooley, R. D. Jansen, M. L. Socol: Iatrogenic respiratory distress syndrome following elective repeat cesarean delivery. Obstet. and Gynec. 81 (1993) 392–395.
79. Paul, R. H., J. P. Phelan, S. Yeh: Trial of labor in the patient with a prior cesarean birth. Amer. J. Obstet. Gynec. 151 (1985) 297–304.
80. Pickhardt, M. G., J. N. Martin jr., E. F. Meydrech: Vaginal birth after cesarean delivery: are there useful and valid predictors of success or failure? Amer. J. Obstet. Gynec. 166 (1992) 1811–1819.
81. Pohland, F.: Frühgeburt an der Grenze zur Lebensfähigkeit des Kindes. Z. Geburtsh. Neonatol. 202 (1998) 261-263.
82. Pridjian, G., J. U. Hibbard, A. H. Moawad: Cesarean: changing the trends. Obstet. and Gynec. 77 (1991) 195–200.
83. Punnonen, R., K. Teisala, P. K. Heinonen, R. Tuimala, P. Pystynen: Subtotal hysterectomy in emergency obstetrics. Ann. Chir. Gynaec. 73 (1984) 293–295.
84. Remy, N., V. Jaluvka, H. K. Weitzel: Mortalität und Letalität nach Schnittentbindung in West-Berlin 1975 bis 1989. Zbl. Gynäk. 115 (1993) 7–12.
85. Repke, J. T., M. R. Spence, S. Calhoun: Risk factors in the development of cesarean section infection. Surg. Gynec. Obstet. 158 (1984) 112–116.
86. Richter, K., W. Eiermann: Hysterektomiesectio oder Tubenkoagulation nach Kaiserschnitt: ein Vergleich. Geburtsh. u. Frauenheilk. 43 (1983) 209–212.
87. Roberts, S., M. Maccato, S. Faro, P. Pinell: The microbiology of post-cesarean wound morbidity. Obstet. and Gynec. 81 (1993) 383–386.
88. Rydhstrom, H., I. Ingemarsson, S. Ohrlander: Lack of correlation between a high cesarean section rate and improved prognosis for low birth weight twins (2000 g). Brit. J. Obstet. Gynec. 97 (1990) 229–232.
89. Schneider, H., W. Hänggi, L. Marques: Analyse der Sectiofrequenz von zwei Kliniken unter besonderer Berücksichtigung von Unterschieden im Patientenkollektiv. Geburtsh. u. Frauenheilk. 50 (1990) 710–716.
90. Scholtes, G., H. Milz: Geburtsleitung nach vorausgegangenem Kaiserschnitt. Z. Geburtsh. Perinat. 186 (1982) 285–290.
91. Schumacher, A., S. Locher, K. P. Lüscher: Sektiorate in der Schweiz: eine Frage der Geburtsphilosophie? Arch. Gynec. Obstet. 252, Suppl. (1992) 126.
92. Schutterman, E. B., D. A. Grimes: Comparative safety of the low transverse versus the low vertical uterine incision for cesarean delivery of breech infants. Obstet. and Gynec. 61 (1983) 593–597.
93. Schwind, S., J. Martius, H. Kaesemann: Toxic Shock Syndrom nach Sectio caesarea. Z. Geburtsh. Perinat. 194 (1990) 140–143.
94. Shnider, S. M., G. Levinson: Anästhesie in der Geburtshilfe. Fischer, Stuttgart 1984.
95. Singh, P. M., C. Rodrigues, A. N. Gupta: Placenta praevia and previous cesarean section. Acta obstet. gynaec. scand 60 (1981) 367–368.
96. Stafford, R. S., S. D. Sullivan, L. B. Gardner: Trends in cesarean section use in California, 1983 to 1990. Amer. J. Obstet. Gynec. 168 (1993) 1297–1302.
97. Stoll, W.: Gefahren des Kaiserschnittes für die Mutter. Gynäk. Rdsch. 23 (1983) 67–71.
98. Taffel, S. M., P. J. Placek: Complications in cesarean and non-cesarean deliveries: United States, 1980. Amer. J. publ. Hlth 73 (1983) 856–860.
99. Tahilramaney, M. P., M. Boucher, G. S. Eglinton, M. Beall, J. P. Phelan: Previous cesarean section and trial of labor: factors related to uterine dehiscence. J. reprod. Med. 29 (1984) 17–21.
100. Tischendorf, D.: Die einschichtige Uterusnaht bei Sectio caesarea: eine vergleichende Studie. Geburtsh. u. Frauenheilk. 47 (1987) 117–120.
101. Vaclavinkova, V., B. Westin: Ultraschalldiagnostik von Narbendefekten nach Kaiserschnitt. Zbl. Gynäk. 106 (1984) 686–692.
102. Wallace, R. L., G. S. Eglinton, M. L. Vonekura, T. M. Wallace: Extraperitoneal cesarean section: a surgical form of infection prophylaxis? Amer. J. Obstet. Gynec. 148 (1984) 172–177.
103. Weiss, P. A. M.: Sectio caesarea und assoziierte Fragen. Springer, Berlin-Heidelberg-New York 1994.
104. Welsch, H., H. A. Krone: Sectio-Mortalität und -Letalität in Bayern vom 1. 1. 1983-31. 12. 1986. Gynäk. Rdsch. 27 (1987) 127–132.

105. Welsch, H., H. A. Krone: Sectio-Mortalität und Sectio-Letalität in Bayern 1983–1986. Gynäk. Rdsch. 27 (1988) 127–132.
106. Welsch, H.: Mütterliche Sectio-Sterblichkeit: eine kritische Bilanz. Arch. Gynec. 257 (1995) 206–215.
107. Welsch, H.: Sectiomortalität und -letalität in Bayern 1983-1999. In: Huch, H., Chaoui, R., Huch, R. (Hrsg.): Sectio Caesarea. 1. Aufl., UNI-MED, Bremen, 2001.
108. Wulf, K.-H.: Kommentar aus der Sicht des Geburtshelfers. Gynäkologe 17 (1984) 250–254.
109. Wulf, K.-H., E. Kastendieck, B. Seelbach-Göbel: Zum Geburtsmodus bei Frühgeborenen: abdominal oder vaginal? Z. Geburtsh. Perinat. 188 (1984) 249–255.
110. Wulf, K.-H., E. Kastendieck: Operative Eingriffe in der Schwangerschaft und post partum. In: Zander, J., H. Graeff (Hrsg.): Gynäkologische Operationen. Kirschnersche Operationslehre. Springer, Berlin-Heidelberg-New York 1991.
111. Zanetta, G., A. Tampieri, I. Currado et al.: Changes in cesarean delivery in an Italian university hospital, 1982-1996: a comparision with the national trend. Birth 26 (1999) 144-148.

Literatur zu Kapitel 15

1. Abramowitz, L., I. Sobhani, R. Ganansia, A. Vuagnat, J. L. Benifla, E. Darai, P. Madelenat, M. Mignon: Are Sphincter defects the Cause of Anal Incontinence after Vaginal Delivery? Dis. Colon Rectum 43 (2000) 590-598.
2. Argentine Episiotomy Trial Collaborative Group: Routine vs. selective episiotomy: a randomised controlled trial. Lancet 342 (1993) 1517–1518.
3. Crawford, L. A., E. H. Quint, M. L. Pearl, J. O. DeLancey: Incontinence following rupture of the anal sphincter during delivery. Obstet. and Gynec. 82 (1993) 527–531.
4. de Leeuw, J. W., P. C. Struijk, M. E. Vierhout, H. C. S. Wallenburg: Risk factors for third degree perineal ruptures during delivery. Brit. J. Obstet. Gynaec. 108 (2001) 383-387.
5. De Wees, W. B.: Relaxation and management of the perineum during parturition. JAMA 13 (1889) 804-808
6. Eason, E., M. Labrecque, G. Wells, P. Feldman: Preventing perineal trauma during childbirth: A systematic review. Obstet. and Gynec. 95 (2000) 464-471.
7. Fitzpatrick, M., M. Behan, P. R. O'Connell, C. O'Herlihy: A randomised clinical trial comparing primary overlap with approximation repair of third-degree obstetric tears. Am. J. Obstet. Gynecol. 183 (2000) 1220-1224.
8. Gainey, N. L.: Postpartum observation of pelvis tissue damage: further studies. Amer. J. Obstet. Gynec. 70 (1955) 800-807.
9. Geissbühler, V., J. Eberhard: Waterbirths: A comparative Study. A Prospective Study on more than 2000 Waterbirths. Fetal Diagn. Ther. 15 (2000) 291-300.
10. Grant, A., B. Gordon, C. Mackrodat, E. Fern, A. Truesdale, S. Ayers: The Ipswich childbirth study: one year follow up of alternative methods used in perineal repair. Brit. J. Obstet. Gynaec. 108 (2001) 34-40.
11. Grant, A.: The choice of suture materials and techniques for repair of perineal trauma: an overview of the evidence from controlled trials. Brit. J. Obstet. Gynaec. 96 (1989) 1281–1289.
12. Haadem, K., J. A. Dahlstrom, L. Ling, S. Ohrlander: Anal sphincter function after delivery rupture. Obstet. and Gynec. 70 (1987) 53-56.
13. Haadem, K., S. Ohrlander, G. Lingman: Long term ailments due to anal sphincter rupture caused by delivery: a hidden problem. Europ. J. Obstet. Gynaec. 27 (1988) 27–32.
14. Hirsch, H. A.: Episiotomie und Dammriß. Thieme, Stuttgart – New York 1989.
15. Hordnes, K., P. Bergsjø: Severe lacerations after childbirth. Acta obstet. gynaec. scand. 72 (1993) 413-422.
16. Husslein, P.: Elektive Sectio versus vaginale Geburt – Ist das Ende der herkömmlichen Geburtshilfe erreicht? In: Huch, A., R. Chaoui, R. Huch (Hrsg.): Sectio caesarea, S. 107-114. UNI-MED Verlag, Bremen 2001.
17. Jander, C., S. Lyrenas: Third and fourth degree perineal tears. Acta obstet. gynaec. scand. 80 (2001) 229-234.
18. Kammerer-Doak, D. N., A. B. Wesol, R. G. Rogers, C. E. Dominguez, M. H. Dorin: A prospective cohort study of women after primary repair of obstetric anal sphincter laceration. Am. J. Obstet. Gynecol. 181 (1999) 1317-1323.
19. Lobb, M. O., S. J. Duthie, R. W. I. Cooke: The influence of episiotomy on the neonatal survival and incidence of periventricular haemorrhage in very low birthweight infants. Europ. J. Obstet. Gynaec. 22 (1986) 17–21.
20. Martius, G.: Pathologie der Geburt. In: Martius, G. (Hrsg.): Lehrbuch der Geburtshilfe, 12. Aufl., S. 365-442. Thieme, Stuttgart – New York 1988.
21. Mellerup Sørensen, S., H. Bondesen, O. Istre, P. Vilman: Perineal rupture following vaginal delivery: long term consequences. Acta obstet. gynaec. scand. 67 (1988) 315-318.
22. Møller Bek, K., S. Laurberg: Intervention during labor: risk factors associated with complete tear of the anal sphincter. Acta obstet. gynaec. scand. 71 (1992) 520-524.
23. Møller Bek, K., S. Laurberg: Risks of anal incontinence from subsequent vaginal delivery after a complete obstetric anal sphincter tear. Brit. J. Obstet. Gynaec. 99 (1992) 724-726.
24. Newton, M., L. M. Mosey, G. E. Egli, W. B. Gifford, C. T. Hull: Blood loss during and immediately after delivery. Obstet. and Gynec. 17 (1961) 9.
25. Nygaard, I. E., S. S. C. Rao, J. D. Dawson: Anal Incontinence after Anal Sphinter Disruption: A 30-Year Retrospective Cohort study. Obstet. Gynecol. 89 (1997) 896-901.
26. Ould, F.: Treatise of Midwifery. Nelson & Connor, Dublin 1742.
27. Parnell, C., J. Langhoff-Roos, H. Møller: Conduct of labor and rupture of the sphincter ani. Acta obstet. gynaec. scand. 80 (2001) 256-261.
28. Persson, J., P. Wolner-Hanssen: Obstetric Risk Factors for Stress Urinary Incontinence: A Population-Based Study. Obstet. Gynecol. 96 (2000) 440-445.
29. Pschyrembel, W., J. W. Dudenhausen: Praktische Geburtshilfe mit geburtshilflichen Operationen, 17. Aufl., S. 544-616. De Gruyter, Berlin-New York 1991.
30. Rageth, J. C., A. Buerklen, H. A. Hirsch: Spätkomplikationen nach Episiotomie. Z. Geburtsh. u. Perinat. 193 (1989) 233-237.
31. Renfrew, M. J., W. Hannah, L. Albers, E. Floyd: Practices that minimize trauma to the genital tract in childbirth: A systematic review of the literature. Birth 25:3 (1998) 143-160.
32. Ritgen, G.: Über sein Dammschutzverahren. Monatschr. f. Geburtskunde u. Frauenkrankh. 6 (1855) 321-347.
33. Røckner, G., A. Jonasson, A. Ølund: The effect of mediolateral episiotomy at delivery on pelvic floor muscle strength evaluated with vaginal cones. Acta obstet. gynaec. scand. 70 (1991) 51-54.
34. Røckner, G.: Urinary incontinence after perineal trauma at childbirth. Scand. J. Caring Sci. 4 (1990) 169-172.
35. Rothbarth, J., W. A. Bemelman, W. J. H. J. Meijerink, M. E. Buyze-Westerwel, J. G. van Dijk, J. B. V. M. Delemarre: Long-Term Results of Anterior Anal Sphincter Repair for Fecal Incontinence due to Obstetric Injury. Dig. Surg. 17 (2000) 390-394.
36. Schneider, H.: Sectio oder vaginale Entbindung bei sehr kleinen Frühgeburten. Gynäkologe 29 (1996) 187-193.
37. Shiono, P., M. A. Klebanoff, J. C. Carey: Midline episiotomies: more harm than good? Obstet. and Gynec. 75 (1990) 765-770.
38. Signorello, L. B., B. L. Harlow, A. K. Chekos, J. T. Repke: Postpartum sexual functioning and its relationship to perineal trauma: A retrospective cohort study of primipararous women. Am. J. Obstet. Gynecol. 184 (2001) 881-890.
39. Sleep, J., A. Grant, J. Garcia, D. Elbourne, J. Spencer, I. Chalmers: West Berkshire perineal management trial. Brit. med. J. 289 (1984) 587-590.
40. Snooks, S. J., M. M. Henry, M. Swash: Faecal incontinence due to external sphincter division in childbirth is associated with damage to the innervation of the pelvic floor musculature: a double pathology. Brit. J. Obstet. Gynaec. 92 (1985) 824-828.
41. Snooks, S. J., M. Swash: Abnormalities of the innervation of the urethral striated sphincter muscle in incontinence. Brit. J. Urol. 56 (1984) 401-405.
42. Sultan, A. H.: Effects of vaginal delivery on the anal sphincter. In: Huch, A., R. Chaoui, R. Huch (Hrsg.): Sectio caesarea, S. 78-79. UNI-MED Verlag, Bremen 2001.
43. Thacker, S. B., H. D. Banta: Benefits and risks of episiotomy: an interpretative review of the English language literature, 1860-1980. Obstet. Gynec. Surv. 38 (1983) 322-338.
44. Thorp, J. M., W. A. Bowes jr.: Episiotomy: can its routine use be defended? Amer. J. Obstet. Gynec. 160 (1989) 1027-1030.
45. Wisser, J.: Sonomorphologische Veränderungen des anterioren Beckenbodenkom-

partiments nach vaginaler Geburt. In: Huch, A., R. Chaoui, R. Huch (Hrsg.): Sectio caesarea, S. 75-78. UNI-MED Verlag, Bremen 2001.

Literatur zu Kapitel 16

1. Becker, V., E. Röckelein: Pathologie der weiblichen Genitalorgane I. 1. Pathologie der Plazenta und des Abortes. In: Doerr, W., G. Seifert (Hrsg.): Spezielle pathologische Anatomie, Bd. 20. Springer, Berlin-Heidelberg-New York 1989.
2. Benedetti, Th. J.: Obstetric Hemorrhage. In: Gabbe, St. G., J. R. Niebyl, J. L. Simpson (eds): Obstetrics, normal and problem pregnancies, Chapter 17. Churchill Livingstone 2002.
3. B-Lynch, C., Coker, A., Lawal, A. H., Abu, J., Cowen, M. J.: The B-Lynch surgical technique for the control of massive hemorrhage: an alternative to hysterectomy? Five cases report. B. J Obstet Gynecol. 104 (1997) 372-375.
4. Breen, J. L., Neubecker, R., Gregori, C. A., Franklin, J. E.: Placenta accreta, increta and percreta. Obstet. and Gynec. 49 (1977) 43-47.
5. Crombach, G.: Operative Behandlung schwergradiger postpartaler Blutungen. Der Gynäkologe. 33 (2000) 286-297.
6. Deyer, T. W., Ashton-Miller, J. A., van Baren, P. M., Pearlman, M. D.: Myometrial contractile strain at uteroplacental separation during parturition: Am. J Obstet Gynecol 183 (2000) 156-159.
7. Dudenhausen, J.W., W. Pschyrembel: Praktische Geburtshilfe mit geburtshilflichen Operationen. 19. Auflage. Walter de Gruyter Berlin-New York 2001.
8. Hansch, E., Chitkara, U., McAlpine, J., El-Sayed, Y., Dake, M. D., Razavi, M. K.: Pelvic arterial embolization for control of obstetric hemorrhage: A five-year experience. Am J Obstet Gynecol 180 (1999) 1554-1560.
9. Herman, A., Weinraub, Z., Burkowski, J., Arieli, S.: Dynamic ultrasonographic imaging of the third stage of labor: new perspectives into third stage mechanisms. Am J Obstet Gynecol 168 (1993) 1496-1499.
10. Krapp, M., Baschat, A. A., Hankeln, M, Geipel, A., Germer, U., Gembruch ,U.: Korrelation zwischen sonographischen und klinischen Befunden in der Plazentarperiode - Lösungszeiten, Lösungszeichen und Lösungsmodus. Geburtsh Frauenheilk. 61 (2001) 507-510.
11. Linderkamp, O.: Frühabnabelung oder Spätabnabelung? Gynäkologe 17 (1984) 281-288.
12. Linderkamp, O., Nelle, M., Kraus, M., Zilow, E. P.: The effect of early and late cord-clamping on blood viscosity and other hemorhaogical parameters in full-term - neonates. Acta paediat. 81 (1992) 745-750.
13. Ludwig, H., Hösli, I.: Notfälle in der Geburtshilfe Teil II: Postpartale Blutungen. Der Gynäkologe 33 (2000) 614-622.
14. McDonald, S. J., Prendiville, W. J., Blair, E.: Randomised controlled trial of oxytocin alone versus oxytocin and ergometrine in active management of third stage of labour. Brit. med. J. 307 (1993) 1167-1171.
15. Mischler, C., Hänggi, W., Schneider, H.: Die Uterustamponade als einfache und effiziente Therapie der schweren postpartalen Blutung. Geburtshilfe Frauenheilkd. 57 (1997) 305-309.
16. Prendiville, W., Elbourne D., Chalmers, I.: The effects of routine oxytocin administration in the management of the third stage of labour: an overview of the evidence from controlled trials. Brit. J. Obstet. Gynaec. 95 (1988) 3-16.
17. Rath W., L. Heilmann (Hrsg): Gerinnungsstörungen in Gynäkologie und Geburtshilfe. Thieme, Stuttgart 1999.
18. Rogers, J., Wood, J., McCandlish, R., Ayers, S., Truesdale, A., Elbourne, D.: Active versus expectant management of third stage of labour: the Hinchingbrooke randomised controlled trial. The Lancet; 351 (1998) 693-699.
19. Ross, M. G., M. G. Ervin, D. Novak: Placental and Fetal Physiology. In: Gabbe, St. G., J. R. Niebyl, J. L. Simpson (eds): Obstetrics, normal and problem pregnancies, Chapter 2. Churchill Livingstone 2002.
20. Schneeberger, J., Kranzfelder, D., Bernard, B.: Geburtsverletzungen mit und ohne Episiotomie. Eine prospektive Studie. gynäkol. Prax. 22 (1998) 25-36.
21. von Stockhausen, H.B., Albrecht, K.: Leitlinie: Betreuung des gesunden Neugeborenen im Kreißsaal und während des Wochenbettes der Mutter (erste Revision). Frauenarzt 40 (1999) 1359-1363.
22. Winkler, M., Rath, W.: Postpartale Blutungen. Der Gynäkologe 31 (1998) 184-192.
23. Yao, A. C., Lenid, J.: Effect of gravity on placental transfusion. Lancet II (1969) 505-508.

Literatur zu Kapitel 17

1. Bahlmann, F., E. Merz, D. Macchiella et al.: Sonographische Darstellung des Symphysenspaltes zur Beurteilung eines Symphysenschadens in der Schwangerschaft und post partum. Z. Geburtsh. Perinat. 197 (1993) 27-30.
2. Becker, V., E. Röckelein: Pathologie der weiblichen Genitalorgane I. 1. Pathologie der Plazenta und des Abortes. Bd. 20, Spezielle pathologische Anatomie (Reihenhrsg.: Doerr, W., G. Seifert). Springer, Berlin-Heidelberg-New York 1989.
3. Bergant, A. M., T. Nguyen, K. Heim et al.: Deutschsprachige Fassung und Validierung der „Edinburgh postnatal depression scale". Dtsch. med. Wsch. 123 (1998) 35-40.
4. Bowes, W. A. jr., V. L. Katz: Postpartum care, Chapter 21: In: Gabbe, St .G., J. R. Niebyl, J. L. Simpson (eds.): Obstetrics: Normal and Problem Pregnancies. Churchill Livingstone, New York-Edinburgh-London 2002.
5. Dudenhausen, J. W., W. Pschyrembel: Praktische Geburtshilfe mit geburtshilflichen Operationen. 19. Auflg. Walter-de-Gruyter, Berlin-New-York 2001.
6. Empfehlung zur Stillförderung im Krankenhaus. Frauenarzt 40 (1999) 3:283-286.
7. Enders, G.: Infektionen und Impfungen in der Schwangerschaft. Urban & Schwarzenberg, München-Berlin-Baltimore 1991.
8. Eppel, W., B. Schurz, P. Frigo et al.: Vaginosonographie im Wochenbett. Z. Geburtsh. Perinat. 196 (1992) 217-220.
9. Faridi, A., W. Rath: Fieber im Wochenbett. Gynäkologe 33 (2000) 897-910.
10. Forth, W., D. Henschler, W. Rummel et al.(Hrsg): Allgemeine und spezielle Pharmakologie und Toxikologie, 8. Aufl. Urban &Fischer, München-Jena 2001.
11. Jain, N., N. B. Mathur, V. K. Sharma et al.: Cellular composition including lymphocyte subsets in preterm and full term human colostrum milk. Acta paediat. scand. 80 (1991) 395-399.
12. Kaufhold-Moore, A., D. Kranzfelder, A. Brandt et al.: Streptokokkeninduziertes Toxic-Shock-Syndrom nach Sectio caesarea. gynäkol. prax. 21 (1997) 71-74.
13. Krauß, T., W. Kuhn: Thromboembolische Komplikationen in Gynäkologie und Geburtshilfe. Gynäkologe 28 (1995) 103-111.
14. Lawrence, R. A.: Breastfeeding: A Guide for the Medical Profession, 5th ed. Mosby, Inc., St. Louis 1999.
15. Lentze, M. J., J. Schaub, F. J. Schulte et al. (Hrsg.): Pädiatrie: Grundlagen und Praxis. Springer, Berlin-Heidelberg-New York 2001.
16. Lothrop, H: Das Stillbuch. 26. Aufl.. Kösel, München 2001.
17. Mathur, N. B., A. M. Dwarkadas, V. K. Sharma et al.: Antiinfective factors in preterm human colostrum. Acta Paediat. scand. 79 (1990) 1039-1044.
18. Newton, E. R.: Physiology of Lactation and Breast-Feeding. Chapter 5: In: Gabbe, St. G., J. R. Niebyl, J. L. Simpson (eds): Obstetrics: Normal and Problem Pregnancies. Churchill Livingstone, New York-Edinburgh-London (2002).
19. Niebyl, J. R.: Drugs in Pregnancy and Lactation. Chapter 9: In: Gabbe, St.G., J. R. Niebyl, J. L. Simpson (eds): Obstetrics: Normal and Problem Pregnancies. Churchill Livingstone, New York-Edinburgh-London 2002.
20. Peters, F., T. Sedlmayr: Puerperale Mastitis. Gynäkologe 34 (2001) 925-929.
21. Petersen, E. E.: Infektionen in Gynäkologie und Geburtshilfe, 3. Aufl.. Thieme, Stuttgart-New York 1997.
22. Petersen, E. E.: Lebensbedrohliche Infektionen im Wochenbett. Gynäkologe 30 (1997) 775-781.
23. Rath, W., L. Heilmann (Hrsg): Gerinnungsstörungen in Gynäkologie und Geburtshilfe. Thieme, Stuttgart_New York 1999.
24. Reich-Schottky, U.: Stillen zwischen Chemie und Umwelt. Die Hebamme 11 (1998) 182-185.
25. Rohde, A., A. Marneros: Psychosen im Wochenbett: Symptomatik, Verlauf und Langzeitprognose. Geburtsh. u. Frauenheilk. 53 (1993) 800-810.
26. Sauer, I., W. Schröder, J. Raumanns et al.: Sepsis und SIRS (Systemic inflammatory response syndrom) im Wochenbett-Pathogenese und klinisches Vorgehen. Z. Geburtsh., Neonatol. 202 (1998) 30-34.

27. Schaefer, Chr., H. Spielmann: Arzneiverordnung in Schwangerschaft und Stillzeit, 6. Aufl. Urban u. Fischer, München-Jena 2001.
28. Schöpf, J., B. Rust: Follow-up and family study of post partum psychoses. Part I: Overview. Europ. Arch. Psychiat. 244 (1994) 101–111.
29. Schweizerische Konsensuskonferenz: Antikoagulation während der Schwangerschaft und im Wochenbett, Teil 1. Frauenarzt 40 (1999) 1412–1421.
30. Schweizerische Konsensuskonferenz: Antikoagulation während der Schwangerschaft und im Wochenbett, Teil 2. Frauenarzt 40 (1999) 1537–1547.
31. Simon, C., W. Stille: Antibiotika-Therapie in Klinik und Praxis, 10. Aufl.. Schattauer, Stuttgart_New York 2000.
32. Stauber, M.: Psychosomatische Probleme in der Schwangerschaft und im Wochenbett. Der Gynäkologe 31 (1998)103–118.
33. Stoll, W., C. Honegger, G. Sander Markulin: Ernährung in der Schwangerschaft und Stillzeit. Enke, Stuttgart 1998.
34. Stütz, W., V. Scherbaum: Rückläufige Schadstoffbelastung der Muttermilch durch chlororganische Verbindungen. Ernährungs-Umschau 47 (2000) 375–381.
35. Widstrom, R. M., A. B. Ransjo-Arvidson, K. Christensson et al.: Gastric suction in healthy newborn infants: effects on circulation and developing feeding behaviour. Acta paediat. scan. 76 (1987) 557–561.
36. Winkler, M., W. Rath: Septische Ovarialvenenthrombose. Gynäkologie 32 (1999) 557–561.
37. Winkler, U. F.: Diagnose und Management thromboembolischer Erkrankungen während Schwangerschaft, Geburt und Wochenbett. Gynäkologe 30 (1997) 712–719.
38. Woitalla, D., E. Klieser: Psychiatrische Erkrankungen mit Beginn im Wochenbett. Gynäkologie 28 (1995) 434–439.
39. Woolridge, M. W.: The „anatomy" of infant sucking. Midwifery 2 (1986) 164–171.
40. Wyss, P., E. Maroni: Das Konzeptionsrisiko während der Stillperiode. Geburtsh. u. Frauenheilk. 53 (1993) 025–020.

Literatur zu Kapitel 18

1. Apgar, V.: A proposal for a new method of evaluation of the newborn infant. Curr. Res. Anesth. Analg. 32 (1953) 260.
2. Bund deutscher Hebammen: Stellenbeschreibung für angestellte Hebammen und Entbindungspfleger. Bayerisches Gesetz- und Verordnungsblatt Nr. 11 (1988) S. 132.
3. Weiterbildungsordnung für die Ärzte Bayerns, Neufassung vom 1. Oktober 1993 in der Fassung vom 11. Oktober 1998, zuletzt geändert am 8. Oktober 2000 (Bayerisches Ärzteblatt 2000, Nr. 12, S. 571).

Literatur zu Kapitel 19

1. Altenhofen, L., D. Hutzer: Leitlinie für das hüftsonographische Screening im Rahmen des Programms „Krankheitsfrüherkennung im Kindesalter." Dtsch. Ärztebl. 93 (1996) C-49.
2. American Academy of Pediatrics: Management of hyperbilirubinemia in the healthy term newborn. Pediatrics 94 (1994) 558.
3. American Academy of Pediatrics: Breast feeding and the use of human milk. Pediatrics 100 (1997) 1035.
4. Anderson, O., J. Hertel, L. Schmoelker et al.: Influence of the maternal plasma glucose concentration at delivery on the risk of hypoglycaemia in infants of insulin-dependent diabetic mothers. Acta paediat. scand. 74 (1985) 268.
5. Berger, H. M., J. H. N. Lindemann, D. van Zören-Grobben et al.: Iron overload, free radical damage, and rhesus haemolytic disease. Lancet 335 (1990) 933.
6. Bland, R. D.: Lung epithelial ion transport and fluid movement during the perinatal period. Am J Physiol 259 (1990) L 30.
7. Botto, L. D., Moore, C. A., Khoury, M. J., Erickson, J. D.: Neural-tube defects. N Engl J Med 341 (1949) 1509.
8. Broberger, U., U. Hansson, H. Lagercrantz et al.: Sympatho-adrenal activity and metabolic adjustment during the first 12 hours after birth in infants of diabetic mothers. Acta paediat. scand. 73 (1984) 620.
9. Dawes, G. S., H. N. Jacobsen, J. C. Mott et al.: Treatment of asphyxia in newborn lambs and monkeys. J. Physiol. 169 (1963) 167.
10. DeCavallho, M., S. Robertson, A. Friedman et al.: Effect of frequent breast feeding on early milk production and infant weight gain. Pediatrics 72 (1983) 307.
11. Dickinson, D. F., R. Arnold, J. C. Wilkinson: Congenital heart diseases among 160 480 live-born children in Liverpool to 1969: implications for surgical treatment. Brit. Heart J. 46 (1981) 55.
12. Documenta Geigy: Wissenschaftliche Tabellen, 7. Aufl. Geigy, Basel 1968.
13. Ernährungskommission der Deutschen Gesellschaft für Kinderheilkunde: Vitamin-K-Prophylaxe für Neugeborene. Mschr. Kinderheilk. 143 (1995) 93.
14. Fritsch, P.: Staphylogene toxische epidermale Nekrolyse. Z. Hautkrankh. 50 (1975) 477.
15. Fuller, G. N.: Hiccups and human purpose. Nature 343 (1990) 420.
16. Gervais, H. W.: Reanimation im Neugeborenen- und Kindesalter. Monatsschr. Kinderheilkd. 149: (2001) 452.
17. Hammerschlag, M. R., C. Cummings, P. M. Roblin et al.: Efficacy of neonatal ocular prophylaxis for the prevention of chlamydial and gonococcal conjunctivitis. New Engl. J. Med. 320 (1989) 769.
18. Hill, E. M., S. J. Szefler: Drug excretion in breast milk. In: Lebenthal, E. (ed.): Textbook of Gastroenterology and Nutrition in Infancy, pp. 219-228. Raven Press, New York 1989.
19. Isenberg, S. J., L. Apt, M. Wood: A controlled trial of povidone-iodine as prophylaxis against ophthalmia. New Engl. J. Med. 332 (1995) 562.
20. Jansen, A. H., V. Chemick: Fetal breathing and development of control of breathing. J. appl. Physiol. 70 (1991) 1431.
21. Karlberg, P., R. P. Cherry, F. E. Escardo et al.: Respiratory studies in newborn infants. II: Pulmonary ventilation and mechanics of breathing in the first minutes of life, including the onset of respiration. Acta paediat. scand. 51 (1962) 121.
22. Katz, L., J. W. Seeds: Fetal and neonatal cardiovascular complications from β-sympathomimetic therapy for tocolysis. Amer. J. Obstet. Gynec. 161 (1989) 1.
23. Klaus, M. H., A. A. Fanaroff: Care of the High-Risk-Neonate. Saunders, Philadelphia-London 1973.
24. Lawrence, R. A., R. M. Lawrence: Breast feeding. A guide for the medical profession. 5th ed., Mosby, St. Louis 1999.
25. Machin, G. A.: Hydrops revisited: literature review of 1,414 cases publised in the 1980s. Amer. J. med. Genet. 34 (1989) 366.
26. Nagashima, M., T. Asai, C. Suzuki et al.: Intrauterine supraventricular tachyarrhythmias and transplacental digitalisation. Arch. Dis. Childh. 61 (1986) 996.
27. Nationale Stillkommission: Empfehlungen zur Stillförderung in Krankenhäusern. Z. Geburtsh. Neonatal. 203 (1999) 228.
28. Netz, H.: Kritische angeborene Herzfehler: klinische Zeichen und Diagnostik. Diagn. Intensivmed. 7 (1982) 17.
29. Newman, T. B., M. J. Maisels: Evaluation and treatment of jaundice in term newborns: a kinder, gentler approach. Pediatrics 89 (1992) 809.
30. Norwood, W. I., J. K. Kirklin, S. P. Sanders: Hypoplastic left heart syndrome: experience with palliative surgery. Amer. J. Cardiol. 45 (1980) 87.
31. Oh, W.: Neonatal polycythemia and hyperviscosity. Pediat. Clin. North Amer. 33 (1986) 523.
32. Perlman, M., J. Williams, M. Hirsch: Neonatal pulmonary hypoplasia after prolonged leakage of amniotic fluid. Arch. Dis. Childh. 51 (1976) 349.
33. Ralston, M. A., T. K. Knilans, D. W. Hannon et al.: Use of adenosine for diagnosis and treatment of tachyarrhythmias in pediatric patients. J. Pediat. 124 (1994) 139.
34. Rawlings, J. S., F. R. Smith: Transient tachypnea of the newborn. Amer. J. Dis. Child. 138 (1984) 869.
35. Roberton, N. R. C.: Resuscitation of the newborn, In: Textbook of Neonatology (Eds · Rennie, J. M., N. R. C. Roberton) 3th ed., pp 241–265, Churchill Livingstone, Edinburgh 1999.
36. Robertson, C., N. Finer: Term infants with hypoxic-ischemic encephalopathy: outcome at 3.5 years. Develop. Med. Child Neurol. 27 (1985) 473.
37. Roos, R., P. Bartmann, W. Handrick et al.: Neonatale bakterielle Infektionen. In: Handbuch Infektionen bei Kindern und Jugendlichen (Hrsg.: Deutsche Gesellschaft für Pädiatrische Infektiologie), 3. Aufl., S. 774-785. Futuramed, München 2000.
38. Sarnat, H. B., M. S. Sarnat: Neonatal encephalopathy following fetal distress. Arch. Neurol. 33 (1976) 696.
39. Schaefer, C., R. Bunjes: Arzneimitteltherapie in der Stillzeit. pädiat. prax. 40 (1990) 641.
40. Stocker, R., Y. Yamamoto, A. F. Mcdonagh: Bilirubin as an antioxydant of possible physiologic importance. Science 235 (1987) 1043.

41. Thanapoulos, B. D., A. Andreon, C. Frunas: Prostaglandin E2 administration in infants with ductus-dependent cyanotic heart disease. Europ. J. Pediat. 146 (1987) 279.
42. Volpe, J. J.: Neurology of the Newborn, 4th ed. Saunders, Philadelphia-London-Toronto 2001.
43. Vyas, H., A. D. Milner, I. E. Hopkins, A. W. Boon: Physiologic responses to prolonged and slow-rise inflation in resuscitation of the asphyxiated newborn infant. J. Pediat. 99 (1981) 635.
44. Walter, F. J., B. Siassi, J., King et al.: Cardiac output in infants of insulin-dependent diabetic mothers. J. Pediat. 107 (1985) 109.
45. Winberg, P., M. Jansson, L. Marions et al.: Left-ventricular output during postnatal circulatory adaptation in healthy infants born at full term. Arch. Dis. Childh. 64 (1989) 1374.
46. Wiswell, T. E., M. A. Henley: Intratracheal suctioning, systemic infection, and the meconium aspiration syndrome. Pediatrics 89 (1992) 203.
47. Yamauchi, Y., I. Yamanouchi: Breast feeding frequency during the first 24 hours after birth in full-term neonates. Pediatrics 86 (1990) 171.
48. Ziegler, J. E., D. D. Ivy, J. P. Kinsella et al.: The role of nitric oxide, endothelin, and prostaglandins in the transition of the pulmonary circulation. Clin. Perinatol. 22 (1995) 387.

Literatur zu Kapitel 20

1. ACOG Technical Bulletin No. 176 (January 1993): Diagnosis and management of fetal death. Int. J. Gynaec. Obstet. 42 (1993) 291.
2. American College of Obstetricians and Gynecologists: Perinatal and infant mortality statistics. Committee Opinion 167, December 1995.
3. Anderson, R. N.: United States life tables, 1997. National Vital Statistics Reports 47, 28. Hyattsville, M. D.: National Center for Health Statistics 1999.
4. Angell, R. R., A. Sandison, A. D. Bain: Chromosome variation in perinatal mortality: a survey of 500 cases. Int. med. Genet. 21 (1984) 39.
5. Arduini, D., N. Montenegro, T. Todros: Clinical significance of absent or reveersed end diastolic velocity waveforms in umbilical artery. Lancet 344 (1994) 1664-1668.
6. Barduini, D., G. Rizzo, C. Romanini: The development of abnormal heart rate patterns after absent end-diastolic velocity in the umbilical artery: Analysis of risk factors. Am. J. Obstet. Gynecol. 168 (1993) 43-50.
7. Black, R. S., S. Campell: Cardiography versus Doppler. Ultrasound Obstet. Gynecol. 9 (1997) 148-151.
8. Branch, D. W., D. J. Dudley, M. D. Mitchell et al.: Immunoglobulin G fractions from patients with antiphospholipid antibodies cause fetal death in BALB/c mice: a model for autoimmune fetal loss. Amer. J. Obstet. Gynec. 163 (1990) 210.
9. Cartlidge, P. H. T., A. T. Dawson, J. H. Stewart, G. M. Vujanic: Value and quality of perinatal and infant postmortem examination; Cohort analysis of 400 consecutive deaths. BMJ 310 (1995) 155.
10. Centers for Disease Control and Prevention and Health Resources and Service Administration: Maternal, infant, and child health. In: Healthy People 2010, conference ed. Atlanta, GA. CDC, 2000.
11. Chapple, J.: Perinatal mortality. In: Chamberlain, G., P. Steer (eds.): Turnbull´s Obstetrics, pp. 729-739, Churchill Livingstone, London 2001.
12. CLASP (Collaborative Low-dose Aspirin Study in Pregnancy): A randomised trial of low-dose aspirin for prevention and treatment of pre-eclampsia among 9364 pregnant women. Lancet 343, No. 8898 (1994) 619.
13. Coomarasamy, A., S. Papaioannou, H. Gee, K. S. Khan: Aspirin for the prevention of preeclampsia in women ith abnormal uterine artery doppler: a meta-analysis. Obstetrics and Gynecology 98 (2001) 861-866.
14. Confidential Enquiry into Stillbirths and Deaths in Infancy 2000. 7th Annual report Maternal and Child Health Research Consortium, London.
15. Cubberley, D. A.: Diagnosis of fetal death. Clin. Obstet. Gynec. 30 (1987) 259.
16. Cunningham, F. G.: Diseases and Injuries of the Fetus and Newborn. Williams Obstetrics 21st Edition 2001.
17. de Almeida, V., J. M. Bowman: Massive fetomaternal hemorrhage: Manitoba experience. Obstet. and Gynec. 83 (1994) 323.
18. DGGG Empfehlung 2001. Der Frauenarzt 8 (2001) 891.
19. Divers, M. J.: Intra-uterine fetal death: an avoidable diagnostic pitfall. Clin. exp. Obstet. Gynec. 18 (1991) 165.
20. Dudley, D. J., D. W. Branch: Pregnancy in the patient with rheumatic disease: the obstetrician's perspective. In: Baillière's Clin. Rheum. 4 (1990) 141.
21. Ertan, A. K., W. Schmidt: Nabelschnurumschlingung und farbcodierte Doppler-Sonographie. Geburtsh. u. Frauenheilk. 54 (1994) 196.
22. Eschler, G., H. Heidegger, H. A. Krone: Die Totgeburt: eine Analyse von 354 Fällen aus den Jahren 1966–1988. Geburtsh. u. Frauenheilk. 51 (1991) 293.
23. Ewigmann, B. G., J. P. Crane, F. D. Frigoletto, M. L. LE Fevre, R. P. Brain, D. McNellis: Effect of prenatal ultrasound screening on perinatal outcome. New Engl. J. Med. 12 (1993) 821-827.
24. Faye-Petersen, O. M., D. A. Guinn, K. D. Wenstrom: The value of perinatal autopsy. Obstet. Gynecol. 96 (1999) 915.
25. Floyd, R. C., W. E. Roberts: Autoimmune diseases in pregnancy. Obstet. Gynec. Clin. North Amer. 19 (1992) 719.
26. Fretts, R. C., M. E. Boyd, R. H. Usher, H. A. Usher: The changing pattern of fetal death, 1961-1988. Obstet. Gynecol. 79 (1992) 35.
27. Fusi, L., H. Gordon: Twin pregnancy complicated by single intrauterine death: problems and outcome with conservative management. Brit. J. Obstet. Gynaec. 97 (1990) 511.
28. Goffinet, F., J. Paris-Llado, I. Nisand, G. Bréart: Umbilical artery Doppler velocimetry in unselected and low risk pregnancies: a review of randomised controlled trials. Br. J. Obstet. Gynaecol. 104 (1997) 425-430.
29. Goffinet, F., D. Aboulker, J. Paris-Llado, M. Bucourt, M. Uzan, E. Papiernik, G. Breart: Screening with a uterine Doppler in low risk pregnant women followed by low dose aspirin in women with abnormal results: a multicenter randomised controlled trial. BJOG 108 (2001) 510-518.
30. GRIT Study Group: When do obstetricians recommend delivery for a high-risk preterm growth-retardded fetus? Europ. J. of Obstet. & Gynecol. and Reproduc. Biology 67 (1996) 121-126.
31. Hadden, D.: Evidence-based screening for gestational diabetes? Diabetic Med. 17 (2000) 402-404.
32. Hall, B. D.: Nonchromosomal malformations and syndromes associated with stillbirth. Clin. Obstet. Gynec. 30 (1987) 278.
33. Harris, E. N.: Maternal autoantibodies and pregnancy. I. The antiphospholipid antibody syndrome. Baillière's Clin. Rheum. 4 (1990) 53.
34. Herman, A., R. Ron-El, S. Arieli, P. Schreyer, E. Caspi: Maternal ECG recorded by internal monitoring closely mimicking fetal heart rate in a recent fetal death. Int. J. Gynaec. Obstet. 33 (1990) 269.
35. Heyl, W., W. Rath: Intrauteriner Fruchttod. In: W. Rath, L. Heilmann (Hrsg): Gerinnungsstörungen in Gynäkologie und Geburtshilfe. Thieme, Stuttgart⪚New-York 1999.
36. Hillebrand, B.: Gestationsdiabetes: eine Herausforderung für den Geburtshelfer. gynäk. prax. 17 (1993) 609.
37. Hughes, P. M., P. Turton, C. D. H. Evans: Stillbirth as risk factor for depression and anxiety in the subsequent pregnancy Cohort study. BJ 318 (1999) 1721.
38. Jansen, H. J., M. C. Cuisinier, K. A. Hoogduin, K. P. de Graauw: Controlled prospective study on the mental health of women following pregnancy loss. Am. J. Psychiatry 153 (1996) 226.
39. Jovanovic, V., R. Rauskolb: Diagnose und Therapie des intrauterinen Fruchttods. In: Künzel, W., K.-H. Wulf (Hrsg.): Klinik der Frauenheilkunde und Geburtshilfe, 2. Aufl., Bd. 7/II, S. 429. Urban & Schwarzenberg, München–Wien–Baltimore 1984.
40. Krauß, T., W. Rath, T. Cunze: Schwangerschaftsbeendigung in II. Trimenon durch serielle Applikation von Gemeprost-Vaginalsuppositoren. Geburtsh. u. Frauenheilk. 54 (1994) 623.
41. Landy, H. J., A. B. Wingold: Management of a multiple gestation by an antepartum fetal demise. Obstet. Gynecol. Surv. 44 (1998) 171-176.
42. Manning, F. A., C. R. Harman, I. Morrison, S. M. Menticoglou: Fetal assessment based on fetal biophysical profile scoring. III. Positive predictive accuracy of the very abnormal test (biophysical profile score = 0). Amer. J. Obstet. Gynec. 162 (1990) 398.
43. Manning, F. A., C. R. Harman, I. Morrison, S. M. Menticoglou, I. R. Lange, J. M. Johnson: Fetal assessment based on fetal biophysical profile scoring. IV. An analysis of perinatal morbidity and mortality. Amer. J. Obstet. Gynec. 162 (1990) 703.

44. Manning, F. A., C. Harmann, S. Menticoglou: Fetal biophysical score and cerebral palsy at age 3 years. Am. J. Obstet. Gynecol. 174 (1996) 319.
45. Marions, L., P. Thomassen: Six cases of massive feto-maternal bleeding causing intra-uterine fetal death. Acta obstet. gynaec. scand. 70 (1990) 85.
46. McGraw-Hill, Medical Publishing Division 2001.
47. Murphy, S. L.: Deaths: Final data for 1998. Natl. Vital. Stat. Rep. 48 (2000) 1.
48. Nesheim, B. I.: Fetal heart rate patterns preceding intrauterine death during labor. Acta obstet. gynaec. scand. 71 (1992) 382.
49. O'Sullivan, J., C. Mahan: Criteria for the oral glucose tolerance test in pregnany. Diabetes 13 (1964) 278–285.
50. Perinatologische und Neonatologische Arbeitsgemeinschaft der Kassenärztlichen Vereinigung Hessen (Hrsg.): Hessische Perinatalerhebungen 1990–2000. Kassenärztliche Vereinigung Hessen, Georg-Voigt-Str. 15, 60325 Frankfurt.
51. Pitkin, R. M.: Fetal death: diagnosis and management. Amer. J. Obstet. Gynec. 157 (1987) 583.
52. Radestad, I., G. Steineck, C. Nordin, B. Sjögren: Psychological complications after stillbirth – influene of memories and immediate mnagement: populaton based study. BMI 312 (1996) 1505.
53. Rath, W., W. Kuhn: Cervical ripening and induction of labor by intracervical and extraamniotic prostaglandin gel application in cases of intrauterine fetal death. Int. J. Gynaec. Obstet. 23 (1985) 387.
54. Rath, W.: Die Anwendung von Prostaglandinen zur Schwangerschaftsbeendigung im I. und II. Trimenon. Wien. klin. Wschr. 9 (1987) 741.
55. Rath, W., W. Gerland, R. Osmers: Schwangerschaftsbeendigung im II. und III. Trimenon mit Prostaglandinen in Abhängigkeit vom Zervixstatus. Zbl. Gynäk. 113 (1993) 519.
56. Rath, W., T. Krauss, W. Kuhn: Abortinduktion bei fortgeschrittenen Schwangerschaften. In: Künzel, W., M. Kirschbaum (Hrsg.): Gießener Gynäkologische Fortbildung 1993, 3. 166. Springer, Berlin-Heidelberg-New York 1993.
57. Rath, W.: Anwendungsformen und Indikationen der Prostaglandine in Geburtshilfe und Gynäkologie. In: Somville, T., W. Rath (Hrsg.): Prostaglandine. S. 20–44. Sozio-Medico Verlag, Gräfelfing, 1994.
58. Sacks, D., S. Abu-Fadil, J. Greenspoon: Do the current standards for glucose tolerance testing in pregnancy represent al valid conversion of O'Sullivan's original critria? Am. J. Obstet. Cynecol. 161 (1989) 638-641.
59. Saller, D. N. Jr., K. B. Lesser, U. Harrel, B. B. Rogers, C. E. Oyer: The clinical utility of the perinatal autopsy. JAMA 273 (1991), 663.
60. Samadi, R., D. Miller, R. Settlage, I. Gviazda, R. Paul, T. M. Goodwin: Massive fetomaternal hemorrhage and fetal death: Is it predictable? Am. J. Obstet. Gynecol. 174 (1996) 391.
61. Samueloff, A., E. M. J. Xenakis, M. D. Berkus, R. W. Huff, O. Langer: Recurrent stillbirth: Significnace and characteristics. J. Repord. Med. 88 (1993) 883.
62. Schmidt, S., B. Misselwitz, G. Heller: Qualitätssicherung und Senkung der antepartualen Mortalität – sind so viele Ultraschalluntersuchungen und CTG-Registrierungen notwendig? Gynäkologe 34 (2001) 102–109.
63. Schneider, K. T. M., A. Funk, A. Gonser, A. Huch, R. Huch, W. Künzel, W. Moll, T. Schramm, K. Vetter, J. Wisser: Leitlinie: Doppler-Sonographie in der Schwangerschaft. Frauenarzt 40 (1999) 1229.
64. Selbmann, H. K.: Warum ist die antepartuale Sterblichkeit höher als die frühe Neonatalsterblichkeit. Arch. Gynecol. Obstet. 260 (1997) 119–132.
65. Silver, R. M., D. W. Branch: Autoimmune disease in pregnancy. Baillière's Clin. Obstet. Gynaec. 6 (1992) 565.
66. Thoronton, J. G., Pickles, GRIT Study Group: When do obstetricians recommend delivery for a high-risk preterm growth-retarded fetus? Eur. J. of Obstet. Gynecol. and Reprod. Biol. 67 (1996) 121–126.
67. Ville, Y.: Monochorionic twin pregnancies: Les liaisons dangereoses. Ultrasound Obstet. Gynecol. 10 (1997) 82.
68. Wallenburg, H. C. S., G. A. Dekker, J. W. Makovitz, P. Rotmans: Low-dose aspirin prevents pregnancy-induced hypertension and pre-eclampsia in angiotensin-sensitive primigravidae. Lancet I, No. 8471 (1986) 1.
69. Weiner, Z., M. Y. Divon, N. Katz, V. K. Minior, A. Nasseri, B. Girz: Multivariant analysis of antepartum fetal test in predicting neonatal outcome of growth retarded fetuses. Am. J. Obstet. Gynecol. 174 (1996) 338.
70. Wessel, J., W. Gerold, M. Unger, W. Lichtenegger, M. Vogel: Nabelschnurkomplikationen als Ursache des intrauterinen Fruchttodes. Z. Geburtsh. Perinat. 196 (1992) 173.
71. Yudkin, P. L., L. Wood, C. W. G. Redman: Risk of unexplained stillbirth at different gestational ages. Lancet 1 (1987) 1192.

Literatur zu Kapitel 21

1. Averill, J.R.: Grief: its nature and significance. Psychol. Bull. 70 (1968) 721–748.
2. Beutel, M.: Der frühe Verlust von Kindern. Verlag für Angewandte Psychologie, Göttingen 1996.
3. Bowlby, J.: Attachment and Loss. Vol. III: Loss: Sadness and Depression. Penguin Books, London 1980.
4. Brazelton, T.B., B.G. Cramer: Die frühe Bindung. Klett-Cotta, Stuttgart, 1990.
5. Ehrenberg, H.: Glaskind. Verlag Karl Hart, Volkach 1994.
6. Freud, S.: Trauer und Melancholie. In: Gesammelte Werke, Bd. X. Fischer, Frankfurt a. M. 1981.
7. Kast, V.: Trauern. Phasen und Chancen des psychischen Prozesses. Kreuz, Stuttgart 1982.
8. Kast, V.: Wenn Geburt und Tod zusammenfallen. In: Lutz, G., B. Künzer-Riebel (Hrsg.): Nur ein Hauch von Leben. Kaufmann, Lahr 1988.
9. Kirk, E. P.: Psychological effects and management of perinatal loss. Amer. J. Obstet. Gynec. 149 (1984) 46–51.
10. Klaus, M. H., J. H. Kennell: Mutter-Kind-Bindung. Deutscher Taschenbuch-Verlag, München 1987.
11. Koller, S.: Risikofaktoren der Schwangerschaft. Springer, Berlin 1983.
12. Künzel, W. (Hrsg.): Geburtshilfe in Hessen – 10 Jahre Hessische Perinatalerhebung. Demeter, Gräfelfing 1992.
13. Lothrop, H.: Gute Hoffnung – jähes Ende. Kösel, München 1998.
14. Nijs, P.: Die Frau post partum – Zur Psychologie des Wochenbetts. In: Fervers-Schorre, B., H. Poettgen, M. Stauber (Hrsg.).: Psychosomatische Probleme in der Gynäkologie und Geburtshilfe 1985. Springer, Berlin 1986.
15. Rachman, S.: Emotional processing. Behav. Res. Ther. 18 (1980) 51–60
16. Verny, T., J. Kelly: Das Seelenleben des Ungeborenen. Rogner & Bernhardt, München 1981.
17. Wehkamp, K.-H.: Kindstod in der Frauenklinik. In: Lutz, G., B. Künzer-Riebel (Hrsg.): Nur ein Hauch von Leben. Kaufmann, Lahr 1988.

23 Sachverzeichnis

A

Abnabelung
- Frühabnabelung 278
- Lagerung 278
- Nabelschnurblut 113
- Nachgeburtsperiode 277, 279
- Physiologische Grundlagen 277
- Plazentalösung 279
- Plazentare Transfusion 277
- Spätabnabelung 113, 278
- Technik 279
- Zeitpunkt 278

Abstillen 300
Acetylsalicylsäure, Intrauteriner Fruchttod 354
ACTH, Wehentätigkeit 61
Adnexoperationen, Sectio caesarea 261
Adrenogenitales Syndrom, Neugeborene 333
Aktin, Uteruskontraktilität 47
Akupunktur
- Akupunkturindikationen 210
- Akupunkturpunkte, Anatomie 203
- Akupunkturwirkungen 205
- analgetische Wirkung 207
- Definition 203
- Durchführung, Geburt 208
- Fernpunkte der Akupunktur 208
- Fünf-Elemente-Lehre 203
- Geburtsvorbereitende Akupunkturtherapie, Auswirkungen 210
- humoral endokrines System 204
- Lokal- und Regionalpunkte der Akupunktur 208
- lokale Reaktion 205
- Ohrakupunkturpunkte 208
- regionale (segmentale) Reaktion 205
- Symptomatische Akupunkturpunkte 208
- zentrale Reaktion 206

Akzelerationen, Herzfrequenz, fetale 122
Alkohol, Stillperiode 296
Allgemeinanästhesie 213
- Sectio caesarea 217
- Vorgehen 217

Alvarez-Wellen, Geburtsbeginn 86
Amnionbändersyndrom, Intrauteriner Fruchttod 346
Amniozentese, Intrauteriner Fruchttod 346
Analatresie, Neugeborene 331
Analgesie/Analgetika 214, 218
- Austreibungsphase 174
- Akupunktur 203
- Blutungen, intrapartale 224
- Drohende Uterusruptur 223
- Einflüsse auf das Kind 221
- Eklampsie 223
- EPH-Gestose 223
- geburtshilfliche Komplikationen 223
- geburtshilfliche Physiologie 220
- Intrauteriner Fruchttod 349
- juristische Haftung 224
- Methoden, Auswahl 208
- Stillperiode 297
- uteroplazentarer Kreislauf 220
- Uterusaktivität 221
- Verfahren 213

Analsphinkter, Aufbau 32

Anämie
- Herzfrequenz, fetale 120
- Neugeborene 329

Anästhesie/Anästhetika
- Akupunktur 203
- Blutungen 224
- Drohende Uterusruptur 223
- Entbindung, operative/vaginal-operative 231
- Einflüsse auf das Kind 221
- Eklampsie 223
- EPH-Gestose 223
- geburtshilfliche Komplikationen 222–223
- Hypotension 222
- juristische Haftung 224
- Ketamin 215
- pulmonale 222
- Sectio caesarea 256
- Uterusaktivität 221
- Verfahren 213

Angst-Spannungs-Schmerz-Kreislauf, Geburtsvorbereitung 75
Anorektale Inkontinenz 34
- Episiotomie 274
- nach vaginaler Geburt 35
- Rißverletzungen 274
- Sectio caesarea 37

Antiallergika, Stillperiode 298
Antiasthmatika, Stillperiode 298
Antibiotika, Stillperiode 298
Antidiabetika, Stillperiode 299
Antiepileptika, Stillperiode 299
Antikoagulanzien, Stillperiode 299
Antimykotika, Stillperiode 298
Antiphospholipidsyndrom
- intrauteriner Fruchttod 344, 355

Antiprogesteron, Wehentätigkeit 60
Anxiolytika 214
Aortenstenose, präduktale, Neugeborene 327
Aponeurosenquerschnitt, Sectio caesarea 257
Armlösung
- Beckenendlage 198
- klassische 198
- Methoden 198
- nach Bickenbach 198
- nach Lövset 198
- nach Müller 198

Arzneimittel, Stillperiode 297
Arzt, Ausbildung
- Karriereplanung 20
- Schwerpunkte 19
- Voraussetzungen 17
- Weiterbildung 18
- Weiterbildungsstätten 19

Asphyxie
- drohende, intrauterine, Sectio caesarea 249
- Pathophysiologie 322
- perinatale
  - Beckenendlage 191
  - Neugeborene 339
- postnatale, Neugeborene 322
- Therapie 323

Aspiration, pulmonale 222
Assimilationsbecken 30
Asynklitismus 38
Atemarbeit, Schwangerschaft 69

Atemminutenvolumen, Geburt 69
Atemwege, Fehlbildungen 326
Atmungsorgane
- Erkrankungen 324
- Erkrankungen, Neugeborene 324
- Fehlbildungen, Neugeborene 326

Aufnahmekardiotokogramm, Geburtsbeginn 88
Aufnahmeuntersuchung, Geburtsbeginn 86
Äußere Wendung
- Beckenendlage 189
- Indikationen 189
- Kontraindikationen 189
- Querlage 201
- Schräglage 201

Austreibungsperiode
- aktive Phase 129
- Analgesie 174
- Atemminutenvolumen 69
- Basenexzeß 130
- Bauchpresse 170
- Beckenendlage 196
- Dauer 170
- Definition 129
- Entwicklung der Schultern 170
- Entwicklung des Kindes 170
- fetale Herzfrequenz 129
- Geburtsleitung 169
- Größe des Kindes 174
- Herzminutenvolumen, mütterliches 67
- hohe Schulterdystokie 175
- Ineffizientes Pressen 173
- Kopfaustritt 170
- Kristeller-Handgriff 178
- Leitung 129
- mütterliches 67
- normale 169
- passive Phase 129
- Pathologische Schädeleinstellungen 177
- Periduralanästhesie 174
- Position der Pfeilnaht 170
- richtiger Preßbeginn 174
- Schädellage 169
- Schulterdystokie 175
- tiefe Schulterdystokie 175
- Tokolyse 144
- Uterusdurchblutung 129
- verlängerte 173
- zentraler Venendruck 68

Autogenes Training, Geburtsvorbereitung 76
Azidose
- Fetalblutanalyse 108
- fetale, Bicarbonatinfusion 151
- fetale, Glucoseinfusion 150
- fetale, Herzfrequenz 131
- Geburt 112
- Herzfrequenz, fetale 122
- metabolische, Neugeborene 333

B

Bauchpresse, Austreibungsphase 170
Bauchwand und Nabel, Fehlbildungen, Neugeborene 332
Becken
- Entwicklung 23
- Geburtsweg 23

391

Sachverzeichnis

- großes 24
- kleines 24
- knöchernes 23, 25
- kyphotisches 29
- Neugeborene 23
- plattes 28
- Pubertät 23
- schräg verengtes 30
- skoliotisches 29
- spondylolisthetisches 30
- verengtes 28, 193
- Wachstumsperiode 23
- Weichteile 30

Beckenachse 27
Beckenausgang, Durchmesser, gerader/querer 26
Beckenboden, Belastung, sub partu 33
Beckendiagnostik
- apparative 27
- praktische Hinweise 27

Beckeneingang, Beckenformen, pathologische 28
Beckeneingang, Durchmesser, querer/schräger 26
Beckenendlage 181
- Akzelerationen 122
- am Termin 187
- Anamnese 185
- Armlösung 198
- Ätiologie 184
- äußere Beckenuntersuchung 188
- Äußere Wendung 189
- Austreibungsperiode 196
- Becken, vaginale Austastung 188
- Beckenmessung 188
- Behandlungsmethoden, unkonventionelle 191
- Bracht-Handgriff 197
- CT-Pelvimetrie 188
- Deszensusperiode 194
- Entwicklung des Kopfes 198
- Epidemiologie 182
- Eröffnungsperiode 194
- Erstgebärende 183
- fetale Fehlbildungen 184, 192
- Fetale Herzfrequenz 132
- fetomaternales Mißverhältnis 193
- Fetometrie 188
- Frühgeburtlichkeit 192
- Geburtsleitung 191
- Gewicht, fetales 193
- Häufigkeit 183
- Herztöne 185
- Hyperextension des kindlichen Kopfes 186
- intrauterine Wachstumsretardierung 184
- kindliche Morbidität 187
- Kopf, deflektierter, fetaler 194
- Kristeller-Handgriff 199
- Leopold-Handgriffe 185
- Management, differenziertes 187
- Mehrgebärende 183
- MR-Pelvimetrie 188
- Nabelschnurvorfall 185
- Nomenklatur 182
- Oxytocin 196
- Pathologisches Kardiotokogramm 192
- Pelvimetrie 188
- perinatale Asphyxie 191
- perinatale Mortalität 191
- Perinatalmorbidität 191
- Placenta praevia 192
- präpartale Betreuung 185
- Risiken für das Kind 186
- Röntgenaufnahmen 188
- Säure-Basen-Status 187
- Schnittentbindung, abdominale, Indikationen vor Geburtsbeginn 191
- Schnittentbindung, abdominale, Indikationen während der Geburt 194
- Sectio caesarea 249
- Sectio, Zustand nach 193
- Sonographie 185
- vaginale Tastuntersuchung 185
- Vaginalsonographie 188
- vorgeburtliche Beratung 186
- Vorsorge, letztes Trimenon 185
- Wehentätigkeit 195

Beckenenge 26
Beckenformen
- androider Typ 28
- anthropoider Typ 28
- Beckeneingang 28
- gynäkoider Typ 28
- pathologische 28
- physiologische 28
- platypelloider Typ 28

Beckenhöhle 25
Beckenmaße 24
Beckenmessung, Beckenendlage 188
Beckenmitte 26
Beckenveränderung
- Erkrankungen 30
- Frakturen 30

Beckenweite 26
Betablocker, Herzfrequenz fetale 120
Beta-Sympathomimetika
- Herzfrequenz, fetale 120
- Unverträglichkeit, Tokolyse 146

Bevölkerungsentwicklung
- Auswirkungen auf die medizinische Versorgung 6
- Einwohnerzahlen 3
- Geburtendefizit 6
- Geburtenfrequenz 3
- Geburtenüberschuß 6

Bicarbonatinfusion, Geburt 151
Bishop-Scores 162
Bizepssehnen-Reflex, Neugeborene 338
Blutbild, Rückbildungsvorgänge 293
Blutdruck, fetaler, Dezelerationen 126
Blutdruck, peripherer, Geburt 68
Blutgase, Nabelschnurblut 113
Blutungen und Hämatome
- Atonische Nachblutung 287
- Episiotomie 273, 287
- flächenhafte, Neugeborene 337
- Geburtstraumatische Verletzungen 287
- Hämostasestörungen 288
- Intrakranielle, Neugeborene 338
- Inversio uteri 288
- Nachgeburtsperiode 287
- Plazentalösung, Störungen 288
- postpartale Kürettage 287
- postpartale, Diagnostik und Therapie 288
- Rißverletzungen 273
- Sectio caesarea 287
- Ursachen, postpartale 287
- uterine 305
- Wochenbett 305

Bracht-Handgriff, Beckenendlage 197
Bradykardie, Fetale Herzfrequenz 119
Brustdrüse, weibliche, Aufbau 293

C

Calcium, Uteruskontraktilität 49
Calmodulininhibitoren, Wehentätigkeit 62
Candida albicans, Neugeborene 337
Caput succedaneum 41
Caput succedaneum, Vakuumextraktion 241
Chemotherapeutika, Stillperiode 298

Chromosomale Störungen, intrauteriner Fruchttod 345
Chromosomenanalyse, Intrauteriner Fruchttod 351
Chromosomenanomalien, Intrauteriner Fruchttod 351
Claviculafraktur, Neugeborene 338
Computertomographie, Beckendiagnostik 28
Conjugata
- anatomica 26
- vera obstetrica 26

Connexine 52
Cord traction, Plazentalösung 282
Creatinin, Geburt 70
Credé-Handgriff, Plazentalösung 282
Credé-Prophylaxe, Neugeborene 337
CRH, Wehentätigkeit 61
CSE = kombinierte Spinal-Epiduralanästhesie 220
CTG-Score, Geburt 133
CT-Pelvimetrie, Beckendlage 188
Cytochromoxidase, oxidierte 138

D

Dammrisse
- s.a. Rißverletzungen 36
- s.a. Scheiden-Damm-Risse 36
- Risikofaktoren 36
- Rißverletzungen der Geburtswege 268

Dammschnitt 263
Darmatresien, Neugeborene 331
Dead-fetus-Syndrom, Intrauteriner Fruchttod 348
Deflexionslagen, Pathologische Schädeleinstellungen 177
Dermalsinus, Neugeborene 340
Desoxyhämoglobin 138
Deszensus genitalis 33
Deszensus perinei 33, 34
Deszensus uteri 33
Deszensus vaginalis, nach vaginaler Geburt 34
Deszensusperiode, Beckenendlage 194
- Beckenverengungen 166
- Gesichtslage 167, 168
- Haltungsanomalien 167
- hintere Hinterhauptslage 167
- hoher Geradstand 168
- intravenöse Oxytocinzufuhr 168
- Lagerungsregeln 168
- normale 163
- Stellungsanomalien 167
- Stirnlage 167–168
- verzögerte 165
- Vorderhauptslage 167

Dezelerationen
- Blutdruck, fetaler 126
- desoxygeniertes Hämoglobin 139
- Dezelerationsformen 124
- Diabetes mellitus 124
- EPH-Gestose 125
- Herzfrequenz fetale 124
- Körpertemperaturerhöhung, materne 124
- Nabelschnurdurchblutung, Reduktion 127
- Nabelschnurkompression 127
- Preßperiode 126
- protrahierter Geburtsverlauf 124
- Schädel, fetaler, Kompression 128
- Ursachen 126
- Uterusdurchblutung, Reduktion 126

Dezidua 54
Diabetes mellitus
- Dezelerationen 124
- intrauteriner Fruchttod 344

Diaphragma, urogenitales 31
Dopplersonographie 142
Doppler-Sonographie, Intrauteriner
  Fruchttod 353
Drogen, Stillperiode 297
Drogenentzugserscheinungen, Neugeborene 340
Dyspareunie
  - Episiotomie 273
  - Rißverletzungen 273
Dystokie, zervikale
  - Eröffnungsphase 161
  - Muttermundsdilatation 161

E

Eigenanamnese 86
Eihäute, Nachgeburtsperiode 284
Einstellung, Frucht, reife 38
EKG, fetales, Myokardleistung 142
Eklampsie, Analgesie 223
Eklampsie, Anästhesie 223
Elektrokardiogramm, fetales
  - externe Ableitung 116
  - interne Ableitung 116
  - interne, Risiken 118
Elektrolyte, Geburt 70
Empfängnisschutz, natürlicher 300
Endometritis, Wochenbett 307
Endometrium 54
Endomyometritis, Wochenbett 307
Entbindung
  - s. a. Geburt 13
  - s. a. Spekulumentbindung 242
  - abdominale 245
  - ambulante 13
  - operative/vaginal operative
  - - s. a. Sectio caesarea 227
  - - Anästhesie 231
  - - Ausbildung 242
  - - Erweiterung 231
  - - Hirnblutungen 241
  - - Höhenstand des Kopfes 231
  - - Indikationen 227
  - - Indikationen, kindliche 229
  - - Indikationen, mütterliche 229
  - - Lage des Kindes 228
  - - Morbidität, kindliche 241
  - - Morbidität, mütterliche 239
  - - Mortalität, kindliche 241
  - - Periduralanästhesie 231
  - - Risikomanagement 242
  - - Risikofaktoren, anamnestische und befundete 228
  - - Schwangerschaftsalter 228
  - - Vorbedingungen 227
  - vaginal-operative, Dammriß III. Grades 36
  - - Wehen 214
Entbindungsmethoden
  - Zangenentbindung 233
  - operative vaginale
  - - Vakuumextraktion 229, 237
  - - Wahl 233
  - - Zangenentbindung 229
Entwicklung des Kopfes, Beckenendlage 198
EPH-Gestose
  - Analgesie 223
  - Anästhesie 223
  - Dezelerationen 125
  - Plazentadurchblutung 107
Episiotomie 263
  - Anästhesie 269
  - Anorektale Inkontinenz 274
  - atraumatische Nadeln 271
  - Austreibungsperiode 266

  - Blutungen und Hämatome 273
  - Dammrisse 264
  - Descensus 34
  - Dyspareunie 273
  - fetale Indikationen 266
  - Fistelgang 274
  - Formen 264
  - Harninkontinenz 274
  - Häufigkeit 264
  - Indikationen 266
  - Infektion 272, 273
  - Komplette Perineotomie 265
  - Komplikationen 272
  - Labienrisse 264
  - laterale Episiotomie 265
  - Materne Indikationen 266
  - mediane 36
  - Mediane Episiotomie 264
  - mediolaterale 36
  - Mediolaterale Episiotomie 265
  - Nachbehandlung 271
  - Nahtmaterial 271
  - Nahttechnik 269
  - nekrotisierende Fasziitis 273
  - Periduralanästhesie 269
  - postpartale Harninkontinenz 275
  - Sekundärversorgung 272
  - Sphinkterverletzungen 272
  - Spontangeburt, vaginale 35
  - Streßharninkontinenz 34
  - vaginal-operative Entbindungen 267
  - Vakuumextraktion 239
  - Versorgung 269
  - Zeitpunkt der Durchführung 266
Erkrankungen des Myokards, Neugeborene 327
Erkrankungen des rheumatischen Formenkreises,
  intrauteriner Fruchttod 344
Erkrankungen des Urogenitaltrakts,
  Neugeborene 332
Erkrankungen des zentralen Nervensystems,
  Neugeborene 338
Ernährung
  - Neugeborene 320
  - Säugling 320
  - Wochenbett 304
Eröffnungsperiode
  - Beckenendlage 194
  - Fetalblutanalyse 112
  - Geburtskraft 157
  - Latenzperiode 156
  - rechtzeitiger Blasensprung 158
  - Tokolyse 144
  - Wehendystokie 159
  - Wehenfrequenz 157
  - Wehenqualität 157
  - Wehentätigkeit 157
  - Weichteilwiderstand 157
  - Zervikale Dystokie 161
  - Zervixwiderstand 158
Eröffnungswehen, Geburtsbeginn 86
Ethanol, Wehentätigkeit 63

F

Familienanamnese 86
Fehlbildungen des äußeren Genitale,
  Neugeborene 332
Fehlbildungen des ZNS, Neugeborene 340
Fehlbildungen
  - Dysrhaphische, Neugeborene 340
  - intrauteriner Fruchttod 345, 351
  - fetale, Beckenendlage 192
Fenoterol
  - Dosis-Wirkungs-Beziehungen 144

  - Tokolyse 144
Ferguson-Reflex 213
Fetalblutanalyse
  - Analyseverfahren, Genauigkeit 110
  - Azidose 108
  - Blutentnahme, Fehlermöglichkeiten 110
  - Blutentnahme, Technik 109
  - Eröffnungsperiode 112
  - Finalgon®-Salbe 109
  - Geburt 108
  - Hypoxämie 108
  - Indikationen 108
  - Mikroblutbefunde, Interpretation 110
  - vaginale Operationen 112
Fetometrie, Beckenendlage 188
Fetus
  - Hämostasestörungen, intrapartale 106
  - Kohlensäurepartialdruck, transkutan
    gemessen, Fetus 140
  - pH-Wert, Messung, kontinuierliche 139
  - Pulsoxymetrie 137
  - Sauerstoffversorgung, Meßverfahren zur
    Bestimmung 136
  - Säure-Basen-Status 107
  - Überwachung 105
  - Wärmeabgabe 141
  - Wärmetransfer 152
Fibrose, endomysiale 36
Fibronektin, fetales, Geburtseinleitung 95
Fieber, Wochenbett 306
Fistelgang, Episiotomie 274
Fistelgang, Rißverletzungen 274
Fontanelle, große, kleine 41
Forzepsentbindung, s. Zangenentbindung 233
Frucht
  - Einstellung 38
  - Haltung 38
  - Lage in utero 37
  - Lage 38
  - Stellung 38
Fruchttod
  - intrauteriner
  - - Abklärung 351
  - - Amnionbändersyndrom 346
  - - Amniozentese 346
  - - Analgetika 349
  - - Chromosomenanalyse 351
  - - Chromosomenanomalien 351
    Dead fetus Syndrom 348
  - - Diagnose 343, 346
    Dokumentation auffälliger Befunde 351
  - - Geburtseinleitung 348
  - - Geburtsvorbereitung 359
  - - Kardiotokographie 346
  - - Klinische Symptome 346
  - - Koagulopathie 348
  - - Komplikationen 348
  - - Laktationshemmung 350
  - - Mazeration 345, 346
  - - M-mode-(Motion-mode) 346
  - - Nachsorge 361
  - - Notfall-Situation, Begleitung 359
  - - Pathologie 343
  - - Pathologisch-anatomische
    Untersuchungen 351
  - - Periduralanästhesie 349
  - - postmortale Veränderung 345
  - - Präventivmaßnahmen 353
  - - Prostaglandine 349
  - - röntgenologische Zeichen 347
  - - Sectio parva 349
  - - Serologische Untersuchungen 352
  - - Sonographie 346
  - - Therapie 343, 348

Sachverzeichnis

– – Trauerprozeß 362
– – Totgeburt, Schwangerenberatung 360
– – Überwachung 349
– – Umgang mit dem Tod 357
– – Ursachen 344
– – Wochenbett 361
– – Zwillingsschwangerschaft 350
Fruchtwasserabgang, Geburtsbeginn 85
Frühgeburten, Sectio caesarea 249
Frühgeburtlichkeit
– Beckenendlage 192
– Perinatalsterblichkeit 16

G

Gebärpositionen, alternative, Wassergeburt 171
Gap-Junction
– Aktivität 52
– Bildung 52
– Uteruskontraktilität 51
Gaspartialdrücke
– Geburt 107
– intrapartale 70
Geburt
– Akupunktur 203
– ambulante 13
– Analgesiemethoden 208
– Anatomische Grundlagen 23
– Anorektale Inkontinenz 35
– Azidose 112
– Bicarbonatinfusion 151
– CTG-Score 133
– Fetalblutanalyse 108
– fetale Homöostase 106
– fetale Sauerstoffversorgung 106
– Fruchttod, intrauteriner 359
– Gaspartialdrücke 107
– Gefäßwiderstand 68
– Glucoseinfusion 150
– Herzfrequenz 67
– Herz-Kreislauf-System 67
– Herzminutenvolumen 67
– Materiale Anpassungsvorgänge 67
– Metabolismus 139
– Nabelschnurblutanalyse 113
– Peridural- und Spinalanästhesie 69
– Peripherer Blutdruck 68
– pH-Wert, Messung, kontinuierliche 139
– Säure-Basen-Status 70, 107
– Schmerzlinderung, Akupunktur 207
– Stoffwechsel, mütterlicher 69
– Streßharninkontinenz 34
– Überwachung 105
– vaginale, Dammrisse 36
– vorbereitende Maßnahmen 83
Geburtendefizit 6
Geburtenentwicklung, unterschiedliche 5
Geburtenfrequenz 3
Geburtenüberschuß 6
Geburtenzahl, rückläufige 7
Geburtsangst, Geburtsvorbereitung 73
Geburtsbeginn
– Abgang des Zervixschleimpfropfs 85
– Alvarez-Wellen 86
– Aufnahmekardiotokogramm 88
– Aufnahmeuntersuchung 86
– Eröffnungswehen 86
– Fruchtwasserabgang 85
– Geburtsvorbereitung 89
– Pelvimetrie 87
– Reifungswehen 86
– Zeichen 85
Geburtseinleitung 91
– Aufklärung 95

– elektive, Sectio caesarea 252
– fetales Fibronektin 95
– Forensische Aspekte 95
– Indikationen 95
– Intrauteriner Fruchttod 348
– Komplikationen mit Prostaglandinen 100
– lokale Prostaglandinapplikation 99
– Methoden 96
– Nachbeobachtung 102
– Oxytocin 96
– Prostaglandine 96
– Reifer Zervix 96
– Tragzeitdauer 95
– unreifer Zervix 98
Geburtsgeschwulst
– s. Caput succedaneum 41
– Neugeborene 337
Geburtshelfer, Neugeborene, Versorgung 315
Geburtshilfe 3, 73
– s.a. Hausgeburt 12
– Analgesie/Anästhesie s. unter Analgesie bzw. Anästhesie 203, 223
– Aus- und Weiterbildung des Frauenarztes 17
– Bettenkontingente 10
– flächendeckenden Versorgung 8
– Leistungsstandard 13
– Müttersterblichkeit 13
– Qualitätskontrolle 17
– Qualitätsparameter 13
– Regionalisierung 6
– Selektionsprozeß 10
– Zentralisierung 6
– Zusammenarbeit mit Pädiatern 9
Geburtskanal, Anpassung des Geburtsobjekts 41
Geburtsmodell 64
Geburtsobjekt Kind 37
Geburtsort 11
Geburtsschmerz, Geburtsvorbereitung 73
Geburtsschmerzen 213
Geburtstermin 91
– Terminüberschreitung 92
Geburtraumen, Neugeborene 337
Geburtsverlauf
– Dokumentation 155
– protrahierter, Dezelerationen 124
– protrahierter, Sectio caesarea 250
Geburtsverletzungen 286
– Rißblutungen 306
Geburtsvorbereitung
– Angst-Spannungs-Schmerz-Kreislauf 75
– autogenes Training 76
– englische 74
– erweiterte psychosomatische 78
– französische 75
– Geburtsangst 73
– Geburtsbeginn 89
– Geburtsschmerz 73
– Kontraindikationen 79
– Methoden 73
– psychosomatische 73
– Rahmenbedingungen 79
– russische 75
– Sonderformen 76
– Suggestive Methoden 76
– Vertrauensperson 80
Geburtsweg, Becken 23
Gefäßwiderstand, Geburt 68
Genitalprolaps 32
Geradstand, hoher, Deszensusphase 168
Gesichtslage
– Deszensusphase 167–168
Gestationsdiabetes, Intrauteriner Fruchttod 353
Gewicht, fetales, Beckenendlage 193

Glucose, Metabolisierung 150
Glucoseinfusion, Geburt 150
Glucosetoleranztest, Intrauteriner Fruchttod 352
Gonoblennorrhoe, Neugeborene 337
Geradstand, hoher, Deszensusphase 168
Grundumsatz 69
Gymnastik, Wochenbett 304

H

Haltung, Frucht, reife 38
Haltungsanomalien, Deszensusphase 167
Hämatokrit, Geburt 70
Hämoglobin, desoxygeniertes, Dezelerationen 139
Hämoglobin, Geburt 70
Hämostasestörungen, Verlustkoagulopathie 288
Harnabflußstörungen, Neugeborene 332
Harninkontinenz 34
– Episiotomie 274
– Rißverletzungen 274
Harnwege, ableitende
– Rückbildungsvorgänge 293
Harnwegsinfektionen, Neugeborene 336
Hausgeburt 12
– s.a. Geburtshilfe 12
Hautinfektionen, Neugeborene 336
Hebamme, Aufgaben 83
Herz- und Kreislaufmittel, Stillperiode 298
Herzfehler, angeborene, Neugeborene 327
Herzfrequenz, fetale
– s.a. Kardiotokogramm 115
– Anämie 120
– Austreibungsperiode 129
– Azidose 122
– basale 119
– Beckenendlage 132
– Betablocker 120
– Beta-Sympathomimetika 120
– Bradykardie 119
– Computeranalyse 134
– Dezelerationen 124
– externe Ableitung 116
– fetales Elektrokardiogramm 116
– fetaler Schockzustand 122
– Gauß-Eintrittseffekt 128
– Hypoxämien 120
– Hypoxie 122
– Interne Ableitung 116
– maternale Thyreotoxikose 120
– Oszillationen 121
– Reaktionsformen während der Geburt 118
– Registriermethoden 115
– Säure-Basen-Status während der Geburt 130
– Schädellage 132
– Spezielle Überwachungsverfahren 136
– Tachykardie 119
– Überwachung 105, 115
– Ultraschallkardiographie 116
– während der Geburt 111
Herzfrequenz, Geburt 67
Herz-Kreislauf-System, Geburt 67
Herzminutenvolumen, Geburt 67
Herzrhythmusstörung, Neugeborene 328
Heultage, Wochenbett 310
Hintere Hinterhauptslage, Deszensusphase 167
Hirnblutungen, Entbindung, operative/vaginal-operative 241
Homöostase, fetale, Störungen 106
Horner-Syndrom, Neugeborene 338
Hustenmittel, Stillperiode 298
Hyaluronsäure, Zervix 54
Hydrops fetalis, Neugeborene 328
Hydrozephalus, Neugeborene 340

Sachverzeichnis

Hyperextension des kindlichen Kopfes, Beckenendlage 186
Hyperventilation, Sauerstoffinhalation 150
Hypnotika 217
Hypoglykämie, Neugeborene 332
Hypokalzämie, Neugeborene 333
Hypotension 222
Hypoxämie, Fetalblutanalyse 108
Hypoxämie/Hypoxie, fetale
- Herzfrequenz 120, 122, 131
- Sauerstoffinhalation 149
- Tokolyse 145
Hypoxisch-ischämische Enzephalopathie, Neugeborene 339

I

Icterus neonatorum, Neugeborene 333
Impfprophylaxe, Wochenbett 304
Infektion, Wassergeburt 172
Infektionen des Auges, Neugeborene 337
Infektionen
- Episiotomie 273
- Neugeborene 335
- pränatale Infektionen 335
- Rißverletzungen 273
Inhalationsanästhesie 218
Inkontinenz, anorektale, idiopathische 34
Intrauterinkatheter, Elektrokardiogramm, fetales, Dokumentation 117
Inversio uteri 288

K

Kaiserschnitt
- s. Sectio caesarea 245
Kardiomyopathie, Neugeborene 327
Kardiotokogramm
- s.a. Herzfrequenz, fetale 115
- pathologisches, Beckenendlage 192
- Sectio caesarea 251
Kardiotokographie
- intrauteriner Fruchttod 346
Kephalhämatom
- Neugeborene 337
- Vakuumextraktion 241
Kernikterus, Neugeborene 334
Ketamin 218
- Anästhesie/Anästhetika 215
Kind, Geburtsobjekt 37
Kindstod, perinataler
- s.a. Fruchttod, intrauteriner 357
Kleihauer-Betke-Test, Intrauteriner Fruchttod 352
Klinikaufnahme 84
Klinikgeburt 9
Knochen, fetale, Verschiebung 42
Knochenverletzung, Neugeborene 338
Koagulopathie, Intrauteriner Fruchttod 348
Koffein, Stillperiode 297
Kohlensäurepartialdruck, transkutan gemessener, Fetus 140
Kolostrum 294
Kontrazeption
- chemische 300
- hormonelle 300
- mechanische 300
- Natürlicher Empfängnisschutz 300
- Sterilisation 300
- Stillperiode 300
Kopf, fetaler, kindlicher, Durchmesser
- gerader 41
- großer, schräger 41
- kleiner, querer 41

Kopf, fetaler/kindlicher
- äußere Maße 38
- Flexion 42
- kleiner, schräger Durchmesser 38
Kopfhautreizung, Stimulationsteste 143
Körpermaße, fetale 41
Körpertemperaturerhöhung, materne, Dezelerationen 124
Krankenhaustypen 9
Kranznähte 41
Kreislauf
- fetaler, Hautdurchblutung 141
- fetaler, Zentralisation 141
- persistierender, Neugeborene 328
- Rückbildungsvorgänge 293
Kreuzbein 23
Kristeller-Handgriff
- Austreibungsphase 178
- Beckenendlage 199
Kronennähte 41

L

Lactat-Bestimmung, fetales Blut 140
Lagen, intrauterine 38
Lagerungsregeln, Deszensusphase 168
Laktation, s. Stillen/Stillperiode 293
Laktationshemmung, Intrauteriner Fruchttod 350
Laktogenese 294
Lambdanaht 41
Laparotomie, Sectio caesarea 257
Laser-Doppler-Flußmessung 142
Leopold-Handgriffe, Beckenendlage 185
Lokalanästhetika, Stillperiode 297
Lokalanästhetikum, Periduralanästhesie 215
Lösungszeichen, Plazentalösung 280
Lungenhypoplasie
- Asphyxie, postnatale 326
- Neugeborene 326
Lupus erythematodes, intrauteriner Fruchttod 344

M

Magen-Darm-Mittel, Stillperiode 299
Magen-Darm-Trakt und Bauchwand, Erkrankungen, Neugeborene 331
Magnetresonanztomographie, Beckendiagnostik 27
Makrophagen, Zytokine 53
Mastitis
- abszedierende 302
- Erreger 301
- Klinik 302
- Stillen/Stillperiode 301
- Therapie 302
- Übertragungsweg 301
- Wochenbett 306
Mazeration, Intrauteriner Fruchttod 345, 346
Mehrlingsschwangerschaften, Sectio caesarea 249
Mekoniumaspirations-Syndrom, - Neugeborene 325
Meningitis, Neugeborene 336
Milchsäure 113
Milchstau
- Stillen/Stillperiode 301
- Wochenbett 306
M-mode-(Motion-mode), intrauteriner Fruchttod 346
Morbus haemorrhagicus neonatorum, Neugeborene 330
Moro-Reflex, Neugeborene 338
MR-Pelvimetrie, Beckenendlage 188
Muttermilch

- Kolostrum 294
- reife 294
- Übergangsmilch 294
Muttermundsdilatation
- Diagnostik 158
- myomatös veränderter Uterus 160
- normale Eröffnung 155
- Störungen der Wehentätigkeit 160
- verzögerte Öffnung 158
- Wehendystokie 159
- Zervikale Dystokie 161
Mutterpaß, Risikoselektion 86
Müttersterblichkeit 13
Myelomeningozele, Neugeborene 340
Myosin, Uteruskontraktilität 47
Myosin-light-chain-Kinase, Uteruskontraktilität 47

N

Nabelinfektionen, Neugeborene 336
Nabelschnur, Lagerung, Raumtemperatur 114
Nabelschnur, Nachgeburtsperiode 285
Nabelschnurblut
- Abnabelungsmodus 113
- Analyse bei der Geburt 113
- Blutgase 113
- Entnahme 114
- Fehlermöglichkeiten, Entnahme 114
- Säure-Basen-Status 113
Nabelschnurdurchblutung
- Reduktion 127
- - Dezelerationen 127
Nabelschnurkomplikationen, intrauteriner Fruchttod 345
Nabelschnurkompression, Akzelerationen 123
Nabelschnurkompression, Dezelerationen 127
Nabelschnurschlingung, Intrauteriner Fruchttod 353
Nabelschnurvorfall, Beckenendlage 185
Nabelschnurzeichen 281
Nachgeburtsperiode
- Abnabelung 277, 279
- Blutungen 287
- Eihäute 284
- Geburtsverletzungen 286
- Inspektion der Plazenta 283
- Komplikationen 285
- Nabelschnur 285
- Plazentalösung 279
- - Störungen 288
- Plazentaretention 285
Naegele-Regel, Schwangerschaftsalter 91
Nahinfrarot-Spektroskopie 138
Nasse-Lunge-Syndrom, Neugeborene 324
Nervus pudendus, Geburtsbedingte Einflüsse 33
Neugeborene
- Adrenogenitales Syndrom 333
- Analatresie 331
- Anämie 329
- Angeborene Herzfehler 327
- Atemzug, erster 318
- Atmungsorgane, Erkrankungen 324
- Atmungsorgane, Fehlbildungen 326
- Baden 315
- Bauchwand und Nabel, Fehlbildungen 332
- Bizepssehnen-Reflex 338
- Candida albicans 337
- Claviculafraktur 338
- Credé-Prophylaxe 337
- Darmatresien 331
- Dermalsinus 340
- doppelseitige Nierenagenesie 332
- Drogenentzugserscheinungen 340

395

Sachverzeichnis

- dysrhaphische Fehlbildungen 340
- Energie- und Wärmehaushalt 319
- Energiehaushalt 317
- Erkrankungen des Blutes 329
- Erkrankungen des Myokards 327
- Erkrankungen des Urogenitaltrakts 332
- Erkrankungen des zentralen Nervensystems 338
- Ernährung 320
- Erstversorgung 319
- Fehlbildungen des äußeren Genitale 332
- Fehlbildungen des ZNS 340
- flächenhafte Blutungen 337
- Geburtsgeschwulst 337
- Geburtstraumen 337
- gesunde 317
- Gonoblennorrhoe 337
- Harnabflußstörungen 332
- Harnwegsinfektionen 336
- Hautinfektionen 336
- Herz- und Kreislauferkrankungen 326
- Herzrhythmusstörung 328
- Horner-Syndrom 338
- Hydrops fetalis 328
- Hydrozephalus 340
- Hypoglykämie 332
- Hypokalzämie 333
- Hypoxisch-ischämische Enzephalopathie 339
- Icterus neonatorum 333
- Identifikation 315
- Infektionen 335
- Infektionen des Auges 337
- Infektionswege und Erreger 335
- intrakranielle Blutungen 338
- Kephalhämatom 337
- Kernikterus 334
- Knochenverletzung 338
- kranke 317, 321
- lokale Manifestationen von Neugeboreneninfektionen 336
- Lungenhypoplasie 326
- Magen-Darm-Trakt und Bauchwand, Erkrankungen 331
- Mekoniumaspirations-Syndrom 325
- Meningitis 336
- Metabolische Azidose 333
- Morbus haemorrhagicus neonatorum 330
- Moro-Reflex 338
- Myelomeningozele 340
- Nabelinfektionen 336
- Nasse-Lunge-Syndrom 324
- Neugeborenenkrämpfe 339
- Ösophagusatresie 331
- Omphalocele 332
- Organverletzungen 338
- perinatale Asphyxie 339
- Persistierender fetaler Kreislauf 328
- Petechien 337
- Phimose 332
- Plexus-brachialis-Schädigung 338
- Pneumonien 325
- Polyzythämie 330
- Postnatale Adaptation 317
- postnatale Asphyxie 322
- Produktionskoagulopathien 330
- Routineversorgung 320
- Schädelfrakturen 338
- Screening-Untersuchung 320
- Sternocleidomastoideus-Blutungen 338
- Stillen 321
- Störungen des Stoffwechsels 332
- Thrombozytopenien 331
- Umstellung des Kreislaufs 317
- untere Plexuslähmung (Klumpke) 338
- Untersuchung 319
- Verbrauchskoagulopathien 331
- Versorgung 315
- Vitamin-K-Mangel 331
- Wärmehaushalt 317
- Zufütterung 321

Neugeborenenkrämpfe, Neugeborene 339
Neugeborenes, totes, Trauerreaktion 358
Niere, Rückbildungsvorgänge 293
Nierenagenesie, doppelte, Neugeborene 332
Nikotin, Stillperiode 296
Nitritoxid, Wehentätigkeit 63
Notfalltokolyse 146

O

Ösophagusatresie, Neugeborene 331
Oligohydramnion, Asphyxie, postnatale 326
Omphalocele, Neugeborene 332
Opioide, Stillperiode 297
Organverletzungen, Neugeborene 338
Östrogen
- Gap-Junction 52
- Wehentätigkeit 60
- Zervixreifung 56

Oszillationen, Herzfrequenz, fetale
- Kurzzeitschwankungen 121
- Langzeitschwankungen 121
- Oszillationstypen 121

Ovarialvenen-Thrombophlebitis, Wochenbett 309
Oxygenation, fetale, NIRS 138
Oxyhämoglobin 138
Oxytocin
- Beckenendlage 196
- Geburtseinleitung 96
- Intrauteriner Fruchttod 348
- Kontraktionsauslösende Substanzen 57
- Plazentalösung 282
- Überdosierung 131

Oxytocin-Rezeptorblocker, Wehentätigkeit 64
Oxytocinzufuhr, Intravenöse, Deszensusphase 168

P

Partogramm 155
Pelvimetrie
- Geburtsbeginn 87
- Beckenendlage 188

Peptide, funktionelle, Wehentätigkeit 63
Periduralanästhesie 213, 215, 219
- Austreibungsphase 174
- Entbindung, operative/vaginal-operative 231
- Episiotomie 269
- Intrauteriner Fruchttod 349
- Kardiovaskuläre Reaktionen 69
- Lokalanästhetikum 215
- Technik 215

Perinatalsterblichkeit 15
Perineotomie, komplette
- rektovaginale Fisteln 265
- Wind- und Stuhlinkontinenz 265

Petechien, Neugeborene 337
Pfeilnaht 41
Phimose, Neugeborene 332
PH-Wert, Messung, intrapartale, kontinuierliche 139
Placenta praevia
- Beckenendlage 192
- Tokolyse 146

Placenta
- accreta 286
- adhaerens 286
- bilobita bzw. -partita 283
- circumvallata 284
- extrachorialis 284
- fenestrata 283
- Form 283
- Gewicht 283
- Größe 283
- increta 286
- intrauteriner Fruchttod 345
- Inspektion 283
- marginata 284
- membranacea 284
- multilobita bzw. -partita 283
- mütterliche Seite 284
- percreta 286
- trilobita bzw. -partita 283

Plazentalösung
- Abnabelung 279, 282
- aktive 282
- Cord traction 282
- Credé-Handgriff 282
- Handgriff nach Küstner = Küstner-Handgriff 281
- Lösungsmechanismen 279
- Lösungszeichen 280
- manuelle 286
- Medikamentöse Prophylaxe 282
- Nabelschnurzeichen 281
- Nachgeburtsperiode 279
- Oxytocin 282
- Probezug 281
- Uteruszeichen 280

Plazentaretention 285
- Wochenfluß 292

Plazentarperiode, Management, aktives 281
Plexus-brachialis-Schädigung, Neugeborene 338
Plexuslähmung (Klumpke), untere, Neugeborene 338
Pneumonien, Neugeborene 325
Polyzythämie, Neugeborene 330
Potter-Sequenz, Asphyxie, postnatale 326
Praxisgeburt 13
Pressen, ineffizientes, Austreibungsphase 173
Preßperiode, Dezelerationen 126
Produktionskoagulopathien, Neugeborene 330
Progesteron
- Wehentätigkeit 63
- Zervixreifung 56

Prolaps genitalis, nach vaginaler Geburt 34
Promontorium 24
Prostaglandine
- Geburtseinleitung 96
- Intrauteriner Fruchttod 349
- Wehentätigkeit 58
- Zervixreifung 56

Prostaglandinsynthesehemmer
- Gap-Junction 52
- Wehentätigkeit 64

Psychopharmaka, Stillperiode 299
Pulsoxymetrie, fetale 137
Puerperalsepsis, Wochenbett 308
Pyelonephritis, Wochenbett 306

Q

Querlage
- Ätiologie 200
- äußere Wendung 201
- Einteilung 200
- Geburtsleitung 201
- Häufigkeit 199

– Präpartale Betreuung 200
Querstand, tiefer, pathologische Schädeleinstellungen 177

R

Radionuklide, Stillperiode 299
Reanimation, intrauterine 146
Reaktionen, psychische, Wochenbett 310
Regionalanästhesie
– Fruchtwasserembolie 224
– Neurologische Komplikationen 222
– Sectio caesarea 218
Reifegrad der Kinder, Geburtsverlauf 38
Reifungswehen, Geburtsbeginn 86
Reservekapazität, hämodynamische 107
Relaxin, Zervixreifung 56
Rhesusprophylaxe, Wendung, äußere 190
Risikoschwangerschaften, Intrauteriner Fruchttod 354
Risikoselektion, Mutterpaß 86
Rißverletzungen 263
– s.a. Dammrisse 36, 268
– Anästhesie 269
– Anorektale Inkontinenz 274
– atraumatische Nadeln 271
– Blutungen und Hämatome 273
– Dammrisse 268
– Dyspareunie 273
– Fistelgang 274
– Häufigkeit 268
– Harninkontinenz 274
– Infektionen 272, 273
– Klassifikation 267
– Komplikationen 272
– Labienrisse 268
– Nachbehandlung 271
– Nahtmaterial 271
– Nahttechnik 269
– nekrotisierende Fasziitis 273
– postpartale Harninkontinenz 275
– Risikofaktoren 268
– Scheidenrisse 269
– Sekundärversorgung 272
– Sphinkterverletzungen 272
– Strategien zur Vermeidung 269
– Versorgung 269
– Zervixrisse 269
Röntgenaufnahmen, Beckenendlage 188
Rückbildungsvorgänge, Wochenbett 291

S

Sagittalnaht 41
Sarkoplasmatisches Retikulum, Freisetzung von Ca^{2+} 50
Sauerstoffinhalation, Hypoxämie, fetale 149
Sauerstoffpartialdruck
– fetales Schocksyndrom 137
– transkutan gemessener 136
Sauerstoffsättigung, Wassergeburt 172
Sauerstoffversorgung, fetale
– Physiologie 106
– Meßverfahren 136
Säugling, Ernährung 320
Säuglingssterblichkeit 16
Säure-Basen-Status
– Beckenendlage 132
– Geburt 70
– Herzfrequenz, fetale 130
– Nabelschnurblut 113
– Schädellage 132
– während der Geburt 107, 130
Schädel, fetaler s.unter Kopf 38

– Kompression, Dezelerationen 128
Schädeleinstellungen, pathologische
– Austreibungsphase 177
– Deflexionslagen 177
– tiefer Querstand 177
Schädelfrakturen, Neugeborene 338
Schädelknochen/-nähte, fetale 41
Schädellage 38
– Austreibungsphase 169
– Fetale Herzfrequenz 132
– Geburtsleitung 155
– Geburtsüberwachung 155
– Säure-Basen-Status 132
– Sectio caesarea 249
Scheide
– s.a. Vagina 292
– Rückbildungsvorgänge 292
Scheiden-Damm-Risse
– s.a. Dammrisse 36
Schilddrüsenmedikamente, Stillperiode 298
Schläfennaht 41
Schmerzdämpfung, Wehen 214
Schnittentbindung
– s.a. Sectio caesarea 232, 247
– abdominale s. Entbindung, operative/vaginal-operative 232
– abdominale, Indikationen vor Geburtsbeginn, Beckenendlage 191
– abdominale, Indikationen während der Geburt, Beckenendlage 194
– primäre 247
– – abdominale, intrauteriner Fruchttod 350
– sekundäre 247
Schockzustand, fetaler, Herzfrequenz 122
Schräglage
– Ätiologie 200
– äußere Wendung 201
– Einteilung 200
– Geburtsleitung 201
– Häufigkeit 199
– Präpartale Betreuung 200
Schulterdystokie, Austreibungsphase 175
Schwangerenberatung, nach Totgeburt 352
Schwangerschaft 91
– Brustentwicklung 294
– Lungenfunktion 69
Schwangerschaftsalter
– biometrische Auswertung 92
– biophysikalische Methoden 92
– Entbindung, operative/vaginal-operative 228
– Naegele-Regel 91
Schwangerschaftsanamnese 86
Schwangerschaftsdauer 91
Screening-Untersuchung, Neugeborene 320
Sectio caesarea
– s.a. Entbindung, operative/vaginal-operative 227
– Adnexoperationen 261
– Allgemeinanästhesie 217
– Anästhesie/Anästhetika 256
– anorektale Inkontinenz 37
– Aponeurosenquerschnitt 257
– Asphyxie 249
– Beckenendlage 249
– Blutungen, atonische 259
– Elektive Geburtseinleitung 252
– Entwicklung des Kindes 258
– Frühgeburten 249
– Frühkomplikationen 255
– Geburtsverlauf, protrahierter 250
– Gefährdung der Mutter 253
– Gefährdung des Kindes 255
– Häufigkeit 245

– in moribunda und in mortua 261
– Indikationen 229, 245, 246
– Infektionsmorbidität 255
– intraoperative Komplikationen 255
– Kardiotokogramm, pathologisches 251
– Lagerung und Vorbereitung 257
– Laparotomie 257
– Mehrlingsschwangerschaften 249
– Narkose 256
– Operationstechnik 256
– Organisatorische Vorbedingungen 256
– Plazentaperiode, Leitung 258
– Regionalanästhesie 218
– Risiken 253
– Schädellage 249
– sekundäre, Indikationen 250
– Spätkomplikationen 255
– Tubensterilisation 261
– Uterotomie 258
– Uterus, Narbenrupturen 260
– Uterusexstirpationen post partum 260
– Uterusoperationen 261
– vorausgegangene 260
– Wundversorgung 258
– Zusatzoperationen 260
– Zustand nach 252
Sectio parva, Intrauteriner Fruchttod 349
Sectiofrequenz 246
– optimale 251
– Senkung 251
Sectiomorbidität
– kindliche 255
– mütterliche 253
Sectiomortalität
– gestationsbedingte 254
– kindliche 255
– mütterliche 253
Sectioletalität, mütterliche 253
Sedativa 214
Sectiomodifikation
– nach Joel Cohen 259
– nach Misgav-Ladach 259
Sonographie
– Beckenendlage 185
– intrauteriner Fruchttod 346
Spekulumentbindung
– s.a. Entbindung 242
Sphinkterapparat
– analer 31
– anatomische Besonderheiten 30
– urethraler 31
Sphinkterdefekte
– okkulte 37
– Sphinkterkonstruktion 37
Sphinkterkonstruktion 37
Sphinkterverletzungen 36, 265
Spinalanästhesie 213
– Kardiovaskuläre Reaktionen 69
– Lokalanästhetikum 219
Spontangeburt, vaginale
– Episiotomie 35
– mit Episiotomie 35
Steißbein 24
Stellung, Frucht, reife 38
Stellungsanomalien, Deszensusphase 167
Sterilisation 300
Sternocleidomastoideus-Blutungen, Neugeborene 338
Stillen/Stillperiode 296
– Abstillen 300
– Alkohol 296
– Arzneimittel 297
– Drogen 297
– erstes Anlegen des Kindes 295

Sachverzeichnis

- Genußmittel 296
- Koffein 297
- Kontrazeption 300
- Mastitis 301
- Milchstau 301
- Natürlicher Empfängnisschutz 300
- Neugeborene 321
- Nikotin 296
- Stilldauer 296
- Stillposition 295
- Stillrhythmus 296
- Umweltgifte 299
- Vorbereitung 295

Stimulationsteste
- Kopfhautreizung 143
- Vibroakustische Stimulation 143

Stirnlage, Deszensusphase 167–168
Stirnnaht 41
Stoffwechsel
- Schwangerschaft 69
- Störungen, Neugeborene 332

Streptokokken der Gruppe A, Infektionen 308
Streßharninkontinenz 32
- Episiotomie 34
- geburtshilfliche Risikofaktoren 34
- nach vaginaler Geburt 34

Stridor congenitus 326
Symphysenschaden, Wochenbett 311

T

Tachykardie
- Fetale Herzfrequenz 119
- Paroxysmale, supraventrikuläre, Neugeborene 328

Terminüberschreitung, Geburtstermin 92
Thrombophlebitis, Wochenbett 308
Thrombozytopenien, Neugeborene 331
Thyreotoxikose, Maternale, Herzfrequenz fetale 120
Tokolyse
- Austreibungsperiode 144
- Beta-Sympathomimetika 146
- Eröffnungsperiode 144
- Fenoterol 144
- Hypoxie, fetale 145
- Indikationen 144
- Kontraindikationen 146
- Maternale Reaktionen 146
- Placenta praevia 146
- Reaktionen, fetale 147

Totgeburt, Schwangerenberatung 360
Transposition der großen Arterien, Neugeborene 327
Tubensterilisation, Sectio caesarea 261
Turtle sign 176

U

Übergangsmilch 294
Umweltgifte 299
Untersuchung
- äußere 86
- innere 88
- rektale 88
- vaginale 88

Uteroplazentare Durchblutung, Volumenersatzlösungen 147
Uterotomie, Sectio caesarea 258
Uterus
- Anatomischer Aufbau 46
- Druckmessung 117
- Muskel- und Bindegewebe 46
- Narbenrupturen, Sectio caesarea 260

- Struktur 45
- Zervixdystokie 55
- Zervixinsuffizienz 55
- Zervixmuskulatur 55
- Zervixreifung 55

Uterusdurchblutung
- Austreibungsperiode 129
- Reduktion, Dezelerationen 126

Uterusexstirpationen post partum, Sectio caesarea 260
Uteruskontraktilität/-kontraktionen
- s.a. Wehentätigkeit 117
- Ableitung 117
- Aktin 47
- bioelektrische Erregungsabläufe 48
- Ca^{2+}-Kanäle 49
- Calcium 49
- Calciumkonzentration 48
- Elektrische Aktivität 48
- Erregungsübertragung 51
- Gap-Junctions 51
- K^+-Kanäle 49
- Koordinierung 51
- Modulation der Ca^{2+}-Sensitivität 51
- Myometriale Kontraktilität 46
- Myosin 47
- Myosin-light-chain-Kinase 47
- Pharmakomechanische Kopplung 50
- Überwachung 115
- Zytokine 53

Uterusoperationen, Sectio caesarea 261
Uterusrückbildung, Wochenbett 291
Uterusruptur, drohende
- Anästhesie 223
- Analgesie 223

V

Vaginalsonographie, Beckenendlage 188
Vakuumextraktion
- s.a. Entbindung 229
- Episiotomie 239
- fehlerhafte 239
- Technik 238
- Vakuumextraktormodelle 237
- Vorbedingungen 229

Veit-Smellie-Handgriff 199
Venendruck, zentraler, Austreibungsperiode 68
Venenthrombose, tiefe, Wochenbett 309
Verbrauchskoagulopathien, Neugeborene 331
Vibroakustische Stimulation, Stimulationstest 143
Vitamin-K-Mangel, Neugeborene 331
Volumenersatzlösungen, uteroplazentare, Perfusion 147
Vorderhauptslage, Deszensusphase 167

W

Wärmeabgabe, Fetus 141
Wärmetransfer, Fetus 152
Wassergeburt
- Aspiration 171
- Infektion 172
- Sauerstoffsättigung 172

Wehen
- Entbindung 214
- Schmerzdämpfung 214

Wehendystokie
- Amniotomie 162
- Beta-Sympathomimetika 162
- Dehnungsschmerz 162
- Eröffnungsphase 159

- intravenöse Oxytocinzufuhr 162
- Muttermundsdilatation 159

Wehenfrequenz, Eröffnungsphase 157
Wehenqualität, Eröffnungsphase 157
Wehentätigkeit
- s.a. Uteruskontraktilität/-kontraktionen 117
- ACTH 61
- Antiprogesteron 60
- Beckenendlage 195
- Calciumblocker 62
- Calmodulininhibitoren 62
- CRH 61
- Eröffnungsphase 157
- Ethanol 63
- Funktionelle Peptide 63
- Kontraktionsauslösende Substanzen 57
- Kontraktionshemmende Substanzen 62
- Nitritoxid 63
- Östrogene 60
- Oxytocin 57
- Oxytocin-Rezeptorblocker 64
- pathologische, Regulierung 145
- Physiologische Grundlagen 45
- Progesteron 63
- Prostaglandine 58
- Prostaglandinsynthesehemmer 64
- Regulation 57
- Substanzen, die die cAMP-Synthese stimulieren 63
- Substanzen, die die Synthese von uterinen Stimulanzien vermindern 63

Weichteilschädigung, intrapartale 33
Weiterbildungsordnung 18
Wendung
- äußere, Ablauf 190
- äußere, Rhesusprophylaxe 190
- indische, Beckenendlage 191
- passive Brücke 191

Wirbelsäulendeformierung, Beckenformänderung 29
Wochenbett
- Allgemeine Körperpflege 303
- Betreuung 302
- Blutungen 305
- Endometritis 307
- Endomyometritis 307
- Ernährung 304
- Fieber 306
- Fruchttod, intrauteriner 361
- Gestörte Wundheilung 307
- Gymnastik 304
- Heultage 310
- Impfprophylaxe 304
- Infektionen 308
- Komplikationen 305
- Kontrolle der Blasen- und Darmfunktion 303
- Kontrolle der Uterusrückbildung 303
- Kontrolle von Damm und Vulva 303
- Mastitis 306
- Milchstau 306
- Müttersterblichkeit 14
- Ovarialvenen-Thrombophlebitis 309
- psychische Reaktionen 310
- Puerperalsepsis 308
- Pyelonephritis 306
- Routineuntersuchungen 303
- Rückbildungsvorgänge 291
- Stillen 295
- Symphysenschaden 311
- Thrombophlebitis 308
- tiefe Venenthrombose 309
- Uterusrückbildung 291

- Wochenbettdepression 310
- Wochenbettpsychose 310
- Zystitis 306

Wochenbettdepression, Wochenbett 310
Wochenbettpsychose, Wochenbett 311
Wochenfluß, Plazentaretention 292
Wundheilung, gestörte, Wochenbett 307
Wundversorgung, Sectio caesarea 258

Z

Zangenentbindung
- s.a. Entbindung 229
- Ansetzen der Zange 234
- aus Beckenmitte 234
- bei tiefem Querstand 234
- Durchführung 234
- Kopfeinstellung 234
- Schädel, Haltungsanomalien 237
- Spezielle Indikationen 237
- Technik 234, 236
- vom Beckenboden 234
- Vor- und Nachteile 233
- Vorbedingungen 229
- Zangenlage, richtige 234
- Zangenmodelle 233
- Zugausübung 237

Zervix
- Aufbau und Funktion 54
- Rückbildungsvorgänge 292
- reife, Geburtseinleitung 96
- unreife, Geburtseinleitung 98

Zervixdystokie 55
Zervixinsuffizienz 55
Zervixmuskulatur 55
Zervixreifung 55
- Hormonelle Beeinflussung 56
- Östrogene 56
- Progesteron 56
- Prostaglandine 56
- Relaxin 56

Zervixschleimpfropf, Abgang
- Geburtsbeginn 85

Zwillingsschwangerschaft, Intrauteriner Fruchttod 350
Zystitis, Wochenbett 306
Zytokine
- Makrophagen 53
- Uteruskontraktilität 53

Zytostatika, Stillperiode 299